Bibliothèque de Thérapeutique

PUBLIÉE SOUS LA DIRECTION DE

A. GILBERT

Professeur de Clinique médicale
à la Faculté de médecine de Paris.

&

P. CARNOT

Professeur agrégé de Thérapeutique
à la Faculté de médecine de Paris.

1909-1913, 28 volumes in-8, avec figures, cartonnés.

LISTE DES COLLABORATEURS

MM.

ACHARD (CH.) — Professeur à la Faculté de médecine de Paris, médecin de l'hôpital Necker.

APERT (E.) — Médecin de l'hôpital Andral.

AUBERTIN — Médecin des hôpitaux de Paris.

AUDRY (CH.) — Professeur de clinique des maladies cutanées et syphilitiques à la Faculté de Toulouse.

BALTHAZARD — Professeur agrégé à la Faculté de médecine de Paris.

BERGONIÉ — Professeur à la Faculté de médecine de Bordeaux.

BESREDKA (A.) — Professeur à l'Institut Pasteur.

BONNAMOUR — Chef de laboratoire à la Faculté de médecine de Lyon.

BOUCHARD (CH.) — Membre de l'Institut et de l'Académie de médecine.

BOURCART — Privat-docent à la Faculté de médecine de Genève.

CALMETTE (A.) — Directeur de l'Institut Pasteur de Lille, professeur à la Faculté de médecine de Lille.

CARNOT (PAUL) — Professeur agrégé à la Faculté de médecine de Paris, médecin de l'hôpital Tenon.

CASTAIGNE (J.) — Professeur agrégé à la Faculté de médecine de Paris, médecin des hôpitaux.

CAUTRU (F.) — Ancien interne des hôpitaux de Paris.

CHAUFFARD — Professeur à la Faculté de médecine de Paris, médecin de l'hôpital Saint-Antoine, membre de l'Académie de médecine.

CLAUDE (HENRI) — Professeur agrégé à la Faculté de médecine de Paris, médecin de l'hôpital Saint-Antoine.

CLUNET — Ancien interne des Hôpitaux de Paris.

COMBE (A.) — Professeur de Clinique infantile à la Faculté de médecine de Lausanne.

CONSTENSOUX — Ancien chef de clinique adjoint des maladies nerveuses à la Faculté de médecine de Paris.

COYON — Médecin des hôpitaux de Paris.

DAGRON — Ancien interne des hôpitaux de Paris.

DEJERINE — Professeur à la Faculté de médecine de Paris, médecin de la Salpêtrière, membre de l'Académie de médecine.

DELAGENIÈRE — Chirurgien de l'hôpital et de l'asile d'aliénés du Mans.

DOPTER — Professeur au Val-de-Grâce.

DUCROQUET (C.) — Chargé du service d'orthopédie de la polyclinique Rothschild.

DUJARDIN-BEAUMETZ — Chef de laboratoire à l'Institut Pasteur.

DUPUY-DUTEMPS — Ophtalmologiste des hôpitaux de Paris.

DURAND — Professeur agrégé à la Faculté de médecine de Lyon, chirurgien des hôpitaux.

FERRAND (MARCEL) — Chef de laboratoire à l'hospice des Enfants-Assistés.

FLEURY (MAURICE DE) — Membre de l'Académie de médecine.

FRAIKIN — Ancien chef de clinique à la Faculté de médecine de Bordeaux.

GARNIER (MARCEL) — Médecin des hôpitaux de Paris.

GAUTIER (ARMAND) — Professeur à la Faculté de médecine de Paris, membre de l'Institut et de l'Académie de médecine.

GILBERT (A.) — Professeur de Clinique médicale à la Faculté de médecine de Paris, médecin de l'Hôtel-Dieu, membre de l'Académie de médecine.

LISTE DES COLLABORATEURS.

MM.

GRENIER DE CARDENAL.... Ancien chef de clinique à la Faculté de médecine de Bordeaux.

GUÉNIOT (PAUL).......... Professeur agrégé à la Faculté de médecine de Paris.

GUILLAIN .... Professeur agrégé à la Faculté de médecine de Paris, médecin des hôpitaux de Paris.

HEITZ.................... Ancien interne des hôpitaux de Paris.

HIRTZ (EDG.) .... Médecin de l'hôpital Necker.

IMBERT................. Chef du laboratoire de thérapeutique de la Faculté de médecine de Lyon.

JACQUET (L.)............ Médecin de l'hôpital Saint-Antoine.

JEANNIN .... Professeur agrégé à la Faculté de médecine de Paris, accoucheur des hôpitaux.

JOSUÉ (O.)............... Médecin de l'hôpital de la Pitié.

KUSS .... Médecin en chef du sanatorium de l'Assistance publique à Angicourt.

LABBÉ (MARCEL).......... Professeur agrégé à la Faculté de médecine de Paris, médecin de l'hôpital de la Charité.

LALESQUE................ Ancien interne des hôpitaux de Paris, membre correspondant de l'Académie de médecine.

LAMARQUE............... Ancien chef de clinique à la Faculté de médecine de Bordeaux.

LANDOUZY .... Doyen de la Faculté de médecine de Paris, professeur de clinique médicale à l'hôpital Laennec, membre de l'Académie de médecine.

LANGLOIS .... Professeur agrégé à la Faculté de médecine de Paris.

LAUNAY (DE) .... Professeur de géologie appliquée à l'École supérieure des mines.

LECÈNE (PAUL)............ Professeur agrégé à la Faculté de médecine de Paris, chirurgien des hôpitaux.

LEJONNE................ Ancien interne des hôpitaux de Paris.

LEMIERRE............... Médecin des hôpitaux de Paris.

LÉPINE (J.)............... Professeur à la Faculté de médecine de Lyon.

LÉPINE (R.).............. Professeur de clinique médicale à la Faculté de médecine de Lyon, médecin des hôpitaux.

LEREBOULLET (P.)......... Médecin des hôpitaux de Paris.

LŒPER .... Professeur agrégé à la Faculté de médecine de Paris, médecin des hôpitaux de Paris.

LOMBARD (ÉTIENNE)....... Oto-rhino-laryngologiste des hôpitaux de Paris.

MARFAN................. Professeur de thérapeutique à la Faculté de médecine de Paris, médecin de l'hôpital des Enfants-Malades.

MARIE (PIERRE)........... Professeur à la Faculté de médecine de Paris, médecin de l'hospice de la Salpêtrière.

MARION .... Professeur agrégé à la Faculté de médecine de Paris, chirurgien de l'hôpital Lariboisière.

MARTEL (DE) .... Chef de clinique à la Faculté de médecine de Paris.

MARTIN (J.).............. Professeur agrégé à la Faculté de Toulouse.

MARTIN (LOUIS)........... Médecin en chef de l'hôpital Pasteur.

MAUREL.................. Professeur à la Faculté de médecine de Toulouse.

MAYOR.................. Professeur de thérapeutique à la Faculté de médecine de Genève.

MENETRIER.............. Professeur agrégé à la Faculté de médecine de Paris, médecin de l'hôpital Tenon.

METCHNIKOFF .... Sous-directeur de l'Institut Pasteur.

MILIAN.................. Médecin des hôpitaux de Paris.

MOUCHET................ Chirurgien des hôpitaux de Paris.

LISTE DES COLLABORATEURS.

MM.

MOUREU . . . . Professeur à l'École supérieure de pharmacie de Paris, membre de l'Académie de médecine.

NAGEOTTE-WILBOUCHEWITCH (Mme). Ancien interne des hôpitaux de Paris, chargée d'un service de gymnastique orthopédique à l'hôpital des Enfants-Malades.

NICOLAS . . . . Professeur de clinique des maladies cutanées et syphilitiques à la Faculté de médecine de Lyon.

NOBÉCOURT . . . . Professeur agrégé à la Faculté de médecine de Paris, médecin des hôpitaux.

NOC . . . . Médecin des troupes coloniales.

NOGIER (TH.) . . . . Professeur agrégé à la Faculté de médecine de Lyon.

OUDIN . . . . Président de la Société d'électrothérapie.

PAISSEAU . . . . Chef de clinique à la Faculté de médecine de Paris.

PARISET . . . . Docteur ès sciences, directeur des services hydrothérapiques de l'établissement thermal de Vichy.

PAUCHET . . . . Professeur à l'École de médecine d'Amiens.

PIATOT . . . . Ancien interne des hôpitaux de Paris.

PIC . . . . Professeur de thérapeutique à la Faculté de médecine de Lyon.

PINARD . . . . Professeur à la Faculté de médecine de Paris, membre de l'Académie de médecine.

POUCHET (G.) . . . . Professeur de pharmacologie et de matière médicale à la Faculté de médecine de Paris, membre de l'Académie de médecine.

RAUZIER . . . . Professeur à la Faculté de médecine de Montpellier.

REMLINGER . . . . Directeur de l'Institut Pasteur de Tanger.

RIBADEAU-DUMAS . . . . Médecin des hôpitaux de Paris.

RIST (E.) . . . . Médecin de l'hôpital Laennec (tuberculeux).

ROBIN (ALBERT) . . . . Professeur de clinique thérapeutique à la Faculté de médecine de Paris, médecin de l'hôpital Beaujon, membre de l'Académie de médecine.

ROGER (H.) . . . . Professeur à la Faculté de médecine de Paris, médecin de l'Hôtel-Dieu, membre de l'Académie de médecine.

ROY (M.) . . . . Professeur à l'École dentaire de Paris, dentiste des hôpitaux.

SABOURAUD . . . . Chef du laboratoire de la Ville de Paris à l'hôpital Saint-Louis.

SABRAZÈS . . . . Professeur à la Faculté de médecine de Bordeaux, médecin des hôpitaux.

SACQUÉPÉE (E.) . . . . Professeur agrégé au Val-de-Grâce.

SALIMBENI (A.-T.) . . . . Chef de laboratoire à l'Institut Pasteur.

THOMAS (ANDRÉ) . . . . Chef du laboratoire de la clinique des maladies nerveuses à la Salpêtrière.

TISSIÉ (PH.) . . . . Inspecteur des exercices physiques des lycées et collèges de l'Académie de Bordeaux.

TUFFIER . . . . Professeur agrégé à la Faculté de médecine de Paris, chirurgien de l'hôpital Beaujon.

VAILLARD (L.) . . . . Directeur du Val-de-Grâce, médecin inspecteur général de l'armée, membre de l'Académie de médecine.

VAQUEZ (H.) . . . . Professeur agrégé à la Faculté de médecine de Paris, médecin de l'hôpital Saint-Antoine.

WIART . . . . Chirurgien des hôpitaux de Paris.

WIDAL (F.) . . . . Professeur à la Faculté de médecine de Paris, médecin de l'hôpital Cochin, membre de l'Académie de médecine.

ZIMMERN (A.) . . . . Professeur agrégé à la Faculté de médecine de Paris. Chef du laboratoire de radiologie à la Charité.

BIBLIOTHÈQUE DE THÉRAPEUTIQUE

PUBLIÉE SOUS LA DIRECTION DE

A. GILBERT & P. CARNOT

THÉRAPEUTIQUE

DES

MALADIES INFECTIEUSES

BIBLIOTHÈQUE DE THÉRAPEUTIQUE

PUBLIÉE SOUS LA DIRECTION DE

A. GILBERT & P. CARNOT

1909-1913, 28 volumes in-8, avec figures, cartonnés.
Chaque volume : 8 à 15 francs.

*I*re *Série. — LES AGENTS THÉRAPEUTIQUES.*

I. **Art de Formuler,** par le Pr GILBERT. 1 vol.
II. **Technique thérapeutique médicale,** par le Dr MILIAN. 1 vol.
III. **Technique thérapeutique chirurgicale,** par les Drs PAUCHET et DUCROQUET. 1 vol. .... **15 fr.**
IV-VII. **Physiothérapie.**
    I. *Électrothérapie,* par le Dr NOGIER. 1 vol. .... **10 fr.**
    II. *Radiothérapie, Radiumthérapie, Photothérapie, Thermothérapie,* par les Drs OUDIN et ZIMMERN. 1 vol. .... **14 fr.**
    III. *Kinésithérapie : Massage, Gymnastique, Mobilisation,* par les Drs P. CARNOT, DAGRON, DUCROQUET, NAGEOTTE-WILBOUCHEWITCH, CAUTRU, BOURCART. 1 vol. .... **12 fr.**
    IV. *Mécanothérapie, Rééducation motrice, Jeux et Sports, Méthode de Bier, Hydrothérapie, Aérothérapie,* par les Drs FRAIKIN, GRENIER DE CARDENAL, CONSTENSOUX, TISSIÉ, DELAGENIÈRE, PARISET. . **8 fr.**
VIII. **Crénothérapie** (*Eaux minérales*). **Climatothérapie, Thalassothérapie,** par le Pr LANDOUZY, les Prs A. GAUTIER, MOUREU, DE LAUNAY, les Drs HEITZ, LAMARQUE, LALESQUE, P. CARNOT. 1 vol. .... **14 fr.**
IX-X. **Médicaments chimiques et végétaux** (*Chimiothérapie et Phytothérapie*), par le Pr PIC et les Drs BONNAMOUR et IMBERT. 2 vol.
XI. **Médicaments animaux** (*Opothérapie*), par P. CARNOT. 1 vol. .... **12 fr.**
XII. **Médicaments microbiens** (*Bactériothérapie, Vaccination, Sérothérapie*), par METCHNIKOFF, SACQUÉPÉE, REMLINGER, LOUIS MARTIN, VAILLARD, DOPTER, BESREDKA, SALIMBENI, DUJARDIN-BEAUMETZ, CALMETTE. 1 vol. *2e édition* .... **12 fr.**
XIII. **Régimes alimentaires,** par le Dr MARCEL LABBÉ. 1 vol. .... **12 fr.**
XIV. **Psychothérapie,** par le Dr ANDRÉ THOMAS. 1 vol. .... **12 fr.**

2e Série. — LES MÉDICATIONS.

XV. **Médications générales,** par les Drs BOUCHARD, H. ROGER, SABOURAUD, SABRAZÈS, POUCHET, BALTHAZARD, LANGLOIS, BERGONIÉ, P. CARNOT, P. MARIE et CLUNET, PINARD, APERT, MAUREL, RAUZIER, LÉPINE, ALBERT ROBIN et COYON, CHAUFFARD, WIDAL et LEMIERRE. 1 vol. .... **14 fr.**
XVI. **Médications symptomatiques** (*M. nerveuses, circulatoires, génitales et cutanées*), par JEAN LÉPINE, SICARD, GUILLAIN, MAURICE DE FLEURY, JACQUET et FERRAND, MAYOR, CARNOT. 1 vol.
XVII. **Médications symptomatiques** (*M. digestives, hépatiques, rénales, respiratoires*), par GILBERT, CASTAIGNE, MENETRIER. 1 vol.

3e Série. — LES TRAITEMENTS.

XVIII. **Thérapeutique des maladies infectieuses,** par les Drs MARCEL GARNIER, NOBÉCOURT, NOC, LEREBOULLET. 1 vol. .... **12 fr.**
XIX. **Thérapeutique de la Nutrition et des Intoxications,** par les Drs LEREBOULLET, LŒPER. 1 vol.
XX. **Thérapeutique nerveuse,** par les Drs CLAUDE, LEJONNE, DE MARTEL. 1 vol.
XXI. **Thérapeutique respiratoire et de la tuberculose,** par les Drs HIRTZ, RIST et RIBADEAU-DUMAS, TUFFIER et MARTIN, KUSS. 1 volume... **14 fr.**
XXII. **Thérapeutique cardiaque et vasculaire** (*Cœur, Vaisseaux, Sang*), par les Drs JOSUÉ, VAQUEZ et AUBERTIN, WIART. 1 vol.
XXIII. **Thérapeutique digestive. Foie. Pancréas,** par les Drs P. CARNOT, COMBE, LEGÈNE. 1 vol.
XXIV. **Thérapeutique articulaire, osseuse et ganglionnaire,** par les Drs MARFAN, MOUCHET, PIATOT. 1 vol.
XXV. **Thérapeutique urinaire** (*Reins, Vessie, Uretère, Urètre, Organes génitaux de l'homme*), par les Drs ACHARD et PAISSEAU, MARION. 1 vol. **12 fr.**
XXVI. **Thérapeutique obstétricale et gynécologique,** par les Drs JEANNIN et GUÉNIOT. 1 vol. .... **14 fr.**
XXVII. **Thérapeutique cutanée et vénérienne,** par les Drs AUDRY, DURAND, NICOLAS. 1 vol. .... **12 fr.**
XXVIII. **Thérapeutique des Yeux, des Oreilles, du Nez, du Larynx, de la Bouche, des Dents,** par les Drs DUPUY-DUTEMPS, ÉTIENNE LOMBARD, M. ROY. 1 vol.

12498-10. — CORBEIL, Imprimerie CRÉTÉ.

BIBLIOTHÈQUE DE THÉRAPEUTIQUE

PUBLIÉE SOUS LA DIRECTION DE

A. GILBERT & **P. CARNOT**

Professeur de Clinique médicale
à la Faculté de médecine de Paris.

Professeur agrégé de thérapeutique
à la Faculté de médecine de Paris.

THÉRAPEUTIQUE

DES

MALADIES INFECTIEUSES

PAR LES DOCTEURS

M. GARNIER   **NOBÉCOURT**   **NOC**   **P. LEREBOULLET**

MÉDECIN

DES HÔPITAUX

DE PARIS

PROFESSEUR AGRÉGÉ

A LA FACULTÉ

DE MÉDECINE DE PARIS,

MÉDECIN DES HÔPITAUX

MÉDECIN MAJOR

DU SERVICE DE SANTÉ

DES TROUPES

COLONIALES

MÉDECIN

DES HÔPITAUX

DE PARIS

Avec 19 figures dans le texte

PARIS

LIBRAIRIE J.-B. BAILLIÈRE ET FILS

19, RUE HAUTEFEUILLE, 19

1913

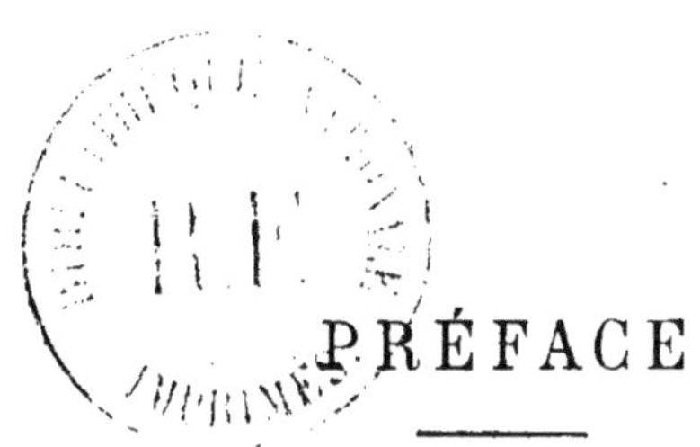

PRÉFACE

La Thérapeutique est la synthèse et la conclusion de la Médecine. Si Platon admettait que la plus belle Science est la plus inutile, il nous apparaît, au contraire, qu'une Science est d'autant plus belle qu'elle est plus féconde et qu'elle a pour but le soulagement des misères humaines. De fait, les plus éclatantes recherches de Médecine expérimentale, les plus subtiles analyses cliniques valent surtout par l'effort curateur auquel elles aboutissent.

Aussi la Thérapeutique, malgré ses incertitudes et ses tâtonnements, demeure-t-elle l'obsession du Chercheur et du Praticien. Aussi les Savants, même les plus illustres, les Cliniciens, même les plus réputés, à qui nous avons fait appel, nous ont-ils chaleureusement donné leur concours : qu'ils en soient tous remerciés ici !

La Thérapeutique peut être envisagée différemment, suivant que l'on prend pour point de départ de son étude le Médicament, le Symptôme ou la Maladie. La Bibliothèque de Thérapeutique sera donc divisée en trois Séries convergentes, dans lesquelles seront étudiés les AGENTS THÉRAPEUTIQUES, les MÉDICATIONS, les TRAITEMENTS. Chaque série comprendra un certain nombre de volumes, indépendants les uns des autres et paraissant en ordre dispersé, mais dont la place est nettement déterminée dans le plan d'ensemble de l'ouvrage.

La première Série est relative aux AGENTS THÉRAPEUTIQUES.

Elle comprend, comme une sorte d'introduction générale, l'*Art de formuler*, dont l'importance s'accroît par la publication d'un nouveau Codex et par les Conventions Internationales relatives aux Médicaments héroïques. Elle comprend aussi l'étude des *Techniques thérapeutiques médicales* et des *Techniques thérapeutiques chirurgicales*.

L'étude des *Agents physiques* a pris, depuis quelques années, un développement considérable. Les diverses branches de la *Physiothérapie* offrent, par là même, au Praticien, une série de ressources nouvelles. Qu'il s'agisse de *Kinésithérapie*, de *Massage*, d'*Hydrothérapie*, d'*Électrothérapie*, de *Radiothérapie*, etc., tout médecin doit savoir appliquer, lui-même, les méthodes usuelles et connaître le principe, les indications et les résultats des méthodes plus compliquées, qui restent, nécessairement, confiées aux Spécialistes.

L'étude des *Médicaments chimiques* a fait, elle aussi, de grands progrès. Les Médicaments minéraux, dont on aurait pu croire la liste épuisée, ont récemment revêtu des formes nouvelles (combinaisons organiques, métaux colloïdaux), douées de nouvelles propriétés thérapeutiques. Quant aux Médicaments organiques, leur nombre s'accroît tous les jours ; déjà quelques lois de pharmacodynamie permettent de prévoir leur action thérapeutique, suivant l'introduction de tel noyau ou de tel radical : qu'il s'agisse des sulfones et de leurs propriétés hypnotiques, des ergonines et de leurs propriétés anesthésiques, des anthraquinones et de leurs propriétés purgatives, le chimiste commence à jongler avec les molécules et fabrique méthodiquement des médicaments synthétiques, comme il fabriquait déjà des couleurs ou des parfums.

Si les *Médicaments d'origine végétale* sont, de plus en plus, obtenus par synthèse, par contre de nouvelles plantes entrent, à leur tour, dans la matière médicale. La flore tropicale tient probablement encore en réserve bien des médicaments utiles.

Les *Médicaments d'origine animale*, fort employés jadis, puis fort oubliés, ont été surtout étudiés depuis Brown-Sequard. Qu'il s'agisse de thyroïdine ou d'adrénaline, de pepsine ou de sécrétine, l'*Opothérapie* utilise des produits fabriqués par l'organisme même et supplée à l'insuffisance glandulaire, en fournissant artificiellement au malade les substances qu'il ne fabrique plus. Il y a là tout un monde de corps et d'anticorps, qui, vraisemblablement, feront la base de la Thérapeutique de demain.

Les *Médicaments d'origine microbienne* ont métamorphosé le traitement et la prophylaxie des maladies infectieuses. Ils peuvent conférer une immunité active grâce aux méthodes Pastoriennes de *Vaccination*, ou passive grâce aux méthodes de *Sérothérapie*, par lesquelles, après Ch. Richet, après Behring et Roux, on utilise les humeurs d'animaux chez qui l'on a provoqué préalablement la formation d'anticorps. On peut aussi, avec Metchnikoff, faire de la *Bactériothérapie*, en opposant aux microbes nocifs d'autres microbes domestiqués et inoffensifs, dont le développement gêne celui des premiers.

L'étude des Agents Thérapeutiques comprend encore la *Crénothérapie*, la *Thalassothérapie*, la *Climatothérapie*. Sous le nom de Crénothérapie (κρήνη, source), on peut grouper, avec Landouzy, les méthodes thérapeutiques, si complexes mais si puissantes, relatives aux Eaux Minérales. Les richesses naturelles de notre pays en Stations Thermales, Maritimes ou Climatériques, sont, d'ailleurs, telles qu'aucun pays n'en possède d'équivalentes et ne peut aussi complètement se suffire à lui-même.

L'étude de la *Diététique* et des *Régimes* s'est beaucoup précisée : on peut, actuellement, doser l'énergie nutritive nécessaire à un organisme et la lui fournir sous telle ou telle forme isodyname, suivant l'état de ses viscères. Le régime, ainsi scientifiquement établi, fait, de plus en plus, partie de l'ordonnance et du traitement.

Enfin l'étude des *Agents psychiques* a pris, elle aussi, une grande importance : si l'influence du moral sur le physique est telle qu'il suffit parfois, pour modifier l'évolution d'une maladie, de remonter les courages et d'imposer une volonté ferme, combien plus efficace encore est une direction morale méthodiquement graduée, suivant les règles précises de la *Psychothérapie*!

Tels sont les principaux Agents Thérapeutiques que le Praticien peut utiliser. Il est maintenant nécessaire de les grouper et de les combiner, en vue d'une Médication ou d'un Traitement.

II

La deuxième Série est relative à l'étude des MÉDICATIONS.

Étant donné un symptôme clinique, le premier problème thérapeutique qui se pose est de savoir si l'on doit agir sur lui, le favoriser ou le combattre ; or, ce n'est pas toujours une question facile à résoudre. Si certains symptômes sont, dans tel cas déterminé, manifestement défavorables et doivent être combattus (tels l'asphyxie, la putridité, etc.), d'autres, par contre, indiquent un effort réactionnel de l'organisme, que l'on doit respecter et même favoriser : tels les processus de l'inflammation mis en jeu par l'organisme contre l'infection, et qui doivent être respectés tant que leur excès même ne devient pas nuisible ; tel l'épistaxis d'un hypertendu, soupape de sûreté qui préserve parfois d'une hémorragie cérébrale. Mais, si tel symptôme doit être combattu et tel autre favorisé, beaucoup ont une signification variable ou douteuse : telle la fièvre. Aussi, bien souvent, en Thérapeutique, le difficile est-il non pas d'agir, mais de savoir s'il faut agir et dans quel sens.

En second lieu, pour ou contre un symptôme donné, on peut utiliser plusieurs méthodes thérapeutiques. Chacune a ses indications et ses contre-indications, et l'on ne traitera pas l'insomnie d'un cardiaque comme celle d'un fébricitant ou d'un douloureux.

On voit, par là, toute l'importance pratique que présente l'étude des Médications Symptomatiques. Ce sont, d'ailleurs, celles dont on doit, le plus souvent, se contenter, faute de mieux, lorsqu'on ne peut atteindre la cause même du mal.

III

Enfin la troisième Série comprend l'étude des TRAITEMENTS.

Le Traitement d'une Maladie, lorsqu'il n'est pas pathogénique, est fait, le plus souvent, de la juxtaposition d'une série de Médications symptomatiques. Il devra se modifier incessamment, en se modelant sur la marche même de l'affection. Par exemple, le Traitement d'une fièvre typhoïde sera représenté par une série de Médications dirigées non seulement contre l'infection éberthienne, mais aussi contre la fièvre, contre l'adynamie, contre la faiblesse cardiaque, contre les hémorragies intestinales, etc., suivant les symptômes successifs que l'examen clinique révélera.

Beaucoup de traitements sont devenus, dans ces dernières années, médico-chirurgicaux, qu'il s'agisse de sténose pylorique, de gangrène pulmonaire, de lithiase biliaire, de tuberculose rénale, etc. La partie médicale doit donc être complétée par une partie chirurgicale, de telle sorte que l'on puisse envisager, sous leurs différentes faces, les multiples traitements d'une même maladie.

C'est dans cet esprit qu'une série de volumes sont consacrés aux Traitements des Maladies Générales (Infections, Intoxications, Maladies de la Nutrition), des Maladies de chaque organe (Maladies nerveuses, digestives, circulatoires, pulmonaires, génito-urinaires , ainsi que des Spécialités (Maladies cutanées et vénériennes ; Maladies de la bouche, du nez, du larynx, des oreilles et des yeux).

A. GILBERT et P. CARNOT.

THÉRAPEUTIQUE

DES

MALADIES INFECTIEUSES

CONSIDÉRATIONS GÉNÉRALES SUR LE TRAITEMENT DES MALADIES INFECTIEUSES

PAR

le **Dr Marcel GARNIER**,

Médecin des hôpitaux de Paris.

CHAPITRE PREMIER

LES MÉDICATIONS ANTI-INFECTIEUSES

I. *Médications étiologiques ou bactéricides.* — Antisepsie de la peau et des muqueuses directement accessibles. Antisepsie des voies respiratoires et digestives. Antisepsie interstitielle et antisepsie générale. Médicaments spécifiques.

II. *Médications physiologiques, pathogéniques ou immunisantes.* — 1° Immunité active : toxinothérapie : bactériothérapie. — 2° Immunité passive : sérothérapie. — a. Sérothérapie antitoxique. — b. Sérothérapie antimicrobienne. — c. Sérothérapie antimicrobienne et antitoxique. — Avantages et inconvénients de la sérothérapie.

III. *Médications symptomatiques.* — 1° Médications générales. — a. Antipyrétiques. — b. Hydrothérapie. — c. Stimulants et toniques. — d. Saignée. — e. Abcès de fixation. — f. Leucothérapie. — 2° Traitement des troubles locaux et des vices de fonctionnement des viscères. — a. Chaleur. — b. Froid. — c. Congestion veineuse méthode de Bier. — d. Révulsion. — e. Traitement des troubles nerveux, — f. cardiaques, — g. respiratoires, — h. digestifs, — i. rénaux.

Lorsque les maladies infectieuses furent rattachées à leur véritable cause, qu'elles furent attribuées non plus à un virus de nature inconnue, mais à des êtres microscopiques plus ou moins faciles à mettre en évidence, leur thérapeutique parut singulièrement simplifiée. Du moment que l'infection est due à des germes étrangers implantés dans l'organisme, elle disparaîtra en même temps que ces germes eux-mêmes ; par suite, le traitement consistera à débarrasser l'économie des parasites qui l'ont envahie, et, comme les premières recherches avaient montré que les microbes pullulaient abondamment chez les sujets infectés, on put penser qu'en tuant le microbe on supprimerait la maladie. C'est sur cette notion qu'est basée l'antisepsie : elle fut appliquée avec succès à la prévention des infections d'origine traumatique et au traitement de bon nombre d'inflammations des muqueuses ; elle permit d'expliquer l'action des médicaments dits spécifiques par leurs propriétés bactéricides.

Mais bien souvent les antiseptiques ne peuvent être portés au contact même des microbes : de plus, les médicaments spécifiques sont en petit nombre ; enfin, dans certains cas, il ne suffit pas de tuer les germes pour guérir la maladie, car, même morts, ils peuvent encore être nuisibles. L'antisepsie ne permet pas de triompher de toutes les infections.

En étudiant les procédés employés par l'organisme pour lutter contre l'infection, on s'aperçut que la guérison était due à la formation d'anticorps ; les poisons sécrétés par les germes pathogènes, qu'ils adhèrent aux corps microbiens ou qu'ils diffusent dans l'organisme pour aller au loin impressionner les cellules, déterminent une réaction qui aboutit à la formation de substances destinées à les neutraliser ; c'est l'afflux de ces substances qui rend l'organisme impropre au développement du microbe, qui le débarrasse des germes qui l'ont assailli et qui l'immunise contre une nouvelle attaque. Or cette immunisation peut être provoquée artificiellement ; bien plus, on peut l'obtenir, au moins temporairement, en transportant le sérum d'un animal immunisé contre une infection à un être en proie à cette même infection. La bactériothérapie et surtout la sérothérapie constituent la méthode immunisante, qui fournit de beaux succès à la thérapeutique.

Pourtant toutes les infections ne sont pas encore, à l'heure actuelle, justiciables soit de la médication bactéricide ou antiseptique, soit de la médication immunisante. Dans bien des cas, force est de recourir à des méthodes moins certaines ; le thérapeute ne pourra plus alors se guider sur la nature du microbe pour instituer le traitement ; il étudiera les symptômes présentés par le malade : il cherchera à en comprendre la signification et, suivant les cas, il s'efforcera de les combattre ou au contraire de les exalter ; et souvent il aura la satis-

faction d'avoir contribué, grâce à un traitement raisonné, à guérir
le malade.

I. — MÉDICATIONS ÉTIOLOGIQUES OU BACTÉRICIDES.

La médication bactéricide se propose de détruire les microbes en
agissant directement sur eux au moyen de l'antisepsie. Mais les procédés mis en œuvre diffèrent suivant que les germes sont cantonnés à
la surface des téguments ou des muqueuses directement accessibles,
ou bien qu'ils pullulent dans les replis de l'arbre respiratoire, ou dans
les cavités du tube digestif, ou enfin qu'ils ont pénétré dans le torrent
circulatoire et ont envahi les différents organes.

**Antisepsie de la peau et des muqueuses directement
accessibles.** — Quand les microbes se trouvent à la surface de la peau
intacte ou excoriée, ils peuvent être atteints facilement par une substance antiseptique que l'on va porter à leur contact, et, de fait, les
complications infectieuses des plaies sont évitées pour la plupart, maintenant que l'on en connaît la cause. Cette antisepsie externe peut
être réalisée au moyen de différents procédés, mécaniques, physiques,
chimiques.

Les moyens *mécaniques* sont parmi les plus efficaces ; ils ont l'a-
vantage d'enlever les germes, dont les cadavres, au contraire, restent
en place, quand on a eu recours seulement aux moyens chimiques.
Le nettoyage à l'eau, au savon, à la brosse, enlève les poussières
et les détritus de toute nature, qui souillent les téguments et servent
de véhicule aux germes ; la section des poils au rasoir supprime les
nombreux microbes qui y adhèrent et facilite l'application des antiseptiques chimiques. Les lavages à l'alcool et à l'éther enlèvent les parties
grasses et permettent aux substances apportées en dissolution dans l'eau
de mouiller l'épiderme et d'avoir par suite une action réelle ; l'alcool
et l'éther sont d'ailleurs déjà doués de propriétés bactéricides.

La désinfection des téguments est surtout réalisée par l'emploi
des antiseptiques chimiques, tels que l'acide phénique, le sublimé,
le permanganate de potasse, l'eau oxygénée, etc. L'iode rend de
grands services dans la pratique de l'antisepsie : le badigeonnage
d'une surface infectée avec une solution alcoolique ou chloroformique d'iode détermine la mort des germes ; appliquée sur la
peau, la teinture d'iode a l'avantage de pénétrer entre les couches des
cellules épidermiques et, par suite, de ne pas limiter son action à la surface des téguments ; cette pénétration ne se fait plus si le badigeonnage iodé a été précédé d'un nettoyage à l'eau, qui gonfle les cellules
épidermiques et ferme ainsi la voie au passage de l'antiseptique :

aussi l'application doit-elle être faite d'emblée sans lavage préalable.

Ainsi les moyens *chimiques* occupent la première place parmi ceux employés pour réaliser l'antisepsie des tissus. Bien des substances jouissent de la propriété de tuer les germes morbifiques ; mais, pour qu'un corps puisse servir dans la pratique de l'antisepsie, il faut d'abord qu'il n'exerce aucune action nuisible sur les cellules de l'organisme à la dose où il est funeste aux microbes, puis qu'il ne perde pas ses propriétés antiseptiques en contractant des combinaisons avec les éléments organiques, enfin qu'il ne coagule pas les albumines dont les grumeaux fourniraient des abris aux microbes.

Les moyens *physiques*, par contre, sont beaucoup moins souvent utilisables pour l'antisepsie des téguments ; pourtant la chaleur, certaines radiations lumineuses, les rayons de Röntgen ont été employés avec succès pour détruire les microbes siégeant sur les téguments ou à une faible distance de la surface.

La chaleur ne peut être utilisée que dans des cas exceptionnels ; en effet, la température habituellement nécessaire pour tuer les microbes est nuisible aux cellules de l'organisme. Pourtant, si le point infecté est de très petite étendue, on peut souvent, sans inconvénient, détruire à la fois les microbes et les tissus environnants au moyen d'une pointe de feu ; un caustique chimique est parfois utilisé dans le même but. Enfin certains microbes, comme le bacille du chancre mou, meurent à une température peu élevée, à condition qu'elle soit suffisamment prolongée ; d'après Aubert, des bains chauds entre 40 et 45° détruisent le microbe de Ducrey.

Les rayons lumineux agissent sur les tissus malades en respectant la peau saine ; aussi utilise-t-on avec succès la photothérapie dans le traitement du lupus. Les rayons de Röntgen se comportent de même et sont employés dans le même cas.

Grâce à ces différents moyens, on arrive à débarrasser la peau de la plus grande partie des microbes qui la souillent ; mais l'asepsie parfaite de la peau n'est pour ainsi dire jamais réalisée ; même après un nettoyage méthodique et prolongé, quelques germes restent toujours sur les téguments ; les couches profondes de l'épiderme ne sont pas atteintes par les antiseptiques : les follicules pileux, qui pénètrent dans le derme, restent à l'abri de leur action, et les nombreux parasites qui les habitent ne peuvent être supprimés.

On voit, par suite, que l'antisepsie externe n'a de valeur qu'à condition d'être appliquée de bonne heure après la souillure, avant que les microbes aient eu le temps de pénétrer dans la profondeur des téguments, ou d'envahir les canaux des glandes. Elle est efficace pour prévenir les infections qui entrent dans l'organisme par

une plaie cutanée; elle n'a d'action sur les processus inflammatoires une fois développés que s'ils sont tout à fait superficiels ;
aussi est-elle incapable d'enrayer la marche de l'érysipèle, dont
le microbe siège dans le derme et de supprimer les parasites de la
trichophytie, qui habitent le follicule pileux.

Les *muqueuses* directement accessibles, buccale, pharyngée,
vaginale, rectale, urétrale, peuvent être soumises, comme la peau, à
l'antisepsie par les moyens chimiques. Mais, là encore, ce procédé
est plus utile pour prévenir les infections que pour les guérir. Il
faut que la blennorragie soit tout au début pour que les lavages de
permanganate de potasse la fassent avorter ; dès que les gonocoques
ont envahi les couches profondes de la muqueuse, l'antiseptique ne
peut empêcher leur pullulation, et la stérilisation du canal reste
incomplète. De même, le traitement de l'angine diphtérique par les
antiseptiques ne donne que des résultats médiocres, et il a fallu la
découverte de la sérothérapie pour changer du tout au tout le pronostic de cette maladie ; pourtant le bacille de Löffler reste localisé
à la surface de la muqueuse et ne pénètre pas dans l'organisme, que
seule la toxine envahit ; mais les antiseptiques, comme le phénol
sulfo-riciné, de même que les caustiques vantés par Trousseau,
comme le nitrate d'argent, l'acide chlorhydrique, le sulfate de
cuivre, ne font périr qu'une partie des microbes pathogènes ; un
grand nombre échappent, qui continuent à sécréter le poison, et
leur pullulation est plutôt favorisée qu'entravée par la mortification des tissus environnants. Aussi a-t-on renoncé complètement à ces moyens dès qu'a été démontrée l'efficacité de l'antitoxine.

Pourtant, si les antiseptiques n'ont pas l'action immédiatement
curative sur laquelle on paraissait être en droit de compter, leur
emploi n'est pas sans utilité dans le traitement des infections des
muqueuses ; employés à doses faibles de façon à ménager la vie des
cellules, ils suppriment un certain nombre de microbes ; l'action
mécanique du lavage débarrasse la muqueuse des corps microbiens ;
ainsi ils facilitent l'effort de l'organisme, aidé ou non par les autres
médications anti-infectieuses.

Antisepsie des voies respiratoires et digestives. — La
muqueuse des voies respiratoires est difficilement accessible aux
antiseptiques liquides ; pourtant on peut injecter dans le larynx, au
moyen d'une canule recourbée dont l'extrémité est portée derrière
l'épiglotte au-dessus des cordes vocales, des préparations liquides,
telles que des huiles médicamenteuses et en particulier l'huile
goménolée. On a même injecté dans les voies respiratoires, au moyen
d'une piqûre faite à travers le tube trachéal, des solutions médica-

menteuses ; mais cette méthode a surtout pour but d'utiliser le pouvoir d'absorption de la muqueuse pulmonaire et ne semble pas avoir servi à pratiquer l'antisepsie de cette membrane. D'ailleurs la quantité de liquide qui peut être injectée de la sorte est toujours minime et n'est guère capable de désinfecter une surface aussi étendue que celle de la muqueuse respiratoire. Les substances volatiles, par contre, paraissent bien mieux adaptées à ce but ; pénétrant avec le courant d'air inspiré, elles parcourent avec lui toutes les voies respiratoires, traversent les fosses nasales dont elles imprègnent les divers replis, suivent le larynx, la trachée et vont jusqu'aux alvéoles. Pourtant, c'est surtout la partie supérieure des voies respiratoires qui est influencée par les vapeurs médicamenteuses ; aussi les inhalations mentholées sont-elles prescrites souvent avec succès dans le coryza. Mais, même à ce niveau, l'antisepsie ainsi réalisée n'est que relative : la vapeur bactéricide ne pénètre qu'en faible quantité, mélangée à une grande proportion d'air, et elle ne reste en contact avec les parois que pendant un temps relativement court.

On peut encore utiliser, pour réaliser l'antisepsie de l'arbre respiratoire, les substances qui s'éliminent à l'état de vapeur au niveau des poumons, après qu'elles ont été absorbées par le tube digestif ou injectées sous la peau ; tels sont les balsamiques, la créosote, les eaux sulfureuses, l'hyposulfite de soude. Ce procédé, sans avoir une efficacité absolue, rend des services dans nombre de cas.

Normalement les voies respiratoires ne contiennent de microbes que dans leur partie supérieure ; au contraire, les *voies digestives* sont constamment infectées dans toute leur étendue ; de plus, elles servent de porte d'entrée à de nombreux germes, tandis que peu de microbes empruntent la voie aérienne pour pénétrer dans l'économie. Aussi serait-il désirable qu'on pût réaliser l'antisepsie du tube digestif : mais tous les moyens préconisés n'aboutissent qu'à diminuer le nombre des microbes, sans jamais les supprimer complètement. L'alimentation a une influence sur la quantité des germes contenus dans les fèces ; d'après les recherches du Pr Gilbert, le régime lacté la réduit, chez le chien et chez le lapin, au soixante et onzième du taux physiologique. L'action du lait ne s'exerce pas seulement sur les fèces ; elle se fait sentir sur toute la longueur du tube gastro-intestinal : après deux semaines de régime lacté absolu, l'estomac du chien ne renferme plus par milligramme que 100 germes au lieu de 50 000, le duodénum 50 au lieu de 30 000, l'iléon 1 300 au lieu de plus de 100 000 et le gros intestin 1 275 au lieu de plus de 30 000. Cette action du lait semble tenir à des causes multiples : digestibilité de cet aliment, absorption presque complète, faible pouvoir nutritif des résidus qu'il laisse, action des processus chimiques dont il est le siège, notamment dans la cavité gastrique, et peut-être modifications qu'il apporte au chimisme de l'estomac (Gilbert). On comprend par suite les services incomparables que le lait rend dans de nombreuses maladies infectieuses, notamment dans les entérites aiguës ou chroniques, la fièvre typhoïde, la dysenterie, etc.

La purgation constitue un moyen excellent pour chasser les microbes de l'intestin ; sous son influence, la quantité de microbes évacués par les fèces augmente d'une façon considérable : elle devient trente-quatre fois plus élevée qu'à l'état normal, et la première selle physiologique, qui survient après le purgatif, est pauvre en germes : elle en contient vingt fois moins qu'avant. « Le purgatif avait donc désinfecté l'intestin et amené une asepsie, sinon absolue, au moins remarquable de ce canal » (Gilbert).

Le vomitif débarrasse la cavité gastrique d'une grande partie des microbes qu'elle contient, comme le fait le purgatif pour l'intestin : mais ses effets sont moins bien connus. L'antisepsie de cette partie du tube digestif peut être encore obtenue au moyen du lavage de l'estomac, que l'on pratique parfois avec un liquide antiseptique comme l'eau boriquée. Celle du rectum et de la fin du côlon peut aussi être assurée, au moins en partie, par des lavements préparés avec de l'eau naphtolée ou de l'eau chargée d'une petite quantité de peroxyde d'hydrogène.

Mais, pour effectuer l'antisepsie du long trajet intestinal, on doit recourir à des médicaments qui, introduits par la bouche, pourront le parcourir dans son entier. Suivant les principes formulés par le Dr Bouchard, « l'antiseptique doit être insoluble, afin que, n'étant pas absorbé graduellement dans son parcours, il puisse exercer son action dans toute la longueur de l'intestin jusqu'à 'anus. Il doit être en poudre ténue, afin que la multiplicité de ses particules lui permette d'être en contact avec toute la surface de la muqueuse et toute l'épaisseur du contenu. Il doit être administré à doses fractionnées et souvent répétées, afin que, malgré les mouvements péristaltiques de l'intestin qui font sans cesse cheminer son contenu, il y ait toujours une certaine quantité de la substance antiseptique dans tous les points ». Différentes substances répondent à ces indications ; mais celles qui, d'après les recherches de Bouchard, les remplissent le mieux sont les naphtols ; le naphtol β produit des effets suffisants à la dose 1^{gr},50 ; mais la quantité peut être portée à 2^{gr}.50 et même plus haut sans inconvénient. Quand l'antiseptique est administré concurremment avec un sel de bismuth, les garde-robes sont vertes au moment où l'antisepsie est réalisée ; elles sont noires quand l'antisepsie n'est pas parfaite, parce que l'hydrogène sulfuré contenu encore dans l'intestin forme du sulfure noir de bismuth. Les recherches du Pr Gilbert ont montré d'une façon précise l'influence des antiseptiques sur le nombre des microbes éliminés par les fèces ; avec le benzo-naphtol administré à la dose de 3gr.50 par vingt-quatre heures en sept cachets, le nombre de microbes par milligramme de matières diminue de 40 p. 100, et, au bout d'un certain temps, de 71 p. 100 ; de même la quantité totale des microbes éliminés chaque jour s'abaisse de 74 p. 100.

Ainsi l'antisepsie intestinale a une action indéniable et permet de diminuer dans de fortes proportions le nombre des microbes contenus dans le tube digestif ; elle rend de grands services dans une foule d'états pathologiques, mais elle n'est pas capable de juguler les maladies, même quand le microbe causal, comme c'est le cas pour celui du choléra, se localise uniquement dans l'intestin.

Antisepsie interstitielle et antisepsie générale. — Quand les microbes ont pénétré dans l'intimité des tissus, ils peuvent être encore, dans certains cas, accessibles à l'action d'antiseptiques portés directement à leur contact. Il en est ainsi quand c'est le tissu sous-cutané ou un ganglion superficiel qui est envahi. Dans le traitement de la pustule maligne, il est classique, depuis Davaine, d'injecter une solution iodée au pourtour de la lésion ; Davaine se servait d'une solution d'iode à 1 p. 4 000 ; actuellement on emploie une solution au centième dans l'eau iodurée : le Pr Roger se sert avec succès d'un mélange comprenant 1 partie de teinture d'iode pour 2 parties d'eau iodurée : il injecte matin et soir XV à XX gouttes de ce liquide par trois ou quatre piqûres autour de la zone vésiculaire ou dans la partie œdématiée. Cette méthode arrête souvent la marche de la maladie et empêche l'infection générale de l'organisme. Dans l'érysipèle, on peut de même enrayer l'extension de la plaque en injectant, matin et soir, au niveau du bourrelet, un liquide antiseptique, comme de l'eau oxygénée coupée d'une solution alcaline (Roger) ; mais, pour être efficace, l'injection doit être faite sur tout le pourtour de la région envahie. Dans les ganglions tuberculeux, Bouchard a fait des injections d'huile créosotée et obtenu ainsi la résolution sans suppuration.

Cette méthode n'a que des applications restreintes : le plus souvent, en effet, quand le microbe a franchi la barrière que lui opposaient la peau ou les muqueuses, il se répand dans le torrent circulatoire, qui le dissémine dans tous les points de l'économie. Il ne peut plus être atteint alors que par une substance qui, elle aussi, ira se répandre dans tout l'organisme. Mais il faut qu'une pareille substance ne soit pas nuisible aux cellules à la dose où elle est capable de tuer les microbes : cette condition n'est pas irréalisable, et de plus, en pratique, elle n'a pas besoin d'être toujours réalisée ; en effet, il suffit souvent, comme l'a fait remarquer Bouchard, d'entraver la pullulation des microbes ou d'atténuer leur virulence ; l'organisme se charge du reste.

Le *tanin* a été regardé parfois comme capable d'aseptiser le milieu humoral ; ingéré par l'estomac, il rendrait le sang impropre au développement des bactéries. Il ne semble pas que cette propriété ait été démontrée par des expériences précises, et elle n'est guère utilisée dans la thérapeutique des maladies infectieuses.

L'*argent colloïdal* ou *collargol* a eu une vogue beaucoup plus considérable, et son emploi rend des services dans bien des cas. Introduit dans la thérapeutique par Benno Crédé (de Dresde en 1897, il fut préconisé en France par Netter en 1902. Son action a été vantée dans la plupart des maladies infectieuses : pneumonie et bronchopneumonies, scarlatine et diphtérie graves, fièvre typhoïde et dysenterie, endocardite infectieuse, méningite cérébro-spinale, infection puerpérale, septicémies ou septicopyémies à microbes variés, et, en fait, dans un certain nombre de cas, une amélioration rapide fut constatée dès le moment de l'administration du médicament. Le collargol peut être employé en frictions, en injections intraveineuses, en injections intrarachidiennes, en lavements, enfin en ingestion. Les frictions sont faites avec la pommade de Crédé, contenant 15 p. 100 de collargol, l'excipient étant formé d'axonge benzoïnée additionnée de 10 p. 100 de cire ou, comme le conseille Netter, d'un mélange de vaseline avec 20 p. 100 de lanoline. On les pratique au niveau de l'aine ou de la cuisse ; on commence par nettoyer la région à l'eau savonneuse, puis on la lave à l'éther et à l'alcool, comme s'il s'agissait de préparer un champ opératoire (Netter) ; puis on la frotte énergiquement avec la brosse, afin d'en amener la rubéfaction ; alors on fait l'onction en se servant de 1 gramme de la pommade s'il s'agit d'un enfant, 2 grammes dans le cas d'un adolescent, 3 grammes pour un adulte ; la durée de la friction doit être de quinze à trente minutes. En procédant ainsi, une grande partie de la pommade pénètre dans la peau, et la preuve de l'absorption du médicament est fournie par la sensation de goût métallique accusée par le malade cinq à six heures après la friction.

Les injections intraveineuses sont faites avec une solution

à 1 p. 100 ou p. 200, récemment préparée avec de l'eau distillée. On peut introduire sans danger 5 à 10 centimètres cubes de la solution à 1 gramme p. 100 : cette injection, faite avec les précautions d'usage, n'est jamais suivie d'aucun accident.

On peut aussi employer la voie sous-cutanée ou intramusculaire, mais l'efficacité de ces injections est moins marquée que celle des intraveineuses.

En lavement, le collargol est prescrit à la dose de 0^{gr},10 à 0^{gr},20 : on le donne aussi aux mêmes doses en suppositoire. On peut le faire entrer dans la composition de pilules, en mettant 1 à 2 centigrammes du médicament avec 10 centigrammes de sucre de lait et une petite quantité de glycérine. En potion, on associe souvent 20 p. 100 d'élixir de Garus, qui masque la saveur désagréable du principe actif.

Introduit dans l'économie, le collargol se répand dans tous les organes : il séjourne plus longtemps dans la rate, les reins, l'intestin, que dans les autres viscères : il est complètement éliminé au bout d'un mois ; il n'expose pas à l'argyrisme. Le mécanisme de son action est mal expliqué ; son pouvoir bactéricide est en effet modéré ; il faut vingt minutes de contact pour que la solution au centième tue le staphylocoque blanc ; par contre, son action empêchante est considérable ; une proportion de collargol de 2 p. 5000 ou 6 000 empêche le développement du staphylocoque doré ; mais cette action est inférieure à celle du nitrate d'argent ou du sublimé.

Aussi a-t-on cherché à expliquer d'une autre manière les bons effets obtenus en thérapeutique. Les métaux colloïdaux, comme l'a montré Bredig, se comportent comme de véritables ferments ; ils sont capables, à doses infinitésimales, d'accélérer les transformations chimiques ; la marche de la réaction est modifiée par la lumière, la température, l'état d'acidité ou d'alcalinité ; elle est paralysée par la présence de traces infimes de substances toxiques, comme le sublimé, l'iode ou l'acide cyanhydrique. Aussi Netter pense-t-il, avec Wenckebach, que le collargol agit dans l'organisme par une sorte d'action *catalytique*. La médication par le collargol dans les maladies infectieuses ne se rattacherait donc que indirectement à la médication bactéricide ; ce serait en agissant sur l'organisme qu'elle amènerait la guérison de l'infection.

Pourtant, il ne semble pas qu'il en soit ainsi pour l'argent colloïdal obtenu par la méthode électrique, imaginée par Bredig : ce produit, auquel on donne parfois le nom d'électrargol, se présente sous deux formes : l'une à gros grains n'est guère plus active que le collargol ; l'autre à grains très fins semble douée d'une action bactéricide intense. En effet, elle détermine la mort des microbes, à partir du moment où les bouillons en contiennent un quatre-vingt-millième ; déjà même au-dessous de cette dose, on observe un ralentissement et une modification des cultures (Charrin). On peut donc penser que cette variété d'argent colloïdal agit comme un antiseptique direct.

L'argent colloïdal ne semble pas toxique ; injecté à haute dose au lapin, il ne détermine aucune modification du poids ; il agit d'une façon remarquable sur le sens et les organes hématopoiétiques ; après l'injection, on observe d'abord de la leucopénie, et bientôt après une leucocytose polynucléaire ; celle-ci dure cinq jours et est remplacée alors par une mononucléose secondaire avec éosinophilie. Si on sacrifie les animaux, on trouve la moelle osseuse rouge et en pleine activité ; la rate gonflée présente de l'hypertrophie des corpuscules de Malpighi ; le thymus lui-même est vascularisé (Achard et Émile Weil). Les modifications de l'organisme permettent de comprendre l'action favorable de l'argent colloïdal dans les infections, action qui est complexe et dépend à la fois des propriétés bactéricides de cette substance et des réactions qu'elle suscite dans l'économie.

Dans ces derniers temps, on a essayé, dans le traitement des maladies infectieuses, les injections de *sulfate de radium* insoluble ; elles auraient donné des résultats intéressants à Dominici et Coyon dans la tuberculose pulmonaire et ganglionnaire ; mais l'action de cette substance n'est guère encore précisée, et ses effets sont insuffisamment connus.

Antisepsie générale au moyen des médicaments spécifiques. —A côté des médicaments qui ont été préconisés indistinctement contre toutes les maladies infectieuses, il en est d'autres qui n'agissent que dans un cas donné et sont considérés à juste titre comme le spécifique de la maladie contre laquelle leur efficacité est reconnue. Tels sont le mercure dans la syphilis, la quinine dans le paludisme, le salicylate de soude dans le rhumatisme articulaire aigu. Or, comme l'a fait remarquer Bouchard, ces médicaments spécifiques sont des antiseptiques. Si on mélange une goutte de solution de sulfate de quinine à une goutte de sang palustre, on constate que les hématozoaires prennent rapidement leurs formes cadavériques. Cependant l'action spécifique n'est pas parallèle au pouvoir antiseptique ; la quinine, qui, *in vitro*, se montre bactéricide vis-à-vis du bacille d'Eberth, n'a pas d'action spécifique contre la fièvre typhoïde ; si son emploi est parfois utile dans cette fièvre, jamais il n'est capable de juguler la maladie. De plus, le pouvoir bactéricide n'apparaît qu'à une certaine concentration de la solution médicamenteuse ; or la dose du médicament, introduite dans l'économie, n'est jamais considérable, et, si la substance active se répandait également dans les différents tissus, la quantité arrivant au contact des éléments pathogènes serait probablement inférieure à celle nécessaire pour les détruire *in vitro*. Aussi l'action des médicaments spécifiques resta entourée d'obscurité jusqu'à la découverte par Ehrlich des *substances bactériotropes*.

Ehrlich a été conduit à cette nouvelle conception du rôle de certains médicaments dans les maladies microbiennes par ses recherches sur la coloration vitale des tissus : il y a en effet des substances colorantes qui, injectées dans l'organisme, vont se fixer d'une façon élective sur certains tissus : c'est ainsi que le bleu de méthyle se fixe sur le tissu nerveux, le rouge neutre sur les granulations cellulaires, le rouge de pyrrol sur le tissu interstitiel du testicule : on conçoit de même que certaines substances peuvent se fixer sur les bactéries et méritent ainsi le nom de *bactériotropes*, de même que le bleu de méthyle, par exemple, est qualifié de *neurotrope*. Une telle explication est d'autant plus plausible que ces faits ne sont pas isolés; on connaît l'affinité de la toxine tétanique pour le tissu nerveux, et on cherche la raison de l'action anesthésique du chloroforme et de l'éther dans leur fixation par la myéline.

La *chimiothérapie* des maladies infectieuses a été étudiée par Ehrlich sur les trypanosomiases. Les différentes substances peuvent être divisées, suivant leur action sur les trypanosomes, en trois groupes : certaines n'ont d'action sur les parasites ni *in vitro*, ni *in vivo*; d'autres ont une forte action *in vitro*, mais sont dépourvues de tout effet *in vivo* : parfois même elles favorisent la pullulation des microbes dans l'organisme, ce que Ehrlich explique en supposant que, par suite d'une forte organotropie, très peu du médicament se fixe sur les parasites, qui se trouvent excités au lieu d'être entravés dans leur vitalité. D'autres n'ont pas d'action *in vitro*, mais en ont une importante *in vivo*, phénomène qui peut s'expliquer par une transformation de la substance dans l'organisme en un composé trypanocide; ainsi l'atoxyl, à peu près inactif *in vitro* contre les trypanosomes, se transforme dans l'économie par réduction en paraminophénylarsénoxyde, qui a une action bactéricide bien plus marquée que le produit oxydé : pour Levaditi, il y a aussi réduction de l'atoxyl, mais formation d'une toxalbumine arséniée, qu'il appelle *trypanotoxyl*. On peut encore penser que l'atoxyl *in vivo* ne touche pas à la vitalité des trypanosomes, mais annihile leur pouvoir de multiplication.

À ces trois groupes, on peut en ajouter, comme le fait remarquer Mesnil, un quatrième, comprenant les substances qui, comme les émétiques, ont une action directe se révélant aussi bien *in vitro* que *in vivo*.

L'action des substances chimiques sur les parasites du sang circulant est donc variable suivant les cas : quand le médicament, bien que bactéricide *in vitro*, favorise *in vivo* la pullulation des microbes, on dit qu'il y a *effet inverse*. Quand il amène la disparition graduelle des parasites, l'effet thérapeutique est obtenu : c'est la *therapia sterilisans convergens* ; quand il entraîne d'abord une multiplication notable des parasites, puis leur diminution, Ehrlich nomme cet effet *therapia sterilisans semidivergens*.

Pour qu'une substance capable de se montrer bactéricide chez l'animal soit admise en thérapeutique humaine, le rapport entre la dose curative et la dose toxique doit être aussi petit que possible, en pratique inférieur à un quart. Le traitement lui-même peut être appliqué de deux façons, soit par doses successives suivant la méthode employée pour l'administration de l'atoxyl dans les trypanosomiases ou du mercure dans la syphilis, soit par une dose massive donnée en un ou deux jours; ce dernier mode réalise la *therapia sterilisans magna*.

La méthode des doses successives peut avoir un inconvénient ; en effet, en injectant à un animal parasité des doses de médicaments insuffisantes pour tuer les microbes, on peut rendre graduellement les parasites réfractaires à l'action du médicament et créer ainsi des races résistantes. Cette résistance est une résistance de groupe : acquise avec un composé arsenical, elle existe en général pour les autres et aussi pour les composés antimoniaux et bismuthiques; elle est même valable pour les combinaisons orthoquinoïdiques; ainsi, les trypanosomes résistant aux arsenicaux ne sont plus colorés par un certain composé de cette série, qui teinte en violet les trypanosomes non encore traités.

Ainsi, pour beaucoup de maladies infectieuses, le problème thérapeutique consiste à trouver une substance capable d'agir sur les bactéries sans nuire à l'organisme. Parti de l'atoxyl, qui jouit *in vivo* d'une action vraiment efficace sur certaines trypanosomiases, mais qui présente une toxicité relativement élevée et donne lieu parfois chez l'homme à une névrite optique, Ehrlich essaya différents dérivés arsenicaux dans les trypanosomiases et les spirochétoses. C'est ainsi que avec Hatta il étudia l'action de deux produits de réduction bisubstitués de l'acide phénylarsénique, produits désignés par les nombres *599* et *606*, dans les spirilloses des poules et la syphilis du lapin. Le produit *606* est un dioxydiamidoarsénobenzol dans lequel les OH sont en position *para* et les NH^2 en position *meta*. Il se montra efficace non seulement contre les spirilloses animales, mais aussi contre la syphilis, dont l'agent pathogène, *Trepo-*

nema pallidum, appartient au genre *Spirochæta*, tout voisin du genre *Trypanosoma*.

L'action spécifique du nouveau médicament d'Ehrlich dans la syphilis est prouvée non seulement par l'amélioration rapide des symptômes cliniques, mais aussi par la disparition des tréponèmes en vingt-quatre à quarante-huit heures après l'injection, la suppression de la réaction de Wassermann qui devient négative, enfin par l'apparition d'anticorps spécifiques, si bien que le lait de la mère traitée par le dioxydiamidoarsénobenzol guérit les lésions de l'enfant, bien que le médicament ne s'y rencontre pas, au moins dans tous les cas.

Pourtant, tous les tréponèmes ne sont pas toujours tués dès la première injection, et souvent, pendant un temps plus ou moins long, on voit de nouveau des accidents éclater ; il ne s'agit pas alors de récidive, comme on le dit souvent, puisqu'il n'y a pas de nouvelle infection, mais d'une rechute de la maladie ; les tréponèmes échappés à l'atteinte du médicament ont pullulé de nouveau ; une deuxième injection devient alors nécessaire : aussi, dans la pratique courante, fait-on toujours trois ou quatre injections à un intervalle de quatre, huit ou quinze jours l'une de l'autre.

Les avantages de cette méthode sont considérables, puisqu'elle permet, semble-t-il, de juguler en quelques semaines une maladie qui évoue d'habitude pendant des années : reste à savoir si des rechutes se produiront à intervalles éloignés, même après un traitement suffisamment intensif. Le mercure agit sans doute, comme le dioxydiamidoarsénobenzol, en tuant le tréponème, mais sa toxicité élevée empêche d'en injecter d'emblée une dose considérable ; la destruction des parasites est plus lente, l'effet thérapeutique est moins prompt : toujours des tréponèmes échappent à l'action bactéricide du médicament, puisque même les traitements les mieux suivis ne mettent pas sûrement à l'abri de rechutes ultérieures. On peut espérer que l'action plus brutale du médicament arsenical, surtout quand son emploi sera bien réglé par l'expérience, évitera les accidents éloignés et tardifs et peut-être supprimera les troubles si nombreux attribués à la parasyphilis.

Mais la brutalité même de l'action du produit *606* n'est pas, dans certains cas, sans inconvénients : en effet, on observe parfois, à la suite de l'injection du médicament, des accidents nerveux graves, en particulier des paralysies des nerfs craniens, qui d'habitude heureusement rétrocèdent peu à peu. Ces paralysies ne sont pas dues à la syphilis seule ; car, lorsque la maladie est abandonnée à son évolution naturelle ou traitée par le mercure, elles ne se montrent guère, du moins à la période secondaire, qui est celle où elles furent observées à la suite du traitement par le remède d'Ehrlich ; elles ne paraissent pas en rapport avec une intoxication arsenicale, dont les symptômes habituels, fièvre, phénomènes gastro-intestinaux, albuminurie, manquent ; aussi peut-on admettre, avec Sicard, qu'elles sont en rapport avec la mort rapide de nombreux microbes et la mise en liberté d'une grande quantité de l'endotoxine contenue dans les corps des tréponèmes. Ce sont donc là des accidents liés directement à l'action du médicament, témoins pour ainsi dire de son efficacité, puisqu'ils sont la signature de la mort des microbes, mais qu'une thérapeutique prudente devra néanmoins s'efforcer d'éviter.

Ainsi la théorie des substances bactériotropes, en permettant de comprendre l'action des médicaments spécifiques dans les maladies infectieuses, a donné un nouvel essor à la chimiothérapie. On peut espérer que, orientée dans cette voie, la thérapeutique des maladies infectieuses s'enrichira bientôt de nouvelles découvertes. Mais les médicaments spécifiques ne sont pas tous d'ordre chimique ; certains ont une origine animale ; tel est le cas des sérums thérapeutiques, dont quelques-uns sont doués d'une action bactéricide et réalisent, de même que les antiseptiques, une médication étiologique.

II. — MÉDICATIONS PHYSIOLOGIQUES, PATHOGÉNIQUES OU IMMUNISANTES.

La pénétration dans l'organisme d'un microbe virulent suscite toute une série de réactions, qui ont pour but de protéger l'économie contre le parasite, en empêchant sa multiplication, en neutralisant les effets de ses poisons, ou enfin en le dissolvant et en le supprimant complètement. Ces réactions défensives se traduisent par l'apparition dans les humeurs d'anticorps, agglutinines, opsonines, bactériotropines, antitoxines, substances empêchantes, bactéricides et bactériolytiques, et éveillent l'activité des phagocytes qui englobent les microbes, les digèrent et en débarrassent l'économie. Elles sont souvent suffisantes pour assurer la victoire du sujet ; elles aboutissent alors à créer un état d'immunité qui rend l'individu impropre, pendant un temps plus ou moins long, à contracter de nouveau la même maladie. Mais cet effort de la nature n'est pas toujours suivi de succès ; parfois il est trop lent à se produire et ne peut empêcher l'altération profonde des organes et des tissus, si bien que la mort arrive avant que l'immunité soit acquise ; parfois aussi elle n'est qu'ébauchée, et la virulence de l'infection a rapidement raison de la résistance de l'organisme.

Favoriser la production de ces anticorps, forcer l'organisme à en fabriquer quand ses réactions naturelles sont insuffisantes, ou encore les apporter tout préparés en injectant le sérum d'un animal artificiellement immunisé, tel peut être le but que se propose la médication anti-infectieuse. Cette médication tend à guérir le malade en l'immunisant contre l'infection causale ; elle se sert des procédés mis en œuvre par la nature elle-même ; elle est alors physiologique ; parfois, et en particulier dans la sérothérapie anti-toxique, elle lutte non pas directement contre le microbe, mais contre la toxine ; elle est alors véritablement pathogénique.

L'immunisation peut être obtenue par deux méthodes différentes : elle peut être active ou passive.

1° **Immunisation active. — Toxinothérapie et bactériothérapie.** — La production d'anticorps est facilement obtenue par l'injection dans l'organisme de petites doses de toxine ou faibles quantités de microbes morts ou atténués ; dans le premier cas, le sérum se charge d'antitoxine, dans le deuxième d'agglutinine et de bactériolysine, et, après une ou plusieurs injections, l'animal devient réfractaire au développement de la maladie. Ce procédé peut donc servir à immuniser préventivement un organisme contre une maladie donnée : c'est sur ce principe qu'est basée la vaccination anticharbonneuse, qui rend de si grands services en art vétérinaire. Employer cette même méthode pendant le cours de la maladie, c'est-à-dire injecter dans l'économie la toxine ou le microbe qu'il s'agit justement de combattre, paraît téméraire et peu logique. Pourtant cette méthode a été tentée par Koch avec la tuberculine dans le traitement de la tuberculose, et par Wright avec les microbes tués dans le traitement de différentes infections.

La tuberculine, qui est un extrait de cultures du bacille de Koch, est sans effet sur l'individu sain ; mais elle détermine chez le tuberculeux des réactions locales et générales plus ou moins importantes ; ces réactions, si elles sont trop vives, peuvent être néfastes ; mais, en employant des doses très faibles, l'effet produit paraît, dans certains cas du moins, être favorable, et des améliorations progressives ont été constatées. Cette médication ne peut être employée que dans les cas de tuberculose torpide, apyrétique ; c'est en quelque sorte pour suppléer à l'insuffisance des réactions organiques qu'on y a recours. Ainsi la toxinothérapie reste limitée dans ses indications ; au contraire, la bactériothérapie semble pouvoir s'appliquer à de nombreux cas.

C'est surtout Wright qui a été le promoteur de cette méthode ; il en a vanté les effets non seulement dans les infections locales circonscrites, comme l'acné, la furonculose, mais aussi contre les inflammations des muqueuses et des tissus, comme la cholécystite, l'appendicite, la pyélite, la bronchite, l'endométrite et même dans les infections générales. C'est ainsi qu'il l'a employée avec succès dans la fièvre de Malte et l'endocardite infectieuse ; pour lui, le médecin de l'avenir aura le rôle d'un « immunisateur » (1). D'après Wright, les substances bactériotropiques sont fabriquées dans les tissus au lieu même de l'inoculation ; si les microbes sont introduits dans la circulation, ils arrivent au contact des tissus dilués dans la masse du sang ; ils y parviennent au contraire à l'état de concentration si on les injecte sous la peau, ce qui favorise sans doute la production des anticorps ; il n'y a pas à craindre, d'ailleurs, que l'inoculation de vaccins bactériens pendant l'évolution de la maladie augmente l'intoxication, car les substances toxiques sont retenues dans les tissus. Il y a donc une opposition complète entre les effets de l'inoculation bactérienne suivant que les microbes sont introduits sous la peau ou dans les veines ; et cette opposition justifie l'injection sous-cutanée de vaccins bactériens au cours des septicémies.

En suivant la marche de l'immunisation au moyen de la recherche de l'index opsonique, suivant la méthode préconisée par Wright, on reconnaît que le premier phénomène constaté est un fléchissement de cet index, correspondant à ce qu'on appelle la phase négative ; puis, après un temps variant d'un à quelques jours, apparaît la phase positive, pendant laquelle l'index opsonique se relève et dépasse en général le niveau primitif ; les forces réactionnelles du malade ont donc été augmentées ; un début d'immunisation est réalisé, et une nouvelle injection peut être tentée. A ces modifications humorales correspondent des changements dans l'allure de la maladie : pendant la phase négative, on voit se produire un certain malaise, souvent une augmentation des phénomènes cliniques, tandis qu'au moment de la phase positive il y a une amélioration manifeste des symptômes.

En pratique, la bactériothérapie a donné, entre les mains de Wright et de différents auteurs, un certain nombre de succès. Une fois posé avec certitude le diagnostic bactériologique de la maladie, on injecte le vaccin, c'est-à-dire une culture stérilisée du microbe reconnu comme étant la cause de l'infection. On peut s'adresser soit à des émulsions bactériennes préparées d'avance, à des « stock-vaccin » que

---

(1) Wright, Studies on immunisations, London, 1909.

Thérap. des mal. infect. *b*

l'on trouve dans le commerce, soit à des vaccins personnels préparés avec les microbes isolés des lésions mêmes du malade. De toute façon, le microbe obtenu en culture pure sur gélose est émulsionné dans de l'eau salée physiologique et stérilisé par un chauffage d'une heure à 60° ; l'émulsion est faite de telle sorte que chaque centimètre cube contient un nombre donné de microbes ; elle est plus ou moins diluée suivant les cas et répartie en ampoules après avoir été additionnée d'une petite quantité de solution phéniquée à 5 p. 1 000. Le vaccin est donc formé uniquement de corps bactériens ; les produits formés par les microbes dans les cultures n'y figurent pas.

Théoriquement, il est préférable d'injecter le microbe même du malade, et parfois le succès ne peut être obtenu qu'en employant ce procédé ; pourtant, dans la pratique, on peut souvent se servir des « stock-vaccin » : leur activité est moins constante en raison des différences qui existent entre les diverses races de microbes ; elle est pourtant en général suffisante ; aussi ces « stock-vaccin », fabriqués par divers instituts bactériologiques, se trouvent actuellement à la disposition des médecins. D'ailleurs, rien n'empêche, en cas d'échec avec le « stock-vaccin », de prélever ensuite le microbe du malade et d'en préparer un vaccin.

Les doses à injecter sont variables; dans la blennorragie, on introduit de 500 000 à 5 000 000 de gonocoques à chaque injection ; certains auteurs sont même allés jusqu'à 500 000 000 et 1 000 000 000. Plusieurs injections sont en général nécessaires ; mais chaque nouvelle injection ne doit être faite que quand l'index opsonique est remonté au taux primitif ou l'a dépassé, c'est-à-dire au moment de la phase positive. Pourtant, la recherche de l'index opsonique n'est pas toujours nécessaire ; on peut se baser sur les résultats de l'observation clinique pour décider du moment opportun où la nouvelle injection doit être faite ; il faut laisser passer la période de recrudescence des accidents ; c'est quand l'amélioration est bien installée, et même au moment où cette période va se terminer, qu'il faut recourir de nouveau au vaccin. En général, dans les états aigus, l'intervalle séparant deux injections sera court, deux ou trois jours ; il sera long au contraire, six à sept jours, dans les états chroniques, mais les doses pourront alors être plus fortes.

Les deux maladies, qui ont été le plus souvent soumises à la bactériothérapie, sont la staphylococcie et la gonococcie. C'est la furonculose qui donne les plus beaux succès (Mauté) ; des cas rebelles à tous les traitements guérissent par ce procédé ; les poussées furonculeuses s'atténuent, puis s'arrêtent ; dans les cas les moins favorables, si de nouveaux furoncles continuent à se montrer, ils sont réduits à l'état de lésions peu importantes. Dans l'acné, les résultats sont moins constants ; pourtant l'acné pustuleuse arrive rapidement à être transformée en acné papuleuse simple.

Dans les infections à gonocoques, la méthode de Wright s'est montrée inégale ; les quelques succès obtenus dans la blennorragie aiguë sont discutables ; en tout cas, ils ne sont pas assez nombreux, vu la fréquence de l'affection, pour entraîner la conviction. Dans la blennorragie chronique, la guérison, malgré la répétition des injections, ne s'est montrée qu'après un temps très long, deux ou trois mois.

Les complications locales de la blennorragie et en particulier l'épididymite ont donné de beaux succès ; mais on ne peut en dire autant du rhumatisme blennorragique, où les résultats ont été inconstants ; Dieulafoy n'a observé qu'une guérison sur 7 cas traités, et, parmi les 6 autres, 3 n'ont paru nullement influencé par cette médication. D'autres statistiques sont meilleures ; Mauté rapporte 2 observations favorables sur 4, Eyre et Stewart 18 sur 26. Ainsi les résultats sont variables ; souvent même la guérison n'est obtenue qu'en plusieurs semaines, et on peut se demander si elle est bien due au mode de traitement employé.

Enfin, dans la gonococcémie, Dieulafoy a observé deux guérisons après l'emploi de la bactériothérapie ; mais d'autres auteurs, notamment Irons, ont rapporté des cas moins démonstratifs.

Pourtant les injections de vaccin gonococcique ne sont pas indifférentes ; dans la blennorragie chronique, on peut voir le gonocoque, qui avait disparu de l'écoulement, s'y montrer de nouveau sous l'influence de la première inoculation, pendant la période qui correspond à la phase négative de l'immunisation. Dans les arthrites, on note souvent, dans les vingt-quatre ou trente-six premières heures qui suivent la première injection, une augmentation de la douleur et du gonflement ; ces troubles s'apaisent bientôt, et la douleur peut disparaître complètement pendant quelques jours. Ainsi, le vaccin de Wright se comporte comme la tuberculine injectée au cours de la tuberculose ; elle suscite d'abord une exaspération des symptômes ; cet effet, en apparence malencontreux, indique néanmoins un effort réactionnel de l'organisme. Peut-être arrivera-t-on plus tard à utiliser cet effort et à le faire servir à la production de l'immunité. De nouvelles études sont nécessaires pour arriver à ce résultat.

2° **Immunisation passive.— Sérothérapie** (1).— Si la toxino-

___
(1) Voy. Médicaments microbiens, in *Bibliothèque de thérapeutique* de GILBERT et CARNOT.

thérapie et la bactériothérapie n'ont donné jusqu'ici que des résultats inconstants ; il n'en est pas de même de la sérothérapie, qui compte à son actif de nombreux succès et est devenue le traitement spécifique, et le plus souvent efficace, de plusieurs infections, en particulier la diphtérie, la méningite cérébro-spinale et la dysenterie bacillaire.

L'idée de rechercher dans le sang la substance curative d'une maladie infectieuse est due à Richet et Héricourt ; ces auteurs s'adressaient à une espèce supposée naturellement réfractaire à l'infection qu'ils voulaient combattre ; ils expérimentaient avec du sang de chien qu'ils injectaient à des lapins en même temps que des cultures de *Staphylococcus pyosepticus* (1888) ou de bacille de Koch (1889) ; mais les résultats étaient inconstants ; le chien d'ailleurs n'est pas réfractaire à la tuberculose. Pour que le sang soit chargé en quantité suffisante d'anticorps spécifiques, il faut que l'animal ait été soumis à l'immunisation artificielle. Le principe de la méthode fut posé en 1890 par Behring et Kitasato ; ces auteurs montrèrent que le sérum des animaux, ayant reçu à plusieurs jours d'intervalle des doses progressivement croissantes de toxine diphtérique ou de toxine tétanique, est antitoxique, qu'injecté en même temps que le microbe, il protège l'animal contre l'infection, et enfin qu'injecté après le microbe, alors que l'infection évolue déjà, il arrête l'évolution de la maladie et permet la guérison. Ainsi les premiers sérums employés en clinique étaient des sérums antitoxiques. Bientôt on reconnut qu'on pouvait conférer au sérum des propriétés antibactériennes, et que de tels sérums jouissent d'une action thérapeutique remarquable, comme c'est le cas, en particulier, pour le sérum antiméningococcique. Il y a donc deux sortes de sérothérapie, l'une qui guérit en protégeant l'organisme contre l'action de la toxine, l'autre qui agit directement sur le microbe et le tue comme le ferait un antiseptique spécifique ; ces deux propriétés peuvent être combinées dans le même sérum, qui est rendu antitoxique et antibactérien.

a. **Sérothérapie antitoxique.** — Les sérums antitoxiques, dont le type est le sérum antidiphtérique, sont obtenus en vaccinant les animaux contre l'action d'une toxine. Quand on veut faire servir à un but thérapeutique un sérum, il faut choisir pour l'immuniser un animal dont le sérum soit naturellement dénué de propriétés toxiques, et qui soit capable, en une seule saignée, d'en fournir une grande quantité. C'est ainsi que Roux a été amené à choisir le cheval, qui réunit ces deux qualités.

Au début de l'immunisation, on injecte la toxine atténuée au moyen de substances chimiques, comme le trichlorure d'iode ; puis on introduit des quantités de plus en plus considérables de toxine active, dont l'animal finit par supporter sans réaction apparente des doses énormes. Il est alors vacciné, et son sang est chargé d'antitoxine.

Deux sérums sont ainsi préparés, le sérum antitétanique et le sérum antidiphtérique. Le sérum antitétanique n'a qu'une action préventive : injecté au moment où l'inoculation microbienne est faite, il empêche le développement du tétanos ; il est souvent employé dans ce but chez l'homme, dans le cas où une plaie a été souillée de terre, ou chez les animaux, en particulier chez les chevaux au moment de l'opération de la castration. Quand les symptômes du tétanos ont éclaté, le sérum n'empêche pas en général les accidents d'évoluer ; il n'a pas d'action sur la toxine fixée sur le tissu nerveux.

Le sérum antidiphtérique, au contraire, est nettement curateur ; injecté en quantité suffisante sous la peau de l'abdomen, il détermine la chute des fausses membranes, améliore l'état général et amène la guérison de la maladie ; il a rendu inutile, dans la plupart des cas, la trachéotomie, qui a été remplacée par le tubage : le larynx est rapidement débarrassé des fausses membranes qui l'obstruaient ; le spasme cesse : le tube n'est laissé en place que le temps strictement nécessaire pour permettre au sérum d'exercer son action. D'après les différentes statistiques dépouillées par Bayeux, la mortalité par diphtérie est tombée de 56 p. 100 à 16 p. 100 sous l'influence de la sérothérapie.

Enfin un troisième sérum antitoxique, le sérum anticholérique, est connu, mais il n'a encore été appliqué à l'homme que dans un nombre de cas restreints. Le bacille du choléra, se développant uniquement dans l'intestin et n'envahissant jamais la circulation, n'agit sur l'organisme que par les produits solubles qu'il sécrète ; une sérothérapie antitoxique est donc aussi nettement indiquée dans ce cas que dans le tétanos ou la diphtérie. Toute la difficulté tenait à préparer une toxine cholérique active ; celle obtenue par Metchnikoff, Roux et Salimbeni tue couramment le cobaye en seize à dix-huit heures à la dose de 1 centimètre cube. Des chevaux immunisés contre l'action de cette toxine fournissent un sérum qui est à la fois agglutinant, précipitant, préventif et antitoxique ; cette dernière propriété est la plus importante ; elle peut être mise en évidence chez le cobaye, qu'il protège contre une dose sûrement mortelle de toxine. Bien plus, ce sérum agit aussi sur le jeune lapin à la mamelle, qu'il met à l'abri du choléra intestinal ; on sait, en effet, que chez ces animaux on peut reproduire une maladie analogue au choléra humain et amenant la mort sans qu'il y ait septicémie vibrionienne ; or le sérum, injecté au moment où les animaux ingèrent le virus, empêche le développement de la maladie. Ce sérum, expérimenté à Saint-Pétersbourg par Salimbeni sur 42 malades, a donné une mortalité globale de 23,8 p. 100, alors que celle-ci était de 45,6 p. 100 chez les sujets qui n'en avaient pas reçu. On peut donc espérer que la sérothérapie anticholérique rendra de grands services dans l'avenir.

b. **Sérothérapie antimicrobienne.** — L'obtention d'un sérum antimicrobien se fait dans les mêmes conditions que celle d'un sérum antitoxique. On injecte au cheval des quantités progressivement croissantes de microbes émulsionnés dans du sérum physiologique. Les cultures peuvent être injectées vivantes ou tuées ; en général, on commence par les injecter tuées, et ce n'est qu'à la fin de l'immunisation qu'on les inocule vivantes. L'introduction de microbes vivants n'est pas toujours sans danger ; quelques-uns d'entre eux, en effet, persistent parfois dans le sérum et peuvent causer des accidents lors de l'emploi thérapeutique ; on en a rapporté des exemples.

Différents sérums sont ainsi préparés. L'un des premiers connus a été le sérum antistreptococcique ; on l'obtient en injectant soit des cultures stérilisées (Roger), soit des culture vivantes (Marmorek), soit des cultures vivantes et les produits solubles fournis par les microbes. Ces sérums empêchent chez le lapin le développement des septicémies à streptocoques : ainsi, 5 à 6 centimètres cubes du sérum de Roger protègent un lapin contre l'inoculation d'un streptocoque virulent. Chez l'homme, le sérum antistreptococcique s'est montré inconstant dans ses résultats, ce que l'on a expliqué par la diversité des races de streptocoques ; aussi Denys a-t-il immunisé des animaux avec des streptocoques de diverses provenances, de façon à obtenir un sérum *polyvalent* ; Besredka, qui possède plus de quarante échantillons de streptocoques, a fait de même. Bien que ces sérums soient employés assez fréquemment en thérapeutique, on ne peut être fixé d'une façon certaine sur leur valeur ; c'est que le streptocoque apparaît souvent comme un agent d'infection secondaire au cours d'autres maladies, la variole ou la scarlatine par exemple. C'est aussi qu'on n'a pas toujours pris soin, dans les essais thérapeutiques, de faire un diagnostic bactériologique précis ; ainsi tous les cas de fièvre puerpérale ne sont pas dus au streptocoque, et on comprend que le sérum ne pourra avoir d'action sur ceux qui sont causés par d'autres microbes. Enfin, il faut bien dire que, dans une maladie qui paraît bien due uniquement au streptocoque, l'érysipèle, les résultats n'ont pas eu la netteté qu'on était en droit d'espérer et que fournissent d'autres sérothérapies ; si, sous l'influence du sérum préparé par Marmorek, Chantemesse a vu la mortalité s'abaisser légèrement, on n'observe pas, à la suite de l'injection, des modifications curatives, rapides et indiscutables ; le sérum ne jugule pas l'érysipèle ; aussi n'est-il pas entré dans la pratique courante.

Le sérum antipesteux est obtenu en injectant à des chevaux des émulsions du bacille de Yersin chauffées pendant une demi-heure à 65° ; les injections sont faites à doses progressivement croissantes, et, quand le sérum de l'animal a déjà acquis des propriétés préventives manifestes, on injecte des microbes vivants et hypervirulents. Ce sérum, injecté préventivement, protège les différents animaux de laboratoire contre l'inoculation du bacille de Yersin ; il a aussi un pouvoir curatif et guérit l'animal, s'il est injecté à dose suffisante, peu de temps après l'introduction du virus. Chez l'homme, le sérum antipesteux a donné de beaux succès, à condition d'être injecté à doses massives et répétées, de préférence par la voie intraveineuse.

On prépare aussi un sérum antibactérien en injectant à des animaux des cultures de bacille diphtérique. Ce sérum a une action bactéricide qui se manifeste quand il est porté au contact même des bacilles ; aussi l'emploie-t-on desséché et transformé en pastilles que l'on fait sucer aux malades. Ces pastilles peuvent être un adjuvant du traitement de la diphtérie par le sérum antitoxique ; elles sont surtout utiles dans les cas où le bacille persiste dans la gorge du malade, plus ou moins longtemps après la guérison de la maladie ; leur emploi permet d'abréger la durée de l'isolement des porteurs de bacilles.

Le sérum antiméningococcique, qui rend de grands services dans le traitement de la méningite cérébro-spinale épidémique, est obtenu en injectant à des chevaux des cultures de méningocoques ; l'injection, faite d'abord sous la peau, est pratiquée plus tard dans les veines, quand le cheval commence à être immunisé. Flexner emploie d'abord des autolysats de bacilles, c'est-à-dire des cultures mortes laissées quelques jours à l'étuve, de manière à amener la désagrégation des corps bacillaires ; il injecte plus tard des bacilles vivants.

Injecté sous la peau ou dans les veines, ce sérum ne paraît pas avoir d'effet appréciable ; au contraire, introduit dans la cavité rachidienne, il amène rapidement la guérison de la maladie. La sérothérapie a permis d'abaisser la mortalité de la méningite cérébro-spinale de 78 ou 80 p. 100 à 12 ou 15 p. 100.

c. Sérothérapie antimicrobienne et antitoxique. — Dans certains cas, pour être efficace, le sérum doit être à la fois antimicrobien et antitoxique; tel est le cas pour le sérum antidysentérique. Dans la dysenterie, en effet, les microbes prolifèrent dans la muqueuse du côlon ; ils passent dans les ganglions mésentériques, mais n'envahissent jamais le reste de l'organisme ; les symptômes généraux et les lésions à distance sont dus uniquement à la toxine diffusible sécrétée par le microbe.

Pour immuniser les chevaux, Dopter introduit chaque semaine dans les veines tantôt une émulsion de bacilles vivants, tantôt la toxine à doses progressivement croissantes; cette toxine est obtenue en filtrant sur porcelaine une culture en bouillon Martin maintenue pendant vingt jours à l'étuve. Elle paraît être formée surtout de l'endotoxine contenue dans les corps microbiens et libérée dans la culture par suite de la mort des microbes et de l'autolyse de leurs cadavres.

Le sérum ainsi obtenu se montre expérimentalement à la fois préventif et curatif; injecté vingt-quatre heures après l'inoculation du virus, il assure la guérison des animaux à la dose de 1 à 2 centimètres cubes, tandis que les témoins meurent en trois à quatre jours ; après quarante-huit heures, on a encore 50 p. 100 de succès, si on a soin d'injecter le sérum dans les veines. Chez l'homme, Dopter, soumettant à l'action du sérum 512 cas de dysenterie aiguë, n'a observé que 7 morts, soit seulement 1.3 p. 100. Très rapidement après l'injection, il y a une amélioration considérable des symptômes ; les douleurs diminuent, les selles deviennent moins fréquentes et en contiennent plus de sang; bientôt la guérison est complète.

Avantages et inconvénients de la sérothérapie. — La sérothérapie a fourni de merveilleux succès thérapeutiques ; le pronostic de la diphtérie, celui de la méningite cérébro-spinale, celui de la dysenterie bacillaire ont changé complètement depuis qu'on connaît les sérums spécifiques de ces maladies. D'autres infections sont probablement aussi justiciables de la sérothérapie. Pourtant, cette méthode thérapeutique n'est pas sans avoir quelques inconvénients ; elle expose, dans certains cas, à des accidents, que l'on a groupés sous le nom de *maladie du sérum* (1 et qui sont dus non aux anticorps injectés, mais à l'action sur l'organisme humain d'un sérum étranger. De plus, une première injection de sérum détermine un état anaphylactique vis-à-vis du sérum de cheval, état qui ne commence que trois à quatre semaines après l'injection et qui persiste pendant un an et plus; si une nouvelle injection devient nécessaire pendant cette

---

(1) Louis MARTIN, Sérothérapie antidiphtérique, *in* Médicaments microbiens (*Bibliothèque de thérapeutique* de GILBERT et CARNOT).

période, les accidents dus au sérum sont plus fréquents et plus
sérieux. Comme ils sont, en général, dépourvus de gravité, la crainte
de les voir se développer ne doit pas empêcher une nouvelle injection, si celle-ci est nécessaire. Mais la possibilité de ces accidents montre que les sérums thérapeutiques, comme beaucoup de
médicaments actifs, ne doivent être employés qu'à bon escient.

III. — MÉDICATIONS SYMPTOMATIQUES.

Si la thérapeutique moderne possède un certain nombre de médicaments d'ordre chimique ou organique, vraiment spécifiques de
quelques infections, elle n'est pas aussi bien armée contre toutes
et, dans beaucoup de cas, le médecin est obligé de recourir aux
médications symptomatiques. Pourtant, grâce à la compréhen-
sion nette que nous avons actuellement de l'infection, la thérapeutique des symptômes peut être faite d'une façon rationnelle : on
sait discerner ceux qu'il faut combattre et ceux au contraire qu'il
convient de favoriser ; connaissant les moyens qu'emploie l'organisme pour se défendre contre l'infection, on peut chercher à
exalter l'effort curateur. Si bien que, même quand elle n'est guidée
que par l'analyse des symptômes, la médication des infections peut
être encore physiologique et naturiste.

Les médications symptomatiques sont de deux ordres : les unes
s'adressent à l'état général, les autres visent les troubles locaux et
les vices de fonctionnement des différents organes.

1° Médications générales.

a. **Antipyrétiques.** — L'un des symptômes généraux les plus
importants dans les infections est la fièvre ; on sait actuellement
qu'elle représente une réaction de l'organisme contre les toxines
microbiennes ; expérimentalement l'injection d'une grosse dose de
toxine tue l'animal en hypothermie ; une dose faible ou moyenne,
qui permet à l'animal de résister, détermine en général une augmentation de la température. L'élévation du degré thermique indique donc que l'organisme lutte contre l'agent infectieux. Aussi ne
doit-on chercher à la faire tomber qu'au moyen d'un médicament
qui agisse directement contre le microbe pathogène ; ainsi fait la
quinine dans le paludisme : elle abaisse la température en faisant
disparaître de la circulation les hématozoaires. Pourtant, les réactions de l'organisme sont parfois excessives et hors de proportion
avec l'attaque morbide ; quand il en est ainsi, on sera autorisé à

recourir aux antipyrétiques. Un certain nombre de médicaments exercent une action modératrice sur les centres thermiques : tels sont l'antipyrine, le pyramidon, la cryogénine, la phénacétine, etc.

L'antipyrine abaisse fortement la température, à condition d'être prise à dose suffisante, 1 à 2 grammes en une fois. Elle a l'inconvénient de diminuer la quantité des urines, et, pour ce fait, on devra en être très ménager dans les infections. Le pyramidon, ou son sel le camphorate de pyramidon, est donné à la dose de 0^{gr},30 à 0^{gr},60 en une fois ; il produit parfois, chez les malades affaiblis, un refroidissement général, plus désagréable que la sensation fébrile elle-même. La cryogénine, à la dose de 0^{gr},40 à 0^{gr},50, agit bien dans la fièvre des tuberculeux ; son action n'est que passagère, et, si la dose est répétée les jours suivants, l'abaissement thermique ne se produit plus. La phénacétine à la dose de 0^{gr},50 à 1 gramme en cachet rend aussi des services, au moins momentanément. Enfin la quinine peut, en dehors du paludisme, dans la fièvre typhoïde en particulier, amener des abaissements thermiques, à condition d'être donnée à dose massive de 1 à 2 grammes, par fractions de 0^{gr},50 de demi en demi-heure, comme le fait le Pr Bouchard. Dans la grippe, l'action de la quinine paraît indéniable : elle est peut-être alors plutôt antiseptique que directement antipyrétique.

L'antipyrèse médicamenteuse est d'ailleurs rarement employée dans les infections ; elle n'est guère utile qu'à la fin de la maladie, alors que le moindre trouble provoque une réaction fébrile ; cette sensibilité trop vive du système nerveux sera calmée par un antithermique comme l'antipyrine (Roger). Pendant le cours des infections aiguës, on préfère actuellement aux substances chimiques la réfrigération au moyen de l'hydrothérapie.

b. **Hydrothérapie.** — Diverses méthodes d'hydrothérapie peuvent être employées : bains froids ou tièdes, lotions et affusions froides, drap mouillé. Dans tous les cas, l'eau aura l'avantage de soustraire à l'organisme un certain nombre de calories et de procurer un soulagement momentané au malade.

Les bains peuvent être donnés froids ou tièdes. Le bain froid de 18 à 22° a une action complexe : en effet, s'il ne peut manquer d'agir comme réfrigérant, il exerce une influence marquée sur le système nerveux. La grande différence entre la température du corps et le milieu dans lequel il est plongé détermine une vaso-constriction périphérique et, par voie réflexe, une stimulation nerveuse ; aussi, chez certains névropathes, le bain froid peut provoquer des accès de suffocation et même une syncope. Cette action stimulante a des avantages dans bien des cas et constitue un facteur important de la guérison.

Le bain tiède ou progressivement refroidi est le traitement de choix, quand on veut obtenir uniquement une action sur l'hyperthermie. M. Bouchard fait mettre le malade dans un bain dont la température n'est que de 2° inférieure à celle du corps ; de cette façon, il n'y a ni vaso-constriction périphérique, ni excitation nerveuse. Puis, progressivement, on refroidit le bain. de manière à l'abaisser à 30°.

Souvent on donne le bain à 28 ou 30° ; ce bain tiède soustrait moins de calories que le bain froid, puisque, d'après Liebermeister. le malade perd en cinq minutes 122 calories dans le bain à 22° et seulement 33 dans le bain à 28° ; mais il est moins pénible pour le malade ; il ne produit pas de révolte de son système nerveux ; il a une action plutôt sédative ; il augmente la quantité des urines ; il favorise le fonctionnement de la peau ; enfin il amène une régulation nerveuse, dont bénéficie tout l'organisme.

C'est surtout dans la fièvre typhoïde que la balnéation est employée, mais elle rend des services dans toutes les infections, en particulier dans la scarlatine, l'érysipèle, la pneumonie, et les règles que l'on doit suivre pour donner les bains (1) sont les mêmes, quelle que soit la maladie.

L'hydrothérapie peut être administrée d'autres façons. Les *lotions* faites sur tout le corps avec une éponge trempée dans l'eau froide simple ou vinaigrée, sans amener un grand abaissement de température, présentent quelques-uns des avantages que procurent les bains ; elles sont utiles surtout dans les infections de courte durée, si la température n'est pas excessive ; elles soulagent le malade et favorisent la guérison.

Les enveloppements dans le *drap mouillé* (2) constituent un procédé hydrothérapique très simple et facile à appliquer. Il est souvent employé dans la pneumonie.

Enfin on a encore proposé, pour abaisser la température, l'usage de la vessie de glace placée devant la région précordiale ; le sang, en revenant au cœur, perdrait une partie de sa chaleur au contact de la glace et irait ensuite refroidir le reste de l'économie. Mais cet effet paraît illusoire, et la vessie de glace n'est guère employée que dans le cas où existe une localisation inflammatoire sur le cœur.

c. **Stimulants et toniques**. — Les infections aiguës s'accom-

---

(1) Voy. *Traitement de la fièvre typhoïde*, p. 448.

(2) Voy. Pariser, Hydrothérapie, *in* vol. Physiothérapie p. 229 (*Bibliothèque de thérapeutique* de Gilbert et Carnot).

pagnent souvent d'un état d'abattement, de prostration générale, parfois de stupeur ; cette adynamie est souvent associée à des phénomènes d'excitation avec délire, carphologie, soubresaut des tendons, et l'état est alors qualifié d'ataxo-adynamique. On luttera contre la tendance à l'adynamie ou contre l'adynamie elle-même au moyen des stimulants diffusibles, au premier rang desquels figure l'*alcool*. Depuis longtemps, l'alcool est prescrit dans les maladies infectieuses, et Todd ne craignait pas de le donner à hautes doses. Quand on eut reconnu que les infections étaient plus fréquentes et plus graves chez les alcooliques que chez les autres sujets, on s'est demandé si la pratique de donner de l'alcool aux infectés était bien logique. Dans les infections chroniques, il semble qu'il ne peut y avoir de doute, l'alcool doit être proscrit ; dans la tuberculose en particulier, il est nuisible, et expérimentalement MM. Lannelongue et Achard ont reconnu qu'il aggrave la marche de la maladie. Dans les infections aiguës, l'alcool au contraire semble utile ; Friedberger a reconnu que, si on donne l'alcool à doses répétées à des lapins et que l'on cherche ensuite à les immuniser contre le choléra, la teneur du sérum en ambocepteur est seize fois moins grande chez ces animaux que chez ceux qui ne sont pas alcoolisés ; mais, si on administre une dose unique d'alcool en même temps que l'on procède à l'immunisation, la formation des anticorps est deux fois et demie plus considérable que chez les témoins. S'il en est ainsi dans tous les états infectieux, on ne peut nier l'utilité de l'alcool ; pourtant on se rappellera que, d'après Dennig, Hindelang et Grünbaum, même employé à petites doses, il détermine une diminution de la tension sanguine.

En clinique, il faut tenir compte des habitudes antérieures du malade ; s'il s'agit d'un alcoolique invétéré, on devra donner l'alcool à hautes doses ; l'en priver serait l'exposer à des accidents graves, dus à la suppression de son excitant habituel. Si, comme c'est le cas ordinaire, le sujet est habitué à prendre chaque jour une petite dose d'alcool, on pourra sans inconvénient et même avec avantage continuer à lui en donner ; on prescrira l'eau-de-vie ou le rhum sous forme de grog ou de potion de Todd ; on donnera de la limonade vineuse, la potion cordiale du Codex, ou du vin de Champagne, suivant les cas ; on fera bien de ne pas dépasser les doses de 40 à 60 grammes d'eau-de-vie, de 250 à 500 grammes de vin : enfin, si on a affaire à un sujet abstinent, on ne prescrira l'alcool qu'en cas d'adynamie marquée, et on n'en donnera que de petites quantités. Ainsi on proportionnera la dose du médicament aux habitudes antérieures du malade, et on se souviendra que, si l'alcool est un excitant parfois utile du système nerveux, il détermine, dès que son usage est tant soit peu prolongé, une usure rapide des organes.

L'*éther* est un stimulant, dont les effets sont peut-être plus rapides que ceux de l'alcool ; on l'emploie en injections sous-cutanées à la dose de 1 ou 2 centimètres cubes, que l'on peut renouveler plusieurs fois dans la journée ; on peut aussi le donner sous forme de sirop, à la dose de 30 grammes, pur ou dans un julep. L'éther a de plus l'avantage, surtout quand il est administré par la bouche, de stimuler les fonctions du foie, comme l'a reconnu expérimentalement le Pr Roger.

A ces médicaments on associe souvent l'*acétate d'ammoniaque* à la dose de 4 grammes ou même davantage.

Parmi les toniques, le plus employé est le *quinquina* ; il fait partie du traitement classique de l'érysipèle, et Jaccoud donnait 200 à 400 grammes de vin de quinquina par jour. Sous forme d'extrait à la dose de 0^{gr},50 à 2 grammes, on le prescrira avec avantage dans les infections lentes ou dans les infections aiguës au début de la convalescence.

Les injections sous-cutanées ou intraveineuses de *sérum artificiel* constituent un excellent moyen de stimuler le système nerveux et de lutter contre l'infection. On emploiera une solution comprenant 7^{gr},5 de sulfate de soude pour 1 litre d'eau distillée, solution qui aura été stérilisée à l'autoclave à 115° pendant un quart d'heure, dans le récipient même qui servira à l'injection. Pour avoir une solution exactement isotonique, il faudrait, d'après certains auteurs, porter le taux du chlorure de sodium à 9 grammes par litre ; mais, comme Hallion l'a fait remarquer, le chlorure de sodium est dans le plasma sanguin dans la proportion de 6 p. 1 000; en injectant une solution où le sel est en concentration une demi-fois plus grande, on trouble nécessairement l'équilibre salin, toujours très fixe à l'état physiologique ; aussi le titre de 7,5, intermédiaire au titre du plasma en chlorure et au titre isotonique, paraît logique, si l'on veut ménager à la fois et la teneur en chlorure et la pression osmotique du plasma. D'ailleurs, l'innocuité de cette solution a été abondamment démontrée par la généralisation de son emploi.

Le sérum de Hayem comprend 5 grammes de chlorure de sodium et 10 grammes de sulfate de soude cristallisé pur pour un litre d'eau. Le sulfate de soude n'a d'autre but que d'exercer une action antidiarrhéique, Hayem ayant imaginé cette formule pour pratiquer des injections intraveineuses dans le choléra. On lui préfère actuellement la solution simple de chlorure de sodium, dite aussi eau salée physiologique.

L'injection peut être faite sous la peau ou dans les veines ; sous la peau, on peut introduire à la fois 250 à 500 grammes de la solution, en ayant soin de faire l'injection lentement, de manière que les tissus aient le temps de se distendre. Le mieux est de suspendre l'ampoule contenant le sérum au-dessus du lit du malade, à une hauteur de 1m,50 à 2 mètres et de laisser pénétrer le liquide par l'effet de la pesanteur à travers un tube de caoutchouc relié à l'aiguille. L'injection intraveineuse se fait habituellement dans une veine du pli du coude, médiane céphalique ou médiane basilique ; souvent on peut piquer directement la veine à travers la peau ; parfois il est nécessaire de la découvrir par une incision cutanée ; on introduit alors l'aiguille. On peut aussi lier la veine en amont et faire une incision au bistouri, à travers laquelle on enfonce une canule de verre effilée en biseau. On aura soin, de toute façon, de purger d'air la canule ou l'aiguille, le tuyau de caoutchouc étant lui-même rempli à l'avance de sérum stérilisé. On laissera le liquide pénétrer doucement ; on peut introduire ainsi 500 centimètres cubes à 1 litre ; après quoi on liera le bout supérieur de la veine, si celle-ci avait été dénudée ; dans le cas contraire, une légère compression suffira pour empêcher toute sortie du liquide. Toutes ces opérations doivent être faites sous le couvert d'une asepsie absolue, asepsie des instruments, des mains de l'opérateur, de la peau du malade.

Les effets des injections de sérum artificiel sont complexes. La pression artérielle, contrairement à ce qu'on aurait pu croire, n'est pas augmentée ; elle n'est relevée que quand elle était devenue exceptionnellement basse, à la suite d'une hémorragie abondante, ou par une atonie générale du système circulatoire. Habituellement, en effet, l'eau en excès introduite dans l'organisme est rapidement éliminée par les urines, et on en a conclu que, grâce à ces injections, on pratiquait un véritable lavage du sang et des tissus. En effet, comme l'ont montré les recherches du Pr Roger, le sulfo-indigotate de soude est beaucoup plus rapidement éliminé par le lapin qui reçoit de l'eau salée que par celui qui n'en reçoit pas, et le lapin traité a repris sa coloration normale, alors que le témoin est encore teinté en bleu. De même, l'injection de sérum artificiel favorise le départ du ferro-cyanure de potassium introduit dans l'organisme. Pourtant l'élimination de toutes les substances ne paraît pas pareillement influencée ; dans l'urine des animaux injectés, le poids de matière dissoute, défalcation faite du chlorure de sodium, est infé-

rieur à ce qu'il serait normalement (Hallion et Carrion) ; le chlorure
de sodium s'est substitué dans l'urine aux autres matériaux ; il ne
les a pas entraînés. De même, l'intoxication diphtérique suit la même
évolution chez les animaux traités par les injections abondantes
de sérum artificiel et chez les témoins (Dastre et Loye, Enriquez
et Hallion) ; la toxine n'a pas été entraînée dans l'urine. Ainsi
toutes les substances ne se comportent pas de la même façon ; certaines sont entraînées par le liquide de l'injection ; d'autres, adhé-
rant plus intimement aux cellules de l'organisme, ne le sont pas, et
ce sont surtout justement les toxines microbiennes.

Les injections de sérum artificiel augmentent l'excitabilité du
système nerveux, comme le Dr Roger l'a démontré expérimentalement.
Elles produisent une stimulation des centres, ainsi que le prouvent
les résultats de la clinique. Elles excitent aussi l'activité propre des
cellules, si bien que, dans certains cas, elles augmentent la température ; cette stimulation nutritive est démontrée par l'examen de la
moelle osseuse, dont les cellules se mettent à proliférer, et cette formation de cellules rondes apporte un appoint important à la défense
de l'organisme.

Elles sont utiles encore à un autre point de vue ; en effet, au cours
des infections aiguës, l'eau est retenue dans les tissus, comme le
montrent, en clinique, le maintien et même, dans beaucoup de cas,
l'élévation du poids pendant la période fébrile, malgré l'alimentation
réduite à laquelle est soumis le malade (Garnier et Sabaréanu),
et, à l'autopsie, l'analyse chimique des viscères, où on constate
une augmentation de l'eau des tissus (Roger et Garnier). Cette rétention de l'eau au cours des infections a été attribuée à l'atteinte
du rein, et, accessoirement, à l'affaiblissement de la circulation
et aux troubles de nutrition des tissus. Mais il en est de ce phénomène comme de beaucoup d'autres constatés dans les maladies
infectieuses ; considéré d'abord comme relevant directement de
l'action sur l'organisme de la cause morbide, il doit être regardé en
réalité comme une réaction utile, il représente un phénomène actif.
Il existe, en effet, dans toutes les infections, si légères soient-
elles, quand rien ne permet de penser à un trouble rénal ou circulatoire ; il se rencontre alors que la conservation des fonctions rénales est affirmée par l'épreuve de la chlorurie alimentaire (Raoul
Labbé) ou le dosage de l'urée (Nobécourt et Merklen). Si l'eau et le
chlorure ne traversent pas ce filtre, que d'autres substances, moins
diffusibles, franchissent aisément, c'est qu'ils ont un rôle à remplir
dans l'organisme luttant contre l'infection ; quand l'eau est absorbée
en quantité abondante, quand l'économie en est en quelque sorte

saturée, l'oligurie disparaît, la diminution des urines n'est plus que relative.

La rétention de l'eau dure tout le temps de la période fébrile ; elle cesse au moment de la convalescence ; alors apparaissent la polyurie et les sueurs critiques, et le poids diminue ; elle cesse aussi au moment de la mort : alors l'organisme est vaincu, le poids baisse brusquement ; souvent les selles deviennent diarrhéiques, et la quantité d'urine augmente (1).

La rétention de l'eau nécessite la rétention du chlorure de sodium, l'eau ne pouvant rester dans l'organisme que tenant en dissolution une certaine quantité de ce sel, en raison des lois de l'osmose. Mais le chlorure de sodium lui-même est utile ; Gilbert et Carnot ont montré que, dans l'infection pneumococcique tout au moins, il servait à la défense de l'organisme ; injecté à petites doses, il semble agir favorablement sur la marche de l'infection (2).

Les injections de sérum artificiel sont donc indiquées dans toutes les pyrexies graves, quand la fièvre est élevée et que la sécheresse de la peau et des muqueuses indique la tendance de l'organisme à se déshydrater. Elles le sont surtout, quand il y a adynamie et menace de collapsus. Le plus souvent on aura recours aux injections sous-cutanées, et on introduira 250 à 500 centimètres cubes d'eau salée ; parfois on renouvellera ces injections deux fois dans la journée ; on pourra les répéter plusieurs jours de suite. On emploiera les injections intraveineuses, quand il y aura besoin d'agir vite, en particulier dans le cas d'hémorragies abondantes ; on injectera alors en une fois 500 centimètres cubes, 1 litre ou $1^l,5$ de liquide.

On considérera comme contre-indiquant l'emploi du sérum artificiel l'existence de graves lésions rénales ou cardiaques ; dans les cas d'albuminurie abondante et persistante, on évitera d'augmenter le travail du rein, en sollicitant sa fonction d'émonctoire ; de même, si le cœur est lésé profondément, il y aura intérêt à ne pas augmenter la masse sanguine, de façon à ménager sa force.

Le *camphre* est un médicament utile dans les infections aiguës, en

---

(1) GARNIER et SABARÉANU, Des variations du poids dans la scarlatine (*Presse méd.*, 23 mars 1904). — GARNIER et SABARÉANU, Des modifications du poids dans la pneumonie. Importance de la rétention de l'eau dans les maladies aiguës (*Soc. de biol.*, 18 juin 1904). — GARNIER et SABARÉANU, Des variations du poids au cours de la variole (*Rev. de méd.*, 10 juillet 1904). — GARNIER et SABARÉANU, De la diminution brusque du poids à l'approche de la mort dans certaines infections aiguës (*Presse méd.*, 24 sept. 1904). — GARNIER et SABARÉANU, Des variations du poids dans la fièvre typhoïde ; influence de la rétention de l'eau pendant la fièvre (*Soc. méd. des hôp.*, 13 nov. 1908).

(2) GILBERT et CARNOT, Action du chlorure de sodium sur le pneumocoque et l'infection pneumococcique. Signification de la rétention du chlorure dans la pneumonie (*Soc. de biol.*, 4 juin 1904).

raison de son action dynamogénique sur le système nerveux. On l'emploie en général sous forme d'huile camphrée au dixième, et on en injecte sous la peau 2, 4, 6 et même 10 centimètres cubes. On peut aussi l'employer en lavement ; on émulsionne 1 gramme de camphre dans 250 grammes d'eau avec 2 grammes de gomme, et on ajoute un jaune d'œuf.

La *strychnine* peut trouver aussi ses indications ; le plus souvent on l'associe à la spartéine ; ces substances, de même que la caféine, sont surtout prescrites dans le cas de troubles cardiaques.

d. **Saignée**. — Au moment où régnaient les théories de Rasori sur le *stimulus* et le *contre-stimulus*, on rangeait la saignée parmi les contro-stimulants à côté de l'abstinence, du froid, des préparations antimoniales et mercurielles, et des purgatifs. Aujourd'hui on n'emploie plus jamais l'antimoine ni le mercure à titre de contre-stimulant ; les purgatifs ne sont indiqués que dans des cas restreints ; un seul de ces traitements peut être encore discuté, c'est la saignée. Employée autrefois dans les infections, on peut le dire inconsidérément, puisqu'on arrivait, au cours d'une pneumonie, à en faire dix de 500 grammes chacune, la saignée a été ensuite à peu près complètement abandonnée. Pourtant, elle peut rendre des services : en effet, elle abaisse la tension artérielle, elle diminue l'encombrement du système veineux et facilite par suite le fonctionnement du cœur ; elle provoque la suractivité des organes hématopoiétiques ; elle abaisse la température, au moins pendant quelques heures ; elle amène la dilatation des capillaires, ce qui entraîne une irrigation meilleure des tissus ; elle détermine une résorption des liquides interstitiels, qui passent dans la circulation et sont portés aux organes éliminateurs ; elle favorise donc la désintoxication de l'économie. Une saignée de 32 grammes soutire à l'organisme 0^{gr},50 de matières extractives (Bouchard), et, comme l'urine en élimine 8 grammes en vingt-quatre heures, en enlevant 240 grammes de sang, on soustrait en une fois la moitié de ce que la sécrétion urinaire enlève en un jour.

La saignée ne sera pratiquée que chez les individus robustes et adultes ; elle sera modérée ; on se contentera d'enlever 200 à 300 grammes de sang au plus. Elle trouvera surtout ses indications dans la pneumonie, en raison à la fois de l'intensité des réactions générales et de la gêne apportée à l'hématose par l'étendue de l'hépatisation pulmonaire. Enfin elle sera nécessaire dans les poussées d'œdème aigu du poumon, qui surviennent parfois chez certains fébricitants, quand existent des lésions rénales.

e. **Abcès de fixation.** — Fochier (de Lyon) a proposé de provoquer,

Thérap. des mal. infect. *c*

dans un but thérapeutique, des abcès sous-cutanés au cours de certaines infections, telles que la pneumonie, la pleurésie purulente et, en général, les septicémies, en particulier l'infection puerpérale; pour cela, on injecte dans le tissu sous-dermique une substance irritante, comme l'essence de térébenthine. Primitivement, on pensait que l'irritation causée par le produit déterminait au point de l'injection un appel de bactéries circulant dans le sang; celles-ci se trouveraient ainsi fixées, et l'organisme en serait débarrassé. On sait d'ailleurs que l'apparition d'une suppuration limitée au cours d'une septicémie constitue un phénomène favorable; et on espérait reproduire à l'aide de l'essence de térébenthine un processus employé parfois par la nature. Il ne semble pas toutefois que cette explication corresponde à la réalité des faits ; on ne retrouve pas toujours dans l'abcès les bactéries qui existent dans la circulation. Peut-être doit-on attribuer les bons résultats obtenus par cette méthode à l'activité qu'elle suscite dans les organes hématopoiétiques et à l'augmentation de la leucocytose qui en résulte.

f. **Leucothérapie**. — Étant donné le rôle qui revient aux leucocytes dans la défense de l'organisme, il était logique de chercher à augmenter la leucocytose habituelle des maladies infectieuses pour hâter leur guérison. Chantemesse (1) l'a essayé avec le nucléinate de soude, et il a obtenu quelques résultats encourageants dans le traitement de l'infection péritonéale consécutive à la fièvre typhoïde. Cette méthode pourrait être appliquée à d'autres infections.

2° Traitement des troubles locaux et des vices de fonctionnement des viscères.

a. **Chaleur**. — Sur les foyers inflammatoires superficiels, par exemple dans la lymphangite, on utilise souvent avec avantage les applications chaudes; celles-ci ont pour conséquence d'exagérer l'élévation de la température locale; elles agissent dans le même sens que la réaction de l'organisme. Les compresses peuvent être trempées dans de l'eau pure ou dans une infusion médicamenteuse; elles doivent être fréquemment renouvelées, sans quoi elles se refroidissent et soustraient du calorique à la partie malade au lieu de lui en apporter.

b. **Froid**. — La réfrigération peut être obtenue au moyen de compresses d'eau froide, recouvertes de taffetas gommé, ou mieux d'une vessie de glace. Celle-ci sera séparée de la peau par un mor-

(1) Chantemesse. *Académie de médecine*. 11 juin 1907.

ceau de flanelle pour éviter de léser les téguments. Cette méthode produit une vaso-constriction des vaisseaux ; elle soustrait du calorique à la partie traitée ; elle agit en sens inverse de la méthode précédente et modère l'inflammation, au lieu de l'exagérer. Elle est surtout employée dans les cas d'inflammation des organes profonds, dans l'appendicite en particulier, dans les péricardites et les méningites. Il semble, d'après les expériences de Fredericq, que la vaso-constriction ne se fasse pas seulement au niveau des vaisseaux cutanés, mais que les artérioles profondes se rétrécissent aussi.

c. **Congestion veineuse (méthode de Bier).** — L'hyperémie veineuse a été préconisée par Bier dans le traitement des inflammations aiguës ou chroniques, en particulier dans les phlegmons et les abcès, dans les arthrites blennorragiques et même dans la tuberculose osseuse ou articulaire. Elle est obtenue au moyen d'un lien de caoutchouc placé au-dessus de la partie malade, sur le trajet de la circulation en retour ; le lien doit être suffisamment serré pour interrompre en partie le courant veineux, tout en laissant le sang circuler librement dans l'artère. La bande est laissée en place deux à trois heures, quelquefois dix, vingt et même vingt-quatre heures. On a construit différents appareils plus ou moins analogues aux ventouses et permettant de produire des congestions veineuses limitées au point où on les applique. Les heureux effets de cette méthode paraissent dus à l'œdème congestif ainsi déterminé ; ils doivent être attribués à l'accumulation au niveau de la région malade des phagocytes et des substances bactéricides et anti-toxiques contenues dans le sérum sanguin.

d. **Révulsion.** — On cherche souvent à modérer l'inflammation d'un organe profond, en provoquant une irritation au niveau de la région de la peau qui lui correspond. Cette irritation peut être obtenue au moyen de sinapismes, de teinture d'iode, de vésicatoires, de pointes de feu ou même de cautères ; elle se fait aussi au moyen de ventouses sèches ou scarifiées, qui dérivent dans le réseau capillaire cutané ou attirent au dehors une quantité plus ou moins grande de sang. Dans ce cas, le mécanisme de la révulsion se comprend facilement, à condition toutefois qu'il y ait des communications anatomiques entre les réseaux vasculaires périphériques et profonds. Les effets du cautère, et peut-être aussi ceux du vésicatoire, peuvent s'expliquer par des modifications de l'équilibre leucocytaire. Quant aux pointes de feu, tout en ayant aussi une certaine action sur le sang par les plaies qu'elles déterminent, elles agissent surtout par l'irritation des filets nerveux cutanés et les modifications réflexes qui en résultent.

De toutes façons, les résultats obtenus par ces divers moyens thérapeutiques ne se comprennent qu'en invoquant une synergie nerveuse et vasculaire entre certains territoires cutanés et certains organes profonds ; la théorie métamérique, en montrant la réalité de ces rapports, est venue apporter un appoint inattendu à cette ancienne méthode empirique.

La révulsion est indiquée au début des inflammations ; elle a surtout alors pour résultat de calmer les douleurs ; ainsi agissent les ventouses scarifiées contre le point de côté de la pneumonie. On emploie aussi les révulsifs contre les anciens foyers inflammatoires dont la guérison est traînante ; on cherche alors à produire des modifications circulatoires, et peut-être aussi sanguines ; aussi s'adresse-t-on de préférence à la teinture d'iode, aux vésicatoires et parfois aux cautères.

e. **Traitement des troubles nerveux.** — Parmi les troubles nerveux qui se montrent au cours des infections aiguës, l'un des plus importants est le *délire*. Il peut être lié à l'alcoolisme antérieur du sujet ; il peut être dû aussi à l'action des toxines microbiennes sur les centres nerveux, ou à une localisation infectieuse sur les méninges.

Dans le cas d'alcoolisme, on devra donner au malade son poison habituel en quantité suffisante sous forme d'eau-de-vie ou de rhum. L'agitation, si elle est marquée, sera calmée au moyen de l'opium ; on prescrira 5 à 10 centigrammes d'extrait thébaïque ; on pourra aussi donner le laudanum de Sydenham à la dose de XL gouttes dans un litre de vin. En cas d'agitation extrême, le malade devra être mis dans une pièce séparée, si possible capitonnée, de façon à l'empêcher de nuire à lui-même et aux autres ; on évitera autant que possible l'emploi de la camisole de force. Les bains froids, quand ils pourront être donnés, rendront des services.

Dans les autres formes de délire, les bains froids ou tièdes constituent le meilleur traitement. S'ils ne suffisent pas à calmer l'agitation, on donnera le bromure de potassium ou mieux le bromure de sodium, à la dose de 2 à 4 grammes par jour, ou l'extrait de valériane à celle de 4 à 6 grammes. On pourra aussi employer le musc en lavement à la dose de 0^{gr},50.

Certains délires apparaissant à la fin des pyrexies, en particulier de la fièvre typhoïde, sont dus à l'inanition ; ils se calment quand on peut alimenter convenablement le malade.

Dans le cas de localisation sur les méninges, et en particulier dans la méningite cérébro-spinale, on se trouvera bien d'employer les bains chauds à 38 ou 40°, répétés quatre à six fois dans les vingt-quatre heures : ces bains calment l'excitation du malade et diminuent la tendance aux contractures.

L'insomnie est fréquente dans les maladies infectieuses ; on donnera alors les hypnotiques, comme le trional ou le sulfonal, à la dose de 1 gramme en cachet, l'hypnal à celle de 1 à 2 grammes en sirop, l'hydrate de chloral associé ou non au bromure de potassium dans un julep ou un sirop.

f. **Traitement des troubles cardiaques.** — Le fonctionnement du cœur doit toujours être surveillé de près dans les infections aiguës ; en dehors des localisations qui peuvent se faire sur les séreuses cardiaques, différents troubles, liés ou non à une altération de la fibre myocardique, se montrent fréquemment. C'est surtout l'asthénie cardiaque, la tendance au collapsus avec pouls rapide, petit, et parfois refroidissement des extrémités, que l'on aura à combattre. L'alcool, le thé, le café, donné par la bouche, lutteront souvent efficacement contre cette asthénie : si ces moyens sont insuffisants, on aura recours aux injections d'huile camphrée, ou à celles de spartéine. Une bonne pratique consiste à associer la strychnine à la spartéine, comme dans la solution suivante :

> Sulfate de strychnine...... ....　　0^{gr},01
> Sulfate de spartéine.....................　　0^{gr},50
> Eau distillée.. ....　　10 cent. cub.

Chaque centimètre cube de cette solution renferme 0^{gr},05 de sulfate de spartéine et 0^{gr},001 de sulfate de strychnine ; on peut injecter matin et soir un centimètre cube de cette solution. Quand les accidents graves sont imminents, il faut pratiquer les injections sous-cutanées de caféine, dont l'effet est plus rapide que celui d'aucun autre tonique du cœur. La formule habituelle est la suivante :

> Caféine...............................　2^{gr},50
> Benzoate de soude.....................　3 grammes.
> Eau distillée...................　Q. S. p. 10 cent. cubes.

Elle renferme par centimètre cube 0^{gr},25 de caféine associée à 0^{gr},30 de benzoate de soude, ce sel facilitant la dissolution de la caféine ; on peut faire par jour trois à quatre injections de 1 centimètre cube de cette solution. En même temps que l'on applique ce traitement, on suspend la balnéation froide, si celle-ci était employée ; la suppression des bains toutefois ne doit être faite qu'en cas de collapsus véritable ; les frictions sèches sur la peau, les lotions alcooliques sont alors indiquées.

g. **Traitement des troubles respiratoires.** — La bronchite et même la congestion des bases pulmonaires, que l'on observe parfois dans les pyrexies, en particulier dans la fièvre typhoïde, ne contre-indiquent pas l'usage des bains. Ces complications nécessitent l'emploi de ventouses sèches ; la toux, quand elle existe, sera calmée par une petite dose d'opium, par exemple 20 à 30 grammes de sirop diacode dans un julep.

h. **Traitement des troubles digestifs**. — Les *vomissements*, quand ils sont répétés et abondants, seront traités par l'ingestion de petits morceaux de glace, ou d'une petite quantité de boisson glacée, en particulier du vin de champagne mélangé d'eau de Seltz ; une vessie de glace pourra être appliquée au creux épigastrique ; au besoin, on prescrira la potion de Rivière du *Codex*.

La *constipation* sera combattue par les moyens habituels ; pourtant, sauf dans la fièvre typhoïde, où des purgations légères sont utiles, surtout au début, on devra préférer, au cours des infections aiguës, vider l'intestin au moyen de lavements que de provoquer des évacuations abondantes par un purgatif ; il convient en effet d'éviter toute déperdition inutile de liquide, et, en général, le lavement ou le lavage intestinal suffit pour assurer la vacuité de l'intestin.

Le meilleur moyen d'arrêter la *diarrhée* sera souvent l'emploi d'un purgatif, qui, en provoquant une chasse intestinale abondante, expulse quantité de microbes et réalise une antisepsie relative du tube digestif. Si les selles liquides se renouvellent après la purgation, on aura recours aux constipants, par exemple au sous-nitrate de bismuth associé au diascordium et au besoin au benzonaphtol, à la dose de 2 à 4 grammes de chacun de ces médicaments. L'eau albumineuse, l'eau de chaux ajoutée au lait seront des adjuvants efficaces, et, dans les cas légers, ils suffiront pour arrêter les accidents.

i. **Traitement des manifestations rénales**. — L'existence d'une *albuminurie* abondante au cours d'une maladie infectieuse doit modifier tout le traitement ; en effet, elle nécessite l'abstention de toute alimentation autre que le lait, et elle doit rendre très circonspect dans l'emploi de la plupart des médicaments : l'alcool, en particulier, doit être complètement proscrit.

Dans le cas d'*hématurie*, on recourra aussi au régime lacté ; on prescrira le chlorure de calcium à l'intérieur à la dose de 2 à 4 grammes ; on appliquera des ventouses sèches sur la région lombaire.

CHAPITRE II

HYGIÈNE GÉNÉRALE ET PROPHYLAXIE

Hygiène générale et prophylaxie. — 1° Hygiène de la chambre.
Isolement du malade. Désinfection. — 2° Hygiène du malade. —
3° Alimentation.

Quel que soit le mode de traitement adopté, le médecin doit se préoccuper des conditions d'hygiène dans lesquelles est placé le malade,
et aussi, la plupart des infections, sinon toutes, étant contagieuses,
des moyens à employer pour assurer la protection de l'entourage
direct et de la société.

**1° Hygiène de la chambre. — Isolement du malade. — Dé-
sinfection.** — Si le malade est soigné chez lui, il sera placé dans une
chambre vaste, bien aérée, dont on aura enlevé les rideaux et les tentures, et, en général, tous les meubles et les objets inutiles ; l'aération de
la chambre sera largement assurée ; la température sera maintenue
autant que possible aux environs de 17°. On ne laissera pénétrer dans
la chambre que les personnes nécessaires pour traiter le malade ; les
parents ou amis, s'ils sont admis exceptionnellement, ne devront
rester que peu de temps et prendre les mêmes précautions antiseptiques que les autres personnes. Ces précautions, indispensables
dans tous les cas de maladie contagieuse, consistent dans le port d'une
blouse que l'on passe sur ses vêtements dès l'entrée dans la chambre, pour la quitter seulement à la sortie ; à ce moment aussi, on se
lave les mains au savon et on les passe dans une solution contenant
1 p. 4 000 de sublimé ou 1 p. 1 000 d'oxycyanure de mercure.
Pour les maladies dont la contagiosité est très grande, comme la
variole, le choléra, la peste, le typhus exanthématique, on fera bien,
en entrant dans la chambre du malade, de se couvrir la tête d'une
calotte de toile et, en en sortant, de se laver la figure et la barbe avec
une solution faiblement antiseptique, et aussi de changer de chaus-
sure. Enfin tout ce qui aura touché le malade, le linge en particulier, sera plongé dans une solution antiseptique avant d'être
envoyé au blanchissage, ou mieux placé dans un vaste sac et passé

à l'étuve avant d'être lavé. Les selles, les urines seront désinfectées au moyen de sulfate de cuivre en solution à 50 p. 1 000.

A l'hôpital, le malade sera isolé, dès qu'il sera reconnu atteint d'une maladie transmissible ; cet isolement n'existe encore en réalité que pour certaines d'entre elles : ainsi la fièvre typhoïde, la pneumonie et, parmi les maladies chroniques, la tuberculose, sont soignées dans les salles communes ; pourtant, dans beaucoup de services, existent actuellement de petites salles isolées, ou des box ; on les consacrera utilement au traitement des maladies infectieuses. D'ailleurs, c'est au médecin et aux gardes-malades à prendre les précautions nécessaires pour ne pas transporter les germes d'un sujet infecté à ceux qui ne le sont pas.

Après la guérison du malade, tous les objets de literie seront passés à l'étuve ; la chambre elle-même sera désinfectée au moyen des vapeurs de soufre, ou mieux d'aldéhyde formique. Le sujet lui-même ne sera mis en contact avec les individus indemnes qu'un certain temps, variable suivant l'infection, après la fin de sa maladie. Pour assurer les mesures de désinfection, la loi du 15 février 1902 prescrit la déclaration des maladies contagieuses à l'autorité publique, représentée à Paris par le préfet de police; la déclaration et la désinfection sont obligatoires pour la fièvre typhoïde, le typhus exanthématique, la variole et la varioloïde, la scarlatine, la rougeole, la diphtérie, la suette miliaire, le choléra et les maladies cholériformes, la peste, la fièvre jaune, la dysenterie, les infections puerpérales et l'ophtalmie des nouveau-nés, quand le secret de l'accouchement n'a pas été réclamé, enfin la méningite cérébro-spinale épidémique. La déclaration est facultative pour la tuberculose pulmonaire, la coqueluche, la grippe, la pneumonie et la bronchopneumonie, l'érysipèle, les oreillons, la lèpre, la teigne, la conjonctivite purulente et l'ophtalmie granuleuse.

Dans les infections chroniques, dans la convalescence des maladies aiguës, on devra se préoccuper des conditions de climat qu'il convient de conseiller au malade ; le climat d'altitude est souvent indiqué dans la tuberculose; il peut être utile dans les convalescences lentes. L'air marin, au contraire, aura ses indications chez les enfants, dans certains cas de tuberculose osseuse ou articulaire, chez les débilités non éréthiques.

2° Hygiène du malade. — Dans les infections, tant aiguës que chroniques, l'hygiène individuelle a une grande importance; la peau et les muqueuses, directement en contact avec l'air, devront être tenues dans un état de propreté minutieuse ; c'est souvent par là en effet que pénètrent dans l'organisme les microbes qui déterminent les infections secondaires. Les draps et les alèzes, le linge de corps seront fréquemment changés. Ces précautions doivent être méticuleusement exécutées dans la fièvre typhoïde, où leur inobservance peut être la source de bien des complications (1).

Dans les infections chroniques et dans la convalescence des maladies aiguës, on se préoccupera du vêtement, qui sera en rapport avec la température de la saison et le climat choisi. On ne négligera pas l'influence des rayons solaires. On dosera les sorties, les promenades, le travail, la fatigue, les distractions.

3°**Alimentation.** — L'alimentation dans les maladies infectieuses constitue un des points les plus importants de l'hygiène individuelle. Dans les infections chroniques, elle devra être choisie avec soin, de façon à éviter toute cause d'intoxication ou tout surmenage de l'appareil digestif. Dans la tuberculose chronique, la suralimentation a été considérée pendant longtemps comme la base du traitement ; si on a reconnu l'inconvénient de l'excès de nourriture, il n'en reste pas moins que des aliments substantiels, pris en quantité suffisante, sont indispensables.

Dans les pyrexies, le régime est particulièrement délicat à établir. Pendant longtemps on a craint, en alimentant les fébricitants, d'augmenter leur degré thermique. Cette crainte peut paraître justifiée, quand on considère que par l'alimentation on introduit dans l'économie des substances étrangères, qui doivent d'abord être digérées dans l'estomac, puis transformées par les diverses glandes de manière à être rendues assimilables ; ce travail de digestion et d'assimilation produit dans l'organisme des modifications, minimes à la vérité, mais identiques à celles que déterminent les maladies infectieuses ; c'est ainsi qu'il élève la température du corps de quelques dixièmes de degré et qu'il entraîne une augmentation des leucocytes contenus dans le sang ; les toxines microbiennes se comportent de même, et à ce point de vue l'alimentation peut être considérée comme une intoxication passagère. Pourtant la clinique et l'expérimentation permettent de conclure que l'évolution des pyrexies est favorablement influencée par l'alimentation.

On peut aussi se demander si les sucs digestifs sont sécrétés pendant la fièvre en quantité suffisante pour permettre la transformation des aliments. Mais l'observation des malades semble montrer que l'aptitude fonctionnelle du tube gastro-intestinal n'est pas manifestement diminuée ; le lait, en particulier, est certainement bien digéré, même dans les cas où l'intestin est malade, comme dans la

____

(1) Voy. *Traitement de la fièvre typhoïde.*

fièvre typhoïde, et l'absorption paraît se faire normalement, comme le montre l'examen des matières fécales (Garnier et Baron).

Enfin, la résistance de l'organisme paraît augmentée par l'alimentation ; expérimentalement, le Dr Roger a reconnu que des lapins abondamment nourris survivent fréquemment à l'inoculation du pus variolique, tandis que ceux qui reçoivent uniquement la ration d'entretien succombent. Cliniquement, les malades qui ont été alimentés pendant le temps de leur fièvre sont moins affaiblis, quand débute la convalescence ; aussi sont-ils moins facilement la proie des infections secondaires.

On alimentera donc les malades atteints de pyrexies, tout au moins dans la mesure où cela sera possible. On leur donnera du lait, du kéfir, du bouillon, des jaunes d'œufs, du sucre, des soupes aux farines, des purées de légumes farineux, parfois du jus de viande ou même de petits fragments de viande finement hachée. La nature de l'alimentation variera d'ailleurs suivant la maladie : dans la scarlatine, le régime lacté sera observé strictement pendant les quinze ou vingt premiers jours, en raison de la fréquence des complications rénales ; dans la fièvre typhoïde, la fragilité de l'intestin, parsemé de plaques de Peyer ulcérées, fait en général redouter l'usage des aliments solides ; et si les recherches modernes ont montré qu'on peut donner, sans inconvénient pour l'intestin et avec avantage pour l'état général, non seulement du bouillon, des jaunes d'œufs, des farines, mais même des purées de légumes et de petites quantités de viande légère, comme le jambon ou le poulet, on procédera néanmoins avec prudence tant que l'hémorragie et la perforation seront à craindre.

Dans tous les cas, on se guidera sur l'état des urines, la présence d'albumine nécessitant une modification du régime, en particulier la suppression du bouillon, des œufs, de la viande, et le retour à la diète lactée absolue, et sur l'état de l'intestin, la diarrhée contraignant à réduire l'alimentation et à supprimer les substances donnant, comme la viande, des résidus qui favorisent les putréfactions intestinales.

Enfin, si on doit encourager le malade à se nourrir dans la mesure des aliments qui lui sont permis, on tiendra pourtant compte de son appétit ; on profitera du moment où une accalmie se produit, où la fièvre diminue, pour faire prendre la nourriture, en particulier les potages, les jaunes d'œufs, les aliments solides, si ceux-ci sont autorisés, tandis que, pendant les heures où la fièvre est élevée, on donnera de préférence les liquides, le lait, le kéfir, les boissons sucrées et alcoolisées.

Quellesque soient la quantité et la variété des aliments permis, ce sont toujours les liquides, en particulier le lait et le bouillon, qui feront la base du régime. Il y aura tout avantage à donner, en outre des boissons rafraîchissantes, toujours facilement acceptées, par les malades, comme l'orangeade ou la citronnade, des sirops ou du vin coupés d'eau naturelle ou gazeuse, des infusions, des grogs. L'eau est indispensable à l'organisme pour lutter contre l'infection ; quand il en est saturé, il rejette par l'urine ce qu'il a en trop, et le médecin saura que la quantité de boissons suffit aux besoins de l'économie, quand il constatera que le filtre rénal s'ouvre largement pour laisser passer le liquide.

TRAITEMENT DES MALADIES INFECTIEUSES CHEZ LES ENFANTS

PAR

le Dr P. NOBÉCOURT,

Professeur agrégé à la Faculté de médecine de Paris,
Médecin des hôpitaux de Paris.

CHAPITRE PREMIER

CONSIDÉRATIONS GÉNÉRALES

*Particularités des maladies infectieuses dans l'enfance.
Procédés thérapeutiques dans les maladies infectieuses de l'enfance.* —
Médications spécifiques. — Médications externes. — Médications internes.
— Alimentation. — Hygiène générale.

Qu'il s'agisse de l'enfant, de l'adulte ou du vieillard, les grands
processus morbides sont toujours les mêmes, et les réactions de
l'organisme obéissent à des règles identiques. Il ne saurait, par suite,
en être autrement pour la thérapeutique : quel que soit l'âge des
patients, elle doit s'inspirer de l'étiologie et de la pathogénie des
maladies, de la physiologie pathologique des phénomènes observés,
et enfin s'adresser aux symptômes eux-mêmes.

Mais, si l'on quitte le terrain de la pathologie et de la thérapeutique
générales, si l'on aborde la pratique de la médecine, il faut bien
convenir que les maladies présentent, aux diverses périodes de la vie,
des particularités intéressantes. L'enfant, aussi bien que le vieillard,
ne se comporte pas comme l'adulte ; les organes en voie de dévelop-

Thérap. des mal. infect.   1

pement de l'un, de même que ceux en état de régression de l'autre, ne réagissent pas comme des organes en pleine maturité. Aussi y a-t-il une place légitime, à côté de la pathologie, basée surtout sur l'étude des maladies de l'âge adulte, pour une pathologie de l'enfance et pour une pathologie de la vieillesse. Or, à ces pathologies diverses correspondent également des thérapeutiques spéciales; les mêmes procédés de traitement ont des indications et des contre-indications, doivent être utilisés de telle ou telle façon, suivant l'âge du malade : un médecin, si rompu qu'il soit à la médecine de l'adulte, s'expose, s'il est ignorant de ces questions, à de graves mécomptes.

Le traitement des maladies infectieuses chez l'enfant fournit la démonstration des propositions précédentes.

I. — PARTICULARITÉS DES MALADIES INFECTIEUSES DANS L'ENFANCE.

Les maladies infectieuses sont extrêmement fréquentes dans le jeune âge; pendant les quinze premières années de la vie, bien rares sont les enfants qui ne sont pas atteints par quelques-unes d'entre elles. Ce sont les fièvres éruptives, les oreillons, la coqueluche, maladies très contagieuses, auxquelles on échappe bien peu souvent et qui vaccinent, d'où leur rareté relative chez l'adulte. Ce sont la diphtérie, le rhumatisme articulaire aigu, la méningite cérébro-spinale épidémique et d'autres encore qui trouvent chez l'enfant un terrain de prédilection. C'est la syphilis héréditaire. C'est la tuberculose, si souvent contractée dans les premières années, alors même qu'elle n'évolue que bien plus tard. Ce sont la fièvre typhoïde, l'érysipèle, des infections à streptocoques, à staphylocoques, à pneumocoques, à gonocoques et à autres germes plus ou moins vulgaires, localisées ou généralisées. Il faudrait, somme toute, énumérer toutes les infections qui atteignent l'homme; toutefois certaines d'entre elles sont particulièrement communes chez l'enfant.

Les infections présentent, quand elles se développent dans l'enfance, des particularités importantes; celles-ci tiennent aux conditions de l'organisme à cette période de la vie, à sa réceptivité pour les agents pathogènes et à ses modes de réaction vis-à-vis d'eux.

La maladie infectieuse est le résultat de la lutte qui s'engage entre les microbes et l'organisme. Ce sont toujours les mêmes microbes qui attaquent les hommes, quel que soit leur âge; leur virulence et leur propriété de fabriquer des toxines sont indépendantes de ce dernier. Mais l'être humain est bien différent aux diverses périodes de la vie. Ses réactions défensives ont une activité qui n'est pas la même chez l'enfant, chez l'adulte et chez le vieillard. Chez l'enfant même, elles varient suivant qu'il s'agit de la première, de la seconde ou de la grande enfance; les moyens de défense, peu actifs chez le nouveau-né et le nourrisson, ne se perfectionnent que petit à petit et n'acquièrent qu'avec les années leur activité complète. Les recherches modernes ont expliqué ces faits, qu'avait depuis longtemps mis en relief l'observation des cliniciens.

La lutte contre les microbes et leurs toxines comporte des réactions cellulaires et des modifications humorales.

Les réactions cellulaires consistent principalement dans la prolifération des leucocytes, surtout des polynucléaires neutrophiles, agents de la phagocytose, et dans certaines conditions des éosinophiles et des mononucléaires. Or, si le nombre des leucocytes par millimètre cube est plus grand chez l'enfant que chez l'adulte, la proportion des polynucléaires est plus faible (42 p. 100 chez le nourrisson, 60 p. 100 de deux à cinq ans, au lieu de 65 à 70 p. 100 chez l'adulte). Ce moyen de défense, pour ne citer que celui-là, est donc insuffisant dans les premières années.

Les propriétés humorales sont également moins développées chez l'enfant que chez l'adulte : le sérum sanguin est plus pauvre en alexine et en hémolysine, même chez l'enfant qui a dépassé cinq ans; il est plus faiblement alcalin et plus riche en glycose, ainsi qu'il ressort des recherches de Sachs, de Lesné et Gaudeau, de Jacob, de Fischl, etc. Or ce sont toutes conditions favorisant l'action des microbes et de leurs toxines.

C'est chez le nouveau-né et chez le nourrisson que ces particularités sont au maximum ; elles traduisent un fonctionnement imparfait des organes hématopoiétiques, de la moelle osseuse notamment. Pendant les premiers mois de la vie, on constate également le peu d'importance des réactions locales, de la leucocytose et de la diapédèse au niveau d'une plaque érysipélateuse, par exemple (E. Weill), la grande perméabilité des voies lymphatiques et des ganglions. Il ne faut pas oublier enfin l'intensité de la croissance, qui met constamment l'organisme en état d'équilibre instable. Aussi, chez les nourrissons, les infections ont tendance à se diffuser, les septicémies sont fréquentes, les lésions locales sont minimes.

A partir de la deuxième année, les conditions se modifient, l'organisme se défend mieux, l'appareil lymphatique a une activité très grande et arrête plus facilement les germes : la fréquence et l'intensité des adénopathies, des inflammations des tissus lymphoïdes du pharynx, en sont une preuve. Pendant toute la seconde enfance, d'ailleurs, la croissance est plus lente que chez le nourrisson ; elle nécessite un travail nutritif moins intense et laisse à l'organisme des moyens de défense plus efficaces.

Mais, après douze ou treize ans, le travail physiologique considérable et souvent désordonné qui prépare la puberté place de nouveau l'enfant en état d'imminence morbide. A ce moment, les défenses de l'organisme fléchissent, et le jeune sujet résiste mal aux infections, si elles atteignent une certaine intensité et une certaine durée.

A côté des conditions générales liées à l'âge des malades, interviennent, dans l'évolution des maladies infectieuses, des facteurs individuels, qui font que chaque enfant réagit à sa façon aux agents pathogènes. Tantôt ce sont des influences héréditaires : les infections, les affections nerveuses, les diathèses, les intoxications, l'alcoolisme notamment, des ascendants. Tantôt ce sont une mauvaise hygiène générale ou une alimentation défectueuse, qui ont fait de l'enfant un athrepsique, un hypotrophique, un rachitique, un anémique ; les enfants allaités artificiellement n'ont-ils pas un sérum dont les propriétés alexiques et bactéricides sont moindres que celles du sérum des enfants nourris au sein ? Tantôt c'est une naissance prématurée, qui fréquemment est cause d'hypothermie, d'une régulation thermique imparfaite, d'une faible activité de la leucocytose et de la polynucléose.

Le médecin appelé à soigner un enfant atteint d'une infection doit toujours tenir grand compte du terrain sur lequel elle se développe. A certaines périodes de l'enfance, chez certains enfants bien constitués, les maladies ont une tendance naturelle à évoluer vers la guérison, et il faut se garder d'une thérapeutique trop active, tout au moins inutile ; à d'autres périodes au contraire, chez des sujets tarés, l'organisme ne se défend qu'avec peine et succombe facilement, si un traitement approprié ne l'aide pas dans sa lutte. Aussi bien pour l'enfant que pour l'adulte, il ne faut pas se borner à traiter la maladie d'après certaines règles générales : il faut considérer les malades et varier son intervention d'après les conditions particulières à chacun d'eux.

Cette connaissance précise de l'enfant, le médecin doit l'avoir encore pour apprécier la valeur des symptômes observés et l'opportunité d'une thérapeutique symptomatique. Chez lui, en effet, les symptômes prennent dans bien des cas une intensité impressionnante due en partie au développement imparfait du cerveau, à l'insuffisance de ses fonctions régulatrices et à la prédominance des actes réflexes : la température s'élève rapidement et atteint un haut degré ; l'excitation nerveuse ou la torpeur, les convulsions, les vomissements, la diarrhée, dominent souvent la scène et sont disproportionnés avec la cause morbide. Mais ces réactions s'épuisent vite, et il n'est pas rare de voir rapidement l'infection tourner court : du jour au lendemain, tel enfant (et ceci est plus vrai encore pour le nourrisson que pour l'enfant du second âge et pour le grand enfant, dont les réactions sont violentes mais durent plus longtemps), qui paraissait dans un état grave, revient à la santé. Il faut donc être réservé dans le traitement des symptômes, et ne pas s'acharner à vouloir les faire céder coûte que coûte. Dans l'expression symptomatique interviennent d'ailleurs les conditions spéciales à chaque enfant, que nous ne mentionnerons pas de nouveau : tel fils de névropathe ou d'alcoolique présentera, au cours d'une infection, des réactions nerveuses intenses, alors qu'elles feront défaut ou seront minimes chez tel autre enfant, fils de gens normaux.

Une autre particularité des maladies infectieuses de l'enfant est la facilité avec laquelle se produisent des *infections secondaires*, dues à des germes vulgaires, qui intéressent les muqueuses des voies digestives ou respiratoires et la peau. Elles sont plus fréquentes à l'hôpital, là où les enfants sont agglomérés, que dans les familles, où le malade reste isolé, et se transmettent souvent par contagion. Elles nécessitent une antisepsie ou mieux une asepsie rigoureuses, dont l'importance, énoncée par Grancher, par Hutinel et par bien d'autres, se vérifie chaque jour de plus en plus.

Enfin n'oublions pas que l'enfant est un organisme en voie de croissance, que la maladie infectieuse, pourvu qu'elle ait quelque intensité ou quelque durée, influence cette croissance. L'alimentation et l'hygiène générale doivent s'inspirer de ses nécessités, soit au cours de la maladie elle-même, soit pendant la convalescence.

En résumé, réactions défensives vis-à-vis des infections souvent imparfaites, manifestations symptomatiques souvent exagérées et exubérantes, prédispositions aux infections secondaires, besoins d'un organisme en voie de développement, voici les notions principales que ne doit jamais perdre de vue le médecin en présence d'un enfant atteint d'une maladie infectieuse.

II. — PROCÉDÉS THÉRAPEUTIQUES DANS LES MALADIES INFECTIEUSES DE L'ENFANCE.

Des processus morbides et des procédés de défense de même ordre, quel que soit l'âge du malade, entraînent nécessairement les mêmes indications thérapeutiques. Il faut s'efforcer de détruire les germes pathogènes, de neutraliser leurs toxines et de stimuler les réactions défensives de l'organisme qui concourent à ce double but ; il faut assurer l'élimination des microbes et des toxines, ainsi que des produits nuisibles dus au fonctionnement anormal des organes ; il faut permettre à l'organisme, par une alimentation appropriée, de continuer à vivre et de réparer les pertes qu'il subit du fait de la maladie ; il faut enfin essayer de modifier certains symptômes et certains accidents dangereux par eux-mêmes. L'intervention du médecin ne se borne d'ailleurs pas à ces différents points : il doit éviter l'apparition des complications et, si ces dernières apparaissent, en faire le traitement. La thérapeutique des maladies infectieuses est donc *étiologique*, *pathogénique* et *physiologique* ou *naturiste*, *symptomatique* : elle est en outre inséparable de l'*hygiène prophylactique*.

Tout médecin doit connaître les règles générales qui président à la mise en œuvre de ces diverses médications. Mais celui qui soigne les enfants doit de plus connaître les conditions spéciales dans lesquelles il doit les appliquer. Si les médications sont les mêmes, leur technique est différente suivant les âges : chez l'enfant, elles comportent des indications et des contre-indications particulières, une opportunité et une efficacité plus ou moins grandes, une posologie propre. Ce sont les modes d'application spéciaux à l'enfance des divers procédés thérapeutiques qu'il convient d'exposer.

J'étudierai successivement les *médications spécifiques*, les *médications externes*, les *médications internes*, l'*alimentation* et l'*hygiène générale*.

I. — Médications spécifiques.

Au premier rang des médications utilisées contre les maladies infectieuses se rangent les *médications spécifiques*, c'est-à-dire celles qui agissent d'une façon élective sur les agents pathogènes. Ce sont la *sérothérapie*, la *bactériothérapie* et la *toxinothérapie*. On peut y joindre certaines *substances chimiques*, utilisées à titre d'antiseptiques ou d'antitoxiques.

La **sérothérapie** intéresse tout spécialement la thérapeutique infantile : c'est chez l'enfant qu'elle a été expérimentée tout d'abord et qu'elle est utilisée le plus communément. Il suffit de citer les sérums *antidiphtériques* et *antiméningococciques*, sans oublier les autres sérums, antitétaniques, antistreptococciques (que nous retrouvons au traitement de la scarlatine et de l'érysipèle), antityphiques, antituberculeux, etc.

Ces différents sérums comportent chacun sa posologie et son mode d'application. Pour la plupart d'entre eux, il ne faut pas craindre d'avoir recours à de hautes doses, et les quantités nécessaires pour obtenir un effet utile sont souvent proportionnellement plus fortes par rapport à l'âge ou au poids des enfants que celles utilisées chez l'adulte. Il semble, d'ailleurs, que l'enfant tolère mieux que ce dernier l'introduction dans son organisme de sérums étrangers, et, de fait, les accidents sériques sont moins fréquents chez le premier que chez le second.

En plus de leur rôle curatif, les sérums spécifiques peuvent être utilisés *à titre prophylactique* pour réaliser une *immunité passive* : c'est ainsi qu'on injecte du sérum antidiphtérique à des enfants qui ont été en contact avec un diphtérique (et l'indication en est plus formelle chez l'enfant que chez l'adulte, chez le nourrisson que chez l'enfant déjà grand), du sérum antitétanique à un enfant porteur d'une plaie souillée.

La **bactériothérapie**, au contraire de la sérothérapie, très utile pour réaliser une *immunité acquise* et par suite moyen excellent de prophylaxie, n'a actuellement que des applications restreintes dans le traitement des maladies de l'enfance. Elle n'est guère efficace que vis-à-vis de la rage, maladie à incubation très longue. Nous ne parlons pas de l'utilisation des microbes simplement antagonistes ou empêchants, des bacilles lactiques, par exemple, dans les affections intestinales, qui ne constitue pas une méthode spécifique.

La **toxinothérapie** n'a que de rares indications chez l'enfant, et nous n'avons qu'à signaler l'emploi des tuberculines dans la tuberculose.

Les **substances chimiques** douées d'une action élective sur certains germes sont notamment le *mercure* pour la syphilis, la *quinine* pour le paludisme, l'*iode* pour l'actinomycose. Nous verrons, en étudiant le traitement de ces maladies, que le maniement de ces médicaments chez l'enfant comporte des particularités importantes, qu'il faut bien connaître pour en obtenir tout l'effet voulu.

Toutes les fois qu'une maladie infectieuse possède une médication spécifique, celle-ci constitue la base du traitement. Mais, à côté d'elle, et à titre d'adjuvants, il y a place pour d'autres médications, dont l'utilité est parfois considérable : n'est-il pas souvent urgent, par exemple, de soutenir le cœur défaillant ou de relever la pression artérielle au cours d'une diphtérie ? de diminuer l'hyperexcitabilité nerveuse au cours d'une méningite cérébro-spinale ou du tétanos ?

D'ailleurs nombreuses sont encore les maladies infectieuses pour lesquelles on ne possède aucune médication agissant spécialement sur l'agent pathogène.

II. — Médications externes.

Les médications externes, d'un usage fréquent chez les enfants au cours des maladies infectieuses, consistent principalement dans l'emploi de la *chaleur* et du *froid*, accessoirement dans l'usage de certains agents *révulsifs* ou *dérivatifs*.

La chaleur et le froid s'obtiennent surtout à l'aide de l'*hydrothérapie* (1) : l'action sur le corps de l'eau utilisée à des températures diverses se réalise à l'aide de *bains*, de *lotions*, d'*affusions*, d'*enveloppements humides*. A l'eau on peut ajouter diverses substances antiseptiques, stimulantes ou calmantes. Je m'occuperai d'abord de l'eau employée seule.

Les **bains** ont été utilisés de tout temps dans le traitement des maladies infectieuses chez l'enfant (2). Hippocrate, Celse, Galien préconisent le bain tiède dans les maladies aiguës; Rilliet et Barthez (3) constatent qu'il est communément employé. A la suite des travaux de Brand (1861), le bain froid est essayé chez l'enfant ; mais des réserves ne tardent pas à être formulées sur son emploi, surtout dans la fièvre typhoïde : Henoch (1885), Goodhart et bien d'autres pédiatres le considèrent comme un procédé d'exception et lui préfèrent le bain tiède. Enfin Renaut (de Lyon) et Lemoine (de Lille), simultanément en 1896, conseillent le bain chaud dans les affections aiguës des voies respiratoires, et celui-ci ne tarde pas à être utilisé dans diverses maladies infectieuses, dans la méningite cérébro-spinale épidémique notamment. Il importe de préciser comment agissent ces diverses méthodes et dans quels cas on doit employer l'une ou l'autre.

Les bains ont une action variable sur l'économie suivant qu'ils sont *chauds* (36 à 40° C.), *tièdes* (31 à 35° C.), *frais* (26 à 30° C.) ou *froids* (20 à 25° C.). On peut les donner à une température *constante* ou modifier progressivement leur température, soit en l'élevant, soit en l'abaissant (*bains réchauffés* et *bains refroidis*).

En plus de la température du bain, intervient sa *durée*. Ces deux facteurs jouent leur rôle dans les phénomènes qui se succèdent et qui sont de deux ordres : 1° *phénomènes immédiats* ou de *défense*; 2° *phénomènes secondaires* ou de *réaction*.

---

(1) P. Nobécourt, L'hydrothérapie dans le traitement des maladies infectieuses de l'enfance (*Journ. de méd. de Paris*, 4 juin 1910).

(2) J. Laurent, De la balnéation dans les maladies aiguës de l'enfance. Thèse de Paris, 1903.

(3) Rilliet et Barthez, Traité clinique et pratique des maladies des enfants, 2e édit., 1853, t. I, p. 68.

Le *bain froid* (20 à 25°) détermine tout d'abord une vaso-constriction périphérique, que traduit la pâleur de la peau et, par contre-coup, une hyperémie des organes profonds : sous cette influence, le travail du cœur augmente brusquement, le pouls devient plus rapide, plus faible, irrégulier, et, si le cœur est altéré, une syncope peut se produire ; la respiration est plus rapide et saccadée. Ces phénomènes vont en s'accentuant pendant la durée du bain. Après la sortie, quand la réaction se produit, il se fait une vaso-dilatation périphérique, et la peau rougit ; par suite, le pouls se ralentit et devient plus ample ; la respiration est plus profonde. La température centrale s'abaisse alors, au bout de quinze ou trente minutes et même plus, tandis que la température axillaire s'élève ; puis, au bout d'un temps variable, elle remonte. On observe en outre une augmentation de la diurèse et une accélération des combustions interstitielles.

Le bain froid a donc surtout une action névrosthénique, antithermique et diurétique. On peut y avoir recours dans les états ataxo-adynamiques et quand il existe une hyperthermie très marquée, dans la fièvre typhoïde, la scarlatine maligne, le rhumatisme cérébral, les bronchopneumonies.

Mais il ne faut pas donner le bain froid au hasard. Souvent l'enfant réagit mal ou ne réagit pas et se cyanose, surtout pendant les premiers mois et s'il est débilité. Il vaut mieux alors s'abstenir, et de même si on constate de l'affaiblissement du cœur et de la congestion diffuse des poumons, car on augmente ainsi le travail du cœur et l'hyperémie pulmonaire.

Somme toute, les bains froids restent une médication d'exception chez l'enfant et doivent toujours être maniés avec beaucoup de prudence. On ne les donnera d'ailleurs jamais à une température inférieure à 20°. Leur durée sera de trois à cinq minutes au-dessous de trois ans et ne dépassera pas huit ou dix minutes après cet âge : s'il survient des frissons, on retirera de suite le petit malade de l'eau. On les répétera à intervalles de trois, quatre ou cinq heures, suivant les indications fournies par la température et l'état général.

En général, on préfère aux bains froids les *bains frais*, entre 26 et 30°, en moyenne à 28°, qui sont mieux tolérés par les enfants.

Le *bain chaud* (36 à 40°) provoque une forte vaso-dilatation périphérique et, par suite, la décongestion des viscères ; il diminue le travail du cœur, qui, après une phase d'accélération, se ralentit ; il rend la respiration moins rapide et plus ample. Pendant le bain, on constate une légère augmentation de la température, qui s'abaisse rapidement après la sortie, sous l'influence de la vaso-dilatation périphérique, de la sudation et de l'accroissement de la ventilation pulmonaire. L'activité des échanges est augmentée ; les urines diminuent d'abord, puis augmentent. L'action sédative sur le système nerveux est très marquée.

En somme, les bains chauds ont une action *révulsive, sédative* et *antithermique* : mais cette dernière est moindre qu'avec les bains froids. Ils sont indiqués dans les affections aiguës des voies respiratoires, par exemple dans la bronchite capillaire, dans les affections aiguës de l'axe cérébro-spinal, en particulier dans la méningite cérébrospinale, et, d'une façon générale, dans les maladies infectieuses, quand l'état du cœur, des reins et des poumons comporte des ménagements.

Ils sont mieux tolérés par les enfants que les bains froids et peuvent s'employer dès les premières semaines de la vie et chez les sujets débilités.

Leur température habituelle est de 38°, leur durée de dix à quinze minutes.

Le *bain tiède* (31 à 35°) a une action beaucoup moins vive et beaucoup moins brusque que le bain froid ou le bain chaud ; mais elle n'en est pas moins manifeste. Il active la circulation, la respiration et la diurèse ; il a une influence tonique et sédative sur le système nerveux. Il peut abaisser la température.

Aussi est-il d'usage courant, dans les maladies infectieuses de l'enfance, quand elles sont de moyenne intensité et qu'il n'y a pas d'indications spéciales de la balnéation chaude ou froide.

On emploie en général de l'eau à 32 ou 33°. Le bain est prolongé pendant quinze ou vingt minutes. On le répète quatre ou cinq fois par vingt-quatre heures, toutes les cinq ou six heures.

Le *bain graduellement refroidi* peut être utilisé à la place du bain froid, quand existent les indications de ce dernier, c'est-à-dire dans les maladies hyperthermiques, fièvre typhoïde, scarlatine maligne, rhumatisme cérébral. On met en œuvre les méthodes préconisées chez l'adulte, notamment celles de Ziemssen et de Bouchard.

Ziemssen met le malade dans un bain à une température inférieure de 5° à la sienne, et en une demi-heure ramène l'eau à 20°, puis il sort le malade.

Bouchard emploie de l'eau à une température de 2° inférieure à celle du malade et l'abaisse de 1° toutes les deux minutes jusqu'à 30° ;

il sort le malade deux minutes après avoir obtenu cette température.

Toutefois ces bains de longue durée ne sont guère employés chez l'enfant, et, comme l'écrit Le Gendre (1), « on emploie plus couramment aujourd'hui les bains courts, fréquents et renouvelés ».

Le *bain graduellement réchauffé* n'a que des indications restreintes au cours des maladies infectieuses. On peut l'utiliser dans la pratique de la balnéation chaude, pour la rendre moins pénible : on met l'enfant dans l'eau à 35°, et on élève, comme le conseille Lasègue, la température de 1 à 2° toutes les cinq minutes, sans dépasser 40°. La durée ne doit pas, sauf exception, aller au delà de quinze à vingt minutes.

Quelle que soit la température adoptée pour le bain, celui-ci doit être donné avec beaucoup de soins. Le médecin doit faire des recommandations minutieuses à la personne qui en est chargée. La baignoire doit être proportionnée à l'âge de l'enfant. L'eau doit être propre, bouillie si possible, et changée toutes les fois qu'elle est souillée, au moins chaque jour. Elle doit être en quantité suffisante pour baigner les épaules ; sinon on couvre celles-ci d'une serviette que l'on arrose continuellement. Il est bon, surtout pour les bains froids et pour les bains chauds, de maintenir sur la tête une éponge ou un mouchoir humectés d'eau fraîche.

A la sortie du bain, on essuie rapidement le petit malade avec une serviette sans chercher à le sécher, et on l'enveloppe encore humide dans une couverture de laine. Puis on le couche en ayant soin de le tenir chaudement. Au bout de vingt à trente minutes, on le rhabille.

Pendant le bain, on fait boire quelques gorgées d'eau sucrée ou de grog léger.

Les *lotions* se font avec de l'eau *froide*, *fraîche* ou *tiède*. L'enfant est placé tout nu sur une toile caoutchoutée recouverte d'un drap. Avec une grosse éponge, on mouille rapidement, en deux à trois minutes au plus, toutes les parties de son corps. Puis on l'enveloppe dans une couverture de laine pendant quinze ou vingt minutes.

Les **affusions** se font avec de l'*eau fraîche* ou *froide*. Elles étaient déjà employées par Currie en 1798 dans le traitement des scarlatines malignes. Le petit malade est placé dans une baignoire garnie d'un drap. On verse sur lui avec un seau plusieurs litres d'eau. Puis on l'enveloppe dans une couverture.

(1) Le Gendre et Broca, Traité pratique de thérapeutique infantile médico-chirurgicale, 2° édit., 1908, p. 87.

Les **enveloppements humides** peuvent être *complets* ou *partiels*.

Les *enveloppements complets* se font avec un *drap mouillé* d'eau froide 18 ou 20° et exprimé. On place successivement sur le lit une toile caoutchoutée, une couverture de laine et enfin le drap humide. L'enfant est posé sur ce dernier et rapidement enveloppé avec le drap, puis avec la couverture. La sensation de froid du début, accompagnée des mêmes phénomènes que ceux causés par le bain froid, dure une ou deux minutes : puis la température du drap s'équilibre avec celle du corps, et on observe les mêmes phénomènes qu'avec le bain tiède ; enfin il se produit une vaso-dilatation cutanée intense et de la sudation. Il y a donc d'abord une action stimulante, puis une action sédative, légèrement révulsive et antithermique : la première s'obtient en quatre ou cinq minutes, la seconde en quinze ou vingt minutes. Le drap mouillé peut être employé dès l'âge de six mois.

Les *enveloppements partiels* ne se font guère qu'au niveau du thorax et du tronc (compresse humide de Priessnitz), sous forme de maillot ou de pansement en scapulaire passant sur les épaules ; sur l'abdomen, on se borne à de simples applications. On emploie une serviette pliée ou mieux de la mousseline à cataplasmes disposée sur douze ou quinze épaisseurs. On imbibe d'eau froide ou fraîche ; on exprime bien et on applique sur la peau ; on recouvre d'un taffetas chiffon et d'ouate, puis on fixe avec une bande de flanelle. On renouvelle toutes les deux heures ou deux heures et demie. Il faut craindre, si ce traitement est trop prolongé ou appliqué à un enfant à peau délicate ou infectée, l'apparition d'érythèmes ou d'éruptions urticariennes ; en pareil cas, on poudre avec du talc ou du bismuth.

À l'eau employée pour les bains, les lotions, les affusions et les enveloppements, on peut ajouter, dans des buts différents, certaines **substances médicamenteuses**.

Pour augmenter l'action stimulante des lotions, on mélange souvent l'eau avec partie égale de *vinaigre*. Souvent on ajoute de la *farine de moutarde* à l'eau des bains ou des enveloppements. Le *bain sinapisé* se prépare avec 60 grammes de farine de moutarde pour 20 litres d'eau : il doit être court et suspendu dès que la peau rougit : parfois on se contente d'ajouter la farine de moutarde pendant la dernière minute d'un bain simple. Les *enveloppements sinapisés* sont préconisés par Heubner dans la bronchite capillaire ; on trempe le linge dans de l'eau à 40° additionnée de farine de moutarde (500 grammes pour 1ʟ,5) ; l'enfant est enveloppé pendant dix à quinze minutes, puis mis dans un bain tiède ou lavé à l'eau tiède, et placé enfin dans un enveloppement humide tiède.

Si on veut réaliser l'antisepsie cutanée pour prévenir ou traiter des furoncles, des abcès, etc., on fait dissoudre dans l'eau des substances antiseptiques :

> Sublimé corrosif...................... } ãã 5 grammes.
> Chlorhydrate d'ammoniaque.......... }

Pour 50 litres d'eau (solution à 1 p. 10 000). Se servir d'une baignoire en bois ou en fonte émaillée.

> Naphtol-β........................ 0ᵍʳ,20 par litre.

Faciliter la dissolution en ajoutant un peu d'alcool.

La **réfrigération locale** est obtenue par l'application, en permanence, de compresses imbibées d'eau froide ou d'une vessie de caoutchouc remplie de *glace* fragmentée, que l'on sépare de la peau par un morceau de flanelle. Elle est fréquemment employée dans le traitement des localisations qui peuvent survenir au cours des maladies infectieuses : appendicites, péritonites, méningites, endocardites et péricardites, faiblesse du cœur, bronchopneumonie même. La vessie de glace agit non seulement comme réfrigérant local, mais encore comme révulsif et sédatif de la douleur.

La **chaleur** est utilisée localement sous forme d'applications de *cataplasmes* de farine de lin et de *compresses* humides et chaudes. L'eau chaude, dont Reclus a montré l'efficacité dans la plupart des inflammations, constitue le traitement de choix des adénopathies qui compliquent certaines maladies infectieuses, la scarlatine et la diphtérie en particulier. On maintient en permanence des compresses imbibées d'eau chaude, et on les renouvelle fréquemment, de façon à ne pas laisser leur température s'abaisser. Ou bien, comme le conseille Marfan, on applique, quatre ou cinq fois par jour, pendant une demi-heure ou une heure, des compresses trempées dans de l'eau à 55 ou 60°, et changées toutes les trois ou quatre minutes.

Les **révulsifs** et les **dérivatifs**, ventouses sèches ou scarifiées, cataplasmes sinapisés, teinture d'iode, pointes de feu, vésicatoires ont plus ou moins souvent leurs indications. De même la *saignée*, qui est un dérivatif très puissant et a une efficacité incontestable dans l'urémie, les congestions et les œdèmes pulmonaires, les dilatations cardiaques, qui compliquent certaines maladies infectieuses.

Parmi les **médications physiques**, qui trouvent leur emploi dans certaines maladies infectieuses de l'enfance, est la *photothérapie*. L'exposition à la lumière solaire (*héliothérapie*) a une influence favorable sur l'évolution des tuberculoses locales et de certaines infections subaiguës de l'enfant, telles que les bronchopneumonies et les suppurations consécutives à la rougeole, à la coqueluche et à la scarlatine, comme nous l'a fait remarquer fréquemment le Pr Hutinel. La suppression des rayons violets et des rayons chimiques ou actiniques du spectre ultra-violets, dont l'action est particulièrement irritante et caustique, par l'emploi de la *lumière rouge*, a été préconisée à la suite des travaux de Finsen, dans le traitement de la variole, de la scarlatine et de la rougeole.

III. — Médications internes.

Dans le traitement des maladies infectieuses chez l'enfant, en dehors des cas où intervient une médication spécifique, la première place appartient en général aux médications externes. Les médicaments ont une importance moins grande ; il faut être prudent dans leur emploi, car les enfants y sont particulièrement sensibles, et souvent leur usage intempestif n'est pas sans inconvénients. Il convient cependant de ne pas les bannir de la pratique, car certains d'entre eux, convenablement administrés, ont un heureux effet soit sur l'évolution de la maladie, soit sur certains symptômes.

Les médicaments dont on a proposé l'emploi dans les infections sont nombreux. Je me bornerai à étudier ceux dont l'efficacité paraît bien établie.

On peut les classer d'après leurs indications principales en : 1° médicaments *agissant sur le processus infectieux et sur la fièvre* ; 2° médicaments *stimulants* ; 3° médicaments *s'adressant à certains symptômes*.

1° **Médicaments anti-infectieux et antipyrétiques.** — Pour lutter contre l'infection, on doit avoir recours, quand faire se peut, aux médicaments spécifiques, déjà étudiés. Pour lutter contre la fièvre, on a surtout recours à l'hydrothérapie sous ses diverses formes. Mais, en outre, il existe quelques médicaments réputés *antiseptiques* ou *antipyrétiques*.

Les antiseptiques que l'on utilise pour l'usage externe sont toxiques et ne peuvent être, par suite, employés à l'intérieur comme agents d'*antisepsie générale*. Il n'en est pas de même pour les **métaux colloïdaux**, dont le pouvoir antiseptique est très grand et la toxicité nulle ou minime.

L'*argent colloïdal* est le plus habituellement employé depuis les travaux de Crédé. Il a été introduit dans la thérapeutique infantile par Netter (1902), qui lui a consacré de nombreuses publications.

On se sert soit de l'argent colloïdal préparé chimiquement, qui est à gros grains (la préparation la plus connue est le *collargol*), soit de l'argent colloïdal à petits grains préparé électriquement et de préférence de l'argent colloïdal électrique stabilisé et isotonique (*électrargol*).

L'argent colloïdal, injecté dans les veines ou dans les muscles, n'a aucune action toxique, même à hautes doses, et peut être employé sans inconvénients chez l'enfant.

In vitro, il possède une action bactéricide très marquée et à doses infinitésimales (un cinquante-millième entrave ou empêche le développement d'un certain nombre d'espèces microbiennes) ; *in vivo*, il retarde ou entrave l'évolution des infections expérimentales et de certaines maladies humaines ; il a une action heureuse sur les réactions défensives de l'organisme, il active les oxydations, élève le coefficient azoturique, augmente l'excrétion de l'acide urique, provoque de la polynucléose et une forte réaction des organes hématopoïétiques.

Les avis sont partagés sur les avantages et sur les inconvénients des différentes formes pharmaceutiques. L'argent électrique stabilisé et isotonique (électrargol) semble le plus actif et le plus inoffensif (1). Netter reste fidèle au collargol.

On emploie l'argent colloïdal en injections intraveineuses, intramusculaires ou sous-cutanées ; ces deux dernières sont, en général, les seules pratiquement utilisables chez l'enfant ; elles sont d'ailleurs aussi efficaces que la première. On peut encore avoir aussi recours à la voie digestive et à la voie cutanée, utilisées tout d'abord ; mais par ces voies, l'action est moins manifeste. Dans les affections de la plèvre et des méninges, on fait des injections intrapleurales ou intrarachidiennes (2).

Pour les injections, on emploie :

Le *collargol* en solution dans l'eau distillée à 1 p. 100 ou à 2 p. 100 : 2 à 10 centimètres cubes de la première, 1 à 5 centimètres cubes de la seconde (0^{gr},02 à 0^{gr},10) par jour;

L'*électrargol* : chaque jour, 1 centimètre cube par année d'âge, et même plus.

Les injections provoquent généralement une légère élévation de température, qui précède l'abaissement. On renouvelle les injections suivant les indications fournies par la température et l'état infectieux.

(1) L. Malaquin, Des métaux colloïdaux. — R. Auroyer, Contribution à l'étude de l'argent colloïdal électrique stabilisé et isotonique et de son emploi thérapeutique dans les diverses infections. — Jeanne Bourguignon, De l'argent colloïdal. Thèse de Paris, 1908.

(2) Netter et Salomon, L'argent colloïdal (collargol) et ses applications thérapeutiques (*Presse méd.*, 4 févr. 1903, p. 157).

Par la voie buccale, on utilise le collargol en solution ou en pilules :

<pre>
Collargol...................................... 0gr,50
Blanc d'œuf................................... 0gr,50
Eau distillée................................. 50 grammes.
                                           (Crédé).
</pre>

Une, deux ou trois cuillerées à café (0gr,05), suivant l'âge.

<pre>
Collargol...................................... 0gr,01
Lactose....................................... 0gr,10
</pre>

Pour une pilule.

Pour les frictions, on prescrit :

<pre>
Collargol...................................... 15 grammes.
Vaseline...................................... 80   —
Lanoline...................................... 20   —
</pre>

On emploie 1, 2 ou 3 grammes de pommade par friction. Au préalable, la peau doit être savonnée, brossée et lavée à l'éther. La friction est faite au moins pendant vingt minutes.

(Netter).

L'argent colloïdal a été employé par de nombreux médecins dans la plupart des maladies infectieuses de l'enfance : fièvre typhoïde, diphtérie, scarlatine, rougeole, méningite cérébro-spinale épidémique, pneumonie, bronchopneumonie, ostéomyélite, endocardite maligne, etc. Sa valeur thérapeutique est très discutée, et beaucoup la considèrent comme médiocre ou nulle. Nous verrons, chemin faisant, son action sur les maladies que nous étudierons. D'une façon générale, on peut y avoir recours dans les formes graves, dans les infections associées qui réalisent, au cours de ces maladies, des complications bucco-pharyngées, respiratoires ou septicémiques.

La **quinine** est fréquemment prescrite au cours des maladies infectieuses, à cause de ses propriétés anti-infectieuses et antipyrétiques. Dans le paludisme, elle a une action vraiment spécifique; dans la fièvre typhoïde, elle a son utilité : dans les états fébriles, elle a une efficacité modérée, mais non douteuse. Il ne faut pas, en général, s'efforcer d'abattre la fièvre avec elle, car, sous ce rapport, elle est inférieure à l'hydrothérapie, mais se borner à utiliser son influence sédative sur le système nerveux et les centres de la thermogenèse. Chez l'enfant, on utilise les différents sels de quinine (bromhydrate, chlorhydrate, lactate, sulfate, chlorhydro-sulfate, etc.) à la dose de 0gr,05 à 0gr,10 par année d'âge, sans dépasser 1 gramme, sauf dans le paludisme, s'il est nécessaire. On les donne par la voie buccale ou rectale, exceptionnellement en injection sous-cutanée.

Pour masquer l'amertume de la quinine, on la fait prendre dans des confitures, dans du miel, dans du café très sucré, ou bien encore en potion. Dans ce cas, on augmente la solubilité des sels basiques, en ajoutant 0^{gr},50 d'acide tartrique pour 1 gramme de sel de quinine, ou on se sert des sels neutres beaucoup plus solubles. On formule donc :

> Sulfate neutre de quinine......... 0^{gr},50 ou 1 gramme.
> Sirop de groseille ou de café............ 50 grammes.
> Eau distillée...................... 40   —

Une cuillerée à soupe contient 0^{gr},10 ou 0^{gr},20 de sel de quinine.

Il est souvent commode de prescrire, aux mêmes doses, des sels insipides : *euquinine* (éthylcarbonate de quinine), *aristochine* (carbonate neutre de quinine).

Par la *voie rectale*, on emploie la quinine en lavements de 40 ou 60 centimètres cubes, ou mieux en suppositoires. Avec ceux-ci, l'action de la quinine est moindre que par la voie buccale, et il faut doubler les doses indiquées plus haut.

Les *injections hypodermiques* ne s'emploient guère que dans les formes graves de paludisme.

L'antipyrine n'a que d'assez rares indications dans les maladies infectieuses de l'enfance. Elle n'est guère utilisée que dans la grippe et dans la tuberculose, affections dans lesquelles elle diminue la fièvre et les phénomènes douloureux.

L'enfant tolère bien en général l'antipyrine; mais, dans les infections, il n'est guère nécessaire de dépasser la dose de 0^{gr},10 à 0^{gr},20 par année d'âge. On prescrit une, deux ou trois prises dans les vingt-quatre heures, suivant la marche de la température. On la donne en cachet chez les enfants déjà grands, en potion ou en lavement; il est bon de l'associer au bicarbonate de soude :

> *Potion :*
> Antipyrine....................) ãã 0^{gr},50, 1 gr. ou 2 gr.
> Bicarbonate de soude...........)
> Sirop de fleurs d'oranger........ 30 grammes.
> Eau distillée.................. 60   —

Une cuillerée à soupe contient 0^{gr},10, 0^{gr},20 ou 0^{gr},40 d'antipyrine.

Brissemoret conseille d'incorporer l'antipyrine à la potion de Rivière n° 1 et de faire prendre successivement une cuillerée de cette potion et une cuillerée de la potion n° 2.

Thérap. des mal. infect.   2

Le **pyramidon** (diméthyle-amido-antipyrine) a la même action que l'antipyrine, mais elle est plus marquée. On l'emploie à la dose de 0gr,05 par année d'âge, en solution dans l'eau sucrée ou en potion :

> Pyramidon...................... 0gr,50 ou   1 gramme.
> Sirop de groseilles..................... 30 grammes.
> Eau distillée........................... 60   —

Une cuillerée à soupe contient 0gr,10 ou 0gr,20 de pyramidon.

Il faut donner le pyramidon à doses réfractées au moment des poussées fébriles.

On a utilisé ce médicament dans la grippe, dans la fièvre typhoïde, dans la tuberculose.

Le pyramidon a l'inconvénient de provoquer des sueurs parfois désagréables : on les évite avec le *camphorate de pyramidon.*

On peut encore avoir recours, comme antipyrétiques, à l'*aspirine* (0gr,05 à 0gr,10 par année d'âge), à la **phénacétine** (0gr,05 par année d'âge), à la **cryogénine** (0gr,01 à 0gr,02 par année d'âge), à la **marétine**, etc. : ces dernières substances sont surtout efficaces contre la fièvre des tuberculeux.

2° Médicaments stimulants. — Au cours des maladies infectieuses, chez l'enfant comme chez l'adulte, il est souvent utile de stimuler le système nerveux et d'exciter l'activité d'un cœur défaillant. Ces indications sont en partie remplies par l'hydrothérapie. Dans le même but, on peut avoir recours à un certain nombre de médicaments, dont l'action est d'ailleurs plus ou moins discutable ; quelques-uns d'entre eux sont souvent considérés comme des *toniques*, bien que, suivant la remarque de Manquat, cette expression soit « à peu près vide de sens ».

Parmi ces toniques, le **quinquina** a joué un rôle considérable ; il n'y a guère d'infections un peu sévères où on ne l'ait prescrit. Aujourd'hui on l'utilise moins souvent. Il faut d'ailleurs ne l'employer qu'avec précautions, car il a une action irritante sur le tube digestif. Il n'est pas prouvé d'ailleurs qu'il soit plus efficace que les sels de quinine, dont nous avons déjà vu les indications. On peut prescrire l'*extrait mou* ou *aqueux*, à la dose de 0gr,15 par année d'âge dans une potion :

> Extrait mou de quinquina............... 1gr,50
> Sirop d'écorces d'oranges amères........ 30 grammes.
> Eau distillée 60   —

A prendre par cuillerée à café ou à soupe, suivant l'âge, toutes les trois heures.

On emploie souvent **l'acétate d'ammoniaque**, quand il y a tendance à l'adynamie et au collapsus, car c'est un excitant du système nerveux et du cœur. C'est en outre un diaphorétique et un stimulant des sécrétions bronchiques, d'où ses indications dans les fièvres éruptives et dans les infections des voies respiratoires. On le prescrit à la dose de 0gr,25 par année d'âge, dans une potion. On peut encore employer le *carbonate* et le *chlorhydrate d'ammoniaque* (0gr,10 par année d'âge).

La **kola** est assez rarement utilisée dans les maladies infectieuses de l'enfance, malgré son action stimulante sur le système nerveux et sur le cœur, qu'elle doit à la caféine et à la théobromine. Il faut, du reste, n'en user que modérément, à cause de la sensibilité très grande de l'enfant vis-à-vis de la caféine. On prescrit *l'extrait fluide* à la dose de II gouttes par année d'âge.

Le **café** et le **thé** peuvent être conseillés à faibles doses pour exciter le système nerveux dans les états adynamiques. On emploie souvent le sirop de café dans la préparation des potions stimulantes.

L'usage de **l'alcool** dans les maladies infectieuses de l'enfance a subi de grandes fluctuations, comme chez l'adulte d'ailleurs (1).

Après que Todd eut exposé les règles de la médication par l'alcool au cours des pyrexies (1860), West, Rilliet et Barthez, Gingeot (1867), J. Simon (1881), etc., l'emploient chez l'enfant avec plus ou moins d'excès. Puis commence une période où il est de moins en moins utilisé. Comby (1897) précise ses indications et ses contre-indications, qui sont nombreuses. Actuellement, beaucoup de médecins l'ont banni de leur thérapeutique.

C'est là une exagération. Il y a des cas où l'alcool a une efficacité incontestable. On le prescrira au cours des infections, dans les états adynamiques, quand il y a tendance au collapsus algide. C'est en effet un stimulant énergique du système nerveux, qui renforce l'activité cardiaque et diminue le travail du cœur par la vaso-dilatation périphérique qu'il réalise.

Mais son emploi doit être passager; on doit le suspendre dès que l'indication disparaît. L'alcool n'est qu'un médicament occasionnel au cours des maladies aiguës. C'est dans les cas de prolongation inutile qu'on a pu observer des phénomènes d'alcoolisme.

(1) J. Simon, De l'emploi de l'alcool chez les enfants (Conf. thérap. et clin. sur les maladies des enfants, t. II, 1884, p. 64). — M. Miselle, L'alcool en thérapeutique infantile (maladies aiguës fébriles). Thèse de Paris, 1903.

En dehors de ces circonstances spéciales, l'alcool doit être proscrit. Il ne faut pas le donner systématiquement, comme on l'a fait, au cours de maladies aiguës dont l'évolution est régulière. Il ne faut pas le donner au cours des infections chroniques, ni quand il existe des complications encéphalo-méningées.

L'alcool a une action d'autant plus marquée chez l'enfant que celui-ci n'y est pas accoutumé. On emploie l'*eau-de-vie* ou le *rhum* à la dose de 3 grammes (une cuillerée à café) par année d'âge, sans dépasser 30 grammes, ou encore la *potion de Todd*, à la dose de 10 grammes (soit 2^{gr},60 de rhum) par année d'âge, sans dépasser 100 grammes ; les *vins de Malaga* et de *Champagne*.

L'alcool doit toujours être donné à *doses réfractées*, par cuillerées toutes les heures ou toutes les deux heures, et *dilué*.

L'*éther* est un stimulant du système nerveux et du cœur, utile dans les états de collapsus, où il faut agir rapidement. On l'emploie en *injections sous-cutanées* (1 goutte par année d'âge). Son action étant transitoire, il faut répéter les injections.

On peut encore prescrire le *sirop d'éther* (2 grammes par année d'âge) en potion.

Les injections sous-cutanées **d'huile camphrée** à 1 p. 10 sont également utiles dans les états adynamiques et dans le collapsus. On injecte 0^{cc},25, 0^{cc},50, 0^{cc},75, 1 centimètre cube suivant l'âge, et on répète les injections deux ou trois fois par jour.

On peut associer l'huile camphrée à l'éther, qui la rend plus fluide :

```
Huile camphrée à 1 p. 10.................  10 grammes.
Éther sulfurique.........................   1 gramme.
```

La **caféine** est indiquée au cas de collapsus cardiaque. Mais, en général, elle est mal tolérée par l'enfant, chez qui elle provoque facilement du délire et de l'insomnie. Il vaut mieux avoir recours à l'huile camphrée.

On emploie les injections hypodermiques ou la voie buccale. La dose est de 0^{gr},05 par année d'âge ; le plus souvent, il vaut mieux ne pas dépasser 0^{gr},50.

Solution pour injections hypodermiques :

```
Caféine...................................  ⎰ ää 2 grammes.
Benzoate de soude...  ....................  ⎱
Eau distillée stérilisée..................  Q. S. p. 10 c. c.
```

1 centimètre cube contient 0^{gr},20.

Potion :

Caféine	} āā 0ᵍʳ,60
Benzoate de soude.....................	
Sirop de tolu.........................	30 grammes.
Eau distillée.........................	60 —

0ᵍʳ,10 de caféine par cuillerée à soupe.

Dans les infections graves, dans l'adynamie et le collapsus, il est souvent indiqué d'avoir recours aux injections sous-cutanées de **sérum artificiel**. Elles stimulent le système nerveux, relèvent la pression sanguine, obvient à la déshydratation des tissus, augmentent la diurèse. On emploie en général une solution de chlorure de sodium à 7ᵍʳ,50 ou 8 grammes pour 1 000 centimètres cubes. On en injecte des doses variables suivant l'âge et suivant l'effet cherché, et on répète les injections deux ou trois fois par vingt-quatre heures : 10 à 20 centimètres cubes dans les trois premiers mois, 20 à 40 centimètres cubes de trois à douze mois, 40 à 60 centimètres cubes dans la deuxième année ; 60 à 100 centimètres cubes et plus au besoin après deux ans. Les injections de sérum sont encore utiles quand surviennent certaines complications, des hémorragies par exemple.

En dehors de la période aiguë des infections, les injections de sérum sont encore indiquées pendant la convalescence, quand l'enfant est long à se remettre et quand son organisme a besoin d'être stimulé.

Il faut savoir que les injections de sérum peuvent provoquer la fièvre ou l'exagérer. Il faut surtout être réservé dans leur emploi chez les tuberculeux, car elles déterminent facilement chez eux une réaction thermique (Hutinel).

A la place de la solution chlorurée sodique, on peut utiliser l'*eau de mer rendue isotonique (plasma de Quinton)* ou la solution suivante (Netter) :

Eau distillée........................	1 000 grammes.
Chlorure de sodium..................	7 —
Chlorure de calcium.................	0ᵍʳ,26
Chlorure de potassium...............	0ᵍʳ,30
Bicarbonate de soude................	0ᵍʳ,20

Contre la défaillance cardiaque, on a encore recours aux injections de **sulfate de strychnine** à la dose moyenne de 0ᵐᵍ,25 par année d'âge, c'est-à-dire 0ᶜᶜ,25 de la solution suivante :

Sulfate de strychnine...............	1 centigramme.
Eau stérilisée......................	10 cent. cubes.

A la strychnine, on associe souvent le **sulfate de spartéine**

0gr,005 par année d'âge et même plus, bien que l'action de cette dernière soit discutée :

> Sulfate de strychnine...................... 0gr,01
> Sulfate de spartéine...................... 0gr,20
> Eau stérilisée...................... 10 cent. cubes.

0cc,25 par année d'âge.

Il ne faut pas craindre, le cas échéant, d'avoir recours à la **digitale** chez les malades en imminence de collapsus cardiaque, quand il y a de la tachycardie, de l'oligurie, de la dilatation du cœur et de l'affaiblissement de ses bruits. On emploie la *solution de digitaline cristallisée à 1 p. 1000* à la dose de II gouttes, répétée pendant plusieurs jours de suite. On utilise encore la *teinture de digitale* (teinture alcoolique de feuilles sèches à 1 p. 10 du *Codex* 1908 = V gouttes par année d'âge, en plusieurs fois).

Certains médecins, avec Wunderlich et Hirtz, emploient la digitale comme antipyrétique dans les maladies infectieuses accompagnées d'une température élevée : scarlatine, fièvre typhoïde, rhumatisme articulaire aigu, pneumonie, etc. On peut, à l'exemple de J. Simon [1], prescrire :

> Teinture de digitale................... ⟩ ãã 10 grammes.
> —   de scille................... ⟩

X gouttes par année d'âge en plusieurs fois, pendant quatre ou cinq jours.

Enfin, pour relever la pression sanguine souvent abaissée au cours des infections graves, on peut avoir recours à l'**opothérapie surrénale**. On l'a utilisée notamment dans la scarlatine et dans la diphtérie, sous forme de *solution d'adrénaline à 1 p. 1000* (X à XX gouttes et plus par jour), ou de *poudre de capsules surrénales* (0gr,10 à 0gr,20).

3° **Médications symptomatiques diverses.** — Au cours des maladies infectieuses, un certain nombre de symptômes, en dehors de la fièvre, dont j'ai déjà parlé, comportent des indications thérapeutiques qu'il convient de ne pas négliger.

Souvent il y a des **troubles digestifs.**

Des *vomissements* sont fréquents au début des pyrexies, dans lesquelles la température s'élève rapidement : la suppression de tout aliment et de toute boisson est le meilleur moyen de les arrêter.

La *constipation* n'est pas rare ; on la combat à l'aide de lavements ou de lavages de l'intestin à l'eau bouillie, à la décoction de racines

<hr>

[1] J. Simon, *loc. cit.*, I, 1883, p. 108.

de guimauve, ou au sérum physiologique; au besoin, on donne un purgatif salin (sulfate de soude : 2 grammes par année d'âge), de l'huile de ricin (2 grammes par année d'âge, sans dépasser 20 grammes), et même du calomel si les selles sont fétides (0^{gr},03 par année d'âge, ou doses faibles répétées).

Dans certains cas, la *diarrhée* est abondante. On la traite par les astringents et les antiseptiques intestinaux (sous-nitrate ou salicylate de bismuth, 0^{gr},50 par année d'âge, jusqu'à 3 ou 4 grammes; benzonaphtol aux mêmes doses, etc. ; acide lactique) :

> Acide lactique . . . .   5 grammes.
> Sirop de fleurs d'oranger.   100   —
> Eau distillée.   900   —

A prendre par cuillerée à soupe chaque heure ou chaque deux heures.

Ces symptômes, constipation et diarrhée, nécessitent souvent dans le régime alimentaire des modifications, que nous indiquerons plus loin.

Il y a des cas où **la diurèse est insuffisante**, sans que cependant l'état de l'appareil cardio-vasculaire nécessite l'emploi des médicaments énumérés plus haut. On augmente, s'il y a lieu, la quantité des boissons; on donne de l'*eau lactosée* (20 ou 30 grammes de lactose dans une bouteille d'eau d'Évian ou de Thonon), des *tisanes diurétiques* (chiendent, stigmates de maïs), et au besoin de la *théobromine* (0^{gr},05 à 0^{gr},10 par année d'âge).

Les troubles nerveux sont communs. Dans certaines affections et chez les enfants nerveux, il survient souvent de l'*excitation cérébrale* et des *phénomènes spasmodiques*, qu'il convient de calmer. L'hydrothérapie est le procédé de choix : mais il ne faut pas hésiter à avoir recours au besoin au bromure de potassium (0^{gr},10 à 0^{gr},20 par année d'âge), à l'hydrate de chloral (0^{gr},10 par année d'âge), à l'éther, à la codéine et même à la morphine (1 milligramme de chlorhydrate de morphine par année d'âge), etc.; ces médicaments trouvent leurs indications dans la coqueluche, dans la laryngite spasmodique de la rougeole, dans la laryngite diphtérique, etc. Les phénomènes de *dépression nerveuse* réclament au contraire le camphre, l'éther, etc., comme il a été dit plus haut.

Bien d'autres indications thérapeutiques peuvent se trouver réalisées par tel ou tel symptôme ou par les complications. Nous les retrouverons chemin faisant.

La maladie aiguë terminée, pendant la **convalescence**, ou au cours d'**états chroniques**, il est souvent indiqué de stimuler l'appétit, de combattre les déperditions en sels minéraux, l'anémie, etc. D'où l'indication de certains médicaments : la *noix comique*, le *sulfate de strychnine*, le *fer*, l'*arsenic*, le *phosphore*, les *sels de chaux*, etc.

IV. — Alimentation.

Dans le traitement des maladies infectieuses, l'hygiène alimentaire tient une place importante (1) : souvent l'évolution de l'infection est d'autant plus favorable qu'elle est mieux appliquée ; souvent une alimentation intempestive a des conséquences funestes.

Ces considérations, vraies pour toutes les périodes de la vie, le sont surtout pour les âges extrêmes : l'adulte, plus résistant que l'enfant et le vieillard, peut supporter plus facilement que ces derniers une alimentation défectueuse ; chez ceux-ci, au contraire, une diète trop sévère diminue la résistance déjà minime de l'organisme et peut provoquer l'adynamie.

Chez l'enfant, il faut tenir compte en outre de la croissance, toujours troublée par l'infection, si elle a quelque intensité et quelque durée, de la grande susceptibilité du tube digestif et des troubles qu'il présente si fréquemment avant la maladie aiguë, principalement dans les premières années, des différences dans les régimes alimentaires nécessitées par l'âge du sujet.

1° Maladies aiguës. — Pour régler l'alimentation au cours des infections aiguës, la *fièvre* constitue un élément d'appréciation qu'il ne faut pas négliger. Pendant que la température est élevée, l'appétit fait défaut, les sécrétions digestives sont diminuées, les troubles gastro-intestinaux sont fréquents (vomissements, constipation ou diarrhée), les combustions organiques sont exagérées, les éliminations urinaires sont troublées.

Tous ces phénomènes, bénins quand la maladie est courte, deviennent importants si elle se prolonge. La croissance est alors stimulée, surtout aux âges où elle se fait normalement sous forme de poussées. Elle se produit, que l'enfant soit alimenté ou non ; dans le second cas, elle se fait au détriment de l'albumine, des graisses, des hydrates de carbone, des matières minérales des tissus ; aussi faut-il ne restreindre l'apport alimentaire que le moins possible.

Au début de la pyrexie, il faut craindre l'indigestion. On se borne à donner des boissons ou des aliments liquides : eau, eau d'orge, tisane de tilleul, lait écrémé ou lait coupé. S'il s'agit d'un nourrisson au sein, on espace les tétées, on diminue leur volume et on remplace le lait supprimé par de l'eau.

(1) P. NOBÉCOURT, L'alimentation au cours des maladies infectieuses aiguës de l'enfance (*Journ. de méd. de Paris*, 15 janv. 1910, p. 37).

Quand *la fièvre doit être de courte durée*, dans la rougeole ou la scarlatine régulières par exemple, il n'y a pas lieu d'insister sur l'alimentation ; dès qu'elle est tombée, l'enfant ne demande qu'à manger.

Si, au contraire, *la fièvre doit persister*, s'il s'agit d'une fièvre typhoïde, il faut veiller à ce que l'alimentation soit assez abondante. Une diète trop prolongée tarit les sécrétions digestives, diminue le glycogène hépatique, affaiblit et anémie le malade, est cause d'une longue convalescence. Toutefois l'alimentation doit être prudente, pour ne pas exagérer la fièvre et occasionner de troubles digestifs, de glycosurie ou d'albuminurie ; elle est liquide ou semi-liquide ; elle comprend des albuminoïdes, des hydrates de carbone, des graisses ; celles-ci cependant sont en quantité modérée, car elles sont souvent mal digérées, et il vaut mieux insister sur les sucres (saccharose, glucose, miel). Les repas sont peu copieux et nombreux, pris toutes les deux heures et demie ou trois heures ; la nuit, on les espacera.

A *la période d'allaitement exclusif*, c'est-à-dire pendant les huit ou neuf premiers mois, on donne régulièrement à l'enfant le sein ou le biberon, en tenant compte de son âge et de son poids (1). S'il y a tendance à la diarrhée, on coupe le lait avec un tiers ou un quart d'eau bouillie sucrée ; au besoin, on donne du babeurre ou du lait d'ânesse. Si on veut augmenter la valeur calorique de l'alimentation, on prescrit ou des tisanes sucrées, ou du glucose en solution dans l'eau, aux doses quotidiennes de 30 grammes dans la première année, de 60 grammes dans la seconde, représentant 120 et 240 calories ; il faut se défier toutefois de l'action laxative de ce dernier.

Si l'enfant est atteint d'une maladie contagieuse, on prend les précautions convenables pour éviter de contagionner la nourrice.

A *la période d'ablactation*, c'est-à-dire entre huit mois et deux ans et demi, le lait constitue l'aliment unique ou principal. Il ne faut pas craindre toutefois d'y associer certains des aliments permis à cette période de la vie : bouillies au lait préparées avec des farines d'orge, de blé, d'arrow-root ; potages légers au lait, au bouillon de légumes ou au bouillon de poule, et au tapioca, à la semoule ou au sagou ; compotes de pruneaux ou de pommes, fruits acidulés, tels que raisins ou oranges. A partir de huit mois, en effet, chez les enfants qui pèsent plus de 8 kilogrammes, la quantité de lait nécessaire à l'état de santé pour assurer les rations d'entretien et de croissance devient égale et supérieure à 1 litre. Or, pour que les fonctions

---

(1) P. Nobécourt, Considérations pratiques sur la croissance et l'alimentation du nourrisson (*La Clinique*, 18 sept. 1908).

digestives soient régulières, il ne faut guère dépasser cette quantité. De plus, les quantités de lait nécessaires pour couvrir le besoin calorique contiennent une trop forte proportion d'azote, ce qu'il convient d'éviter.

Après deux ans et demi, le régime lacté est souvent prescrit d'une façon exclusive. Le lait doit évidemment en général constituer la base de l'alimentation. Mais, pour les raisons qui viennent d'être énumérées, il y a souvent inconvénient à l'employer seul trop longtemps. On donne avec précaution du bouillon de légumes et du bouillon de viande, des potages et des bouillies préparées avec l'un ou l'autre de ces liquides, du jus et de la gelée de viande, des purées de légumes peu épaisses, des compotes et des gelées de fruits, etc. On laisse boire de l'eau, des tisanes, des limonades, des citronades, de la tisane de céréales, et on sucre convenablement ces boissons.

Quand *la fièvre est terminée* et quand l'enfant entre en convalescence, l'alimentation doit devenir plus abondante et plus variée et réaliser un *régime de reconstitution* (Le Gendre). Souvent, d'ailleurs, l'exagération de l'appétit facilite une alimentation forte. Le régime doit être suffisant pour permettre la récupération des pertes de l'organisme en graisses, en hydrates de carbone, en albuminoïdes, en sels minéraux, et pour subvenir aux frais d'une croissance souvent exagérée du fait de la maladie aiguë. Des convalescents de scarlatine, par exemple, doivent recevoir, comme nous l'avons vu avec Pr. Merklen (1), une ration contenant environ $4^{gr},50$ à 5 grammes d'albumine et 105 à 110 calories par kilogramme pour avoir des augmentations de poids manifestes. Les aliments varient naturellement suivant les âges.

La récupération des graisses et des hydrates de carbone se fait avec les graisses animales, beurre et crème de lait, et avec les aliments hydrocarbonés : bouillies et potages féculents, fruits sucrés, laitages, crèmes, puddings, etc.

La récupération des matières azotées est obtenue avec le lait, les œufs, le pain, la viande de mouton, le poisson, le jambon, etc.

La récupération des sels minéraux, sels de potassium, de calcium, de magnésium et de l'acide phosphorique nécessite une alimentation riche en ces diverses substances. Le lait, qui en contient une proportion notable, le bouillon de viande riche en sels du tissu musculaire, surtout en phosphate de potassium et en sels de magnésium, le pain, les purées de légumes, les céréales riches en phosphore, les

---

(1) P. Nobécourt et Pr. Merklen, Rations alimentaires dans la convalescence de la scarlatine et de la rougeole (*Gaz. des hôp.*, janv. 1910).

décoctions de céréales, etc., correspondent à ces indications. On donne enfin de la chaux avec l'eau de boisson, au besoin avec des eaux bicarbonatées calciques (Pougues, Saint-Galmier).

Telles sont les indications générales relatives à l'alimentation au cours des maladies aiguës de l'enfance. Il y a en outre des indications particulières à chacune d'elles : scarlatine, rougeole, fièvre typhoïde, etc.

Une question souvent discutée est celle de l'introduction du chlorure de sodium dans l'alimentation et de l'opportunité des *régimes chlorurés* ou *déchlorurés*. J'y reviendrai à propos de la prophylaxie et du traitement des néphrites scarlatineuses.

Il va sans dire que le médecin doit varier sa conduite suivant les conditions spéciales où se trouve chaque enfant. En particulier, il doit s'enquérir de l'état de son tube digestif et modifier le régime suivant celui-ci. S'il existe une affection gastro-intestinale chez un nourrisson, de la dilatation de l'estomac et de la dyspepsie chez un enfant plus âgé, une colite chronique, par exemple, il faut fixer le régime en tenant compte des nécessités créées par ces affections; souvent alors le lait est mal toléré et ne doit être donné qu'en petite quantité ou plus ou moins modifié, sous forme de babeurre ou de kéfir.

2° Maladies subaiguës ou chroniques. — Après ce qui vient d'être dit de l'importance de l'alimentation dans les affections aiguës, il n'est pas besoin d'insister sur son rôle dans les infections chroniques. Le plus souvent il faut à l'enfant une alimentation *abondante* et *raisonnée*, plutôt qu'une véritable *suralimentation*, car celle-ci provoque de la dyspepsie, de la dilatation de l'estomac, de la diarrhée ou de la constipation, de la colite, etc. D'ailleurs il arrive fréquemment que les aliments donnés en trop grande quantité ne sont pas assimilés.

La *tuberculose* est la maladie infectieuse chronique qui nécessite le plus une hygiène alimentaire spéciale. J'y insisterai en exposant le traitement de cette maladie.

V. — Hygiène générale.

Les enfants atteints de maladies infectieuses seront placés dans les conditions les plus propres à en assurer l'évolution régulière et à éviter les infections secondaires. Des dispositions spéciales sont nécessitées par chaque maladie. Beaucoup de ces maladies étant contagieuses, l'*isolement* du sujet et la *désinfection* s'imposent.

1° Isolement des malades et antisepsie médicale. — *En ville*, on débarrasse la chambre des tentures et des meubles inutiles, et on veille à son aération en évitant le refroidissement du malade. La température est maintenue à 16-18°; elle est élevée davantage, s'il s'agit de nourrissons débiles présentant de la tendance à l'hypothermie. On ne laisse pénétrer dans la pièce que les personnes qui soignent l'enfant, et on met les autres enfants dans une autre chambre. Cette séparation n'a pas seulement pour but d'empêcher la contagion qui parfois est déjà réalisée, dans la rougeole par exemple, mais d'éviter le groupement des sujets, qui a une influence manifeste sur la gravité des infections.

A l'hôpital, les enfants atteints de maladies contagieuses, diphtérie, rougeole, scarlatine, etc., sont soignés dans des *services spéciaux* et non plus dans les salles communes comme autrefois. Cet isolement a pour but d'éviter la diffusion des maladies en question.

La création de services spéciaux pour le traitement des enfants atteints de maladies contagieuses est de date récente (1). A Paris, on les a ouverts successivement pour les varioleux (1875), les diphtériques (1880), les rougeoleux, les scarlatineux et les coquelucheux (1886).

Dans ces services, pavillons séparés autant que possible, est réalisé *l'isolement en commun* des enfants atteints d'une même maladie : rougeole, scarlatine, variole, coqueluche, diphtérie, etc.

Tel qu'on l'a pratiqué tout d'abord, l'isolement n'a pas eu une influence heureuse sur l'évolution de ces affections. Les petits malades sont en effet particulièrement aptes à contracter des infections secondaires, qui sont contagieuses et se transmettent de l'un à l'autre en augmentant de gravité. On assiste ainsi, à certains moments, dans les pavillons de rougeole, de coqueluche, de diphtérie et même de scarlatine, à des épidémies meurtrières de bronchopneumonies. On voit encore apparaître des angines, des otites, des conjonctivites, des vulvites, des entérites, etc., qui, pour être moins graves, n'en sont pas moins fâcheuses. D'autre part, qu'un enfant, en même temps qu'il est atteint de la maladie pour laquelle on l'a classé dans une division, soit en incubation d'une autre infection, il contagionne ses voisins : d'où ces associations morbides, ces maladies successives, que l'on voit encore trop souvent. Ce sont tous ces facteurs qui rendent les

---

(1) G. Siora. r, Histoire de l'hospitalisation des enfants malades de Paris. Thèse de Paris, 1907. — J. Renault et G. Sigaret, Considérations sur l'hospitalisation des enfants malades de Paris (*Bull. méd.*, 8 févr. et 29 avril 1908). — Hutinel et Lesné, Hygiène à l'hôpital, *in* Hutinel, Les maladies des enfants, 1909, I, p. 197.

maladies infectieuses plus graves quand elles sont soignées à l'hôpital qu'en ville, qui font que le *milieu hospitalier* leur imprime des allures spéciales, bien mises en évidence par Hutinel et Barthélemy (1). Ils expliquent pourquoi, après la création des pavillons d'isolement, la mortalité n'avait pas diminué d'une façon appréciable pour les différentes maladies infectieuses, comme en témoignent les statistiques.

Un progrès a été réalisé par l'*isolement individuel*, qui permet d'éviter la contagion des infections secondaires. Grancher (1889) entourait le lit du malade d'un *paravent métallique* treillagé, pour empêcher le contact d'enfant à enfant, et obliger le personnel à des précautions spéciales. Hutinel, aux Enfants-Assistés, a ensuite employé le *box à mi-hauteur ouvert à sa partie supérieure*. Enfin a été créé le *box de l'hôpital Pasteur*, qui réalise une cellule complètement close et qui avait été demandé, dès 1894, par Roux, Sevestre et Moizard.

Chacun de ces systèmes a ses avantages et ses indications.

Le box de l'hôpital Pasteur permet de soigner dans une même salle des enfants atteints de maladies contagieuses diverses, comme on le fait dans les *services de douteux* et comme le pratique couramment Lesage (2) à l'hôpital Hérold.

Le box Hutinel suffit pour isoler des enfants atteints d'une même affection.

L'isolement des malades doit durer un temps variable suivant les maladies et, dans une certaine mesure, suivant chaque cas particulier. L'enfant ne doit être admis de nouveau à l'école, au collège, au lycée, qu'avec un certificat constatant qu'il n'est plus contagieux (3).

Pour que l'isolement soit réellement efficace, il faut y associer l'*antisepsie* du matériel et du personnel.

Tous les objets servant au malade, ainsi que ses excrétions, doivent être recueillis dans des conditions spéciales et détruits par le feu ou désinfectés. Après sa sortie, le box est désinfecté. S'il s'agit d'une salle commune, il faut, autant que possible, que le nombre des lits soit restreint et ne pas faire passer deux séries de malades sans pratiquer la désinfection.

Le personnel médical et infirmier ne doit approcher du malade

---

(1) F. Barthélemy, De l'influence du milieu hospitalier sur l'évolution des maladies infantiles. Thèse de Paris, 1903.

(2) Lesage, Isolement individuel et salle commune dans les hôpitaux d'enfants (*Soc. de pédiatrie de Paris*, 18 févr. 1908, p. 29). — Burneau, Étude sur les progrès de l'hospitalisation dans les hôpitaux d'enfants. Thèse de Paris, 1909.

(3) Nobécourt, Prophylaxie des maladies aiguës à l'école (*L'hygiène scolaire*, juillet 1909). — Prosper Merklen (*III⁰ Congr. intern. d'hygiène scolaire*, Paris, 2-7 août 1910, I. Rapports, p. 260).

que revêtu d'une blouse spéciale endossée à l'entrée dans la salle. Il doit changer de blouse après s'être approché d'un malade atteint d'une infection secondaire, et, à plus forte raison, s'il passe d'un malade atteint d'une affection à un second atteint d'une autre affection.

Un lavage des mains au savon et à la brosse, au besoin leur immersion dans un antiseptique, sont nécessaires.

Toutefois, Lesage estime que ces précautions ne sont pas indispensables, même pour approcher successivement des enfants atteints d'infections différentes. « Je me lave les mains, dit-il (1), toutes les fois que j'ai touché à quelque chose d'humide gorge, etc.). Je ne crois pas nécessaire de le faire quand j'ai tâté le pouls ou ausculté. De même je ne change de blouse que quand elle a été souillée. La simple propreté suffit. »

Les salles de malades seront convenablement chauffées et aérées. La lumière y pénétrera largement, car elle est un excellent microbicide. Cependant il faut pouvoir y faire régner, à l'aide de stores extérieurs, une demi-obscurité nécessaire dans certaines maladies, dans les méningites par exemple.

Il est utile d'avoir des pièces dont les orifices sont munis de verres bleus ou rouges, pour appliquer la photothérapie dans certaines maladies éruptives.

Il est bon d'avoir une *galerie de cure*, où on puisse aérer les convalescents et au besoin instituer l'*héliothérapie*, si efficace dans certaines infections prolongées.

2° Hygiène des malades. — Les enfants atteints de maladies infectieuses doivent être tenus très proprement. La propreté de la peau et des cavités naturelles est en effet nécessaire pour éviter les infections secondaires.

A moins de contre-indications, le petit malade prend des bains tièdes (32-35°) et est lavé à l'eau tiède et au savon. On le poudre avec du talc ou du bismuth, surtout au niveau des plis cutanés et des régions anale et génitale. On panse avec soin toutes les excoriations.

Deux ou trois fois par jour, on lave la bouche et la gorge avec de l'eau bouillie ou boriquée ; on introduit dans les narines quelques gouttes d'huile camphrée à 1 p. 40 ou d'huile mentholée à 1 p. 100 (2).

____

(1) Lesage, *loc. cit.*, p. 36.

(2) Les préparations mentholées doivent être employées avec précaution, surtout chez les nourrissons, dont la muqueuse nasale enflammée peut être le point de départ d'accidents réflexes graves. Récemment encore on a publié des cas de spasme laryngé (Koch), de syncope (Killian) (*Société des médecins de Fribourg-en-Brisgau*, 23 janv. 1910, in *Presse méd.* 1910, n° 38, p. 357).

Chez les petites filles, la vulve est lavée avec soin et protégée par une compresse.

Je ne reviens pas sur l'alimentation et sur l'hygiène du tube digestif.

Les notions précédentes sont indispensables à connaître pour aborder le traitement des maladies infectieuses chez les enfants.

Aucune de ces maladies n'est spéciale au jeune âge, et toutes peuvent aussi bien se rencontrer chez les adultes. Toutefois il n'est pas permis de les mettre sur le même plan. Il en est qui surviennent avec une fréquence toute spéciale dans l'enfance : telles les fièvres éruptives, la coqueluche, la diphtérie, les oreillons, la méningite cérébro-spinale épidémique, le rhumatisme articulaire aigu. Il en est qui, bien qu'aussi souvent observées chez l'adulte, ont chez l'enfant une physionomie toute spéciale : telles la fièvre typhoïde, l'érysipèle, la tuberculose, la syphilis. Il en est enfin qui sont rares chez l'enfant, ou ne s'observent que dans certains pays. J'attribuerai une inégale importance au traitement de ces diverses maladies.

CHAPITRE II

TRAITEMENT DES FIÈVRES ÉRUPTIVES

Traitement de la scarlatine. — Scarlatine en général : mesures prophylactiques, hygiène du malade, alimentation, médications diverses. — Formes cliniques : scarlatines bénignes, scarlatines malignes. — Complications et affections associées : angines, adénopathies cervicales, coryza, otites ; affections rénales ; complications diverses.

Traitement de la rougeole. — Rougeole en général : mesures prophylactiques, hygiène du malade, médications diverses. — Formes cliniques : forme nerveuse, forme pulmonaire, forme hémorragique. — Complications : infections buccales, nasales, pharyngées ; infections des voies respiratoires inférieures ; complications diverses : diphtérie associée à la rougeole.

Traitement de la rubéole et de la quatrième maladie.

Traitement de la varicelle. — Varicelle normale : mesures prophylactiques, hygiène du malade. — Complications.

Traitement de la variole. — Vaccination. — Sérothérapie. — Variole en général : mesures prophylactiques, hygiène du malade, médications diverses. — Formes cliniques. — Complications.

Les fièvres éruptives sont certainement beaucoup plus fréquentes dans l'enfance qu'aux autres périodes de la vie. Elles présentent entre elles un certain nombre de points communs, qui les réunissent dans un même groupe morbide et qui entraînent des mesures prophylactiques et des indications thérapeutiques similaires. Mais, de même qu'elles sont nettement distinctes les unes des autres de par la nosographie et de par la clinique, de même la prophylaxie et le traitement de chacune d'elles présentent plus d'une particularité.

Plus ou moins contagieuses, elles nécessitent *l'isolement du malade,* pour éviter la contamination des sujets, enfants ou adultes, qui ne sont pas immunisés par une atteinte antérieure ; mais cet isolement doit être réalisé dans des conditions différentes et avoir une durée variable suivant qu'il s'agit d'une rougeole, d'une scarlatine, d'une varicelle ou d'une variole. L'isolement, d'ailleurs, n'est efficace que si on y associe une *antisepsie* appropriée, s'adressant aux personnes qui approchent le malade et au matériel en contact avec lui ; elle n'est d'ailleurs pas indispensable pour toutes ces maladies, et la connaissance du mode de contagion évitera des mesures inutiles et vexatoires.

Dues à des agents pathogènes complètement inconnus et impossibles à réaliser chez les animaux, ces maladies *ne comportent pas de traitements spécifiques* par des sérums ou des vaccins : les sérums dits antiscarlatineux ne sont que des sérums antistreptococciques ; le vaccin, qui immunise contre la variole, n'a aucune action curative sur elle, quand la vaccination est pratiquée pendant le cours de la maladie.

Il n'existe pas non plus de *médication anti-infectieuse* susceptible d'enrayer l'évolution d'une fièvre éruptive ou de s'opposer à son développement, une fois la contagion réalisée.

Si le médecin est impuissant contre les causes des fièvres éruptives, il peut, par contre, agir efficacement sur quelques-uns des *phénomènes généraux*, des *troubles fonctionnels* et des *lésions* qu'elles entraînent. Sans doute, dans bien des cas, quand la maladie évolue régulièrement, il faut se borner à assister à son évolution et n'instituer qu'une thérapeutique aussi simple que possible ; mais il y a des formes graves, malignes, dans lesquelles on doit intervenir plus activement, modérer la fièvre et soutenir le cœur, activer la diurèse, au besoin même instituer une thérapeutique physiologique, quand certains organes, tels que les glandes vasculaires sanguines, paraissent plus spécialement intéressés. Les questions les plus simples en apparence ne doivent pas être négligées : l'hygiène du malade est de première importance ; l'alimentation elle-même ne doit pas être livrée au hasard ; on connaît depuis longtemps l'importance du régime pour la prévention de la néphrite scarlatineuse, et nous avons montré avec Pr. Merklen pourquoi le régime du morbilleux devait différer de celui du scarlatineux.

Souvent la gravité des fièvres éruptives est le résultat non pas de la maladie elle-même, mais des *infections secondaires*, auto-infections ou infections exogènes, qui causent la plupart des *complications*. Les germes qui les causent sont le plus souvent des germes vulgaires, streptocoques, pneumocoques, staphylocoques, etc., parfois le bacille diphtérique, le bacille tuberculeux. Certains enfants y sont particulièrement prédisposés par leur état de santé antérieur. Il faut savoir les prévenir et les traiter. On peut voir également l'*association* d'autres maladies éruptives.

Le siège de prédilection des infections secondaires est la bouche, le nez et surtout le pharynx. Quand ces cavités sont altérées antérieurement à la maladie, les infections sont plus fréquentes et plus graves ; il en est ainsi chez les enfants ayant de mauvaises dents et des stomatites, des déformations nasales et des rhinites, de l'hypertrophie du tissu lymphoïde et de l'infection chronique du pharynx nasal et buccal. Chez eux, on voit se développer des stomatites, des

Thérap. des mal. infect. 3

rhinites, des adénoïdites, des amygdalites. Ces infections, sérieuses par elle-mêmes, le sont encore parce qu'elles peuvent s'étendre aux voies digestives, aux oreilles, aux ganglions, aux méninges et même se généraliser. Il faut donc, dans les fièvres éruptives, insister sur la désinfection du nez, de la bouche et du pharynx, pour éviter ces diverses complications, et, quand elles sont réalisées, les traiter activement. Sous ce rapport, chaque maladie a sa physionomie propre, et l'étude du traitement de telle complication trouve plutôt sa place à propos de l'une que de l'autre : si, par exemple, les otites sont communes dans la rougeole et dans la scarlatine, les laryngites et les bronchopneumonies relèvent surtout de la première, les angines de la seconde.

D'autres appareils et d'autres organes peuvent être le siège d'infections secondaires, surtout s'il y a des prédispositions locales. La peau d'un enfant couvert d'impétigo ou d'eczéma s'infecte facilement, surtout quand la maladie éruptive crée par elle-même des destructions de l'épiderme, dans la varicelle par exemple. L'intestin et l'appendice d'enfants atteints d'entéro-colite ou d'appendicite chronique sont volontiers le siège d'inflammations aiguës au cours d'une rougeole ou d'une scarlatine. Une tuberculose latente ou avérée reçoit un coup de fouet du fait d'une rougeole. Point n'est besoin de multiplier les exemples pour montrer le devoir pour le médecin de ne pas borner son diagnostic à celui de la fièvre éruptive, et d'examiner complètement l'enfant qu'il soigne, afin de prendre les précautions voulues, d'éviter des médications inopportunes et de traiter les complications dès leur apparition.

En présence de quelques-unes des complications que nous venons de citer, certaines mesures prophylactiques s'imposent pour éviter leur propagation aux autres malades, quand ceux-ci sont soignés en commun dans une famille ou dans une salle d'hôpital. Les infections secondaires sont en effet souvent contagieuses ; sans parler de la diphtérie, les angines et surtout les bronchopneumonies, notamment celles dues aux streptocoques, se transmettent facilement d'un malade à l'autre. Aussi faut-il isoler les sujets qui en sont atteints et prendre les précautions antiseptiques nécessaires.

Étant donné le caractère transmissible des fièvres éruptives et les mesures prophylactiques d'intérêt général qu'elles comportent, la loi du 15 février 1902 et le décret du 10 février 1903 ont rendu obligatoires pour le médecin traitant la déclaration et la désinfection pour la scarlatine, la variole et la rougeole ; la varicelle fait exception. Dans un projet actuellement soumis au Parlement, la déclaration devra être faite par le chef de famille et, à son défaut, par le médecin.

I. — TRAITEMENT DE LA SCARLATINE.

Toute scarlatine, aussi bénignes, aussi frustes que puissent être ses manifestations, doit être rigoureusement traitée, car toujours elle expose à des complications qui peuvent être redoutables.

Il n'y a pas de médication capable d'arrêter le cours de la maladie, d'agir sur l'agent inconnu qui la détermine. Il existe bien un **sérum antiscarlatineux**, préparé pour la première fois par Moser en 1902 avec des streptocoques isolés du sang du cœur. Mais c'est en réalité un sérum antistreptococcique, qui n'est nullement spécifique : rien ne prouve que le streptocoque soit le germe responsable de la scarlatine, et toutes les recherches concordent à démontrer que les streptocoques rencontrés chez les scarlatineux ne constituent pas une variété particulière. Sans doute le streptocoque intervient souvent dans la scarlatine, mais c'est à titre d'agent d'infection secondaire. Aussi les sérums antistreptococciques peuvent-ils avoir leurs indications, et nous verrons, chemin faisant, ce qu'il faut penser de leur emploi.

Du fait que le médecin ne peut agir sur le virus de la scarlatine, il ne faudrait pas conclure que son rôle est sans importance au cours de cette affection. Elle est contagieuse et nécessite des mesures prophylactiques pour empêcher sa diffusion. Elle s'accompagne parfois de phénomènes qui comportent des médications spéciales. Elle entraîne souvent des complications dues au froid, à l'alimentation, aux infections secondaires, que l'on peut prévenir et qu'il importe de savoir traiter.

J'étudierai successivement :

1º Le *traitement qu'il convient de prescrire à toutes les scarlatines;*
2º Le *traitement des formes cliniques;*
3º Le *traitement des complications et des affections associées.*

I. — Traitement de la scarlatine en général.

Le traitement qu'il faut instituer en principe en présence d'une scarlatine comprend :

1º Les *mesures prophylactiques;*
2º L'*hygiène du malade;*
3º L'*alimentation;*
4º Des *médications diverses.*

1º **Mesures prophylactiques.** — La scarlatine, aussi bien dans ses formes frustes, qui ne se traduisent que par une simple angine, que dans les formes accompagnées d'une forte éruption, est *contagieuse* dès les premiers symptômes de la période d'invasion ; elle le demeure pendant un temps qu'il est assez difficile de préciser et qui d'ailleurs paraît varier avec les malades. En principe, on considère qu'elle peut se transmettre aussi longtemps que dure la desquamation ; mais elle peut encore se donner une fois celle-ci terminée, au bout de soixante, soixante-dix et même soixante-dix-sept jours (faits de Sorensen (de Copenhague), d'Ustved (de Christiania)) (1).

Le virus se trouve dans la salive, dans les sécrétions nasales et pharyngées. Pendant longtemps on a admis qu'il existait dans les squames épidermiques ; mais elles paraissent contagieuses seulement quand elles sont souillées par ces sécrétions.

Le virus est extrêmement résistant ; il conserve longtemps son activité et n'est pas détruit par la dessiccation. Aussi, à côté de la contagion directe, la plus habituelle, la contagion indirecte est-elle possible.

Pour toutes ces raisons l'*isolement* du scarlatineux s'impose. Dans les familles, il faut condamner la chambre du malade, où pénètrent seules les personnes qui le soignent ; par précaution, on éloigne les autres enfants, à condition de leur faire subir une quarantaine de sept jours avant de les rendre à la circulation, car ils peuvent être déjà contaminés. Dans les hôpitaux, il doit exister des services spéciaux, dont le personnel a le moins possible de rapports avec celui des autres services.

La *durée de l'isolement* est fixée officiellement à quarante jours comptés à partir du premier jour de l'invasion. Il est probable qu'il y a des cas où elle est trop longue ; mais rien ne permet de les reconnaître. Inversement il est certain qu'il y en a d'autres où elle est insuffisante ; quand la desquamation se prolonge, et surtout quand il persiste une infection pharyngée ou de l'otite, il convient de prolonger l'isolement, pendant deux ou trois mois au besoin (Netter).

Si le malade est élève d'une école ou d'un lycée, il ne peut y rentrer qu'en produisant un certificat médical attestant qu'il n'est plus contagieux.

A l'isolement, il faut associer la *désinfection*. On n'entre dans la chambre ou dans la salle qu'après avoir revêtu une blouse ; celle-ci est quittée à la sortie. Toute personne qui a été en contact avec le malade se savonne soigneusement les mains et les lave ensuite dans une solution antiseptique (bichlorure de mercure à 1 p. 1 000 par exemple). Les vêtements et les objets qui ont servi au malade avant

<hr>

(1) A. NETTER, L'isolement dans les maladies transmissibles (*Semaine méd.*, 6 oct. 1897, n° 46, p. 361).

son isolement sont stérilisés à l'étuve ou détruits. Le linge employé pendant la maladie est placé dans un sac spécial et stérilisé avant d'être livré au blanchissage; les cuillers, tasses, etc., sont soigneusement bouillies.

Une fois la maladie terminée, la chambre est désinfectée par les vapeurs de formol. Avant d'être libéré, l'enfant prend deux ou trois bains savonneux.

2° Hygiène du malade. — La chambre du scarlatineux est convenablement aérée, en évitant cependant les refroidissements brusques et l'arrivée directe de l'air sur le malade. On y maintient une température modérée (16 à 18°).

On laisse l'enfant au lit pendant trois semaines environ; puis, s'il n'y a pas de complications, on lui permet de se lever. Quand l'isolement a pris fin, les premières sorties sont faites prudemment, et par un temps favorable; les anciens médecins, tel Vieusseux, dont Rilliet et Barthez (1) rapportent l'opinion, ne les autorisaient pas, par les temps froids, avant six semaines complétées à partir de la fin de la fièvre.

Toutes ces précautions ont leur importance pour *éviter les refroidissements*, qui jouent certainement un rôle dans l'apparition de certaines complications, des néphrites en particulier (Rilliet et Barthez, Trousseau, Cadet de Gassicourt, etc.). Mais il ne faut pas limiter à elles l'hygiène du malade et oublier qu'elle doit avoir en outre pour objet la *prophylaxie des infections secondaires*.

Ces infections secondaires peuvent se faire au niveau des téguments et surtout de la bouche, du nez, du pharynx.

On tient l'enfant aussi proprement que possible; on ne craint pas, à l'encontre de l'opinion populaire, de changer son linge de corps et les draps du lit aussi souvent qu'il est nécessaire. Dès le début, on donne des bains savonneux tièdes (32-33°) tous les deux ou trois jours, ou on fait chaque jour une lotion sur tout le corps. Pendant la période de desquamation, on fait des onctions avec de la vaseline à l'acide borique (5 grammes p. 100) ou au bichlorure de mercure (0^{gr},10 p. 100). Chez les petites filles, on veille tout spécialement au nettoyage de la vulve, car les vulvites ne sont pas rares : on fait des lavages avec une solution d'acide borique à 30 grammes par litre, ou de bichlorure de mercure à 0^{gr},20 par litre.

Mais ce sont surtout la bouche et le pharynx qui doivent retenir l'attention du médecin. La scarlatine détermine une congestion

(1) RILLIET et BARTHEZ, Traité clinique et pratique des maladies des enfants, 2° édit., 1854, III, p. 212.

intense de leurs muqueuses et une chute de l'épithélium : il suffit, pour s'en rendre compte, de constater leur teinte rouge vif et leur aspect vernissé. Ces modifications facilitent la pénétration des germes, des streptocoques surtout, qui normalement végètent à leur surface. L'infection est facilitée par l'état antérieur des tissus, quand la dentition est mauvaise, quand il existe de la stomatite catarrhale, quand le tissu lymphoïde du pharynx est chroniquement hypertrophié et enflammé ; dans ces cas, il faut redoubler de soins.

On prescrit matin et soir un lavage de la bouche et de la gorge avec de l'eau bouillie ou de l'eau boriquée tiédies ; chez les grands enfants, on peut le remplacer par des gargarismes. On veille au nettoyage des dents à l'aide d'une brosse ou d'un linge enroulé autour du doigt. On fait rincer la bouche avec de l'eau bouillie additionnée de bicarbonate de soude 5 grammes par litre) après chaque prise d'aliments.

Beaucoup de médecins conseillent de badigeonner la gorge avec des collutoires antiseptiques. C'est un procédé de désinfection peu efficace et qui n'est pas sans inconvénients ; on risque ainsi en effet de traumatiser une muqueuse enflammée et d'y réaliser des érosions. Les collutoires les plus usités comprennent, pour 20 grammes de glycérine, 4 grammes d'acide borique ou $0^{gr},50$ de résorcine.

Pour la désinfection du nez et du cavum, il faut se garder des irrigations faites sous pression, qui peuvent être la cause occasionnelle de l'infection des trompes d'Eustache et de l'oreille moyenne. On se borne à introduire deux ou trois fois par jour dans chaque narine, à l'aide d'une seringue ou d'un compte-gouttes, 1 ou 2 centimètres cubes d'une solution tiède de chlorure de sodium à $7^{gr},5$ p. 1000 ; s'il s'agit de grands enfants, on peut simplement la leur faire aspirer. Ou bien encore on introduit dans les narines $0^{cc},5$ d'huile de vaseline camphrée à 1 p. 10 ou d'huile de vaseline mentholée à 1 p. 100 (cette dernière préparation est souvent irritante). Ou bien encore on utilise soit de la vaseline camphrée à 1 p. 10, soit de la vaseline boriquée à 1 p. 20.

Ces soins doivent être poursuivis pendant l'évolution de la scarlatine et pendant la convalescence. Il est même utile, comme le conseille Moizard, de les continuer pendant une quinzaine de jours après la fin de l'isolement : dans le cas où le virus scarlatineux existerait encore, ils constituent un moyen de prophylaxie.

3º **Alimentation.** — L'importance du régime alimentaire dans la scarlatine n'a été appréciée que par les médecins modernes, quand ils ont reconnu son rôle dans les complications rénales de la convalescence. Autrefois l'action du froid paraissait beaucoup plus manifeste ; on se bornait à prescrire, pendant la période fébrile, du lait, du bouillon, des boissons acidulées (limonade, sirop de groseilles ou de framboises), des tisanes ; ensuite on réalimentait rapidement le malade. « L'éruption une fois terminée, écrivaient Rilliet et Barthez (1) en 1854, le régime alimentaire n'exige pas une grande sévérité, et l'enfant peut revenir graduellement à son alimentation habituelle. Mais il faut exiger une réclusion sévère et faire la défense expresse de s'exposer à l'air froid et au moindre refroidissement. »

Quand Jaccoud, en 1885, eut montré l'action préventive du régime lacté pour les néphrites, les médecins d'enfants le prescrivirent d'une façon presque unanime. D'abord on laissa les scarlatineux au lait pendant cinq à six semaines ; plus tard, on institua, à partir du vingtième jour et même dès la fin de la période fébrile, un régime lacto-végétarien.

Dans ces dernières années, à la suite d'une communication de Dufour à la Société médicale des hôpitaux (2 juin 1905), la question du régime dans la scarlatine s'est de nouveau posée, et l'on a proposé de laisser prendre aux malades une alimentation ordinaire (Courdouan, Pater, etc.) ; les partisans de cette façon de procéder discutent cependant sur l'opportunité de défendre ou de permettre le sel (2).

Une telle divergence d'opinions semblerait prouver que le régime n'a pas dans la scarlatine toute l'importance qu'on lui a attribuée : elle risque d'entraîner un certain scepticisme, qui pourrait n'être pas sans inconvénients. Il importe donc d'apporter quelque précision dans cette importante question de pratique, et c'est à quoi nous nous sommes attachés avec Pr. Merklen (3). Les principaux éléments d'appréciation sont la fréquence de l'albuminurie et des néphrites bien caractérisées, les éliminations urinaires, la courbe du poids.

a. **Régime lacté.** — Pour beaucoup de cliniciens, l'albuminurie est moins fréquente dans le décours de la scarlatine chez les enfants soumis au régime lacté que chez les autres, et surtout les accidents graves d'origine rénale sont plus exceptionnels. Ce régime, il est vrai, ne met pas à l'abri de l'albuminurie : sur 9 malades que nous avons suivis avec Pr. Merklen, 3 en ont présenté des traces ; à l'hôpital des Enfants-Malades, où le régime lacté est prescrit par

---

(1) Rilliet et Barthez, *loc. cit.*, p. 212.

(2) M. Brelet, Le régime alimentaire dans la scarlatine (*Gaz. méd. de Nantes*, 12 décembre 1908). Ce travail contient tous les renseignements bibliographiques.

(3) Nobécourt et Pr. Merklen, Étude sur l'élimination des chlorures et l'albuminurie dans la scarlatine. Leurs variations suivant les régimes (*Arch. de méd. des enfants*, févr. 1908) ; L'élimination de l'urée dans la scarlatine chez l'enfant ; ses variations suivant les régimes (*Soc. de péd.*, juin 1908) ; Le poids dans la scarlatine ; influence de différents régimes (*Journ. de phys. et pathol. gén.*, janv. 1909) ; L'alimentation dans la rougeole et la scarlatine de l'enfant (*Gaz. des hôp.*, 18 févr. 1909, n° 20).

le Pr Hutinel pendant trois semaines, son existence est fréquente (1). Mais il semble, en dehors des scarlatines compliquées, que les néphrites caractérisées soient rares ; celles-ci apparaissent surtout dans le décours des scarlatines méconnues, pour lesquelles on n'a pris aucune précaution.

Si le régime lacté ne supprime pas l'albuminurie, il a l'avantage d'influencer d'une façon favorable les éliminations urinaires : le volume des urines, diminué pendant la période fébrile, reste ensuite assez constant ; les chlorures s'éliminent d'une façon régulière et correspondent à la quantité ingérée avec le lait ; la quantité d'urée reste sensiblement constante (23 ou 24 grammes en moyenne pour 100 grammes d'albumine ingérée).

Quant au poids, tantôt il demeure stationnaire, tantôt il diminue et atteint son minimum du dixième au dix-septième jour ; à ce moment, il commence généralement à augmenter, même si l'alimentation n'est pas modifiée.

b. **Régime déchloruré**. — Ce régime consiste en aliments divers : lait, œufs, viande, poissons, légumes, etc., que l'on permet dès que l'appétit se manifeste, même s'il y a encore de la fièvre.

Avec Pr. Merklen, nous avons donné de l'eau d'orge pendant les quatre premiers jours qui suivent le début de l'éruption, puis des bouillies à l'eau, du riz, des pommes de terre, du beurre et, à partir du dixième jour, de la viande. Nous avons défendu le sel et même le lait, pour éliminer la quantité appréciable de chlorure de sodium qu'il contient.

Nos malades ont toujours présenté une chute de poids, qui a commencé dès le début de l'éruption et a atteint son maximum du douzième au vingtième jour ; elle a été plus constante et en général plus accusée qu'avec le régime lacté. Puis le poids tantôt est resté stationnaire, tantôt a augmenté, tantôt a diminué sans qu'aucune modification de régime soit intervenue pour expliquer ces diverses modalités : l'augmentation à cette période a été moins habituelle que chez les enfants soumis pendant quinze ou vingt jours au régime lacté, puis à un régime comprenant du lait, d'ailleurs plus nourrissant. Si, comme l'a fait Pater, on donne d'abord du lait pendant la période fébrile, puis un régime achloruré contenant du lait, une augmentation de poids succède à l'abaissement de cette période.

La diurèse est moins régulière qu'avec le régime lacté : le volume

(1) Sur 385 enfants soignés du 1er janvier au 1er octobre 1909, on a constaté de l'albuminurie :

A l'entrée chez...............................	46 malades.
Du premier au dixième jour chez...................	72 —
Du dixième au vingtième jour chez..............	34 —

des urines augmente manifestement à partir du quatrième jour ;
l'élimination des chlorures affecte des modalités diverses ; l'urée
s'abaisse d'abord plus ou moins rapidement, puis augmente, quand
la teneur du régime en albumine est plus grande, mais présente
des variations, et son taux par rapport à l'albumine ingérée oscille
entre 22 et 33 p. 100.

Enfin tous nos malades ont eu à un moment donné une albuminurie
plus ou moins durable, mais aucun n'a eu de néphrite véritable [1].

c. **Régime chloruré.** — Ce régime est le même que le précédent,
mais contient en outre du sel.

Chez des enfants qui prenaient 5 ou 10 grammes de chlorure de
sodium par jour, nous avons toujours constaté, avec Pr. Merklen,
une diminution du poids, précédée parfois d'une légère augmentation initiale ; cette diminution, assez accentuée chez certains
enfants, peut se prolonger jusque vers le trente-cinquième jour ;
ensuite le poids reste stationnaire ou augmente. Courdouan a fait
des constatations à peu près analogues.

Le volume des urines et l'urée se sont comportés comme avec le
régime déchloruré ; plus fréquemment qu'avec ce dernier, il s'est produit à un moment variable, entre le sixième et le vingt-quatrième jour,
une crise chlorurique ; mais, sauf parfois une légère rétention passagère au début, les chlorures se sont éliminés d'une façon satisfaisante, comme d'ailleurs l'avaient déjà constaté R. Labbé et
Courdouan.

Chez tous les malades, il y a eu une albuminurie passagère et
minime.

De tous ces faits nous pouvons conclure qu'avec le régime lacté
les éliminations urinaires sont plus régulières et l'albuminurie
moins fréquente qu'avec les autres régimes. Mais le lait ne met pas
à l'abri de l'albuminurie, car, dans la production de celle-ci, interviennent d'autres facteurs, le virus scarlatineux, le froid et les
infections secondaires, les infections pharyngées en particulier. Le
régime lacté a surtout l'avantage de réduire au minimum le travail
des reins et l'élimination de substances toxiques ; or ce point n'est
pas à négliger au cours d'une maladie qui détermine toujours une
congestion plus ou moins marquée de ces organes.

Dans la pratique, voici comment il convient en général de
régler l'alimentation des enfants atteints de scarlatine ; c'est ainsi

---

[1] Grünxer et Scmck, Chlorstoffwechsel und Körpergewitch im Scharlach (*Zeitschr. f. klin.
Medizin*, Bd. LXVII, Heft 5 et 6, 1909) ne voient pas d'utilité au régime déchloruré ; il ne
leur paraît pas avoir de valeur prophylactique vis-à-vis de la néphrite.

du reste que se comportent la plupart des médecins d'enfants.

Pendant la période fébrile, l'enfant, d'ailleurs privé d'appétit, prend de l'eau d'orge, de l'eau de riz, des tisanes, des boissons acidulées (citronnade, orangeade) et du lait en petite quantité, coupé d'eau de Vals ou de Vichy. Puis, quand la fièvre diminue, on augmente progressivement la quantité de lait, jusqu'à la ration convenable pour l'âge ou pour le poids de l'enfant. Le régime lacté est continué jusqu'à la fin du troisième septénaire. Toutefois, si la convalescence évolue normalement, si les urines examinées quotidiennement ne contiennent pas d'albumine, on autorise, à partir du quinzième

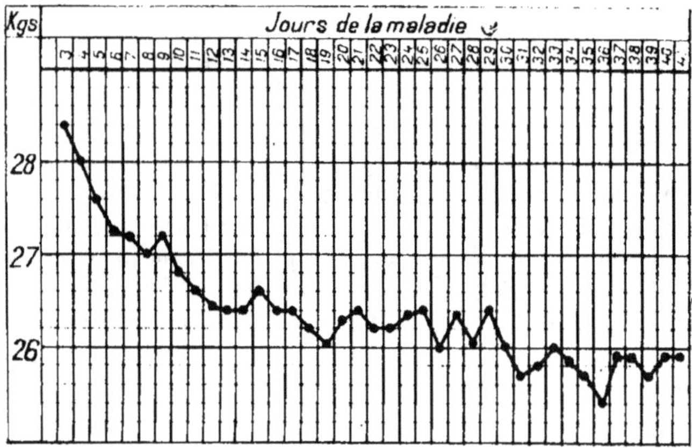

Fig. 1. — Diète hydrique jusqu'au 5e jour. Puis régime mixte déchloruré fournissant successivement par jour et par kilogramme 0gr.22, 0gr.83 et 0gr,93 d'albumine, 13, 18 et 19 calories.

jour, des bouillies et des potages au lait, qu'il n'y a pas d'inconvénient à saler légèrement, des fruits cuits, des confitures.

Quand, au vingt et unième jour, l'état du malade est satisfaisant, on commence à donner des panades, des purées, des pâtes, des jaunes d'œufs en réglant les quantités d'après l'âge de l'enfant; mais le lait doit constituer encore la partie importante de l'alimentation.

Au trentième jour, on permet des œufs, de la viande, du poisson, et on revient finalement au régime normal vers le quarantième jour, époque où le malade commence à sortir.

Il importe, une fois la période fébrile terminée, d'alimenter suffisamment l'enfant. Les observations faites avec Pr. Merklen [1] nous ont montré que, en général, des enfants âgés de cinq à quinze ans perdent du poids avec une ration de 1 gramme d'albumine et de

[1] P. Nobécourt et Pr. Merklen, Rations alimentaires dans la convalescence de la scarlatine et de la rougeole *(Gaz. des hôp.*, 4 janv. 1910).

24 calories environ par kilogramme, gardent un poids stationnaire ou n'augmentent que faiblement avec une ration de 3gr,50 d'albu-

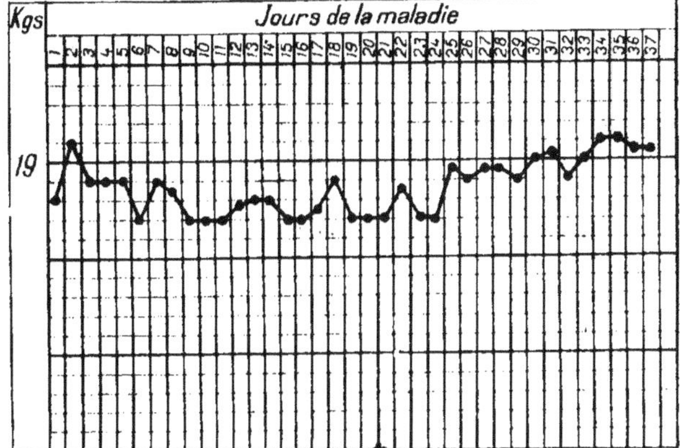

Fig. 2. — Régime lacté jusqu'au 23e jour (107 grammes de lait 3gr,5 d'albumine et 80 calories par jour et par kilogramme). Ensuite régime mixte chloruré fournissant par jour et par kilogramme 3gr,7 d'albumine, 94 ou 77 calories.

mine et de 80 calories par kilogramme, et au contraire présentent un accroissement de poids manifeste avec une ration comprenant

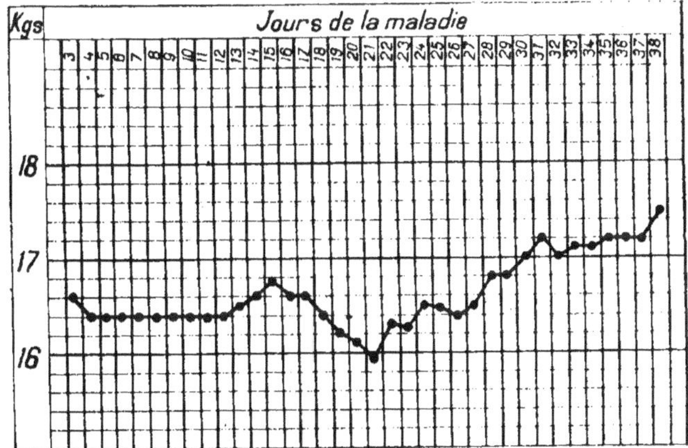

Fig. 3. — Régime lacté jusqu'au 23e jour (121 grammes de it 4 grammes d'albumine et 91 calories par jour et par kilogramme). — Ensuite régime mixte chloruré fournissant par jour et par kilogramme 5gr,2 d'albumine et 113 calories.

105 à 110 calories et 4gr,50 à 5 grammes d'albumine par kilogramme. Les tracés (fig. 1, 2 et 3) fournissent des exemples de ces faits. Ces

chiffres n'ont d'ailleurs pas d'autre importance que de fixer les idées, et il ne faudrait pas leur attribuer une valeur absolue. Il ne faut pas oublier en effet que les enfants observés à l'hôpital sont souvent des sujets qui ont souffert, mal alimentés, retardés dans leur développement. Il faut tenir compte, en outre, de l'état des fonctions digestives.

4° Médications diverses. — Au cours de la scarlatine régulière, l'hygiène thérapeutique doit tenir la première place dans les préoccupations du médecin. Les médicaments n'ont qu'un rôle tout à fait secondaire.

On assure un fonctionnement régulier de l'intestin par des lavements d'eau de guimauve ou de camomille, par des laxatifs (huile de ricin, magnésie, sulfate de soude). Il est même bon d'administrer au début un purgatif salin 2 grammes de sulfate de soude par année d'âge.

Il ne faut pas essayer de modérer la fièvre à l'aide des médicaments antipyrétiques, tels que l'antipyrine, le pyramidon, la quinine; ils sont inefficaces et peuvent troubler le fonctionnement des reins, qu'il importe de ménager. Si la température est trop élevée, si l'enfant est agité, on donne toutes les cinq ou six heures un bain tiède.

Pendant les premiers jours, il est classique de prescrire une potion contenant de l'*acétate d'ammoniaque* (0^{gr},25 par année d'âge pour favoriser l'éruption cutanée. On arrête son usage, quand celle-ci est complète.

Dans le but de prévenir les néphrites, en réalisant l'antisepsie des reins, on a proposé l'emploi de l'*urotropine*. Les résultats obtenus ont été assez inconstants. Certains médecins, Wateff (1903), Widowitz (1903), Buttersack et Patschkowski, Komel Preisick (1905), Kiroff (1) ont constaté une diminution du nombre des néphrites. D'autres, par contre, Schick (1903), Burkhardt, Garlipp (1905) n'ont pas observé d'influence appréciable et ont même noté une plus grande fréquence de l'albuminurie chez les malades traités. L'urotropine est prescrite à la dose de 0^{gr},10 par année d'âge et répartie en plusieurs prises dans les vingt-quatre heures; on la donne soit depuis le début de la maladie, soit pendant trois jours au commencement du troisième septénaire, moment où apparaissent en général les complications rénales (Widowitz).

Quant à la *photothérapie*, elle n'a guère été utilisée. Schoull (2

---

(1) D. Knorr. L'urotropine comme moyen prophylactique des néphrites scarlatineuses (*Arch. de méd. des enfants*. VIII, 1905, p. 673-678). Résumé des travaux antérieurs et faits personnels.

(2) Schoull. Photothérapie de la scarlatine. Longue durée de la contagiosité dans cette affection (*Soc. de thérap.*, 26 nov. 1903).

a noté chez les enfants placés dans une chambre rouge pendant l'éruption que la desquamation était nulle ou minime.

Somme toute, le traitement des scarlatines régulières doit être aussi simple que possible et comprend essentiellement, comme l'écrivaient déjà Hutinel et Deschamps (1) en 1890, « le régime lacté, le repos au lit et l'antisepsie de la gorge ».

II. — Traitement des formes cliniques.

Suivant que l'éruption est plus ou moins accusée, que les symptômes sont plus ou moins intenses, la scarlatine revêt des *formes bénignes* ou des *formes graves, malignes*, qui comportent des indications thérapeutiques particulières.

1° Scarlatines bénignes. — Ce sont tantôt des *formes frustes*, dans lesquelles l'angine est la principale manifestation, l'exanthème faisant défaut ou restant fugace et méconnu, tantôt des *formes peu fébriles* ou *apyrétiques*.

Dans un cas comme dans l'autre, il faut se comporter comme précédemment et ne négliger ni les mesures prophylactiques, ni l'hygiène des malades, ni le régime alimentaire. Ces formes peuvent en effet, tout comme les scarlatines régulières, se compliquer de néphrites. Ce sont même les scarlatines méconnues, qui se compliquent le plus facilement d'anurie ou d'urémie, parce que, le diagnostic n'ayant pas été posé, le malade a continué sa vie ordinaire, sans prendre aucune des précautions nécessaires.

2° Scarlatines malignes. — Ces scarlatines sont relativement rares en France et ne s'observent guère que dans d'autres pays, notamment en Angleterre, en Allemagne, en Autriche, en Russie. Elles se présentent sous des aspects variables. Il y des *formes ataxo-adynamiques* : l'hyperthermie est très marquée et durable; la température atteint et dépasse 41°; la peau est sèche et brûlante ; l'enfant est agité, anxieux, et délire; le pouls est très fréquent (140-160), mou, dépressible : la pression artérielle s'abaisse; les urines sont rares et albumineuses; parfois même l'anurie est complète. Il y a des *formes foudroyantes*, dans lesquelles ces phénomènes apparaissent d'emblée et amènent rapidement la mort, même avant l'apparition de l'éruption. Il y a des *formes hémorragiques*, où les mêmes symptômes s'accompagnent d'épistaxis, d'hématurie, de purpura, parfois d'hémorragies gastro-intestinales. Il y a des *formes*

---

(1) Hutinel et E. Deschamps, Antisepsie médicale et scarlatine au pavillon d'isolement des Enfants-Malades, du 1er janvier au 1er avril 1890 (*Revue d'hygiène*, 1890).

gastro-intestinales, où aux phénomènes généraux graves s'associent des vomissements, de la diarrhée, du ballonnement du ventre.

Dans les formes malignes, il ne faut pas se borner au traitement décrit pour la scarlatine en général; il serait complètement insuffisant. Il faut intervenir énergiquement et intervenir vite, si on veut éviter une issue fatale.

Les principales indications sont : combattre l'hyperthermie, soutenir le cœur, relever la pression artérielle, favoriser la diurèse, modifier le système nerveux, soutenir l'état général, traiter certains symptômes importants, lutter contre le processus infectieux lui-même.

Un certain nombre de médications répondent à ces indications. Elles ont pour la plupart des effets complexes : l'hydrothérapie, par exemple, n'a pas seulement pour résultat de diminuer la fièvre, elle a en outre une action heureuse sur la circulation, sur la diurèse et sur les phénomènes nerveux. Nous les classerons d'après les indications principales qui guident dans leur emploi.

Après avoir étudié ces procédés thérapeutiques, qui constituent actuellement la base du traitement des scarlatines malignes, nous parlerons des *sérums antiscarlatineux* et *antistreptococciques*.

a. **Il faut combattre l'hyperthermie.** — Pour combattre l'hyperthermie, il ne faut pas s'attarder à l'emploi des médicaments antipyrétiques, qui sont inutiles et même dangereux. Cependant Ausset (1) conseille, dans le cas d'hyperthermie grave, si l'enfant supporte mal la réfrigération, d'avoir recours à la *cryogénine*.

La médication de choix, la seule vraiment efficace, est l'*hydrothérapie*. Elle a été préconisée tout d'abord, sous forme d'affusions froides, en 1798, par Currie (de Liverpool), qui les expérimenta avec succès chez ses fils âgés de trois et cinq ans, puis employée par Grégory, Kolbany (de Presbourg) en 1808, Wood, etc. (2). Depuis son usage s'est généralisé. On peut utiliser, suivant les indications, les *affusions*, les *bains*, les *lotions*, le *drap mouillé* : de ces divers procédés, les deux premiers sont les plus actifs. Pour leur technique, on se conforme aux règles habituelles.

Affusions. — L'enfant est placé dans une baignoire. On jette sur lui, en une minute, cinq ou six seaux d'eau froide (10-15°). Puis on l'essuie rapidement et on l'enveloppe dans une couverture de laine pour faire la réaction. On recommence quatre ou cinq fois par vingt-quatre heures et même plus.

L'affusion est un procédé d'urgence. Elle est indiquée quand il

(1) E. Ausset, Traitement de la scarlatine (*La pédiatrie pratique*, 15 févr. 1904).
(2) Voy. Rilliet et Barthez, *loc. cit.*, p. 219.

faut agir vite dans un cas grave, quand il y a une température très élevée, une peau sèche et brûlante, une tachycardie excessive, des symptômes cérébraux violents, l'agitation alternant avec la prostration.

Bains. — On peut utiliser les bains à différentes températures. Toutefois le bain chaud doit être laissé de côté, et il faut avoir recours aux bains frais ou froids.

Les *bains frais* (26 à 30°) s'emploient quand la température n'est pas très élevée, quand il y a du délire, de l'agitation, des convulsions, chez des enfants nerveux, pour calmer les phénomènes d'excitation.

Le *bain progressivement refroidi* peut être utilisé quand l'hyperthermie n'est pas excessive et quand il n'y a pas d'accidents rapidement menaçants. Au début, la température de l'eau est de 2° inférieure à la température rectale du malade ; puis elle est ramenée à 30° en une demi-heure.

Le *bain froid* est beaucoup plus actif, et il faut y avoir recours toutes les fois que l'état général est grave. Toutefois il ne faut pas oublier la susceptibilité de l'enfant au froid. Comme le conseille Le Gendre (1), on donne le premier bain à 25°, le deuxième à 22°, le troisième à 20°, le quatrième et les suivants à 18°. Cette dernière température nous paraît cependant devoir être réservée à des cas tout à fait exceptionnels. La durée des bains est de cinq minutes au-dessous de six ans, de dix minutes chez les enfants plus grands. Ils sont répétés toutes les trois, quatre ou cinq heures suivant leur action sur la température et la rapidité avec laquelle celle-ci remonte.

Il y a des cas où le bain froid est contre-indiqué : quand le cœur est faible et irrégulier, quand il y a tendance au collapsus, refroidissement et cyanose des extrémités avec température élevée, quand il y a des hémorragies, de l'œdème du cou et de la glotte causant de la gêne respiratoire ou des polyarthrites (Le Gendre).

Lotions. — Drap mouillé. — Quand il y a des contre-indications à la balnéation ou quand celle-ci est rendue impossible, soit par des difficultés matérielles, soit par l'opposition des parents, on prescrit des lotions ou le drap mouillé.

Les lotions sont faites avec de l'eau à 20° additionnée de vinaigre ordinaire ou de vinaigre aromatique, pendant deux ou trois minutes, et répétées toutes les deux ou trois heures.

L'enveloppement dans le drap mouillé d'eau à 15° dure dix ou quinze minutes et est renouvelé toutes les deux ou trois heures.

Sous l'influence de l'hydrothérapie, on voit la température s'abaisser

(1) Le Gendre et Broca, Traité pratique de thérapeutique infantile, 2e édit., 1908, p. 315.

pendant un temps plus ou moins long, la sécheresse de la peau diminuer, le cœur se ralentir et se contracter plus vigoureusement, l'excitation nerveuse s'atténuer. Mais, dans les formes graves, l'amélioration n'est que passagère, et il faut renouveler fréquemment la médication.

b. Il faut soutenir le cœur et relever la pression artérielle. — L'hydrothérapie, en même temps qu'elle agit sur la fièvre, constitue un excellent stimulant du cœur et de la circulation, parce qu'elle abaisse la température et active la circulation périphérique. Si elle ne suffit pas, on a recours aux injections sous-cutanées d'un mélange de *sulfate de strychnine* et de *sulfate de spartéine*, plus rarement aux injections de *caféine*. Ces dernières sont surtout indiquées quand il y a tendance au collapsus et à l'adynamie; elles sont contre-indiquées quand il y a de l'excitation et du délire, car elles peuvent exagérer ces phénomènes. Quant à la *digitale*, on déconseille généralement son emploi.

Pour relever la pression artérielle, on possède une médication active dans l'*opothérapie surrénale*, sous forme de glande surrénale desséchée ou d'adrénaline. Elle est particulièrement indiquée dans le cas où existe le syndrome d'insuffisance surrénale : asthénie, hypotension artérielle, douleurs abdominales, etc. (Hutinel) (1).

c. Il faut favoriser la diurèse. — Dans les scarlatines malignes, les urines sont rares et albumineuses, parfois il y a de l'anurie. Il importe donc d'activer les fonctions rénales.

L'hydrothérapie favorise la diurèse. De même le lait et les boissons que l'on donne au malade. A l'eau on peut ajouter de la *lactose* à la dose de 30 grammes par litre. Mais souvent il est difficile de faire boire à l'enfant une quantité suffisante de liquide.

On fait des injections sous-cutanées de *sérum artificiel*, deux ou trois fois par jour, et à des doses qui varient suivant l'âge de l'enfant. Il ne faudrait pas se priver de cette médication par la crainte d'introduire une petite quantité de sel dans l'organisme ; ce n'est pas à cette période qu'apparaissent les accidents urémiques de la néphrite scarlatineuse, et d'ailleurs il n'est pas prouvé, comme nous le verrons, que celle-ci détermine toujours une rétention des chlorures. On ne s'abstient que s'il existe des œdèmes ou une grosse albuminurie.

Dans certains cas, on prescrit de la *théobromine*, qui, d'après Ausset, peut rendre de grands services.

d. Il faut modifier le système nerveux. — Le système nerveux est toujours impressionné dans les scarlatines graves. Tantôt ce sont

---

(1) Hutinel, Syndrome d'insuffisance surrénale au cours de la scarlatine (*Bull. méd.*, 17 mars 1909).

des phénomènes d'excitation et de délire, tantôt des phénomènes de dépression ; les uns et les autres peuvent d'ailleurs se succéder aux différentes phases de la maladie.

Dans bien des cas, le traitement hydrothérapique institué contre la fièvre agit également sur le système nerveux. Parfois il faut avoir recours à des médicaments.

Contre l'excitation cérébrale, on emploie les bromures, l'hydrate de chloral, etc.

Contre la dépression, on donne de l'eau additionnée de vin de Champagne ou d'eau-de-vie, la potion de Told, l'acétate d'ammoniaque ; on fait des injections répétées d'huile camphrée, d'éther ou de caféine.

e. Il faut traiter certains symptômes importants. — En plus des phénomènes que nous venons de passer en revue, il peut apparaître, dans certaines scarlatines malignes, des symptômes qui nécessitent des médications spéciales. Il en est ainsi dans les formes hémorragiques et dans les formes gastro-intestinales. Dans les premières, on donne de l'ergotine et du chlorure de calcium. Dans les secondes, on prescrit la diète hydrique et le traitement aujourd'hui classique.

f. Il faut lutter contre le processus infectieux. — Dans ce but, on a proposé l'emploi des *métaux colloïdaux*. Les avis sont partagés sur leur efficacité : tandis que Netter a constaté de bons effets, Baginsky a eu des insuccès.

C'est également à ce propos que peut se poser l'utilisation des sérums antiscarlatineux.

Sérums antiscarlatineux. — Certains médecins préconisent l'emploi, dans les scarlatines malignes, des sérums antiscarlatineux (1). Avec le sérum de Moser, Escherich (1902) a vu la mortalité tomber de 16,41 à 6,70 p. 100. Budjwid et Gertler (1903), Popischill (1903), Bokay (1904 et 1905), Schick (1905) en Autriche et en Hongrie, Palmirski et Zebrowki à Varsovie, Menchikoff à Kasan, Eglise et Langowoï à Moscou, Woynow (2) à Saint-Pétersbourg (1908), ces derniers avec un sérum préparé par l'Institut bactériologique de Moscou, ont également obtenu des résultats favorables. Ces auteurs ont constaté l'abaissement de la température, l'amélioration de la respiration et du pouls, la disparition de la cyanose, du coma et du délire. Il faut injecter d'emblée de fortes doses, 100 à 200 centimètres cubes, et

(1) Moizard, *in* Traité des maladies de l'enfance de Grancher et Comby, 2e édit., I, 1904. — Besredka, *Médicaments microbiens, in* Bibl. de thérapeutique Gilbert et Carnot, 1912, p. 275,
(2) M. Voynow, De l'action du sérum antiscarlatineux monovalent, d'après les statistiques de l'hôpital des Enfants de Pétersbourg, durant les années 1906-1907 (*Rousky Vratch*, 1908, n°s 34 et 35 ; anal. in *Arch. de méd. des enfants*, 1909, p. 780).

commencer le traitement le plus près possible du début de la maladie. Les effets sont d'autant meilleurs que les injections ont été plus précoces. Moser, avec son sérum polyvalent, a eu, quand l'injection a été faite :

Le 1er et le 2e jour, une mortalité de			0,00 p. 100.
3e —	—		14,29 —
4e —	—		23,08 —
5e —	—		40,00 —
8e —	—		50,00 —

Tous les médecins qui ont employé les sérums antiscarlatineux ne partagent pas l'opinion optimiste que nous venons de rapporter. Moltchanoff (de Moscou), Quest, Troïzky, Iasni et Mitzkewitsch, Bilik, Baginsky (de Berlin), Czerny (de Breslau), Ganghofner (de Prague), Ritter, etc., n'ont pas constaté d'action bien nette et ont renoncé à leur emploi.

En France, nous n'avons pas la pratique de ces sérums. Il faut dire que nous n'observons guère des épidémies aussi meurtrières qu'en Autriche et en Russie ; chez nous la mortalité est en général de 2 à 5 p. 100.

En présence d'opinions aussi contradictoires que celles qui ont été formulées, on peut conclure que les sérums antiscarlatineux n'ont qu'une efficacité bien minime sur la scarlatine ; nous avons vu d'ailleurs qu'il s'agit, en réalité, de sérums antistreptococciques nullement spécifiques. Comme l'écrivent Hutinel et L. Martin (1), « il paraît possible d'expliquer les faits en disant que le sérum antistreptococcique prévient les infections secondaires à streptocoques ou même qu'il agit comme tonique, car on doit donner 100 ou 200 centimètres cubes pour obtenir de bons effets ». Je reviendrai sur l'emploi de ces sérums à propos du traitement des complications de la scarlatine, si souvent dues aux streptocoques.

III. — Traitement des complications et des affections associées.

Au cours de la scarlatine, les complications sont fréquentes. Elles sont dues soit à l'action du virus scarlatineux, soit à des infections secondaires. Ces dernières en sont la cause la plus habituelle ; mais le virus scarlatineux favorise leur action et conditionne pour une part leurs localisations et leur évolution.

C'est au niveau du pharynx que ces infections se développent le plus souvent ; elles sont facilitées par l'inflammation chronique de cette cavité, liée à l'hypertrophie du tissu lymphoïde. Du pharynx,

(1) HUTINEL et L. MARTIN, *in* HUTINEL, Les maladies des enfants, 1909, I, p. 366.

les germes infectieux peuvent se propager à la bouche et au nez, aux ganglions, aux oreilles; ils peuvent envahir la circulation générale et donner lieu à des septicémies ou à des affections diverses. Presque toujours ce sont des streptocoques qui interviennent.

Des complications sont à rapprocher les associations morbides, la diphtérie notamment.

J'étudierai successivement :

1° Le traitement des angines, des adénopathies de voisinage, des stomatites, du coryza, des otites ;

2° Le traitement des affections rénales et de leurs principales manifestations ;

3° Le traitement des septicémies et de diverses localisations ;

4° Le traitement des affections associées.

1° Traitement des angines, des adénopathies cervicales, du coryza, des otites. — Ces diverses complications constituent un ensemble clinique qui, suivant les cas, se trouve réalisé plus ou moins au complet. On peut les prévenir dans une certaine mesure par la désinfection, prolongée pendant toute la maladie, du nez, de la bouche et du pharynx.

Si on met à part les angines dues au bacille de Lœffler, dont le traitement sera décrit plus loin, ces affections sont dues le plus habituellement à des streptocoques, plus rarement à d'autres germes. Elles sont *érythémateuses et pultacées, membraneuses et ulcéreuses, gangreneuses, phlegmoneuses.* Le rhino-pharynx est presque toujours infecté simultanément; parfois il l'est isolément. Les angines sont précoces ou tardives et apparaissent alors principalement du quinzième au vingtième jour.

a. Angines érythémato-pultacées. — Au début de la scarlatine, il existe presque toujours une rougeur intense des amygdales, qui sont tuméfiées, du voile du palais et de ses piliers. Assez souvent sur les amygdales apparaît un enduit pultacé facile à reconnaître. Cette angine érythémato-pultacée ne comporte pas de traitement spécial ; il faut se contenter de prescrire les *lavages de la gorge* et les *gargarismes*, que nous avons déjà mentionnés, et ne pas s'efforcer d'enlever les exsudats par l'application de collutoires. Il peut arriver que la douleur, très intense, rende pénible ce mode de traitement. On fait alors dans la gorge des *vaporisations* avec l'appareil de Lucas-Championnière; on emploie de l'eau bouillie, de l'eau de guimauve ou du borate de soude :

Borate de soude...................... 40 grammes.
Glycérine............................. 60   —
Eau distillée......................... 900   —

Autrefois, quand il existait des phénomènes inflammatoires très marqués, on conseillait volontiers les émissions sanguines : si l'enfant est vigoureux, écrivent Rilliet et Barthez, il faut faire dès le début une saignée et au besoin appliquer autour du cou et sur les régions mastoïdiennes huit à douze sangsues (chez un enfant de sept à quinze ans), qu'on laisse saigner pendant quatre ou cinq heures. Aujourd'hui on n'a guère recours à ce traitement, et on se borne à maintenir en permanence autour du cou des *compresses imbibées d'eau très chaude*, que nous retrouverons à propos des adénopathies.

b. Angines membraneuses et ulcéreuses. — Le traitement varie suivant l'intensité des symptômes locaux et des phénomènes généraux.

Dans les **formes bénignes**, les membranes restent localisées et ont peu de tendance à s'étendre et à se reproduire; les ganglions sont peu tuméfiés, la fièvre reste modérée. Le traitement est alors le même que celui des angines érythémato-pultacées.

Dans les **formes graves**, **malignes**, **septiques**, la fièvre est élevée, l'état général est grave, la dysphagie est intense, l'haleine est fétide; les ganglions sous-maxillaires sont gros, douloureux, entourés d'un tissu cellulaire empâté; les membranes sont grisâtres, très adhérentes, se reproduisent rapidement, s'étendent aux amygdales, aux piliers, aux joues et aux lèvres; il y a du jetage nasal muco-purulent.

On pourrait être tenté, à la vue de ces membranes, de les enlever ou de les traiter par des applications locales antiseptiques ou caustiques. Mais, avec cette pratique, on traumatise la muqueuse et on facilite la pénétration des germes et des toxines. Il y a déjà longtemps d'ailleurs que Rilliet et Barthez déconseillaient l'emploi des topiques actifs qui entretiennent la phlogose de la gorge et contribuent à augmenter le gonflement ganglionnaire et la fétidité. On se trouve bien toutefois de toucher les lésions sans frotter, deux ou trois fois par jour, avec un tampon d'ouate imbibée d'eau oxygénée à 12 volumes (Moizard).

On fait de fréquents *lavages de la gorge* avec de l'eau oxygénée étendue de 9 parties d'eau bouillie. *On instille dans les narines*, avec un compte-gouttes ou une petite seringue, un mélange de 1 partie d'eau oxygénée et de 9 parties de sérum artificiel tiède.

On maintient sur le cou des *compresses imbibées d'eau chaude*, et on les renouvelle fréquemment.

Enfin on combat les phénomènes généraux par des *bains* tièdes ou même chauds; on stimule le système nerveux et on soutient le cœur par des injections *d'huile camphrée* à 1 p. 10, ou d'une solution de *sulfate de strychnine et de sulfate de spartéine*, par des boissons alcoolisées; on alimente le malade avec du lait.

Dans l'*angine nécrotique* de Hénoch, qui peut aboutir à la perforation du voile du palais, cet auteur, ainsi que Méry et Hallé (1), conseille les attouchements des ulcérations, matin et soir, avec une solution de *chlorure de zinc à 1 p. 30* et, cinq ou six fois par jour, des grands lavages de la gorge avec de l'eau oxygénée étendue. Ce traitement donne de bons résultats, mais n'empêche toutefois pas une perforation de se produire.

c. **Angines gangreneuses**. — Elles sont exceptionnelles et sont traitées comme les angines membraneuses et ulcéreuses.

d. **Angines phlegmoneuses**. — Elles sont traitées par les *pulvérisations* dans la gorge et au besoin par l'*incision*, si le pus collecté ne s'évacue pas spontanément.

e. **Adénopathies cervicales**. — Les différentes variétés d'angines peuvent s'accompagner d'adénopathies cervicales. Celles-ci, dans certains cas, prennent un grand développement et même aboutissent à la suppuration.

Le traitement le plus efficace consiste dans l'*eau chaude*, appliquée d'une façon méthodique et rigoureuse (p. 13). Elle peut faire rétrocéder des inflammations intenses et éviter la suppuration. Quand celle-ci est manifeste, il faut ouvrir la collection et la traiter suivant les règles habituelles.

Parfois, généralement chez les enfants tout jeunes, se développent des *abcès péripharyngiens*, qu'il faut ouvrir de bonne heure pour éviter l'asphyxie.

f. **Otites**. — Les otites moyennes sont fréquentes dans la scarlatine; quelquefois elles suppurent.

Quand apparaissent les symptômes douloureux, on applique des *compresses chaudes et humides* sur la région auriculaire; on instille deux ou trois fois par jour dans le conduit auditif externe de la *glycérine phéniquée à 1 p. 20* ou un mélange à *parties égales de liqueur de Van Swieten et de glycérine*; on surveille les progrès de l'affection pour pratiquer le *paracentèse du tympan* aussitôt que l'indication s'en pose. Quand la suppuration est réalisée, on fait plusieurs fois par jour des petits lavages de l'oreille avec de l'*alcool à 90°*.

2° Traitement des affections rénales et de leurs principales manifestations. — De toutes les fièvres éruptives, la scarlatine est celle qui intéresse le plus souvent le rein. L'albuminurie est fréquente à la période fébrile; elle apparaît fréquemment

(1) Méry et Hallé, Les perforations du voile du palais dans la scarlatine (*Arch. de méd. des enfants*, VIII, p. 705-723, déc. 1905).

aussi dans les deuxième et troisième semaines de la maladie. En général, elle ne s'accompagne pas d'autres manifestations ; elle reste latente et doit être recherchée systématiquement. Dans quelques cas, soit à la période fébrile, soit plus souvent dans la convalescence, il se produit en même temps des modifications des urines, qui sont rares, foncées, contiennent du sang en plus ou moins grande abondance ; il apparaît des œdèmes localisés ou généralisés, une élévation de la pression artérielle, de la dilatation du cœur et parfois des phénomènes d'urémie nerveuse (troubles oculaires et auditifs, convulsions) ou d'urémie digestive (vomissements, diarrhée). Parfois on note une anurie complète. Ces phénomènes peuvent causer la mort rapide. Sinon, ou bien la néphrite guérit, ou bien elle passe à l'état subaigu ; chez certains malades persiste un certain temps de l'albuminurie intermittente.

Si l'albuminurie reste un symptôme isolé, on se borne à insister sur le régime lacté absolu et à veiller au bon fonctionnement de l'intestin.

S'il apparaît des phénomènes plus intenses, il faut instituer une thérapeutique active, qui s'inspire toujours des mêmes règles générales, mais varie dans ses détails, suivant la prédominance de tel ou tel symptôme.

a. Un enfant, au décours de sa scarlatine, présente des *modifications des urines* et des *œdèmes*. Il faut *restreindre la quantité des liquides* et *diminuer* ou *supprimer le lait* : on lui donne un quart, un demi, trois quarts de litre de lait et un demi-litre d'*eau lactosée* (30 grammes de lactose par litre), ou seulement un demi ou trois quarts de litre de cette dernière. On continue ce régime pendant deux ou trois jours, puis on augmente petit à petit la quantité de lait.

En même temps on peut prescrire un purgatif, tel que l'*eau-de-vie allemande* (1 gramme par année d'âge). S'il existe de la *dilatation marquée du cœur*, si le malade se présente autant comme un cardiaque que comme un rénal (Hutinel), on donne de la *digitaline* (I ou II gouttes de la solution de digitaline cristallisée à 1 p. 1 000 par jour), ou on associe le *calomel* et la *digitale*, médication recommandée déjà par les anciens médecins allemands, au dire de Rilliet et Barthez, sous la forme suivante :

Calomel . . . . 0gr,02 ou 0gr,03 par année d'âge.
Poudre de feuilles de digitale . 0gr,02   —   —

Diviser en huit paquets. Un paquet toutes les deux heures.

On fait en outre appliquer sur les régions lombaires des *ventouses sèches* et quatre ou six *ventouses scarifiées*.

Puis on donne, pour favoriser la diurèse, de la tisane de chiendent contenant du *nitrate de potasse* : celui-ci était prescrit autrefois par Müller, cité par Rilliet et Barthez, à très haute dose, jusqu'à 15 grammes par jour; il vaut mieux se borner à des doses plus faibles (0^{gr},10 par année d'âge).

En général, quand la néphrite est traitée dès le début, on peut prévenir les accidents urémiques, et on voit assez rapidement l'albuminurie et l'hématurie disparaître, en même temps que la diurèse se rétablit et que les œdèmes rétrocèdent. Mais il n'en est pas toujours ainsi.

b. Quand se manifestent des *signes précurseurs d'une crise d'urémie* : céphalalgie, troubles de la vision, myosis, vomissements, etc., quand on voit la pression artérielle s'élever, il faut supprimer le lait et mettre l'enfant à la *diète hydrique* (eau pure ou eau lactosée); il faut appliquer des *ventouses scarifiées* sur la région lombaire et même faire une *saignée* générale; il faut donner de *l'eau-de-vie allemande.* Il convient, en effet, d'éviter l'introduction dans l'organisme de matières albuminoïdes et de chlorures, car l'urée et les sels peuvent être retenus dans l'organisme, et de l'urée peut être trouvée en excès dans le liquide céphalo-rachidien au cours des néphrites scarlatineuses, comme nous l'avons vu avec Darré et avec Harvier (1); il est en outre urgent d'éliminer de l'organisme les poisons qui y sont retenus.

Si les *convulsions* apparaissent, on pratique la *saignée* et, dès qu'il est possible, on administre un *purgatif.* Trousseau, Cadet de Gassicourt (2) conseillent la *compression de la carotide* du côté opposé à celui où les convulsions sont le plus intenses, alternativement des deux côtés quand les convulsions sont généralisées, pendant quinze à vingt minutes. On donne plusieurs fois par jour des *lavements d'eau bouillie refroidie* (Le Gendre).

D'après J. Teissier (de Lyon), les accidents urémiques sont rapidement guéris par les injections de *sérum du sang des veines rénales* de chèvre, recueilli aseptiquement et conservé à la glacière. On l'introduit sous la peau, à doses quotidiennes de 10 à 20 centimètres cubes, répétées pendant plusieurs jours.

c. Il y a des cas où *l'anurie* est complète. On institue le même

---

(1) Nobécourt et Darré, Le cœur, la pression artérielle et les éliminations urinaires dans un cas de néphrite post-scarlatineuse (*Soc. de péd.*, déc. 1905). — Nobécourt et Harvier, Considérations sur un cas d'urémie éclamptique post-scarlatineuse, en particulier sur les phénomènes cardio-vasculaires (*Soc. méd. des hôp.*, 23 oct. 1908).

(2) Cadet de Gassicourt, Traité clinique des maladies de l'enfance, II, 1882, p. 494 — Cet auteur, par contre, considère les émissions sanguines comme peu recommandables.

traitement. De plus, on fait des injections sous-cutanées de *sérum artificiel* à 38° (Le Gendre).

Le *traitement chirurgical* (néphrotomie, décapsulation) peut être tenté en pareille circonstance.

d. Quand la néphrite ne cède pas rapidement, quand les urines restent albumineuses et insuffisantes, quand les œdèmes persistent, le pronostic devient plus sérieux, et souvent l'affection va durer.

On ne peut pas continuer la diète hydrique plus de deux ou trois jours; d'ailleurs, il n'y a aucune utilité à le faire. On règle l'alimentation d'après la courbe du poids et les éliminations urinaires. On donne du *lait* en quantités croissantes jusqu'à la ration convenable, puis des bouillies et des potages au lait, des purées de pomme de terre, des fruits cuits. Ou bien on institue soit un *régime déchloruré* ne contenant que peu ou pas de lait, soit un *régime hypoazoté*.

On assure le bon fonctionnement de l'intestin à l'aide de *lavements frais*, qui peuvent avoir, d'autre part, une action favorable sur l'activité rénale, et de *laxatifs* (sulfate de soude, sulfate de magnésie).

On soutient l'activité du cœur et on active la diurèse avec la *digitale*; il faut la prescrire pour donner un « à-coup intermittent » pendant deux ou trois jours consécutifs (Le Gendre). Ensuite on donne soit de la *caféine*, soit plutôt de la *théobromine* (0gr,10 par année d'âge, sans dépasser 1 gramme par jour) pendant huit ou dix jours.

On conseille la *révulsion lombaire* : ventouses sèches, cataplasmes sinapisés.

Avec les médicaments cardiaques et diurétiques, on peut utiliser (Moizard, Ausset) le *tanin* (0gr,20 à 1 gramme suivant l'âge), en solution dans l'eau ou en pilules, le *sirop iodo-tannique* (1 gramme par année d'âge), le *lactate de strontium* (0gr,50 à 2 grammes suivant l'âge). On donne les préparations de tanin et celles de strontium alternativement, chacune pendant une semaine.

Dans les cas où les urines sont rares, foncées, très albumineuses et contiennent des cylindres épithéliaux, Lancereaux conseille la *teinture de cantharides*, fraîchement préparée : chez une fillette de huit ans, il a obtenu la guérison par l'administration de X gouttes en cinq jours (1).

L'opothérapie rénale ne donne que des résultats encore discutables.

e. Si la néphrite rétrocède, on institue jusqu'à la guérison l'hygiène et le régime des néphrites chroniques. Même alors que

_____

(1) Lancereaux, Le traitement des néphrites épithéliales par la teinture de cantharides (*Trib. med.*, 27 avril 1909). — Nous n'avons pas eu l'occasion d'essayer ce médicament dans la néphrite scarlatineuse ; mais nous avons constaté son inefficacité dans plusieurs cas de néphrites aiguës d'origine angineuse.

l'albuminurie a disparu, il faut surveiller les reins de l'enfant, qui restent particulièrement susceptibles.

3° **Traitement des autres complications**. — A côté des principales complications dont le traitement vient d'être exposé, d'autres peuvent survenir, d'importance et de fréquence variables.

a. ***Arthropathies; rhumatisme scarlatin***. — Assez rare chez l'enfant, le rhumatisme scarlatin revêt en général la forme d'une *polyarthrite aiguë séreuse*. On enveloppe d'ouate les articulations douloureuses, après avoir appliqué au besoin une *pommade au salicylate de méthyle*. On prescrit le *salicylate de soude* ou de préférence l'*aspirine*, qui est plus efficace, ainsi que l'ont montré J. Hallé, Weill-Hallé et Richardière (1). Dans 11 cas observés en 1903, les premiers de ces auteurs ont obtenu une amélioration rapide et la guérison en trois jours avec des doses quotidiennes de 0^{gr},25, 0^{gr},50, 1 gramme chez des enfants de moins de dix ans. Chez des enfants de dix ans, Richardière donne jusqu'à 2 et 3 grammes par jour.

Dans les *formes suppurées*, d'ailleurs exceptionnelles, il faut pratiquer l'*arthrotomie*.

b. ***Troubles cardiaques***. — Le cœur est fréquemment touché au cours de la scarlatine (2). Il y a des *troubles fonctionnels du myocarde* consécutifs aux néphrites, dont nous avons indiqué le traitement (p. 54). Il y a des *endocardites*, des *péricardites* et surtout des *troubles fonctionnels*, qualifiés souvent de myocardite, qui jouent leur rôle dans la gravité de certaines formes.

Leur apparition doit rendre prudent dans l'administration des bains froids, qui peuvent alors occasionner le collapsus ou la syncope. On les combat par la *vessie de glace précordiale*, les injections de *sérum artificiel*, d'*huile camphrée*, de *strychnine*, de *spartéine*, par l'*opothérapie surrénale*.

c. ***Appendicites***. — L'appendice présente fréquemment des lésions dans la scarlatine, et les appendicites avérées ne sont pas exceptionnelles. Comme l'a montré R. Kauffmann (3), un certain nombre de scarlatines malignes sont, en réalité, des scarlatines compliquées d'appendicite méconnue; il faut toujours, en pareil cas, penser à la possibilité de cette dernière, et, si l'on a des craintes, s'abstenir des purgatifs et des bains, appliquer de la glace sur le ventre, prescrire la diète, imposer l'immobilité. Quand il s'agit d'appendicite

---

(1) J. Hallé et Weill-Hallé, Rhumatisme scarlatin et aspirine (*Soc. de péd. de Paris*, 20 nov. 1906, p. 343). — Richardière, *Soc. de péd. de Paris*, 1906, p. 346.

(2) P. Nobécourt, Le cœur dans la scarlatine de l'enfant (*La clinique*, 25 mars 1910).

(3) R. Kauffmann, L'appendicite dans la scarlatine. Thèse de Paris, 1908.

évidente, il ne faut pas hésiter à intervenir chirurgicalement au cas de péritonite généralisée, même pendant la période fébrile; mais, dans les cas d'appendicite localisée, il vaut mieux temporiser. La scarlatine guérie, on ne se hâtera pas d'opérer, si la crise d'appendicite a été bénigne et ne laisse pas de troubles, car les lésions peuvent guérir complètement; si, au contraire, il persiste de l'appendicite chronique, on se comporte suivant les règles habituelles.

d. **Septicémies.** — Il y a des cas où les phénomènes septicémiques tiennent la première place. Il existe une fièvre plus ou moins vive, un état général grave, de la faiblesse du cœur et de l'hypotension artérielle, parfois des érythèmes infectieux.

On donne alors des *bains tièdes*; on applique de la *glace sur la région précordiale*; on fait des injections de *strychnine* et de *spartéine* et, s'il y a lieu, on prescrit de *l'adrénaline*. Le malade est laissé au *régime lacté*, et, pour le stimuler, on lui donne de *l'alcool* et de *l'acétate d'ammoniaque*.

On peut encore employer le *collargol* ou *l'électrargol*, dont les effets ne sont pas aussi constants qu'on l'a dit, mais qui, cependant, m'ont paru efficace dans quelques cas, ou avoir recours, quand il s'agit de streptococcies, aux *sérums antistreptococciques*, qui ont également été utilisés dans les complications localisées de même nature. Il convient de préciser la valeur de cet agent thérapeutique.

Sérums antistreptococciques. — Comme il a été dit plus haut (p. 49), les sérums antiscarlatineux ne sont que des sérums antistreptococciques. En conséquence, s'ils sont peu efficaces contre le processus scarlatin, ils peuvent avoir leur utilité contre les complications dues aux streptocoques. Les opinions à ce sujet sont très différentes. Parmi les médecins qui utilisent les sérums réputés antiscarlatineux, les uns sont d'avis que les complications sont moins fréquentes après leur emploi, les autres qu'elles ne sont nullement diminuées. Somme toute, aucune conclusion précise ne peut être dégagée.

L'emploi des sérums antistreptococciques ordinaires a une action très douteuse. Josias (1), utilisant, en 1895, le sérum de Nocard et celui de Marmorek, dans un but prophylactique ou dans un but thérapeutique, n'a pas constaté d'effets favorables; de même Comby avec le second de ces sérums, et Tollemer (2) avec le sérum

---

(1) JOSIAS, De la scarlatine à l'hôpital Trousseau durant l'année 1895. De la sérothérapie dans la scarlatine (emploi du sérum de Marmorek) (*Bull. gén. de thérap.*, 1896).

(2) COMBY, TOLLEMER, *Soc. méd. du IX* arrondissement*, 11 nov. 1909, in *Journ. de méd. de Paris*, n° 48, p. 189.

de l'Institut Pasteur. E. Weill et Mouriquand (1), par contre, ont obtenu « quelques améliorations assez nettes dans plusieurs cas d'infections streptococciques post-scarlatineuses et notamment dans des cas avec angine grave, coryza purulent et complications otitiques ».

J'ai utilisé, à l'hôpital des Enfants-Malades, le sérum antistreptococcique polyvalent de l'Institut Pasteur, pendant l'été de 1909. D'une façon générale, les effets n'ont pas été bien démonstratifs. Cependant, dans plusieurs cas de fièvres prolongées, liées à des angines ulcéreuses ou à des infections du cavum, chez des adénoïdiens, la sérothérapie a amené la chute de la température et la rétrocession des symptômes locaux. Il semble donc que le sérum antistreptococcique doive être utilisé dans les cas de ce genre. Mais, pour obtenir un effet utile, il faut employer des doses assez fortes, de 20 à 40 centimètres cubes, et ne pas craindre de les renouveler.

4° Traitement des affections associées. — A la scarlatine peuvent s'associer la rougeole, la varicelle, la diphtérie, etc.

La *diphtérie* mérite une mention spéciale au point de vue thérapeutique ; elle est généralement grave, en particulier parce qu'il s'agit d'une strepto-diphtérie.

Dès qu'on reconnaît l'existence d'une angine diphtérique, avant tout examen bactériologique, même s'il s'agit d'une angine simplement suspecte, il faut injecter du *sérum antidiphtérique* à hautes doses (40 ou 60 centimètres cubes) et renouveler les injections tant que les membranes n'ont pas disparu.

On peut employer simultanément le *sérum antistreptococcique*.

Quand la diphtérie apparaît dans une salle de scarlatineux, il faut isoler le malade et faire des *injections préventives de sérum antidiphtérique* aux autres enfants.

Tel est, dans ses grandes lignes, le traitement de la scarlatine chez l'enfant. En l'appliquant avec méthode, surtout en réalisant une bonne hygiène et en pratiquant l'antisepsie, on guérit le plus souvent ces malades. En France, la mortalité ne dépasse guère 5 p. 100, sauf dans certaines épidémies particulièrement sévères.

II. — TRAITEMENT DE LA ROUGEOLE.

De même que la scarlatine, la rougeole ne demande, dans la plupart des cas, qu'un traitement simple, consistant surtout en soins

---

(1) E. WEILL et G. MOURIQUAND, Méningite scarlatineuse staphylococcique (*Soc. de péd.*, 19 oct. 1909).

hygiéniques. Dans les deux maladies, il faut s'efforcer de prévenir les infections secondaires, dont le point de départ est principalement dans le pharynx et dont l'agent habituel est le streptocoque. Mais, tandis que, dans la première ce sont surtout les angines et les néphrites qu'il faut craindre, dans la seconde ce sont les affections des voies respiratoires qui sont les plus redoutables.

La rougeole, comme la scarlatine, *ne possède pas de traitement spécifique* : l'injection de sérum de rougeoleux guéris, essayée avec un certain succès par Weisbecker (1901), ne constitue pas un procédé susceptible de généralisation. C'est un *traitement pathogénique* et *symptomatique* qu'il convient d'instituer; il comporte des prescriptions qui sont communes à toutes les rougeoles, d'autres qui sont spéciales à certaines formes cliniques, d'autres enfin qui s'adressent aux complications et aux affections associées. Ces trois ordres de faits seront étudiés successivement.

I. — Traitement de la rougeole en général.

Le médecin qui soigne des rougeoleux doit ordonner des mesures prophylactiques destinées à empêcher la diffusion de la maladie, donner des conseils sur l'hygiène et prescrire diverses médications.

1° **Mesures prophylactiques**. — Dès que le diagnostic de rougeole est porté, il faut *isoler* le petit malade, car elle est contagieuse. L'isolement doit être prolongé en général pendant les quinze jours qui suivent le début de l'éruption : dans certaines circonstances, par exemple quand un service d'hôpital est encombré, on peut réduire sa durée à dix jours : en tout cas, les trois semaines imposées par Ollivier (1884) sont inutiles. La rougeole, en effet, au contraire de la scarlatine, cesse d'être contagieuse quand l'éruption disparaît : il est exceptionnel que le malade reste dangereux au delà de ce moment: Hutinel et L. Martin (1), toutefois, ont vu un enfant communiquer la maladie onze jours après le début de l'éruption.

Plus important est l'isolement du malade pendant la période d'invasion, car la rougeole est contagieuse trois ou quatre jours avant l'éruption. Il est bon, toutes les fois qu'on le peut, d'isoler un enfant qui a de la fièvre, du catarrhe oculo-nasal et de la toux.

Comme les enfants qui ont été en contact avec le rougeoleux, sont déjà contaminés, on peut se demander s'il est utile, dans une

____

(1) Hutinel et L. Martin, *in* Hutinel, Les maladies des enfants, 1909, I, p. 371.

famille, de les séparer du malade. Il convient de le faire, non pas tant pour prévenir la maladie que pour éviter son aggravation par le groupement d'enfants pris successivement.

Dans la chambre du malade ne doivent pénétrer que les personnes qui lui donnent des soins; dans les salles d'hôpital, on admettra toutefois la famille. On ne pénètre qu'après avoir revêtu une blouse, qui est quittée à la sortie; on se savonne soigneusement les mains quand on a touché le malade. Il ne faut cependant pas exagérer les précautions, car, à l'inverse de la scarlatine, la rougeole ne se transmet guère indirectement; le virus morbilleux n'a, en effet, qu'une très faible vitalité.

Aussi la *désinfection* du matériel servant au malade et des locaux est-elle inutile. On s'est basé sur le peu de résistance du germe et sur la précocité de la contagion pour demander la radiation de la rougeole de la liste des maladies pour lesquelles la déclaration et la désinfection sont obligatoires d'après la loi de 1902. Il est préférable de maintenir la déclaration, qui permet la prophylaxie, dans les écoles, par exemple, mais de rendre la désinfection facultative (1).

Je parlerai plus loin de l'isolement et de la désinfection dans les infections secondaires.

2o Hygiène du malade. — Le rougeoleux doit être placé dans une chambre où l'on maintient une température de 16-18°; on ne craint pas de renouveler l'air, en prenant les précautions nécessaires pour empêcher le refroidissement. On évite une lumière trop vive et même on entretient une demi-obscurité, car l'inflammation conjonctivale provoque souvent de la photophobie.

On a proposé l'emploi de la *lumière rouge*. Le malade est placé dans une chambre, dont les fenêtres sont garnies de rideaux ou de papiers rouges, et qui est éclairée par une lampe entourée d'un verre rouge. Chatinière (1908), Beckmann (1908), et à leur suite plusieurs médecins, des médecins espagnols en particulier, disent avoir obtenu des effets favorables : diminution rapide du catarrhe oculo-nasal, de l'éruption et de la fièvre. Par contre d'autres, Comby, Guinon, Rousseau Saint-Philippe (1900), Codena (1905), etc., n'ont constaté aucune action appréciable, et Gouget (2), chez l'adulte, arrive à la même conclusion. Toutefois la question n'est pas défi-nitivement tranchée, et, comme l'écrit Gouget, « il faudrait en

---

(1) Vœu adopté par le Ier Congrès des médecins sanitaires sur le rapport de L. Martin et Vaudremer, Paris, nov. 1909.

(2) Gouget, Rougeole et lumière rouge (*Presse méd.*, 28 avril 1909, no 34, p. 297). — L'influence du rouge sur la rougeole est admise depuis très longtemps ; dans beaucoup de pays (Vosges. Roumanie, Caucase, Espagne, etc.), on met aux rougeoleux des chemises rouges.

reprendre l'étude sur des bases plus rigoureusement scientifiques : traiter de préférence de jeunes enfants, chez qui sont plus fréquentes les formes graves, qui permettent mieux d'apprécier l'influence du traitement ».

Le rougeoleux est laissé au lit ; avant trois ans, on permet de le promener de temps en temps sur les bras. Il doit être suffisamment couvert, mais sans exagération. Le linge sera toujours très propre et changé aussi souvent qu'il sera nécessaire.

On veille à la *propreté* minutieuse des téguments. Dans les hôpitaux, on donne un *bain* à l'entrée du malade, et on ne craint pas de le renouveler ; dans les familles, on donne le bain toutes les fois qu'il est possible. A défaut de bain, on nettoie successivement les différentes parties du corps à l'eau chaude et au savon. Si la peau est en mauvais état, on prescrit un *bain de sublimé*. On panse toutes les érosions de la peau, les folliculites, etc., avec un *emplâtre à l'oxyde de zinc*, ou même avec l'*emplâtre rouge de Vidal* (J. Hallé) [1]. Si la chevelure est mal entretenue, s'il existe de l'impétigo, on coupe les cheveux ; il est bon d'ailleurs de faire des lotions du cuir chevelu à l'alcool camphré. Pour prévenir la vulvite, on lave la vulve matin et soir avec de l'eau bouillie ou boriquée. On poudre la région ano-génitale avec du talc.

Les *yeux* sont l'objet d'une surveillance attentive, car le catarrhe oculaire morbilleux prédispose aux conjonctivites. On les lave deux ou trois fois par jour avec un liquide chaud (sérum artificiel, décoction de camomille ou de guimauve). Si l'inflammation est vive, on applique sur les paupières, plusieurs fois par jour, pendant une dizaine de minutes, une compresse imbibée de ces mêmes liquides chauds. Il est parfois utile d'instiller I ou II gouttes d'une solution de *nitrate d'argent à 1 p. 100* (J. Hallé).

On assure l'*antisepsie des cavités buccales, nasales et pharyngées*. On lave la bouche et le pharynx buccal à l'aide du bock, deux ou trois fois par jour, avec de l'eau bouillie ou boriquée tiède. On nettoie les dents et les gencives avec un tampon d'ouate hydrophile monté sur une pince à forcipressure. On instille dans les narines quelques gouttes d'huile camphrée à 1 p. 10 ou de sérum artificiel tiède. On défend les collutoires et les lavages du nez, qui irritent les muqueuses.

S'il y a des fissures des lèvres, on les panse avec de la *vaseline*

---

(1) J. Hallé, État actuel du traitement de la rougeole (*Presse méd.*, 4 avril 1908, n° 28, p. 217).

salicylée à 1 p. 100, et on les touche plusieurs fois par jour avec de l'eau oxygénée.

On veille au fonctionnement de l'intestin ; s'il y a constipation, on donne des *lavements* et de légers *laxatifs*, mais pas de purgatifs. Fréquemment il existe de la diarrhée, et celle-ci nécessite des précautions spéciales pour l'alimentation du malade.

L'ALIMENTATION des rougeoleux, bien qu'elle n'ait pas une importance aussi grande que celle des scarlatineux, a donné lieu cependant à quelques discussions. Les anciens médecins insistaient sur la nécessité d'une diète absolue pendant la période fébrile et ne permettaient à cette période que des tisanes émollientes ; puis, pendant la convalescence, ils réalimentaient prudemment et progressivement le malade. Plus tard, certains se sont départis de cette règle, et Cadet de Gassicourt (1) écrivait : « Mais surtout, mais avant tout il ne faut pas laisser les enfants à la diète, comme le recommandent les anciens auteurs. Il importe, au contraire, de les nourrir, et le meilleur de tous les aliments est le lait cru, soit froid, soit légèrement tiédi. »

Un certain nombre de raisons militent en faveur de l'ancienne opinion. Pendant la fièvre, l'anorexie est généralement complète, les vomissements ne sont pas rares, les selles sont habituellement mal digérées et même diarrhéiques ; il est difficile de faire prendre des aliments, même du lait, à un enfant qui souvent refuse toute boisson, et d'ailleur la diète est le meilleur traitement des troubles digestifs. De plus l'étude des éliminations urinaires et des courbes de poids, que nous avons poursuivie avec Leven, Pr. Merklen et Ramus (2), montre l'inutilité de l'alimentation à cette première période de la rougeole.

Chez les enfants mis au *régime lacté* depuis l'apparition de l'éruption jusqu'au quinzième jour, on constate, quelle que soit la ration de lait (3), une diminution de poids qui se manifeste dès le début de l'éruption et atteint son maximum du cinquième au huitième jour ;

---

(1) Cadet de Gassicourt, Traité des maladies de l'enfance, II, 1882, p. 378.

(2) Nobécourt, Leven et Pr. Merklen, Le poids et les urines dans la rougeole (*Soc. de pédiatrie*, oct. 1905). — Nobécourt et Pr. Merklen, Variations de l'urée dans la rougeole suivant le régime alimentaire (*Soc. de péd.*, janv. 1906) ; Influence de la chloruration du régime sur l'élimination urinaire des chlorures et sur le poids au cours de la rougeole ; considérations diététiques (*Rev. mens. des maladies de l'enfance*, août 1906) ; L'alimentation dans la rougeole et la scarlatine de l'enfant (*Gaz. des hôp.*, 18 févr. 1909) ; Rations alimentaires dans la convalescence de la scarlatine et de la rougeole (*Gaz. des hôp.*, 4 janv. 1910). — Ramus, Régime alimentaire à instituer dans la rougeole, d'après les éliminations urinaires et le poids. Thèse de Paris. 1906.

(3) Nos petits malades ont ingéré par kilogramme et par jour des rations de 62 à 140 gr. de lait, contenant 2gr,5 à 4gr,6 d'albumine et 58 à 105 calories.

puis habituellement le poids remonte sans atteindre cependant son chiffre primitif, mais quelquefois il reste stationnaire ou même continue à diminuer. Le volume des urines, diminué à la période fébrile, s'accroît à partir du cinquième jour; il n'y a pas de relations entre la courbe du poids et celle des urines. Le taux des chlorures urinaires est, pendant toute la durée de la maladie, en rapport avec la quantité de sel ingéré avec le lait. Par contre, l'excrétion de l'urée est très influencée: pour une même quantité de lait, l'urée reste à peu près fixe pendant les six ou huit premiers jours, puis augmente et atteint son maximum du septième au neuvième jour, le plus souvent du neuvième au douzième; ce taux élevé ne persiste pas plus de vingt-quatre heures.

Chez les enfants laissés à *l'eau d'orge* pendant les quatre premiers jours de l'éruption, puis alimentés avec des bouillies et des purées sans lait ni sel, auxquelles on ajoute de la viande à partir du dixième jour *régime déchloruré*, la chute de poids initiale existe comme avec le régime lacté, mais est beaucoup plus marquée; à partir du huitième jour, quand l'alimentation est plus forte, surtout quand on donne de la viande, le poids augmente. Le volume des urines subit les mêmes variations qu'avec le régime lacté. Le taux des chlorures s'abaisse progressivement du premier au douzième jour. L'urée éliminée pendant les quatre premiers jours de la maladie a sensiblement le même taux qu'avec le régime lacté, bien qu'il n'y ait pas d'albumine ingérée; dans les quatre jours qui suivent, elle diminue, alors qu'avec le régime lacté elle reste à peu près fixe; finalement elle augmente légèrement au moment où l'enfant prend de la viande, mais son taux, par rapport à l'albumine ingérée, est plus élevé qu'avec le régime lacté, et la décharge uréique est plus manifeste qu'avec ce dernier.

Avec le même régime que précédemment, mais additionné de 5 à 10 grammes de chlorure de sodium (*régime chloruré*), la perte de poids n'est guère plus marquée qu'avec le régime lacté pendant les quatre premiers jours; puis elle s'accuse jusqu'au huitième jour, tout comme chez les enfants soumis au régime lacté ou au régime déchloruré; ensuite l'influence du sel n'est plus guère appréciable. L'élimination urinaire des chlorures est à peu près en rapport avec la quantité de sel ingéré, et il n'y a pas de crise chlorurique; c'est la courbe de poids qui seule rend évidente l'action du sel. L'élimination de l'urée se fait comme avec le régime déchloruré.

De ces données on peut conclure que l'élimination de l'urée se comporte de la même façon au début de la rougeole, que le malade prenne du lait ou de l'eau d'orge; il n'y a donc aucun intérêt à donner pendant la période fébrile des aliments albuminoïdes aux petits malades. Par contre, on peut leur faire prendre sans inconvénients du sel (4 ou 5 grammes par jour), qui évite une perte de poids trop accentuée.

Chez les rougeoleux on peut donc instituer le régime suivant que l'on modifie suivant les indications individuelles.

Pendant les trois ou quatre jours que dure la fièvre, on donne à l'enfant de l'eau d'orge, des tisanes diverses (bourrache, fleurs pectorales, mauve, etc.). L'usage des boissons chaudes est à recommander, car elles favorisent les fonctions cutanées et diminuent l'irritation des voies respiratoires. Il ne faut pas cependant trop insister et, au besoin, on permet des boissons acidulées (limonade, sirops de framboises ou de cerises, infusion de pommes, qui n'ont pas les inconvénients que leur attribuaient Rilliet et Barthez. On donne un peu de sel, ajouté par exemple à du bouillon de légumes ou de viande bien frais.

Quand la fièvre est tombée, on autorise du lait, des bouillies et des potages au lait, puis des purées, des œufs, de la viande, etc. La réalimentation, s'il n'existe pas de troubles digestifs, peut être assez rapide. Au moment de sa première sortie, l'enfant doit s'alimenter normalement.

3° **Médications diverses.** — Il est d'usage de prescrire, pendant l'éruption, de l'acétate d'ammoniaque (0gr,25 par année d'âge), associé ou non à du benzoate de soude (0gr,10 par année d'âge) dans une potion :

> Acétate d'ammoniaque...................... 2gr,50
> Benzoate de soude........................ 1 gramme.
> Sirop d'éther............................ ⎞
> Sirop de fleurs d'oranger................ ⎠ āā 20 grammes.
> Eau distillée............... Q. S. pour 150 —

A prendre par cuillerée à soupe toutes les deux heures. — Pour un enfant de dix ans.

Si, ce qui est fréquent au début de la rougeole, la toux est vive et quinteuse, on emploie comme excipient un *looch blanc*.

Dans les cas où l'éruption se fait mal et où on craint des complications bronchopulmonaires, on donne un ou deux bains chauds sinapisés.

On garde l'enfant au lit pendant une huitaine de jours après la fin de la fièvre, et on le laisse sortir le quatorzième ou le quinzième jour, si le temps est favorable. Pendant la convalescence, il peut être utile de prescrire du *sirop iodo-tannique*. Si l'enfant se remet mal, on l'envoie au bord de la mer ou dans la montagne.

II. — Traitement des formes cliniques.

La rougeole revêt des formes cliniques très variées. Les unes, intéressantes seulement au point de vue descriptif, ne comportent pas d'indications thérapeutiques spéciales. Les autres sont caractérisées par une évolution particulière, qui tantôt est bénigne, tantôt est grave, maligne.

En présence d'une *forme bénigne*, on atténue la rigueur du traitement indiqué pour la rougeole normale.

En présence d'une *forme grave, maligne*, il faut au contraire intervenir d'une façon beaucoup plus active, car la mort peut en être l'aboutissant rapide. Dès le début, la température est très élevée, les forces sont prostrées, il y a de l'agitation, du délire, de la dyspnée, une tachycardie extrême; souvent l'éruption se fait mal et est retardée. Suivant la prédominance de tel ou tel symptôme, on distingue une *forme nerveuse* ou *ataxo-adynamique*, une *forme pulmonaire* ou *suffocante*, une *forme hémorragique*.

1° **Forme nerveuse, ataxo-adynamique**. — Rapidement la température atteint 40 à 40°,5 et s'y maintient; le malade est dans un état typhoïde; le pouls est rapide et la dyspnée est vive.

L'indication urgente est de combattre la fièvre.

Les *médicaments antipyrétiques* ne sont guère efficaces et ont l'inconvénient de déprimer le cœur. La quinine n'a qu'une action minime. L'antipyrine est plus active, d'après Comby, qui, avec des doses assez fortes de 0^{gr},50 ou 1 gramme à la fois, a obtenu des abaissements de température de 1 à 2° persistant pendant deux, trois ou quatre heures.

Mais l'*hydrothérapie* constitue le traitement de choix, sous forme de bains ou de lotions.

Le *bain tiède* (31 à 35°) est le plus communément employé. Depuis longtemps on a constaté son efficacité. « Son effet immédiat, écrivent Rilliet et Barthez, est en général de produire une sédation des symptômes et une réapparition des rougeurs cutanées. » Malheureusement, ajoutent-ils, il est bientôt suivi d'une réaction vive et pernicieuse, et il faudrait pouvoir les renouveler; « mais alors les malades ne peuvent supporter des bains aussi fréquents, ou bien il se développe une inflammation pulmonaire manifeste ».

Actuellement on ne craint pas cette éventualité, et on donne toutes les trois ou quatre heures un bain tiède de dix à douze minutes de durée.

Le *bain froid* (20 à 25°) a été préconisé. Comby se trouve bien du bain à 20°; il le continue, si l'enfant réagit bien, même quand une bronchopneumonie apparaît, à condition que le foyer reste limité. En général cependant on préfère le bain tiède et au besoin le *bain frais* (26 à 20°) ou le *bain refroidi*.

Quant aux *lotions froides* préconisées par Thaër, dès 1832, elles sont aujourd'hui plus rarement employées que les bains.

En même temps que les bains, on prescrit une *médication stimulante* : acétate d'ammoniaque dans une potion de Todd, injections d'huile camphrée à 1 p. 10, de sulfate de strychnine et de spartéine, de sérum artificiel.

2° Forme pulmonaire ou suffocante. — Dès le début, la dyspnée est vive, angoissante, l'enfant se cyanose. Le tableau rappelle celui de la bronchite capillaire, mais l'auscultation ne décèle qu'un léger affaiblissement du murmure vésiculaire.

En pareil cas, le *bain froid* (20 à 25°), répété toutes les trois ou quatre heures, est particulièrement indiqué. S'il est mal toléré, on donne des *bains tièdes* (26 à 30°), ou des *bains refroidis* et, dans l'intervalle, on fait un *enveloppement humide et froid du tronc*.

La *saignée* générale ou des *ventouses scarifiées* placées sur la région lombaire peuvent soulager le malade.

Il faut en outre avoir recours à la *médication stimulante* indiquée plus haut.

3° Forme hémorragique. — Elle est rare. En plus des symptômes qui caractérisent la forme nerveuse, la peau et le tissu cellulaire sous-cutané sont le siège d'ecchymoses et de suffusions sanguines; il y a aussi des épistaxis, des hémorragies gastro-intestinales, de l'hématurie.

Dans cette forme particulièrement sévère, la balnéation est en général contre-indiquée. On utilise la *médication stimulante, le jus de citron, le chlorure de calcium*.

III. — Traitement des complications.

La rougeole est rarement grave par elle-même; ce qui en fait une affection redoutable, la plus meurtrière des maladies aiguës de l'enfance depuis l'emploi de la sérothérapie antidiphtérique, ce sont les complications dues à des *infections secondaires*.

Les infections les plus communes se développent d'abord au niveau des premières voies digestives et respiratoires, où elles peuvent se localiser, réalisant des rhinites, des pharyngites, des stomatites et des propagations de voisinage aux ganglions cervicaux et aux oreilles.

Du pharynx elles peuvent gagner le larynx, la trachée, les bronches et les poumons : ces complications, laryngites, trachéobronchites, bronchopneumonies, pleurésies, sont des plus fréquentes et des plus graves.

Enfin diverses localisations, d'importance variable, peuvent se rencontrer.

Une place à part doit être réservée à l'association de la rougeole et de la diphtérie.

Les infections secondaires de la rougeole dues à des germes vulgaires sont *contagieuses*. Tout rougeoleux qui en est atteint doit être séparé des enfants dont la maladie évolue régulièrement. Cette pratique diminue dans de fortes proportions, comme l'a montré Hutinel, la mortalité dans la rougeole. A l'isolement, sera associée la *désinfection* des objets et des locaux. La désinfection, qui n'est pas utile pour la rougeole elle-même, est indispensable pour les infections secondaires.

1° **Traitement des infections buccales, nasales et pharyngées**. — Nous avons vu les soins hygiéniques qu'il convient de donner au nez, à la bouche et au pharynx de tous les rougeoleux, pour éviter l'infection de ces cavités facilitée par l'énanthème morbilleux. Quand cette infection se trouve réalisée et provoque des affections locales, le traitement doit être plus actif.

a. **Bouche**. — L'énanthème buccal peut se compliquer de **stomatites ulcéreuses** et **membraneuses** de types divers. On fait alors des lavages de la bouche avec de l'*eau oxygénée* à 12 volumes étendue de 8 à 10 parties d'eau et des attouchements avec de l'*eau oxygénée*, ou avec du *bleu de méthylène* en poudre, ou avec du *chlorure de chaux sec* (hypochlorite de chaux).

Rarement se développe une **gangrène de la bouche**. On pratique alors les mêmes lavages; on bourre l'ulcération avec de la gaze iodoformée; au besoin on *cautérise* l'escarre et la zone qui l'entoure avec le thermocautère ou le galvanocautère.

b. **Nez**. — Chez certains enfants, les narines laissent écouler un liquide sanieux, séro-purulent, qui irrite leur pourtour et la lèvre supérieure; il traduit une **rhinite** ou une **rhino-pharyngite purulente**. On se trouve bien de faire dans les fosses nasales des instillations de sérum artificiel chaud additionné d'un cinquième ou d'un dixième d'eau oxygénée à 12 volumes, et de les répéter fréquemment.

c. **Pharynx**. — Des inflammations des amygdales palatines et de l'amygdale pharyngée, des **angines pultacées ulcéreuses et membraneuses** peuvent s'observer. Leur traitement est le même que pour les angines de la scarlatine (p. 51).

d. **Oreilles.** — Les otites sont fréquentes dans la rougeole : elles le sont d'autant plus que les malades sont plus jeunes. Elles peuvent rester légères et catarrhales, ou au contraire s'accompagner de fièvre, de douleurs vives et suppurer. Dès qu'un enfant se plaint de douleurs d'oreilles, il faut instituer le traitement qui a été décrit à propos des otites de la scarlatine (p. 53).

e. **Adénopathies cervicales.** — Les adénopathies cervicales, en général moins intenses et moins graves que dans la scarlatine, comportent les mêmes indications thérapeutiques (p. 53).

2⁰ Traitement des infections des voies respiratoires inférieures. — De toutes les complications, celles qui portent sur les voies respiratoires inférieures sont en général les plus graves. Elles peuvent se localiser ou s'étendre à leurs différents segments.

a. **Larynx.** — En dehors de la laryngite diphtérique, que nous retrouverons plus loin (p. 72), on peut observer les formes diverses des laryngites aiguës.

Dès le début de la rougeole, la **laryngite catarrhale**, qui est la règle, s'accompagne parfois, même avant l'éruption, d'accès de **laryngite striduleuse** grave, dus à la tuméfaction de la muqueuse et à un élément spasmodique surajouté. En pareil cas, il faut d'abord éliminer la diphtérie, ce qui n'est pas toujours facile, et reconnaître le début d'une rougeole au catarrhe oculo-nasal et à l'aspect des muqueuses buccale et pharyngée. Le diagnostic établi, on favorise l'éruption cutanée et on calme l'excitabilité du système nerveux par des *bains tièdes*, des *enveloppements chauds et humides du cou*, des *antispasmodiques* (bromure, codéine, éther, antipyrine, etc.) et des *inhalations de vapeur d'eau*. Pour calmer l'accès lui-même, l'un des meilleurs moyens, d'après Sevestre et Bonnus (1), consiste dans la pratique des enveloppements froids du thorax. S'il est nécessaire, on fait une injection de *morphine* (1 milligramme par année d'âge), qu'on renouvelle s'il y a lieu ; cette pratique a donné à Lemarignier (2) d'excellents résultats ; elle supprime le tirage. En général ces moyens de traitement suffisent, et les phénomènes ne tardent pas à se calmer. Mais parfois les accès de suffocation deviennent menaçants, et, dans leur intervalle, persiste une dyspnée continue avec tirage permanent. Il faut alors intervenir pour permettre le passage de l'air dans le larynx : Trousseau, Bouchut, etc.,

---

(1) Sevestre et Bonnus, Des laryngites suffocantes au début de la rougeole (*Arch. de méd. des enfants*, II, 1909, p. 65-73).

(2) Lemarignier. De l'emploi de la morphine en thérapeutique infantile. Thèse de Paris, 1908.

pratiquaient la *trachéotomie* ; Sevestre et Bonnus préfèrent le *tubage*, qui rend moins faciles les infections secondaires et permet de continuer les bains. Le tube est bien supporté, et d'ailleurs il n'a besoin d'être laissé en place que pendant quelques jours.

Pendant l'éruption ou après sa disparition, peuvent apparaître des **laryngites ulcéreuses**, qui provoquent une dyspnée permanente et paroxystique avec tirage et cornage, et s'accompagnent généralement de bronchopneumonie. Le pronostic en est grave. On institue le même traitement que précédemment. Mais, dans cette forme, si l'intervention devient nécessaire, le tubage est en général inefficace, et il vaut mieux, comme le conseille Netter, pratiquer d'emblée la *trachéotomie*.

b. Bronches et poumons. — La **bronchite** est presque constante dans la rougeole et ne nécessite pas de traitement spécial. Elle peut s'accompagner de poussées de **congestion pulmonaire**, qui sont en général fugaces, mais cependant constituent une indication de donner des *bains tièdes* (33 à 35°) toutes les quatre ou cinq heures et même de faire des *enveloppements frais et humides du thorax*, surtout si une dyspnée vive et une température élevée font craindre le début d'une bronchopneumonie.

La **bronchopneumonie** peut apparaître à la période d'invasion, pendant l'éruption ou pendant la convalescence. Une température très élevée dès le début, une fièvre qui ne tombe pas avec l'éruption ou qui s'élève de nouveau, quand celle-ci s'éteint, marquent souvent son début. Elle peut se présenter sous trois formes principales : une *forme suraiguë*, catarrhe suffocant, bronchite capillaire ; une *forme aiguë*, bronchopneumonie lobulaire, parfois pseudo-lobaire ; une *forme subaiguë*.

α. *Formes suraiguë et aiguë.* — Le traitement de choix, qu'il faut commencer dès le début, est l'*hydrothérapie*.

Le plus habituellement on prescrit le *bain chaud* 37 à 38° , qui provoque une vaso-dilatation périphérique, décongestionne le poumon, soulage le cœur et détermine secondairement un abaissement de la température. On le renouvelle toutes les trois ou quatre heures, si la température prise à ces intervalles atteint ou dépasse 39°. Entre les bains, on fait un *enveloppement humide et frais du thorax*, qui rend plus prolongée l'action antithermique. Dans le catarrhe suffocant on peut avoir recours aux bains chauds sinapisés, qui provoquent une congestion plus marquée des téguments.

Le *bain froid* est généralement mal toléré, surtout dans le catarrhe suffocant.

Comme adjuvants, on applique pour décongestionner les poumons, et chez les enfants déjà grands, des *ventouses sèches* sur le thorax. S'il existe un foyer pseudo-lobaire chez un enfant vigoureux, on place à son niveau quelques *ventouses scarifiées*. Il ne faut toutefois user des émissions sanguines qu'avec modération : déjà Rilliet et Barthez s'élevaient contre l'emploi de la saignée, préconisée autrefois par J. Frank, qui peut avoir une influence fâcheuse.

Les *vomitifs* n'ont que des indications très rares, car ils dépriment les forces de l'enfant. Au début, quand il y a seulement de l'encombrement des grosses bronches, on peut toutefois y avoir recours chez un enfant résistant. L'asphyxie en est une contre-indication absolue.

Les *stimulants* sont fréquemment prescrits. On donne du thé, du café, du champagne, des grogs, la potion de Todd. A celle-ci on incorpore de l'acétate, du chlorhydrate ou du carbonate d'ammoniaque. On fait des injections répétées d'huile camphrée à 1 p. 10 et, pour soutenir le cœur, de sulfate de strychnine et de sulfate de spartéine. S'il y a tendance au collapsus, on pratique des injections d'éther. La caféine n'est que rarement utilisable à cause de l'excitation cérébrale qu'elle cause ; on y a recours en cas d'accidents menaçants de faiblesse cardiaque ou d'adynamie. Le sérum artificiel peut être utilisé à faibles doses à titre de stimulant ; les fortes doses doivent être évitées, car elles peuvent provoquer de l'œdème pulmonaire.

La *quinine* et ses succédanés, l'*antipyrine*, n'ont guère d'utilité ; si on les prescrit, ce doit être à petites doses.

L'*argent colloïdal* a été préconisé ; ses effets sont très inconstants.

β. *Forme subaiguë.* — La bronchopneumonie aiguë peut guérir sans laisser de traces. Souvent au contraire le processus se poursuit pendant des jours et des semaines, et la fièvre persiste ou apparaît de temps en temps ; des signes de bronchopneumonie chronique avec dilatation des bronches s'installent.

Dans ces cas, il faut insister sur l'*aérothérapie*. A l'hospice des Enfants-Assistés, dans le service d'Hutinel, nous avons vu fréquemment l'exposition à l'air et au soleil, par un temps favorable, de petits malades dont l'affection thoracique persistait depuis longtemps sans modification, améliorer l'état général, faire tomber la fièvre en quelques jours, rétrocéder les signes physiques.

Si faire se peut, on envoie l'enfant à la campagne ou dans la montagne, à une altitude moyenne.

On alimente fortement le petit malade. On prescrit des *balsamiques* : polygala, sirop de tolu, terpine, eucalyptol. Au besoin, pour ménager les voies digestives, on a recours aux injections souscutanées d'*huile goménolée* à 20 p. 100 (1 centimètre cube par année d'âge . La *révulsion* cataplasmes sinapisés, pointes de feu peut être utile ; autrefois on usait largement des vésicatoires.

Les *cures thermales* aux eaux arsenicales de La Bourboule et du Mont-Dore sont utiles quand l'affection se prolonge et quand le processus infectieux semble éteint.

Parfois la bronchopneumonie se complique de **pleurésie purulente**, que l'on traite, suivant les indications habituelles, par l'intervention chirurgicale.

Chez certains malades, la **tuberculose** se développe pendant la convalescence de la rougeole; son traitement ne présente rien de spécial.

3° **Traitement de diverses complications.** — Des complications diverses nécessitent des traitements particuliers, sur lesquels je ne saurais insister ici. Telles sont les *entérites cholériformes* ou *dysentériformes*, les *rubrites*, les *conjonctivites*, les *suppurations cutanées*, les *méningites*, etc.

4° **Traitement de la diphtérie associée à la rougeole.** — Quand la diphtérie se développe chez un rougeoleux, elle est en général très grave, et souvent elle atteint d'emblée le larynx.

Il faut agir vite. Dès qu'apparaît un enrouement persistant, avant tout examen bactériologique, on doit injecter du *sérum antidiphtérique* (20 centimètres cubes et renouveler l'injection le jour même et les jours suivants, si le diagnostic se confirme. De hautes doses sont nécessaires. Si l'asphyxie rend l'intervention nécessaire, on pratique soit le *tubage* Sevestre, Richardière , soit la *trachéotomie* Netter .

Le malade est naturellement isolé pour éviter la contagion. Il faut en outre faire des *injections préventices de serum antidiphtérique* 10 ou 20 centimètres cubes à tous les enfants qui ont été en rapport avec le malade. On renouvelle l'injection huit jours après, car il semble que l'action préventive soit moins certaine chez les rougeoleux que chez les enfants sains. Dans le but d'éviter la diphtérie chez les rougeoleux, certains médecins conseillent de faire une injection prophylactique à tous les malades entrant à l'hôpital ; cette pratique est à conseiller en temps d'épidémie de diphtérie, mais ne doit pas être utilisée en temps habituel. Si l'isolement est bien fait, nous n'avons vu qu'exceptionnellement la diphtérie chez les rougeoleux soignés dans le service d'Hutinel, soit à l'hospice des Enfants-Assistés, soit à l'hôpital des Enfants-Malades.

Somme toute, au cours de la rougeole, peuvent survenir des complications variées, dont chacune comporte ses indications thérapeutiques. Il faut savoir les traiter, mais surtout s'efforcer de les prévenir par une hygiène appropriée. Celle-ci doit être d'autant plus rigoureuse que les enfants sont plus jeunes et s'exercer surtout dans les services hospitaliers, car le pronostic diffère sensiblement suivant les milieux. Dans les hôpitaux d'enfants de Paris, malgré les précautions indiquées, la mortalité pour rougeole atteint encore 10 à 12 p. 100 et, certaines années, est même plus élevée.

III. — TRAITEMENT DE LA RUBÉOLE
ET DE LA QUATRIÈME MALADIE.

La **rubéole**, de même que la rougeole et la scarlatine, avec lesquelles le diagnostic est parfois difficile, est une maladie aiguë, épidémique et contagieuse. On a assez souvent l'occasion de la traiter chez les enfants, surtout entre deux et dix ans.

Le plus habituellement sa symptomatologie est réduite à l'éruption et les phénomènes généraux sont peu marqués ; aussi le traitement est-il très simple. On garde l'enfant à la chambre et on le met au lit, s'il a de la fièvre ; on restreint l'alimentation ; on met de la pommade ou de l'huile camphrée à 1 p. 10 dans le nez, pour calmer le coryza ; on prescrit des gargarismes ou des lavages de la gorge contre l'angine.

Dans les cas où les symptômes sont plus accentués, on insiste davantage sur ces soins, et on se comporte comme dans la rougeole. Mais les complications ne sont pas à craindre comme dans cette dernière maladie, et le pronostic reste bénin.

La rubéole est contagieuse déjà quatre à cinq jours avant l'éruption (Aviragnet et Apert) et pendant que celle-ci persiste. Il faut donc isoler le malade et maintenir l'isolement pendant huit ou dix jours. La désinfection est inutile, et la déclaration n'est pas obligatoire.

La **quatrième maladie** de Clément Dukes, ou **rubéole scarlatineuse** de Filatow, n'a pas encore une individualité bien nette. On se borne à maintenir les enfants au lit pendant la période fébrile. Dukes permet de les alimenter. Comme le diagnostic avec la scarlatine est difficile, il est prudent, ainsi que le conseillent Hutinel et L. Martin (1), de traiter les malades comme des scarlatineux, pour se mettre à l'abri des complications que pourrait entraîner une erreur de diagnostic.

(1) Hutinel et L. Martin, *in* Hutinel, Les maladies des enfants, 1909, I, p. 408.

IV. — TRAITEMENT DE LA VARICELLE.

La varicelle est le plus souvent une maladie légère et bénigne ; mais, si elle survient chez des enfants débilités ou déjà malades, chez des enfants mal tenus, si elle est soignée dans un milieu infecté, tel que le sont souvent les hôpitaux, des complications peuvent apparaître et revêtir une certaine gravité. En présence d'une varicelle, on ne doit donc pas toujours admettre sans restriction la formule suivante empruntée à Cadet de Gassicourt [1] : « Le traitement se réduit à l'expectation pure et simple, pour une maladie dont la terminaison est toujours heureuse et qui est exempte de toute complication. »

J'envisagerai successivement le traitement de la *varicelle normale* et celui des *complications*.

I. — Traitement de la varicelle normale.

1° **Mesures prophylactiques.** — La varicelle est une maladie contagieuse par contact direct ; elle ne se transmet pas à distance. La contagion peut se faire avant l'apparition de l'éruption et pendant toute la durée de celle-ci, mais se réalise surtout au début. Le virus, inconnu, est peu résistant.

Le malade doit être isolé. L'*isolement* n'a pas besoin d'être aussi rigoureux que pour les autres fièvres éruptives. Dans les hôpitaux, il n'existe en général pas de pavillons spéciaux. Le personnel doit prendre les précautions habituelles : port d'une blouse, lavage des mains. La *désinfection* n'est pas nécessaire.

L'isolement doit être, d'après les règlements officiels, de seize jours comptés à partir du début de l'éruption. Il y a des cas où ce laps de temps est trop long, d'autres où il est trop court, car la maladie peut être très fugace ou au contraire se prolonger et évoluer par poussées successives. Dans la pratique, il convient d'attendre la chute des dernières croûtes, qui résultent de la dessiccation des bulles.

La *déclaration* de la varicelle n'est pas obligatoire.

2° **Hygiène du malade.** — L'éruption cutanée crée des portes d'entrée aux infections secondaires par les germes qui vivent sur la peau ou sont apportés par les mains, les linges ou l'eau des bains. Il faut donc prendre des soins minutieux de la peau, la tenir propre et la protéger. Au début, on donne un *bain antiseptique* et on

---

[1] CADET DE GASSICOURT. Traité clinique des maladies de l'enfance, II, 1882, p. 346.

le renouvelle au besoin ; à moins de nécessité, il vaut mieux supprimer les bains à la période de vésiculation pour les reprendre pendant la dessiccation. Il faut éviter les frottements de la peau, mais ne pas craindre de nettoyer les extrémités et la région ano-génitale.

La peau est pansée à sec avec du sous-nitrate de bismuth, du dermatol, du talc mélangé d'acide borique (1 p. 10), et recouverte avec de la gaze stérilisée. Le visage est protégé également par un masque de gaze. Il est parfois nécessaire d'attacher les mains de l'enfant pour l'empêcher de se gratter.

Les yeux sont lavés à l'eau boriquée. Au besoin, s'il se développe des éléments sur la conjonctive, on instille matin et soir II ou III gouttes d'un collyre de sulfate de zinc à 1 p. 100.

La vulve est lavée avec soin et protégée par un pansement pour éviter la vulvite.

On fait des lavages de la bouche à l'eau bouillie, car il existe de l'énanthème buccal et une stomatite peut se développer.

L'enfant est maintenu au lit pendant la période fébrile et jusqu'au moment où toutes les bulles sont à l'état de dessiccation. On lui permet alors de se lever, tout en le gardant à la chambre.

On institue le régime lacté au début, s'il y a de la fièvre. Dès que celle-ci a disparu, on permet l'alimentation habituelle.

Il n'y a pas lieu de prescrire de médicaments.

II. — Traitement des complications.

En prenant les précautions qui viennent d'être énumérées, il est rare d'observer des complications de quelque importance. Mais il peut en apparaître dans les conditions indiquées plus haut.

Ce sont surtout des **complications cutanées**, ulcérations, gangrènes, lymphangites, érysipèle, abcès, phlegmons gazeux même. On les traite suivant les procédés habituels : lavages avec des antiseptiques (sublimé, eau oxygénée), pansements secs avec des poudres antiseptiques (iodoforme, peroxyde de zinc, etc.).

Parfois apparaissent des **septicémies** et des **pyohémies** avec arthrites suppurées, pleurésie purulente, néphrite, etc.

Dans certains cas, se produisent des **manifestations respiratoires** : *laryngite avec spasme glottique, bronchopneumonie.*

Certains enfants ont une **néphrite varicelleuse** généralement bénigne, des **pseudo-rhumatismes** légers, etc.

Je ne saurai entrer dans le détail du traitement de toutes ces complications, qui ne présente rien de spécial à la varicelle. Il faut dire toutefois que les infections secondaires sont contagieuses et que les enfants qui en sont porteurs doivent être séparés de ceux qui ont une varicelle normale.

V. — TRAITEMENT DE LA VARIOLE.

Depuis que la pratique de la vaccination s'est généralisée, on n'a plus que rarement à traiter la variole, surtout chez l'enfant. Ce moyen de prophylaxie différencie nettement cette maladie des autres fièvres éruptives, pour lesquelles il n'existe aucun procédé analogue. Mais, au point de vue d'une thérapeutique spécifique, nous sommes aussi désarmés vis-à-vis d'elle que vis-à-vis des autres ; il convient toutefois de rappeler les tentatives de vaccination ou de sérothérapie faites dans un but curatif.

1° **Vaccination**. — On a beaucoup discuté l'influence de la *vaccination*, faite après le moment de la contamination chez des enfants non immunisés, sur l'évolution de la variole. Cette circonstance, qui ne se présente plus guère que chez les nouveau-nés, n'était pas rare autrefois. Des notions importantes ont pu être précisées. Il convient de distinguer les cas où la vaccination est pratiquée pendant l'incubation et ceux où elle l'est après l'apparition des symptômes, aux périodes d'invasion ou d'éruption.

a. La vaccination est pratiquée pendant les huit à quatorze jours que dure l'incubation. — L'opinion de la plupart des anciens médecins, rapportée par Rilliet et Barthez (1), est que la variole se trouve alors modifiée et atténuée ; que parfois cependant, surtout chez des enfants affaiblis et très jeunes, elle est aggravée. La vaccine apparaît dans le laps de temps habituel, après une incubation de trois jours, et évolue régulièrement. La variole est d'autant plus modifiée que la vaccine est apparue plus longtemps avant les premiers symptômes de la pyrexie ; si, par contre, les pustules vaccinales et l'éruption variolique apparaissent à peu près simultanément, vaccine et variole suivent chacune leur marche habituelle. Il ne faut donc pas hésiter, en temps d'épidémie, à vacciner ou à revacciner les enfants, et il faut se hâter de le faire chez ceux qui ont été en contact avec des varioleux. De cette façon, la variole qui apparaîtra, si le sujet est contaminé, sera atténuée. En vaccinant aussitôt après sa naissance l'enfant d'une femme atteinte de variole, Hutinel et L. Martin (2) ont vu se développer au septième jour une

(1) Rilliet et Barthez. Traité clinique et pratique des maladies des enfants. 2e édit., 1854, III, p. 71.
(2) Hutinel et L. Martin, *in* Hutinel, Les maladies des enfants, I, 1909, p. 426.

belle vaccine et au neuvième jour une variole, qui est restée légère
et a guéri, alors que la mort est la règle à cet âge.

***b. La vaccination est pratiquée après l'apparition des
symptômes de la variole, pendant l'invasion ou pendant les
premiers jours de l'éruption.*** — Dans ces circonstances, la
vaccine ne se développe qu'exceptionnellement ; si elle apparaît,
sa marche est modifiée, et il s'agit d'une simple vaccinelle. Aussi
est-il inutile de vacciner les enfants une fois la variole déclarée. Le
traitement préconisé autrefois par Eichorn et qui consistait à pratiquer quarante à cinquante incisions, dans lesquelles on intro-
duisait autant de vaccin que possible, n'est pas à retenir ; il a
d'ailleurs été inefficace dans les mains de Legendre, Guessart,
Blache, Hérard, Rilliet et Barthez (1).

2° Sérothérapie. — Le sérum des génisses vaccinées a la propriété, pendant dix à cinquante jours après la vaccination, d'immuniser contre la vaccine. Aussi a-t-il été employé dans le traitement
de la variole par Auché 1893, Landmann, Mac Eliott 1894,
Béclère 1896. Ce dernier a inoculé à l'enfant du sérum à la dose
d'un vingtième du poids du corps : un enfant âgé de vingt et un
jours a guéri par ce traitement, tandis que le frère, âgé de trois ans,
non injecté, est mort. Les faits sont cependant trop peu nombreux
pour qu'on puisse juger de la valeur de cette méthode.

En l'absence d'un traitement spécifique de la variole, il faut
examiner comment doit se comporter le médecin en présence d'une
variole, comment il doit varier sa thérapeutique dans les différentes
formes cliniques et en présence des complications.

I. — Traitement de la variole en général.

Le médecin appelé auprès d'un enfant atteint de variole doit
prendre des *mesures prophylactiques*, assurer *l'hygiène du malade* et
instituer une *thérapeutique appropriée.*

1° Mesures prophylactiques. — Un *isolement* rigoureux du
malade et la *désinfection* sont une nécessité absolue. La variole se
transmet en effet par contact direct et par contact indirect ; le virus
varioleux, qui est contenu dans les pustules et dans les sécrétions
bucco-pharyngées, est très résistant et très diffusible ; il peut vivre
pendant des mois.

(1) Rilliet et Barthez, *loc. cit.*, p. 92.

L'enfant est isolé soit dans une chambre de l'appartement, soit à l'hôpital, toutes les fois que l'isolement rigoureux est impossible à domicile. Le transport doit être fait avec les précautions voulues, dans une voiture spéciale, qui est désinfectée aussitôt. La pièce où l'enfant est tombé malade, tous les objets qui ont été en contact avec lui seront désinfectés.

La *déclaration* est obligatoire.

Seules pénètrent auprès du malade, après avoir revêtu une blouse spéciale, les personnes lui donnant des soins. Ces personnes se désinfectent soigneusement les mains et le visage après l'avoir approché. Le linge et tous les objets sont soumis à la désinfection. Les déjections sont stérilisées par l'addition d'acide phénique, de chlorure de zinc ou de sulfate de cuivre à 5 p. 100.

L'isolement est prolongé jusqu'à la chute de la dernière croûte, pendant quarante jours au moins.

Les personnes en contact avec le malade sont revaccinées.

2° **Hygiène du malade.** — La chambre est maintenue à la température de 18° et est convenablement aérée. Il est utile de ne laisser pénétrer que de la *lumière rouge*, suivant la méthode de Finsen ; si on peut le faire dès le début, l'éruption avorte et les pustules se dessèchent rapidement.

Une propreté minutieuse est nécessaire, pour éviter ou atténuer les accidents de la période de suppuration. Le linge est renouvelé autant qu'il est nécessaire.

Dès le début et pendant la période d'invasion, on donne tous les jours un bain tiède antiseptique de bichlorure de mercure. Après l'apparition des vésicules, il faut être prudent dans l'emploi de la balnéation, pour éviter l'érosion des pustules. A la période de dessiccation, on donne chaque jour un ou deux bains de sublimé.

Pendant toute la durée de la maladie, on prescrit des lavages fréquents de la bouche et de la gorge ou des gargarismes avec des solutions antiseptiques.

Les caractères spéciaux de l'éruption variolique nécessitent des soins attentifs de la peau. Elle apparaît du deuxième au quatrième jour ; chaque élément passe par les phases successives de macule, de papule, de vésicule, de pustule, dont le contenu devient purulent du sixième au huitième jour ; puis il se dessèche et desquame, laissant une cicatrice plus ou moins apparente, indélébile. L'éruption est plus ou moins confluente et est accompagnée de rougeur et de gonflement surtout marqués à la face.

Des procédés nombreux ont été proposés pour atténuer l'éruption variolique ; je ne mentionnerai que quelques-uns d'entre eux.

Pulvérisations de sublimé dissous dans l'éther, faites deux ou trois fois par jour pendant une minute, surtout sur la face, en protégeant les yeux du malade. Elles soulagent, diminuent l'intensité de l'éruption et évitent les cicatrices. On peut employer les formules suivantes :

Sublimé...................................... } ãã 1 gramme.
Acide tartrique......................... }
Alcool à 90°............................. 5 cent. cubes.
Éther................... Q. S. pour 50 —
(Talamon.)

ou :

Sublimé........................... ..... 0gr.25
Éther................................... 1 litre.
(Hutinel et L. Martin.)

Badigeonnages avec la teinture d'iode répétés quotidiennement depuis le premier jour de l'éruption jusqu'au cinquième ou sixième. Ils diminuent le gonflement, empêchent la suppuration et les cicatrices (Rilliet et Barthez).

Applications de traumaticine au sublimé (Le Gendre [1]) :

Bichlorure de mercure..................... 0gr.50
Traumaticine........................... 50 grammes.

On étend avec un pinceau sur les parties à protéger, sur le visage notamment, en respectant les paupières, de façon à former un vernis antiseptique; on applique de nouvelles couches toutes les fois qu'il est nécessaire. Cette méthode, qui a pour but d'empêcher la transformation des vésicules en pustules, ne doit pas être utilisée à partir du quatrième jour de l'éruption.

Cautérisations au crayon de nitrate d'argent de chaque pustule faites le premier et le deuxième jour (Rilliet et Barthez). Elles sont très efficaces, mais douloureuses, et ne peuvent être employées dans les formes confluentes. On peut y avoir recours pour les pustules formées sur le bord libre des paupières.

Les traitements précédents ont surtout leur utilité pour la face, où les cicatrices ont le plus d'importance. Si les paupières sont tuméfiées, on maintient sur elles des compresses imbibées de liqueur de Van Swieten.

Le reste du corps est enduit de vaseline au sublimé et enveloppé de coton ordinaire stérilisé à sec au four Pasteur (Hutinel et L. Martin).

[1] Le Gendre, in Le Gendre et Broca, Thérapeutique infantile. 2ᵉ édit., 1908, p. 698. — La traumaticine est une dissolution de 1 partie de gutta-percha dans 10 parties de chloroforme.

Il ne faut pas abuser des préparations de sublimé, car des accidents d'hydrargyrisme peuvent apparaître. Ceux-ci étaient assez fréquents autrefois, quand on recouvrait la peau d'emplâtre de Vigo Rayer, Rilliet et Barthez [1].

L'alimentation des enfants atteints de variole consiste au début en lait coupé d'eau, en bouillon, en grogs légers, en tisanes diurétiques. Il ne faut pas craindre d'augmenter rapidement la ration alimentaire, pour éviter l'affaiblissement du malade.

3° **Médications diverses.** — Les soins hygiéniques ne sont pas les seuls à donner aux enfants atteints de variole. Un traitement général et un traitement symptomatique, plus ou moins actifs suivant les cas, s'imposent.

Les anciens médecins se demandaient s'il faut chercher à déterminer l'avortement des pustules ou au contraire à favoriser leur développement [2]. Ces discussions n'ont guère d'intérêt aujourd'hui, et nous avons vu les moyens qu'il convient d'utiliser pour atténuer l'évolution de l'élément éruptif.

Au début de l'éruption, on stimule les fonctions cutanées par les boissons chaudes et l'acétate d'ammoniaque.

A la période d'invasion, la fièvre souvent intense et les phénomènes nerveux parfois très marqués céphalalgie, rachialgie, convulsions même entraînent certaines indications thérapeutiques.

Si la température dépasse 39°, on donne des bains de sublimé tièdes (31-35°); si elle dépasse 40°, des bains frais 26-30° ou refroidis. Au cas d'hyperthermie très marquée, d'accidents comateux menaçants, on fait des affusions froides.

Pour calmer l'excitation et la douleur, on prescrit le bromure de potassium, le chloral, la codéine, ou encore, chez les grands enfants, la médication éthéro-opiacée de Du Castel extrait thébaïque et injections sous-cutanées d'éther.

Pour lutter contre l'infection, on a préconisé, avec des résultats divers, l'ingestion de salicylate de soude, de xylol, de collargol, etc., les frictions avec la pommade au collargol, les injections d'électrargol.

La fièvre de suppuration nécessite, quand elle est trop vive, l'emploi de la quinine ou de l'antipyrine.

II. — Traitement des formes cliniques.

Si les mesures prophylactiques doivent être les mêmes dans toutes les formes de variole, les soins hygiéniques et les médications

(1) Rilliet et Barthez, *loc. cit.*, p. 60.
(2) Rilliet et Barthez, *loc. cit.*, p. 89.

doivent varier dans leurs applications suivant l'intensité de la maladie et l'apparition de phénomènes spéciaux.

1° Dans les **varioles atténuées** et dans les **varioles non suppurées** ou **varioloïdes**, on se borne aux mesures d'hygiène les plus simples : bains de sublimé, lavages de la gorge et de la bouche, etc. ;

2° Dans les **varioles confluentes** ou **cohérentes**, les soins de la peau doivent être minutieux et la médication générale active;

3° Dans les **varioles hémorragiques**, rares d'ailleurs chez l'enfant, les hémorragies multiples et les phénomènes ataxo-adynamiques graves sont combattus par le chlorure de calcium, l'ergotine, etc. ;

4° Dans la **variole congénitale**, où il existe de l'hypothermie, on donne des bains chauds, on fait des injections de sérum artificiel, etc.

III. — Traitement des complications.

Dans la variole, nombreuses sont les complications qui peuvent apparaître à toutes les périodes de la maladie. On les traite par les procédés habituels.

Les *troubles cardiaques* peuvent nécessiter l'emploi de la spartéine, de la strychnine ou de la caféine.

Les *complications pulmonaires* sont combattues par la balnéation.

Les *troubles digestifs*, la diarrhée surtout, obligent souvent à l'emploi d'un régime alimentaire approprié.

Les *suppurations* sont soumises à des pulvérisations et à des pansements antiseptiques.

Ces complications peuvent durer longtemps et entraîner un affaiblissement du malade, que l'on combat par l'alimentation, l'aération, etc. Toutes les fois d'ailleurs que la variole a été tant soit peu sévère, la convalescence est longue et nécessite de grandes précautions.

CHAPITRE III

TRAITEMENT DE LA COQUELUCHE

Traitement de la coqueluche normale. — Mesures prophylactiques. — Hygiène du malade. — Médications.
Traitement des formes cliniques. — Coqueluche légère. — Coqueluche intense.
Traitement des complications.

Depuis longtemps les médecins ont été frappés des analogies qui existent entre la coqueluche et les fièvres éruptives. Celle-là et celles-ci sont des maladies infectieuses qui se transmettent par contagion, ont une évolution plus ou moins cyclique et vaccinent l'enfant qui en est atteint. Leur prophylaxie a pour base l'isolement des malades et la désinfection des objets qui leur ont servi. Leur traitement consiste avant tout, quand elles sont normales, dans une hygiène bien comprise.

La thérapeutique de la coqueluche est peut-être la plus riche de toutes ; décrire toutes les médications qui ont été proposées serait impossible et sans intérêt. Sous le rapport des médicaments, dont la liste s'allonge chaque jour, les plus classiques sont encore les meilleurs. Les lignes suivantes, empruntées à Rilliet et Barthez [1], sont toujours vraies et doivent être méditées : « Avant d'énumérer les médications, nous devons avertir le praticien qu'il trouvera dans la coqueluche une affection souvent assez longue et rebelle au traitement le mieux dirigé. Il ne doit guère s'attendre à voir la maladie *jugulée* par son traitement. En effet la coqueluche suit, en général, son cours naturel, quelle que soit la médication employée, et les différences qu'on observe dans sa durée paraissent être la conséquence moins du traitement mis en usage que de l'intensité variable du mal suivant les cas particuliers. Combien de fois n'avons-nous pas vu la coqueluche, entièrement abandonnée à elle-même, guérir plus rapidement que par les remèdes les plus vantés... Nous répéterons au praticien que le but qu'il doit s'efforcer de remplir est

---

[1] RILLIET et BARTHEZ, Traité des maladies des enfants, 2ᵉ édit., II, 1853, p. 647.

non pas tant d'abréger la durée totale de la coqueluche que de diminuer son intensité et de prévenir ses complications. »

Malgré ces réserves indispensables, le rôle du médecin n'en est pas moins très important. Comme l'a écrit Cadet de Gassicourt [1], «on commettrait une grande faute en abandonnant la coqueluche à elle-même sans surveillance et sans précaution ». Le médecin doit savoir manier les médicaments pour soulager le malade. Surtout il doit appliquer les mesures d'hygiène nécessaires pour éviter le développement des complications qui, le plus souvent, font la gravité de la coqueluche. Or, sous le rapport de l'hygiène, des progrès considérables ont été réalisés.

Sous le rapport du traitement spécifique, la coqueluche n'est pas, pour le moment, mieux partagée que les fièvres éruptives : Bordet et Gengou semblent bien avoir découvert son agent pathogène; mais le sérum qu'ils ont préparé à l'aide de leur microbe ne donne pas jusqu'ici de résultats satisfaisants. Je ne cite que pour mémoire les sérums préparés, avant la découverte de ce germe, par Kélaïditès en inoculant au chien les sécrétions bronchiques et nasales, par Leuriaux (1902) avec son bacille [2], par Manicatide [3] avec la bactérie polaire de Czaplewski.

Dans le traitement de la coqueluche, il faut envisager d'abord la *coqueluche normale*, ensuite les *formes cliniques*, finalement les *complications*.

I. — Traitement de la coqueluche normale.

Appelé auprès d'un enfant atteint de coqueluche, le médecin doit assurer les *mesures prophylactiques* nécessaires pour empêcher la diffusion de la maladie, veiller à l'*hygiène du malade*, prescrire certaines *médications*.

1° **Mesures prophylactiques.** — La coqueluche est une maladie infectieuse et contagieuse. Elle se transmet en général par *contagion directe*, rarement par *contagion indirecte*. Elle peut se transmettre pendant toute sa durée, tant qu'il y a des quintes caractéristiques, et déjà à la première période, avant les quintes caractéristiques; pour Weill, même, elle n'est guère transmissible qu'à

---

(1) Cadet de Gassicourt, Traité clinique des maladies de l'enfance, II, 1882, p. 321.

(2) L'inefficacité de ce sérum a été montrée par Tollemer [Tollemer, Sur une tentative de sérothérapie de la coqueluche (*Soc. de péd. de Paris*, 18 nov. 1902].

(3) Manicatide, Ueber Etiologie und Serotherapie der Keuchhusten (*Zeitschr. für Biol.*, Bd. XLV, p. 469, 1903).

cette période. D'après cet auteur, « la contagion a lieu surtout pendant la première période de la coqueluche, au moment où cette affection est difficile à reconnaître ; la contagiosité peut persister, en s'atténuant, durant les premiers jours des quintes ; mais elle disparaît peu à peu, et on peut admettre qu'elle n'existe plus guère au huitième jour des quintes » (E. Weill et M. Péhu) [1]. Il faut noter, à l'appui de cette opinion, que le bacille de Bordet-Gengou, abondant dans les expectorations à la période initiale, devient ensuite très rare et difficile à déceler.

Pour éviter la contagion, *l'isolement* du coquelucheux s'impose. Il faudrait pouvoir le faire avant le diagnostic certain ; en tout cas, il faut séparer des autres un enfant atteint de coqueluche. Le fait que les autres enfants ont déjà contracté la maladie, s'ils doivent l'avoir, permet dans une famille de ne pas éloigner les frères et sœurs et de se borner à éviter le contact.

Si l'enfant est amené à l'hôpital avant la quinte caractéristique, on l'isole dans un pavillon de douteux ou dans un box. Pour la maladie déclarée, il existe des services spéciaux.

On admet en général que l'isolement doit être prolongé tant qu'il existe des quintes suivies d'expectoration et pendant deux ou trois semaines après leur disparition. Il peut donc durer deux ou trois mois. Il ne doit pas être repris, s'il apparaît dans la suite une toux quinteuse, car celle-ci n'est pas due à la coqueluche. Pour Weill, l'isolement peut ne pas être prolongé au delà des premiers jours des quintes.

A l'isolement, il faut associer la *désinfection* des sécrétions des voies respiratoires et des crachats, ainsi que de tous les objets utilisés par le malade, suivant les règles habituelles. Toutefois elle doit être faite sans exagération, car l'agent pathogène est peu résistant. Pour Weill et Péhu, « elle n'est pas absolument essentielle, si l'on veut bien admettre que la période des quintes n'est plus dangereuse. La désinfection de tout ce qui provient du malade nous paraît surtout efficace à la phase catarrhale simple, avant le début de la toux convulsive ».

On ne doit approcher le malade qu'après avoir revêtu une blouse spéciale, et il faut se laver les mains quand on l'a touché.

La *déclaration* de la coqueluche est obligatoire.

2º Hygiène du malade. — Une bonne hygiène permet de modérer l'intensité de la maladie et d'éviter les complications.

Pendant la période catarrhale du début, la toux et le mouvement

[1] E. Weill et M. Péhu, Prophylaxie et traitement de la coqueluche (*Semaine méd.*, 1901, p. 385).

fébrile font en général garder le malade à la chambre et même au lit. Quand les quintes caractéristiques se montrent, il faut placer l'enfant dans une grande pièce, bien aérée, maintenue à une température de 17-18°. Comby demande 50 mètres cubes par malade. S'il est possible, on utilise deux pièces, l'une pour le jour, l'autre pour la nuit. Il ne faut pas craindre de renouveler l'air, en prenant les précautions voulues pour éviter les refroidissements.

Le malade doit rester au lit aussi longtemps que les quintes sont fortes. Il doit être chaudement vêtu et couvert de vêtements larges, sans liens constricteurs. On lui évite les émotions et les jeux excitants. Ces diverses précautions permettent d'atténuer l'intensité des quintes et de diminuer leur nombre, en supprimant des causes occasionnelles.

On tient l'enfant très proprement. Il n'y a aucun inconvénient à lui donner dans ce but tous les jours ou tous les deux jours un bain tiède (35°), qui a de plus une influence sédative. On veille à l'antisepsie de la bouche et au bon fonctionement de l'intestin.

L'alimentation doit être très surveillée ; elle doit être normale et même forte. Le nourrisson reçoit les rations de lait conformes à son poids et à son âge ; on augmente au besoin, si les quintes provoquent des vomissements, le nombre des tétées. Les enfants plus âgés ont une alimentation en rapport avec leur âge ; si les quintes sont fortes et fréquentes, on donne des repas nombreux et peu copieux. Après le repas, le malade reste immobile et silencieux.

Quand la quinte commence, on fait asseoir le malade, le tronc incliné légèrement, et on lui soutient la tête. S'il ne sait pas cracher, on retire les crachats de la bouche avec le doigt entouré d'une compresse fine ou avec un tampon d'ouate monté sur une pince à forcipressure. S'il s'agit d'un nourrisson ou d'un enfant affaibli, on peut, après la quinte, chatouiller légèrement le voile du palais et les narines, pour provoquer l'expulsion des mucosités.

Telles sont les précautions qu'il convient de prendre. Toutes ne sont pas reconnues nécessaires par les divers médecins. Entre autres, la question des *sorties* et de l'*aération* prête à discussion.

Les uns conseillent de laisser sortir l'enfant : « Tant que la coqueluche reste simple, écrivent Rilliet et Barthez, on doit faire sortir tous les jours les jeunes malades. » Il convient naturellement de tenir compte du temps qu'il fait et de la température. « L'enfant sortira donc aux heures chaudes pendant les saisons favorables ; de toutes façons, on prendra des précautions minutieuses pour éviter les brusques refroidissements » (Weill et Péhu).

Les autres sont d'avis de ne pas laisser sortir le coquelucheux :

« J'exige avant tout, dit J. Simon [1], le séjour au lit, même après la cessation de la fièvre, qui tombe au bout de huit à dix jours, et je condamne le petit malade à garder l'appartement, sinon la chambre, pendant trois semaines au moins. Cette sévérité, en apparence exagérée, lui épargnera l'extension de l'inflammation aux extrémités de l'arbre aérien. » Archambault et beaucoup d'autres partagent la même opinion. Tout récemment encore, Hutinel et Darré [2] s'expriment ainsi : « Il y a tout avantage à ne pas laisser sortir les coquelucheux pendant la période d'état ; à la chambre, le mal est plus court et plus léger ; les sorties augmentent généralement la fréquence et la gravité des quintes. »

Ainsi qu'on l'a vu plus haut, je me range à cette dernière opinion. Le coquelucheux doit garder la chambre et même le lit aussi longtemps que les quintes ne sont pas nettement en décroissance. Cette règle de conduite est tout à l'avantage du malade ; elle est en outre indispensable pour empêcher la diffusion de la maladie ; les jardins et les promenades devraient être interdits aux enfants qui en sont atteints, et il appartiendrait aux autorités compétentes d'édicter des règlements à ce sujet.

Cette pratique ne veut pas dire qu'il faut s'abstenir d'aérer le malade ; on ouvre largement les fenêtres toutes les fois qu'il est possible. Si même on dispose d'une terrasse ou d'un jardin bien exposés, à l'abri du vent et des poussières, si la température est convenable, il est permis d'y transporter le malade soit sur un lit, soit sur une chaise longue. Dans ces conditions, on peut conseiller la cure d'air.

Le *changement de séjour* constitue encore une question de pratique intéressante, sur laquelle le médecin est souvent appelé à donner son avis. On le conseille parfois à la période d'état ; il est à ce moment inutile et même dangereux, car il peut occasionner des complications bronchopulmonaires. A la période terminale, par contre, alors qu'il persiste encore quelques quintes, que l'enfant est fatigué, amaigri, anémié, il donne souvent de bons résultats ; on envoie l'enfant à la campagne, à la montagne ou à la mer, en évitant les variations brusques de la pression atmosphérique et un climat trop dur ; la cure forestière dans les bois de pins, à Arcachon par exemple, a une action particulièrement favorable Le Gendre, Comby, Festal, Lalesque [3]. Le déplacement ne s'impose guère que dans

(1) J. Simon, Conférences thérapeutiques et cliniques sur les maladies des enfants, I, 1889, p. 17.
(2) Hutinel et Darré, *in* Hutinel, Les maladies des enfants, 1909, I, p. 493.
(3) Lalesque, Les cures forestières (*Rapport au IIIe congrès intern. de physiothérapie* Paris, 29 mars-2 avril 1910).

les formes assez sévères. Il « peut quelquefois devenir une nécessité urgente et absolue, si la coqueluche prend des allures graves, si les quintes redoublent en dépit de tout traitement, si la vie de l'enfant est menacée. En pareil cas, il faut transporter les malades hors de la ville où ils habitent, à la campagne ; quelquefois un changement de quartier suffit » (J. Comby) (1).

3° Médications. — Les médications très nombreuses qui ont été proposées pour le traitement de la coqueluche sont des médications *antiseptiques*, des médications *anticatarrhales*, des médications *antinerveuses*. Elles ont pour but de détruire les germes de la coqueluche, de modifier les sécrétions des muqueuses respiratoires, de calmer l'élément spasmodique. Il faut y joindre un certain nombre de *médications empiriques*. Les unes sont des *médications externes*, les autres des *médications internes*.

a. Médications externes. — Elles consistent en inhalations, badigeonnages, insufflations et irrigations des cavités nasales, buccales et pharyngées. Il faut y joindre les *enveloppements humides et frais* du thorax, qui ont souvent une action sédative manifeste, et la *révulsion*, qui, de l'avis général, n'a aucune utilité dans les coqueluches simples et qu'il faut réserver pour certaines complications.

α. **Inhalations.** — Elles se proposent de réaliser l'antisepsie des voies respiratoires, de diminuer le catarrhe, de lutter contre l'élément nerveux.

On a préconisé et abandonné tour à tour un certain nombre de substances antiseptiques ou réputées telles : vapeurs de goudron ; émanations des usines à gaz (Commenge) ; vaporisations d'une solution d'acide phénique à 1 p. 500 (Davezac, Goldschmidt) ou à 25 p. 100 (Guglielmi, Baumel) (2), de salicylate de soude à 1 p. 10 (Neubert), d'eau oxygénée ; combustion de soufre (20 grammes par mètre cube), etc. Aucune de ces méthodes n'a donné de résultats certains.

Il faut réserver une place à part à la *quinoléine*, substance extraite du goudron de houille ou mieux préparée synthétiquement. Weill et Martin (1897) ont obtenu avec elle des résultats favorables qu'ils attribuent à son action antiseptique. « Le mode d'emploi est assez simple. A l'hôpital ou dans la clientèle privée, on réunit les coquelucheux dans la même salle, où on fait bouillir dans un récipient quelconque

---

(1) J. Comby, *in* Grancher et Comby, Traité des maladies de l'enfance. 2e édit., I, 1904, p. 633.

(2) Baumel, Guérison de la coqueluche par les pulvérisations phéniquées à 25 p. 100 (*Arch. de méd. des enfants*, V, 1902, p. 288). — On pulvérise avec l'appareil de Lucas-Championnière 60 à 80 grammes plusieurs fois par jour.

100 centimètres cubes d'eau à laquelle ont été ajoutées X à XX gouttes de quinoléine par enfant. On ordonne trois ou quatre séances par jour, chacune d'elles ayant une durée maxima de vingt minutes » (Weill et Péhu). Je me suis trouvé bien de ces inhalations dans un certain nombre de cas.

Dans les coqueluches de moyenne intensité, on peut se contenter de faire évaporer dans la pièce de l'eau additionnée d'un mélange de *teinture de benjoin* et de *teinture d'eucalyptus.*

On a conseillé les *inhalations d'oxygène* pur ou saturé de vapeurs médicamenteuses. Elles ont donné à Weill et Mouriquand (1) d'excellents résultats, surtout dans les coqueluches graves, où l'intensité des quintes met la vie de l'enfant en danger et quand il y a menace de bronchopneumonie ; elles atténuent la violence des quintes, sans toutefois en abaisser le nombre, diminuent la cyanose et l'abattement consécutifs et préviennent la bronchopneumonie. Il faut employer des doses fortes, 10 à 20 litres, au moment des quintes et dès leur début ; on continue entre les quintes (300 à 500 litres par jour), si on craint la bronchopneumonie.

L'*ozone* a été employé avec succès par divers médecins, notamment par Hellet et Dereeq (1895) sous la direction de Labbé et Oudin, par Doumer (1896), par Vernay (1900), par L. Delherm (2). Ce dernier a traité 27 enfants par des inhalations d'ozone pratiquées avec l'appareil de Labbé, trois ou quatre fois toutes les vingt-quatre heures, pendant dix minutes. L'ozone est seulement efficace à la période des quintes ; il en abaisse progressivement le nombre en dix ou douze jours ; il diminue surtout l'intensité et la durée des crises. Il a donc une action antispasmodique très marquée et, à ce titre, peut être utilisé. La durée du traitement doit être d'une quinzaine de jours, sinon il peut survenir une recrudescence.

Les *bains d'air comprimé* ont été conseillés par Sandhal, Moutard-Martin (1883), Schliep (1887), Rocaz et Delmas (3). Ces derniers, même chez des enfants âgés de moins d'un an, utilisent une pression moyenne de 30 centimètres de mercure et prolongent le séjour dans la cloche pendant deux heures ou deux heures et demie ; la compression et surtout la décompression doivent être faites lentement. Sous l'influence du traitement, l'intensité et le nombre des quintes diminuent rapidement, la durée de la coqueluche se trouve abrégée,

(1) Weill et Mouriquand. L'oxygène dans les coqueluches graves (*Lyon méd.*, 1909, n° 34, p. 309, et *Rev. d'hyg. et de méd. infantiles*, VIII, 1909, p. 297).

(2) L. Delherm. Action de l'ozone dans la coqueluche (*Arch. de méd. des enfants*, V, 1902, p. 257-280).

(3) Ch. Rocaz et J. Delmas, Traitement de la coqueluche par les bains d'air comprimé (*Arch. de méd. des enfants*, V, 1902, p. 281-287).

l'état général s'améliore, les complications sont plus rares. Le traitement doit être poursuivi jusqu'après la disparition des quintes. Les effets favorables peuvent être attribués à l'action antispasmodique et à la suroxygénation du sang. Malheureusement ce mode de traitement est limité dans ses applications par le matériel qu'il nécessite.

Les *inhalations d'éther et de chloroforme* méritent de retenir l'attention.

Cadet de Gassicourt préférait l'éther, que les enfants acceptent mieux; pendant les quintes, il le faisait inhaler au moyen d'un mouchoir, sur lequel on versait quelques gouttes de l'anesthésique, et obtenait ainsi «quelquefois une diminution considérable du nombre et de l'intensité des quintes coquelucheliales ». Beaucoup de médecins conseillent ce procédé quand les quintes sont fortes. Malheureusement l'enfant se débat souvent, ce qui rend son emploi difficile.

Les inhalations de vapeur d'eau chargée de chloroforme, d'après Schilling (1899), atténuent la maladie. La chloroformisation pratiquée pour permettre une intervention chirurgicale a guéri les malades de Refeld (1905) et de De Rothschild; le chloroforme, donné d'une façon incomplète pendant cinq à dix minutes, paraît également avoir une action favorable [De Rothschild et Brunier (1)].

β. **Badigeonnages et insufflations.** — L'emploi des badigeonnages et des insufflations faits avec des substances anesthésiques ou antiseptiques est basé sur les théories qui admettent que la quinte a son point de départ dans l'excitation des muqueuses nasales, pharyngées ou laryngées ou que ces muqueuses sont le siège du microbe de la coqueluche.

On a préconisé des *badigeonnages* de la gorge et même de l'entrée du larynx avec une solution de *chlorhydrate de cocaïne* à 1 p. 20 (Labric), de *résorcine* à 1 p. 20 ou 1 p. 50 (Moncorvo), de *bichlorure de mercure* à 1 p. 1000 (Hochstetter), etc.

On a *insufflé* dans les narines de la poudre de *benjoin* (Michaël), de la *quinine*, du *salicylate de soude*, de l'*orthoforme*, etc.

Tous ces procédés n'ont qu'une action très discutable, et il ne saurait en être autrement. D'une part, ils ne peuvent réaliser la destruction du microbe de la coqueluche, qui a gagné la trachée et les bronches. D'autre part, ils ne suppriment pas la vraie cause de la quinte, c'est-à-dire les sécrétions glaireuses et adhérentes qui arrivent du larynx, irritent les terminaisons du nerf laryngé supé-

____

(1) De Rothschild et Brunier. Traitement curatif de la coqueluche par l'anesthésie chloroformique (*Rev. d'hyg. et de méd. infantiles*, V, 1906, p. 280).

rieur d'une façon intense et prolongée, provoquent des efforts violents d'expiration et l'asphyxie des centres nerveux, jusqu'à ce que leur expulsion soit réalisée.

Au contraire, les inhalations de vapeur d'eau chargée de substances diverses, qui peuvent fluidifier les sécrétions, les inhalations d'oxygène ou d'ozone, les bains d'air comprimé, qui ont une influence sédative sur le système nerveux et facilitent l'oxygénation du sang, ont une certaine efficacité sur les quintes. Peut-être aussi, du reste, ces agents thérapeutiques ont-ils une action antiseptique sur les voies respiratoires et modifient-ils l'évolution de l'infection.

b. *Médications internes*. — Ces mêmes indications, antisepsie des voies respiratoires et atténuation du catarrhe bronchique d'une part, diminution de l'excitabilité nerveuse d'autre part, guident dans le choix des médicaments pris à l'intérieur. Je ne m'occuperai que de ceux utilisés à la période des quintes; pendant la première période, alors que le diagnostic de coqueluche n'est pas encore fait et qu'il y a surtout de la bronchite, c'est le traitement de celle-ci que l'on prescrit.

La liste des médicaments utilisés dans la coqueluche s'allonge chaque jour; leur nombre a certainement doublé, sinon triplé depuis l'époque où J. Simon avouait avoir « expérimenté plus de cinquante formules plus inefficaces les unes que les autres ». Je me bornerai à étudier ceux qu'ont retenus les pédiatres les plus expérimentés. Libre à chacun d'utiliser le médicament du jour, pendant qu'il est en vogue.

Mais tout d'abord il convient de dire quelques mots sur l'emploi des **vomitifs**. Les anciens médecins les prescrivaient volontiers. Cullen et Laennec en font la base de leur thérapeutique; ce dernier les répétait tous les jours ou tous les deux jours pendant une ou deux semaines. Rilliet et Barthez repoussent cette méthode comme trop débilitante, mais déclarent « qu'il est souvent utile d'interposer de temps en temps à la médication continue l'administration d'un ou de plusieurs vomitifs », qui « exercent quelquefois une influence heureuse sur les quintes en diminuant leur fréquence et leur intensité.... ont l'avantage de faciliter l'expectoration, d'empêcher l'accumulation des liquides dans les bronches et de prévenir ainsi les accidents qui en résultent ». Cadet de Gassicourt admet également leur utilité, mais insiste sur leurs inconvénients et leurs dangers : quand ils sont administrés avant une forte quinte, « les efforts de vomissement s'ajoutent aux efforts de la quinte et produisent de véritables accès de suffocation ; ... si l'enfant est disposé, par la violence même de la coqueluche, à éprouver ces accès de suffocation terribles qui entraînent la mort par convulsion brusque des muscles inspirateurs, un vomitif peut faire éclater un de ces accès et tuer le malade ». Il faut donc être très réservé dans l'emploi de ce mode de traitement. Si on y a recours, on emploie l'*ipéca* (0^{gr},10 par année d'âge dans 30 grammes de sirop d'ipéca) et non pas le sulfate de cuivre, préconisé par Trousseau, ni le tartre stibié, généralement abandonné aujourd'hui.

Les médicaments peuvent être divisés, d'une façon théorique tout au moins, en *antiseptiques* ou *balsamiques* et en *antinervins*.

α. **Antiseptiques, balsamiques.** — Parmi les médicaments de ce groupe, le *soufre* est un des plus anciennement employés. Horst (1843), Schneider, Kopp, Rilliet et Barthez, etc., l'utilisaient soit pendant toute la maladie, soit à la période terminale. Ces auteurs donnaient la *fleur de soufre* à la dose de 0^{gr},15 à des enfants de deux à quatre ans, 0^{gr},75 et même plus aux enfants plus âgés, deux ou trois fois par jour. La dose moyenne est de 0^{gr},10 de soufre lavé ou précipité par année d'âge. Rozet a obtenu de bons effets avec le *sulfolitholate d'ammonium* en solution à 10 p. 100 (sulfoléine) donné d'une façon aussi précoce que possible.

Le *tolu*, la *térébenthine*, le *benzoate de soude*, l'*oxymel scillitique* peuvent être également utilisés soit isolément, soit associés aux médicaments antinervins.

Ces médicaments n'agissent pas sur la coqueluche, mais sur l'inflammation bronchique. Ils peuvent avoir leur utilité, le soufre surtout à la période terminale, quand la toux et la bronchite persistent; on se trouve bien alors de combiner avec le changement de séjour un traitement par les eaux minérales sulfureuses (Eaux-Bonnes, Cauterets, Enghien, Pierrefonds). Dans ce cas, les eaux arsenicales (La Bourboule, le Mont-Dore, etc.) sont parfois plutôt indiquées.

La *quinine* est très utilisée en Allemagne depuis longtemps, à la suite des travaux de Binz, Ilesgar, von Noorden, etc. Il faut donner de fortes doses, et les auteurs conseillent autant de fois 0^{gr},02 que l'enfant a de mois pendant la première année, 0^{gr},20 qu'il a d'années après un an. Ces doses sont trop considérables, et il est préférable de donner en moyenne 0^{gr},10 par année d'âge; avec cette quantité, nous avons constaté un certain nombre de fois une action favorable. On peut utiliser les différents sels de quinine, et en particulier l'éthyl-carbonate de quinine (euquinine), qui est insipide [Bardet (1)].

---

(1) BARDET, *Soc. de thérap.*, 23 avril 1907.

β. **Antinervins**. — Les plus communément employés sont la belladone et l'atropine, l'opium et la morphine, les bromures, le chloral, l'antipyrine, le bromoforme et le fluoroforme.

La *belladone* jouit d'une faveur ancienne. Utilisée d'abord par Schæffer et par les médecins allemands, qui en faisaient un vrai spécifique, elle était considérée par Rilliet et Barthez comme étant de tous les narcotiques employés dans la coqueluche « sans contredit celui qui mérite le plus de confiance ». Trousseau admettait qu'elle abrège la maladie. Sans aller jusque-là, on peut dire qu'elle est utile parce qu'elle abrège la durée du spasme. Elle paraît agir surtout en diminuant les sécrétions bronchiques ; son action anti-spasmodique est discutée.

Trousseau insistait sur la nécessité, pour obtenir un résultat, de faire prendre la dose quotidienne en une seule fois, le matin à jeun. Cadet de Gassicourt, par contre, disait n'avoir pas eu avec ce procédé de résultats supérieurs à ceux obtenus avec les doses fractionnées et avoir constaté plus rapidement l'intolérance. Ce sont les doses fractionnées que l'on utilise généralement, et on les augmente graduellement jusqu'à l'obtention d'une sédation des crises, à moins qu'on ne soit arrêté par des symptômes légers d'empoisonnement. À ce moment il faut s'arrêter et même rétrograder un peu.

Les premiers signes d'intolérance sont une légère rougeur de la face, l'aspect brillant des yeux, la dilatation de la pupille, l'irritabilité du caractère. Il est difficile de préciser la dose avec laquelle apparaissent ces symptômes, car, ainsi que l'avait remarqué J. Simon, les enfants supportent très bien la belladone et offrent des exemples de tolérance remarquables.

Les préparations de belladone que l'on peut utiliser sont la poudre, l'extrait, le sirop, la teinture.

L'*extrait de belladone* du *Codex 1908* (extrait alcoolique de feuilles sèches, préparé avec l'alcool à 70°) est plus actif que l'ancien et doit être prescrit à doses moindres. Trousseau employait l'extrait et la poudre à parties égales ; il commençait à 5 milligrammes de chaque pour les enfants au-dessous de quatre ans, à 1 centigramme de chaque pour les enfants plus âgés, et allait jusqu'à 5 centigrammes pour les premiers et 10 ou 12 centigrammes pour les autres. Avec l'extrait actuel, on peut commencer avec la dose de 1 milligramme par année d'âge.

La *teinture de belladone* est plus commode à employer et constitue la préparation de choix. La teinture du *Codex 1908* préparée avec des feuilles sèches et de l'alcool à 70°, au dixième, est approximativement moitié moins active que l'ancienne. 1 gramme = LVI gouttes. On commence avec la dose de II gouttes par année d'âge répartie en trois prises, et on augmente chaque jour la prise d'une goutte.

Le *sirop de belladone* est parfois utilisé. Celui du *Codex 1908* contient, par cuillerée à café (6 grammes), 0gr,60 XXXIII gouttes de teinture de feuilles à un dixième. Il est donc plus difficile à manier que la teinture, qui doit lui être préférée.

A la place de la belladone, on a recours parfois à l'*atropine*, son principe actif. On emploie en général le *sulfate d'atropine* (Trousseau, Cadet de Gassicourt, J. Simon, etc.). On commence par un cinquième ou un quart de milligramme chez les enfants au-dessus de deux ans, et on augmente jusqu'à 1 et même 2 milligrammes; « j'ai pu donner, écrit J. Simon (1), à des enfants de trois ans atteints de coqueluche ou d'affections nerveuses, jusqu'à 2 milligrammes de sulfate d'atropine par jour, c'est-à-dire deux fois la dose ordinaire d'un adulte ».

On utilise soit la formule de Trousseau :

    Eau distillée........................ 200 grammes.
    Sulfate neutre d'atropine............. 1 centigramme.
  Une cuillerée à café contient un quart de milligramme d'atropine.

Soit celle de J. Simon (solution au millième) :

    Eau distillée........................ 10 grammes.
    Sulfate d'atropine.................... 1 centigramme.
1 gramme = XX gouttes = 1 milligramme d'atropine.

L'*opium* a été utilisé par Henke à très petites doses fréquemment répétées, et par Fraenkel dans les cas de toux très intense accompagnée d'agitation et d'insomnie.

Depuis on a souvent employé : le sirop diacode, le sirop thébaïque, le sirop de morphine, le sirop de codéine. Comby s'est bien trouvé parfois de la poudre de Dower (1 gramme = 0gr,10 d'opium brut, soit 0gr,01 de morphine, mélangé à de l'ipéca) à la dose de 0gr,05 par année d'âge.

Par contre, Ollivier (2) défend formellement l'emploi de l'opium, car il arrête l'expectoration et est mal supporté par les enfants.

La *morphine*, prescrite déjà dans la coqueluche par Baïé (1835), a été préconisée récemment par Triboulet et Boyé (3). Ils injectent une

(1) J. Simon, *loc. cit.*, p. 49.
(2) Ollivier, Leçons cliniques sur les maladies des enfants, 1889, p. 86.
(3) Triboulet et Boyé, De l'emploi des injections de morphine dans le traitement de la coqueluche (*Soc. de péd. de Paris*, 20 oct., 1908, p. 25).

solution de chlorhydrate de morphine à 1 p. 100 : un quart de centimètre cube avant un an, un tiers et un demi-centimètre cube d'un à deux ans, un demi et deux tiers de centimètre cube de deux à trois ans, 1 centimètre cube au-dessus de trois ans. Ils font des injections par périodes de deux ou trois jours, séparées par un repos d'égale durée. Ils constatent la diminution du nombre des quintes et de la durée de la maladie : toutefois, dans 13 cas, les quintes n'ont disparu qu'au bout de trente à quarante-cinq jours et, dans 5 cas, au bout de quarante-cinq à soixante jours. Les coqueluches compliquées sont peu influencées. La morphine est très bien tolérée; l'albuminurie est une contre-indication.

De même que Triboulet et Boyé, Marfan [1] a constaté que les injections de morphine, généralement bien tolérées, déterminent le plus souvent une diminution de l'intensité et du nombre des quintes, et même une réduction de la durée de la maladie.

Par contre, des faits défavorables ont été relatés par Lesage et Lemarignier [2], par Comby [3]. « Les injections de morphine, bonnes dans tel ou tel cas particulier, écrit ce dernier, ne sauraient être érigées en méthode de traitement de la coqueluche. Car, en général, elles n'atténuent pas notablement l'intensité ni la fréquence des quintes; elles n'arrêtent pas les vomissements; elles n'abrègent pas la durée de la maladie; elles ne préviennent pas les complications. »

La valeur thérapeutique de la morphine dans la coqueluche n'est donc pas définitivement établie. Elle ne doit pas être érigée en traitement systématique. Mais elle peut être employée, à titre de médication calmante, quand les quintes sont violentes, répétées et épuisent le malade. Elle est bien tolérée en prenant les précautions voulues, c'est-à-dire en injectant des doses réfractées et en commençant par 1 milligramme par année d'âge et par jour.

On peut *associer l'opium et la belladone*, suivant les conseils de Gorlis, Trousseau et Pidoux, J. Simon [4]. Celui-ci recommande l'emploi de l'opium « pour corriger l'action excitante de la belladone sur l'encéphale, qui n'est déjà que trop excitable chez les sujets névropathiques, tout en calmant le système nerveux des voies respiratoires et en diminuant les sécrétions bronchiques ».

(1) Marfan. Traitement de la coqueluche par les injections sous-cutanées de chlorhydrate de morphine (*Soc. de péd. de Paris*, 18 mai 1909, p. 211).

(2) Lemarignier, De l'emploi de la morphine en thérapeutique infantile. Thèse de Paris, 1908, p. 39.

(3) Comby. Traitement de la coqueluche par les injections de morphine (*Soc. de péd. de Paris*, 18 mai 1900, p. 233).

(4) J. Simon. *loc. cit.*, p. 42.

On peut réaliser l'association médicamenteuse d'une des façons suivantes :

     Teinture de belladone.................... 5 grammes.
     Élixir parégorique...................... 10   —

Donner VI gouttes par année d'âge (II gouttes de belladone et IV gouttes d'élixir parégorique). — L'élixir parégorique (teinture d'opium camphrée) du *Codex 1908* contient un demi-milligramme de morphine par gramme (LIII gouttes) ; sa dose peut être portée à XX gouttes et plus par année d'âge.

     Sirop de belladone.................... 10 grammes.
     Sirop de codéine..................... 20   —
     Sirop de tolu........................ 70   —

                                        (J. Comby.)

Une cuillerée à café (6 grammes) au début par année d'âge 0gr,60 de sirop de belladone (III gouttes de teinture) et 1gr,20 de sirop de codéine .

Les *bromures de potassium* ou *de sodium* peuvent être employés, en particulier quand les médications précédentes sont mal tolérées. Leur efficacité est beaucoup moindre. La dose est de 0gr,25 à 0gr,50 par année d'âge.

L'*antipyrine* est le médicament de choix pour certains médecins. Weill et Péhu, par exemple, l'emploient volontiers à cause de son action sédative et l'associent aux inhalations de quinoléine. On donne 0gr,10 à 0gr,20 par année d'âge et même plus.

Le *bromoforme* est particulièrement recommandé par Marfan. On donne au début I goutte par année d'âge, en trois fois, et on augmente de II gouttes chaque jour jusqu'à faire prendre IV gouttes par année d'âge. C'est un médicament efficace, mais qu'il faut manier avec précautions, à cause de sa toxicité. Le premier signe d'intoxication est la somnolence. On formule :

     Bromoforme.......................... 2 grammes.
     Alcool à 90°......................... 30   —
     Sirop simple................. Q. S. p. 100 cent. cubes.
Une cuillerée à café contient IV gouttes de bromoforme (Le Gendre).

ou bien :

     Bromoforme...................... ..... XLVIII gouttes.
     Huile d'amandes douces................ 15 grammes.

Mêler et agiter. Ajouter :

     Gomme arabique...................... 15 grammes.
     Eau de laurier-cerise.................. 4   —
     Eau distillée........................ 120 cent. cubes.

Une cuillerée à café contient II gouttes de bromoforme.
Agiter fortement avant l'emploi (Marfan).

L'*eau fluoroformée saturée*, qui contient 2gr,8 p. 100 de fluoroforme, est préconisée par P. Tissier [1]. Elle n'est pas toxique et peut être donnée à fortes doses. Elle diminue le nombre et l'intensité des quintes et abrégerait la durée de la maladie. Mathilde de Biehler (2) a obtenu également des succès. On prescrit :

Trois fois par jour :

Avant 1 an	X à XV	gouttes.
De 1 à 3 ans	XV à XX	—
Après 3 ans	XX à XXX	—

Et en outre, après chaque quinte, autant de gouttes que l'enfant a de mois ou d'années.

On peut aller par vingt-quatre heures jusqu'à LX-LXXX gouttes chez les nouveau-nés, jusqu'à CC-CCL gouttes avant un an, jusqu'à 10 grammes avant trois ans, jusqu'à 20 grammes ensuite.

Le *chloral* peut être employé dans les formes intenses, quand la quinte constitue un véritable danger; il n'a pas d'indication dans les formes moyennes. Son action est en effet rapide, mais temporaire. Il faut le donner à forte dose pour obtenir la sédation du spasme. Cadet de Gassicourt conseille :

Hydrate de chloral	3 ou 4 grammes.
Julep gommeux	100 —

Une cuillerée à dessert toutes les heures jusqu'à cessation du spasme.

On a encore préconisé l'*oxyde de zinc*, l'*extrait de laitue vireuse*, l'*extrait de ciguë*, la *pulsatille*, la *jusquiame*, le *droséra*, etc. Ces derniers médicaments sont parfois associés à la belladone :

Teinture de belladone		
— de *Droséra*		
— de *Grindelia*		āā 1 gramme.
— de *Lobelia*		
Alcoolature de racines d'aconit		

V gouttes par année d'âge, en augmentant progressivement les doses (J. Comby).

Le *café* doit retenir l'attention; il est souvent utile d'y avoir recours pendant la coqueluche. Guyot (1849) prétendait qu'il guérissait en deux ou quatre jours les coqueluches les plus opiniâtres. Mais personne après lui n'a jugulé la maladie par son emploi, et ce n'est pas dans ce but qu'il faut le donner. Il agit, comme l'ont constaté Rilliet et Barthez, J. Simon et bien d'autres encore, en

(1) P. Tissier, *Soc. de thérap.*, 22 oct. 1907.
(2) Mathilde de Biehler, Traitement de la coqueluche par le fluoroforme (*Arch. de méd. des enfants*, XIII, n° 7, juillet 1910, p. 525).

diminuant ou en supprimant les vomissements et en amendant le nombre des quintes qui se produisent à l'occasion des repas. On donne du café noir chaud et bien sucré avant ou après la prise des aliments, ou après les vomissements, à la dose d'une cuillerée à café, à entremets ou à soupe suivant l'âge.

c. Médications diverses. — On a proposé de traiter la coqueluche par des injections de *sérum antidiphtérique* : les résultats encourageants de Dotti (1897), de Cercoli (1898), de Kornajewski (1902) n'ont pas été retrouvés par Josias, par Tollemer. Bloch (1) a obtenu une atténuation des quintes par l'injection de $0^{gr},10$ de *sérum antitétanique*, aussi bien que par l'emploi du lait frais de vaches ou de chèvres ayant reçu de ce même sérum.

Depuis longtemps on a observé l'influence de la *vaccine jennérienne* sur l'évolution de la coqueluche. Les auteurs anglais, en particulier, écrivent Rilliet et Barthez, ont cité des observations qui ne permettent pas de douter de son efficacité. Des médecins italiens [Pestalozza, Pesa, Celli, Bolognini, Dietric (2), Pochon (3)] ont observé également des faits favorables. Mais ceux-ci sont loin d'être constants. En s'en tenant aux faits de Dietric, on voit que, sur 12 coquelucheux vaccinés en pleine période quinteuse et examinés au bout de vingt et un jours, 3 seulement étaient guéris, 7 étaient notablement améliorés et 2 ne présentaient aucune amélioration ; ils ne sont donc pas absolument probants.

L'arsenic a été employé avec succès par J. de Nittis (4) sous forme de 1 goutte de liqueur de Fowler par année d'âge et par jour.

Tel est le traitement de la coqueluche dans ses formes habituelles, évoluant régulièrement. Il faut insister avant tout sur l'hygiène du malade, veiller à son isolement, le tenir au lit dans de bonnes conditions et l'alimenter. On prescrit des inhalations de vapeur d'eau additionnée de substances diverses, de quinoléine par exemple ; on donne de la quinine, de la belladone à doses croissantes, et, si la maladie se prolonge, on a recours successivement à divers médicaments. Au moment des quintes, on prend les précautions indiquées ; si elles sont violentes et répétées, on pratique des inhalations d'oxy-

---

(1) Bloch (Maurice), Traitement de la coqueluche normale (*Soc. de biol.*, p. 865 16 mai 1908).

(2) Dietric, De l'influence curative et prophylactique de la vaccination sur la coqueluche (*Rev. méd. de la Franche-Comté*, 1902).

(3) G. Pochon, Contribution à l'étude de l'action de la vaccination sur la coqueluche (*Rev. mens. des mal. de l'enfance*, XXI, p. 1022 1903). Il s'agit d'une observation unique.

(4) J. de Nittis, Traitement de la coqueluche par l'arsenic (*Soc. méd. des hôp.*, 1906, p. 911).

gène à hautes doses, de chloroforme ou d'éther; on fait des injections de morphine, on donne du chloral, etc. On réussit ainsi, sans trop chercher à abréger la durée de la coqueluche, à amender l'intensité des quintes et à soutenir l'enfant.

Quand la maladie arrive vers sa terminaison, un changement de séjour est souvent utile. Si les quintes tardent trop à disparaître, ou s'il persiste de la bronchite, les bains d'air comprimé, les eaux thermales, sulfureuses ou arsenicales, ont leur utilité.

II. — Traitement des formes cliniques.

La coqueluche ne revêt pas toujours la forme moyenne dont je viens d'exposer le traitement. Il y a des *formes légères* et des *formes intenses*.

1° La **coqueluche légère**, qui se rencontre surtout chez les grands enfants, nécessite l'isolement du malade, car elle est contagieuse; mais elle ne demande pas un traitement très sévère. On tient l'enfant à la maison sans exiger le séjour au lit : on peut, si le temps est favorable, permettre des sorties. On donne peu de médicaments, et principalement de la belladone.

2° La **coqueluche intense**, au contraire, demande une thérapeutique active. Il y a de la fièvre, des quintes répétées et prolongées, de l'agitation, de la tachycardie, de la dyspnée permanente, des vomissements incessants qui empêchent l'alimentation.

Le *repos au lit* est de toute nécessité. On donne des *bains tièdes* (31-35°) répétés toutes les trois ou quatre heures et prolongés pendant dix ou quinze minutes ; dans l'intervalle, on fait l'enveloppement humide et frais du tronc.

Il faut recourir à la morphine, au bromure de potassium, au chloral. Au moment des quintes, on fait respirer de l'oxygène en grande quantité : chez un malade de Weill et Mouriquand, seule l'inhalation de 400 à 500 litres d'oxygène par jour mit fin au danger d'asphyxie, de l'éther ou du chloroforme.

Souvent on doit, pour soutenir le cœur, faire des injections sous-cutanées d'huile camphrée, de sulfate de strychnine et de spartéine.

III. — Traitement des complications.

Multiples sont les complications qui peuvent survenir au cours de la coqueluche. Le médecin doit savoir les prévenir et les traiter.

Assez souvent, apparaît une **ulcération du frein de la langue**, qui peut être le départ d'une stomatite grave. On insiste alors sur les lavages de la bouche et on fait des attouchements avec de l'eau oxygénée, de la teinture d'iode ou du bleu de méthylène.

Des **vomissements** surviennent assez souvent au moment des quintes. Chez certains malades, ils se répètent avec une telle fréquence qu'ils sont une cause de dénutrition et de cachexie. On substitue alors aux repas espacés et copieux des repas petits et fréquents, pris aussitôt après la quinte ; on conseille une alimentation facile à digérer ; dans quelques cas j'ai eu recours avec succès au képhir n° 2. On donne immédiatement avant le repas du café noir, en suivant le conseil de Trousseau, du laudanum (une demi-goutte ou une goutte dans de l'eau).

Parfois se produisent des **hernies**, du **prolapsus rectal**. Si ce dernier ne peut être évité, on prévient les premières par le port d'une ceinture abdominale élastique, qui a de plus l'avantage de supprimer les douleurs occasionnées par la distension brusque des muscles abdominaux. Si ces complications surviennent, on fait porter des bandages herniaires et on réduit le prolapsus chaque fois qu'il se produit.

Des **hémorragies** diverses surviennent assez souvent. Les *épistaxis*, qui sont les plus habituelles, sont traitées par l'injection dans les narines d'eau aussi chaude que possible (Trousseau), par l'introduction dans les narines de tampons d'ouate imbibés d'une solution d'antipyrine à 1 p. 10 ou d'adrénaline à 1 p. 1 000.

Il n'est pas rare, au moment d'une quinte violente, parfois même dans l'intervalle des quintes, de voir survenir du **spasme de la glotte**, qui provoque une asphyxie mortelle, si on n'intervient pas. Il faut pratiquer la respiration artificielle, des tractions rythmées de la langue, appliquer des sinapismes sur les jambes, faire des frictions, au besoin faire la trachéotomie.

Parfois l'enfant est pris de **convulsions**. On institue le traitement habituel : bains chauds sinapisés, sinapismes sur les membres inférieurs, bromure de potassium, chloral. Quand elles sont de cause mécanique, elles rétrocèdent plus ou moins rapidement. Mais, si elles relèvent d'une hémorragie cérébrale ou méningée, ou d'une méningite, c'est le traitement de ces affections qu'il faut instituer.

Beaucoup plus fréquentes sont les **infections secondaires des voies respiratoires** : bronchites capillaires, bronchopneumonies. Il faut les traiter dès qu'on les voit apparaître, dès même que la fièvre s'élève. Souvent il ne s'agira que de poussées congestives passagères, et on en est quitte pour interrompre un traitement qui aura peut-être eu une utilité préventive. Les complications bronchopulmonaires sont en effet graves et causent la plupart des morts par coqueluche.

Ce que j'ai écrit à propos de la rougeole (p. 68 s'applique à la coqueluche. On prévient les infections respiratoires par l'antisepsie de la bouche, du nez et du pharynx, par les inhalations de substances antiseptiques, de quinoléine par exemple; Weill attribue à cette dernière un rôle prophylactique manifeste. On les prévient également en évitant les causes de contagion : dès qu'un coquelucheux présente du coryza, une bronchite quelque peu intense, des signes de broncho-pneumonie, il doit être isolé pour ne pas transmettre l'infection aux autres malades. Aussi, dans les hôpitaux, est-il nécessaire d'avoir des chambres d'isolement ou des box à cet usage.

La bronchopneumonie déclarée, on donne des bains chauds ou tièdes; on fait des enveloppements humides et frais du thorax, etc. En un mot on institue le même traitement que pour les broncho-pneumonies de la rougeole (p. 70).

De même qu'après la rougeole, il peut persister des broncho-pneumonies subaiguës ou chroniques, ou évoluer une tuberculose que l'on traitera par les moyens appropriés.

Il n'est pas exceptionnel de voir, au cours de la coqueluche, apparaître une autre **maladie infectieuse** : rougeole, scarlatine, diphtérie, etc. On soigne comme d'habitude ces maladies associées.

Il importe, somme toute, de prévenir les complications, car ce sont elles qui assombrissent le pronostic de la coqueluche. L'âge et l'état de santé antérieur y prédisposent plus ou moins et jouent un rôle qu'il n'est pas à la portée du médecin de modifier. Le milieu a une influence encore plus grande, et le médecin doit le rendre aussi favorable que possible.

CHAPITRE IV

TRAITEMENT DES OREILLONS

Traitement des oreillons en général. — Mesures prophylactiques. —
   Hygiène du malade. — Médications.
Traitement des formes cliniques.
Traitement des complications.

Dans la plupart des cas, les oreillons, chez l'enfant, évoluent d'une
façon bénigne et ne demandent qu'un traitement très simple. Certaines *formes cliniques* et diverses *complications* imposent cependant
une intervention plus active.

Pour les oreillons, aussi bien que pour les fièvres éruptives et la
coqueluche, avec lesquelles cette affection présente des affinités
étiologiques, nous ne possédons pas de médication spécifique.

I. — Traitement des oreillons en général.

1º Mesures prophylactiques. — Les oreillons constituent une
maladie infectieuse qui se transmet par contagion. Celle-ci se fait
en général directement, de malade à sujet sain, plus rarement d'une
façon indirecte.

L'enfant atteint d'oreillons doit être *isolé*. On a dit que, l'orchite
ourlienne étant rare dans l'enfance, il valait mieux laisser les
jeunes sujets contracter la maladie ; ils seraient ainsi vaccinés contre
une atteinte possible dans l'adolescence ou à l'âge adulte. Mais il
est préférable de ne pas courir le risque d'une maladie qui n'est pas
toujours aussi anodine qu'on l'a avancé.

L'isolement doit être pratiqué dès les premiers symptômes des
oreillons, car ils sont contagieux déjà un ou deux jours avant l'apparition du gonflement parotidien. Il doit être prolongé assez longtemps :
en effet, si généralement l'infection cesse d'être transmissible une
fois le gonflement disparu, il y a des cas de contagion tardive, même
au bout de quarante jours, comme dans une observation de Bernutz.
Dans la pratique, il est bon d'isoler l'enfant pendant quinze jours au
moins ; le Conseil d'hygiène a demandé vingt et un jours ; Comby

proposé d'interdire la rentrée aux écoles pendant vingt-cinq ou trente jours.

La *déclaration* est facultative (décret du 10 février 1903).

En plus de l'isolement, on prendra les précautions antiseptiques habituelles : lavage des mains, port d'une blouse, désinfection des objets, etc. La désinfection des locaux n'est pas indispensable, car le germe des oreillons, comme celui de la rougeole, est peu résistant en dehors de l'organisme humain.

2° Hygiène du malade. — L'enfant atteint d'oreillons est laissé au lit au moins jusqu'à la fin de la période fébrile, et mieux pendant huit ou dix jours. On insiste particulièrement sur cette précaution chez les grands garçons, au voisinage de la puberté, pour prévenir l'orchite, qui débute en général du sixième au huitième jour : c'est d'ailleurs une complication exceptionnelle avant quatorze ans.

On fait des lavages de la bouche et du pharynx, pour éviter les infections secondaires.

On prescrit du lait, du bouillon, des tisanes et bientôt une alimentation semi-liquide, dès que la fièvre tombe et que la douleur diminue. Si celle-ci empêche la déglutition, on donne des lavements de sérum ou des lavements alimentaires, et on fait des injections de sérum.

3° Médications. — On pratique sur les régions tuméfiées des onctions avec du *baume tranquille*, de *l'huile de camomille* ou de la *pommade au gaïacol* à 1 p. 10 (Grande, Ragazzi), deux ou trois fois par jour ; on applique par-dessus ces substances un pansement ouaté.

Si les *douleurs* sont très vives, on donne de l'antipyrine, du salicylate de soude et même des opiacés (poudre de Dower).

Souvent il y a des phénomènes d'*embarras gastrique*. Autrefois on donnait volontiers un *vomitif*, et même ce dernier était prescrit systématiquement dans tous les cas d'oreillons (Hufeland, Heyfelder). Aujourd'hui on se borne à un *purgatif* : sulfate de soude ou calomel.

II. — Traitement des formes cliniques.

Dans la plupart des cas, les oreillons sont légers ou d'intensité moyenne : l'isolement, le repos au lit pendant quelques jours, les enveloppements ouatés du cou suffisent.

Dans certain cas, les symptômes sont intenses : la douleur est vive et la tuméfaction considérable ; la fièvre est élevée. Il faut alors avoir recours aux médications calmantes, locales et générales.

Parfois enfin, avec des phénomènes locaux plus ou moins marqués, il y a des symptômes généraux importants : fièvre vive, agitation, délire, état typhique, etc. Il faut alors donner des *bains frais* (26 à 30°) ou même *froids* (20-25°), de dix à quinze minutes de durée, répétés toutes les trois ou quatre heures ; de la *quinine* (0gr,10 par année d'âge) ou de l'*antipyrine* (0gr,10 ou 0gr,20 par année d'âge) séparément ou associées, en deux ou trois prises par vingt-quatre heures. Dans les cas d'agitation extrême et d'insomnie, on donne du bromure de potassium et du chloral.

III. — Traitement des complications.

Multiples sont les complications qui peuvent survenir au cours des oreillons ; elles sont toutefois moins fréquentes que chez l'adulte. On traite chacune d'elles par les méthodes habituelles.

L'*orchite ourlienne* nécessite le repos au lit, la suspension des testicules à l'aide d'une planchette ou d'un suspensoir, l'application d'un calmant comme sur la région parotidienne et d'un pansement ouaté, ou même d'une vessie remplie de glace. Bien rarement la fièvre et les phénomènes nerveux nécessitent la balnéation.

L'*ovarite ourlienne* est traitée par les applications chaudes sur l'abdomen.

La *pancréatite ourlienne*, qui se traduit par des douleurs vives dans la région épigastrique, des vomissements, de la diarrhée séreuse, etc., guérit en quatre ou cinq jours. On se borne à un traitement symptomatique : application d'une vessie de glace sur l'épigastre, diète et ingestion de fragments de glace, injection de morphine au besoin.

La *néphrite ourlienne*, généralement bénigne, demande le régime lacté.

Les *manifestations méningées*, assez communes, souvent latentes, revêtent parfois le tableau d'une méningite aiguë. On donne des purgatifs, on prescrit des bains chauds ou tièdes, du bromure, etc.

Quant aux autres complications, plus ou moins rares, leur traitement ne peut être décrit ici.

CHAPITRE V

TRAITEMENT DE LA DIPHTÉRIE

Traitement de l'angine diphtérique. — Angine diphtérique franche normale (sérum antidiphtérique, hygiène et antisepsie du nez, de la bouche et du pharynx, hygiène générale). — Angine diphtérique toxique, infectieuse (sérum antidiphtérique, hygiène et médications adjuvantes).
Traitement de la laryngite diphtérique ou croup. — Sérothérapie. — Médications diverses. — Trachéotomie et tubage.
Traitement des diverses localisations du bacille de Löffler. — Mesures prophylactiques.
Traitement des complications — Infections secondaires. — Intoxication diphtérique, paralysies. — Accidents sériques.
Résultats généraux du traitement actuel de la diphtérie.

Pour les maladies infectieuses de l'enfance qui viennent d'être passées en revue, le traitement a réalisé de nos jours des progrès considérables; mais, pour aucune autre que la diphtérie, il n'existe une différence aussi essentielle entre l'ancienne thérapeutique et la thérapeutique moderne. Cette différence est due à la découverte du *sérum antidiphtérique* et à ses applications à la médecine humaine, principalement à la médecine infantile (1) : en 1893 et en 1894, avec le sérum de Behring, Kossel et Körte obtenaient une mortalité de 23 p. 100 et de 33 p. 100, au lieu de 53 p. 100; avec l'antitoxine d'Aronson, Katz et Baginsky n'avaient que 13 p. 100 de morts au lieu de 36 p. 100; enfin, au Congrès de Budapest, Roux, Martin et Chaillous montraient, d'après une statistique de 300 enfants traités par le sérum à l'hôpital des Enfants-Malades, que la mortalité n'avait été que de 26 p. 100 au lieu de 50 p. 100 dans les statistiques antérieures et de 60 p. 100 à l'hôpital Trousseau pendant la même période.

La sérothérapie a modifié à un tel point le traitement de la diphtérie que les traitements antérieurs ont été abandonnés pour la plupart ou sont passés au second plan.

Le sérum antidiphtérique s'est imposé par ses résultats, et il n'est guère de médecin qui ne veuille y avoir recours. Même ceux,

(1) P. Achalme, La sérothérapie, 1895, p. 155.

tels que Bourget (1), qui considèrent « que son action curative est nulle ou presque nulle, et dans tous les cas qu'il n'exerce aucune action sur la marche de la température et de la maladie », l'emploient dans les cas de diphtérie laryngée et bronchiale, à défaut d'un traitement local.

Actuellement donc l'emploi du sérum antidiphtérique constitue la base du traitement de la diphtérie. Certains autres modes de traitement n'en doivent pas moins être conservés, soit pour aider l'organisme dans sa lutte défensive, soit pour parer à diverses éventualités sur lesquelles le sérum ne peut manifestement agir.

J'étudierai successivement le *traitement des angines diphtériques*, des *laryngites diphtériques* et des *diverses localisations du bacille de Lœffler*; puis les *accidents de la sérothérapie* et le *traitement des complications tardives* de la diphtérie. C'est dans cette succession en effet que les phénomènes se présentent en clinique.

Mesures prophylactiques. — Quelle que soit la localisation du bacille diphtérique, il faut prendre les mesures nécessaires pour éviter la diffusion de la maladie.

La diphtérie est en effet une maladie infectieuse, qui se transmet par *contagion directe* ou *indirecte*. Elle nécessite *l'isolement* et la *désinfection*. La *déclaration* est obligatoire (décret du 10 février 1903).

L'isolement doit être absolu. Dans les familles, on fait placer l'enfant dans une chambre convenablement éclairée, aérée et chauffée. N'y doivent pénétrer que les seules personnes donnant leurs soins au malade, après avoir revêtu une blouse, qui est laissée dans la chambre à la sortie. Il faut se savonner soigneusement les mains et les tremper dans une solution antiseptique.

Dans les hôpitaux, il existe en général des services spéciaux pour les diphtériques, avec leur personnel particulier. Les mêmes précautions doivent être prises.

Tous les objets ayant été en contact avec le malade doivent être désinfectés par la vapeur ou au formol. Les mucosités, les liquides de lavages sont bouillis ou mélangés à un antiseptique.

Le petit malade doit être isolé jusqu'à guérison complète. En théorie, quand il s'agit d'une localisation aux premières voies digestives et respiratoires, il faut attendre, avant de lui rendre la liberté, que les bacilles de Lœffler aient disparu. Cette disparition est généralement assez rapide. Mais il y a des cas où les bacilles persistent au delà du temps habituel. La continuation des soins antiseptiques de la bouche, de la gorge et du nez, qui sont décrits plus loin,

(1) Bourget, *Quelques erreurs et tromperies de la science médicale moderne*, 1907, p. 106.

l'emploi des pastilles de sérum antidiphtérique solidifié de L. Martin peuvent hâter leur disparition. Ces pastilles contiennent 0gr,20 de sérum sec, correspondant à 2 centimètres cubes d'un sérum liquide, préparé avec la toxine et les corps microbiens; on en donne douze par jours, une toutes les heures, pendant cinq jours; elles sont peut-être moins efficaces chez les enfants, qui ne savent pas les laisser fondre dans leur bouche, que chez les adultes. Elles ne réussissent pas chez les adénoïdiens et chez les enfants qui ont des ulcérations des gencives ou des dents cariées (Hutinel et L. Martin). Au cas où les bacilles persistent dans le mucus nasal, on insuffle, suivant le conseil de Dopter, de la poudre de sérum desséché dans les narines.

Dans la pratique, on est souvent très embarrassé sur la conduite à tenir quand les bacilles persistent indéfiniment, et on est forcé de rendre la liberté à l'enfant. Il est fréquent, d'ailleurs, de trouver des bacilles diphtériques dans le pharynx d'enfants sains.

L. Martin et Vaudremer (1) considèrent que, dans les deux tiers des cas, les bacilles diphtériques ont disparu de la gorge après trois semaines, que dans un tiers des cas ils persistent, mais sont exceptionnellement virulents; ils conseillent d'isoler pendant quatre semaines les diphtéries bénignes et pendant six semaines les diphtéries graves.

I. — TRAITEMENT DE L'ANGINE DIPHTÉRIQUE.

Pour traiter une angine diphtérique, le médecin met en œuvre : 1° le *sérum antidiphtérique*; 2° *l'hygiène* et *l'antisepsie locales*; 3° *l'hygiène générale*; 4° des *médications adjuvantes*.

L'emploi de ces divers procédés thérapeutiques varie suivant les variétés d'angines. Si, en effet, en présence d'une angine diphtérique, des complications sont toujours possibles, même dans les cas les plus bénins en apparence, il n'en est pas moins vrai qu'il faut savoir régler son intervention d'après le plus ou moins d'intensité et de gravité de la maladie.

J'étudierai successivement le traitement de *l'angine diphtérique franche normale* de Trousseau et celui de *l'angine diphtérique toxique ou infectieuse*.

1. — Traitement de l'angine diphtérique franche normale.

Un enfant a une fièvre modérée, est abattu; il se plaint de la gorge, s'il est assez grand, mais la douleur est en général peu accusée.

(1) L. Martin et Vaudremer, La déclaration des maladies transmissibles. Les mesures qu'elle doit provoquer (*Rapport au I*er *Congrès des médecins sanitaires*, Paris, nov. 1909).

Les ganglions rétro-angulo-maxillaires sont gros et douloureux : les amygdales sont rouges et tuméfiées ; sur l'une d'elles, on voit une membrane blanche, adhérente, qui s'étend, ou déjà les amygdales, les piliers, la luette sont tapissés par une couenne caractéristique. Un frottis décèle des bacilles de Lœffler, et les tubes de sérum coagulé ensemencés avec un fragment de membrane donnent en moins de vingt-quatre heures des colonies caractéristiques.

1° Sérum antidiphtérique. — En présence d'un pareil tableau clinique, la question de l'*injection de sérum antidiphtérique* se pose de suite à l'esprit. Quand il existe un exsudat nettement membraneux, cohérent, plus ou moins adhérent, il faut, tout en pensant à la possibilité d'une angine membraneuse non diphtérique, conclure pratiquement à la diphtérie et injecter du sérum. Quand la membrane débute et est encore peu étendue, on peut, s'il s'agit d'un enfant de plus de cinq ans, attendre quelques heures, mais injecter alors si elle s'étend ; par contre, si l'enfant n'a pas cinq ans, toute amygdale qui présente un enduit blanc est suspecte, et il faut injecter de suite du sérum, car à cet âge la diphtérie marche vite. Telle est la conduite généralement conseillée par les pédiatres qui ont étudié spécialement la sérothérapie, par Marfan, par L. Martin (1), etc. Sous ce rapport, la conduite à tenir est différente chez l'enfant et chez l'adulte ; chez ce dernier, en cas de doute, et s'il n'y a pas urgence, il vaut mieux attendre les résultats de l'examen bactériologique, pour ne pas exposer le malade aux accidents sériques, qui sont plus fréquents et plus importants chez lui que chez l'enfant.

On injecte d'emblée les doses suivantes, qui doivent être d'autant plus fortes que le début est plus ancien (2) :

5 ou 10 centimètres cubes avant un an.
10 ou 20   —   —   de 1 à 3 ans.
20 ou 30   —   —   de 3 à 15 ans.

L'injection est faite avec les précautions voulues sous la peau de l'abdomen.

Après la première injection, on se comporte d'une façon variable suivant l'évolution de l'angine.

Tantôt, après une douzaine d'heures, les membranes n'ont pas progressé ou ont rétrocédé, sont devenues plus friables, plus crémeuses, quoiqu'il ait pu y avoir une exacerbation de la

(1) L. Martin, *Sérothérapie antidiphtérique, in* Médicaments microbiens (Bibliothèque de thérapeutique Gilbert et Carnot, 1912).

(2) Il s'agit du sérum de l'Institut Pasteur, qui est de 200 unités d'Ehrlich, préventif à 1/100 000 (L. Martin).

fièvre, avec excitation et même délire. On peut alors ne pas renouveler l'injection; en général, les membranes disparaissent en trente-six ou quarante-huit heures, en même temps que les phénomènes généraux. Si, au début du troisième jour, la résolution tarde, on fait une seconde injection d'une quantité égale ou moitié moindre de sérum.

Tantôt, au contraire, les membranes continuent à s'accroître au bout de douze à quatorze heures, ou ne rétrocèdent pas; la fièvre persiste, le pouls reste fréquent, l'état général ne s'améliore pas. Il faut alors faire une seconde injection de sérum à la même dose; elle suffit en général à arrêter l'évolution de l'angine; les exsudats disparaissent en quelques jours. Si la disparition des membres tarde trop, on fait une troisième injection après un intervalle d'un ou deux jours.

2º Hygiène et antisepsie du nez, de la bouche et du pharynx. — Le traitement local avait été préconisé par Bretonneau, dont la conception de la diphtérie ressemblait à la nôtre, puis abandonné sous l'influence de Trousseau, pour qui la diphtérie était une maladie générale d'emblée, et enfin adopté de nouveau après la découverte du bacille de Lœffler. On employait de nombreux topiques : l'acide chlorhydrique (Bretonneau), le topique oléo-phéno-camphré (Gaucher), le phénol sulfo-riciné (Ruault), l'acide salicylique (J. Simon), etc. Actuellement on les interdit. On se borne à faire gargariser l'enfant s'il est assez grand, à pratiquer des lavages de la gorge s'il est trop petit; on emploie l'eau bouillie, l'eau boriquée ou boratée (30 grammes par litre). Il est bon, en outre, surtout chez les adénoïdiens, d'instiller dans les narines de l'huile camphrée à 1 p. 10, trois ou quatre fois par jour.

3º Hygiène générale. — L'enfant est maintenu au lit au moins pendant huit ou dix jours dans les cas bénins et traités dès le début; pendant trois ou quatre semaines, par crainte des accidents tardifs, dans les cas plus intenses, quand le traitement a été tardif et quand il a fallu renouveler les injections.

On prescrit le régime lacté pendant la période fébrile; puis on permet des potages au lait, des œufs, des crèmes, du bouillon, du jus de viande, de la viande crue, etc. On donne de l'eau et des tisanes en quantités suffisantes pour assurer la diurèse. L'albuminurie légère, qui est presque la règle, n'empêche pas l'alimentation; on la surveillera de près, si elle est plus abondante et persistante. Le rein fonctionne régulièrement dans les diphtéries normales.

On assure l'évacuation de l'intestin avec des lavements et au besoin avec des laxatifs.

Tel est le traitement de l'angine diphtérique franche, qui est dite encore pure, monomicrobienne ou bacillaire, et qui ne s'accompagne que d'une intoxication générale légère.

On se comporte de la même façon en présence de ses diverses variétés cliniques, plus ou moins atypiques : *diphtérie abortive, angine diphtéroïde, angine à forme herpétique, angine folliculaire* ou *pultacée*. En temps d'épidémie, dans les milieux contaminés, en présence d'une *angine rouge*, généralisée, aiguë, fébrile, il faut injecter du sérum, car elle peut être due au bacille de Lœffler : très rapidement celui-ci fait disparaître les symptômes locaux et généraux, mais n'empêche pas toujours l'apparition d'une membrane qui en est la signature.

II. — Traitement de l'angine diphtérique toxique infectieuse.

A côté des angines diphtériques, dont je viens de décrire le traitement, il en est d'autres qui s'accompagnent de symptômes graves. Tantôt la maladie n'a pas été traitée et s'est aggravée; tantôt il existe d'emblée des phénomènes d'intoxication ou d'infection générale : prostration ou agitation, anxiété, teint plombé, yeux excavés; vomissements répétés, anorexie; albuminurie abondante; fièvre élevée, absence de fièvre ou hypothermie; pouls fréquent et petit; membranes grisâtres, sanieuses; adénopathies plus ou moins volumineuses.

Les malades atteints de ces diphtéries meurent souvent malgré le sérum. Le traitement doit être très sévèrement conduit. Il comprend, à côté de la *sérothérapie*, un certain nombre de *médications adjuvantes*.

1° **Sérum antidiphtérique.** — Pour obtenir des résultats, il faut intervenir précocement, injecter des doses de sérum fortes et répétées; il faut en outre, la maladie arrêtée, les renouveler pendant la convalescence pour essayer d'éviter les accidents toxiques secondaires.

Barbier et Lobligeois, Molinié (1901) donnaient en quelques jours des doses de sérum allant jusqu'à 80 et 140 centimètres cubes.

Marfan conseille de faire d'emblée les doses suivantes : 20 centimètres cubes avant un an, 40 centimètres cubes chez les grands enfants; de renouveler les injections trois, quatre ou cinq fois, à des intervalles de vingt-quatre ou quarante-huit heures, mais sans dépasser toutefois en général la dose de 80 centimètres cubes, les doses supérieures étant en général inutiles. Or avec cette pratique la mort survient dans la moitié des cas environ.

L. Martin, Méry, Weill-Hallé et Parturier, G. Thomas [1] ont recours à des doses beaucoup plus fortes. Ils injectent 40, 50 et 60 centimètres cubes de sérum pendant plusieurs jours de suite, jusqu'à la disparition des membranes ; puis, pendant une ou deux semaines, tous les jours ou tous les deux jours, 10 ou 20 centimètres cubes de sérum. Avec ce mode de traitement, Méry n'a perdu aucun malade atteint d'angine maligne du 1er novembre 1908 au 1er mars 1909. Netter, Comby [2], bien que n'ayant pas utilisé des doses aussi fortes de sérum, sont partisans d'une sérothérapie intensive.

Il est permis de se demander si l'usage des doses massives et l'emploi prolongé du sérum ne peuvent pas avoir d'inconvénients : Méry a vu, au cours de la convalescence, des poussées d'albuminurie considérables mais passagères ; il serait utile de préciser la nature de cette albumine. Toutefois le phénomène d'Arthus ne se produit pas chez l'enfant, c'est-à-dire qu'il n'y a pas, comme chez le lapin, à la suite de trois ou quatre injections, de doses assez fortes et assez rapprochées de sérum, production d'œdème et de cachexie mortelle.

2° Hygiène et médications adjuvantes. — Les diphtéries graves, dues souvent à des associations microbiennes, doivent être séparées des diphtéries normales pour éviter de transmettre à celles-ci des infections secondaires. Plus encore que les diphtéries normales, elles nécessitent l'antisepsie de la bouche, du nez et du pharynx et une bonne hygiène générale. Elles demandent en outre certaines médications.

On fait de grandes irrigations de la bouche et du pharynx ; contre la fétidité des sécrétions, on emploie pour ces lavages de la *liqueur de Labarraque* à 50 p. 1000 ou de l'*eau oxygénée* à 12 volumes (100 grammes pour 1 litre d'eau). On insiste sur l'antisepsie nasale.

Si les *ganglions* sont très tuméfiés et surtout si le tissu cellulaire voisin est enflammé, on fait sur le cou des applications humides et chaudes (p. 13).

On *alimente* le malade aussi fortement que possible. On lui donne des *boissons stimulantes* : café, champagne, eau-de-vie ou potion de Todd étendus d'eau.

Si la *fièvre* est élevée, si la dépression des forces est marquée, on

<hr>

(1) Méry, Weill-Hallé et Parturier. Sérothérapie intensive dans le traitement des angines graves et des paralysies diphtériques (*Soc. méd. des hôp. de Paris*, 7 mai 1909, p. 808). — G. Thomas. La sérothérapie intensive dans le traitement des angines diphtériques graves et paralysies. Thèse de Paris, 1909.

(2) Netter, Comby, *Soc. méd. des hôp. de Paris*, 7 mai 1909, p. 824 et 825.

ordonne toutes les trois ou quatre heures un *bain tiède* ou un *bain chaud*, sauf si la faiblesse du cœur les contre-indique.

Si la *tachycardie* est accentuée, s'il y a de la faiblesse du pouls, de l'arythmie, de la tendance au collapsus ou à l'adynamie, on fait des injections sous-cutanées d'*huile camphrée* à 1 p. 10, de *caféine*, de *sulfate* de *spartéine* et de *strychnine*. Les injections de *sérum artificiel* 40, 60, 100 centimètres cubes, rarement plus, répétées plusieurs fois par jour, rendent des services.

Contre les phénomènes de prostration, de collapsus, contre l'hypotension artérielle, que l'on peut attribuer, pour une part tout au moins, aux altérations des capsules surrénales, on prescrit la *médication surrénale* (Rolleston, Netter, etc.) : solution d'adrénaline au millième, X à XX gouttes et même plus (C et CC gouttes) par vingt-quatre heures en cinq ou six fois, par la voie buccale ou par la voie sous-cutanée (Netter); poudre de capsules surrénales : 0ᵍʳ,10 à 0ᵍʳ,20 (Méry). Cette médication peut être prolongée sans inconvénients.

Contre l'*intoxication* et la *septicémie*, on peut avoir recours à l'*argent colloïdal*. Netter (1) insiste sur l'utilité du collargol : l'injection intraveineuse, renouvelée à deux ou trois reprises, de 5 centimètres cubes de la solution de collargol à 2 p. 100 a augmenté notablement le nombre des guérisons des diphtéries toxiques (61 p. 100 au lieu de 31 p. 100 chez les non-traités). Guinon (2) a obtenu, également dans des cas de diphtérie toxique, une guérison rapide. Par contre, Marfan (3) n'a pas constaté d'action particulièrement favorable.

Contre les *phénomènes septicémiques*, Deguy conseille des injections sous-cutanées de *sérum iodé* :

Iode métallique	0ᵍʳ,02
Iodure de potassium	0ᵍʳ,04
Sérum de Hayem	100 grammes.

Injecter en une ou deux fois dans la journée.

Certains médecins enfin emploient concurremment le sérum antidiphtérique et le *sérum antistreptococcique* dans le traitement des strepto-diphtéries.

Les bienfaits de la sérothérapie dans le traitement des angines diphtériques sont démontrés par les statistiques. A l'hôpital des Enfants-Malades de Paris, la mortalité pour angines diphtériques

(1) Netter, Le collargol dans la diphtérie (*Soc. de péd. de Paris*, 21 juin 1904, p. 210).

(2) Guinon, Quelques observations d'emploi du collargol dans la diphtérie (*Soc. de péd. de Paris*, 21 juin 1904, p. 209).

(3) Marfan, Emploi du collargol dans la diphtérie (*Soc. de péd. de Paris*, 21 juin 1904).

était, de 1890 à 1894, pendant les quatre années ayant précédé l'emploi du sérum, de 33,94 p. 100 32,02 p. 100 en 1893 ; 47,30 p. 100 en 1890 ; immédiatement après son introduction, elle tombe à 12 p. 100 (Roux, Martin et Chaillous ; de 1903 à 1906, elle est de 10 p. 100 (7,67 p. 100 en 1904 ; 10,29 p. 100 en 1905 et 1906 , d'après les statistiques de Marfan.

II. — TRAITEMENT DE LA LARYNGITE DIPHTÉRIQUE OU CROUP.

Avant la sérothérapie, chez l'enfant la diphtérie du pharynx se propageait fréquemment au larynx. Depuis que sa pratique est courante, le croup est devenu exceptionnel au cours des angines convenablement traitées. On l'observe encore cependant, et en outre il peut apparaître d'emblée chez un nourrisson ou au cours d'une rougeole, d'une scarlatine, etc.

La base du traitement du croup est le sérum. Il faut y joindre un certain nombre de médicaments symptomatiques. Enfin, le cas échéant, on intervient pour rétablir la pénétration de l'air dans les voies respiratoires.

1° **Sérothérapie**. — Quand on se trouve en présence d'un enfant atteint de croup, on doit faire de suite une injection de sérum. La dose de sérum doit être la plus forte de celles indiquées à propos de l'angine diphtérique normale ; on injecte d'emblée : 10 centimètres cubes avant un an, 20 centimètres cubes d'un à trois ans, 30 centimètres cubes de trois à quinze ans. Suivant l'évolution des troubles laryngés, on renouvelle l'injection au bout de douze à vingt-quatre heures, et au besoin on en fait une troisième au bout du même temps.

Les effets obtenus varient avec le moment où débute le traitement.

Le croup est à sa première période. — La voix et la toux sont rauques, enrouées ; la dyspnée est légère ; l'inspiration est seulement un peu sifflante. En général, il ne se produit pas de modifications pendant les premières heures, et même les symptômes s'exacerbent ; au bout d'une douzaine d'heures, apparaissent souvent des accès de suffocation, car les membranes se boursoufflent et rétrécissent le calibre du larynx. Cette exacerbation peut durer douze ou vingt-quatre heures ; mais des accès de toux surviennent, les membranes sont expulsées, et la respiration devient libre. Il y a des cas toutefois où on est obligé d'intervenir.

Le croup est à sa seconde période. — Il y a de la dyspnée continue avec des exacerbations dues à des accès de spasme glottique. S'il n'y a pas de tirage permanent et si la respiration est encore suffisante, il peut arriver que l'injection de sérum améliore le malade, diminue le spasme et permette de ne pas intervenir. Si la dyspnée et le tirage sont permanents, le sérum seul est impuissant.

Le croup est à sa dernière période. — La dyspnée et le tirage sont permanents ; l'enfant asphyxie. Il faut alors intervenir en même temps que l'on injecte de fortes doses de sérum.

Le traitement sérothérapique a une influence manifeste sur le croup. Auparavant un croup s'arrêtait rarement à la première période, et tout croup arrivé à la seconde période aboutissait presque fatalement à l'asphyxie ; quand on n'intervenait pas, la mort était l'aboutissant dans 80 à 90 p. 100 des cas. Actuellement, avec la sérothérapie, il y a guérison sans intervention dans 60 p. 100 des cas, et la guérison peut survenir même quand l'injection n'est faite qu'à la deuxième période.

2° **Médications diverses.** — L'enfant est laissé au calme le plus complet, assis sur son lit. Les vomitifs, utilisés autrefois, sont inefficaces et non sans danger. On évapore en permanence, sur une lampe à alcool, de l'eau additionnée de substances diverses (benjoin, eucalyptus), de façon à saturer l'atmosphère de vapeur d'eau. Sous cette influence, les membranes se détachent plus facilement, le spasme diminue, les accès de suffocation sont plus rares et moins violents ; c'est là un adjuvant utile de la sérothérapie. Après l'installation de chambres de vapeur à l'hôpital Trousseau, Variot (1) a constaté que la proportion des interventions au cours du croup s'était abaissée d'un tiers.

Contre le spasme, les enveloppements humides et frais du thorax ont leur utilité. De même certains médicaments, bromure de potassium, antipyrine, sirop de codéine, morphine.

Le *bromure de potassium* se donne à la dose de 0ᵍʳ,25 et plus par année d'âge.

La *codéine* est préconisée par Variot, à raison de 0ᵍʳ,01 avant un an, de 0ᵍʳ,02 ensuite (c'est-à-dire 5 et 10 grammes de sirop), et ces doses peuvent être dépassées.

La *morphine* a été introduite dans la thérapeutique du croup par Lesage et Cléret (1908), qui en ont vanté les bons effets ; Aussel, Triboulet et Boyé, Lemarignier (2), Chateau (3) ont publié égale-

<hr>

(1) VARIOT, La diphtérie et la sérumthérapie, 1898, p. 401.

(2) LEMARIGNIER, De l'emploi de la morphine en thérapeutique infantile. Thèse de Paris, 1908.

(3) CHATEAU, À propos de l'emploi de la morphine en thérapeutique infantile, dans le croup en particulier (*Pédiatrie pratique*, 1909, n° 14, p. 184).

Thérap. des mal. infect.   8

ment des observations favorables. Ces médecins l'emploient pour lutter contre le spasme glottique. Lesage et Cléret conseillent les doses suivantes :

Avant 2 mois.	1 ou 2 milligr., c'est-à-dire	1 ou 2 c.c.	d'une solut. à 1 p. 1000		
Jusqu'à 1 an..	1/3 centigr.	—	1/3 c.c.	—	1 p. 100
— 2 ans.	1 2	—	—	1/2 —	—	—
— 3 ans.	2/3	—	—	2/3 —	—	—
Après 3 ans..	1	—	—	1 —	—	—

L'albuminurie fébrile n'en est pas une contre-indication; mais il vaut mieux s'abstenir s'il y a de l'anurie ou de l'œdème, ou s'il s'agit d'une diphtérie toxique. Si le tirage débute et est encore peu intense, la morphine empêche les phénomènes spasmodiques de s'accentuer. S'il dure depuis quelques heures et s'accompagne de menace d'asphyxie, elle peut empêcher le tubage : l'enfant s'endort, le tirage cesse et la respiration devient calme. S'il date de deux ou trois jours et si la mort est imminente, il faut injecter la morphine et pratiquer le tubage. Si la première injection provoque une amélioration, il peut être utile de faire une seconde injection douze ou vingt-quatre heures après.

Les résultats obtenus avec la morphine sont intéressants ; mais cette méthode ne doit être maniée qu'avec une grande prudence, car l'enfant est très sensible à la morphine : par exemple un enfant de cinq ans, soigné pour le croup par Tillaye [1], présenta après une injection de 1 centigramme de morphine des accidents graves, cyanose, refroidissement, irrégularité du pouls et de la respiration, etc., dont il eut de la peine à se remettre. D'ailleurs, Carles et Dupérié [2] ont constaté de nombreux insuccès; ils considèrent que la morphine masque le tirage, plutôt qu'elle ne le supprime, et empêche l'enfant de réagir.

Dans les *croups secondaires* à la rougeole ou à la coqueluche, chez les enfants infectés préalablement, Martin injecte, en même temps que le sérum antidiphtérique, 20 centimètres cubes de *sérum antistreptococcique*.

3° **Trachéotomie et tubage.** — Il y a des cas où, pour éviter l'asphyxie menaçante, on est obligé de rétablir le passage de l'air en pratiquant soit la *trachéotomie*, soit le *tubage*.

Il faut intervenir quand la dyspnée est continue, quand il y a du

(1) Tillaye. Intoxication grave survenue à la suite d'une injection de morphine au cours d'un croup chez un enfant de cinq ans (*Province méd.*, 1903, p. 152).

(2) Carles et Dupérié. Quelques critiques sur l'emploi des injections hypodermiques de morphine dans le traitement du croup chez l'enfant (*Gaz. des sc. méd. de Bordeaux*, 1909, n° 12, p. 134).

tirage sus-sternal et de la contracture des sterno-cléido-mastoïdiens, quand les accès de suffocation se répètent à brefs intervalles, quand le cœur faiblit, quand le pouls est petit et irrégulier. Comme nous venons de le voir, l'emploi du sérum et de la thérapeutique antispasmodique peut éviter une intervention qui autrefois eût été inévitable.

Je serai bref sur le manuel opératoire de la trachéotomie et du tubage.

a. **Trachéotomie.** — La trachéotomie, introduite dans la pratique par Bretonneau et par Trousseau, a été pendant longtemps la seule opération généralement utilisée en France.

Depuis la sérothérapie, elle ne se fait plus que dans des cas exceptionnels; toutefois, en dehors des hôpitaux, à la ville et surtout à la campagne, quand l'enfant ne peut pas rester sous la surveillance directe du médecin ou d'un aide expérimenté, elle reste encore l'intervention de choix, car elle n'expose pas aux accidents que peut produire le tubage. Il y a en outre des cas où elle doit être préférée à ce dernier.

La technique de la trachéotomie est bien réglée. On incise les premiers anneaux de la trachée, et on y introduit une canule en argent : c'est la *trachéotomie supérieure*, préférée généralement à la *trachéotomie inférieure* de Trousseau et à la *crico-trachéotomie* de De Saint-Germain. On pratique l'opération rapidement, en deux ou trois temps, suivant la *méthode de Bourdillat*, dite encore *procédé des internes*.

On prépare un bistouri droit, un bistouri boutonné, des écarteurs, des pinces à forcipressure, des pinces à disséquer, un dilatateur à deux branches, des boulettes de coton hydrophile, deux canules. Celles-ci correspondent au numéro le plus fort que l'on croit pouvoir introduire, étant donné l'âge de l'enfant, et au numéro immédiatement inférieur ; leurs dimensions sont les suivantes (diamètre extérieur à l'extrémité inférieure) :

<pre>
Numéros :
00 . . . .   6 millimètres au-dessous de 15 mois.
0   7   —   jusqu'à 2 ans.
1   8   —   de 2 ans à 3 ans 1/2 ou 4 ans.
2   9   —   de 3 ans 1/2 à 5 ou 6 ans.
3 10   —   jusqu'à 8 ans.
4 11   —   après 8 ans.
</pre>

A la canule sont attachés deux cordonnets pour permettre de la fixer.

Les précautions antiseptiques d'usage sont prises. L'enfant est couché sur une table, le cou reposant sur un traversin ou un billot, et maintenu par deux aides. En général, l'état d'asphyxie rend inutile l'anesthésie, Lesage et Cléret conseillent de pratiquer une injection de morphine.

L'opérateur se place à la droite du malade. Sa main gauche fixe le cricoïde entre trois doigts et ne doit plus le quitter. De l'autre main, il incise sur la ligne médiane les différents plans et la trachée. Finalement la canule est introduite, fixée et recouverte d'une compresse de mousseline.

En général l'opération se passe régulièrement. Parfois surviennent des incidents et des complications : l'asphyxie, une hémorragie, etc.

L'opération terminée, on veille à ce que la canule ne s'obstrue pas, et on panse avec soin la plaie.

Avant la sérothérapie, le malade éprouvait un soulagement tantôt définitif, tantôt passager, car bientôt apparaissaient de la fièvre et des signes de bronchopneumonie souvent mortelle. La mortalité était considérable pour les croups trachéotomisés : aux Enfants-Malades, elle atteignait, de 1890 à 1893, 73,19 p. 100 en moyenne. Dans les cas curables, on enlevait la canule du cinquième au septième jour ; souvent on avait beaucoup de peine à le faire ; la bronchopneumonie était fréquente.

Depuis le sérum, l'évolution est plus favorable ; en général on peut enlever la canule au bout de trois jours ; la bronchopneumonie est plus rare ; la mortalité est seulement d'environ 30 p. 100 Hutinel et L. Martin (1).

b. **Tubage.** — Le tubage du larynx dans le croup, préconisé par Bouchut (1858) et O'Dwyer (1881), n'était guère employé qu'en Amérique, en Autriche et en Allemagne. A la suite de la sérothérapie, sa pratique s'est généralisée ; actuellement, sauf dans les circonstances indiquées plus haut, on le préfère à la trachéotomie : il est aussi simple à pratiquer avec un peu d'habitude et plus bénin au point de vue de ses suites immédiates ou éloignées.

Pour pratiquer le tubage, on prépare un ouvre-bouche, un introducteur, deux tubes appropriés à l'âge de l'enfant avec ou sans mandrin, suivant le modèle, et munis d'un fil (2). Le tout est bouilli. Il faut en outre une seringue pour injection laryngée d'huile mentholée à 1 p. 20.

Les modèles de tubes sont nombreux. Les détails de l'opération varient avec chacun d'eux. Voici, résumé d'après Sevestre et

(1) Hutinel et L. Martin, *in* Hutinel, Les maladies des enfants, 1909, I, p. 572.
(2) Aviragnet, Simplification de l'instrumentation du tubage (*Soc. de péd. de Paris*, 15 mars 1910, p. 157. — Aviragnet, emploie des tiges-mandrins répondant aux différents tubes, qui peuvent s'introduire sur un même manche et sont dépourvues de déclencheurs.

L. Martin [1], comment on doit pratiquer le tubage avec le tube court de Sevestre.

L'enfant, après un lavage du pharynx, est enveloppé dans un drap. Un premier aide, assis, le tient debout entre ses jambes ; un second, placé derrière le premier, fixe la tête en position normale.

L'opérateur s'assied en face de l'enfant. Il place l'ouvre-bouche contre la joue gauche et le fait tenir par le deuxième aide ou par un troisième. Avec l'index gauche il relève l'épiglotte contre la base de la langue et recherche les cartilages aryténoïdes et la glotte. Ces points de repère trouvés, l'index doit rester fixe.

Le tube monté sur l'introducteur est poussé exactement sur la ligne médiane, d'emblée dans le fond du pharynx, et amené, sur l'extrémité de l'index, à l'orifice supérieur du larynx. Si la glotte est rétrécie par le spasme, on attend le moment favorable, et on introduit le bout du tube dans l'orifice laryngé. On s'assure avec l'index qu'il est dans la bonne voie, et, le doigt fixant la tête du tube, on enfonce celui-ci en même temps qu'on retire le mandrin par la manœuvre du levier de l'introducteur. Finalement on sort l'introducteur de la bouche, puis le doigt, après s'être assuré que le tube est bien en place.

Quand l'enfant respire bien, on fait une injection d'huile mentholée dans le tube pour provoquer l'expulsion des mucosités ; on retire le fil et on enlève l'ouvre-bouche.

L'opération ne se passe pas toujours d'une façon aussi simple. Il y a des cas où il est difficile d'introduire le tube dans un larynx contracturé : il faut alors patienter. Il y a des cas où l'enfant continue à mal respirer ; on retire le tube à l'aide du fil, et on ramène une membrane qui l'obstruait ; parfois alors un second tubage devient inutile. On peut, dans les cas où l'obstruction persiste, faire successivement plusieurs tubages, accompagnés d'injections d'huile mentholée.

Après le tubage, l'enfant, traité par le sérum et maintenu dans une atmosphère humide, se rétablit en général rapidement. Le pouls, la température, la respiration reviennent en deux ou trois jours au voisinage de la normale. Les membranes disparaissent en trois, quatre ou cinq jours : c'est le temps qu'il convient de laisser le tube en place. On détube quand la température est à 37° ou 37°,5, le pouls à 90 ou 100, la respiration à 40. Si, après le détubage, l'enfant ne peut se passer de son tube, on redonne du sérum, et le plus souvent, après quarante-huit heures, on peut l'enlever définitivement (L. Martin). Pour éviter cet accident, Lesage et Cléret conseillent de

---

(1) SEVESTRE et L. MARTIN, *in* Traité des maladies de l'enfance de GRANCHER et COMBY, 2ᵉ édit., I, p. 238, 1904.

faire, dix minutes avant le détubage, une injection de morphine.

L'enfant tubé est soumis à une surveillance attentive, car le tube peut être rejeté ou bien s'obturer. Dans le premier cas, on ne retube que s'il est nécessaire : dans le second, on pratique le détubage.

Le détubage peut se faire soit au moyen d'un extracteur, soit par énucléation.

Le tubage vaut par le traitement sérothérapique associé. La mortalité est encore grande, parce qu'on n'a guère occasion que de tuber des enfants injectés tardivement. Cette mortalité, aux Enfants-Malades, a varié de 1903 à 1906, entre 12,85 et 21,05 p. 100, soit en moyenne 17,74 p. 100 (Marfan).

III. — TRAITEMENT DES DIVERSES LOCALISATIONS DU BACILLE DE LŒFFLER.

Si le pharynx et le larynx constituent le siège de prédilection des infections dues au bacille de Lœffler, d'autres muqueuses et la peau elle-même peuvent être envahies par lui. La sérothérapie constitue toujours le traitement de choix : on y associe un traitement local qui varie suivant la localisation : diphtérie de la bouche, du nez, du naso-pharynx, de la conjonctive, de l'oreille, de l'anus, de la vulve, etc. Ces dernières localisations sont d'ailleurs généralement secondaires à l'angine.

IV. — TRAITEMENT DES COMPLICATIONS.

Les complications qui surviennent au cours de la diphtérie sont dues les unes à des infections secondaires, d'autres à l'action de la toxine diphtérique, d'autres enfin à la sérothérapie elle-même. Ces complications demandent des traitements spéciaux.

1° **Infections secondaires.** — Les infections secondaires, au cours des angines et des laryngites diphtériques, causent :

a. Des **adénopathies cervicales**, que l'on voit surtout dans les strepto-diphtéries et qui peuvent suppurer. On les traite comme celles de la scarlatine : applications chaudes et humides, ouverture des foyers collectés, etc.

b. Des **laryngites ulcéreuses**, des **bronchites**, des **broncho-pneumonies**, au cours des angines et surtout des laryngites. On les traite suivant les méthodes habituelles, que nous avons déjà décrites à propos de la rougeole (p. 70) ou de la coqueluche (p. 99). Dans la bronchopneumonie, L. Martin conseille l'emploi du sérum antistrepto-coccique.

c. Des **arthropathies**, des **érythèmes** scarlatiniformes ou morbiliformes, etc., dont le traitement ne présente rien de spécial à l'affection qui nous occupe.

Il importe d'isoler les enfants atteints de diphtéries compliquées, car les infections secondaires sont contagieuses et peuvent se transmettre aux autres malades. Ce que j'ai dit à propos des bronchopneumonies de la rougeole et de la coqueluche s'applique à la diphtérie. Les mesures prophylactiques prises aujourd'hui dans ce sens jouent certainement un rôle dans l'amélioration des statistiques.

2° **Intoxication diphtérique. Paralysies.** — Parmi les complications relevant de l'intoxication diphtérique, en dehors des phénomènes qui apparaissent au cours des diphtéries toxiques et que nous avons appris à traiter, il faut citer les **néphrites**, qui demandent un régime lacté plus ou moins prolongé, et surtout les **troubles cardiaques** et les **paralysies**, qui apparaissent pendant la convalescence. Dans la crainte de ces accidents, il faut laisser l'enfant au lit pendant quinze à vingt jours après la guérison de la diphtérie.

L'albuminurie, qui est fréquente dans la diphtérie, ne contre-indique pas les injections de sérum (1). Elle relève en général de l'action de la toxine ; mais il importerait de préciser le rôle joué dans certains cas par le sérum étranger introduit dans l'organisme.

Les **paralysies diphtériques** surviennent en général à la suite des angines, huit à quinze jours après la guérison : mais elles peuvent être plus précoces ou plus tardives. Elles portent sur le voile du palais, sur l'appareil oculaire, sur les membres ; parfois elles intéressent le pneumogastrique et donnent lieu à des troubles gastriques, cardiaques et respiratoires (syndrome cardio-gastro-pulmonaire), qui peuvent causer une mort rapide ou subite.

Les paralysies sont dues à l'action de la toxine diphtérique sur les nerfs et sur les centres nerveux. La sérothérapie n'en a pas diminué le nombre, soit parce qu'on guérit ainsi plus de formes graves qu'auparavant, soit parce que le sérum injecté un certain temps après le début de l'infection intervient trop tardivement pour empêcher l'action de la toxine. L'apparition possible de paralysies est une raison, entre autres, de toujours injecter le sérum d'une façon aussi précoce que possible. Mais même de fortes doses de sérum, même la répétition des injections pendant la convalescence n'empêchent pas les paralysies : Méry, Weill-Hallé et Parturier, avec la méthode de traitement qu'il ont préconisée, les ont observées assez fréquemment, et certaines d'entre elles ont été très graves.

(1) Villa, La seroterapia nelle lesioni difteriche del reno (*Rev. di clinic. pediatrica*, mars 1908).

Pendant longtemps on n'a pas traité les paralysies diphtériques par le sérum, car on pensait qu'il ne pouvait modifier des lésions déjà constituées. Mais des cas assez nombreux, dans lesquels la sérothérapie a donné de bons résultats, ont modifié cette opinion : Morquio (1900), Mongour (1900), Ginestous (1902), Soulé (1903), Comby (1), etc. Actuellement il convient d'*injecter du sérum* dès le début des paralysies, que l'enfant en ait déjà reçu ou non pendant la diphtérie. Sans doute, bien des paralysies guérissent sans sérum, mais il vaut mieux ne pas s'exposer à les voir se prolonger ou s'aggraver ; c'est une faute d'attendre que les paralysies se soient développées pour avoir recours au traitement : Comby (2), qui n'avait pas eu de mort sur 13 cas de paralysies traitées d'une façon précoce par le sérum, a vu mourir 2 enfants qu'il n'avait pu traiter que trop tardivement.

On injecte 5 centimètres cubes avant deux ans, 10 centimètres cubes ensuite ; on renouvelle les injections, aux mêmes doses, tous les jours ou tous les deux jours, suivant l'intensité de la paralysie ; on les cesse quand les phénomènes paralytiques commencent à rétrocéder. En général deux, trois ou quatre injections suffisent pour amener la guérison (Comby) ; parfois des injections plus nombreuses sont nécessaires.

A la sérothérapie, on associe un *traitement symptomatique.*

On *électrise* des muscles paralysés à l'aide de courants faradiques ou galvaniques, suivant l'état des réactions électriques. On fait des *frictions*, des *massages*. On donne du *sulfate de strychnine* un quart de milligramme par année d'âge.

A la période de régression, on donne des *bains sulfureux*, des *bains de mer*.

On *alimente* l'enfant avec des bouillies épaisses et des purées, qui sont plus facilement avalées que les liquides. Si la déglutition est rendue impossible par la paralysie du voile du palais, on le nourrit à l'aide de la sonde œsophagienne et de lavements nutritifs.

S'il existe des phénomènes graves dus à la paralysie du pneumogastrique, on a recours aux *injections d'huile camphrée*, de *caféine*, à la *faradisation du pneumogastrique.*

3° **Accidents sériques.** — La sérothérapie peut entraîner des phénomènes dus à l'introduction dans l'organisme d'un sérum étranger ; leur ensemble constitue la *maladie sérique.*

(1) Comby. Paralysies diphtériques traitées par le sérum (*Arch. de méd. des enfants.* VII, p. 411, juillet 1904) ; Traitement des paralysies diphtériques (*Arch. de méd. des enfants,* IX, p. 103. févr. 1906). — Manoy, Traitement des paralysies diphtériques par les injections de sérum antidiphtérique. Thèse de Lyon, 1908.

(2) Comby. Deux cas de paralysies diphtériques terminées par la mort (*Soc. méd. des hôp. de Paris.* 7 mai 1909. p. 828).

Les accidents sériques sont *précoces* ou *tardifs*.

Les *accidents précoces* consistent en phénomènes *locaux*, siégeant au niveau de l'injection : œdème, érythèmes maculeux, papuleux, punctiformes ou en plaques, assez rares chez les sujets qui n'ont pas reçu d'injections antérieures, apyrétiques ou à peu près, et en phénomènes *généraux* : fièvre, courbature, agitation, qui apparaissent au bout de quatre à six heures et disparaissent rapidement. Quelquefois, rarement chez l'enfant, et presque uniquement chez les sujets anaphylactisés, surviennent des nausées, des vomissements, un pouls petit et rapide, de la dyspnée, etc., symptômes qui durent peu de temps.

Les *accidents tardifs* débutent vers le dixième jour, quelquefois dès le cinquième ou seulement au quinzième. Ce sont des *exanthèmes*, presque toujours urticariens, quelquefois un érythème marginé aberrant, qui n'est qu'une variété d'urticaire (Marfan et Lemaire). Quant aux érythèmes scarlatiniformes ou morbilliformes généralisés et fébriles, ils sont dus à des infections secondaires et ne sont pas toujours faciles à distinguer de la scarlatine ou de la rougeole, qui peuvent éclater à cette période.

Les exanthèmes peuvent s'accompagner d'*énanthème*. Assez souvent il y a en même temps de la fièvre, des arthropathies, surtout chez les grands enfants, de l'albuminurie. Si l'enfant a eu le croup, il peut se produire une réapparition des accidents laryngés, qui font penser à une reprise de la diphtérie laryngée [Sevestre et Aubertin (1), Rocaz (2)]. Il faut être prévenu de leur apparition possible pour ne pas détuber l'enfant au moment d'une éruption sérique, et, d'autre part, si l'enfant n'est pas tubé, pour ne pas pratiquer le tubage, car ces accidents sont fugaces.

L'âge joue un grand rôle dans la production des accidents sériques. Marfan et Oppert (3) les ont rencontrés dans 12,7 p. 100 des cas chez les enfants, dans 40 p. 100 chez les adultes; rares dans la première année (4 p. 100 avant six mois, 5,8 p. 100 de cinq à douze mois), ils ont à peu près la même fréquence entre un et deux ans (11,8 p. 100) et deux et quinze ans (13,2 p. 100). Les enfants bien portants, injectés préventivement, y sont moins sujets et n'en présentent que dans 3 à 5 p. 100 des cas (L. Martin).

La *pathogénie* des accidents sériques commence à être élucidée

(1) SEVESTRE et AUBERTIN, Réapparition des symptômes d'angine et de croup à la période des accidents tardifs de la sérothérapie (*Soc. de péd. de Paris*, 21 avril 1903).

(2) ROCAZ, *Gaz. hebd. de Bordeaux*, 13 janv. 1909.

(3) MARFAN et OPPERT, La fréquence des accidents séro-toxiques augmente avec l'âge (*Soc. de péd. de Paris*, 20 avril 1909, p. 183).

par la connaissance des précipitines et des sensibilisines, qui se développent dans le sérum des sujets à la suite d'une injection de sérum de cheval.

Leur *prophylaxie* peut être réalisée dans une certaine mesure. Les sérums vieux, conservés à la glacière, les sérums chauffés à 57° à trois reprises sont moins toxiques que les autres (Besredka).

D'autre part, d'après Netter [1], l'ingestion de *chlorure de calcium* à la dose de 1 gramme par jour, le jour de l'injection du sérum et les deux jours suivants, diminue la proportion des accidents sériques; si l'on répète les injections de sérum, ou si on dépasse les doses de 10 centimètres cubes, il convient d'augmenter les doses de chlorure de calcium. Dans une statistique portant sur 600 observations, il constate des éruptions chez 3 p. 100 des enfants traités par le chlorure de calcium et chez 16,8 p. 100 de ceux qui n'en ont pas reçu [2]. Gewin (1908) note, de son côté, 23 éruptions sur 100 enfants non chlorurés et 4 seulement sur 100 enfants chlorurés; les doses de chlorure de calcium données par cet auteur étaient de $0^{gr},50$ s'il injectait 10 centimètres cubes de sérum, de 1 gramme s'il en injectait davantage.

La connaissance des accidents sériques et surtout de l'*anaphylaxie* pourrait faire hésiter à renouveler au bout d'un certain temps les injections de sérum. La question se pose en effet s'il y a *rechute* ou *récidive* de la diphtérie. Comme ces nouvelles atteintes peuvent être graves, il faut donner du sérum à doses convenables. On s'expose sans doute à des accidents, mais ceux-ci, chez les enfants, sont en général plus bruyants que graves. On a proposé, pour les éviter, d'injecter le sérum d'un animal autre que le cheval, sérum de mouton ou de chèvre; mais cette pratique ne s'est pas généralisée.

V. — RÉSULTATS GÉNÉRAUX DU TRAITEMENT ACTUEL DE LA DIPHTÉRIE.

Si on envisage dans une vue d'ensemble les résultats du traitement actuel de la diphtérie, on trouve une différence considérable entre la période qui a précédé l'emploi du sérum et celle qui l'a suivi.

[1] Netter. Efficacité de l'ingestion de chlorure de calcium comme moyen préventif des éruptions consécutives aux injections de sérum (*Soc. de biol.*, LX, 10 févr. 1906, p. 279). — Influence des quantités de sérum injectées et du nombre des injections sur les éruptions sériques. Nécessité d'augmenter les quantités de sels de chaux dans les cas d'injections répétées ou supérieures à 10 centimètres cubes (*Soc. de biol.*, LX, 10 févr. 1906, p. 281).

[2] Netter. Efficacité du chlorure de calcium comme moyen préventif des éruptions après injection sous-cutanée de sérum. Effets moins satisfaisants dans les injections intra-arachnoïdiennes (*Soc. de biol.*, LXVII, p. 156, 17 juillet 1909).

A Paris, à l'hôpital des Enfants-Malades, la mortalité, de 1890 à 1893, était de 51,71 p. 100, oscillant, suivant les années, entre 47,64 p. 100 (1892) et 55,88 p. 100 (1890).

En 1894, Roux, Martin et Chaillous, avec le sérum, abaissent la mortalité à 24,5 p. 100.

De 1895 à 1905, d'après Sevestre et Marfan, la mortalité brute a été de 15,72 p. 100 (7,6 p. 100 à 22,18 p. 100, suivant les années) ; la mortalité réduite (déduction faite des cas où l'enfant est mort en moins de vingt-quatre heures) a été de 10,44 p. 100 (57,4 p. 100 en 1904, 15,29 p. 100 en 1900).

A Vienne, la diphtérie soignée dans les cinq hôpitaux d'enfants se terminait par la mort dans 41 p. 100 à 49,6 p. 100 des cas de 1886 à 1894. De 1895 à 1900, la mortalité oscille entre 14,3 et 22,3 p. 100 seulement [Siegert (1)].

On pourrait multiplier les statistiques. Toutes sont concordantes. Il faut cependant, à côté des résultats globaux, envisager quelques données particulières.

L'influence de l'âge sur l'efficacité du traitement est manifeste (Roger, L. Martin, Marfan, etc.). Avant deux ans, la mortalité brute est de 40 p. 100 (Roger), de 29,89 p. 100 (Martin), la mortalité réduite de 20 p. 100 (Martin) ; cette grande mortalité est due surtout au croup. De deux à quinze ans, la mortalité globale n'est que de 7,39 p. 100. Chez l'adulte, elle tombe à 3,45 p. 100 (L. Martin).

L'état de santé antérieur de l'enfant intervient également : les enfants chétifs, les enfants atteints d'une rougeole, d'une scarlatine, d'une coqueluche, les adénoïdiens, etc., subissent moins facilement l'action du sérum.

Enfin le *milieu* où l'enfant est soigné joue un rôle capital. La diminution de la mortalité pour diphtérie dans les hôpitaux est certainement liée pour une part au meilleur état des locaux et aux mesures prophylactiques que l'on prend pour éviter la propagation des infections secondaires.

(1) SIEGERT, Die Diphterie in den Wiener Kinderspitalern von 1886 bis 1900 (*Jahrb. f. Kinderheilk.*, LV, 1902, p. 80).

CHAPITRE VI

TRAITEMENT DU TÉTANOS

Mesures hygiéniques. — Traitement local. — Sérothérapie.
Médications antispasmodiques et médications diverses.

De même que la diphtérie est due à la pullulation des bacilles de Loeffler à la surface d'une muqueuse et à l'intoxication de l'organisme par la toxine qu'ils sécrètent, de même le tétanos est la conséquence de la pullulation des bacilles de Nicolaïer en un point des téguments où ils sécrètent une toxine qui va altérer les cellules des centres nerveux. Ces deux maladies sont donc analogues quant à leurs processus morbides ; elles le sont également au point de vue thérapeutique par l'existence pour toutes deux de *sérums antitoxiques* spécifiques. Mais elles diffèrent l'une de l'autre en ce sens que la maladie locale, angine, laryngite, etc., reste rarement latente dans la diphtérie et permet l'emploi précoce du sérum antitoxique, tandis que le bacille de Nicolaïer se développe sournoisement, fabrique une toxine beaucoup plus active que la toxine diphtérique et a provoqué déjà des lésions profondes des centres nerveux au moment de l'apparition des symptômes tétaniques : aussi l'action thérapeutique du sérum antitétanique, généralement utilisée d'une façon tardive, est-elle beaucoup moins manifeste que celle du sérum antidiphtérique.

Le tétanos peut se déclarer aux différentes périodes de l'enfance. Chez le nouveau-né, il est consécutif à l'infection de la plaie ombilicale, a généralement une incubation d'un ou deux jours et une évolution rapide de même durée ; il tue dans 90 p. 100 (Wallace) ou 96 p. 100 (Müller) des cas. Chez les enfants plus âgés, après une incubation moyenne de six à douze jours, le tétanos a parfois une évolution suraiguë de quelques heures, plus souvent une évolution subaiguë de deux à trois semaines, en général (dans les trois quarts des cas) une évolution aiguë de trois à six jours : d'après Wallace, la mortalité est de 60 p. 100 entre un et cinq ans, de 47 p. 100 entre cinq et quinze ans.

Ces notions sont nécessaires pour apprécier la valeur des traitements. Ceux-ci sont nombreux et répondent à des préoccupations diverses.

Il y a à envisager : 1° les *mesures hygiéniques*; 2° le *traitement local*; 3° la *sérothérapie* ; 4° les *médications antispasmodiques* et les *médications diverses*.

1° **Mesures hygiéniques**. — Le tétanos est une affection contagieuse par les sécrétions de la plaie infectée. Il faut donc prendre les précautions habituelles : isolement du malade, pansements antiseptiques, lavages des mains, etc.

D'autre part, toutes les causes d'excitation provoquent des crises tétaniques ; aussi faut-il maintenir l'enfant dans une demi-obscurité, dans le silence, éviter les chocs, le couvrir chaudement. L'alimentation est souvent difficile à cause du trismus ; elle est liquide et composée de lait, de bouillon, de jaunes d'œufs, etc. : au besoin on donne des lavements alimentaires.

2° **Traitement local**. — Il a pour but la destruction du bacille de Nicolaïer. On fait l'ablation du foyer infecté, s'il est possible ; on le cautérise profondément au thermocautère ; on fait des lavages à l'eau oxygénée.

3° **Sérothérapie**. — Le sérum antitétanique peut être utilisé par différentes voies d'introduction.

L'*injection sous-cutanée* est la plus communément employée. On injecte, dès l'apparition du tétanos, chaque jour, 5 ou 10 centimètres cubes chez le nouveau-né, 10 ou 20 centimètres cubes d'un à cinq ans, 40 centimètres cubes après cinq ans : il n'y a d'ailleurs pas d'inconvénients à augmenter les doses, car le sérum est en général bien supporté.

Les premiers résultats obtenus n'ont pas été heureux : sur 7 cas de tétanos du nouveau-né, traités en 1891 et 1893 par Baginsky, Papiewski, Escherich, il y eut 6 morts. Mais, depuis, les cas favorables ont été plus nombreux ; on peut citer, par exemple, la guérison de nouveau-nés par Szalaidi (1905) et par Duprat (1907), la guérison d'enfants de huit et douze ans par Winslow Hall (1907) et par Fr. Ehrenfreund (1904).

La mortalité chez les nouveau-nés traités par la sérothérapie n'est que de 68 p. 100 (Marais), de 73 p. 100 (Vallas), au lieu de 90 à 96 p. 100.

L'*injection intraveineuse* n'est guère utilisable que chez les grands enfants. Elle a été employée pour la première fois en 1903 par Morax chez un enfant qui mourut.

On peut combiner les injections sous-cutanées et intraveineuses.

L. Martin et Darré (1) ont ainsi guéri un garçon de huit ans, atteint de tétanos subaigu, malgré une bronchopneumonie intercurrente; il avait reçu en huit jours 520 centimètres cubes de sérum; son poids était de 20 kilogrammes.

L'injection intrarachidienne, proposée par Sicard, n'a pas donné de bons résultats. Toutefois Peruzzi 2 la considère comme très efficace, à condition d'injecter d'emblée 30 centimètres cubes; sur 9 enfants traités par ce procédé, il a obtenu 3 guérisons et explique les cas mortels par des doses de sérum trop faibles.

L'injection intracérébrale, conseillée par Roux et Borrel, n'a guère été utilisée. Les résultats de la sérothérapie antitétanique ne sont donc pas toujours très satisfaisants. Ils sont d'autant plus favorables que l'incubation a été plus longue (Vallas); rien donc d'étonnant à la voir échouer chez l'enfant, qui présente en général une courte incubation. Le sérum n'en doit pas moins être employé, car il permet de neutraliser la toxine encore circulante.

4° **Médications antispasmodiques et médications diverses.** — A la sérothérapie il faut associer les médications diminuant l'excitabilité du système nerveux.

L'hydrate de chloral est le médicament de choix. On le prescrit à fortes doses : chaque jour 1 à 2 grammes chez le nouveau-né, 4, 5 et 6 grammes chez les enfants plus âgés. On le donne en lavements, toutes les quatre heures, en solution à 1 ou 2 p. 100. Dans les cas graves, on peut même avoir recours aux injections intraveineuses d'Espine, Mayor (3 .

Les autres médicaments sont moins actifs : *bromures, extrait de chanvre indien, extrait de fève de Calabar, sulfate d'atropine*, etc.

Les *injections sous-cutanées d'acide phénique*, suivant la méthode de Baccelli, ont donné souvent de bons résultats. On injecte au pourtour de la plaie ou en un point quelconque chaque jour une solution dans l'eau d'acide phénique à 2 ou 3 p. 100, à la dose moyenne de 0gr,01 d'acide phénique par kilogramme du poids. Fedele 1905 , Miserocchi 4). Phillips (5), en particulier, ont obtenu

(1) L. Martin et H. Darré, Tétanos subaigu, complications branchopulmonaires. Sérothérapie intraveineuse et sous-cutanée. Guérison (*Soc. méd. des hôp.*, 25 juin 1909, p. 1332). — Ces auteurs conseillent d'injecter le sérum pur, filtré immédiatement avant l'injection soit sur bougie Chamberland, soit sur papier-filtre stérilisé.

(2) Peruzzi, Iniezoni intra-rachidee di siero antitetanico a forti dosi in una seduta in ammalati di tetano (*La Pediatria*, juillet 1908).

(3) D'Espine et Mayor, *Soc. méd. de Genève*, 24 févr. et 10 mars 1910 (*Presse méd.*, 30 avril 1910, p. 324).

(4) L. Miserocchi, Un caso di tetano dei neonati guerito con la cura Baccielli (*Rev. di clin. ped.*, nov. 1908).

(5) Phillips, Cases of tetanus treated with carbolic injections, recovery (*The British med. Journ.*, 11 déc. 1909).

des guérisons : dans le cas de Miserocchi, il s'agissait d'un enfant de six jours.

Les *injections intrarachidiennes de sulfate de magnésie*, suggérées par les expériences de Meltzer et Auer, ont été utilisées par Blake (1906) chez des enfants de quatre et quinze ans, dont le second guérit ; par Logan (1906), chez un garçon de onze ans, qui mourut ; par Robinson (1907), chez un garçon de onze ans, qui guérit [1]. On pratique la ponction lombaire et on injecte une solution de sulfate de magnésie à 25 p. 100, à raison de 1 centimètre cube par 20 kilogrammes du poids du corps ; si la sédation n'est pas obtenue, on renouvelle l'injection les jours suivants, en augmentant les doses (1 centimètre cube pour 10 kilogrammes). Sous l'influence du sulfate de magnésie, les contractures s'atténuent ou disparaissent, puis se montrent de nouveau au bout de huit à dix heures, et enfin diminuent peu à peu d'intensité.

On a essayé encore, à la suite des expériences de Wassermann et Takaki, les injections sous-cutanées de cerveau de cobaye émulsionné dans l'eau distillée. Baginsky (1901) n'a obtenu aucun effet chez un nouveau-né ; de Benedetti (2) a guéri une fille de onze ans. Mais ce traitement ne repose pas sur des données exactes.

Somme toute, le traitement du tétanos, chez l'enfant comme chez l'adulte, ne comporte pas de méthodes certaines. Il n'a pas bénéficié d'une façon appréciable de la sérothérapie. Il faut en tout cas avoir recours à cette dernière, mais employer simultanément les médications antispasmodiques.

(1) Maurignon, Traitement du tétanos par les injections intrarachidiennes de sulfate de magnésie. Thèse de Paris, 1908.

(2) E. de Benedetti, Guerizione di un caso di tetano con sostanza cerebrale (*Gaz. degli osp. e della clin.*, 17 avril 1904).

CHAPITRE VII

TRAITEMENT DE LA FIÈVRE TYPHOÏDE

*Traitement de la fièvre typhoïde chez les enfants de plus de trois ans. — Les
médications mises en œuvre (mesures prophylactiques, hygiène du
malade, alimentation, hydrothérapie, médications diverses). — Traitement des formes cliniques. — Traitement des complications (tube
digestif, appareil circulatoire, appareil respiratoire, complications
diverses).*
Traitement de la fièvre typhoïde des nourrissons.
Traitement des affections paratyphoïdes.

La fièvre typhoïde, chez l'enfant, tout au moins à partir de trois
ans, évolue en général d'une façon normale et se termine par la
guérison. Mais il y a des cas, plus ou moins fréquents suivant les
épidémies, qui sont graves, soit par suite du processus typhique
lui-même, soit du fait de complications intercurrentes. Assez souvent
il nous arrive de voir arriver à l'hôpital des enfants qui, parvenus
au second septénaire de leur maladie, n'ont pas encore été soignés
et ont une maladie sérieuse et prolongée. Aussi, tout en ne prescri-
vant pas toujours un traitement trop rigoureux, ne faut-il jamais
abandonner à lui-même un enfant atteint de fièvre typhoïde, même
bénigne en apparence. Cadet de Gassicourt a écrit fort justement [1] :
« Je suis convaincu que les soins donnés aux malades ont la
plus grande influence sur la marche de la maladie, sur la durée de
la convalescence, sur la terminaison heureuse ou funeste. Mais je
suis convaincu aussi que la vigueur de la médication doit être
mesurée à la grandeur du péril et qu'il ne faut pas s'armer d'une
massue quand il suffit d'une houssine. »

Depuis les travaux de Taupin et de Rilliet et Barthez, qui les
premiers ont bien fait connaître la fièvre typhoïde de l'enfance, de
nombreux traitements ont été appliqués, et tous, y compris la
méthode de Brand, ont eu des défenseurs et des détracteurs ardents.
C'est qu'il est très difficile d'apprécier par des chiffres la gravité de

---

(1) CADET DE GASSICOURT, Traité clinique des maladies de l'enfance, 1882, II, p. 604.

la maladie : elle varie suivant l'âge du malade, suivant les milieux, suivant les épidémies. Grave chez le nourrisson, elle l'est beaucoup moins à partir de trois ans; très bénigne certaines années, elle cause d'autres années une grande mortalité ; enfin, généralement peu meurtrière en ville, elle l'est souvent plus à l'hôpital. Des facteurs multiples interviennent donc, et en particulier des infections secondaires, des bronchopneumonies, des entérites cholériformes, des érythèmes infectieux, sans compter les maladies éruptives, qui ont à leur actif nombre de décès attribués à la fièvre typhoïde. « A l'hôpital, écrivaient Rilliet et Barthez (1), nous avons perdu le quart de nos malades et en ville à peine un dixième. Mais, si nous éliminons du nombre des morts ceux qui, guéris de la fièvre typhoïde, ont péri victimes de complications purement accidentelles à l'époque de la convalescence, nous aurons pour nos malades de l'hôpital un chiffre de malades bien moins élevé. »

Soixante ans après, si le tableau est moins sombre, il reste encore exact dans ses grandes lignes. Hutinel et Darré (2), recherchant les causes de la mortalité dans les épidémies les plus meurtrières, sont encore en droit d'écrire : « Les malades meurent plutôt à l'occasion de leur fièvre typhoïde que de leur fièvre typhoïde : ils viennent contracter à l'hôpital des infections virulentes, qui se développent avec la plus grande facilité sur des terrains affaiblis par la dothiénentérie. »

Ces considérations générales sont à retenir, quand on veut juger de l'efficacité des méthodes thérapeutiques utilisées dans la fièvre typhoïde.

La fièvre typhoïde ne possède pas, à l'heure actuelle, comme la diphtérie, un traitement spécifique ayant fait ses preuves. Le *sérum de Chantemesse* a été employé chez l'enfant par Josias 1903, et Brunon (1906). Josias (3), tout en continuant de prescrire les bains à 22°, a injecté (1er mars 1902 au 1er mars 1903) du sérum à 50 enfants, à la dose de 1 centimètre cube par 30 kilogrammes quand l'intervention était précoce, à une dose moitié moindre au cas d'intervention tardive: 2 sont morts de péritonite par perforation et de laryngo-typhus; la mortalité a donc été de 4 p. 100, alors qu'elle atteignait 14,2 p. 100 dans les autres hôpitaux d'enfants (4); de plus

---

(1) Rilliet et Barthez, Traité des maladies des enfants, 2e édit., 1853, II, p. 711.

(2) Hutinel et Darré, *in* Hutinel, Les maladies des enfants, 1909, I, p. 673.

(3) Josias, Sérothérapie de la fièvre typhoïde chez les enfants (*Cong. intern. de Madrid*, avril 1903).

(4) Deux autres enfants sont morts de diphtérie ; la mortalité a donc été en réalité de 8 p. 100, car il convient de ne pas les éliminer dans la comparaison avec les autres statistiques qui englobent tous les décès de typhiques, quelle que soit leur cause.

il a noté un abaissement de la température et une terminaison rapide de la maladie.

Le traitement par le sérum serait à poursuivre sur une vaste échelle. Pour le moment, le médecin qui soigne un enfant typhique, après avoir pris des *mesures prophylactiques*, a à sa disposition des *soins hygiéniques*, une *alimentation* convenable, *l'hydrothérapie*, des *médications* diverses. Il doit varier sa pratique suivant l'intensité de la maladie et les formes cliniques. Il doit enfin prévenir et traiter les complications.

J'envisagerai successivement ces différentes questions : 1° *chez l'enfant âgé de plus de trois ans;* 2° *chez le nourrisson.* La conduite à tenir diffère en effet notablement à ces deux périodes de la vie.

I. — TRAITEMENT DE LA FIÈVRE TYPHOÏDE CHEZ LES ENFANTS DE PLUS DE TROIS ANS.

I. — Les médications mises en œuvre.

1° **Mesures prophylactiques.** — La fièvre typhoïde n'est pas une affection très contagieuse; elle n'est nullement comparable aux fièvres éruptives, à la coqueluche ou aux oreillons. Elle peut cependant se transmettre d'enfant à enfant, et on a rapporté des cas assez nombreux de contagion intrahospitalière. Il faut donc isoler le typhique toutes les fois qu'on le peut; les personnes qui le soignent doivent porter une blouse spéciale et se laver les mains après l'avoir touché. Les linges, les matières fécales, les urines sont désinfectés suivant les règles habituelles.

Pendant la convalescence, des précautions antiseptiques doivent être prises pendant un temps assez long et difficile à préciser pour éviter la diffusion de la maladie par les porteurs de bacilles.

La *déclaration* et la *désinfection* sont obligatoires.

2° **Hygiène du malade.** — L'enfant est placé dans une pièce aussi spacieuse que possible, maintenue à une température de 16 à 18° et aérée convenablement. On y dispose deux lits, sur lesquels le malade est couché tour à tour, et une baignoire.

Le corps est tenu très proprement. La toilette est faite chaque jour, et, s'il n'y a pas indication de l'hydrothérapie, on donne tous les jours ou tous les deux jours un bain de propreté à 35°, au besoin des bains antiseptiques. On nettoie les régions anale et génitale, et on les poudre avec du talc ou du bismuth. On panse aseptiquement la moindre lésion de la peau. On maintient des compresses humides et fraîches sur l'abdomen.

La bouche est nettoyée avec de l'eau additionnée de bicarbonate de soude (5 grammes p. 1000), ou de borate de soude (30 grammes p. 1000), ou d'eau oxygénée (1 p. 10). On frotte les dents avec un petit tampon d'ouate.

On veille au fonctionnement régulier de l'intestin, et on donne, s'il est besoin, car la constipation n'est pas rare, des lavements à l'eau bouillie ou à l'eau de guimauve. Certains médecins préconisent, pour faire l'antisepsie du gros intestin, les lavements antiseptiques avec de l'acide phénique à 2 p. 1000 (Cadet de Gassicourt), de l'acide borique à 40 p. 1000, du naphtol à 0^{gr},20 p. 1000; leur utilité est contestable, et ils peuvent ne pas être sans dangers. S'il y a lieu, on a recours aux laxatifs, que j'indiquerai plus loin.

3° **Alimentation** (1). — L'alimentation tient une place importante dans le traitement des typhiques, elle doit être facile à digérer, laisser peu de résidus, être suffisante pour permettre à l'enfant de faire les frais d'une longue maladie.

a. Diète. — Les anciens médecins prescrivaient la diète. « Il va sans dire, écrivaient Rilliet et Barthez, que la diète doit être à peu près absolue dans toutes les formes de la fièvre typhoïde, tant que le mouvement fébrile persiste. » Ils donnaient des boissons émollientes ou nitrées; puis, quand la fièvre diminuait, du lait coupé d'eau, du bouillon de poulet; plus tard enfin des aliments solides. Cette pratique était plus nuisible qu'utile; au processus typhique se surajoutaient des phénomènes d'inanition ; la convalescence se trouvait prolongée.

b. Suralimentation. — Prenant le contre-pied de l'opinion précédente, un certain nombre de médecins modernes préconisent une alimentation forte et même la suralimentation. Celle-ci est depuis longtemps employée en Russie chez les enfants comme chez les adultes; en France, elle a donné à Vaquez des résultats intéressants chez ces derniers, mais elle n'a pas été utilisée d'une façon systématique chez les premiers. Les documents relatifs à l'enfant sont les statistiques de l'hôpital Saint-Olga de Moscou, dont les premières ont été publiées par Kissel en 1892 et l'ensemble portant sur neuf années (1889-1898) en 1899 (2) ; les observations de 20 enfants du service de Winokouroff d'Odessa, recueillies par Mlle Balabane (3). La statistique de Saint-Olga donne 11 morts pour 257 cas, soit 2,4, p. 100. Mlle Balabane

(1) P. Nobécourt, L'alimentation et l'hydrothérapie dans la fièvre typhoïde de l'enfant (*Arch. médico-chirurg. de Normandie*, I, p. 73, 15 juin 1910).

(2) Compte rendu de l'hôpital d'enfants Saint-Olga, à Moscou (1899), anal. in *Arch. de méd. des enfants*, II, 1899, p. 758.

(3) Mlle Balabane, La suralimentation dans la fièvre typhoïde chez les enfants. Thèse de Paris, 1900.

n'a eu aucun décès, non plus d'ailleurs que parmi 13 autres enfants alimentés modérément. D'après Balabane, sauf pendant les premiers jours, les enfants mangent avec appétit ; généralement la diarrhée disparaît et fait place à de la constipation ; l'état général reste bon ; il n'y a pas eu de complications intestinales, ni de rechutes ; la convalescence a été relativement plus rapide ; la perte de poids a été en moyenne 0,41 p. 100 par jour pendant la période fébrile, et l'augmentation consécutive de 0,61 p. 100, tandis que chez les témoins la perte était de 0,63 p. 100 et l'augmentation de 0,35 p. 100.

Le régime de suralimentation prescrit par Winokouroff est le suivant pour des enfants de trois à douze ans :

8 h. matin :	200 grammes de lait ou de cacao ; pain.
10 h. —	Œuf et riz au lait.
Midi :	Bouillon, 100 grammes de viande hachée, pain, compote.
2 h. soir :	200 grammes de lait, pain ou biscuit.
4 h. —	Œuf et pain.
6 h. —	200 grammes de lait, bouillon.

Comme boisson : limonade, lait, thé, café, eau.

Les constatations précédentes sont donc favorables à la suralimentation. Toutefois Méry [1] fait remarquer la durée insolite de la fièvre chez les enfants ainsi alimentés, et il la déconseille, ainsi d'ailleurs qu'Hutinel et Darré.

c. **Alimentation modérée.** — Nous venons de voir que l'on peut alimenter sans dangers les enfants atteints de fièvre typhoïde. Si l'opportunité de la suralimentation reste discutable, tout le monde s'accorde pour prescrire une alimentation modérée, et la diète est abandonnée depuis longtemps, sauf dans quelques cas spéciaux.

L'enfant est nourri avec des aliments liquides et faciles à digérer : lait, bouillons de légumes, de poulet ou de bœuf, potages de tapioca ou de semoule, bouillies peu épaisses, jaunes d'œufs, jus de viande, compotes. On donne des aliments en petite quantité et fréquemment. Les doses sont en rapport avec l'âge du malade. On fait boire abondamment pour assurer les éliminations urinaires : eau de Vals ou de Vichy ajoutée au lait, limonade, citronnade, etc. On ne craint pas d'ajouter aux aliments et aux boissons du sucre : sucre ordinaire, glucose, miel, car il vaut mieux insister sur les hydrates de carbone que sur les graisses, qui sont souvent mal tolérées.

Il importe de tenir compte de l'état antérieur du tube digestif. Chez les enfants à estomac dilaté et atone, constipés habituellement, atteints d'entéro-colite muco-membraneuse, le lait est souvent mal

---

(1) Méry, *in* Traité des maladies de l'enfance de Grancher et Comby, 2e édit., 1904, I, p. 521.

toléré et ne doit être donné qu'avec précaution (Hutinel) (1). On a recours alors au lait d'ânesse, au babeurre, au kéfir, au bouillon de légumes, aux bouillies, etc.

*d. **Alimentation pendant la convalescence**.* — Avec le régime alimentaire qui vient d'être indiqué, l'enfant sort en général de la fièvre typhoïde dans un état relativement satisfaisant; très rapidement on peut augmenter la quantité d'aliments et donner une nourriture solide. Un *régime de reconstitution* (p. 26) est nécessaire pour réparer les pertes de l'organisme en graisses, en hydrates de carbone, en albuminoïdes, en sels minéraux, et pour subvenir aux frais de la poussée de croissance habituelle après la dothiénentérie. D'ailleurs l'exagération de l'appétit facilite presque toujours une alimentation forte. Quand la température rectale est depuis quatre jours à 37° ou au-dessous, on commence à donner des purées, des œufs, des crèmes, puis du pain, de la viande, du poisson, etc., pour revenir en une dizaine de jours à l'alimentation habituelle. Cadet de Gassicourt tâtait la susceptibilité des organes digestifs avec la viande de mouton ou de bœuf, qu'il donnait peu cuite et hachée, après deux jours d'apyrexie, d'abord en petite quantité (15 à 30 grammes suivant l'âge de l'enfant), puis en quantité croissante, jusqu'à 50 ou 60 grammes au bout de trois ou quatre jours; s'il n'y avait pas d'incidents, il autorisait alors l'alimentation ordinaire.

Il n'est pas rare de constater, au moment de la réalimentation, une élévation de la température de quelques dixièmes de degré; il ne faut pas s'en préoccuper. Si, au contraire, la fièvre s'élève progressivement, on revient au régime utilisé pendant la maladie.

4° Hydrothérapie. — L'hydrothérapie constitue une des médications les plus actives de la fièvre typhoïde. Elle peut être appliquée de différentes façons, et chacune d'elles a ses indications et ses contre-indications. C'est une erreur d'avoir toujours la même règle de conduite dans tous les cas.

L'emploi de l'eau dans la fièvre typhoïde de l'enfant est déjà ancien. Rilliet et Barthez en faisaient un élément de leur *médication tempérante*. « La crème de tartre à petite dose, écrivent-ils, la teinture d'aconit, les bains légèrement tièdes et quelquefois les lavages froids sont des remèdes fort utiles et dont nous faisons grand usage. Nous employons surtout l'aconit et les bains ou les lotions dans les cas où la peau est sèche, brûlante et le pouls fréquent, dans la forme inflammatoire en un mot. »

Mais c'est surtout à la suite de Brand que l'hydrothérapie s'est

____

(1) Hutinel, Colites et fièvre typhoïde chez l'enfant (*La clinique*, 26 févr. 1909).

généralisée, bien que les bains froids n'aient pas été en général favorablement accueillis par les pédiatres. En 1875, Cadet de Gassicourt, après les avoir expérimentés, écrivait : « Les cas n'ont pas été plus graves que de coutume, et la mortalité n'a pas été inférieure à celle que l'on observe ordinairement : « l'eau froide » est un agent énergique, qui a ses indications » et qu'il faut réserver aux formes ataxiques graves avec hyperthermie véritable; le bain tiède suffit dans la fièvre typhoïde normale. J. Simon [1], en 1884, disait : « Je n'ai point adopté, pour ma pratique civile ni hospitalière, les bains froids; les résultats que j'ai observés chez les enfants ne m'ont point encouragé. »

Actuellement les avis des cliniciens sont partagés, comme l'ont montré les discussions de la *Société de pédiatrie de Paris* en décembre 1899 et janvier 1900.

Il convient donc, pour arriver à une conclusion, de passer en revue le traitement de la fièvre typhoïde par les bains, par les lotions et par les enveloppements humides.

a. **Bains.** — On peut avoir recours aux bains chauds, aux bains froids, aux bains tièdes ou frais, aux bains refroidis.

α. **Bains chauds.** — Les bains chauds, à 36-38° C., d'une durée de dix à quinze minutes, répétés toutes les quatre heures, sont employés par Netter, qui accuse une mortalité de 6,54 p. 100. Ils ont plutôt une influence sédative et révulsive qu'une action antithermique. On leur reproche d'être déprimants, et ils ne sont guère employés. « Mais leur action décongestionnante énergique sera de la plus grande utilité dans les formes méningées, où la congestion des centres nerveux constitue un danger qu'il faut immédiatement écarter » Hutinel et Darré .

β. **Bains froids.** — Ils se donnent à une température de 20-25° C.; toutefois la plupart des médecins d'enfants n'utilisent pas une température inférieure à 24-25° Marfan, Comby, Guinon , ou à **22°** Moizard, Josias . On les renouvelle quand la température rectale, prise toutes les trois heures, atteint ou dépasse 39°. Leur durée est de huit à dix minutes en moyenne : mais il faut les interrompre, si l'enfant commence à frissonner. Pendant le bain, on fait des affusions sur la tête avec de l'eau à 18°, et on masse continuellement les membres. À la sortie, on essuie rapidement le malade, on l'enveloppe pendant quinze ou vingt minutes dans une couverture de laine, et on lui donne une boisson chaude.

D'après les partisans de cette méthode, les bains froids sont bien

---

[1] J. Simon. Conférences thérapeutiques et cliniques sur les maladies des enfants, 1884, p. 59.

supportés : la température s'abaisse, la respiration se régularise, les sécrétions salivaires, sudorales, urinaires se rétablissent, la langue se nettoie, la prostration diminue, le sommeil reparaît. De plus, la mortalité est peu considérable : la statistique établie par Méry, portant sur 1 188 cas traités par soixante-treize médecins, comporte 57 morts, soit 4,79 p. 100. La mortalité est d'ailleurs très variable suivant les années, les milieux, le nombre d'enfants observés ; on la voit s'élever à 9,8 p. 100 et 17,6 p. 100 dans les statistiques de Josias [1] et de Comby (1900).

D'après les adversaires des bains froids (Variot, Netter, Barbier, etc.), ceux-ci n'ont pas d'avantage bien nets et ne sont en général pas bien supportés par l'enfant ; souvent il réagit mal et parfois présente des phénomènes de collapsus (fig. 4).

γ. **Bains tièdes et frais.** — Les bains tièdes (31 à 35°) ou frais (26 à 30°) sont employés par beaucoup de pédiatres. Cadet de Gassicourt conseille le bain à 33°. Barbier le bain à 35°. Hutinel donne les premiers bains à 32°, puis abaisse progressivement la température des bains suivants de façon à donner le troisième ou le quatrième à la température de 28° ; il ne donne que rarement des bains plus froids. La durée du bain est de dix minutes ; on l'interrompt dès que l'enfant commence à frissonner.

Les résultats des bains tièdes ou frais sont satisfaisants. Du 1er novembre 1907 au 1er octobre 1910, 46 enfants âgés de plus de quatre ans ont été soignés dans le service du Pr Hutinel, à l'hôpital des Enfants-Malades ; 2 seulement (4,34 p. 100) sont morts de perforation intestinale (2).

δ. **Bains refroidis.** — Les bains refroidis graduellement suivant la méthode de Bouchard (p. 100) ne sont guère utilisés chez l'enfant en raison de leur longue durée. On peut y avoir recours si le bain frais n'est pas bien supporté.

En résumé, dans la pratique, il convient de soumettre l'enfant à la balnéothérapie dès qu'on présume une fièvre typhoïde. On fait prendre la température rectale toutes les trois, quatre ou cinq heures, suivant l'intensité et la tenue de la fièvre. Quand elle dépasse 39°, on donne des bains à une température de 32° au début, abaissée dans la suite à 30 ou 28°. Cette température suffit dans les formes habituelles, même si la fièvre est élevée, à condition qu'elle

(1) Chauveau, De la balnéation froide dans la fièvre typhoïde des enfants. Thèse de Paris, 1900.
(2) Dans notre article cité plus haut, la statistique, arrêtée au 1er avril 1910, portait sur 41 malades, parmi lesquels étaient compris les 2 cas mortels ; la mortalité atteignait donc 4,87 p. 100.

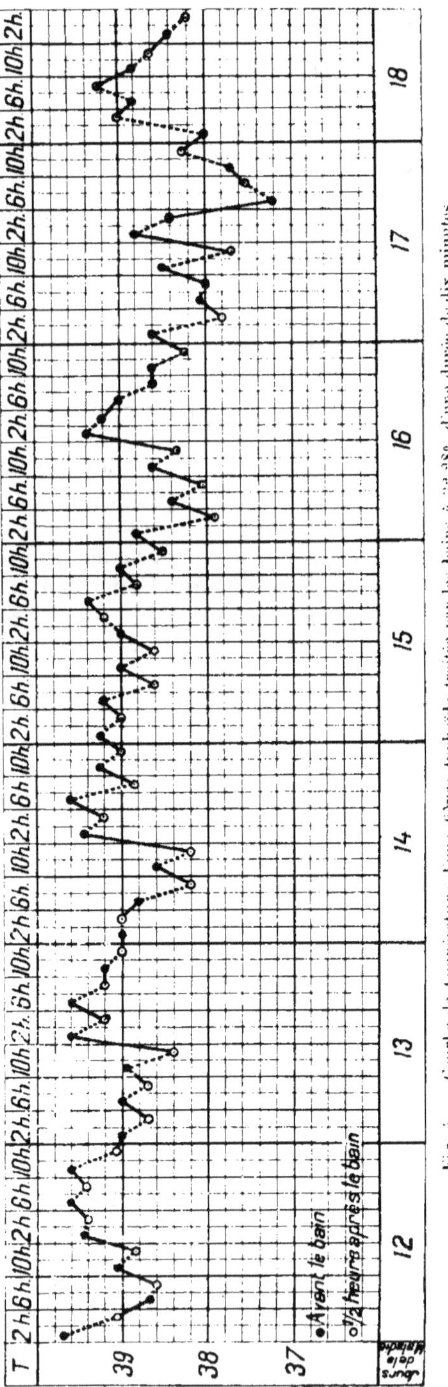

Fig. 1. — Courbe de température d'une fièvre typhoïde traitée par les bains à 32-28°, d'une durée de dix minutes.

présente des rémissions. Si, par contre, l'affection est grave, si l'hyperthermie persiste sans rémission, on abaisse les bains à 25°; il n'est que bien rarement utile d'avoir recours à une température plus basse.

Les bains doivent être donnés avec beaucoup de soin; leur efficacité dépend pour une grande part des précautions prises. Si l'enfant réagit mal, on lui donne des boissons alcoolisées. Si le cœur faiblit, on a recours aux injections de strychnine et de spartéine ou d'huile camphrée.

Les phénomènes de collapsus, les hémorragies et les perforations intestinales doivent faire interrompre la balnéation.

b. Lotions et enveloppements humides. — Les bains ne peuvent pas toujours être utilisés. Il y a des enfants qui résistent tellement qu'on est forcé de les interrompre. Dans la clientèle, les conditions sont souvent telles qu'il y a une véritable impossibilité matérielle, et il vaut mieux ne pas en donner que les mal donner. Dans ces cas, on a recours aux lotions faites avec de l'eau froide, fraîche ou tiède, ou aux enveloppements dans un drap mouillé d'eau froide.

5° **Médications diverses** (1). — L'hygiène, l'alimentation, l'hydrothérapie constituent les éléments principaux du traitement de la fièvre typhoïde. Des médications nombreuses ont de plus été proposées ; certaines sont à retenir, tout au moins à titre de moyens adjuvants.

a. Purgatifs et antiseptiques intestinaux. — L'existence des troubles digestifs et des lésions intestinales dans la fièvre typhoïde a été l'origine des traitements basés sur l'emploi des purgatifs et des antiseptiques intestinaux. Mais il faut bien savoir, d'une part, que la diarrhée n'est pas constante, qu'il y a assez souvent constipation et que même les selles peuvent être normales, d'autre part que la fièvre typhoïde est une septicémie.

La *médication purgative* a été en faveur un moment : les purgatifs (eau de Sedlitz, huile de ricin, etc.) étaient administrés dès le début et pendant trois ou quatre jours dans les cas bénins, pendant vingt à vingt-cinq jours dans les cas graves, tous les jours ou tous les deux jours. Une telle pratique, comme l'avaient déjà remarqué Rilliet et Barthez, n'a aucun avantage et n'est pas sans inconvénients.

Si on ne doit pas purger les typhiques d'une façon systématique, il est utile, quand l'évacuation de l'intestin se fait mal, de donner au début et de temps en temps un laxatif ou un purgatif doux : calomel (0^{gr},02 ou 0^{gr},03 par année d'âge en cinq doses prises d'heure en heure), sulfate de soude (5 à 10 grammes), huile de ricin (5 à 10 grammes). On devient prudent dans leur emploi pendant le troisième septénaire, période où se produisent les ulcérations intestinales.

La *médication antiseptique* a été proposée par Bouchard et appliquée à l'enfant par Legroux et Para (1888), de Beurmann (1892). Avec elle, Legroux n'eut qu'une mortalité de 6,5 p. 100 et de Beurmann, qui employait en même temps les bains progressivement refroidis, une mortalité de 3,48 p. 100. Elle est réalisée par l'emploi des purgatifs et des antiseptiques insolubles : benzonaphtol, bismuth, etc. Si la diarrhée est abondante, si les selles sont fétides, on donne chaque jour, en huit ou dix prises, du benzonaphtol et du salicylate de bismuth (0^{gr},20 de chaque par année d'âge) en suspension dans un julep gommeux.

---

(1) J. Durieux, Traitement de la fièvre typhoïde infantile. Étude comparée des diverses médications. Thèse de Paris, 1901.

b. **Antithermiques**. — La médication antithermique comprend des moyens externes et des médicaments chimiques.

Les moyens externes consistent avant tout dans l'hydrothérapie, qui constitue le procédé de choix. On lui substitue, au cas où elle est difficile à réaliser, et en particulier quand il y a menace d'accidents cardiaques ou intestinaux, la *réfrigération précordiale* ou *abdominale* par une vessie de glace. La frigothérapie précordiale (Deléarde, Louart, la frigothérapie abdominale Baumel, Gaujoux, Marini) peuvent même être employées d'une façon systématique à la place des bains pour abaisser la température.

Le médicament le plus habituellement utilisé est la *quinine*. Rilliet et Barthez 1841, Hagenbach (1872), Grancher, Marfan, etc., l'ont employée d'une façon systématique. Elle doit être donnée à doses fortes et massives, à un moment déterminé.

Grancher fait prendre du sulfate de quinine entre quatre et cinq heures de l'après-midi, quand la température dépasse 39°, en deux ou trois fois à une demi-heure d'intervalle. Les doses sont : 0^{gr},75 à 1 gramme entre trois et quatre ans, 1 gramme à 1^{gr},50 au-dessus de cet âge. L'enfant tolère bien la quinine; il s'endort et le lendemain se trouve mieux. D'après Dunoyer 1893), élève de Grancher, la durée de la maladie est diminuée et la mortalité de 8 p. 100.

Marfan emploie le bichlorhydrate de quinine 0^{gr},30 à 0^{gr},60 avant cinq ans, 0^{gr},60 à 0^{gr},90 de cinq à dix ans, 0^{gr},90 à 1^{gr},50 de dix à quinze ans : mais, si dès le début l'enfant n'est pas soulagé par la quinine, il institue le traitement par les bains froids.

Somme toute, si la fièvre typhoïde est légère ou de moyenne intensité, si l'hydrothérapie est difficile à appliquer, on peut essayer la quinine. On prescrit 0^{gr},10 par année d'âge. Dans le cas contraire, ou si la quinine n'a pas d'action manifeste, il faut avoir recours à l'hydrothérapie.

En tout cas l'emploi de la quinine est favorable, car elle agit non seulement comme antithermique, mais encore comme anti-infectieux et comme tonique. Les médecins qui ne la prescrivent pas ont volontiers recours au *quinquina* : extrait mou de quinquina 0^{gr},15 par année d'âge en potion.

Pour lutter contre l'infection, Le Gendre 1 donne le *collargol* 0^{gr},25 à 0^{gr},50 en potion, et Gaillard 2 conseille les injections intraveineuses d'argent colloïdal électrique.

(1) Le Gendre, *in* Le Gendre et Broca, Thérapeutique infantile, 2e édit., 1908, p. 393.

(2) J. Gaillard, Traitement de la fièvre typhoïde par les injections intraveineuses d'argent colloïdal électrique à petits grains. Cinq cas de guérison rapide chez l'enfant (*Soc. de biol.*, LXII, 23 mars 1907, p. 525).

c. Sédatifs du système nerveux. — Certains enfants ont de l'excitation et du délire. Les bains suffisent souvent en pareil cas. On peut, en outre, maintenir sur la tête une vessie de glace ou des compresses imbibées d'eau glacée. Comme médicaments, on avait autrefois volontiers recours au *musc* (0^{gr},60 à 1 gramme, Rilliet et Barthez), à peu près complétement abandonné aujourd'hui. Actuellement on lui préfère le *chloral* (0^{gr},10 par année d'âge, le *camphre*, l'*opium* ou la *morphine*, la *quinine*.

J. Simon employait les lavements suivants :

Eau.. 60 grammes.
Camphre.. 0^{gr},50
Chloral .... 0^{gr},80 à 1 gramme.

L'opium doit être donné avec prudence. Quant à la quinine, employée aux doses indiquées plus haut, elle est, pour Cadet de Gassicourt, le médicament de choix.

d. Stimulants du système nerveux. — Dans certaines formes prédominent les phénomènes d'adynamie et de dépression nerveuse.

On conseille alors l'*alcool* sous diverses formes : grog préparé avec une cuillerée à café d'eau-de-vie par année d'âge, sans dépasser deux cuillerées à soupe, potion de Todd (10 grammes par année d'âge, jusqu'à 100 grammes), vin de Malaga ou de Champagne ; l'acétate ou le carbonate d'ammoniaque ; les injections d'huile camphrée. J. Simon employait le perchlorure de fer (1 ou 2 gouttes toutes les deux heures).

II. — Traitement des formes cliniques.

Toutes les fièvres typhoïdes ne doivent pas être traitées de la même façon ; il faut varier ses prescriptions suivant l'intensité de la maladie, tout en n'oubliant pas que la forme la plus bénigne peut se transformer en forme grave et donner lieu à des complications.

1° Est-on en présence d'une forme légère, avec fièvre rémittente ne dépassant guère 39°,5 le soir, s'abaissant le matin de 1 à 2°, avec peu de troubles digestifs et un état général satisfaisant ? Toutes les probabilités sont pour que la maladie guérisse en trois semaines, et même en dix ou quinze jours dans des formes abortives. Il faut alors insister surtout sur les précautions hygiéniques et l'alimentation ; on donne de la quinine le soir et au besoin des bains tièdes (32-33°), quand la température, prise toutes les quatre ou cinq heures, atteint 39°. S'il y a lieu, on prescrit de légers purgatifs au début et de temps en temps du benzonaphtol ou du bismuth.

2° S'agit-il d'une forme moyenne, la température atteint 39°.5 ou 40°, la rémission matutinale est faible, le tuphos est plus ou moins marqué, le ventre est météorisé et sensible à l'exploration. Toutefois, l'évolution sera en général favorable et aboutira à la guérison, en trois ou quatre semaines, quelquefois plus, quelquefois moins. Ici on ordonne les mêmes précautions hygiéniques et la même alimentation, et on fait prendre de la quinine. Mais on insiste davantage sur l'hydrothérapie : la température est prise toutes les trois ou quatre heures le jour, toutes les quatre heures la nuit, et, au-dessus de 39°, on donne un bain frais à 28-30°.

3° Quand, plus rarement, on assiste à une forme grave, la température se maintient au voisinage de 40°, sans rémission matutinale, le tuphos est très marqué, il y a du délire, de la tendance à l'adynamie, une diarrhée profuse, un météorisme abdominal très accentué. Dans ce cas, la température des bains doit être abaissée à 24-25° et même à 22-23°, à condition qu'ils soient bien supportés ; si l'enfant tolère mal le bain froid, on donne des bains refroidis. Si le météorisme est très marqué, on applique de la glace sur l'abdomen ; si le cœur défaille, on met de la glace sur la région précordiale. On donne des boissons alcooliques, on fait des injections d'huile camphrée. S'il y a du délire, on prescrit le chloral. Somme toute, il faut faire une thérapeutique active, et celle-ci est souvent suivie de succès. Dans certains cas, Mongour s'est bien trouvé des injections de sérum antidiphtérique.

III. — Traitement des complications.

De nombreuses complications peuvent survenir au cours de la fièvre typhoïde. Elles sont d'importance plus ou moins grande ; on peut prévenir certaines d'entre elles par des précautions spéciales ; quelques-unes nécessitent des changements dans le traitement habituel et une thérapeutique particulière.

1° Tube digestif. — Si on ne prend pas les soins de la bouche et du pharynx, sur lesquels j'ai insisté, il peut se développer des **stomatites** et des **angines**, que l'on traite par les méthodes habituelles.

Quelques enfants ont une **intolérance gastrique** absolue. On applique de la glace sur la région épigastrique ; on donne des boissons glacées par petites quantités ; on fait des lavages de l'estomac.

Relativement rares sont les **hémorragies** et les **perforations**

intestinales. Elles sont surtout à craindre dans les formes graves, quand le ventre est très météorisé et douloureux : il est bon, dans un but préventif, d'appliquer une vessie de glace sur l'abdomen, d'interrompre les bains et les lavages intestinaux et même de faire, suivant les conseils de Cadet de Gassicourt, des injections sous-cutanées de 5 à 10 milligrammes de chlorhydrate de morphine.

La *perforation* se produit-elle, entraînant une *péritonite suraiguë*, le traitement médical consiste dans la diète absolue, la suppression des lavements, l'application de glace sur l'abdomen, les injections de morphine et de sérum artificiel. Mais le traitement chirurgical s'impose, et il doit être aussi précoce que possible : sur 25 cas, on note 9 guérisons, soit 36 p. 100 (Elsberg) ; chez certains enfants, on a dû intervenir à deux et trois reprises pour des perforations successives.

Les *hémorragies intestinales* nécessitent les applications de glace, les boissons glacées, et, si elles sont abondantes, les injections de sérum artificiel. On prescrit en outre I ou II gouttes de perchlorure de fer toutes les deux heures (J. Simon), le chlorure de calcium (1 gramme à 1gr,50 par vingt-quatre heures), les grands lavements très chauds à 48° (Hutinel et Darré).

S'il existe de la **colite**, il faut supprimer l'alimentation lactée et prescrire un régime susceptible d'être toléré.

Parfois apparaissent des symptômes d'**appendicite.** Ils peuvent marquer le début de la fièvre typhoïde (Moizard) ou survenir pendant le cours et même pendant la convalescence. On prescrit la glace et la diète. L'opportunité de l'intervention chirurgicale doit être discutée dans chaque cas particulier.

2o **Appareil circulatoire.** — Assez souvent apparaissent des signes d'*affaiblissement du cœur* ; le pouls est très fréquent et petit, irrégulier ; les bruits sont très faibles. On supprime les bains, on applique de la glace sur la région précordiale. On donne de la digitaline (I ou II gouttes par jour de la solution au millième de digitaline cristallisée) ; on fait des injections de sulfate de strychnine et de spartéine, d'huile camphrée. Si les accidents sont menaçants, on fait trois ou quatre fois par jour des injections de caféine ; mais il ne faut pas en prolonger l'usage, à cause de l'excitation et du délire qu'elle peut déterminer. Pour relever la pression artérielle, on peut donner de l'adrénaline.

Les *artérites* et les *phlébites* seront traitées comme on le fait ordinairement.

3° **Appareil respiratoire.** — La *bronchite* et la *congestion pulmonaire* sont assez souvent plus marquées qu'à l'habitude et nécessitent des cataplasmes sinapisés ou des ventouses sèches. S'il survient une *bronchopneumonie*, on continue les bains tièdes ou frais ; si la cyanose et la dyspnée sont très marquées, il est préférable de donner des bains progressivement refroidis (Hutinel et Darré) : dans l'intervalle, on fait des enveloppements humides et frais du thorax.

4° **Complications diverses.** — Les accidents méningés, les manifestations osseuses et articulaires, les complications cutanées, les érythèmes infectieux, etc., comportent chacun une thérapeutique spéciale.

II.   TRAITEMENT DE LA FIÈVRE TYPHOIDE DES NOURRISSONS.

Avant trois ans et surtout au-dessous de deux ans, la fièvre typhoïde est très grave ; d'une façon générale, si l'on s'en réfère à un grand nombre de statistiques, la mortalité est de 50 p. 100. La gravité est due en grande partie à la fréquence des infections surajoutées, bronchopneumonie et gastro-entérite notamment.

Il faut prendre les mêmes mesures prophylactiques que pour la fièvre typhoïde des enfants plus âgés, veiller avec grand soin à la propreté de la peau.

Si l'enfant est allaité par sa mère ou par une nourrice, on lui donne régulièrement le sein toutes les deux heures et demie ou trois heures. S'il est nourri artificiellement, on lui donne aux mêmes intervalles du lait coupé avec un tiers ou un quart d'eau sucrée, en quantités en rapport avec son poids ou avec son âge. S'il a dépassé huit ou dix mois, on permet, en plus du lait, des bouillies et des potages légers au bouillon de légumes, de poulet ou de bœuf bien dégraissé.

Souvent la fièvre typhoïde s'est développée chez un enfant atteint de gastro-entérite, qui nécessite une alimentation spéciale. Il en était ainsi chez deux enfants de onze et dix-huit mois observés avec R. Voisin (1). Dans ce cas, le lait est généralement mal toléré ; il faut instituer la diète hydrique (eau sucrée, eau d'orge, eau de riz) pendant un ou deux jours, puis donner, suivant les cas, soit du babeurre ou du kéfir, auxquels on ajoute du lait en proportion variable, soit des bouillies à l'eau, au bouillon de légumes, au babeurre. En pareil cas, le pronostic est très grave.

Chez le nourrisson, il ne faut pas employer le bain froid, mais le

---

(1) Nobécourt et R. Voisin, Fièvre typhoïde et entérite chez le nourrisson (*Rev. mens. des mal. de l'enfance*, janv. 1903).

bain tiède (31 à 35°) renouvelé toutes les trois ou quatre heures, quand la température atteint 39°, d'une durée de six à huit minutes.

Si la diarrhée est abondante, on donne du benzonaphtol et du bismuth. Si le ballonnement du ventre est marqué, on maintient des compresses fraîches.

Si les forces se dépriment, on fait des injections d'huile camphrée et de sérum artificiel.

Si une bronchopneumonie apparaît, on donne des bains tièdes ou chauds (36-38°); on fait dans l'intervalle des enveloppements humides et frais du thorax, etc.

III. — TRAITEMENT DES AFFECTIONS PARATYPHOIDES.

Dans ces dernières années, on a décrit, à côté de la fièvre typhoïde, due au bacille d'Eberth, des affections qui la simulent, mais en diffèrent par les germes qui les causent et que l'on dénomme *bacilles paratyphiques*.

Les affections paratyphoïdes seraient, d'après certains auteurs, assez fréquentes chez l'enfant; elles ne le sont pas toutefois autant qu'on l'a avancé. Elles doivent être traitées comme la fièvre typhoïde elle-même. Il est évident qu'il n'y a pas lieu d'avoir recours aux sérums antityphiques.

CHAPITRE VIII

TRAITEMENT DU RHUMATISME ARTICULAIRE AIGU

Traitement des formes habituelles du rhumatisme articulaire aigu. —
Hygiène générale. — Traitement local. — Traitement médicamenteux.
Traitement des complications. — Rhumatisme du système nerveux. —
Rhumatisme pleuropulmonaire. — Rhumatisme cardiaque.
Hygiène et traitement du rhumatisant.

Si l'on discute encore sur l'agent du rhumatisme articulaire aigu
et sur l'intervention possible de plusieurs germes différents, nul ne
met en doute la nature infectieuse de cette maladie. C'est une affection très fréquente dans l'enfance, et que le médecin doit savoir
dépister, car les manifestations articulaires sont souvent peu accen-
tuées et fugaces. Mais toujours l'importance de ses complications,
notamment des complications cardiaques, fait un devoir au médecin
de le traiter avec sévérité.

Autrefois le traitement du rhumatisme articulaire aigu était
complexe, parce qu'on ne possédait pas de médication vraiment
efficace. On avait recours à la médication antiphlogistique, saignées
générales répétées, sangsues et ventouses sur les articulations intéressées ; aux onctions locales calmantes, au sulfate de quinine, à
l'aconit, à l'opium, au bicarbonate de soude, au nitrate de potasse, etc.
L'étude de ces méthodes thérapeutiques a perdu son intérêt, depuis
que G. Sée a fait connaître l'action du salicylate de soude (1877),
introduit aussitôt dans la médecine infantile par Archambault,
Cadet de Gassicourt, etc.

Le salicylate de soude et ses succédanés constituent les médicaments de choix dans le traitement du rhumatisme articulaire aigu.
Toutefois, même employé par des mains expérimentées, il n'est pas
toujours efficace, et d'autres médications peuvent avoir leurs indications. Il ne constitue pas toute la thérapeutique du rhumatisme,
et les soins varient suivant les formes cliniques et suivant les
complications. Il ne faut pas oublier en outre que, si le rhumatisme
est le résultat d'une infection, « le terrain offert par l'organisme

à l'infection joue le rôle capital » (Hutinel et P. Lereboullet) (1).

J'étudierai donc : 1° le traitement des formes habituelles du rhumatisme articulaire aigu; 2° le traitement des complications ; 3° l'hygiène et le traitement du rhumatisant.

I. — Traitement des formes habituelles du rhumatisme articulaire aigu.

Un enfant, généralement âgé de dix à quinze ans, se plaint de fatigue, de douleurs vagues, puis présente des arthropathies. Celles-ci sont multiples, fugaces, plus ou moins douloureuses; parfois les articulations sont volumineuses, et à leur niveau la peau est rouge, œdémateuse ; plus souvent elles sont peu tuméfiées et peu rouges. La fièvre est légère.

1° **Hygiène générale.** — On garde l'enfant au lit, dans une pièce maintenue à une température moyenne (16-18°). On le couvre chaudement pour éviter le refroidissement. On le met au régime lacté et aux boissons alcalines (eau de Vichy). On donne au besoin un laxatif.

2° **Traitement local.** — Les articulations douloureuses sont enveloppées d'ouate et de taffetas gommé. On peut faire à leur niveau des onctions avec une pommade au salicylate de soude ou de méthyle, ou bien avec un liniment calmant contenant du chloroforme et du laudanum :

        1° Salicylate de méthyle ou ulmarène.......   5 grammes.
           Vaseline....................................   20   —

        2° Huile de jusquiame....................   60 grammes.
           Chloroforme............................. }
           Laudanum de Sydenham............. } āā 14   —

3° **Traitement médicamenteux.** — Il comprend en première ligne le *salicylate de soude* et accessoirement le *sulfate de quinine*, l'*antipyrine*, etc.

Salicylate de soude. — Le salicylate de soude doit être donné à hautes doses. Archambault prescrivait par vingt-quatre heures 4 grammes à partir de deux ans et demi, 6 grammes à partir de cinq ans ; Cadet de Gassicourt (2) ne dépassait pas 2 à 3 grammes chez les plus jeunes enfants, 4 à 5 grammes chez les autres. Actuellement Barbier conseille 1 gramme au-dessous de deux ans, 2 grammes

(1) HUTINEL et LEREBOULLET, *in* HUTINEL, Les maladies des enfants, II, 1909, p. 290.
(2) CADET DE GASSICOURT. Traité clinique des maladies de l'enfance, II, 1882.

entre deux et cinq ans, 3 à 4 grammes au-dessus (1) Le Gendre, Hutinel et Darré, etc., donnent des doses comparables. Comby ordonne 0gr,50 par année d'âge, etc. En somme, les doses à employer le plus habituellement sont :

> 0gr,50 par année d'âge avant 5 ans.
> 3 ou 4 grammes entre 5 et 10 ans.
> 5 ou 6 grammes entre 10 et 15 ans.

Le salicylate de soude doit être donné à doses réfractées et dilué dans une assez grande quantité de liquide :

> Salicylate de soude............ .... 4 grammes.
> Sirop de limons....................... 25   —
> Eau distillée......................... 120   —

Une cuillerée à soupe contient environ 0gr,50.

Il est généralement bien toléré par l'enfant. Il est rare de voir apparaître des bourdonnements d'oreille, de la céphalée, des nausées, des vomissements, de l'anurie. Il suffit, en pareil cas, de diminuer un peu les doses pour voir disparaître ces phénomènes.

Toutefois il est prudent de ne pas dépasser les quantités indiquées. Chez des enfants de plus de dix ans qui avaient ingéré de 5 à 15 grammes de salicylate de soude, Langmead (2) a observé un syndrome analogue au coma diabétique, assoupissement, dyspnée, coma, acétonurie.

Sous l'influence du traitement salicylé, les manifestations articulaires disparaissent rapidement en deux, trois ou quatre jours. Quand elles ont disparu, il faut continuer le médicament en diminuant progressivement les doses et en donnant encore pendant une semaine 1 gramme par jour. Il ne faut pas oublier en effet que le rhumatisme récidive facilement et peut s'accompagner tardivement de complications, que le médicament est peut-être capable de prévenir.

Il n'y a généralement pas d'autres contre-indications au salicylate de soude que l'intolérance présentée par certains sujets. L'apparition des complications cardiaques, d'après certains médecins, doit en faire suspendre l'emploi ; mais, pour la plupart, elle est une indication de plus. L'albuminurie rhumatismale n'empêche nullement son administration, si l'élimination se fait régulièrement.

Presque toujours le salicylate de soude influence favorablement les arthropathies. Il y a cependant des cas où son action est médiocre

---

(1) Barbier conseille encore les doses suivantes par rapport au poids : homme de 70 kilos, 6 grammes ; enfant de 35 kilos, 3 grammes ; enfant de 20 kilos, 2 grammes, etc. (in Traité des maladies de l'enfance, GRANCHER et COMBY, I, 1904, 2e édit., p. 646).

(2) LANGMEAD. Untoward effects produced by the salicylate (*The Lancet*, 30 juin 1906).

et même nulle. La proportion des échecs est difficile à établir. Cadet de Gassicourt en note 10 sur 32 malades.

Quand le salicylate de soude est mal toléré, on peut le remplacer par *l'aspirine*, dont nous avons déjà vu les bons effets dans le rhumatisme scarlatin (p. 57) et que l'on donne à la dose de 0^{gr},20 par année d'âge.

Sulfate de quinine. — Le sulfate de quinine était assez communément employé avant le salicylate de soude. Il ne doit pas être complètement oublié. « C'est en effet, après le salicylate, le médicament qui peut rendre les plus utiles services. Comme lui, il modère les douleurs des jointures, quoique avec moins de rapidité ; comme lui, il abaisse la température, mais plus directement. Seulement son action étant moins prompte et moins sûre, il ne trouve son indication que si le malade ne supporte pas le salicylate de soude » (Cadet de Gassicourt). On le donne en quatre prises espacées de six heures environ, à la dose quotidienne de 0^{gr},10 par année d'âge ; il n'est guère utile de dépasser 1 gramme. On l'a d'ailleurs accusé, à tort ou à raison, de provoquer l'apparition du rhumatisme cérébral. « Je craindrais, écrivait J. Simon (1), en le donnant à doses élevées, sinon de provoquer un véritable rhumatisme cérébral, du moins d'exposer le malade au délire quinique, qui peut le simuler. »

Tel est le traitement du rhumatisme articulaire aigu : *repos au lit* et *salicylate de soude* en constituent la base. Il doit être institué dans tous les cas, même dans les formes légères, en tant qu'arthropathies. Il doit être prolongé pendant une semaine au moins après la disparition de la fièvre et des symptômes locaux, pour éviter autant que possible le développement des complications. Si celles-ci apparaissent, des indications thérapeutiques nouvelles en sont la conséquence.

II. — Traitement des complications.

Le rhumatisme articulaire aigu chez l'enfant, qui est si souvent bénin quant à ses manifestations articulaires, qui cède si rapidement en général au salicylate de soude, est cependant dans bien des cas une infection redoutable par ses complications. Celles-ci tantôt évoluent d'une façon bruyante et nécessitent une intervention thérapeutique rapide et active, tantôt et le plus habituellement au contraire s'installent insidieusement, mais sont profondes et durables. Les

(1) J. SIMON, Conférences thérapeutiques et cliniques sur les maladies des enfants, 1889, I, p. 190.

principales complications, celles qui nécessitent un traitement spécial, sont le *rhumatisme du système nerveux*, le *rhumatisme pleuropulmonaire* et surtout le *rhumatisme cardiaque*.

1° **Rhumatisme du système nerveux.** — Le *rhumatisme cérébral*, rare chez l'enfant, revêt presque toujours la *forme aiguë* et se traduit par du délire, des hallucinations, de la raideur de la nuque, une fièvre vive (40-41°), etc. ; il peut aboutir rapidement au coma et à la mort. On a accusé le salicylate de soude et le sulfate de quinine d'en provoquer l'apparition ; en tout cas ils ne l'enrayent pas. Quand il apparaît, il faut instituer de suite le *traitement hydrothérapique* : enveloppement dans le drap mouillé, bains frais (26 à 30°) ou froids (20-25°), renouvelés toutes les trois heures, quand la température dépasse 40°. En outre on applique de la *glace sur la tête*.

2° **Rhumatisme pleuropulmonaire.** — Les manifestations pulmonaires et pleurales, *congestion pulmonaire* et *pleurésie*, sont généralement bénignes et fugaces et ne comportent que l'application de ventouses sèches ou de cataplasmes sinapisés.

3° **Rhumatisme cardiaque** (1). — Les *endocardites* et les *péricardites* rhumatismales sont extrêmement fréquentes chez l'enfant. Il faut toujours en craindre le développement même au cours du rhumatisme le plus léger. Comme leur développement est insidieux et peut être tardif, il est prudent de tenir l'enfant au lit pendant huit ou dix jours après la guérison des arthropathies. Quant à l'action préventive du salicylate de soude, elle est loin d'être généralement admise. Il est prudent, comme le conseillait Potain, qui admettait l'heureuse influence de ce médicament, d'en continuer l'administration comme il a été indiqué plus haut. Mais trop souvent, et nous avons pu nous en rendre compte maintes fois, on n'empêche pas ainsi le développement des cardiopathies. On comprend l'opinion des médecins, de Cadet de Gassicourt par exemple, qui dénient toute action au salicylate pour la prévention des manifestations viscérales et en particulier du rhumatisme cardiaque.

Quand l'examen du cœur, pratiqué quotidiennement, décèle l'assourdissement des bruits, caractéristique de l'endocardite aiguë, ou les frottements péricardiques, on redouble de sévérité pour l'hygiène du malade. Le séjour au lit doit être absolu et l'immobilité aussi complète que possible. L'enfant prend du lait en petite quantité et à intervalles égaux. On veille au bon fonctionnement de l'intestin, on donne au besoin des lavements et de légers

(1) P. Nobécourt, Le cœur dans le rhumatisme articulaire aigu de l'enfant (*Arch. de méd. des enfants*, XIII, p. 481, juillet 1910).

purgatifs salins. Toutes ces précautions ont pour but de réduire au minimum le travail du cœur enflammé.

On maintient sur la région précordiale une couche d'ouate hydrophile recouverte de taffetas-chiffon pour faire une révulsion faible et continue. On pose en outre des ventouses sèches et des sinapismes. Si la douleur est manifeste, on scarifie quelques ventouses, et même on applique une vessie de glace. La vessie de glace constitue en outre la médication de choix quand il y a de l'éréthisme cardiaque, de la dilatation du cœur, de la tendance au collapsus.

Il est classique de continuer le salicylate de soude, qui, d'après Potain, a une action favorable sur les complications cardiaques. Malheureusement cette action est bien douteuse, et généralement ce médicament n'empêche pas l'évolution de l'endocardite ou de la péricardite.

Il est exceptionnel que l'épanchement péricardique acquière une telle importance qu'il nécessite la paracentèse du péricarde. Même quand il devient assez abondant, il rétrocède en général rapidement.

Chez quelques enfants atteints d'endocardite aiguë avec fièvre persistante ou d'endopéricardites subaigues fébriles avec dilatation cardiaque (formes malignes du rhumatisme cardiaque), des injections répétées d'électrargol m'ont paru avoir une action favorable.

Le plus souvent, il n'y a pas d'indication à l'emploi de médicaments cardiaques. Toutefois il y a des cas, qualifiés de *myocardite rhumatismale*, où apparaissent des troubles fonctionnels graves du myocarde, associés ou non à l'endocardite et à la péricardite. Si alors le cœur faiblit, on fait des injections sous-cutanées d'*huile camphrée* à 1 p. 10, de *sulfate de strychnine*, de *sulfate de sparteine*, et on prescrit de l'*ergotine*. La *digitale* doit être donnée avec prudence; le mieux est d'employer la solution de digitaline cristallisée à 1 p. 1000 à la dose de I ou II gouttes par jour.

Le traitement doit être poursuivi tant que les altérations des bruits du cœur persistent et que l'on constate des modifications permettant d'espérer la régression des lésions, ou bien jusqu'à l'apparition des souffles indiquant des altérations valvulaires définitives. On institue alors l'hygiène et le traitement des cardiopathies chroniques.

III. — Hygiène et traitement du rhumatisant.

Quand l'attaque de rhumatisme articulaire aigu est terminée, même sans complications, l'enfant n'est pas guéri. Il reste un rhumatisant, prédisposé à de nouvelles atteintes, et il faut s'efforcer d'en prévenir le retour.

On conseille la vie dans un climat sec et tempéré, des séjours à la campagne ou à la montagne, si ces conditions se trouvent réalisées. Le bord de la mer est permis si le rhumatisme est complètement éteint ; il est défendu s'il persiste des phénomènes subaigus ou une affection cardiaque. On évite autant que possible le froid et l'humidité. L'enfant est vêtu de flanelle, pour atténuer les inconvénients de la transpiration, qui se produit facilement ; mais il faut éviter de le trop couvrir et garder une sage mesure. « Ce que je redoute le plus, écrivait Cadet de Gassicourt, c'est l'excès de précautions. »

On permet un exercice modéré. Les douches tièdes ou chaudes, les frictions sèches ou alcooliques sont utiles pour activer la nutrition, stimuler les fonctions cutanées et aguerrir le corps. Quand la fièvre est terminée et quand il n'existe aucune manifestation viscérale, on peut conseiller quelques douches de vapeur ou quelques bains sulfureux.

Après la crise de rhumatisme, l'enfant reste souvent pâle et anémié : les préparations ferrugineuses et arsenicales ont alors leur utilité.

Pour modifier le terrain, on conseille souvent de donner périodiquement les alcalins : bicarbonate de soude, benzoate ou salicylate de lithine.

Enfin certaines *eaux thermales* ont leurs indications, quand les crises de rhumatisme se succèdent, et surtout quand elles ont tendance à prendre le caractère subaigu et à laisser des séquelles. S'il s'agit d'enfants pâles et lymphatiques, on conseille les *eaux chlorurées sodiques*, telles que Bourbonne-les-Bains, Bourbon-l'Archambault, etc., et au besoin les *eaux sulfureuses*, plus stimulantes et plus toniques, d'Aix-en-Savoie, de Cauterets, de Luchon, de Barèges, etc. S'il y a encore des phénomènes douloureux, on préfère les *eaux sédatives* de Bourbon-Lancy, de Luxeuil, de Néris, de Plombières.

TRAITEMENT DE LA GRIPPE

Formes légères. Formes moyennes. Formes sévères. Formes thoraciques. Formes nerveuses. Formes gastro-intestinales. Complications.

La grippe, maladie infectieuse et épidémique, atteint fréquemment les enfants, quoi qu'on en ait dit; chez eux, surtout chez les tout jeunes, elle a souvent un pronostic sérieux, soit par son intensité, soit par les complications auxquelles elle expose (1).

Ce qui caractérise cette affection, ce sont les phénomènes généraux et la fièvre; suivant leur intensité, on distingue des *formes légères*, des *formes de moyenne intensité* et des *formes graves*. D'autre part, un certain nombre de formes cliniques sont caractérisées par la localisation prédominante des symptômes.

1° **Dans les formes légères**, ne s'accompagnant que d'une fièvre modérée (38-38°,5), on garde l'enfant au lit, puis à la chambre, jusqu'à complet rétablissement, pour éviter les rechutes et les complications. On l'alimente légèrement en tenant compte de son âge, et on lui donne des boissons chaudes. On assure la désinfection des premières voies digestives et respiratoires, en instillant dans les narines de l'huile camphrée à 1 p. 10 ou mentholée à 1 p. 100, en faisant des lavages de la bouche et de la gorge avec de l'eau bouillie ou de l'eau boriquée, car c'est au niveau de ces cavités que pullulent les agents des infections secondaires. On donne des laxatifs (calomel, sulfate de soude, etc.), et on fait des lavages de l'intestin pour prévenir les troubles gastro-intestinaux, qui sont si fréquents.

2° **Dans les formes de moyenne intensité**, où la température atteint 39-39°,5, le médecin doit combattre la fièvre, la dépression des forces, les phénomènes douloureux. On met l'enfant au lait, au bouillon et aux boissons chaudes, et on fait les prescriptions indiquées plus haut. On donne des bains tièdes (31-35°), de la *quinine* (0gr,10 par année d'âge, sans dépasser 1 gramme, en deux prises par

---

(1) AUSSET, Traitement de la grippe chez les enfants (*Pédiatrie pratique*, 15 déc. 1907).

vingt-quatre heures), et au besoin, contre la fièvre et la douleur, du *pyramidon*, de l'*aspirine*, de l'*antipyrine*, celle-ci avec précaution, car elle ferme le rein. On prescrit de l'*acétate d'ammoniaque*, un peu de *café* et d'*alcool* à titre de stimulants, du *benzoate de soude* pour favoriser les éliminations.

3° **Dans les formes sévères**, en plus du traitement précédent, l'hyperthermie (40-41°) nécessite les *lotions froides* ou les *bains frais* (26-30).

4° **Dans les formes thoraciques**, alors qu'il y a de la bronchite et que l'on peut craindre une bronchopneumonie, on donne des *bains chauds* et on fait dans l'intervalle des *enveloppements frais du thorax*.

5° **Dans les formes nerveuses**, accompagnées de céphalalgie, de rachialgie, de douleurs dans les membres, d'agitation, etc., les *bains chauds*, les *applications froides sur la tête*, le *bromure de potassium* ont leurs indications.

6° **Dans les formes gastro-intestinales**, on prescrit la diète hydrique, des purgatifs et des antiseptiques intestinaux.

S'il survient des **complications** respiratoires, circulatoires, digestives, urinaires, etc., chacune comporte des indications thérapeutiques spéciales.

Enfin la grippe terminée, il ne faut pas oublier que l'enfant reste souvent affaibli et déprimé et que la **convalescence** peut être longue. On prescrit une alimentation forte, des frictions sèches ou alcooliques, des douches, un séjour à la mer ou à la campagne et, comme médicaments, le fer et l'arsenic.

CHAPITRE X

TRAITEMENT DE L'ÉRYSIPELE

Mesures prophylactiques.
Traitement local.
Traitement général.
Traitement des complications.

Les streptocoques interviennent fréquemment dans les maladies de l'enfance, le plus habituellement comme agents d'infections secondaires. Ils causent des affections de la bouche, du pharynx, des voies respiratoires et digestives, de la peau. Ils réalisent des septicémies, des méningites, des endocardites, des péricardites, etc.

Le traitement des streptococcies ne saurait être décrit d'une façon générale. Il varie suivant les affections réalisées. Il n'y a d'ailleurs pas encore de traitement spécifique ayant fait définitivement ses preuves, car la variabilité des streptocoques rend difficile la préparation de sérums actifs vis-à-vis de toutes les variétés. Les *sérums antistreptococciques* sont toutefois à essayer, et nous avons vu déjà les résultats qu'ils donnent dans les streptococcies associées à la scarlatine (p. 58) et à la diphtérie.

Parmi les affections dues aux streptocoques, *l'érysipèle* mérite une place à part. Il peut se développer pendant toute l'enfance; mais il prend une importance toute spéciale chez le nouveau-né. Chez celui-ci, il est consécutif à une infection de la plaie ombilicale par le streptocoque de l'infection puerpérale et revêt une gravité très grande.

En présence d'un érysipèle, on peut injecter du *sérum antistreptococcique*, chaque jour 10 à 20 centimètres cubes chez les nouveau-nés, 30 à 40 centimètres cubes et même plus après un an, tout en sachant bien qu'il est loin d'avoir la même efficacité que le sérum antidiphtérique vis-à-vis du bacille de Lœffler. En 1893, Charrin et Roger, Steele ont obtenu la guérison de 2 cas d'érysipèle du nouveau-né; par contre, Bar et Tissier ont constaté son impuissance dans 4 cas.

En 1899, Chevé (1) rapporte 3 observations du service d'Hutinel ; 2 enfants de trois mois et demi ont guéri après avoir reçu 58 centimètres cubes et 95 centimètres cubes de sérum polyvalent de Marmorek, tandis qu'un nouveau-né est mort après avoir reçu 15 centimètres cubes ; mais les premiers n'étaient déjà plus des nouveau-nés, et passé le premier mois le pronostic n'est pas aussi sombre que chez ceux-ci. Sur 14 érysipèles observés avant un mois par Hutinel et Darré 2 , 4 ont guéri : 2 atteints d'érysipèle ombilical à douze et quatorze jours avaient reçu une injection de sérum 6 autres non traités par le sérum succombèrent, et 2 atteints d'érysipèle vaccinal et d'érysipèle de la face.

Mongour, avec le *sérum antidiphtérique* a vu guérir 4 enfants de seize mois, deux, trois et cinq ans.

Réserve faite de la sérothérapie, on doit, en présence d'un érysipèle, prendre des *mesures prophylactiques*, instituer un *traitement local*, un *traitement général* et le *traitement des complications*.

1o **Mesures prophylactiques.** — L'enfant atteint d'érysipèle est isolé pour éviter la diffusion de la maladie. Les objets qui lui servent sont désinfectés. Les personnes qui le soignent doivent observer les règles habituelles relatives au lavage des mains, au port de la blouse, etc.

Quand il s'agit d'un nourrisson au sein, la nourrice prend des précautions pour éviter de contracter la maladie, surtout quand elle s'étend à la face et aux lèvres. Elle se lave soigneusement les mains après chaque tétée et panse avec soin toutes les érosions. Elle reste ainsi généralement indemne, comme j'ai eu l'occasion de le constater plusieurs fois.

2o **Traitement local.** — Les nombreux traitements locaux qui ont été proposés sont d'une efficacité douteuse. On applique sur la région envahie des compresses chaudes imbibées d'eau de guimauve ou de sureau, d'eau boriquée, de sublimé, etc. ; on fait deux ou trois fois par jour des pulvérisations avec des liquides émollients. On donne des *bains de sublimé* à 1 p. 4000, s'il s'agit d'un érysipèle siégeant sur le tronc ou les membres.

Ces procédés agissent surtout comme sédatifs locaux, plutôt qu'ils n'influencent le processus érysipélateux. Dans les cas sérieux, on se trouve bien des *pulvérisations d'éther-sublimé* à 1 p. 100, suivant la méthode de Talamon.

3o **Traitement général.** — Le traitement général est très

(1) A. Chevé. De l'érysipèle des enfants nouveau-nés et à la mamelle. Thèse de Paris, 1899.
(2) Hutinel et Darré, *in* Hutinel, Les maladies des enfants, I, 1909, p. 764.

important, car il aide l'organisme dans sa lutte contre les streptocoques.

On alimente l'enfant aussi bien que possible avec du lait; à la période d'allaitement, on insiste sur la régularité des repas. On fait prendre des boissons abondantes.

A titre de stimulant, on donne de l'acétate d'ammoniaque et de l'alcool; on fait des injections d'huile camphrée, des injections de sérum artificiel.

Contre la fièvre, on donne des bains tièdes ou frais. Si la température est normale ou s'il y a hypothermie, on donne des bains chauds. Parmi les antithermiques chimiques, les sels de quinine sont seuls à retenir.

4° Traitement des complications. — Nombreuses sont les complications qui peuvent apparaître au cours de l'érysipèle. Ce sont des *abcès*; *l'érysipèle des muqueuses*, bouche, pharynx, etc.; des *bronchopneumonies*, des *septicémies*, etc. Chacune d'elles comporte un traitement spécial.

CHAPITRE XI

TRAITEMENT DE LA MÉNINGITE CÉREBRO-SPINALE ÉPIDÉMIQUE A MÉNINGOCOQUES

Mesures prophylactiques.
Sérums antiméningococciques.
Procédés thérapeutiques divers.

La méningite cérébro-spinale à méningocoques doit solliciter tout spécialement l'attention du médecin d'enfants, à cause de sa fréquence chez ceux-ci [1]. De même que pour la diphtérie, la découverte et la vulgarisation d'un sérum spécifique par Flexner, Kolle et Wassermann, Dopter, etc., en ont modifié, depuis 1906, du tout au tout le traitement. S'il ne faut pas méconnaître l'importance des méthodes thérapeutiques utilisées auparavant, telles que les bains chauds et les ponctions lombaires, qui avaient des succès à leur actif, celles-ci n'en sont pas moins passées au second plan.

J'étudierai successivement la *sérothérapie* et les *autres procédés thérapeutiques*, après avoir indiqué les *mesures prophylactiques* qu'il convient de prendre pour éviter que le malade ne contagionne son entourage.

1º Mesures prophylactiques. — La méningite cérébro-spinale est une affection contagieuse qui se transmet par l'intermédiaire des sécrétions naso-pharyngées, dans lesquelles se trouve le méningocoque. Bien que les faits de contagion directe par le malade lui-même soient relativement rares, surtout quand il s'agit d'enfants qui ne crachent pas (Studt) et qu'il faille principalement incriminer les porteurs de méningocoques non atteints de méningite, il n'en faut pas moins *isoler le malade* et prendre vis-à-vis de ses sécrétions nasales, buccales et pharyngées, des objets à son usage et des locaux, les mesures habituelles de désinfection. La méningite

(1) Köplik (1904) constate 77 p. 100 des cas au-dessous de quatre ans; Flatter, 90,5 p. 100 au-dessous de quinze ans; Redmann (1905), 96 p. 100 au-dessous de douze ans. — Roger Voisin, La méningite cérébro-spinale épidémique et son traitement d'après les travaux récents (*Gaz. des hôp.*, 14 et 21 août 1909).

cérébro-spinale épidémique rentre d'ailleurs dans le groupe des maladies pour lesquelles la *déclaration* et la *désinfection* sont obligatoires.

Il faut, en outre, *détruire les germes qui peuvent persister dans le naso-pharynx* après la guérison, pendant plusieurs semaines même, rarement il est vrai. Dans ce but, Wassermann recommande les *insufflations nasales de sérum antiméningococcique desséché*; Jehle conseille d'injecter dans les narines quelques gouttes de *pyocianase*. Vincent et Bellot (1) emploient les *inhalations de vapeurs iodées* répétées quatre ou cinq fois par jour pendant trois minutes, des *gargarismes à l'eau oxygénée* et des *badigeonnages des amygdales avec de la glycérine iodée* à 1 p. 40 ou 1 p. 50 (1 p. 30 pour les adultes). Pour faire les inhalations, on ajoute à un verre d'eau à évaporer une certaine quantité du mélange suivant :

Iode......................	6, 10 ou 12 grammes.
Gaïacol....................	2 —
Acide thymique............	0^{gr},25
Alcool à 60°...............	200 grammes.

En tout cas, il convient, autant que possible, de ne pas rendre à la liberté un enfant qui a encore des méningocoques authentiques dans son naso-pharynx.

2° Sérums antiméningococciques (2). — Les sérums antiméningococciques n'ont pas tous la même valeur. Ce sont des sérums de chevaux traités de façons différentes : les uns sont obtenus par des injections répétées et successives de cultures mortes, puis de cultures vivantes et d'extraits autolytiques (sérums de Flexner, de Kolle et Wassermann, premier sérum de Dopter), les autres par des injections intraveineuses de cultures virulentes seules (second sérum de Dopter) (3). D'après Comby (4), le sérum de Kolle est moins actif que ceux de Flexner et de Dopter.

Le sérum a d'abord été employé en *injections sous-cutanées*, avec des résultats nuls ou minimes. Actuellement on ne l'utilise guère qu'en *injections intrarachidiennes*. On pratique la ponction lombaire

<hr>

(1) Vincent et Bellot. Les porteurs de méningocoques et la prophylaxie de la méningite cérébro-spinale par la désinfection de leur naso-pharynx (*Soc. méd. des hôp. de Paris*, 16 juillet 1909, p. 184). — Vincent, Importance de la désinfection du rhino-pharynx dans la prophylaxie de la méningite cérébro-spinale et d'autres maladies contagieuses (*Soc. méd. des hôp. de Paris*, 18 mars 1910. p. 285).

(2) Netter, Rapport sur le traitement de la méningite cérébro-spinale (*Association française de pédiatrie*, 1re année 1910, p. 195-218).

(3) Dopter, La sérothérapie antiméningococcique dans 196 cas de méningite cérébro-spinale épidémique (*Soc. méd. des hôp.*, 2 juillet 1909, p. 39).

(4) J. Comby, Action comparée des différents sérums antiméningococciques (*Soc. méd. des hôp.*, 9 juillet 1909, p. 52).

suivant les règles habituelles ; on laisse écouler une quantité de liquide assez considérable, et on injecte la dose de sérum voulue, même si la quantité de liquide retirée a été moindre. Les doses habituellement employées ne déterminent pas d'accidents de compression. Chez le nourrisson on peut être amené à faire des *injections intra-ventriculaires* (Sladen et Cushing, Fischer, Triboulet).

On peut, au préalable, chauffer le sérum à 35-40° ; mais cette précaution n'est pas indispensable.

Wassermann et Leber (1), utilisant le sérum de Wassermann, injectent 10 centimètres cubes avant un an, 20 centimètres cubes après un an, 20 ou 30 centimètres cubes chez les adultes. Quand il se produit de l'amélioration, ils ne renouvellent l'injection que si elle ne progresse plus ; s'il n'y a pas d'effet manifeste, ils réinjectent le deuxième et même le troisième jour, en élevant les doses. Churchill, Dunn, Lévy, Netter (2) injectent presque toujours trois doses de 30 centimètres cubes, les trois premiers jours, même chez les tout jeunes enfants. C'est également la méthode des doses fortes et répétées qu'emploie Hutinel. C'est la règle qui nous paraît la meilleure dans la plupart des cas.

Il faut toutefois varier de conduite suivant l'intensité de la méningite. Il y a des cas qui s'améliorent avec une ou deux doses, d'autres où il faut faire un plus grand nombre d'injections. Köplik, Comby (3) ont obtenu de bons résultats en injectant 10 à 20 centimètres cubes une fois ou deux fois au plus. Par contre Fulton a dû injecter 650 centimètres cubes en vingt-deux injections à un enfant de huit ans, et Netter 823 centimètres cubes en vingt-deux injections pour obtenir la guérison.

Il importe de *commencer le traitement le plus tôt possible, d'injecter des doses élevées et de les répéter.* Il faut se comporter, en somme, de la même façon que pour la sérothérapie de la diphtérie.

Si, après une période d'amélioration, les phénomènes méningés réapparaissent, on recommence les injections.

Pour apprécier les résultats du traitement, il ne faut pas se baser uniquement sur la température, dont la marche n'est pas toujours en rapport avec l'évolution de la maladie, mais sur l'ensemble des

(1) WASSERMANN et LEBER. Sérothérapie de la méningite épidémique, *in* Médicaments microbiens Bibliothèque de thérapeutique GILBERT et CARNOT, 1909).

(2) NETTER et DEBRÉ, Soixante-sept cas de méningite cérébro-spinale traités par la sérothérapie antiméningococcique, dont cinquante par le sérum de Flexner (*Soc. méd. des hôp. de Paris*, 9 juillet 1909. p. 57).

(3) COMBY, *Soc. de péd. de Paris*, 20 avril 1909, p. 205, et Méningite cérébro-spinale. Sérothérapie (*Soc. méd. des hôp. de Paris*, 21 mai 1909).

symptômes, sur l'état général et sur l'examen du liquide céphalo-rachidien, qui devient plus clair et plus riche en lymphocytes avec l'amélioration, se trouble de nouveau et recouvre sa formule polynucléaire au moment des rechutes.

Les résultats favorables de la sérothérapie antiméningococcique sont nettement démontrés par les statistiques. Celle de Dopter (juillet 1909), englobant des sujets de tout âge, montre que, de 60 à 70 p. 100, la mortalité est tombée à 15,86 p. 100 et même à 10,32 p. 100, si on élimine les cas traités insuffisamment. Parmi les statistiques portant sur les enfants, je citerai les suivantes :

	Mortalité globale p. 100.	Mortalité réduite p. 100.
Emmet Holt (octobre 1908)	25	»
Comby (mai 1909)	17	»
Netter (juillet 1909)	22,4	15
Hutinel (1) (novembre 1909).....	22,2	»

La mortalité globale est donc en moyenne de 21 p. 100.

La différence entre la mortalité totale et la mortalité réduite est due principalement à l'application tardive de la sérothérapie ; elle montre bien l'importance d'une intervention précoce (2).

L'*âge* intervient également pour une part dans les résultats de la sérothérapie. Malgré une diminution très considérable de la mortalité chez le nourrisson, celle-ci est encore plus grande que chez les enfants plus âgés.

Les statistiques suivantes montrent l'influence de l'âge sur les résultats de la sérothérapie.

Emmet Holt (3), Flexner et Jobling (4), pour une mortalité globale de 25 p. 100, notent :

	Mortalité p. 100.
Au-dessous d'un an.....................	50
De 1 à 2 ans	42,4
2 à 5 ans	23,5
5 à 10 ans......................	11,4
10 à 20 ans......................	23,8

(1) Statistique établie par R. Voisin et Paisseau.

(2) Deux observations recueillies à l'hôpital des Enfants-Malades en août 1910 ont la valeur d'une expérience. Deux fillettes de douze et de huit ans entrent à peu de jours d'intervalle salle Chaumont pour des méningites cérébro-spinales à forme comateuse et à début brusque : l'une amenée tardivement n'est traitée qu'au troisième jour et meurt quelques heures après l'injection ; l'autre traitée huit heures après le début des accidents guérit.

(3) EMMET HOLT, The treatment of cerebro-spinal meningitis by the serum of Flexner and Jobling (*The brit. med. Journ.*, 31 oct. 1908).

(4) FLEXNER et JOBLING, On analysis of four hundred cases of epidemic meningitidis treated with the antimeningitis serum (*Arch. of pediat.*, oct. 1908).

D'après Köplik, la mortalité est encore de 40 p. 100 avant deux ans (avant la sérothérapie, elle était de 78 p. 100).

La statistique de Netter montre les résultats suivants, obtenus avec le sérum de Flexner chez 50 enfants :

	Mortalité globale p. 100.	Mortalité réduite p. 100.
Avant 1 an....................	43,0	33,3
1 à 2 ans....................	12,5	0
2 à 5 ans....................	18,2	10,0
5 à 10 ans....................	14,3	0
10 à 15 ans....................	14,3	14,3
Plus de 15 ans....................	0	0

Dans le service d'Hutinel, la mortalité a été de 75 p. 100 au-dessous de deux ans, de 7 p. 100 après.

Somme toute, avant deux ans, la mortalité, malgré la sérothérapie, atteint près de 50 p. 100 [1].

L'efficacité du sérum est encore prouvée par la moindre durée de la maladie et la moindre fréquence des complications ultérieures ; il n'en met toutefois pas à l'abri, comme le prouvent un certain nombre d'observations. Le sérum antidiphtérique, que certains médecins ont proposé d'utiliser, est absolument inefficace : sur 92 cas traités avec lui par divers médecins, la mort est survenue 76 fois (Netter (2)).

Le sérum injecté dans la cavité intrarachidienne passe dans le sang à peu près avec la même rapidité que s'il était injecté sous la peau. Sur 10 malades, A. Netter et Debré (3) en effet ont pu déceler dans le sang huit fois le sérum de cheval vingt à trente minutes après l'injection. Toutefois, si l'on répète les injections, surtout chez les nourrissons, il semble qu'au bout d'un certain temps la résorption ne puisse plus se faire, comme chez l'enfant de onze mois observé par Menetrier et Mallet (4).

Les *accidents sériques* consistent surtout en *éruptions*, comme dans la sérothérapie antidiphtérique. Sur 50 enfants ayant survécu au moins dix jours après le début des injections intrarachidiennes de sérum de Flexner 8 de ces malades avaient reçu du sérum de Dopter et n'ont pas

---

(1) Avant le sérum, les enfants de moins de deux ans mouraient presque tous (Netter).

(2) Netter. Inefficacité du sérum antidiphtérique sur le traitement de la méningite cérébro-spinale (*Soc. méd. des hôp.*, 9 juillet 1909, p. 59).

(3) Netter et R. Debré, Les éruptions sériques après injections intrarachidiennes de sérum antiméningococcique. Constatation du sérum de cheval dans le sang après les injections dans le canal rachidien (*Soc. de biol.*, LXVI, p. 976, 12 juin 1909, et LXVII, p. 100, 10 juillet 1909).

(4) Menetrier et Mallet, Méningite cérébro-spinale à méningocoques. Traitement sérothérapique prolongé ; accidents d'intoxication sérique par intolérance ou anaphylaxie. Guérison (*Soc. méd. des hôp.*, 28 mai 1909, p. 1008).

eu d'éruption), Netter et R. Debré en ont vu 19 (34,6 p. 100) présenter des éruptions. Ces éruptions apparaissent du septième au dix-neuvième jour, principalement les huitième, neuvième et dixième jours. Elles sont surtout fréquentes chez les sujets qui ont reçu quatre ou cinq injections ; au delà de cinq injections, leur proportion va en diminuant : des malades qui ont reçu treize, quinze et dix-huit injections n'en ont pas eu. La multiplicité des injections ne hâte pas leur apparition. Chez les sujets réinjectés pendant la période d'hypersensibilité, c'est-à-dire après une interruption de plus de douze jours, la proportion des éruptions n'est guère plus grande (33 p. 100). Après les injections intrarachidiennes, les accidents sériques ne sont ni plus ni moins fréquents qu'après les injections sous-cutanées. Chez deux enfants, observés par Netter et Debré, des injections sous-cutanées de sérum faites après les injections intrarachidiennes ont déterminé le lendemain une éruption et un œdème locaux ; chez un autre, une injection intraveineuse, faite dans les mêmes conditions, a provoqué des accidents immédiats (perte de connaissance, arrêt de la respiration).

Accompagnant ou non l'éruption sérique, on peut voir des *poussées fébriles* dues au sérum (Finley et White, Hutinel (1), Netter (2), Menetrier, et Mallet), des *douleurs*, une *augmentation de la raideur et de l'agitation*. En pareil cas, l'examen du liquide céphalo-rachidien peut seul guider sur l'opportunité de poursuivre ou d'interrompre le traitement (3).

Quand on refait une injection intrarachidienne après une interruption de quelques jours, on peut observer des accidents nerveux formidables (convulsions, coma), même rapidement mortels, signalés par Menetrier, Hutinel (4), etc. Ils sont dus à l'*anaphylaxie*. L'expérimentation a d'ailleurs démontré l'importance de l'action directe exercée par le sérum sur le système nerveux central des organismes sensibilisés. En pareil cas, Hutinel a noté la coexistence d'une tuberculose méningée, et celle-ci paraît avoir joué un rôle dans la production des accidents graves qui ont amené la mort des malades.

(1) Hutinel, *Soc. de péd.*, 20 avril 1909, p. 206.

(2) Netter, Des accidents consécutifs à l'emploi du sérum antiméningococcique. Anaphylaxie. Les élévations de la température ne sauraient à elles seules suffire pour faire poursuivre les injections (*Soc. méd. des hôp.*, 28 mai 1909, p. 1013).

(3) Chez un nourrisson de trois mois, observé avec Paisseau en septembre 1910, atteint d'une forme grave, traitée tardivement, nous avons observé au complet ce tableau symptomatique. Simultanément le liquide céphalo-rachidien était redevenu trouble, riche en polynucléaires, et contenait de nouveau des méningocoques, qui avaient disparu les jours précédents. Le diagnostic entre des accidents sériques et une recrudescence de l'infection est toujours très difficile ; il importe cependant de le faire pour conduire le traitement.

(4) Hutinel, Sérothérapie et anaphylaxie dans la méningite cérébro-spinale (*Presse méd.*, 2 juillet 1910, n° 53, p. 497).

Les enfants qui ont reçu autrefois un autre sérum, du sérum anti-diphtérique, par exemple, sont également exposés à des accidents immédiats d'anaphylaxie : malaise, nausées, dyspnée (Netter). Ce n'est pas un motif pour renoncer à la sérothérapie.

A l'encontre de ce qui se passe pour les injections sous-cutanées de sérum antidiphtérique, le chlorure de calcium est beaucoup moins efficace pour éviter les éruptions sériques avec les injections intra-rachidiennes de sérum antiméningococcique (Netter (1)).

3° **Procédés thérapeutiques divers**. — Avant la sérothérapie, les *ponctions lombaires* étaient déjà employées d'une façon systéma-tique pour le traitement de la méningite à méningocoques. On les répétait, quand revenaient les symptômes de compression cérébrale et aussi longtemps que le liquide céphalo-rachidien restait purulent. Nous avons vu guérir un certain nombre d'enfants traités par cette méthode associée aux bains chauds.

Les *bains chauds* ont été préconisés par Aufrecht (1894), Bene-dikt, Woroschelsky (1895) et employés par la plupart des médecins. On les donne à 38°,5, 39° et même 40°, pendant une dizaine de minutes, et on les répète toutes les trois ou quatre heures ; ou bien on en donne trois ou quatre par vingt-quatre heures et on les prolonge trente ou quarante minutes. Ils ont une action sédative manifeste sur le système nerveux. Leur efficacité, toutefois, a été mise en doute par certains médecins. En l'absence d'un traitement spécifique, ils constituaient une ressource précieuse. Actuellement encore, avec la sérothérapie, ils réalisent une médication adjuvante, qu'il ne faut pas abandonner. Dans les cas de forte hyperthermie, on peut les com-biner avec les *affusions fraîches* ou les *enveloppements frais humides*.

Contre la fièvre et les phénomènes généraux Netter conseille le *collargol*.

Pour calmer la céphalalgie, on maintient sur la tête des *compresses fraîches* ou une *vessie remplie de glace*.

Si l'excitation cérébrale et la douleur sont trop vives, on donne de *l'hydrate de chloral*, du *bromure de potassium* et même de petites doses de *morphine*.

Enfin il faut surveiller l'apparition des diverses manifestations locales et leur appliquer un traitement approprié.

Dans tous les cas, il faut soutenir les forces de l'enfant par une *alimentation* en rapport avec son âge : lait, bouillies et potages au lait, au besoin lavements alimentaires. Autrefois, quand on assistait à des

(1) NETTER. Efficacité du chlorure de calcium comme moyen préventif des éruptions après injections sous-cutanées de sérum. Effets moins satisfaisants dans les injections intra-arachnoïdiennes (*Soc. de biol.*, LXVII, p. 186, 17 juillet 1909).

formes subaiguës, cachectisantes, l'alimentation constituait un problème parfois très difficile à résoudre. Actuellement la maladie s'améliore assez rapidement pour que les malades puissent s'alimenter.

Somme toute, la sérothérapie antiméningococcique est le traitement de choix de la méningite épidémique. Mais des progrès sont encore à réaliser, puisque la mortalité reste élevée. Il reste en outre à préciser le *pronostic éloigné* : avant le sérum, les séquelles étaient fréquentes ; depuis le sérum, elles paraissent moindres, comme l'a fait remarquer Netter, mais ne sont pas complètement évitées. Roger Voisin et Paisseau (1) ont revu, plusieurs mois après leur sortie de l'hôpital, 11 enfants sur 14 qui avaient guéri par la sérothérapie : 3 ne présentaient aucun reliquat appréciable, 1 était atteint de surdi-mutité, 1 d'une cécité complète d'origine neuro-paralytique, 6 de troubles psychiques plus ou moins accentués (colères, bizarreries et changements de caractère, etc.), à début tardif et attribuables vraisemblablement à une méningite chronique. Netter (2) a noté des séquelles somatiques (surdité, diminution de la vue, etc.) chez 8 p. 100 de ses malades et des troubles psychiques chez 20 p. 100. Triboulet (3) a observé des cas de surdité, de cécité, d'hydrocéphalie, et, à l'autopsie d'un enfant mort de coqueluche six semaines après la guérison apparente de la méningite, des lésions manifestes de méningite chronique. J'ai observé, en septembre 1910, un enfant de trois ans, qui avait eu une méningite cérébro-spinale vers l'âge de dix mois, et qui présentait un retard manifeste de la parole, et un enfant d'un an, chez qui s'était développée en quelques mois, à la suite d'une méningite, une hydrocéphalie considérable (4).

(1) Roger Voisin et Paisseau, Contribution à l'étude des séquelles psychiques de la méningite cébro-spinale épidémique (*Soc. méd. des hôp. de Paris*, 20 mai 1910).

(2) Netter, Rareté des séquelles chez les sujets guéris de méningite cérébro-spinale à la suite des injections intrarachidiennes de sérum antiméningococcique (*Soc. méd. des hôp. de Paris*, 22 juillet 1910, p. 131).

(3) Triboulet, *Soc. méd. des hôp. de Paris*, 29 juillet 1910, p. 150.

(4) L'hydrocéphalie était avant la sérothérapie une conséquence très fréquente de la méningite cérébro-spinale chez le nourrisson.

CHAPITRE XII

TRAITEMENT DE LA DYSENTERIE BACILLAIRE

Sérothérapie.
Mesures prophylactiques.
Traitement diététique.
Traitement médicamenteux.

Au nombre des dysenteries, celles dues aux *bacilles dysentériques* s'observent assez souvent chez l'enfant. Ces bacilles, d'ailleurs, ne réalisent pas toujours le syndrome dysentérique : ils peuvent causer, notamment chez le nourrisson, des affections gastro-intestinales d'apparence banale 1.

1° Sérothérapie. — Le traitement de la dysenterie bacillaire présente actuellement une médication spécifique dans les *sérums antidysentériques*. Ils ont été employés d'assez nombreuses fois chez les enfants.

Kruse, chez des sujets âgés de quelques mois à dix ans, voit la mortalité tomber à 5 p. 100, alors que, avec les traitements antérieurs, la mort survenait dans 25 p. 100 des cas.

Auché et Mlle Campana (2), utilisant les sérums de Dopter et de Blumenthal, ou le sérum polyvalent de Coyne et Auché, ont obtenu la guérison chez les 9 malades atteints de dysenteries à bacilles de Shiga ou de Flexner qu'ils ont traités à Bordeaux.

De même Ribadeau-Dumas et Burnier, Lesné 3 ont guéri, avec le sérum de Dopter, des enfants de trois et de quatorze ans atteints de dysenteries à bacilles type Shiga : un petit malade de cinq ans, soigné par les premiers de ces auteurs, est mort de pneumonie à pneumocoques.

Haushalter 4 a guéri par le sérum de Vaillard une fillette de

(1) Hutinel et Nobécourt, *in* Hutinel. Les maladies des enfants, 1909, t. III, p. 186, 191 et 358.

(2) Auché et Mlle Campana. Sérothérapie antidysentérique chez les enfants *Revue mens. des maladies de l'enfance.* 1906, p. 241-260.

(3) Ribadeau-Dumas et Burnier, Lesné. *Soc. de péd. de Paris.* 16 oct. 1906.

(4) Haushalter. Sérothérapie par le sérum de Vaillard dans un cas de diarrhée chronique dysentérique datant de vingt-neuf mois (*Arch. de méd. des enfants*, t. X, déc. 1907, p. 738).

sept ans qui souffrait depuis vingt-neuf mois d'une diarrhée chronique dysentérique.

Les *doses* qu'il convient de prescrire sont, pour Vaillard et Dopter (1), 10 centimètres cubes dans les formes d'intensité moyenne, 20 à 30 centimètres cubes dans les formes graves, 40 et même 50 centimètres cubes dans les formes très graves. On renouvelle, s'il y a lieu, en se comportant d'après l'état des selles, l'injection le lendemain et le surlendemain; dans les formes sévères, on continue l'emploi de doses décroissantes jusqu'à ce que les selles soient satisfaisantes. Chez les nourrissons, on donne des doses plus faibles.

Le sérum détermine parfois des *accidents sériques*, moins souvent cependant chez les enfants que chez les adultes.

La sérothérapie ne doit faire négliger ni les mesures prophylactiques, ni les traitements diététiques et médicamenteux.

2° Mesures prophylactiques. — Les bacilles de la dysenterie se disséminent par l'intermédiaire des matières fécales et peuvent se transmettre par *contagion*. Il faut donc prendre des mesures prophylactiques pour éviter la dissémination de la maladie : isolement; désinfection des linges et des objets qui servent au malade, des mains des personnes qui soignent l'enfant, etc.

3° Traitement diététique. — Au début, on met l'enfant à la *diète hydrique*, en se conformant aux règles bien connues. Puis, au bout d'un à deux jours, on donne, par quantités croissantes, de l'eau d'orge, de l'eau de riz, de la décoction blanche de Sydenham, du bouillon de légumes et du bouillon de poulet. Un peu plus tard, quand l'amélioration s'accuse, on autorise, en tenant compte de l'âge du malade, du lait, coupé d'eau de Vichy, des bouillies et des potages au lait; parfois il est utile d'avoir recours au kéfir ou au babeurre. Enfin on permet de la viande crue pulpée, des viandes rôties ou grillées, des panades, des purées, des fromages frais ou à la crème.

4° Traitement médicamenteux. — Les médicaments destinés à réaliser l'antisepsie intestinale et à modifier l'état de la muqueuse du gros intestin tenaient, avant le sérum, la première place dans le traitement de la dysenterie. Actuellement ils ont une utilité moindre; mais on peut avoir recours à certains d'entre eux, à défaut de sérum ou si l'amélioration se fait attendre.

Les *purgatifs* ont une certaine efficacité. On les donne à faibles doses, répétées plus ou moins fréquemment. Ce sont le *sulfate de soude* (2 à 10 grammes suivant l'âge), l'*huile de ricin* (3 à 10 grammes

____

(1) VAILLARD et DOPTER. *Médicaments microbiens*, in GILBERT et CARNOT, Bibl. de Thérap., 1912.

suivant l'âge, le *calomel* à doses réfractées; ce dernier médicament doit être donné très prudemment.

L'*ipéca* se donne par la bouche ou en lavements. Par la voie buccale, on prescrit 1 ou 2 grammes de poudre en infusion dans une grande quantité d'eau, que l'on fait prendre par doses fractionnées pour éviter le vomissement. En lavement, on élève la dose à 5 ou 10 grammes infusés dans 100 à 150 grammes d'eau.

Dans les formes prolongées, on a conseillé le *soufre* sublimé et lavé à hautes doses, 0gr,50 par année d'âge; l'*écorce de simarouba*, à la dose de 0gr,15 de poudre par année d'âge, en infusion, macération ou décoction; le *guarana*, que Rousseau-Saint-Philippe emploie à la dose de 0gr,50 à 2 grammes, macérés dans 50 à 100 grammes d'eau; l'*acide lactique*; le *bismuth*, le *benzonaphtol*, le *tannigène*.

L'*opium*, qui agit contre l'élément douloureux et en même temps comme modificateur de l'intestin, est employé à petites doses.

Enfin on peut agir directement sur le gros intestin par des lavages antiseptiques de l'intestin : *nitrate d'argent* (0gr,05 à 0gr,10), *permanganate de potasse* (0gr,50 par litre), *eau oxygénée* (50 grammes par litre), *collargol* (1 à 5 p. 1000). Moncorvo fils et Pires ont obtenu de bons effets avec ce dernier médicament (1).

(1) L. Revilliet. Le traitement sans ipéca de la dysenterie infantile par le calomel et les lavements de nitrate d'argent (*La clinique infantile*, 1er oct. 1910, p. 590). Revillet conseille le traitement suivant :

Pendant deux ou trois jours, lavements quotidiens ou biquotidiens de nitrate d'argent.

Pour les enfants au-dessous de cinq ans :

Eau distillée bouillie	120 à 150 grammes.
Nitrate d'argent	0gr,05 à 0gr,10
Laudanum	I à IV gouttes.

Pour les enfants au-dessus de cinq ans :

Eau distillée bouillie	150 à 250 grammes.
Nitrate d'argent	0gr,10 à 0gr,15
Laudanum	IV à VIII gouttes.

Dans la nuit qui suit le premier lavement, 0gr,15 à 0gr,50 de calomel, suivant l'âge, en une fois. Répétition de la même prise quarante-huit ou soixante-douze heures après, s'il est nécessaire.

CHAPITRE XIII

TRAITEMENT DES MALADIES EXOTIQUES CHEZ LES ENFANTS

Traitement du choléra asiatique.
Traitement du typhus exanthématique.
Traitement du typhus récurrent.
Traitement de la fièvre jaune.
Traitement de la peste.
Traitement du paludisme. — Paludisme aigu. — Paludisme chronique.

I. — TRAITEMENT DU CHOLÉRA ASIATIQUE.

Au cours des épidémies de choléra asiatique, les enfants sont en général moins fréquemment atteints que les sujets plus âgés. Mais quand il les frappe, il nécessite une thérapeutique très active, car la mortalité est d'autant plus forte que les malades sont plus jeunes. Au-dessous d'un an, elle est de 100 p. 100 (Eisenchitz), 81,8 p. 100 (Monti), 89,66 (Happe); d'un à cinq ans, elle est de 75 p. 100 ; de cinq à quinze ans, de 45 p. 100 (Happe) (1).

La *sérothérapie anticholérique* n'a pas encore été employée d'une façon systématique. Aussi ne possède-t-on qu'un *traitement symptomatique* et *pathogénique*, dont les principales indications sont : modérer les troubles gastro-intestinaux, lutter contre les déperditions aqueuses et l'algidité, soutenir l'organisme.

A *la phase aiguë*, on met l'enfant à la diète hydrique : eau pure, thé léger, grogs légers.

Pour calmer les vomissements, on donne des boissons glacées, des fragments de glace, de l'eau chloroformée.

Contre la diarrhée, on a recours à l'acide lactique (Hayem), au bismuth, à l'opium.

Pour réchauffer le malade, on l'enveloppe d'ouate, on l'entoure de boules d'eau chaude; on maintient la chambre à une température élevée; on donne des bains chauds.

(1) P. Durroca, Choléra asiatique, *in* Grancher et Comby, Traité des maladies des enfants, 2e éd., 1904, t. I, p. 586.

Contre la déshydratation, on fait des injections sous-cutanées répétées de sérum physiologique : 200 à 1000 grammes suivant l'âge par vingt-quatre heures. Dans les cas graves, on a recours aux injections intraveineuses ou, chez les petits, aux injections intra-péritonéales (Hayem).

A la phase de réaction, on donne du lait par petites quantités ; on fait prendre des bains chauds ; on continue les injections de sérum ; on fait des injections d'éther et d'huile camphrée.

Pendant toute la maladie, il faut prendre les précautions habituelles pour éviter la dissémination de la maladie et la contamination des personnes qui soignent l'enfant : désinfection des mains, désinfection des matières fécales, des linges, etc. La *déclaration* et la *désinfection* sont obligatoires.

II. — TRAITEMENT DU TYPHUS EXANTHÉMATIQUE.

Dans les pays où règne le typhus exanthématique, on a plus rarement à le traiter chez l'enfant que chez l'adulte, et, d'une façon générale, le pronostic est moins grave chez le premier que chez le second, exception faite pour les trois premières années.

Le typhus exanthématique étant très *contagieux* par contact direct et indirectement, il faut isoler le malade et prendre de sévères mesures de désinfection. La *déclaration* en est obligatoire.

On prend les mêmes *mesures hygiéniques* que dans les autres maladies infectieuses : lavages du corps, des orifices naturels, de la bouche et de la gorge. On met l'enfant au régime lacté, et on lui donne des boissons abondantes, notamment des boissons acidulées. On veille au bon fonctionnement de l'intestin ; on prescrit, au début, une purgation (huile de ricin, calomel), et ensuite de temps en temps un laxatif ; on fait des lavages de l'intestin.

Si la température se maintient au-dessus de 39°, on fait des *lotions froides*, on donne des *bains frais* ou même *froids*. La quinine et l'acide salicylique sont sans action (L. Wolberg)(1).

Si la céphalalgie est vive, si les symptômes cérébraux intenses, on maintient de la *glace sur la tête*.

S'il y a de la faiblesse du cœur, on a recours aux injections *d'huile camphrée*, de *sulfate de strychnine* et de *sulfate de spartéine*.

Quand l'enfant est guéri, la convalescence est souvent longue ; elle nécessite un régime reconstituant et l'emploi des ferrugineux.

---

(1) L. Wolberg, *in* Traité des maladies de l'enfance, Grancher et Comby, 2ᵉ éd., 1904, t. I, p. 530.

III. — TRAITEMENT DU TYPHUS RÉCURRENT.

Le typhus récurrent ne s'observe pas en France. On l'a vu en Irlande, en Roumanie, en Russie, en Pologne, etc. Il n'est pas rare chez l'enfant; en général, chez ce dernier, il est bénin et se borne à deux accès de fièvre.

Le typhus récurrent est *contagieux*. Le malade doit être isolé et soigneusement nettoyé, car ce sont les parasites de la peau (punaises, puces, poux) qui transportent le *Spirochæte Obermaieri*.

Le traitement *au moment de l'accès* est très simple. Comme la température est élevée (40°, 41° et même 42°), on fait des *lotions fraîches* ou on donne des *bains tièdes*. On purge l'enfant et on le met à une alimentation liquide.

Dans l'intervalle des accès, on alimente le petit malade. Il n'y a pas de moyens de prévenir l'accès suivant : la quinine et le salicylate de soude sont sans action (Wolberg) : le sérum antispirilleux de Gabritschewsky est encore insuffisamment étudié. Peut-être, comme les spirilles se rapprochent des trypanosomes, y aurait-il utilité à employer l'atoxyl ou l'émétique.

IV. — TRAITEMENT DE LA FIÈVRE JAUNE.

La fièvre jaune se voit aux Antilles, au Brésil, au Pérou, etc. D'après beaucoup de médecins brésiliens, elle est plus rare chez l'enfant que chez l'adulte et exceptionnelle chez le nourrisson. D'après Marchoux et Simond, elle est au contraire très fréquente dans les premières années de la vie, mais elle est méconnue à cause de sa bénignité et de son caractère fruste.

Le malade doit être isolé et mis à l'abri des piqûres du *Stegomya fasciata*, moustique qui transporte le virus aux sujets sains.

En l'absence d'une médication spécifique, on institue le traitement suivant (Moncorvo fils (1)).

Au début, on donne un purgatif, du calomel par exemple, puis on fait des lavages de l'intestin avec une solution antiseptique (acide borique, naphtol, ichtyol, etc.).

Contre la fièvre, on prescrit la quinine, l'antipyrine, etc. Si l'agitation est grande et l'hyperthermie marquée, on donne des bains tièdes (31 à 35°) toutes les trois ou quatre heures, ou on fait des affusions froides. Au contraire, quand apparaît l'hypothermie, on a recours aux bains chauds, au besoin sinapisés.

(1) Moncorvo fils, *in* Traité des maladies de l'enfance. Grancher et Comby. 2e éd., 1904, t. I, p. 576.

On donne du lait et des boissons abondantes, s'il y a tendance à l'adynamie.

Contre les vomissements et l'épigastragie, on prescrit des boissons alcooliques. On applique de la glace sur la région épigastrique et on ne donne que des boissons glacées.

Contre la dysurie et l'anurie, on prescrit la *théobromine* à doses fractionnées. Les injections de sérum artificiel ne sont guère efficaces.

A la période des hémorragies, on a recours à la glace et aux boissons glacées, au chlorure de calcium. Si on peut agir localement, on fait un traitement approprié : par exemple, dans l'épistaxis, on applique de l'antipyrine sur la muqueuse nasale, ou on pratique le tamponnement ; dans l'hématémèse, on maintient de la glace au creux épigastrique.

V. — TRAITEMENT DE LA PESTE.

La peste atteint les enfants comme les adultes. Pour les uns comme pour les autres, les injections de *sérum antipesteux* constituent le traitement de choix. Dans les formes communes, *peste bubonique*, on injecte sous la peau 20, 40, 50 centimètres cubes de sérum, suivant l'âge, et on renouvelle les injections plusieurs jours de suite ; Vassal a employé 140 centimètres cubes chez un enfant de dix ans. Dans les *formes pneumoniques et septicémiques*, on a recours aux injections intraveineuses 10 à 20 centimètres cubes par jour, d'ailleurs rarement efficaces.

On prescrit en outre des *stimulants* alcool, acétate d'ammoniaque, liqueur d'Hoffmann , des *bains* tièdes ou frais, et, si le cœur faiblit, de la *digitale*, de l'*huile camphrée*, de la *caféine*, du *sulfate de sparteine* et du *sulfate de strychnine*.

On donne du *lait* et du *bouillon*.

On incise et on fait le pansement antiseptique des bubons suppurés.

VI. — TRAITEMENT DU PALUDISME.

Dans les pays à fièvres, le paludisme atteint fréquemment les enfants ; souvent il revêt chez eux une gravité particulière et demande, par suite, à être traité très activement. Les conditions du traitement varient pour le *paludisme aigu* et pour le *paludisme chronique*.

I. Paludisme aigu.

Le médicament du paludisme aigu est la *quinine*, qui agit sur les hématozoaires, principalement sur les formes jeunes. Elle doit être administrée en temps opportun pour prévenir l'accès fébrile. On donne en général une première dose à la fin ou au déclin de l'accès fébrile, pour agir sur les parasites jeunes, et une seconde dose trois ou quatre heures avant le début de l'accès suivant. *Dans la fièvre intermittente*, on répète celle-ci tous les jours si elle est quotidienne, tous les deux jours si elle est tierce, tous les trois jours si elle est quarte. *Dans les formes irrégulières*, il peut être utile de donner des doses fractionnées, régulièrement espacées, en commençant après l'accès et en terminant quatre ou cinq heures avant l'accès suivant.

Les sels de quinine habituellement employés sont le *sulfate* ou les sels plus solubles : *chlorhydrate, bichlorhydrate, bisulfate*, etc. (p. 16).

L'enfant tolère bien la quinine même à hautes doses, et, au dire de Concetti (1), on n'a jamais constaté chez lui de phénomènes d'intoxication. On peut donner jusqu'à 1gr,50 et plus par vingt-quatre heures. En général, on prescrit 0gr,10 par année d'âge, et on augmente les doses si la gravité de la maladie le nécessite (2).

La quinine peut être introduite par les voies buccale, rectale, sous-cutanée, intraveineuse.

La *voie buccale* est le plus communément employée. Chez les enfants déjà grands, on administre la quinine en cachets, en choisissant de préférence le bichlorhydrate, plus soluble et plus riche en quinine que les autres sels. Chez les petits, qui ne savent pas avaler les cachets, on emploie l'*euquinine* ou l'*aristochine*, qui sont insipides (3), mélangés à du sucre en poudre, ou le *sulfate* en potion.

La *voie rectale* utilise les suppositoires au beurre de cacao, souvent mal absorbés, et les lavements préparés avec 15 à 50 grammes d'eau gommeuse ou de sérum physiologique tièdes et I ou II gouttes de laudanum.

Les *injections hypodermiques* sont réservées pour les accès très graves, pernicieux, où un traitement d'urgence s'impose, car elles sont douloureuses. On emploie des solutions dans le sérum physiologique à 1 p. 10 ou 1 p. 15 de sels solubles : bichlorhydrate, formiate neutre, lactate, etc. (4).

---

(1) CONCETTI. Malaria, *in* GRANCHER et COMBY, Traité des maladies de l'enfance, 2e éd., 1904, t. I, p. 57.

(2) Nous avons, chez un garçon de treize ans atteint de fièvre quarte d'origine bretonne, fait avorter l'accès avec 1 gramme de sulfate de quinine pris le matin ; 0gr, 50 étaient insuffisants. [NOBÉCOURT et PAISSEAU, Fièvre quarte d'origine bretonne chez un garçon de treize ans (*Soc. de péd. de Paris*, mai 1910)].

(3) COMBY [Traitement de la fièvre intermittente infantile (*Arch. de méd. des enfants*, t. VIII, 1905, p. 164)], chez une fille de trois ans et demi, ayant des accès de fièvre tierce contractée en Bretagne, dans la région de Quimperlé, a obtenu la guérison avec l'*aristochine* (0gr,20 matin et soir) continuée pendant onze jours.

(4) LESNÉ et DEBRÉ, Un cas de paludisme aigu chez un nourrisson, traité par les injec-

Quant aux *pommades* et aux *injections intraveineuses*, elles sont les unes inactives, les autres difficiles à faire chez l'enfant.

II. — Paludisme chronique.

Une fois les accès aigus terminés, il faut continuer l'usage de la quinine pendant cinq ou six jours. Puis, pendant plusieurs semaines, on donne une dose suffisante tous les cinq ou six jours.

Dans les accidents chroniques, la quinine a aussi son utilité : Concetti a obtenu avec des doses quotidiennes de $0^{gr},50$ à $1^{gr},50$ des diminutions de la rate et du foie.

A la quinine, il faut associer les médicaments de l'anémie et de la cachexie (fer, arsenic), l'hydrothérapie, etc.

Le changement d'air et de climat est souvent nécessaire.

tions sous-cutanées de formiate de quinine (*Soc. de péd. de Paris*, 18 janv. 1910). Les auteurs ont guéri un nourrisson de vingt-deux mois par des injections sous-cutanées de $0^{gr},10$ de formiate de quinine. Les accès fébriles terminés, ils ont continué le traitement pendant deux mois à raison de trois injections par semaine.

CHAPITRE XIV

TRAITEMENT DE LA TUBERCULOSE

Traitement de la tuberculose en général. — Repos, aération, hygiène. — Alimentation. — Médications diverses. — Médications symptomatiques. *Traitement des formes cliniques de la tuberculose.* — Tuberculoses au début, tuberculoses latentes. — Formes aiguës. — Formes chroniques.

De toutes les infections qui frappent l'enfance, la tuberculose est certainement une des plus fréquentes et une des plus redoutables. Mais ce serait une erreur de la considérer comme une maladie incurable. Nombreuses sont les tuberculoses qui n'évoluent pas et restent latentes, prouvant que l'organisme infantile, passé les premières années de la vie toutefois, est capable de se défendre avec succès contre le bacille de Koch. Nombreuses également sont les tuberculoses avérées qui, à un moment donné, s'arrêtent, rétrocèdent et guérissent sous l'influence d'un traitement bien conduit. Aussi Grancher a-t-il pu dire que, « de toutes les maladies chroniques, la tuberculose est la plus curable ». Cependant cette proposition ne saurait s'appliquer sans réserves à toutes les variétés de la tuberculose infantile : les tuberculoses des ganglions, des os, des articulations, du péritoine, de la plèvre, guérissent volontiers; la tuberculose pulmonaire déjà comporte un pronostic beaucoup plus sombre; les tuberculoses aiguës et les méningites ont une évolution presque fatale. Il ne faut pas oublier d'ailleurs que guérison clinique ne veut pas dire toujours disparition totale des bacilles de Koch, et que l'enfant tuberculeux, qui paraît guéri, reste souvent sous la menace d'une poussée nouvelle de l'infection.

Ces considérations générales doivent toujours être présentes à l'esprit du médecin. Il doit apprécier dans chaque cas particulier le siège, l'étendue, le degré et les tendances évolutives des lésions tuberculeuses. C'est seulement alors qu'il peut instituer un traitement rationnel, et ce traitement sera d'autant plus efficace que, ayant admis la guérison comme possible ou même presque certaine, il l'entreprendra avec plus de confiance et saura communiquer cette confiance aux parents de l'enfant.

Le traitement de la tuberculose, chez l'enfant comme chez l'adulte, est toujours chose complexe. Il doit mettre en œuvre : 1° *les procédés qui s'adressent au processus tuberculeux en général*, tout en tenant compte de ses localisations, de son intensité, de son évolution ; 2° *les procédés qui trouvent leurs indications dans les diverses localisations du bacille de Koch*.

I. — Traitement de la tuberculose en général.

Le traitement de la tuberculose, à l'heure actuelle, a surtout pour but de soutenir l'organisme dans sa lutte contre le bacille de Koch : il ne vise qu'indirectement la destruction de ce dernier, et celle-ci doit être le résultat de la mise en jeu des processus naturels de défense. Nous ne connaissons pas, en effet, d'agents thérapeutiques réellement efficaces capables d'agir sur les bacilles eux-mêmes ; même ceux qui se proposent ce but ne semblent devoir l'atteindre que par des voies indirectes.

Les méthodes thérapeutiques comprennent : 1° le *repos*, l'*aération* et l'*hygiène* ; 2° l'*alimentation raisonnée* ; 3° des *médications* diverses. Ce sont les premières qui doivent tenir la première place : le traitement de la tuberculose infantile est avant tout un traitement hygiénique [1].

1° **Repos, aération et hygiène**. — *Repos*, *aération* et bonne *hygiène* générale, tels sont les premiers éléments de la cure de la tuberculose. La question des *climats*, des séjours à la *campagne*, à la *mer* et à la *montagne* leur est intimement associée [2].

a. Cure de repos. — Le repos est indispensable à la guérison de la tuberculose ; il permet à l'enfant tuberculeux de ménager ses forces, de limiter ses dépenses et d'augmenter ses gains ; il a en outre une action antithermique manifeste.

Le repos s'impose quand il s'agit d'une tuberculose osseuse ou articulaire, localisée aux membres inférieurs ; ou quand il s'agit d'une tuberculose aiguë fébrile, d'une tuberculose à la période de cachexie. Dans les autres cas, il doit être dosé suivant la température, le pouls, l'état général.

Tout tuberculeux qui maigrit, tout tuberculeux fébricitant, que la température soit au-dessus de la normale d'une façon continue ou s'élève seulement après l'exercice, doit être *maintenu au lit ou*

---

(1) Voy. pour renseignements complémentaires : Kuss, *Traitement de la tuberculose pulmonaire*, in Thérapeutique des maladies respiratoires et de la tuberculose pulmonaire, Bibliothèque de Thérapeutique de Gilbert et Carnot.

(2) P. Nobécourt, Quelques considérations sur le traitement de la tuberculose chez les enfants (*Journ. de méd. de Paris*, 26 févr. 1910).

sur la chaise longue. Sous le rapport de la conduite à tenir d'après les variations de la température, les données généralement admises chez l'adulte par Daremberg, Chuquet, etc., ne sont pas toutes vraies chez l'enfant. Chez lui, en effet, la température est très variable, et, même quand il est sain, s'élève facilement à 37°,8 ou 38° (températures rectales), sous l'influence du jeu ou de la promenade ; de ce fait, la *réaction de promenade* n'a qu'une valeur relative chez les tuberculeux et doit être interprétée (1). Mais au repos l'écart entre la température du réveil (36°,8-37°) et celle du soir ne doit pas dépasser huit dixièmes, et la moyenne des températures prises pendant dix jours de suite doit être inférieure à 37°,5 ; quand il n'en est pas ainsi, il faut ordonner le repos (L. Krantz). Quant à la tachycardie, elle nécessite également des réserves, car elle se produit avec une grande facilité chez tous les enfants tuberculeux ou non.

Dans les cas où le repos absolu n'est pas nécessaire, il faut prescrire un *repos relatif*. Le petit tuberculeux se lève tard, se couche tôt, fait deux ou trois pauses sur la chaise longue pendant la journée. Entre temps, on permet les promenades, en réglant leur durée de façon à ne pas provoquer la fatigue ; on défend les jeux violents, la course, la bicyclette, le tennis, l'escrime, l'équitation, etc. : mais on autorise la gymnastique méthodique faite avec précaution et sous la direction d'une personne expérimentée.

Le repos absolu, quand l'enfant n'est pas-très malade, est souvent difficile à obtenir. Les personnes qui le gardent doivent s'ingénier à le distraire par des contes, des lectures, des jeux divers, de petits ouvrages, etc. On laisse faire quelques lectures ; mais les études ne sont autorisées que si l'apyrexie et l'état général le permettent, car il faut éviter la fatigue cérébrale, souvent aussi fâcheuse que la fatigue physique. Il ne faut pas craindre d'exposer les enfants à un retard dans leurs études de plusieurs mois et même de plusieurs années. A cette question des études est liée, pour une certaine catégorie de malades, celle des écoles de plein air, sur laquelle je reviendrai plus loin.

b. **Cure d'air.** — A la cure de repos s'associe la cure d'air. L'aération est continue : le malade reste couché dans sa chambre ou au dehors sous une véranda ou une tente ; il est protégé du vent et du soleil par des dispositifs variables suivant les circonstances. La nuit, on laisse la fenêtre entr'ouverte ou on aère par une pièce voisine :

(1) L. Krantz, De l'étude de la température dans le diagnostic précoce de la tuberculose ganglio-pulmonaire de l'enfant. Thèse de Paris, 1908. — Nobécourt et Prosper Merklen, Variations de la température du corps chez l'enfant à l'état sain et au début de la tuberculose (*Soc. d'études scient. sur la tuberculose*, mars 1910).

s'il est besoin, la chambre est chauffée. Il faut couvrir très chaudement le malade et lui mettre des boules d'eau chaude au pied.

La cure d'air doit être instituée progressivement et modifiée suivant la température, en évitant des excès qui peuvent être nuisibles. La plupart des enfants la supportent bien. Mais certains sujets, qui présentent une susceptibilité spéciale au froid des muqueuses des voies respiratoires, ne peuvent y être complètement astreints.

La cure d'air se réalise partout : dans la famille, à l'hôpital ou dans les établissements spéciaux.

Dans la famille, il faut autant que possible avoir un jardin ou une terrasse convenablement exposés, où l'on installe le malade pendant le jour. On réalise ainsi un véritable *sanatorium familial*, un *home-sanatorium*.

A l'hôpital, on profite de la disposition des lieux, comme l'ont fait, par exemple, Hutinel à l'hospice des Enfants-Assistés, H. Barbier à l'hôpital Hérold (1), Brunon à l'hôpital de Rouen.

Mais, en général, le séjour à la ville, encore plus à l'hôpital, ne vaut rien pour le tuberculeux, car l'air qu'il y respire est riche en microbes, vicié par des causes multiples et mal ensoleillé (2). Pour que la cure d'air et de repos soit réellement efficace, elle doit être faite à la campagne, à la montagne ou à la mer.

La cure d'air peut se faire à la *campagne*, dans tous les climats. Il faut choisir de préférence une région peu peuplée, un plateau

(1) C. NICOLLE, La cure d'air chez les enfants tuberculeux à l'hôpital Hérold. Thèse de Paris, 1904. — H. BARBIER, Le sanatorium pour enfants tuberculeux de l'hôpital Hérold (*Soc. d'études scient. sur la tuberculose*, avril-mai 1910). — H. GARBAN, Un sanatorium d'hôpital. Le traitement de la tuberculose à l'hôpital Hérold (Enfants-Malades) 1902-1909. Thèse de Paris, 1910.

(2) Voici les observations faites à l'hôpital Hérold (d'après GARBAN).

L'établissement d'un sanatorium d'hôpital a été facilité à l'hôpital Hérold par la situation de celui-ci dans un quartier de Paris peu peuplé et sur une hauteur. Les enfants font la cure d'air sous des tentes : leur régime alimentaire est celui de l'hôpital correspondant à leur âge additionné de deux jaunes d'œufs et de 100 à 120 grammes de viande crue ; les médicaments consistent en sirop iodotannique et en liqueur de Fowler.

Les malades étaient atteints de tuberculoses diverses ; on éliminait les tuberculeux cachectiques, les granulies et les méningites.

1o Les enfants atteints de *tuberculose des ganglions trachéobronchiques et de tuberculose pulmonaire fermée, sans cachexie ni diarrhée, avec ou sans fièvre*, sont au nombre de 242 : 211 ont été améliorés. Ceux qui avaient de la *diarrhée*, de la *fièvre* et un *mauvais état général* sont au nombre de 11 : 5 ont été améliorés.

2o Sur 33 enfants atteints de *pleurésie*, 32 sont sortis améliorés. Sur 22 enfants atteints de *péritonite*, 12 ont été guéris ou améliorés.

3o Sur 53 enfants atteints de *tuberculose pulmonaire ouverte*, 23 ont été améliorés.

Dans l'ensemble, les résultats obtenus sont satisfaisants. L'auteur a apprécié l'amélioration non par les signes physiques « qui n'ont pas une valeur absolue », mais par les symptômes généraux et notamment le gain en poids.

Les conditions indispensables au succès de la cure sont le bon état des voies digestives, la docilité de l'enfant, la durée suffisante du séjour.

La cure doit être suffisamment prolongée et complétée par des séjours à la campagne ou à la mer, d'où l'utilité des écoles de plein air, des fermes-écoles, des colonies agricoles.

boisé, dépourvu de brouillards, une maison bien ensoleillée, exposée à l'est et au midi. On obtient ainsi des résultats satisfaisants. Le *sanatorium familial* peut être ainsi réalisé aux environs des villes et permettre de ne pas éloigner l'enfant de la famille. De même on peut avoir des sanatoriums pour le traitement des enfants pauvres [1].

Pour faire bénéficier de la cure d'air les enfants des villes atteints de tuberculose légère, ganglio-pulmonaire fermée, dont la fréquence est si grande à Paris, elle est de 14 à 19 p. 100 chez les garçons dans la population scolaire, un peu plus commune chez les filles, d'après Grancher, Méry et Dufestel, ainsi que les débilités candidats à la tuberculose, on a recours aux *écoles de plein air*, aux *sanatoriums-écoles*. Le premier établissement de ce genre a été créé par Bendix, en 1904, dans la banlieue de Berlin, à Charlottenburg [2]. Grancher [3] a préconisé leur création à Paris. Actuellement, il en existe en Allemagne (Berlin, Cologne Francfort, Mulhouse, Eberfeld, Magdebourg, Leipzig, Dresde, etc.), en Autriche, en Suisse (Zurick, Grunau, etc.), en Angleterre (Londres, Halifax), en Belgique, en France (école du Vernay, près de Lyon [4]; école du Vésinet, près Paris, créée récemment par la Caisse des écoles du XVI° arrondissement), aux États-Unis (Boston [5], Chicago, Halifax, etc.). Dans tous les pays leur organisation est à l'étude.

Les écoles de plein air doivent être établies à proximité des villes, dans des endroits convenablement choisis. Il en existe deux types : l'*externat* et l'*internat*. Chacun a son utilité et ses indications propres : le système d'externat, en usage à l'étranger, s'adresse surtout aux enfants débilités qui ne peuvent séjourner sans préjudice dans les écoles ordinaires; le système d'internat (école-sanatorium de Grancher) s'adresse aux enfants atteints de tuberculose au début, qui peuvent ainsi continuer leurs études, tout en étant soumis à un traitement approprié [6].

Dans ces écoles, l'hygiène et l'emploi du temps doivent être minutieusement réglés.

---

[1] Par exemple, aux environs de Paris, les établissements d'Ormesson et de Villiers-sur-Marne, appartenant à l'Œuvre des Enfants tuberculeux.

[2] Hellex. Contribution à l'étude de la tuberculose à l'école et de quelques points de sa prophylaxie. Thèse de Paris, 1908.

[3] Grancher, *Acad. de méd.*, 6 nov. 1906.

[4] P. Vigne, L'école municipale lyonnaise de plein air (*L'avenir médical*, mars, avril, mai et juin 1909).

[5] Hyams et Minor, L'école en plein air pour enfants tuberculeux à Boston (*The British Journal of Tuberculosis*, juillet 1909, p. 171). — Rose, Crowley, *ibid.*

[6] Lacaben, Plasteig et Baillet, Écoles de plein air et les élèves qui doivent en bénéficier. — Vigne, L'emploi du temps et le régime dans les écoles de plein air (*IIIe Congrès internat. d'hygiène scolaire*, Paris, 2-7 août 1910). — Nobecourt, La tuberculose au IIIe Congrès international d'hygiène scolaire (*Revue de la tuberculose*, 1910).

Voici, à titre d'exemple, le fonctionnement, d'après Vigne, de l'école lyonnaise. Elle est située sur les bords de la Saône, à 8 kilomètres de Lyon, dans une vaste propriété. Elle reçoit comme internes des enfants de neuf à treize ans, qui ont été au nombre de 35 en 1907, de 50 en 1908, depuis fin avril jusqu'à fin juillet ; ils sont atteints de lésions tuberculeuses à leur extrême début, éminemment curables et non contagieuses ; quelques-uns sont seulement des suspects. La cure d'air et de repos est réalisée dans la plus grande mesure possible ; les classes sont faites le plus souvent en plein air ; leur durée ne dépasse pas deux heures et demie par jour. Les jeux qui incitent à un exercice physique trop violent sont interdits ; on fait de la gymnastique suédoise méthodique. La nourriture est l'objet de soins attentifs, comme le montrent les menus que je publierai plus loin. L'emploi du temps est le suivant :

7 heures	Réveil ; toilette.
7 h. 3/4	Premier repas.
8 à 9 heures	Jardinage.
9 à 10 heures	Étude en plein air.
10 heures	Deuxième repas.
10 h. 1/2 à 11 heures	Étude en plein air.
11 heures à midi	Récréation.
Midi à 1 heure	Troisième repas.
1 à 3 heures	Sieste.
3 à 4 —	Étude en plein air.
4 à 5 —	Récréation.
5 à 6 —	Étude en plein air.
6 à 7 heures	Jardinage.
7 heures	Cinquième repas.
8 —	Dortoir.

Le séjour des enfants dans les écoles de plein air doit être plus ou moins prolongé suivant les sujets. Après une expérience de deux années, Vigne conclut « que, dans 50 p. 100 des cas environ, une saison de cure de trois mois et deux saisons dans 25 p. 100 des autres cas » peuvent amener un retour intégral à la santé.

c. Cure marine. — Le séjour des tuberculeux au bord de la mer, des enfants surtout, a souvent une efficacité remarquable ; mais il peut, par contre, avoir de grands inconvénients. La cure marine a ses indications et ses contre-indications, qui tiennent, d'une part, au malade, d'autre part à la nature du climat. Tous les climats marins sont en effet loin d'être équivalents : il faut, pour chaque région et même pour chaque plage, tenir compte de la température, de l'orientation, de l'exposition aux vents, etc.

Les tuberculoses de l'enfance, pour lesquelles la cure marine est le plus souvent indiquée, sont les *tuberculoses ganglionnaires, articulaires et osseuses, péritonéales* 1). En France, le premier hôpital

(1) Le *lupus* ferait exception pour J. Simon (*Bains de mer. Contre-indications et indications. in* Conférences thérapeutiques et cliniques sur les maladies des enfants. 1884, t. II, p. 42. Au contraire Vidal et Leveillé ont obtenu d'excellents résultats.

marin pour les enfants scrofuleux a été créé à Berck-sur-Mer, sur la Manche, en 1861. Depuis, d'autres fondations analogues ont été réalisées tant par les administrations hospitalières que par des œuvres privées, et il est à désirer que leur nombre se multiplie. En France, on en trouve sur la Manche, à Zuydcoote, près Dunkerque (Nord), à Saint-Pol-sur-Mer, à Berck-sur-Mer (Pas-de-Calais), à Roscoff (Finistère) ; sur l'océan Atlantique, au Croisic, à Pen-Bron, à Paimbœuf (Loire-Inférieure), à Fouras, à Saint-Trojan, dans l'île d'Oléron (Charente-Inférieure), à Arcachon (Gironde), à Cap-Breton, (Landes), à Hendaye (Basses-Pyrénées) ; sur la Méditerranée, à Banyuls-sur-Mer, à Cerbère (Pyrénées-Orientales), à Gien (Var), à Cannes, à Nice (Alpes-Maritimes), etc. (1). Les résultats obtenus dans ces différents établissements sont satisfaisants. Il suffit, pour s'en convaincre, de consulter les statistiques.

Aux sanatoriums de Banyuls-sur-Mer et de Saint-Trojan, les moyennes de guérison sont, d'après Ch. Leroux (2), 45,21 p. 100 pour la coxalgie, 35,78 p. 100 pour le mal de Pott, 56,93 p. 100 pour les tumeurs blanches des grosses jointures, 71,06 p. 100 pour les tuberculoses des os et des petites jointures, 75 p. 100 pour les adénopathies tuberculeuses périphériques, 50 p. 100 pour les adénopathies trachéo-bronchiques, 50 p. 100 pour la péritonite tuberculeuse, etc.

A l'hôpital marin de Pen-Bron, rapporte Perrion (3), où l'on traite surtout les tuberculoses osseuses, articulaires et ganglionnaires, sur 7 143 enfants soignés depuis la fondation (1897) jusqu'en 1907, 6 869 sont sortis guéris ou améliorés ; en 1907, il y a eu, sur 100 malades, 72 guérisons et 18 améliorations.

La statistique de l'asile Dollfus (de Cannes) donne, pour un séjour de huit mois (15 octobre-15 juin), les chiffres suivants (Revillet) (4) :

	Guérison. p. 100.	Amélioration. p. 100.	État stationnaire. p. 100.	Morts. p. 100.
Adénopathies trachéobronchiques.	58	36,3	5,7	»
Mal de Pott	42,8	41,8	9,5	6,3
Coxalgies	40,4	53,1	»	»
Tumeurs blanches des autres articulations (coude, genou, cou-de-pied)	42,6	48,7	»	»

(1) Il est impossible d'énumérer les établissements marins existant dans les divers pays bordés par la mer. Je citerai, au Danemark, particulièrement favorisé par sa situation, les hôpitaux maritimes de Refsnœs, de Juelsminde, de Hellebæck (Les œuvres de l'hygiène hors de l'école en Danemark, publiées sous la direction du Pr Jessen, Copenhague, 1910).

(2) Ch. Leroux, Les sanatoriums maritimes doivent s'orienter vers la prophylaxie. Indications du traitement marin, Paris, 1908.

(3) Perrion, L'hôpital marin de Pen-Bron pour le traitement des tuberculoses osseuses et ganglionnaires et le climat de l'Atlantique breton. Thèse de Paris, 1909.

(4) Revillet, Traitement de la tuberculose infantile à Cannes par les cures marine et solaire (*Revue médicale de Cannes*, 15 déc. 1909, 15 févr. et 15 mars 1910).

La *tuberculose pulmonaire au début*, surtout quand elle est associée à l'adénopathie trachéobronchique, réalisant la *tuberculose ganglio-pulmonaire*, si commune dans l'enfance, est également une indication de la cure marine. Les *tuberculoses pulmonaires torpides apyrétiques*, que l'on observe notamment chez les scrofuleux, s'en trouvent également bien à leur début. Les *tuberculoses pulmonaires avancées fébriles*, au contraire, ne doivent y être soumises que dans des conditions bien déterminées.

La cure faite au sanatorium d'Hendaye par les enfants atteints de tuberculose pulmonaire donne, d'après Camino et Marcou-Mützner [1], après un séjour de cinq à six mois, les résultats suivants : enfants ne présentant que des modifications du murmure vésiculaire, 90 p. 100 de guérisons ; enfants ayant de l'induration du sommet, amélioration de l'état général dans 50 p. 100 des cas et atténuation des signes physiques dans 25 p. 100 ; enfants atteints de tuberculose ouverte, amélioration superficielle.

D'une façon générale, les tuberculoses externes osseuses, articulaires, ganglionnaires, etc. peuvent être adressées sur toutes les côtes. Toutefois il faut tenir compte du tempérament de l'enfant et de la susceptibilité de ses voies respiratoires. Aux enfants nerveux et excitables conviennent les plages du sud de la Bretagne et de l'Angleterre, du golfe de Gascogne, de la Méditerranée, à température douce, à vents du large rares, à climat sédatif. Aux autres, il faut des climats rudes et stimulants, tels que celui de Berck, où dominent les vents du large, où règnent une grande luminosité et un climat tempéré (Calvé).

La tuberculose ganglio-pulmonaire peut se traiter partout, comme les tuberculoses locales. La tuberculose pulmonaire en évolution, surtout s'il y a de la fièvre, ne doit pas être envoyée sur les plages de la Manche ou sur telles autres, comme Biarritz, dont le climat est trop dur ; elle peut bénéficier au contraire d'Arcachon et des plages répondant au *climat marin atténué*, suivant l'expression de Guinon. D'ailleurs, souvent, quand il est possible, on traite l'enfant l'été sur une plage, l'hiver sur une autre.

La cure marine comprend plusieurs éléments, dont le médecin doit graduer l'emploi suivant les cas. Il y a d'abord la *cure d'air*, faite dans un milieu pauvre en microbes, en poussières et en gaz toxiques, et l'*insolation*. Il y a en outre la *balnéation*, sous forme de bains froids ou chauds.

Les *bains froids* ou *bains de lame* sont contre-indiqués au-dessous

[1] Cités par ZUBER, in GRANCHER et COMBY, Traité des mal. de l'enfance, 2e éd., 1904, t. III, p. 575.

de trois ans, ainsi que chez les enfants nerveux et chez ceux qui font mal leur réaction. Ils doivent être de courte durée une ou deux minutes d'abord, quatre ou cinq ensuite. Ils peuvent être donnés aux enfants atteints de tuberculoses externes fermées; il faut être plus réservé vis-à-vis des tuberculeux pulmonaires, bien que Camino (1), à Hendaye, les prescrive sans inconvénients, même dans les tuberculoses ouvertes et fébriles.

A Cannes, les enfants en traitement à l'asile Dollfus, atteints de tuberculoses locales variées, sont baignés d'une façon continue, même pendant l'hiver, alors que la température de l'eau est de 8 à 9° (Revillet).

Les *bains chauds*, pris dans une baignoire, s'adressent à un plus grand nombre d'enfants: on les donne aux petits, aux débilités, à ceux qui ne réagissent pas.

On voit par ce qui précède l'importance du traitement marin dans la tuberculose des enfants. Mais, pour obtenir des résultats sérieux et durables, il importe que la cure soit suffisamment prolongée. Une cure de six mois, qui est la durée trop habituelle, est généralement insuffisante (2): les enfants ramenés à la ville, soumis aux privations et à une mauvaise hygiène, retombent presque fatalement malades; il n'est pas de jour où les médecins des hôpitaux parisiens ne soient en présence de faits de ce genre; trop souvent les sacrifices qui ont été consentis, bien que considérables, ont été inutiles; puisque actuellement tous les malades ne peuvent profiter de la cure marine, il serait peut-être préférable de limiter le nombre des appelés.

En dehors des contre-indications tenant à la nature de l'affection tuberculeuse, il y a toute une série d'enfants qui ne doivent pas être envoyés aux bains de mer : les enfants n'ayant pas atteint trois ans, les nerveux, les rhumatisants, les cardiaques, les albuminuriques, ceux qui sont atteints d'une affection de la peau, des yeux, des oreilles, etc. Toutefois, à cause de sa situation spéciale, Pen-Bron convient aux lésions du segment antérieur de l'œil (Perrion).

---

(1) Cité par Zuber, *loc. cit.*

(2) Ch. Leroux, *loc. cit.*, a constaté qu'aux sanatoriums de Saint-Trojan et de Banyuls-sur-Mer la durée des séjours varie de 280 journées pour les prédisposés, qui guérissent dans 72.90 des cas, à 971 journées pour le mal de Pott. Le prix du séjour, évalué à 2 francs par jour, est compris par suite entre 560 francs et 1.942 francs.

A Berck, la polymicroadénopathie guérit en cinq ou six mois; la mono-adénite pure, non suppurée, à contenu caséeux, diminue notablement en huit ou dix mois, mais persiste longtemps; la polyadénite avec périadénite rétrocède en quelques mois, mais ne guérit qu'en deux ou trois ans, etc. Dans presque tous les cas, la guérison définitive n'est assurée que par des séjours prolongés et répétés (Hamel, Traitement de la tuberculose ganglionnaire cervicale. Thèse de Paris, 1910).

A Cannes, les statistiques de Revillet, comparées aux statistiques antérieures de d'Espine, montrent la supériorité d'une cure marine durant huit mois sur une cure limitée à quatre mois.

d. **Cure d'altitude.** — Si la cure marine a de nombreuses indications dans le traitement de la tuberculose infantile, fréquents aussi sont les cas où la cure d'altitude présente son utilité. Elle s'adresse surtout aux enfants déjà grands, ayant dépassé dix ans, atteints de tuberculose pulmonaire au début, apyrétiques ou peu fébriles, à système nerveux peu excitable. L'altitude ne sera pas trop élevée; Hutinel et Lereboullet conseillent de ne pas dépasser 1000 mètres; souvent même on restera au-dessous. On fait passer l'été dans les Vosges, en Auvergne, en Suisse, et l'hiver dans un sanatorium. Les stations pour adultes (Leysin, Davos, Montana, etc.) conviennent peu en général à cause de la longue immobilité à l'air froid qu'elles nécessitent et de leur action souvent trop excitante. Il existe quelques sanatoriums populaires pour enfants, à Argelès, dans les Pyrénées (560 mètres), à Langenbruck (735 mètres), à Aegeri (850 mètres), à Schwöbig (1154 mètres), en Suisse. Dans la cure d'altitude, il faut prendre les précautions hygiéniques indiquées plus haut à propos de la cure d'air.

Pour les tuberculoses externes, la cure marine est en général préférable à la cure d'altitude. Cependant de bons résultats sont obtenus, à Leysin par exemple, dans les tuberculoses osseuses et articulaires par la cure d'altitude et la cure solaire (Rollier).

e. **Cure forestière.** — Une mention doit être faite du séjour en forêt, surtout dans les bois de conifères qui possèdent une influence sédative manifeste. Divers auteurs attribuent un rôle aux vapeurs térébenthinées que l'on respire dans certains sanatoriums de montagne ou dans certaines stations maritimes (Arcachon). On enverra au milieu des bois les enfants atteints de tuberculose ganglio-pulmonaire ou pulmonaire, à tempérament nerveux, à poussées bronchitiques, les tuberculoses fébriles, les convalescents de coqueluche chez qui débute une tuberculose (1).

Telles sont les indications générales de l'aérothérapie pour les enfants tuberculeux. Elle peut et doit être réalisée partout; elle produit cependant des effets meilleurs quand elle est pratiquée dans certains pays particulièrement bien situés. Mais, pour réussir, elle doit être poursuivie pendant longtemps; un déplacement de quelques semaines est en général inefficace et insuffisant. Elle doit toujours être pratiquée sous la direction d'un médecin connaissant les ressources du climat et associée à la cure de repos.

Quel que soit le traitement imposé, il faut, quand l'enfant s'est

(1) F. Lacroix. Les cures forestières (*IIIe Congrès international de physiothérapie*, Paris, 29 mars-2 avril 1910).

amélioré, ne pas le replacer dans les mauvaises conditions hygiéniques, où il était trop souvent auparavant. L'utilité d'écoles spéciales à la campagne, de colonies agricoles, est incontestable pour achever la guérison et éviter les rechutes.

f. Hygiène générale. — Que l'enfant tuberculeux reste à la ville, à la campagne, à la mer ou à la montagne, son hygiène doit être minutieuse. Il doit être tenu très proprement, prendre des bains fréquents, être frictionné tous les jours. Il faut, en outre, s'il est atteint de tuberculose pulmonaire ouverte, malgré l'absence habituelle d'expectoration à cette période de la vie, prendre les mesures nécessaires pour éviter la contagion, et en particulier l'isoler des enfants sains.

2° **Alimentation**. — L'alimentation doit être le souci constant du médecin qui traite un tuberculeux, enfant ou adulte. Alimentation, aération et repos constituent la base du traitement de la tuberculose, quelle que soit sa localisation, pulmonaire, ganglionnaire, péritonéale, osseuse, articulaire.

On parle souvent de *suralimentation* et on s'efforce de faire manger le malade le plus possible. Les inconvénients de cette pratique sont nombreux : la suralimentation est la cause habituelle des affections gastro-intestinales, des dyspepsies, des colites, des troubles hépatiques, etc., chez l'enfant normal ; elle les réalisera encore plus facilement chez l'enfant tuberculeux, dont les fonctions digestives sont souvent troublées du fait de la maladie. En réalité, il faut conseiller, comme l'a écrit Grancher, une alimentation *abondante*, comprenant en plus de la ration *normale d'entretien* et de *croissance*, une *ration de guérison*. Le choix des aliments surajoutés au régime normal ne doit pas être laissé au hasard ; suivant l'expression de L. Rénon (1), le tuberculeux doit recevoir une *alimentation supplémentaire raisonnée*.

On cherche souvent à calculer la valeur en calories de cette alimentation supplémentaire. Chez l'adulte, Laufer est arrivé à cette conclusion que la ration des tuberculeux doit être supérieure d'un tiers à celle du sujet normal à l'état de repos, c'est-à-dire fournir 40 à 42 calories par kilogramme au lieu de 30 à 32 calories. Chez l'enfant, on manque de données précises à ce sujet, et il ne serait pas exact de vouloir tirer des conclusions des faits établis pour l'adulte ; la ration de l'enfant, variable avec les âges, est en effet proportionnellement supérieure à celle de l'adulte, et on arriverait, en l'augmentant d'un tiers, à des valeurs peut-être trop fortes. D'ailleurs,

(1) L. Rénon, Le traitement pratique de la tuberculose pulmonaire, 1908, p. 86.

si ces données sont intéressantes au point de vue scientifique, elles ont moins de portée pratique, car il faut tenir compte de l'appétit, ainsi que de l'état des fonctions digestives et de la nutrition.

Les matières alimentaires composant la ration supplémentaire sont des matières azotées, des hydrates de carbone, des graisses, des substances minérales.

Les MATIÈRES AZOTÉES sont fournies par de nombreux aliments :

Lait, que l'on donne pur ou incorporé aux féculents et aux farineux; il faut se rappeler que l'excès de lait est, chez certains enfants, une cause de constipation et de troubles digestifs; on peut l'employer sous forme de *kéfir*, de *fromage frais*.

OEufs, cervelles, ris de veau, poissons de mer, crustacés, qui sont en outre riches en phosphore.

Viandes de boucherie et de volaille, jambon. On emploie en plus de la viande cuite du régime normal, la viande de mouton, ou à défaut de cheval, *crue* et *pulpée* ou le *suc musculaire* obtenu par expression à la presse (*zomothérapie*, Ch. Richet). On peut y avoir recours à partir de dix ou douze mois. La viande pulpée se donne dans du bouillon, dans de la confiture, dans de la purée, notamment dans celle de lentilles : on commence par 5 ou 10 grammes et on augmente progressivement jusqu'à 50, 100, 150 grammes par jour suivant l'âge. Le suc musculaire est prescrit sous forme de préparations commerciales ou fraîchement préparé chaque jour à l'aide de presses spéciales (100 grammes de viande produisent 15 à 20 centimètres cubes de suc ; Josias et Roux, qui l'ont expérimenté (1902), en ont donné jusqu'à 15 centimètres cubes par kilogramme. Il est bon d'interrompre l'emploi de la viande de temps en temps, surtout s'il apparaît des signes d'intolérance. La digestion de la viande crue est facilitée par l'usage de la limonade chlorhydrique et de la pepsine, ou du suc gastrique naturel.

Pain : il constitue un excellent aliment, surtout la croûte très cuite, dans laquelle on trouve environ 13 p. 100 de matières azotées et 67 p. 100 d'amidon, de dextrines, de nucléines, de phytine et autres principes phosphorés. On le donne sec ou en panades, avec addition de beurre et de jaunes d'œufs.

Farines de céréales (blé, avoine, riz, etc.) *et de légumineuses, légumes en grains* (pois, lentilles) : ces aliments constituent une partie importante du régime, à cause de leur teneur en azote, en hydrates de carbone et en phosphore et de leur facile digestibilité; on les donne sous forme de bouillies, de puddings, de purées, etc.

Pâtes alimentaires : macaroni, nouilles.

Les MATIÈRES GRASSES sont utiles par leur teneur en calories; ce sont la *crème de lait*, le *beurre*, qu'il est facile de faire prendre avec les autres aliments, l'*huile de foie de morue*, que nous retrouverons avec les médicaments. Il ne faut cependant pas exagérer la ration de graisses, car elles ne sont pas toujours bien digérées. D'autre part, d'après Ferrier, les graisses donnent lieu à la formation d'acides gras qui troublent l'assimilation et favorisent la désassimilation des sels de chaux ; aussi pour cette raison cet auteur les proscrit-il.

LES HYDRATES DE CARBONE peuvent remplacer les graisses dans une certaine mesure. Ils entrent pour une bonne part dans la composition des féculents et des farineux. Ils comprennent en outre les *sucres*, qu'il est facile de faire prendre sous forme de sucre de canne (saccharose), de jus de raisins (glucose), de miel (lévulose).

LES MATIÈRES MINÉRALES sont fournies par un certain nombre d'aliments, et c'est sous cette forme qu'elles sont le plus assimilables. Ces aliments contiennent en effet des sels de potassium, de calcium, de magnésium, de l'acide phosphorique. Les plus riches en ces substances sont le *lait*, le *bouillon de viande*, que l'on donne, récemment préparé, sous forme de potages (il contient surtout des sels de magnésium et du phosphate de potasse) ; les *céréales* riches en acide phosphorique combiné au calcium et au magnésium, que l'on emploie sous forme de farines ou de décoctions (1) ; les *légumes herbacés*, notamment les épinards, qui contiennent du fer, du calcium, du magnésium, et qui peuvent être utiles contre la constipation.

LES BOISSONS sont l'*eau*, les *bières maltées*, les *extraits de malt*, certaines *eaux minérales* contenant du bicarbonate de chaux (Pougues, Saint-Galmier, par exemple).

L'alimentation varie nécessairement suivant l'âge de l'enfant.

1º *A la période d'allaitement exclusif*, avant huit ou neuf mois, on règle avec soin, en se conformant aux données habituelles, le nombre des tétées et les quantités de lait, et on recourt de préférence à l'allaitement naturel. On peut, au besoin, faire prendre en supplément un ou deux jaunes d'œufs crus et du sucre (saccharose ou glucose).

2º *A la période d'ablactation*, jusqu'à deux ans et demi environ, on donne, comme à l'enfant normal, du lait, des bouillies et des potages au lait, des panades, des purées, des œufs, des crèmes, un peu de viande. On ajoute des jaunes d'œufs crus et de la viande crue. On fait prendre cinq repas par vingt-quatre heures.

3º *A partir de deux ans et demi*, l'alimentation est beaucoup plus

(1) Les produits préparés avec les embryons de froment sont particulièrement riches en composés phosphorés organiques, sous forme de combinaisons de l'*acide anhydro-oxyméthylène diphosphorique* avec la chaux et la magnésie (*phytine*).

facile : on donne cinq repas par vingt-quatre heures, espacés de trois heures environ et comprenant les différents aliments énumérés, parmi lesquels on fait un choix varié, pour éviter la satiété.

Comme modèle de régimes, voici ceux utilisés à l'école municipale lyonnaise de plein air (Vigne). La ration journalière comporte approximativement, pour des enfants de neuf à treize ans :

Pain..........................	400 grammes.
Viande (pesée crue).............	150 à 200 grammes.
Légume sec.....................	14 centilitres.
— vert.....................	25 —
Vin..........................	25 —
Lait..........................	900 —
Fromage......................	15 grammes.
Confiture.....................	25 —
Pâtes alimentaires ou riz.........	15 —

Les repas comprennent en principe :

Premier repas (7 h. 3 4). — 300 grammes de café au lait ou de lait sucré, ou de chocolat au lait ; pain à discrétion.

Deuxième repas (10 heures). — Un œuf, lait et pain ou 300 grammes de lait.

Troisième repas (midi). — Viande. Légume vert. Fromage. Dessert. 12 centilitres de vin. Le dimanche et le jeudi, une sardine en plus.

Quatrième repas (4 heures). — 300 grammes de lait ou 100 à 150 grammes de pain avec fromage, beurre, chocolat, confitures ou fruits, ou bouillie faite avec 200 grammes de lait, ou cacao au lait.

Cinquième repas (7 heures). — Soupe. Légume sec ou vert. Œufs. Fruits, confiture ou fromage. 12 centilitres de vin.

3° **Médications diverses.** — Les méthodes thérapeutiques qui viennent d'être exposées constituent la base du traitement antituberculeux. Il faut y joindre des médications diverses : les unes visent d'une façon plus ou moins directe la destruction du bacille de Koch ; d'autres ont surtout pour but la stimulation des réactions défensives de l'organisme ; d'autres enfin sont purement symptomatiques.

*a. **Médications visant directement le bacille de Koch.** — Au premier rang, il faut placer les médications que l'on qualifie de **spécifiques** : *toxinothérapie* ou *tuberculinothérapie, sérothérapie, bactériothérapie.* L'emploi de certains de ces procédés peut avoir des effets favorables ; mais leur étude n'a guère été poursuivie chez l'enfant d'une façon assez systématique pour conduire à des conclusions fermes.

La *tuberculinothérapie,* d'après Gouraud [1], a des indications moins étendues chez l'enfant que chez l'adulte. La tuberculose pulmonaire

1. L.-X. Gouraud. La tuberculinothérapie chez l'enfant (*Archives de médecine des enfants,* XIII, 1910, p. 744-754).

doit, en général, en faire rejeter l'emploi. En relèvent surtout la tuberculose ganglionnaire et la scrofule dans ses formes ganglionnaires, cutanées et muqueuses (Escherich), les dystrophies des hérédo-tuberculeux qui n'ont pas de localisations apparentes, mais réagissent à la tuberculine (Engel et Bauer), certains cas de tuberculoses péritonéales et génito-urinaires. On peut employer les diverses tuberculines. On commence par les doses faibles, et on les augmente progressivement en évitant toute réaction générale ou locale. On peut, par exemple, injecter tous les trois jours 1 dixième, 3 dixièmes, 5 dixièmes, 7 dixièmes de centimètre cube d'une dilution à 1 p. 10000 de la tuberculine ancienne de Koch ; on arrive finalement à la tuberculine pure, dont en emploie jusqu'à 1 centimètre cube; on s'arrête quand on a fait, à huit ou dix jours d'intervalle, deux ou trois injections de cette dose. Il convient de faire, pendant deux ans, des cures de deux ou trois mois, séparées par des repos de trois ou quatre mois (Petruschky), car, si l'enfant s'accoutume vite, il perd rapidement son accoutumance. C'est l'état général qui bénéficie le plus du traitement; quant aux lésions locales, si on note une amélioration rapide, sinon toujours peu durable, des scrofulides (Escherich), on ne constate que des modifications lentes ou nulles pour les adénites, les arthrites, les ostéites.

Un grand nombre de **médicaments antibacillaires** ont été préconisés.

Contre la tuberculose pulmonaire, on a recours à la *créosote* et à ses dérivés : *carbonate de créosote* (créosotal), *gaïacol*, *sulfo-gaïacolate de potasse* (thiocol), etc.

La *créosote* s'emploie à la dose de 0gr,05 à 0gr,10 (II à IV gouttes) par année d'âge, en pilules, ou en lavements, ou associée à l'huile de foie de morue (1 gramme par 100 grammes).

Le *créosotal* est utilisé aux mêmes doses.

Le *thiocol* se prescrit à la dose de 0gr,30 par année d'âge en potion :

Thiocol	5 grammes.
Sirop d'écorces d'oranges amères	100 —
Eau distillée	Q. S. pour 250 c. c.

Une cuillerée à soupe contient 0gr,30 de thiocol.

Mais ces médicaments ne doivent être employés qu'avec prudence chez l'enfant, qui, en général, les supporte assez mal, à cause de leur action irritante.

On les utilise surtout dans les tuberculoses pulmonaires torpides accompagnées d'exsudation bronchique abondante.

Les substances réputées bactéricides sont principalement employées dans le traitement des tuberculoses locales, adénites, ostéo-arthrites, abcès froids, péritonites, etc., et leur efficacité est loin d'être admise par tous. Leur liste est longue [1], et bien peu sont encore utilisées. On peut citer le *naphtol camphré* à 1 p. 10 ; le *thymol camphré*, trois fois moins toxique que ce dernier ; l'*éther* ou l'*huile iodoformée*, le *chlorure de zinc*. Les indications et les contre-indications de ces médications varient d'ailleurs suivant les localisations et les formes cliniques des lésions tuberculeuses.

À côté des médicaments chimiques, il faut faire une place importante à certains **agents physiques** : *héliothérapie, photothérapie, radiothérapie.*

L'*héliothérapie*, le bain de soleil, a une action favorable, connue depuis longtemps. On peut l'appliquer partout ; mais elle est surtout efficace dans les stations maritimes et dans les stations d'altitude. Elle doit être utilisée d'une façon prudente et progressive. Elle est indiquée dans le lupus, dans les tuberculoses ganglionnaires, ostéo-articulaires, péritonéales et même dans certains cas de tuberculose pulmonaire Rollier, Malgat, etc. .

La *photothérapie*, c'est-à-dire l'action des rayons actiniques violets et ultra-violets, ne semble pas avoir une influence bien manifeste.

La *radiothérapie* n'a pas donné de bons résultats dans la péritonite tuberculeuse Allaria et Rovere [2]. Pour Hamel [3], elle a une action efficace dans les adénopathies jeunes, où le tissu lymphoïde abonde, et quand il existe une périadénite accentuée, dans les adénites suppurées à cicatrisation lente et à marche torpide, car elle facilite la transformation fibreuse ; par contre, elle est inutile dans les adénites caséeuses ou scléreuses.

Enfin, dans les tuberculoses locales, il y a des cas où le **traitement chirurgical** s'impose : incision ou ponction d'abcès froids, de ganglions suppurés, résections articulaires, etc. Mais le chirurgien doit être très réservé en matière d'intervention dans la tuberculose infantile.

b. **Médications agissant sur l'organisme.** — Elles comprennent un certain nombre de *médicaments* et divers *cures hydrominérales.*

Huile de foie de morue. — Elle est fréquemment utilisée dans la tuberculose de l'enfant, à titre d'aliment gras (99 p. 100 de graisse et de médicament iode, acide morrhuique, etc. . Elle est

(1) Vaquez. *Société d'études scientifiques sur la tuberculose*, nov. 1907.
(2) Allaria et Rovere. Osservazioni cliniche et anatomische sull'azione dei raggi Roentgen nelle peritonite tubercolare (*Riforma medica*, 1907, n° 16).
(3) Hamel. *loc. cit.*

surtout efficace dans la tuberculose ganglionnaire. On donne de préférence l'huile blonde, plus facile à digérer que les autres et suffisamment riche en principes actifs. On la fait prendre à des moments variables, de préférence au début des repas, à doses progressivement croissantes, depuis une ou deux cuillerées à café jusqu'à trois ou quatre cuillerées à soupe. Il est bon, pour éviter la saturation, de l'interrompre chaque mois pendant une semaine et de la suspendre pendant l'été. Avec ces précautions elle est en général bien supportée; certains enfants toutefois ne peuvent la tolérer. En pareil cas, les émulsions préparées de plusieurs façons par les pharmaciens sont parfois mieux supportées.

Si l'enfant accuse du dégoût, on peut aromatiser l'huile de la façon suivante (Comby) :

Huile de foie de morue.....................	100 grammes.
Saccharine.............................	0gr,40
Éther acétique.........................	2 grammes.
Essence de menthe, de cannelle, etc.....	V gouttes.

Iode. — L'iode est un agent thérapeutique très actif. Depuis longtemps on la prescrit souvent dans le traitement de la scrofule, c'est-à-dire dans les adénopathies chroniques cervicales qui relèvent fréquemment de la tuberculose, dans les tuberculoses ostéo-articulaires, dans l'adénopathie trachéobronchique tuberculeuse, dans la tuberculose pulmonaire chronique à forme torpide, etc. Elle agit à titre de stimulant sur l'activité circulatoire des tissus malades; elle doit être maniée avec une certaine prudence et peut déterminer, si elle est donnée d'une façon inconsidérée, des poussées fluxionnaires et fébriles; les contre-indications générales formulées par J. Simon [1] restent vraies : « Chaque fois qu'une maladie se présente avec un mouvement fébrile, ou même simplement empreinte d'éréthisme vasculaire et nerveux, vous devez vous abstenir, momentanément du moins, des préparations iodées. »

L'iode s'emploie à l'extérieur ou à l'intérieur.

A *l'extérieur*, on prescrit au niveau des lésions locales soit des badigeonnages de teinture d'iode, que l'on peut employer mélangée à parties égales à de la glycérine pour diminuer ses effets caustiques (J. Simon), soit des applications d'une pommade iodo-iodurée :

Iode..............................	0gr,50
Iodure de potassium...................	3 grammes.
Vaseline.............................	30 —

(1) J. Simon, De l'iode et de ses dérivés, *loc. cit.*, p. 105.

A l'intérieur, on peut employer l'iode à la dose de 2 milligrammes par année d'âge, sous une des formes suivantes ;

Teinture d'iode 1 10, *Codex 1908* : 1 à 11 gouttes par année d'âge 1 goutte = 0^{gr},0016 d'iode, dans du sirop d'écorce d'oranges amères ;

iodure de potassium ou *de sodium*, médicament d'exception, généralement contre-indiqué dans la tuberculose pulmonaire, utilisé seulement dans les tuberculoses ganglionnaires; il faut ne prescrire en tout cas que des doses faibles (0^{gr},05 à 0^{gr},10 par jour ; on conseille souvent chez les scrofuleux la solution suivante :

Iodure de sodium	1 gramme.
Bromure	2 grammes.
Chlorure	3 —
Eau distillée	100 —

Une ou deux cuillerées à café par jour.

Iodure de fer, iodure d'arsenic, dont je reparlerai à propos du fer et de l'arsenic.

Sirop de raifort iodé du *Codex* (20 grammes = 0^{gr},02 d'iode), à la dose de 2 grammes par année d'âge.

Sirop iodo-tannique, qui a l'avantage d'être bien toléré et de donner à la fois l'iode et le tanin. 20 grammes (une cuillerée à soupe) du sirop du *Codex 1908* = 0^{gr},04 d'iode et 0^{gr},08 de tanin. On prescrit en moyenne 1 gramme par année d'âge; mais cette dose peut être doublée et triplée sans inconvénients.

La médication iodique doit être donnée de façon intermittente, pendant huit ou quinze jours consécutifs, avec interruptions de même durée. On fait prendre le médicament au moment du repas, pour éviter l'irritation de l'estomac.

Arsenic. — L'arsenic est un médicament très utile dans les tuberculoses locales et dans les tuberculoses pulmonaires torpides; il ralentit la désassimilation et facilite l'embonpoint. On emploie, parmi les divers composés arsenicaux, surtout les suivants :

Arséniate de soude (0^{gr},0002 à 0^{gr},0003 par année d'âge, en solution étendue :

Arséniate de soude	0^{gr},01 ou 0^{gr},02
Eau distillée	100 grammes.

Une cuillerée à café (4 grammes) = 0^{gr},0004 ou 0^{gr},0008.

Iodure d'arsenic (0^{gr},0005 par année d'âge). On utilise la solution suivante (Rousseau-Saint-Philippe) :

Iodure d'arsenic	0^{gr},30
Eau distillée	30 grammes.

1 goutte (0^{gr},0005 d'iodure) par année d'âge.

Cacodylate de soude 0gr,003 par année d'âge, par voie buccale ou hypodermique, en solution :

    Cacodylate de soude...................... 0gr,10
    Eau distillée.............................. 5 grammes

1 goutte = 1 milligramme. III gouttes par année d'âge.

L'arsenic est donné en général à petites doses et par périodes de huit ou dix jours. On peut alterner son emploi avec celui de l'iode.

Phosphore et calcium. — Les composés phosphorés et calciques sont utilisés depuis longtemps dans la tuberculose, soit à titre de stimulants, soit pour recalcifier l'organisme.

Le *phosphate tricalcique* est moins employé qu'autrefois, car son assimilation n'est pas prouvée. On le prescrit à dose de 0gr,25 à 0gr,50 par année d'âge. Récemment Ferrier l'a préconisé de nouveau, associé à parties égales avec le *carbonate de chaux*: ces médicaments constituent un des éléments de sa méthode de recalcification.

Le *chlorhydrophosphate de chaux*, le *lactophosphate de chaux*, plus assimilables, s'emploient sous forme de sirop : le sirop du *Codex* contient 0gr,20 par 20 grammes et peut être donné à fortes doses.

L'*hypophosphite de chaux* (0gr,02 par année d'âge) s'emploie sous forme de sirop contenant 0gr,20 par 20 grammes, c'est-à-dire à la dose de 2 grammes de ce dernier par année d'âge.

La *glycérophosphate de chaux* se prescrit à raison de 0gr,10 par année d'âge.

On peut encore prescrire la *lécithine*, la *phytine*, que nous avons déjà signalée à propos des farines de céréales, etc.

On associe souvent le phosphore et la chaux aux préparations iodo-tanniques : le *sirop iodo-tannique phosphaté* contenant 0gr,10 de phosphate calcique par 20 grammes.

Tanin. — Le tanin est un bon médicament, qui se prescrit en général associé à l'iode et à la chaux, sous forme de sirop iodo-tannique ou de sirop iodo-tannique phosphaté. A la place du tanin, on peut utiliser le *tannigène* (0gr,15 par année d'âge), mieux toléré par les voies digestives.

Fer. — Le fer est souvent déconseillé chez les tuberculeux. S'il faut éviter son emploi dans les formes fébriles, il est, par contre, indiqué dans les adénopathies et chez les anémiques. On emploie le *sirop d'iodure de fer*, qui contient 0gr,10 par 20 grammes, à la dose de 10 grammes 0gr,05 d'iodure par année d'âge, et les diverses préparations ferrugineuses.

Injections d'eau de mer rendue isotonique (*plasma de Quinton*). — Elles ont été employées dans la tuberculose infantile avec beaucoup d'exagération. Il ne faut pas oublier, en effet, que les injections chez les tuberculeux, même celles de sérum simple, peuvent déterminer de la fièvre et constituer à ce titre, comme l'a montré Hutinel, une méthode de diagnostic. « Donc, comme l'écrivent Hutinel et Lereboullet, si de telles injections sont, dans certaines formes torpides et notamment dans certaines scrofulo-tuberculoses, susceptibles de donner d'excellents résultats, il faut s'en montrer réservé toutes les fois qu'on est en droit de craindre une réaction fébrile consécutive. »

TRAITEMENT HYDROMINÉRAL. — Diverses eaux minérales peuvent convenir au traitement des enfants tuberculeux; mais elles comportent leurs indications et leurs contre-indications, et un emploi inconsidéré peut aggraver la maladie.

Eaux chlorurées sodiques. — Les eaux chlorurées sodiques ont une grande efficacité dans le traitement de certaines tuberculoses externes. Elles s'associent à la cure marine ou la remplacent.

Elles sont indiquées chez les sujets pour qui le séjour au bord de la mer est nuisible et chez certains enfants qui supportent le séjour au bord de la mer, mais ne tolèrent pas les bains de mer ou bien n'en retirent localement qu'un bénéfice insuffisant. Dans ces cas, une cure marine et une cure chlorurée sodique associées, telles qu'on peut les faire à Biarritz, ont souvent une action favorable : l'application locale des eaux salines, les douches et les bains salins hâtent souvent la résolution d'adénopathies tuberculeuses, qui restaient immobilisées (Richardière) (1).

Les eaux chlorurées sodiques sont en général beaucoup plus utilisées dans les autres pays qu'en France, car aucun d'eux ne possède des climats maritimes aussi variés. En France et à l'étranger, les eaux chlorurées sodiques qui réclament les tuberculoses locales sont nombreuses : Salins (Jura), Salins-Moutiers (Savoie), Salies-de-Béarn (Basses-Pyrénées), Kreuznach (Prusse), etc., seront conseillées suivant les convenances des familles. On y fait un traitement externe : bains, douches, applications locales.

Chez les sujets affaiblis, présentant des manifestations douloureuses des os et des articulations, Bourbonne-les-Bains (Haute-Marne) convient à cause de la faible chloruration et de la haute thermalité de ses eaux (J. Simon).

La tuberculose pulmonaire est une contre-indication.

Si l'enfant ne peut être envoyé dans une station thermale, on

---

(1) BEAUSOLEIL, De l'action combinée du traitement marin et de la cure chlorurée sodique dans la tuberculose ganglionnaire (Revue de la tuberculose, 2e série, t. V, n° 2, avril 1908, p. 97).

a recours à domicile, pour les bains et les applications locales, aux eaux mères et aux sels de Salins et de Salies-de-Béarn.

Eaux arsenicales. — La Bourboule, Royat, le Mont-Dore (Puy-de-Dôme) s'adressent aux tuberculoses ganglionnaires, à la tuberculose ganglio-pulmonaire, aux tuberculoses pulmonaires torpides, aux sujets anémiques, à cause de leur action tonique et reconstituante.

Eaux sulfureuses. — Leur action stimulante sur la nutrition, leur action locale cicatrisante les font conseiller dans les tuberculoses pulmonaires torpides. Ce sont notamment Allevard (Isère), Eaux-Bonnes (Basses-Pyrénées), Cauterets (Hautes-Pyrénées), Luchon (Haute-Garonne), Challes (Savoie), Amélie-les-Bains (Pyrénées-Orientales); cette dernière est en outre une station d'hiver.

Pour toutes ces stations, une tuberculose pulmonaire avancée, une tuberculose aiguë fébrile, sont une contre-indication absolue.

A la cure hydrominérale, on associe, s'il est possible, la cure d'air et la cure d'altitude : La Bourboule est à 850 mètres, le Mont-Dore à 1050 mètres, Allevard à 465 mètres.

c. Médications symptomatiques. — Le médecin qui soigne des tuberculeux ne doit pas borner son intervention à lutter contre le processus tuberculeux; souvent il doit tenir compte des symptômes qui par eux-mêmes sont pénibles ou dangereux. Ces symptômes varient avec la localisation, l'étendue et la nature du processus tuberculeux, ou relèvent de l'infection bacillaire elle-même. Le traitement des premiers ne peut être entrepris ici ; parmi les seconds, je ne retiendrai que la fièvre.

La *fièvre* manque souvent ; mais, quand elle existe, elle nécessite des soins spéciaux, qui varient suivant la forme qu'elle revêt. Les indications thérapeutiques, en effet, ne sont pas les mêmes pour le mouvement fébrile qui suit le jeu ou la marche, pour la fièvre intermittente vespérale à grandes ou à petites oscillations, pour la fièvre continue ; elles varient encore suivant qu'elle apparaît au début de l'évolution tuberculeuse ou est un symptôme de l'hecticité terminale. Dans tous les cas, il ne faut pas négliger la fièvre. « Abaisser la fièvre des tuberculeux, disait Lasègue, c'est commencer à les guérir. »

Le traitement de la fièvre des tuberculeux nécessite tout d'abord le *repos*; le thermomètre est un des éléments d'appréciation de l'opportunité de la cure de repos associée à la cure d'air. L'existence d'une fièvre persistante et assez élevée est une contre-indication de la cure d'air dans certains climats excitants de mer ou de montagne. La fièvre n'empêche pas, d'ailleurs, le troisième élément du traitement antituberculeux, l'alimentation forte, à condition cependant que celle-ci ne provoque pas de troubles digestifs.

Si le repos ne suffit pas à abattre la fièvre, on a recours à l'*hydrothérapie*. On ordonne des enveloppements frais et humides du tronc, des lotions fraîches, des bains tièdes, au moment des poussées thermiques, si la fièvre est irrégulière, d'une façon systématique si elle est continue.

Si la fièvre ne cède pas à cette thérapeutique externe, ou si celle-ci ne peut être appliquée, on prescrit des *antithermiques chimiques*. La liste en est longue; il importe d'ailleurs d'en avoir plusieurs à sa disposition, car leur action ne tarde pas à s'épuiser, et chacun d'eux doit bientôt faire place à un autre.

Les sels de *quinine* sont généralement peu efficaces. Plus actifs sont l'*aspirine*, l'*antipyrine*, le *pyramidon*, la *cryogénine*, la *marétine*, l'*acétanilide*. Il importe de prescrire d'abord de petites doses de ces médicaments.

L'aspirine, l'antipyrine, le pyramidon, n'ont pas une action préventive très marquée sur la fièvre. On les prescrit, dans les cas de fièvre vespérale, à deux reprises, vers onze heures du matin et trois heures de l'après-midi, à des doses qui ne dépasseront pas quotidiennement par année d'âge 0^{gr},10 pour l'aspirine, 0^{gr},20 pour l'antipyrine, 0^{gr},05 pour le pyramidon.

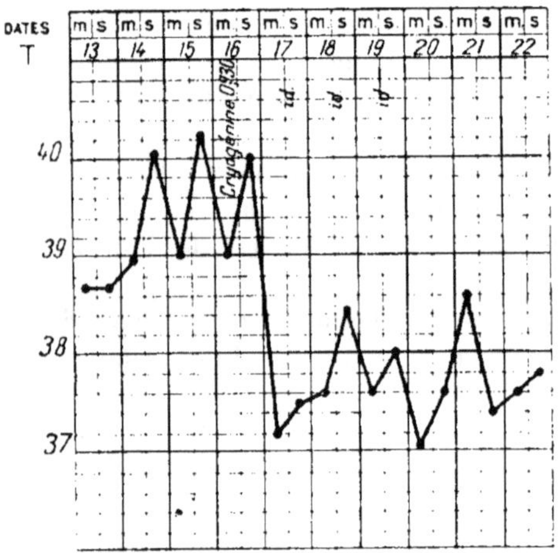

Fig. 5. — Enfant de neuf ans. Typho-bacillose : actino de la cryogénine.

La cryogénine, la marétine, l'acétanilide ont une action préventive plus manifeste que les antithermiques précédents. On les donne, suivant le conseil de Rénon (1), bien avant le début de la période fébrile, vers neuf heures du matin et vers midi : il est préférable toutefois, si l'accès de fièvre se produit à heure régulière, de donner la première prise cinq heures environ avant son début et la seconde au moment où il commence : par exemple, si l'accès débute entre quatre et cinq heures du soir, on donne le médicament à onze heures du

(1) Rénon. Le traitement pratique de la tuberculose pulmonaire, 1908, p. 156.

matin et à quatre heures (1). La cryogénine, l'acétanilide et la
marétine se donnent à la dose de 0gr,01 à 0gr,02 par année d'âge. Il
faut, comme toujours, tenir compte des susceptibilités individuelles :
un enfant de neuf ans, atteint de typho-bacillose, a pris sans inconvénient, pendant quatre jours,
0gr,30 de cryogénine chaque
jour et a vu sa fièvre céder
(fig. 5) ; un bébé de deux
ans, soigné par Babonneix (2)
pour la même affection, a présenté, après avoir pris 0gr,05 de
ce même médicament, de l'hypothermie et des phénomènes
graves de collapsus (fig. 6).

II. — Traitement des formes cliniques de la tuberculose.

Affection essentiellement polymorphe dans ses manifestations, la tuberculose ne comporte pas un traitement, mais
des traitements, qui varient suivant ses localisations et ses

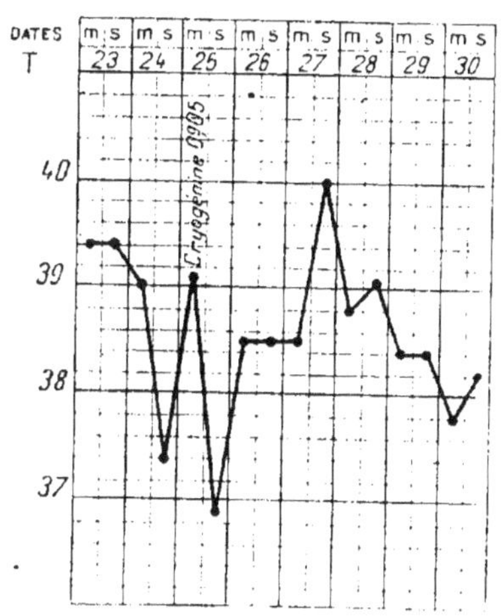

Fig. 6. — Enfant de deux ans. Typho-bacillose. Hypothermie et collapsus à la suite
d'administration de cryogénine (Babonneix).

formes cliniques. Elle ne peut être envisagée ici qu'en tant qu'affection générale.

1° **Tuberculoses au début, tuberculoses latentes.** — Dans
le plus grand nombre des cas, la tuberculose débute d'une façon
insidieuse et ne se révèle que par quelques phénomènes généraux :
perte d'appétit, amaigrissement, mouvement fébrile, troubles digestifs,
auxquels s'associent souvent des signes d'adénopathie trachéobronchique, etc. Une réaction locale à la tuberculine (cuti-réaction,
intradermo-réaction, ophtalmo-réaction) confirme le diagnostic ou
même peut être le seul signe constaté par hasard.

Toutes les fois qu'on soupçonne le début de la tuberculose, il faut
mettre l'enfant dans les meilleures conditions hygiéniques possibles :
vie à la campagne, absence de fatigue, alimentation forte, bonne
hygiène ; c'est dans ces cas que les écoles de plein air trouvent leur
principale indication, que des séjours plus ou moins longs à la cam-

(1) VINIT, Contribution à l'étude de la marétine dans le traitement des pyrexies tuberculeuses. Thèse de Paris, 1909.

(2) BABONNEIX, Un cas de typho-bacillose (Soc. de péd. de Paris, 18 janv. 1910, p. 60

pagne, à la mer ou à la montagne ont de bons effets. Si les signes sont plus nets, s'il y a de la fièvre, il faut instituer la cure d'air, de repos et d'alimentation, à la campagne, à la mer ou à la montagne, suivant les cas, soit dans la famille, soit dans des sanatoriums ou dans des hôpitaux marins. Chez ces enfants, s'il n'y a pas de contre-indications, on donne tour à tour, et suivant les circonstances spéciales à chacun, de l'huile de foie de morue, des préparations iodées, arsenicales, phosphorées et calciques.

2º **Formes aiguës**. — Les formes aiguës sont fréquentes chez l'enfant. Le symptôme dominant est la fièvre, qui tantôt ne s'accompagne pas de localisations appréciables et relève d'un processus toxique, d'une bacillémie tuberculeuse simple ou d'une granulie, tantôt est subordonnée à des tuberculoses de certains organes, des ganglions trachéobronchiques et des poumons notamment, qui se manifestent tôt ou tard.

Quelle que soit la forme clinique, le traitement est symptomatique et curatif. L'enfant est laissé au lit, soumis au traitement hydrothérapique ou aux médicaments antithermiques. Comme un diagnostic exact de la nature des lésions et, par suite, un pronostic sont difficiles à établir, il faut toujours penser à la possibilité d'une rémission ou d'un arrêt : on conseille donc la cure d'air et la cure d'alimentation, dans la mesure du possible (1).

Quand il existe des *localisations*, sous forme de pneumonie ou de bronchopneumonie caséeuse, de tuberculose pleurale ou péritonéale, de méningite, etc., le traitement comporte, en plus des indications générales, des indications spéciales plus ou moins importantes.

Quand la poussée aiguë guérit, il faut considérer l'enfant comme un tuberculeux et le traiter par l'aération, le repos et l'alimentation abondante. On peut ainsi arrêter l'évolution ultérieure d'une tuberculose ganglionnaire, pulmonaire ou péritonéale.

3º **Formes chroniques**. — *Chez le nourrisson et le jeune enfant* atteints en général de tuberculose diffuse apyrétique, l'évolution de la maladie est presque fatale ; le traitement n'a guère d'action : c'est le traitement général qu'il convient d'instituer.

Chez les enfants plus grands, suivant les cas, il s'agit de tuberculose ganglio-pulmonaire ou pulmonaire, de tuberculose péritonéale, de tuberculoses ganglionnaires, osseuses, articulaires, etc. Le traitement général hygiénique et médicamenteux doit toujours être prescrit. Parfois on peut avoir recours à la tuberculinthérapie. Quant au traitement local, il varie naturellement avec le siège de l'affection et sa nature.

(1) C'est dans ces formes aiguës que l'on peut essayer la *sérothérapie*, qui, d'après les faits observés surtout chez l'adulte, paraît avoir de bons effets.

Tel est l'exposé des principales questions que soulève le traitement de la tuberculose infantile. Pour être efficace et suivi de succès, il doit être commencé aussi près que possible du début de l'affection et poursuivi avec patience pendant longtemps. Les conditions essentielles sont, d'une part, un diagnostic précoce et, d'autre part, la triple cure de repos, d'aération et d'alimentation. Cette cure est nécessairement coûteuse ; aussi le traitement de la tuberculose, dans le plus grand nombre des cas, ne peut être mené à bien qu'avec l'appui de la collectivité.

CHAPITRE XV

TRAITEMENT DE LA SYPHILIS INFANTILE

Alimentation et hygiène des enfants syphilitiques.
Médications antisyphilitiques. — Traitement mercuriel (applications externes, voie gastrique, injections sous-cutanées et intramusculaires). — Traitement arsenical. — Traitement ioduré.
Traitement des formes cliniques et des principales manifestations. — Traitement de fond. — Traitement intensif (accidents secondaires, accidents tertiaires précoces).

Il n'est pas de médecin qui n'ait l'occasion de soigner des enfants atteints de syphilis héréditaire ou acquise. Il doit les traiter activement, car la gravité de cette affection est souvent considérable. Pour le faire, il emploie les mêmes médications que chez l'adulte ; mais leur mode d'utilisation comporte, à cause du jeune âge des malades, des particularités importantes. D'autre part, quand il s'agit de nourrissons, toute une série de problèmes se posent pour assurer leur alimentation et éviter la contamination des femmes qui les allaitent et des personnes qui les soignent ou vivent à leur contact.

J'étudierai successivement :

I. L'*alimentation* et l'*hygiène des enfants syphilitiques;*

II. Les *médications antisyphilitiques* ;

III. Le *traitement des formes cliniques et des principales manifestations* de la syphilis infantile.

I. — Alimentation et hygiène des enfants syphilitiques.

La question de l'alimentation des enfants syphilitiques est surtout importante pour les nourrissons. A cet âge, la syphilis peut être *héréditaire* ou *acquise.*

La SYPHILIS HÉRÉDITAIRE DU NOURRISSON OU SYPHILIS HÉRÉDITAIRE PRÉCOCE, peut présenter des symptômes dès la naissance. D'autres fois, au contraire, le nouveau-né paraît en bonne santé, et c'est seulement dans la première ou la deuxième semaine, parfois dans les trois premiers mois, exceptionnellement du quatrième au sixième mois, que les symptômes apparaissent. Ce sont principalement un pemphigus à caractères spéciaux, des syphilides cutanées de types divers, des lésions des lèvres, du coryza, etc. Chez certains sujets, on ne constate qu'une cachexie assez particulière.

Dans la pratique, plusieurs éventualités peuvent se présenter, quand il s'agit de décider le mode d'alimentation du nouveau-né.

1° *La syphilis des ascendants est connue*; l'enfant ou bien présente des symptômes de syphilis ou bien paraît sain.

Dans les deux cas, on insiste sur la nécessité de *l'allaitement maternel*, et on interdit formellement, sauf les exceptions relatées plus loin, *l'allaitement par une nourrice mercenaire*, qui risquerait d'être contaminée.

a. Il n'y a pas de contre-indications à l'allaitement maternel dues à l'existence de la syphilis.

Si l'enfant paraît sain, il ne faut en général pas craindre de le voir contaminé par sa mère syphilitique, au cas où il serait indemne. C'est, en effet, une loi formulée par Profeta qu'une mère syphilitique n'infecte jamais son nourrisson sain en apparence ni par l'allaitement, ni par les baisers. Cette immunité apparente tient à ce que l'enfant est atteint d'une syphilis latente, comme le montre l'existence d'une réaction de Wassermann positive (Knœpfelmacher et Lehndorf, Thomsen et Boas, Bauer, etc.). La loi de Profeta comporte toutefois d'assez nombreuses exceptions; elle n'est vraie que si la syphilis maternelle a été contractée avant la grossesse ou pendant les cinq premiers mois de la gestation; il est alors presque certain que le fœtus est contaminé. Si, au contraire, la mère a contracté la syphilis après le cinquième mois de la gestation, le fœtus est beaucoup plus rarement infecté; si c'est après le septième mois, il ne l'est presque jamais. Dans la pratique, il est sage, comme le conseille Gaucher (1), d'interdire l'allaitement à une mère ayant contracté la syphilis pendant la grossesse, à quelque période que ce soit. Du reste les femmes atteintes d'une syphilis en évolution ont généralement des formes graves et sont de mauvaises nourrices [Hutinel, Vitry (2)].

Si l'enfant, quoique atteint de manifestations syphilitiques, a été procréé par une mère n'ayant eu aucun symptôme spécifique, l'allaitement maternel n'est pas contre-indiqué, car, d'après la loi de Baumès-Colles, l'enfant procréé syphilitique par son père n'infecte jamais sa mère saine en apparence. Il semble que cette immunité

(1) GAUCHER, Syphilis contractée pendant la grossesse (*Journ. de méd. et de chir.*, 10 oct. 1909, art. 22610).

(2) VITRY, Étude sur la physiologie de la nourrice, en particulier au point de vue de sa résistance aux maladies. Thèse de Paris, 1905.

apparente de la mère tienne à ce qu'elle est atteinte d'une syphilis atténuée et latente, et d'ailleurs la réaction de Wassermann se montre positive dans 78 p. 100 des cas (Knœpfelmacher et Lehndorf). Mais la loi comporte des exceptions, et il existe un certain nombre de faits où les mères ont été syphilisées par leurs nourrissons (Gaucher, James, Frèche (1), etc.).

b. Il y a contre-indication à l'allaitement mercenaire. L'enfant syphilitique ou né de parents syphilitiques, même s'il parait sain, ne doit pas être allaité par une nourrice mercenaire. On peut toutefois, s'il est manifestement infecté, le donner à une nourrice syphilitique, et, comme le demande Fournier, il serait utile de rechercher les moyens pratiques de donner à un nourrisson syphilitique une nourrice syphilitique ayant perdu son enfant.

Si l'enfant de syphilitiques est né sain et n'a présenté jusqu'à six mois aucune manifestation spécifique, on peut, d'après Fournier, dans des circonstances exceptionnelles, autoriser alors une nourrice mercenaire, à la condition d'une surveillance médicale attentive. On peut encore, d'après Fournier et Marfan, autoriser la nourrice quand la mère n'a présenté aucun signe de l'affection; quand la syphilis du père remonte au moins à dix ans et est muette depuis huit ou neuf ans, le père s'étant traité méthodiquement et étant sain actuellement.

Sauf dans ces circonstances, si l'enfant atteint ou suspect de syphilis ne peut être allaité par sa mère, il est mis à l'*allaitement artificiel*. Celui-ci sera réglé avec une minutieuse rigueur, surtout si l'enfant doit être soumis au traitement mercuriel.

2° La syphilis des ascendants est ignorée et le nouveau-né parait sain. — Le cas se présente si les parents ignorent leur syphilis ou si les enfants sont abandonnés. Cette question de la syphilis ignorée et latente des nouveau-nés complique singulièrement l'allaitement des *enfants assistés*. On a proposé de garder les enfants dans les maternités ou à l'hospice dépositaire pendant quatre ou six semaines, en les mettant à l'allaitement artificiel. Mais cette mesure est pratiquement impossible à cause du défaut de place et des effets déplorables de l'allaitement artificiel. Il faut donc envoyer l'enfant en nourrice, mais ne le faire qu'après un examen attentif, qui élimine tous les suspects, et le soumettre à des inspections médicales répétées. Il y a toujours un risque à courir et, malgré toutes les précautions, il est presque impossible d'éviter quelques contaminations.

Il arrive que le médecin soit consulté pour un nourrisson qui présente des symptômes de syphilis et est allaité par une nourrice

(1) Gaucher, *Soc. de dermat.*, nov. 1907. — Frèche, *Soc. de méd. et de chir. de Bordeaux*, 28 janv. 1902.

mercenaire. La conduite à tenir diffère suivant que la nourrice est encore indemne ou déjà contaminée ; elle doit être dirigée par le souci de la santé de la femme et du maintien du secret médical : elle a été exposée par Fournier.

Si la nourrice est indemne, on suspend immédiatement l'allaitement, dans l'hypothèse que la contagion n'est pas encore réalisée. Il ne faut pas dire à la nourrice pourquoi on prend cette mesure, car ce serait trahir le secret médical. On formule le traitement et on écrit sur l'ordonnance : « Impossibilité absolue de continuer l'allaitement par la nourrice. » On prévient le père des risques auxquels il s'expose en passant outre ; on lui conseille de garder la femme pour la faire surveiller et éviter la contamination de sa famille, si elle devient malade.

Si la nourrice est contagionnée, si elle a un chancre du mamelon, on la garde et on la traite en même temps que l'enfant. C'est l'intérêt de l'enfant, à qui on continue l'allaitement naturel, et celui de la femme, qui se soigne et ne porte pas la maladie aux siens. Il convient de ne pas donner le diagnostic à la nourrice, mais de conseiller au père d'avouer et de payer une indemnité ; si le père ne consent pas, on refuse de revenir pour éviter toute compromission. Il ne faut pas se mêler du règlement de l'indemnité.

Le médecin peut être traduit en justice par une nourrice contaminée en vertu de l'article 1382 du Code civil, qui oblige chacun à la réparation des dommages causés par sa faute. Mais il ne doit pas oublier qu'il est lié vis-à-vis des parents par le secret médical.

Les parents et les administrations hospitalières sont passibles de dommages-intérêts en faveur des nourrices contaminées.

La SYPHILIS ACQUISE DU NOURRISSON entraîne les mêmes conséquences au point de vue de l'allaitement que la syphilis héréditaire. Dès qu'on la constate, il faut soit suspendre l'allaitement, soit le continuer, suivant que la femme qui allaite, mère ou nourrice, est encore indemne ou déjà contaminée.

D'une façon générale, non seulement chez les nourrissons, mais aussi chez les enfants plus âgés, il faut insister sur *l'hygiène alimentaire*. Il importe que les petits malades soient convenablement nourris, car la syphilis est souvent anémiante et cachectisante, et le traitement médicamenteux est d'autant plus actif que l'état général est meilleur.

Il faut *tenir très propres les téguments et les orifices naturels*, pour éviter les infections secondaires.

L'hygiène générale ne doit pas être négligée. Des séjours à la campagne, à la mer ou à la montagne sont souvent indiqués. Souvent on doit avoir recours aux *cures hydrominérales*, chez les enfants déjà grands présentant des manifestations de la syphilis tertiaire ou de la parasyphilis : *cures sulfureuses* (Luchon, Cauterets, Aix-les-Bains, etc.), *cures sulfureuses et chlorurées* (Uriage, Aix-la-Chapelle, etc.), *cures salines* (Salies, Kreuznach, etc.).

Il faut enfin prendre toutes les précautions d'usage pour *éviter la contagion* des personnes qui soignent l'enfant et de toutes celles qui peuvent l'approcher, en particulier des autres enfants. Le petit syphilitique atteint d'accidents spécifiques contagieux doit être isolé autant que possible; il faut lui interdire les jeux avec d'autres enfants et même ne pas l'admettre dans les écoles. Il aura ses objets de toilette, ses biberons, ses timbales, ses cuillers, etc. ; on les désinfectera avec soin.

II. - Médications antisyphilitiques.

Les médicaments de la syphilis, chez l'enfant comme chez l'adulte, sont le *mercure* et, d'après des données récentes, l'*arsenic*. Accessoirement et pour obtenir certains effets, on a recours à l'*iodure de potassium*.

A. **Traitement mercuriel** [1]. — L'enfant tolère en général très bien le mercure, et à des doses proportionnellement plus fortes que l'adulte. On l'administre en *applications externes*, par la *voie gastrique*, en *injections*. On emploie diverses préparations.

I. *Applications externes.* — Les applications externes se font sous forme de *bains*, de *frictions*, d'*emplâtres*. Les autres méthodes qui ont été proposées sont généralement abandonnées.

1° **Bains.** — Les *bains mercuriels* se préparent avec le mélange suivant :

> Bichlorure de mercure................ 1 gramme.
> Chlorhydrate d'ammoniaque.............

Suivant les cas, on met 1 gramme de sublimé dans 10, 20, 30 ou 40 litres d'eau (solution à 1 p. 10 000, 1 p. 20 000, etc.); on donne le bain dans une baignoire en bois ou émaillée.

Le bain est employé systématiquement par certains médecins, par Baginsky notamment, dans tous les cas de syphilis; d'autres l'utilisent seulement contre les lésions spécifiques de la peau. Il constitue un procédé thérapeutique, qui est peu actif quand la peau est saine

(1) E. LESNÉ. Sur le mode d'administration et la posologie du mercure chez le nouveau-né. *Soc. de péd. de Paris*, nov. 1908.

et qui peut être dangereux dans le cas contraire. Il est impossible, en effet, de mesurer la quantité de mercure absorbée.

2° **Frictions.** — Les frictions à l'*onguent mercuriel double* ou *onguent napolitain* du *Codex* sont d'un emploi plus général que les bains. Bien faites, elles ont une action certaine et sont bien tolérées. Le mauvais état de la peau en est une contre-indication.

La dose quotidienne d'onguent pour le nourrisson est de 1, 2 et même 3 grammes; en pratique, elle répond au volume d'un pois ou d'une noisette.

On fait les frictions chaque soir en un point différent du corps : parties latérales du thorax, de l'abdomen, face interne des cuisses, des bras, etc. On lave la région à l'eau tiède et au savon; on frictionne pendant un quart d'heure, et on applique sans essuyer un pansement ouaté jusqu'au lendemain matin, ou on nettoie la région à l'eau tiède.

3° **Emplâtres.** — L'*emplâtre au calomel*, préconisé par Quinquaud, est utilisé chez l'enfant par H. Gillet; après dix-huit ans de pratique (1), il s'en déclare toujours très satisfait.

Cet emplâtre se formule :

Emplâtre diachylon...................	3 000 parties.
Calomel à la vapeur..................	1 000 —
Huile de ricin.......................	300 —

Cet emplâtre contient par décimètre carré environ 1^{gr},20 de calomel.

Il est nécessaire, chez le nourrisson, d'après Gillet, d'appliquer des surfaces d'emplâtre plus étendues que chez l'adulte, soit des bandes de 10^{cm} × 15^{cm}, de 15^{cm} × 20^{cm} et même de 15^{cm} × 30^{cm}.

On place l'emplâtre alternativement sur les faces antérieure et postérieure du tronc. On le laisse en place pendant huit jours. Il n'empêche pas le bain.

II. *Voie gastrique.* — L'introduction du mercure par la voie gastrique est peu employée, parce qu'elle provoque facilement des troubles digestifs. Fournier la déconseille, car, d'après lui, on ne peut pas faire prendre ainsi des doses suffisantes de mercure. Il y a cependant des distinctions à faire suivant la préparation mercurielle utilisée : *bichlorure de mercure, lactate neutre de mercure, mercurium cum creta.*

1° **Bichlorure de mercure.** — Il a été employé par J. Simon, H. Roger, Rollet, etc. On utilise la *solution au millième* ou la *liqueur de Van Swieten*, de préférence une préparation dans laquelle l'alcool est

(1) H. Gillet. *Soc. de péd. de Paris*, 15 déc. 1908.

remplacé par la quantité de chlorure de sodium nécessaire pour dissoudre le bichlorure :

> Bichlorure de mercure............. ..... 1 gramme.
> Chlorure de sodium................ Q. S. pour dissoudre.
> Eau.............................. 1 litre.

XX gouttes ou 1 centimètre cube = 1 milligramme de bichlorure.

On donne la quantité voulue dans du lait ou de l'eau sucrée, en plusieurs fois dans les vingt-quatre heures.

Les doses à prescrire ne sont pas proportionnelles à l'âge : les nouveau-nés et les nourrissons tolèrent mieux le sublimé que les enfants plus âgés et les adultes. D'ailleurs, comme les syphilitiques ont le plus souvent un poids inférieur à la normale, il est préférable d'établir les doses d'après le poids, comme l'a fait Lacapère (1908 .

Les doses moyennes sont les suivantes pour un poids donné :

Doses minima par kilogramme.

	Sublimé.	Liqueur de Van Swieten.
Au-dessous de 13 kilos........	0mg,5	X gouttes.
Au-dessus de 13 —	0mg,4	VIII —

Doses maxima par kilogramme.

	Sublimé.	Liqueur de Van Swieten.
Au-dessous de 5 kilos........	1mg,0	XX gouttes.
— de 20 —	0mg,75	XV
— de 40 —	0mg,60	XII —
Au-dessus de 40 —	0mg,50	X —

Les quantités de mercure métallique contenues dans ces doses de sublimé sont faciles à calculer, si on se rappelle que 1 milligramme de ce sel en renferme 0mg,74.

2° **Lactate neutre de mercure.** — Le bichlorure de mercure est irritant pour les voies digestives et a un goût très désagréable. Aussi Gaucher préfère-t-il le lactate neutre de mercure, qui n'a pas les mêmes inconvénients et qu'on emploie également en solution à 1 p. 1000.

Mais, comme 1 milligramme de lactate ne contient que 0mg,53 de mercure, la solution à 1 p. 1000 renferme environ un tiers en moins de mercure que la liqueur de Van Swieten. Il faut donc, pour avoir les mêmes effets, augmenter d'un tiers les doses indiquées à propos de cette dernière, donner, par exemple, XXX gouttes au lieu de XX.

3° **Mercurium cum creta, poudre grise.** — La poudre grise est un mélange de craie et de mercure, difficile à bien préparer. Elle contient 33 p. 100 de mercure. Très utilisée en Angleterre, elle a été surtout préconisée en France par Variot.

Les médecins anglais la prescrivent chez le nouveau-né et les nourrissons à la dose de un demi à un grain par jour, c'est-à-dire de 3 à 6 centigrammes, correspondant à 1 ou 2 centigrammes de mercure.

Variot conseille :

Chez le nouveau-né...........	$1^{cg},5$
Jusqu'à six mois......................	2 à 3 centigr.
Jusqu'à un an.......................	5 à 6 —

Ces doses sont très bien tolérées.

On mélange la poudre grise avec de la lactose et on fait prendre la dose en plusieurs fois.

4° **Autres préparations mercurielles**. — On peut encore avoir recours au *calomel* (Concetti), au *protoiodure de mercure* (Heubner), au *biiodure de mercure* sous forme de sirop de Gibert (p. 207).

III. *Injections sous-cutanées et intramusculaires*. — Les injections mercurielles ont été préconisées pour le traitement de la syphilis infantile par Monti (1869), Lorey (1882), Smirnoff, Moncorvo et Ferreira (1891), Heubner (1896), Jacobi (1898), qui utilisaient le sublimé, le calomel ou l'huile grise. Schwab et Lévy-Bing (1) ont précisé leur technique chez le nourrisson.

On emploie soit des préparations *solubles* (biiodure, benzoate), soit des préparations *insolubles* (huile grise). D'une façon générale, de même que par la voie gastrique, les doses doivent être proportionnellement plus fortes chez le nouveau-né et le nourrisson que chez le grand enfant et l'adulte.

1° **Biiodure de mercure**. — D'abord employé en solution huileuse contenant 4 milligrammes par centimètre cube, le biiodure est actuellement utilisé surtout en solution aqueuse :

Biiodure de mercure.....................	$0^{gr},05$
Iodure de sodium.............	$0^{gr},05$
Eau distillée...........................	10 cent. cubes.

Un centimètre cube = 5 milligrammes de biiodure; 1/20° (1 division de la seringue de Pravaz) = $0^{mg},25$.

L'injection, qui n'est pas douloureuse, se fait dans les régions fessières supérieures et latéro-vertébrales, dans le tissu cellulaire sous-cutané ou dans les muscles.

Chez le nourrisson, on prescrit deux tiers de milligramme ($0^{mg},66$)

(1) Schwab et Lévy-Bing, Traitement de la syphilis chez les nouveau-nés par les injections mercurielles solubles (*Presse méd.*, 31 oct. 1903, p. 757).

de biiodure (un peu plus de 2 divisions et demie de la seringue de Pravaz) par kilogramme et par jour, et au besoin, dans les cas graves, 1 milligramme (4 divisions de la seringue) (Émery et Chatin) (1).

Ces doses correspondent, le biiodure contenant 44 p. 100 de mercure, à $0^{mg},29$ de mercure pour la dose faible, $0^{mg},44$ de mercure pour la dose forte.

A partir de trois ans, on peut donner 1 ou 2 centigrammes de biiodure.

2° **Benzoate de mercure.** — Préconisé par Gaucher, il s'emploie en solution au même titre que le biiodure :

```
Benzoate de mercure....................    0gr,05
Sérum isotonique........................   10 cent. cubes.
```

Les doses sont les mêmes que pour le biiodure, car la teneur en mercure du benzoate (43 p. 100) est sensiblement la même que celle de ce dernier. *Chez les nourrissons*, Émery et Chatin conseillent $0^{mg},5$ par kilogramme et 1 milligramme dans les cas graves.

3° **Huile grise.** — Préconisée en 1891 par Moncorvo et Ferreira, elle a été de nouveau étudiée par Lévy-Bing et Schwab.

On emploie l'huile grise à 40 p. 100 (la formule du *Codex* représente $0^{gr},40$ de mercure métallique par centimètre cube).

Les injections doivent être faites en plein tissu musculaire, dans la région fessière supérieure, avec une fine aiguille longue de 2 ou 3 centimètres.

On injecte par dose :

```
Premier mois.........................   1 centigramme.
Un mois à deux ans...................   2 ou 3 centigrammes.
Deux à cinq ans......................   2 à 5    —
```

On renouvelle les injections toutes les semaines; leur éloignement est un des avantages de l'huile grise.

Mais les injections demandent à être très bien faites: sinon apparaissent souvent des indurations ou des abcès aux points d'injections. Aussi vaut-il mieux en général avoir recours aux injections de sels solubles, beaucoup plus faciles à manier.

B. **Traitement arsenical.** — Le traitement de la syphilis infantile par les préparations arsenicales est encore à l'étude. On peut cependant commencer à se faire une opinion à son sujet.

L'hectine ou benzo-sulfone paraaminophénylarsinate de soude, découvert par Mouneyrat, ne paraît avoir été que peu utilisé.

____

(1) Émery et Chatin. Thérapeutique clinique de la syphilis, 1909. p. 619.

On emploie, soit en ingestion, soit de préférence en injection sous-cutanée, une solution contenant 0^{gr},05 ou 0^{gr},10 d'hectine par centimètre cube.

D'après Balzer (1), on peut prescrire la dose de 0^{gr},02 chez le nourrisson, la dose de 0^{gr},05 à 0^{gr},10 chez les enfants plus âgés. On fait des séries de 10 ou 15 injections.

Il faut avoir soin de pratiquer l'examen du fond de l'œil avant de commencer la cure.

Le *dioxydiamido-arsénobenzol*, introduit dans la thérapeutique par Ehrlich et Hata sous le nom de *préparation 606*, est beaucoup plus utilisé que l'hectine. Cependant les premiers résultats constatés chez le nourrisson furent malheureux et, au début, amenèrent des hésitations.

Tout d'abord, en présence des accidents observés, Ehrlich conseilla d'avoir recours pour les nourrissons élevés au sein au *traitement par l'intermédiaire de la mère*.

Tæge, Duhot (2), puis Dubrovitz, Raubischek, Sequeira (3) ont rapporté en effet des cas d'amélioration rapide de la syphilis chez des nourrissons à la suite d'injections d'arsénobenzol faites à la mère qui les allaitait. Mais ce traitement comporte fréquemment des insuccès: Baisch (4), Jesionek (5), Peiser (6) en ont rapporté des cas, et j'en ai vu récemment avec Darré un fait démonstratif.

L'action favorable constatée est assez difficile à expliquer. D'après les recherches des premiers auteurs, l'arsénobenzol ne se retrouve pas dans le lait. Aussi Ehrlich avait-il émis l'hypothèse suivante : le médicament provoque chez la mère une destruction massive de spirochètes et la mise en liberté d'endotoxines ; par suite, il y a production d'antitoxines qui, passant dans le lait, influencent la syphilis infantile.

Il ne faudrait cependant pas exclure toute action directe de l'arséno-benzol, car Jesionek a pu déceler sa présence dans le lait de femme et dans le lait de chèvre, après injection de cette substance (7).

(1) Balzer, Posologie du benzosulfone paraaminophénylarsinate de soude seul ou associé au mercure (Hectine et Hectargyre) dans le traitement de la syphilis (*Presse médicale,* 16 avril 1910, n° 31, p. 274).

(2) Tæge, Duhot, *Münch. med. Wochenschr.*, 16 et 30 août 1910.

(3) Sequeira, Notes on four cases of hereditary syphilis treated by Ehrlich-Hata « 606 » (*Brit. Journ of Childr. Diseases*, février 1911, n° 86, p. 49).

(4) Baisch, *Münch. med. Woch.*, 31 janv. 1911.

(5) Jesionek, *Münch. med. Woch.*, 30 mai 1911, n° 22.

(6) Peiser, Zur Kenntnis der Behandlung kongenitaler Syphilis beim Säugling durch Injektion von Ehrlich-Hata « 606 » bei der stillenden Mutter (*Berl. klin. Woch.*, 1911).

(7) Les phénomènes sont certainement très complexes. En effet, le lait de chèvre ayant reçu de l'arsénobenzol peut avoir une action manifeste chez l'enfant syphilitique qui le boit, même dans les cas où on ne peut retrouver ce médicament (Jesionek).

Quoi qu'il en soit, cette thérapeutique indirecte est trop incertaine pour être utilisée dans les cas où un traitement sérieux s'impose. Il faut *injecter l'arsénobenzol directement au nourrisson.* On a recours à l'injection intramusculaire d'une émulsion rigoureusement neutre. La dose d'arsénobenzol doit être faible : suivant les auteurs, elle varie de 0^{gr},005 à 0^{gr},015 par kilogramme du poids du corps ; il est prudent, chez les jeunes nourrissons qui souvent sont très débilités et amaigris, de ne pas dépasser la dose totale de 0^{gr},02. On renouvelle les injections tous les huit ou quinze jours, suivant les indications, et, au besoin, on augmente les doses.

Avec ces précautions, l'arsénobenzol donne, en général, d'excellents résultats. On voit rapidement disparaître les lésions cutanées et le coryza, l'état général s'améliorer et le poids augmenter. Des enfants, chez qui le traitement, par l'intermédiaire de la mère nourrice, avait été sans effet, réagissent favorablement.

Les autres manifestations syphilitiques sont également accessibles au traitement. Hochsinger (1) a vu en quelques jours disparaître une pseudo-paralysie de Parrot chez un enfant de sept semaines, pesant 4 100 grammes, après injection de 0^{gr},07 d'arsénobenzol.

Après l'injection d'arsénobenzol, on note assez souvent dans les heures qui suivent une poussée fébrile et une exagération des lésions cutanées. Puis celles-ci s'éteignent.

En regard des cas favorables, il convient de mentionner les résultats nuls ou mauvais, qui ont été relatés par divers auteurs. Ils tiennent, en général, à l'état de cachexie de l'enfant et à l'emploi de doses trop fortes.

C'est ainsi que, sur 6 nourrissons traités par Döblin (2), 4 sont morts après avoir reçu 0^{gr},03 ou 0^{gr},05 d'arsénobenzol. Sans doute, des doses fortes peuvent être tolérées (3), mais avec elles on s'expose à des accidents.

C'est chez les nourrissons que l'emploi de l'arsénobenzol présente les particularités les plus intéressantes. *Dans la moyenne et dans la grande enfance*, on a recours, toutes les fois qu'on le peut, à l'*injection intraveineuse* d'une solution *alcaline*. La dose moyenne est de 0^{gr},01 par kilogramme. Les injections sont répétées tous les huit ou dix jours, suivant les indications. Les résultats obtenus dans

---

(1) Hochsinger, Demonstration von zwei luetischen mit Salvarsan in Paraffinöls suspension behandelten Säuglingen (*Gesellsch. f. inn. Med. und Kinderheilk. in Wien*, 26 janvier 1911).

(2) Döblin, *Berlin. klin. Woch.*, 20 mars 1911.

(3) Le nourrisson, soigné par Baisch pour pemphigus et rhinite grave, guérit après une injection intramusculaire de 0^{gr},15 de Salvarsan, répétée à dix-huit jours d'intervalle ; il pesait moins de 2^{kg},500.

l'hérédo-syphilis tardive sont trop peu nombreux pour qu'il soit possible de porter un jugement définitif sur la valeur du traitement.

De même, l'emploi de l'arsénobenzol dans l'hérédo-syphilis précoce est de date trop récente pour qu'on puisse se rendre compte de l'évolution ultérieure chez les sujets ainsi traités.

En tout cas, l'arsénobenzol mérite d'être utilisé dans le traitement de la syphilis infantile.

C. Traitement ioduré. — Il est souvent indiqué d'associer l'iodure de potassium au mercure, quand les accidents cutanés sont prolifératifs ou ulcéreux, surtout dans les manifestations tertiaires, telles que gommes, syphilides tuberculeuses, syphilis osseuse, syphilis viscérale, ou encore dans les accidents parasyphilitiques.

L'iodure est en général bien toléré par l'enfant, sauf par le nouveau-né, et ne détermine pas, à doses convenables, d'accidents d'iodisme.

La dose minima d'iodure est, chez le nourrisson, de $0^{gr},02$ par kilogramme et par jour (elle peut être doublée et même triplée); — ou encore $0^{gr},05$ à $0^{gr},10$ chez le nouveau-né, $0^{gr},20$ par année d'âge ensuite.

On emploie une solution à 5 p. 100, dont une cuillerée à café (4 grammes) contient $0^{gr},20$ d'iodure.

On prescrit souvent le *sirop de Gibert*, dont 20 grammes contiennent $0^{gr},01$ de biiodure de mercure et $0^{gr},50$ d'iodure de potassium. Il est bien supporté à partir de trois ou quatre mois, à la dose minima de 1 gramme par kilogramme chez le nourrisson.

III. — Traitement des formes cliniques et des principales manifestations.

On distingue habituellement, dans le traitement de l'hérédo-syphilis (et la même ligne de conduite peut être adoptée pour la syphilis acquise), le *traitement de fond*, qui doit être poursuivi systématiquement en dehors de tout symptôme clinique, et le *traitement intensif*, auquel on a recours en période d'accidents spécifiques.

Je ne m'occupe ici que de l'emploi du mercure et de l'iodure de potassium. Pour le traitement arsenical, qui a surtout été institué en période d'accidents spécifiques, il convient de se reporter aux pages précédentes.

A. Traitement de fond. — Quand un enfant est né d'un père et d'une mère syphilitiques, il faut le *traiter dès la naissance par le mercure*. Le traitement mercuriel doit être poursuivi *pendant quatre ans, et même au delà*.

On peut conduire ce traitement de différentes façons.

Thérap. des mal. infect. 14

Gaucher conseille :

1re année, 7 cures mercurielles de 20 à 30 jours.
2e   —   5   —   —   —
3e   —   4   —   —   —
4e   —   2   —   —   —

On peut encore faire :

Première année, premier semestre : une cure de 20 jours chaque mois.
Première année, deuxième semestre : une cure de 15 jours chaque mois.
Deuxième année : une cure de 10 jours chaque mois.
Troisième année : des cures de 2 semaines séparées par des repos de 6 semaines.
Quatrième année : des cures de 2 semaines séparées par des intervalles de 3 mois.

Pour ce traitement, on emploie les frictions, la voie gastrique, les injections de sels solubles ou les injections d'huile grise (une par semaine), aux doses minima indiquées plus haut. Pendant la troisième et la quatrième année, beaucoup de médecins donnent le sirop de Gibert ; d'autres font suivre chaque cure mercurielle d'une cure iodurée de quinze à vingt jours.

Après quatre ans, il est prudent de faire, pendant cinq ou six ans, chaque année, deux cures mercurielles de quinze jours.

Contre les *malformations osseuses* et la *parasyphilis*, on donne le traitement mixte à petites doses : dix jours de mercure, dix jours d'iodure, dix jours de repos, et ainsi de suite. On cesse au bout de deux ou trois ans, et on fait alors seulement pendant quelques années deux cures annuelles de mercure, comme il a été dit plus haut.

On s'est souvent demandé *si le traitement de la mère qui allaite n'est pas suffisant pour agir sur la syphilis de l'enfant.* Les anciens médecins, Swediaur, Bertin (1810), admettaient le passage du mercure dans le lait et préconisaient ce traitement indirect de la syphilis héréditaire.

Mais on ne trouve le mercure que d'une façon inconstante dans le lait d'une femme soumise au traitement. D'après Ségalas et Dupouy (1900), il n'apparaît dans le lait qu'au bout de dix ou quinze jours de traitement.

On a observé toutefois des cas d'hydrargyrisme chez le nourrisson ainsi allaité (Martinez Vargas), se traduisant par de l'amaigrissement, de l'anémie, du ténesme, une diarrhée sanglante.

Somme toute, il est possible d'agir sur le nourrisson par ce procédé, si on ne veut pas aller vite ; mais l'action est toujours douteuse et ne doit pas être considérée comme suffisante en cas d'accidents spécifiques.

B. Traitement intensif. — Quand il existe des accidents spécifiques, il faut faire un traitement intensif, de préférence par des injections de sels solubles.

a. ***Accidents secondaires.*** — Quand le nouveau-né et le nourrisson sont atteints d'accidents secondaires, on institue de suite un traitement intensif de préférence avec les injections de sels solubles à fortes doses, et, s'il y a des difficultés, avec le mercure introduit par la bouche, ou avec les frictions. On fait, par exemple, deux séries de vingt ou vingt-cinq piqûres séparées par un repos de dix jours. En général, les accidents disparaissent en cinq ou huit semaines; plus rarement, ils persistent.

S'ils disparaissent, on institue le traitement de fond. S'ils persistent, on continue le traitement intensif.

Si des accidents spécifiques reparaissent, on reprend le traitement intensif.

Dans ce cas, le traitement de fond, institué dans leur intervalle, doit être un peu plus prolongé; on donne le mercure vingt jours par mois au lieu de quinze pendant la première année, quinze jours par mois au lieu de dix pendant la deuxième, un mois sur deux pendant la troisième.

S'il existe des accidents secondaires ulcéreux ou infiltrés, on institue le traitement mixte.

b. ***Accidents tertiaires précoces.*** — On prescrit le traitement mixte (mercure et iodure) intensif au moment des accidents jusqu'à leur disparition. Puis on donne le traitement mercuriel de fond comme précédemment, et, dès la première année, on fait trois ou quatre cures d'iodure à petites doses.

c. ***Syphilis héréditaire tardive.*** — Elle nécessite le traitement mixte mercuriel et ioduré.

C. Traitement local de certaines manifestations syphilitiques. — Au traitement général il faut associer souvent un traite-ment local.

a. **Syphilides cutanées.** — Il faut tenir la peau très propre pour éviter les infections secondaires. On donne des bains de sublimé (1 gramme pour 10 ou 15 litres d'eau). On poudre avec un mélange de poudre de talc, de bismuth et d'oxyde de zinc ou avec le mélange suivant :

> Poudre de talc............................... 4 parties.
> Calomel..... .... 1 partie.

On applique une pommade au calomel à 1 p. 20, ou l'emplâtre de Vigo, ou l'emplâtre rouge de Vidal.

b. **Plaques muqueuses**. — On les cautérise avec le crayon de nitrate d'argent, ou avec une solution de nitrate d'argent à 1 p. 100, ou avec de l'eau oxygénée.

c. **Coryza**. — On introduit dans les narines de l'huile boriquée à 1 p. 20 ou de l'huile camphrée à 1 p. 10, ou encore, matin et soir, un peu de pommade au calomel à 1 p. 10 (Comby).

d. **Gommes. Périostites**. — On les panse avec l'onguent mercuriel.

TRAITEMENT DES MALADIES INFECTIEUSES EXOTIQUES

PAR

le D. F. NOC

Médecin-major de 2e classe des Troupes coloniales,
Directeur de l'Institut d'hygiène et de microbiologie à la Martinique.

PREMIÈRE SECTION

MALADIES EXOTIQUES DUES A DES BACTÉRIES

CHAPITRE PREMIER

TRAITEMENT DE LA PESTE

Historique.
Traitement préventif. — Traitement par les cultures. — Traitement par le sérum.
Traitement curatif. — Diagnostic clinique et bactériologique. — Règles du traitement par le sérum. — Technique de l'injection. — Symptômes consécutifs aux injections. — Thérapeutique adjuvante de la peste.

Historique. — Le traitement scientifique de la peste date de la découverte du bacille pesteux par Yersin, en 1894. Peu de temps après, Roux, Calmette et Borrel établirent les bases de la sérothérapie antitoxique de la peste. Étudiée par Simond dans l'Inde en 1898, la médication nouvelle donna d'abord des résultats peu encourageants; mais, en 1900, Calmette et Salimbeni, à Oporto, prirent l'heureuse initiative d'administrer le sérum en injections intraveineuses, en même temps que par la voie sous-cutanée : le traitement spécifique de la peste était trouvé. Il n'a cessé de se perfectionner depuis cette époque, et la thérapeutique antimicrobienne est, à l'heure actuelle, en possession d'un agent curatif réellement efficace vis-à-vis des formes les plus graves de cette maladie.

La préparation d'un sérum antipesteux permit d'ailleurs d'essayer un traitement préventif de la peste qui fût sans danger pour l'homme sain. Le sérum crée en effet une immunité rapide, et son action préventive est immédiate ; mais elle n'est que passagère, et, au bout d'une dizaine de jours après l'inoculation, il est nécessaire de recourir à une nouvelle injection de sérum, ce qui n'est pas sans inconvénients. Aussi a-t-on cherché de bonne heure à donner à l'homme une immunité de longue durée.

Roux, Calmette et Borrel avaient constaté les premiers que les petits animaux de laboratoire tels que le cobaye, le rat, le lapin, étaient vaccinés contre une infection pesteuse mortelle par de faibles doses de cultures du microbe tuées par le chauffage à 60°. Ce fut Haffkine, qui, en 1897, inaugura l'application à l'homme de cette méthode préventive ; après avoir constaté sa parfaite innocuité vis-à-vis de l'individu sain, Haffkine observa également que l'inoculation de cultures chauffées à des individus en incubation de peste n'avait aucune influence aggravante sur la marche de la maladie. Depuis lors, le traitement préventif de la peste par les cultures chauffées a été employé sur une large échelle dans le monde entier, et les statistiques, aujourd'hui nombreuses, se montrent assez favorables à la méthode haffkinienne.

I. — Traitement préventif.

Traitement préventif par les cultures. — La méthode inaugurée en 1897 a d'ailleurs subi bien des modifications depuis les premiers essais de Haffkine. Aux cultures en bouillon chauffé et additionné d'acide phénique du début, on a substitué tour à tour les émulsions dans l'eau physiologique de cultures sur milieu solide (Institut Pasteur de Paris), les extraits de cultures traitées par une solution de potasse caustique (Lustig et Galeotti), les cultures précipitées par le sulfate d'ammoniaque (Institut de Berne), les corps microbiens privés de leur endotoxine après macération (Besredka), les exsudats obtenus dans le péritoine de cobayes et de lapins, puis chauffés (Terni et Bandi), les cultures vivantes atténuées (Yersin, Kolle et Otto, Strong), les corps microbiens tués et additionnés de sérum antipesteux (Calmette et Salimbeni, Besredka).

Ces divers procédés, essayés en maintes contrées, ne sont pas tous passés dans la pratique. A l'heure actuelle, le traitement préventif de la peste ne comporte qu'un petit nombre de produits que le praticien peut employer avec plus ou moins de facilité suivant les pays où sévit la peste et où se préparent ces médicaments. Ce sont : la lymphe de Haffkine, dans l'Inde, le vaccin Terni-Bandi, au Brésil, les cultures sur gélose émulsionnées et chauffées (Indes, Japon, Brésil, etc.), les cultures vivantes et atténuées (Philippines), le séro-vaccin (Japon), les microbes pesteux sensibilisés (Mexique, Pérou).

La méthode dont l'application est le plus facile et qui donne néanmoins toute sécurité est basée sur l'emploi des cultures émulsionnées et chauffées (1).

Indications de la vaccination par cultures émulsionnées et chauffées. — Il sera bon de s'adresser à ce procédé, en vue d'obtenir une immunité durable, dans tous les pays d'endémie pesteuse, pour vacciner les individus particulièrement exposés (infection fréquente par les puces, — agents sanitaires, agglomérations nombreuses, etc., — ou contamination accidentelle, par exemple chez les personnes se livrant à des études sur la peste).

L'emploi de ces cultures a déjà fait ses preuves chez l'homme : dans l'Inde, au Brésil, à La Plata, aux Philippines, au Japon, etc., on n'a constaté que quelques cas de peste, qui tous ont guéri, chez les vaccinés, alors que, chez les personnes non inoculées, les cas étaient nombreux et souvent suivis de décès.

On a fait bien des fois le reproche à ce mode de vaccination de laisser le sujet sensible à la peste pendant la période qui sert à établir l'immunité : or cette période est variable. Alors qu'il faut douze jours aux animaux pour acquérir cette immunité, elle s'établirait plus tôt chez l'homme, d'après Haffkine, et même serait acquise généralement après le retour de la température à la normale, c'est-à-dire trente-six heures après l'injection. Ce n'est donc que dans ce court intervalle que la peste pourrait atteindre le sujet, s'il était en incubation au moment de l'inoculation : le cas s'est présenté, et la maladie n'a pas paru aggravée (Dujardin-Beaumetz).

Préparation des doses vaccinales. — La méthode la plus pratique est celle des cultures sur gélose raclées, telle que la conseilla la Commission allemande envoyée dans l'Inde en 1899 pour l'étude de la peste, et telle qu'on l'emploie dans les Instituts Pasteur coloniaux : tout bactériologiste, ayant déjà manipulé des cultures de peste, peut préparer, en s'entourant des précautions de rigueur, le vaccin nécessaire à une population.

Il n'aura qu'à utiliser le virus isolé sur place, car il est préférable

<hr>

(1) On pourra recourir également au vaccin sensibilisé de Besredka, qui est entré dans la dernière édition (1908) de la Pharmacopée française (*Codex medicamentarius gallicus* p. 792) et y figure sous le titre de « Vaccin Antipesteux Sensibilisé ».

de ne pas transporter à longue distance des cultures vivantes en tube de verre.

Un tube ordinaire de culture sur gélose est la dose habituellement suffisante pour vacciner un homme. Au bout de trois jours d'étuve à 35-37°, ou même à la température de 28-29°, si fréquente aux pays chauds, on peut avoir des cultures abondantes et une grande quantité de vaccin. On additionnechaque tube d'eau physiologique à 7 p. 1 000 (2 centimètres cubes de solution salée par tube de culture représentent la dose reconnue nécessaire . On racle légèrement la culture à l'aide d'une pipette finé ocedue à son extrémité ; on aspire l'émulsion dans la pipette, qui porte un étranglement au voisinage du tampon d'ouate ; on scelle le tube de verre effilé, et les ampoules ainsi obtenues sont chauffées au bain-marie trois quarts d'heure à 65°.

Au Brésil, on ajoute 0,5 p. 100 d'acide phénique au vaccin antipesteux. Cet acide phénique doit toujours être incorporé après le chauffage : il détruirait la substance immunisante, s'il était mélangé aux cultures encore vivantes.

Le vaccin antipesteux de Besredka se prépare de la façon suivante : des cultures de quarante-huit heures, émulsionnées, puis tuées par la chaleur, sont additionnées de sérum antipesteux non chauffé et bien agglutinant. Après douze heures de contact et de précipitation, on décante et on lave à l'eau physiologique jusqu'à disparition des traces du sérum. La masse blanche, pâteuse, est émulsionnée : c'est le vaccin antipesteux.

Pratique de la vaccination. — L'inoculation de cultures sur gélose raclées est indolore et ne détermine presque pas de sensibilité de la région comme les cultures en bouillon primitivement employées par Haffkine. A Nouméa, j'ai pu vacciner, en 1901, environ 200 personnes avec ces cultures sur gélose préparées au laboratoire de bactériologie de l'hôpital militaire : ces inoculations ne furent suivies d'aucun accident. Il est naturellement indispensable de prendre toutes les précautions d'asepsie pendant la récolte et la mise en tubes du vaccin, d'antisepsie de la peau avant chaque injection. On a tendance, en général, à faire les injections vaccinales sous la peau du flanc : depuis quelques années, les inoculateurs du Brésil ont reconnu que la région scapulaire est plus tolérante à l'égard des injections de vaccins microbiens ou de sérum. On fera bien d'adopter cette pratique, qui permet d'ailleurs de faire accepter plus facilement la piqûre par les sujets pusillanimes ou effrayés.

Après l'injection, les inoculés seront libres de vaquer à leurs occupations habituelles. On leur recommandera très sérieusement de ne pas commettre d'excès de fatigue ou de boisson ; on les invitera aussi à ne pas ingérer des médicaments, toujours plus ou moins nocifs, pendant une semaine environ.

Traitement préventif par le sérum. — Le sérum antipesteux est du sérum de cheval obtenu à la suite de l'injection à doses croissantes dans la jugulaire de cultures de bacille pesteux âgées de trois jours sur des boîtes de gélose. Ce sérum est dosé avant d'être livré aux médecins : seize heures après l'inoculation, il est capable de guérir, à la dose de 0^{cc},1, une souris inoculée, par piqûre, d'un virus qui la tue en moins de quarante-huit heures. Le grand avantage que présente ce sérum pour le vacciné, c'est de donner une sécurité immédiate.

Indications de la vaccination par le sérum. — Le sérum est particulièrement indiqué dans les cas où l'immunité n'a pas besoin d'être de longue durée, mais nécessite l'urgence. C'est le cas d'une apparition de la peste à bord d'un bateau : l'équipage et les passagers étant vaccinés par 10 centimètres cubes de sérum, leur séjour dans un lazaret devient facultatif; on leur évite les ennuis d'une quarantaine déprimante, et surtout on donne la sécurité à ceux qui auraient pu être en incubation de peste.

L'inoculation de sérum est encore avantageuse dans les pays où la peste commence à sévir sans y être encore endémique. Lors de ses premières apparitions dans une localité, la peste procède par bonds, les rats émigrent dans les différents quartiers, et les cas de peste humaine ne se localisent pas longtemps dans les mêmes groupes de maisons. Dans ces conditions particulières, on peut utiliser le sérum antipesteux pour vacciner les habitants d'une maison, les employés d'un grand établissement, les immigrants agglomérés momentanément dans des locaux infectés. On aura la sécurité immédiate et pendant une quinzaine de jours, au bout desquels les cas de peste auront cessé dans les locaux, selon toutes prévisions.

A l'Institut Pasteur de Saïgon, en 1906-1907, plus de 500 Chinois ou Annamites provenant de maisons où avaient éclaté des cas de peste ont été vaccinés avec le sérum : la peste n'étant pas endémique dans la ville à ce moment-là, cette vaccination de courte durée, mais d'action rapide, a suffi pour empêcher l'extension de la maladie dans les quartiers indigènes.

Technique des injections. — La vaccination par le sérum antipesteux n'exige pas de technique spéciale. Il faut avoir soin seulement, lorsqu'on doit vacciner une agglomération nombreuse dans la même journée, de se munir de seringues de 10 ou 20 centimètres cubes de la meilleure qualité, à piston d'amiante, de verre ou de caoutchouc solide : il importe, en effet, d'agir rapidement lorsque les sujets sont nombreux et de n'être point arrêté par la pénurie de l'outillage. On utilisera des aiguilles en platine iridié, plutôt courtes et fortes pour les adultes, plus fines pour les femmes et les enfants. Il est commode de verser le sérum dans un verre stérilisé et recouvert de papier aseptique. Pendant qu'on y puise avec la seringue munie d'une aiguille flambée, un aide prépare une autre aiguille pour l'injection suivante. Après chaque piqûre, l'aiguille est nettoyée par une chasse d'eau bouillie, puis flambée : sans cette précaution, le sérum coagulé par la chaleur ne tarderait pas à obstruer l'aiguille. L'injection est faite sous la peau du flanc ou mieux de la région scapulaire, après lavage au sublimé ou à l'alcool ; un tampon d'ouate stérilisé à sec est appliqué sur la piqûre, où la dernière goutte de sérum le maintient adhérent.

Accidents de la vaccination. — L'injection sous-cutanée de sérum antipesteux n'est pas douloureuse, surtout si elle est faite dans la région scapulaire. Généralement, il se manifeste un peu d'endolorissement de la région où se résorbe le sérum, environ douze heures après l'injection. Chez certaines personnes très sensibles, il y a de l'œdème et une rougeur assez vive de la peau, surtout dans le cas d'injection abdominale. Le lendemain toute trace d'inflammation disparaît.

Les accidents sériques habituels aux injections de sérum de cheval se manifestent au bout de dix à douze jours environ après l'injection et se bornent souvent à une éruption de papules d'urticaire plus ou moins disséminées. Quelquefois on note des douleurs rhumatoïdes des muscles et des arthralgies passagères.

Les accidents dus à la vaccination par le sérum se produisent avec plus d'intensité après la deuxième et la troisième injection, même si celles-ci sont espacées de plusieurs mois, par suite de la production d'un certain degré « d'anaphylaxie ». C'est pourquoi la méthode d'immunisation par les corps microbiens est préférable, toutes les fois qu'une longue période d'immunisation est indispensable.

Conservation du sérum antipesteux. — Le sérum antipesteux utilisé dans les colonies françaises se présente sous l'aspect d'un liquide opalescent et sirupeux, en flacons de 20 centimètres cubes ou sous la forme pulvérulente sérum desséché en tubes de verre jaune.

Le sérum liquide garde son activité pendant plus d'un an à la température ordinaire. La présence d'un trouble dans le flacon n'indique pas une altération du sérum : tous les sérums laissent déposer des matières albuminoïdes, qui sont très abondantes dans le sérum de cheval vacciné contre la peste ; lorsque le flacon a été agité, ces précipités troublent le liquide, qui redevient limpide par le repos.

Lorsque le sérum a été souillé par une bactérie de l'air, le trouble du liquide est permanent, et le sérum dégage une odeur forte d'acide sulfhydrique : il est inutilisable. Lorsqu'on a quelque doute sur l'origine d'un trouble dans le sérum, il suffit de filtrer le liquide sur un petit flocon d'ouate aseptique ; on doit le recueillir, sous le filtre, limpide et sans odeur désagréable.

Les tubes de sérum sec sont scellés à la flamme. On les ouvre par un trait de lime ; on ajoute 10 centimètres cubes d'eau bouillie au dépôt étalé en couche mince dans le tube tenu *horizontalement*. On laisse l'eau imbiber bien lentement le sérum pulvérulent : le tube est posé sur une table en position inclinée ; on a soin de ne pas hâter la dissolution par l'introduction d'une pipette, car cette manœuvre ne ferait qu'agglutiner les particules de sérum et rendrait plus difficile la pénétration de l'eau. Le sérum desséché n'est employé que dans des cas exceptionnels.

II. — Traitement curatif.

Avant les premiers essais de sérum antipesteux que fit Yersin à Amoy en 1897, le traitement curatif de la peste n'existait pas. On avait bien proposé et expérimenté un grand nombre de médicaments, tels que l'acide phénique, le sublimé, la levure de bière, les injections arsenicales ou la sérothérapie artificielle : les résultats avaient été contestables ou insignifiants. Ces tentatives sont, à l'heure actuelle, abandonnées. Il fallait l'action plus énergique d'un médicament qui renfermât les anticorps spécifiques du bacille pesteux pour arrêter le développement du microbe et l'intoxication qu'il provoque chez l'homme ; il fallait aussi qu'on eût l'idée de donner le remède sous forme d'injections massives et dans un temps assez rapproché du début de la contamination.

Diagnostic clinique et bactériologique. — La peste déclarée se caractérise par des symptômes locaux (bubon unique ou multiple, foyers de pneumonie, parfois « charbons » pesteux sur le réseau lymphatique superficiel des membres) et par des phénomènes généraux d'intoxication (fièvre, délire, rapidité et affaiblissement des pulsations, etc.).

On distingue généralement la forme bubonique, la forme pulmonaire et la forme septicémique. Mais, outre ce fait que chacune d'elles peut s'accompagner de charbons pesteux et de la présence de bacilles dans le sang, le diagnostic clinique de ces formes n'est pas toujours aisé. Il y a des formes buboniques lentes, avec faible élévation de température qui laissent parfois le praticien très perplexe; d'autre part, le diagnostic clinique de la forme pulmonaire et de la septicémie pesteuse peut être extrêmement difficile.

Aussi est-il indispensable au médecin de faire intervenir le microscope pour contrôler la plupart des diagnostics de peste, pour permettre une décision plus rapide et, par conséquent, l'institution d'un traitement précoce de la maladie.

Le diagnostic bactériologique de la peste marche de pair avec le traitement sérothérapique. La technique en est facile. Dans la forme bubonique, on pique le sommet du bubon avec l'aiguille de la seringue de Pravaz stérilisée par l'ébullition: on aspire quelques gouttes de sérosité qui servent à faire des frottis sur lames de verre et même des ensemencements sur gélose. On colore avec de la fuchsine ou du bleu de méthylène phéniqué; par la méthode de Gram, on contrôle la spécificité du bacille pesteux, qui reste décoloré, mais qu'on trouve en grand nombre dans les frottis.

Dans le cas de peste pulmonaire, les frottis de crachats sont colorés de la même façon: l'emploi du procédé de Gram est important pour différencier les pneumocoques des coccobacilles de la peste. On peut vérifier les résultats de l'examen direct par le badigeonnage des fosses nasales d'un cobaye qui prend la pneumonie pesteuse.

Dans la peste septicémique, les cultures avec le sang prélevé dans la veine du pli du coude sont souvent nécessaires pour confirmer le diagnostic.

Règles du traitement par le sérum. — Aussitôt le diagnostic de peste établi, on commencera le traitement spécifique par les doses massives de sérum, et l'on continuera les injections sérothérapiques jusqu'à disparition de tout danger d'intoxication.

On ne saurait trop insister auprès de la population d'un pays contaminé, auprès des familles, de l'entourage des malades et des autorités pour faire comprendre la nécessité de la déclaration précoce des cas de peste, qui permet seule de commencer le traitement aussi près que possible du début de la maladie. Tout malade traité avant le troisième jour de l'invasion fébrile guérit généralement s'il reçoit les injections de sérum dans les veines en quantité suffisante. Dans la plupart des pays tropicaux, dans l'Inde et en Indo-Chine notamment, les résultats irréguliers qu'avait donnés, il y a quelques années, l'application du sérum étaient dus à ce que les malades furent traités trop tardivement. Il suffit, pour le démontrer, de rappeler les observations que fit le Dr Simond dans sa mission d'étude de la peste, en 1898, dans l'Inde anglaise : les malades traités au premier jour de la maladie accusaient 20 p. 100 de mortalité; les malades traités au troisième jour donnaient 36 p. 100, ceux du quatrième jour 66 p. 100.

Le traitement de la peste comporte l'emploi des *doses massives* de sérum en injections intraveineuses.

Par doses massives, on entend à l'heure actuelle 100 à 150 centimètres cubes de sérum dans les veines *dès le premier jour* du traitement. Il y a quelques années, Calmette et Salimbeni, au cours de la peste d'Oporto, avaient préconisé de larges doses de 40 centimètres cubes de sérum dans les veines, suivies de 60 centimètres cubes sous la peau. Les résultats de cette technique furent très encourageants, et la pratique des injections intraveineuses a été suivie avec succès dans tous les pays. Actuellement, on reconnaît, surtout depuis les communications de Penna à Buenos-Ayres, de Cruz, de Duprat au Brésil, que les deux doses proposées par Calmette et Salimbeni peuvent être réunies pour l'injection dans les veines, et l'on a pu passer même de 100 à 150 centimètres cubes injectés dans la circulation veineuse le premier jour de la maladie, sans aucun danger et pour le plus grand bénéfice des malades. On a pu traiter ainsi avec succès des cas de pneumonie pesteuse primitive par les doses de 100 à 350 centimètres cubes de sérum dans les veines durant les premières journées et réduire la mortalité à 13 p. 100 dans cette forme de peste, qui, on le sait, est extrêmement grave.

Le lendemain de cette première application de 150 centimètres cubes de sérum, on doit continuer les injections intraveineuses si la fièvre persiste et les accompagner d'injections sous-cutanées de 40, 60 centimètres cubes dans la journée. On continuera à procéder par doses massives tant que les symptômes graves ne seront pas dissipés : température élevée, pouls rapide et petit, état général grave, autant que les frottis de sang et de suc ganglionnaire renfermeront des bacilles pesteux. Si la fièvre tend à diminuer, on maintient le malade sous l'influence du sérum par l'injection sous-cutanée de larges doses; mais il ne faut pas oublier que l'injection dans les veines est de règle (et sans aucun inconvénient) pour tout malade dont la température se maintient aux environs de 39° et au-dessus. D'ailleurs, d'autres signes cliniques suffisent à indiquer la nécessité d'une action énergique : les douleurs dans la masse ganglionnaire, le délire, le facies altéré avec fuliginosités sur les lèvres sont des signes qui doivent nécessiter les hautes doses par la voie la plus rapide. La coexistence d'une température basse et d'un pouls à 120-140° est un symptôme de la plus haute gravité, contre lequel l'injection de 150 centimètres cubes de sérum dans les veines est la seule tentative à mettre en avant.

Dans certains cas, la fièvre persiste aux environs de 38° et même monte jusqu'à 39°, et cependant il n'y a plus de phénomènes généraux graves. On peut être incertain s'il y a lieu de continuer l'emploi du sérum. Le secours du microscope est ici précieux pour constater l'absence ou la présence de bacilles pesteux dans le bubon. Il s'agit souvent d'un début de suppuration du ganglion qui reste volumineux et qu'il faut inciser avec les précautions d'antisepsie habituelles. Quelques injections sous-cutanées de sérum suffisent à prévenir toute récidive, et la température ne tarde pas à redescendre à la normale.

La sérothérapie de la peste donne, à l'heure actuelle, les preuves les plus nettes de son efficacité. Les plus grands progrès ont été réalisés dans la préparation du sérum comme dans la technique opératoire, et les statistiques récentes offrent beaucoup d'intérêt : avec le sérum préparé par injections au cheval de corps microbiens chauffés et par le traitement précoce au moyen d'injections intra-veineuses, la mortalité, qui variait encore, en 1906, entre 22,9 et 14,2 p. 100, s'est abaissée en 1907 au Brésil jusqu'à 7,2 p. 100. Nous sommes déjà loin des premiers résultats obtenus avec le sérum, alors que les statistiques portaient une mortalité comprise entre 49,3 et 57 p. 100.

Les cas non traités donnant une mortalité d'environ 80 p. 100, il est extrêmement important de donner au sérum antipesteux toute sa puissance curative en tenant compte de ces trois règles pratiques :

Traitement précoce, dans les trois premiers jours de maladie; — injections intraveineuses à doses massives et répétées; — persistance dans le traitement jusqu'à retour à l'état normal.

Technique de l'injection de sérum antipesteux. — On choisit à l'avance une veine du pli du coude : ces veines sont, en général, saillantes chez l'adulte. Chez la femme, l'enfant et les personnes à tissu cellulaire très adipeux, on a quelque difficulté à les rendre apparentes. On s'adresse alors aux veines de la face dorsale de la main ou à la saphène, au-devant de la malléole interne. Le « bandage avant la saignée » permet de rendre les vaisseaux saillants et immobilise la peau.

Il est bon de faire tiédir légèrement le sérum : au moment de l'usage, on le verse dans une capsule de verre ou de porcelaine qui a passé par l'ébullition prolongée avec la seringue et les aiguilles.

L'aiguille, en platine iridié, de grosseur variable suivant les dimensions des veines, est introduite directement dans le vaisseau; une gouttelette de sang doit apparaître à l'orifice libre ; on adapte sur celui-ci la seringue pleine de sérum et bien purgée de bulles d'air ; un aide tire sur le bandage, qui se dénoue facilement, et l'injection est poussée lentement.

On a la preuve que le sérum va bien dans la veine à ce qu'il ne se forme pas de boule d'œdème autour de l'aiguille. L'injection terminée, un nuage d'ouate imbibé de collodion ferme la petite plaie.

Cette petite intervention n'a jamais de suite opératoire: si l'aiguille dévie de la bonne direction, quelques gouttes de sérum peuvent passer sous la peau : il suffit alors de tirer légèrement sur l'ajutage pour pousser ensuite dans une direction normale.

Symptômes consécutifs aux injections de sérum. — Sous l'influence de l'injection intraveineuse de sérum antipesteux, il n'est pas rare d'assister à des symptômes bruyants qui pourraient surprendre le médecin ou inquiéter l'entourage du malade : il se produit parfois une véritable résurrection du patient, qui, jusque-là plongé dans le coma, reprend connaissance et se montre vite en proie à une agitation extraordinaire. Le délire peut se manifester et persister plusieurs heures, une journée même. Ces phénomènes n'ont rien d'inquiétant : si l'on suit les mouvements du cœur et de la respiration, on constate que le pouls, qui était rapide et filant, devient plus ample et plus régulier, que la respiration devient aussi plus lente et se régularise. Peu à peu, si l'on continue les injections, le visage, cyanosé, prend une teinte plus claire; une transpiration abondante apparaît, le malade accuse bientôt une sensation de bien-être, le calme renaît et, fait remarquable, le bubon a diminué de volume et peut n'être plus douloureux.

Ce retour à la normale se fait d'ailleurs le plus souvent en plusieurs jours, et les injections intraveineuses doivent être continuées tant que la température se maintient élevée.

On peut observer également, à la suite des injections, des phlyctènes remplies de sérosité purulente, en divers points du corps: ces phlyctènes sont semblables à celles qu'on a notées chez les malades ayant guéri de la peste spontanément; elles ne renferment pas de bacilles pesteux comme les phlyctènes précoces, à sérosité roussâtre, des cas de peste grave.

Le sérum n'amène d'ailleurs aucun désordre tardif dans l'organisme injecté. Il faut noter seulement les accidents communs à l'emploi de tous les sérums et qui sont dus à la toxicité normale du sérum de cheval : œdèmes, éruptions et douleurs articulaires survenant généralement dix à douze jours après le traitement. Ces accidents doivent être considérés comme peu importants, si les malades mettent en parallèle avec eux les bénéfices d'un traitement aussi efficace dans une maladie des plus redoutables.

Thérapeutique adjuvante de la peste. — Y a-t-il lieu d'accompagner le traitement sérothérapique d'un autre traitement médical? Il semblerait inutile de poser la question si le praticien n'était exposé à recevoir la sollicitation des malades ou des familles vis-à-vis de telle ou telle médication, tonique, calmante, ou autre.

Le sérum antipesteux est tonique du cœur et du système nerveux, puisqu'il arrête l'intoxication. Aussi sera-t-il sage de ne pas abuser des injections de caféine ou de médicaments analogues, à moins qu'il ne s'agisse de malades déjà affaiblis par l'âge ou par des maladies antérieures. En fait, quelques injections de 20 centigrammes de caféine ne seront utiles que pendant la période de convalescence, après la sérothérapie, pour venir en aide au muscle cardiaque surmené ou affaibli par des antécédents ou par l'âge.

Il faut se montrer sobre de médicaments, d'une façon systématique, dans cette maladie. La morphine surtout est nuisible : une injection de morphine administrée imprudemment pour calmer les douleurs ganglionnaires peut avoir une influence néfaste sur l'intoxication.

On ne doit pas oublier que la plupart des symptômes généraux et locaux disparaissent sous l'influence du sérum antipesteux. Il faut donc savoir attendre, se servir du microscope lorsqu'on a quelque doute sur ce qui se passe dans l'organisme et respecter surtout l'intégrité des organes chargés de l'élimination des toxines (reins, glandes sudoripares, etc..

Les injections d'huile camphrée à 1 p. 100, le champagne, les vins généreux à faible dose seront appréciés des malades pendant la période de relèvement des forces, qui sont souvent abattues après une maladie fébrile aussi grave.

CHAPITRE II

TRAITEMENT DU CHOLÉRA ASIATIQUE

Historique.
Traitement préventif. — Traitement par les vaccins. — Traitement par
l'hygiène individuelle.
Taitement curatif. — Diagnostic bactériologique. — Traitement symptomatique. — Technique des injections. — Traitement des symptômes de
réaction. — Traitement par le sérum anticholérique. — Traitement du
choléra par le sérum à Saint-Pétersbourg en 1908.

Historique. — Depuis les travaux de Koch, de 1881 à 1884, qui
ont mis en évidence le rôle pathogène du vibrion du choléra, des
tentatives nombreuses ont été faites en vue du traitement préventif
ou curatif de cette maladie au moyen de cultures microbiennes ou
du sérum d'animaux vaccinés contre le bacille virgule.

Déjà, en 1885, Ferran (de Barcelone) avait essayé sur l'homme le
traitement préventif du choléra au moyen d'injections hypodermiques de cultures pures du vibrion. Mais les conclusions que l'auteur
de la méthode tirait de ses expériences, infirmées par des expériences
de contrôle, furent longtemps critiquées et rejetées. Elles conduisirent
néanmoins les savants qui s'occupaient de vaccination anticholérique
à essayer la vaccination par la voie intestinale : la question fut développée et étudiée très sérieusement grâce aux travaux de Metchnikoff,
et la conclusion nette de nombreuses expériences fut que l'ingestion
de cultures ne vaccinait pas contre le choléra intestinal.

Le problème du traitement préventif par l'inoculation sous-cutanée
fut repris par Kolle en 1896, puis par Brieger et Wassermann,
Besredka, Strong et de nombreux expérimentateurs. Mais, déjà,
en 1892, Haffkine avait commencé l'étude de la vaccination au
moyen d'un virus vivant, et ce sont, somme toute, les deux méthodes
de Ferran et de Haffkine qui, seules, ont été étendues à un grand
nombre de personnes et dont les résultats sont intéressants au point
de vue pratique : vaccination par l'injection sous-cutanée d'un vaccin
provenant de vibrions conservés à la température de 20° (Ferran)
et vaccination par injection sous-cutanée d'un virus exalté par

passages sur les animaux et rendu fixe (Haffkine). Malheureusement le traitement préventif du choléra par les injections sous-cutanées n'est pas encore répandu dans la plupart des pays d'endémicité, et l'on doit s'en tenir, d'une façon générale, à l'ensemble des mesures d'hygiène individuelle qui permettent à un petit nombre de personnes de se prémunir contre le choléra.

Un progrès plus étendu semble en voie de réalisation en ce qui concerne le traitement curatif du choléra asiatique : après les travaux de Lazarus, en 1892, de Klemperer, de Metchnikoff, de Pfeiffer et Isaeff (1893-1894), Metchnikoff, Roux et Salimbeni obtinrent un sérum nettement antitoxique contre le choléra intestinal des jeunes lapins (1896). La préparation de la toxine et, par suite, du sérum, a été perfectionnée à la suite des recherches des mêmes auteurs, de celles de Kraus, de Brau et Denier et enfin de Salimbeni lui-même, qui a pu faire, en 1908, à Saint-Pétersbourg, les premiers essais d'un sérum anticholérique préparé à l'Institut Pasteur de Paris.

De la mission de Salimbeni en Russie et des notes qu'il a publiées sur la sérothérapie anticholérique pendant l'épidémie de 1908, il résulte que cette méthode donnera prochainement des preuves de son efficacité et entrera dans la pratique.

Durant la période actuelle de transition entre la thérapeutique symptomatique du choléra et le traitement spécifique, le praticien a donc à connaître à la fois la prévention rationnelle du choléra, le traitement symptomatique et les essais de sérothérapie antitoxique.

I. — Traitement préventif.

Traitement préventif par les vaccins. — Je n'entrerai pas ici dans le détail de la préparation des vaccins de Ferran ou de Haffkine, qui nécessitent un laboratoire convenablement outillé et n'ont pas encore été mis à la portée du laboratoire d'un médecin praticien.

Le vaccin de Ferran s'inocule sous la peau du bras, à la région postérieure de l'avant-bras, avec les précautions habituelles d'asepsie : on injecte 1 centimètre cube à chaque bras, puis, cinq à six jours après, de nouveau à chaque bras, 1cc,5. Il est recommandé de faire, quand on le peut, une troisième inoculation quelques jours après. Il se produit, au point de l'injection, une douleur assez vive, puis un état de malaise et de lassitude accompagné de céphalée et d'un mouvement fébrile ; mais tout rentre dans l'ordre deux ou trois jours après l'inoculation. On peut, avec avantage, si la réaction est très forte au niveau des piqûres, protéger le point d'inoculation à l'aide d'un pansement humide à l'eau bouillie.

Haffkine pratique ses inoculations sous la peau du flanc. Il injecte 1 centimètre cube environ de bouillon portant en suspension le dixième ou le vingtième d'un tube de culture sur gélose du virus exalté, injection qu'on peut répéter également quelques jours après et qui donne lieu aux mêmes phénomènes locaux et généraux que les inoculations de Ferran.

Traitement préventif par l'hygiène individuelle. — Le traitement préventif ordinaire ne comporte habituellement que les précautions hygiéniques, qui sont si simples et permettent à toute personne, quelle que soit son instruction, d'éviter le choléra : propreté rigoureuse des mains et de tout ce qui a pu être en contact avec des objets souillés ou qui sert à recevoir des aliments suspects. Les fruits et les légumes peuvent être tolérés en temps d'épidémie, s'ils sont soigneusement lavés à l'eau bouillie à plusieurs reprises. C'est de l'eau bouillie qui seule doit accompagner le vin, le thé ou le café dans la consommation journalière, et ces mesures, faciles à conseiller, peuvent permettre à de nombreuses familles de traverser une épidémie de choléra sans danger.

Les soins minutieux des mains et de la bouche, avant et après les repas, doivent de plus en plus pénétrer dans les habitudes des populations.

Le médecin doit d'ailleurs, s'il y a déjà des malades dans une famille, une agglomération quelconque, prescrire la désinfection rigoureuse au crésyl ou au lysol à 5 p. 1000, du linge et de la literie, au chlorure de chaux des matières fécales et de l'eau des bains avant que les récipients ou les objets ne soient manipulés par l'entourage.

On pourra joindre à ces prescriptions, surtout si un sujet présente une légère diarrhée, l'usage de ferments lactiques sous forme de yoghourt (lait caillé bulgare) ou de lactobacilline et de bouillies, purées, potages de digestion facile ou de tout autre aliment léger; mais il est certain que, pour la majorité des individus, le mieux est de ne rien changer aux habitudes en s'en tenant à la propreté rigoureuse et à l'usage absolu d'eau stérilisée.

On conçoit facilement combien il serait intéressant pour la prophylaxie rationnelle et étendue du choléra que les méthodes de Ferran et de Haffkine fussent prochainement mises à la portée de tous les praticiens.

II. — Traitement curatif.

Les trois périodes que l'on distingue habituellement dans la durée de l'infection cholérique sont importantes à considérer au point de vue de l'application du traitement, qu'il s'agisse du traitement symptomatique ou du traitement spécifique. Dans l'un et l'autre cas, la tâche est plus facile si l'on traite les malades au début de l'intoxication : bien des diarrhées prémonitoires guérissent spontanément ou sous l'influence des soins assidus de l'entourage des malades ; la période algide nécessite au contraire une intervention énergique par le sérum ou une thérapeutique minutieuse et des soins dévoués ; la période de réaction peut déjouer toute tentative de traitement qui se borne à être symptomatique.

On voit par là combien il est important d'assurer le diagnostic précoce d'un cas de choléra : bien des diarrhées profuses simulent un cas de choléra au début, et, pour lever tous les doutes, le médecin doit s'entourer de tous les moyens de contrôle scientifiques. Ici, comme dans la peste, l'examen microscopique peut rendre les plus grands services et permettre d'appliquer la sérothérapie artificielle ou antitoxique dès le début à des cas qui auraient pu s'aggraver rapidement.

I. Diagnostic bactériologique du choléra. — Dans les milieux endémiques, il est vrai qu'on trouve souvent des bacilles virgules, vibrions cholériques ou non cholériques, dans les selles des malades atteints de diarrhée. Néanmoins, toutes les fois qu'un cas de diarrhée séreuse, accompagné de troubles suspects du côté de l'estomac, se présente dans les milieux endémiques, il est du devoir du médecin de recourir à l'examen bactériologique des selles.

Avec les mucosités, les grains riziformes, le liquide séreux de la surface, il est facile de faire des frottis qu'on fixe à l'alcool absolu et qu'on colore soit au violet de gentiane, soit par la méthode de Gram, suivie de la double coloration à l'éosine ou à la fuchsine diluée. Les vibrions, incurvés, sont souvent disposés dans les frottis en séries parallèles et ne prennent pas le Gram. Il faut se défier des amas de colibacilles qui peuvent être légèrement incurvés, et les essais de culture en eau peptonée sont souvent nécessaires. Du milieu de Metchnikoff :

```
Peptone.............................  1 gramme
Sel marin...........................  1    —
Gélatine............................  2 grammes
Eau.................................  100  —
```

on passe aux plaques de gélose ou de gélatine. On ne peut compter sur l'examen du sang pour faire le diagnostic ; le vibrion se montre rarement dans le sang et en très petite quantité, même si l'on ensemence un grand volume de sang pris dans la veine (Salimbeni).

Le diagnostic peut être établi rapidement, en tenant compte des signes cliniques et de l'examen simple des frottis, qui ne nécessite que quelques minutes d'attention. On établit aussitôt le traitement, purement symptomatique, si l'on ne dispose pas du sérum anticholérique.

II. Traitement symptomatique. — La formule générale du traitement symptomatique se résume, à l'heure actuelle, dans l'abstention presque complète de toute thérapeutique active. En réalité, c'est contre l'abus des médicaments chimiques que l'on cherche à réagir, car les médications récentes arrachent à la mort un grand nombre de victimes du choléra, et les soins assidus, constants et prolongés permettent de voir des cas très graves se relever rapidement. Il faut donc, très activement, traiter les cholériques, mais en s'abstenant des médicaments qui peuvent intoxiquer l'organisme, si sensible à toutes les influences toxigènes dans le choléra.

Le traitement des symptômes suit les trois phases principales de la maladie; il comprend donc :

1º Le traitement des troubles digestifs;

2º Le traitement de l'algidité;

3º Le traitement des symptômes de réaction.

1º *Traitement des troubles digestifs.* — Ce traitement comprend l'intervention médicale vis-à-vis de la diarrhée, des vomissements et quelquefois aussi des crampes qui peuvent accompagner la période des troubles digestifs.

Diarrhée. — En présence des troubles diarrhéiques qui sont constants au début d'une attaque de choléra, qu'il s'agisse d'une simple diarrhée cholérique ou d'une attaque de cholérine qui constitue un choléra bénin, trois ordres de médicaments se présentent au médecin, ce sont les médicaments qui modèrent les sécrétions intestinales (dérivés de l'opium, sels de bismuth, etc.), les médicaments purgatifs, cholagogues ou drastiques, et enfin les antiseptiques intestinaux, parmi lesquels il faut ranger le calomel et l'acide lactique. On les a préconisés, tour à tour, et ils ont donné lieu à bien des discussions, mais sans grand succès, et l'on tend à les abandonner. Les diarrhées cholériques sont souvent susceptibles de guérir spontanément, et il est quelquefois dangereux d'apporter des agents irritants au niveau de la muqueuse intestinale.

Que faut-il donc entreprendre pour soulager les malades que cette diarrhée épuise parfois rapidement? La médication suivante paraît recommandable.

Dès l'apparition de la diarrhée, faire suspendre toute alimentation et ne donner au malade que de l'eau bouillie à volonté; ordonner les ferments lactiques, aujourd'hui répandus dans la pharmacopée, tels que lactobacilline, ferment de Tissier, etc., sous la forme de poudre délayée dans un peu d'eau ou de bouillon tout préparé, à faibles doses, souvent répétées ; commencer immédiatement l'entéroclyse suivant la méthode de Cantani, sans attendre l'algidité ; enfin injecter des doses faibles de 200, 300 centimètres cubes de sérum de Hayem sous la peau, dès cette première période. Ces injections ont très souvent un heureux effet sur la diarrhée, en particulier chez les enfants et les personnes âgées.

Entéroclyse (méthode de Cantani). — Ce mode de traitement est très en faveur dans le monde médical français. Il consiste dans l'injection, au moyen d'une sonde molle à entéroclyse, de 2 à 3 litres d'eau bouillie tiède, aussi haut que possible dans l'intestin. Il est recommandé d'y ajouter 10 p. 100 de tanin. Ces lavages répétés plusieurs fois dans la journée, s'il est nécessaire, soulagent les malades.

Il est extrêmement facile, à la campagne ou dans la brousse, si l'on ne dispose pas de tanin, de remplacer l'eau par une solution de sel de cuisine à 9 grammes p. 1000, qui ajoute l'action stimulante du sel à l'action mécanique du lavage sur l'intestin.

Vomissements. — Les boissons glacées, telles que limonade gazeuse, tisane de champagne glacé, petits fragments de glace, servent à calmer ce symptôme. Comme la glace apporte souvent avec elle des germes nocifs capables d'entretenir l'infection intestinale, il est préférable de donner en petite quantité, par intervalles réguliers, des boissons frappées conservées à la glacière. Le menthol et l'eau chloroformée en quantités modérées peuvent rendre des services ; on administre une potion au menthol 10 centigrammes et à l'eau chloroformée saturée 60 grammes, dans 150 grammes d'infusion de tilleul aromatisée de 15 grammes d'alcoolat de mélisse par cuillerées à soupe toutes les heures, en espaçant les doses dès que les symptômes paraissent s'amender.

D'ailleurs les caractères des vomissements indiquent un peu les moyens à mettre en avant pour chaque cas particulier.

Les vomissements douloureux accompagnés de contractions violentes du diaphragme peuvent s'apaiser sous l'influence de la glace au creux épigastrique et à l'intérieur ; d'autres fois, les vomissements faciles, mais accompagnés d'une sensation de barre angoissante et suivis de hoquet, sont calmés par l'usage de sacs à eau chaude, en caoutchouc dur ou molletonné, qu'on applique aussi chauds que possible sur le creux épigastrique.

Le vomissement amène une soif intense ; il est nécessaire de faire boire le malade presque continuellement par cuillerées à café ou verres à liqueur : limonades glacées, potions lactosées et glacées, eau bouillie additionnée d'un peu de jus de citron, etc. Ces menus soins réussissent, dans bien des cas, à prévenir ou à retarder l'algidité et soutiennent les forces. L'alcool est peu désirable, sinon chez les alcooliques ou dans les pays où la consommation journalière d'alcool est très élevée ; il importe alors de laisser au malade cet aliment devenu indispensable et qui ne peut lui être supprimé pendant cette période critique.

Crampes. — Pendant la période des troubles digestifs, les crampes apparaissent souvent dans les muscles du mollet, des cuisses ou des extrémités ; les frictions énergiques, les boules d'eau chaude, les compresses d'eau très chaude peuvent agir sur ce symptôme. Ce sont d'ailleurs des moyens de traitement employés contre l'algidité, qui souvent existe d'emblée ou apparaît pendant la phase des troubles digestifs.

Soins d'asepsie. — On doit faire ajouter aux évacuations, selles ou vomissements des cholériques, les antiseptiques nécessaires à leur complète stérilisation aussitôt après l'émission. Le crésyl ou le lysol à 5 p. 100, le lusoforme sont très recommandables. Les personnes qui approchent le malade, revêtues d'une blouse propre, auront le soin de stériliser tout ce qui aura été souillé par les excreta à l'aide de tampons d'ouate imbibés de la solution de crésyl ou de lysol. Les mains du malade, les orifices naturels sont lavés avec de l'eau boriquée ; les tampons d'ouate servant à cette fin sont rejetés dans une solution de crésyl.

2° *Traitement de l'algidité*. — Le véritable traitement de l'algidité cholérique est l'injection intraveineuse de sérum artificiel, qui daterait de 1832 et dont on attribue l'innovation à Thomas Letta. Elle fut généralisée en France par Hayem en 1884 et constitue, en l'absence de sérothérapie spécifique, le moyen quasi héroïque de traitement du choléra.

On formule la solution de Hayem comme suit :

```
Eau distillée...............  ...  ...................   1 litre
Chlorure de sodium pur..................   5 grammes
Sulfate de soude cristallisé pur...........  10    —
```

Stériliser. — Maintenir chaud aux environs de 38° pour l'injection.

La composition de cette solution est souvent modifiée. On emploie notamment des solutions de chlorure de sodium à 9 p. 1 000 d'eau distillée. On injecte, en principe, 2 litres à 2l,5 en quinze minutes.

On connaît les effets merveilleux de l'injection intraveineuse tels que les a décrits Hayem : il s'opère en quelques instants une véritable résurrection des malades qui présentaient déjà le facies cadavérique. A l'heure actuelle, d'ailleurs, on n'attend plus que les cas soient devenus désespérés pour appliquer l'injection intraveineuse de sérum artificiel. C'est en appliquant la méthode régulièrement à tous ses malades que Lesage est arrivé en 1892 à une statistique de guérison de 30 à 40 p. 100 des cas. Il est vrai que, chez les malades épuisés et profondément intoxiqués, le sérum artificiel ne produit qu'un réveil de courte durée : ceci montre combien il est judicieux d'intervenir par l'injection dans les veines, aussitôt que possible après le début des phénomènes d'intoxication cholérique. Une fois le malade ranimé, il est facile de faire suivre les injections intraveineuses de plusieurs inoculations sous-cutanées de 400 et 500 centimètres cubes.

Pratiquement, comme il a été dit au sujet du traitement de la diarrhée, tout malade atteint de choléra doit recevoir 200, 300 et jusqu'à 1 000 centimètres cubes de sérum artificiel sous la peau (transfusion hypodermique) et, toutes les fois que l'algidité apparait, on ne doit pas hésiter à pratiquer l'injection intraveineuse de 1 à 2 litres de sérum.

Technique des injections de sérum artificiel. — Pour les injections sous-cutanées comme pour les injections intraveineuses, on emploie souvent des ampoules de 250 ou 500 centimètres cubes de sérum stérilisé, terminées par des pointes effilées. Une des pointes étant brisée, on adapte sur l'embout un tube de caoutchouc terminé par une aiguille forte de platine pour le tissu cellulaire sous-cutané, par une canule en verre ou une aiguille mousse (par exemple n° 2 de l'appareil Potain) pour les veines ; on suspend l'ampoule à environ 1ᵐ,50 au-dessus du plan du lit pour injecter sous la peau, à 80 centimètres pour injecter dans la veine ; la deuxième pointe est cassée, et le liquide s'écoule dans le tube.

a. Injection sous-cutanée. — L'antisepsie de la région (peau de la face antérieure des cuisses ou de la région abdominale) est faite à l'aide de savon, de sublimé et d'alcool. On maintient le tube de caoutchouc comprimé entre le pouce et l'index ; on laisse couler quelques gouttes de liquide pour chasser complètement l'air du tube de caoutchouc, et on enfonce l'aiguille dans le tissu cellulaire sous-cutané, en ayant soin de bien soulever la peau. L'injection est suivie du regard afin de déplacer l'aiguille, s'il y a lieu, et de répartir le sérum dans différentes directions, s'il y a trop de distension des tissus.

b. Injection intraveineuse. — On choisit de préférence une des saphènes au-dessous des malléoles, et dans le cas où celles-ci ne sont plus apparentes, une veine du pli du coude. Toutes les fois qu'on le pourra, il suffira de ponctionner la veine à travers la peau, après asepsie de la région, avec une aiguille solide en platine iridié, comme pour les injections intraveineuses de sérum antidiphtérique ou de sérum antipesteux.

Il est souvent nécessaire de dénuder la veine, chez les cholériques, par un petit trait de bistouri. On l'isole à l'aide de la sonde cannelée, qui sert aussi à passer deux bouts de fils sous la veine découverte. On lie le bout inférieur, puis, avec la pointe du bistouri, on ouvre le vaisseau sur quelques millimètres, et, dans le petit orifice, on pousse la canule ou l'aiguille mousse après avoir soigneusement purgé de bulles d'air le tube de caoutchouc et la canule. Lorsqu'on a fait passer lentement 2 litres environ de liquide à 38° en quinze à vingt minutes, on lie le bout supérieur, tandis qu'un aide retire la canule, et on lave la petite plaie à l'eau bouillie : un tampon d'ouate humecté de liqueur de van Swieten suffit à panser la blessure, qui sera rouverte peu de temps après si une nouvelle injection est nécessaire.

L'asepsie *absolue* est de rigueur pendant cette opération, en raison des accidents consécutifs de gangrène, œdème, etc., qui peuvent survenir chez les cholériques.

On n'a pas toujours des ampoules de sérum à sa disposition. On peut alors faire préparer des flacons ou des ballons de 1 litre portant deux tubes, l'un pour le passage de l'air, plongeant jusqu'au fond du flacon et muni d'un tampon de coton stérilisé, l'autre plus court, servant à conduire l'eau dans le tube de caoutchouc. On se sert de préférence de flacons en verre blanc, de forme basse, qu'on accroche au-dessus du plan du lit, à un clou au-dessus d'une porte, soit au moyen d'un support métallique spécial, soit simplement à l'aide de lanières de cuir.

Dans certains cas où l'on est pris à l'improviste, on peut utiliser simplement, vu l'urgence, un entonnoir en verre au fond duquel on a placé du coton aseptique pour filtrer l'eau, surtout quand on est obligé de remplacer par du sel de cuisine qui contient quelque impuretés le chlorure de sodium, comme cela arrive en campagne, dans la brousse, et dans les localités où il faut savoir utiliser les moyens de fortune.

Balnéation chaude. — Le traitement symptomatique de l'algidité comporte encore l'usage de bains chauds, à 41° et au-dessus, que plusieurs médecins considèrent comme utilisables sans réserves. Ce moyen ne saurait remplacer l'injection de sérum artificiel; mais il peut être d'un grand secours, presque immédiat, pour sauver certains malades, et il faudra y recourir en attendant le sérum, autant de fois que les phénomènes algides réapparaîtront et que le pouls deviendra difficilement perceptible.

Hypertonisation artificielle. — Léonard Rogers a imaginé un traitement rationnel du choléra qui provoquerait un abaissement de la mortalité de 61 à 32,5 p. 100 chez les Bengalais. Il a observé que, malgré l'énorme concentration du sérum qui se fait dans le choléra, il **y** a une réduction notable des chlorures du sang, et il a été ainsi conduit à injecter dans les veines des malades des solutions hypertoniques contenant 1,85 p. 100 de chlorure de sodium et 0,6 p. 100 de chlorure de calcium. Ce traitement ne provoque pas de diarrhée, comme le ferait le sérum artificiel dans certains cas.

Rogers a substitué à l'injection dans les veines qui nécessite trop de temps, lorsque les malades sont nombreux, l'injection intra-abdominale au moyen d'un trocart spécial.

Enfin il trouve bon de renforcer la pression sanguine des malades par des injections sous-cutanées d'adrénaline ou de digitaline et par l'application de bandages élastiques après l'injection dans le péritoine. On sait qu'il faut être très réservé sur l'emploi de substances toxiques chez les cholériques, et l'adrénaline notamment devrait être employée avec beaucoup de prudence.

3° *Traitement des symptômes de réaction.* — La période de réaction relève surtout de la balnéation et nécessite le traitement symptomatique ordinaire des phénomènes plus ou moins graves qui caractérisent la réaction abortive ou la réaction typhoïde, c'est-à-dire le retour à l'algidité, ou les accidents cérébraux et gastro-intestinaux.

On veillera donc, à l'aide des moyens thérapeutiques ordinaires, à apaiser les symptômes de collapsus ou de congestion, d'anurie, de diarrhée, d'excitation cérébrale, etc. A cette période, la caféine, l'alcool, le sérum artificiel rendent encore d'appréciables services, mais le pronostic peut être très variable, et la médication ne réussit guère qu'à soulager les malades. L'alimentation avec de l'eau lactosée, additionnée de ferments lactiques, peut modérer les complications intestinales.

Les accidents localisés du côté de la peau ou des muqueuses gangrène, muguet, exanthèmes, suppurations , qu'il faut craindre et prévoir, surtout chez le vieillard, nécessitent le traitement habituel de ces lésions et ne comportent pas une thérapeutique spéciale.

On ne permettra le retour à la nourriture ordinaire qu'après un long intervalle où les bouillons végétaux, les potages et bouillies légères, le riz, le lait et les purées auront accompagné peu à peu le malade jusqu'à la validité complète.

Tout le traitement symptomatique du choléra présente d'ailleurs de nombreuses indications qui varient avec les circonstances particulières (âge, alcoolisme, misère, tares antérieures, etc.) et nécessitent de la part du médecin des soins minutieux, de la patience. de la prudence et le dévouement de tous ceux qui approchent les malades.

III. Traitement par le sérum anticholérique. — Le traitement rationnel du choléra nécessiterait la connaissance précise du mécanisme par lequel se produisent les phénomènes cholériques. On connait bien aujourd'hui une toxine cholérique avec laquelle de nombreux expérimentateurs ont varié les observations et les études sur l'animal, mais on est peu avancé sur la maladie cholérique chez l'homme. Il y a certainement autre chose dans l'intoxication cholérique que la production d'acide nitreux libre dans l'intestin suivant la théorie d'Emmerich. On a en effet obtenu chez l'animal, sous l'action des poisons provenant des cultures de vibrions, des anticorps spécifiques, des agglutinines, des sensibilisatrices et une antitoxine et, d'autre part, les études de Metchnikoff, Roux et Salimbeni ont bien démontré que les animaux immunisés sont capables de donner un sérum qui neutralise la toxine *in vitro* et dont les anticorps sont semblables à ceux qu'on trouve dans le sang des malades atteints de choléra.

La préparation du sérum a été notablement améliorée ces dernières années, de sorte qu'en 1908 on a pu traiter en Russie un certain nombre de malades, d'une façon très méthodique et très rigoureuse, à l'aide d'un sérum anticholérique parfaitement dosé. Ces essais de traitement ont été faits sous la direction de Salimbeni, dont voici les premières observations résumées.

IV. Traitement du choléra de Saint-Pétersbourg par le sérum en 1908. — Le sérum utilisé en 1908 en Russie était préventif vis-à-vis de la péritonite vibrionienne chez le cobaye à la dose de 1 millième de centimètre cube; *in vitro*, une dose de $0^{cc},025$ neutralisait en dix minutes deux doses mortelles de toxine (2 centimètres cubes environ pour le cobaye de 250 grammes). Durant ces premiers essais, les malades furent divisés suivant leur état en cas graves, moyens et légers : 42 personnes furent traitées qui se répartissent suivant la gravité de leur état dans l'ordre suivant :

Cas très graves.	19	décédés,	9	gueris,	10	mortalité,	47. 3 p. 100
Cas graves......	10	—	1	—	9	—	10	—
Cas moyens ...	7	—	0	—	7	—	0	—
Cas légers	6	—	0	—	6	—	0	—

Ces résultats sont très intéressants si on les compare à la mortalité moyenne des cas de choléra en Europe, qui est de 75 p. 100 dans les cas très graves et de 15 p. 100 pour les cas légers. Le nombre des décès étant de 10 sur 42 malades, la mortalité globale est ici de 23,80 p. 100. Il est juste d'ajouter que le sérum anticholérique était additionné de sérum artificiel, car il est de toute nécessité, dans le traitement du choléra, de réparer les pertes d'eau considérables que subit l'organisme. Néanmoins la plupart des malades traités par les moyens usuels recevaient aussi du sérum artificiel : la statistique du traitement par l'eau physiologique seule n'a pu malheureusement être établie. Voici d'ailleurs les conclusions auxquelles s'arrête le Dr Salimbeni avec une véritable réserve scientifique :

1° Le sérum paraît agir d'une façon efficace sur l'évolution de la maladie cholérique et, surtout dans les formes les plus graves, son action est d'autant plus bienfaisante que l'intervention sérothérapique est instituée le plus tôt possible après le début de la maladie;

2° Dans tous les cas, le sérum anticholérique est inoffensif et, par conséquent, chez les malades gravement atteints, les doses massives peuvent sans inconvénient être injectées sous la peau et dans les veines;

3° Chez les malades tardivement traités, l'action du sérum est nulle.

Il y a en effet dans la thérapeutique physiologique du choléra un fait capital : c'est que, dans les cas très graves ou tardivement traités, tout liquide injecté sous la peau, sérum ou eau salée, ne se résorbe que lentement ou pas du tout : le liquide reste localisé au niveau de l'injection et, dans ces cas, l'issue de la maladie peut être considérée comme fatale.

Doses thérapeutiques. — Une dose massive de 100 centimètres cubes de sérum, additionnée d'eau physiologique, et injectée sous la peau, est nécessaire dans tous les cas graves, moyens et légers.

Une nouvelle injection de 50 à 100 centimètres cubes de sérum *dans les veines* doit être pratiquée en présence d'un cas grave ou très grave.

Ce sont là les doses d'essai que l'on peut considérer comme doses usuelles et qu'il faut dépasser quelquefois. La dose maxima atteinte par Salimbeni a été de 350 centimètres cubes de sérum en vingt-six heures et a été suivie de guérison.

Le sérum anticholérique agit non seulement sur le pouls, comme le sérum artificiel, mais il semble améliorer et faire cesser les crampes, très rapidement s'il est injecté dans les veines. Les vomissements cessent également, et le malade accuse une grande sensation de bien-être.

Le fait le plus caractéristique paraît être l'évolution normale et pyrétique de la période de réaction. Aucun des malades traités au sérum n'a eu de réaction typhoïde ou urémique, ce qui semble plaider en faveur du traitement spécifique.

Il est d'ailleurs probable, comme le fait remarquer justement Salimbeni, que, si tous les malades recevaient à domicile, avant leur transport à l'hôpital et dès le début de l'attaque cholérique, une injection sous-cutanée de sérum de 50 à 100 centimètres cubes, on arriverait à des résultats très importants et que le traitement sérothérapique du choléra donnerait la véritable mesure de son efficacité.

CHAPITRE III

TRAITEMENT DES DIARRHÉES ET GASTRO-ENTÉRITES AUX PAYS CHAUDS

Aperçu général.
Traitement des diarrhées et gastro-entérites helmintho-bactériennes.
Traitement de la dyspepsie gastro-intestinale des pays chauds : Traitement des troubles de la fonction stomacale. — Traitement des fermentations alimentaires. — Lavage du côlon. — Ferments lactiques. — Traitement des accidents aigus d'intoxication.
Traitement des diarrhées d'origine indéterminée. — Diarrhée de Cochinchine. — Diarrhée des collines. — Colites des pays chauds.

Aperçu général. — Aux pays chauds, la diarrhée la plus légère doit être considérée comme suspecte et traitée dès le début par une hygiène sévère et des moyens rigoureux, en raison des affections redoutables dont elle peut être le point de départ : diarrhée chronique, entéro-colite, suppuration hépatique, artériosclérose, etc. Il n'existe pas, malheureusement, de traitement spécifique des diarrhées et des manifestations d'entérite, parce que la cause de ces diarrhées est encore obscure et leur pathogénie mal expliquée. On peut toutefois affirmer que les fermentations microbiennes jouent un très grand rôle dans leur évolution et, par suite, diriger le traitement le plus souvent dans le sens d'une lutte contre ces fermentations. Mais, à côté de cette considération qui a donné naissance à des applications plus ou moins empiriques, telles que l'usage des purgations, des vomitifs, des antiseptiques intestinaux (naphtol, benzonaphtol, etc., et qui font perdre quelquefois un temps précieux dans le traitement de ces troubles intestinaux, il y a quelques faits d'observation précise qui peuvent servir de base au traitement des diarrhées ou des manifestations gastro-intestinales diverses : ces faits sont principalement tirés de l'examen microscopique des matières fécales.

Les diarrhées et les troubles de gastro-entérites (vomissements, douleurs, troubles réflexes, éruptions cutanées, etc.) peuvent être d'origine microbienne, mais provoqués par la présence dans l'intestin de rares ou nombreux helminthes (ascarides, ankylostomes, etc.), qui irritent la muqueuse, la lèsent quelquefois mécaniquement ou par leurs sécrétions et peuvent ainsi inoculer les bactéries dans les couches superficielles (diarrhées et gastro-entérites helmintho-bactériennes).

Elles peuvent être d'origine purement microbienne et résulter à la fois d'une alimentation vicieuse (nourriture trop riche et souillée) et de l'introduction constante dans l'intestin d'une flore microbienne composée d'espèces putrides qui se multiplient à la faveur de matériaux azotés trop abondants. Parmi ces espèces putrides peuvent s'introduire des bactéries très dangereuses, telles que le bacille typhique ou le vibrion cholérique, auxquelles les ferments protéolytiques (bacille pyocyanique, etc.) préparent le terrain (dyspepsie gastro-intestinale).

Les diarrhées peuvent être provoquées ou entretenues par des protozoaires tels que *Balantidium coli*, *Lamblia* ou *Trichomonas*, qu'accompagnent une flore intestinale spéciale et une réaction spéciale du milieu (diarrhées d'origine indéterminée, diarrhée de Cochinchine, etc.).

Enfin il ne faut pas méconnaître quel rôle important joue dans la pathogénie des troubles gastro-intestinaux l'influence déprimante du climat chaud, de l'atmosphère lourde et humide, riche en vapeur d'eau et en acide carbonique, des préoccupations morales fréquentes chez les coloniaux isolés de leur milieu habituel. L'influence du système nerveux explique la fréquence particulière de l'entéro-colite muco-membraneuse aux pays chauds et de la difficulté qu'on trouve à sa cure complète (entéro-colite muco-membraneuse, colites psycho-infectieuses).

S'il n'y a pas, en somme, de cause unique et de traitement spécifique, on peut tirer de l'expérience clinique, de l'étude des antécédents, de l'examen des selles (inspection, réaction au tournesol, recherches microscopiques) une notion étiologique précise et instituer le plus souvent un traitement rationnel de ces divers troubles gastro-intestinaux.

I. — TRAITEMENT DES DIARRHÉES ET GASTRO-ENTÉRITES HELMINTHO-BACTÉRIENNES.

La première indication, devant les résultats de l'analyse microbiologique, est de chasser les parasites intestinaux. On ordonne pour les lombrics, cause fréquente de fièvre, vomissements, accidents cutanés, de 60 à 80 centigrammes de calomel chez les adultes, additionnés de 10 centigrammes de santonine. Chez l'enfant, jusqu'à l'âge de trois ans, on ne prescrit que 5 centigrammes de calomel par année ; au-dessus de trois ans, les doses de 30, 40, 50 centigrammes sont bien supportées. Chez le nourrisson, il est commode d'enrober la prise de calomel avec un peu de sucre ou de miel et de la glisser entre les lèvres, le soir, dans le demi-sommeil. La santonine se prescrit à la dose de 1 centigramme par année.

Le lait, seul ou concurremment avec du bouillon de légumes, sans sel ni beurre, doit faire partie du régime le jour et même la veille du traitement, afin de maintenir le plus possible l'intestin vide de matériaux, car, chez beaucoup de personnes, la stase des matières dans le tube digestif gêne souvent l'action des vermifuges.

Lorsqu'il s'agit d'ankylostomes ou de trichocéphales, on institue le traitement au thymol, qui, manié aux doses de 2 grammes, 3 grammes, 6 grammes, suivant l'âge et la vigueur des sujets (enfant femme, homme robuste), ne donne jamais lieu aux accidents d'intoxication redoutés par la plupart des auteurs. La seule précaution à prendre est de ne faire absorber avec le thymol ni huile, ni alcool, qui pourraient amener une résorption du médicament. Le traitement par le thymol peut être prescrit de la façon suivante :

Premier jour. — RÉGIME LACTÉ ABSOLU. — Si l'usage du lait répugne au sujet : régime absolu au bouillon de légumes sans sel, ni beurre, thé léger.

       Calomel........................... 50 centigrammes.
       Poudre de jalap.................. 50   —
Pour un cachet.

Deuxième jour. — MÊME RÉGIME ABSOLU. — Thymol, à la première heure : 3, 4 ou 6 grammes en cachets de 1 gramme. Repos au lit. Deux grands lavements tièdes dans la deuxième partie de la journée.

Le troisième jour, le malade peut se lever et se mettre à un régime léger de crèmes, de féculents, riz au lait, etc. On lui démontre *de visu* la réelle existence des ankylostomes ou des trichocéphales qu'il est facile de retrouver au fond du vase, après avoir décanté les matières fécales liquides.

Le traitement anthelminthique est suivi de l'usage de ferments lactiques, tels que lactobacilline en poudre, lactozymase, ferment Tissier, etc., pendant quelques semaines et des prescriptions d'hygiène et de propreté individuelle permettant d'éviter une nouvelle réinfection du tube digestif (abstention de légumes crus, usage d'eau bouillie, propreté minutieuse des mains, etc.).

II. — TRAITEMENT DE LA DYSPEPSIE GASTRO-INTESTINALE DES PAYS CHAUDS.

L'infection de l'intestin est généralement liée à des causes multiples, hypoacidité et hypopepsie stomacales par suite d'un long séjour aux pays chauds, quelquefois abus des médicaments chimiques, presque toujours alimentation vicieuse et flore microbienne pathologique. Chacune de ces causes, qui, souvent, coexistent chez le même malade, nécessite l'attention spéciale du médecin.

I. — Traitement des troubles de la fonction stomacale.

Ces troubles sont liés généralement à une exagération de la sécrétion sudorale et à une perte élevée en chlorures du sang. Il faut donc préconiser, toutes les fois que le déplacement est possible, un séjour dans un endroit frais, au bord de la mer ou sur les hauteurs. Ce séjour, pour être efficace, doit être prolongé d'au moins un à deux mois. Il s'accompagne d'un repos moral, de l'éloignement des causes de préoccupation qui jouent un rôle considérable dans les symptômes gastro-intestinaux. Si le déplacement est impossible et que l'affection ait résisté déjà à bien des traitements, le rapatriement, le retour aux pays tempérés sont généralement suivis d'une amélioration remarquable.

En dehors des crises aiguës, le traitement chimique de l'hypoacidité et de l'hypopepsie se borne à la prescription de l'acide chlorhydrique officinal, dont quelques gouttes dans une infusion chaude de camomille, de citronnelle, de verveine, aussitôt après le repas, constituent un excellent adjuvant de la digestion stomacale et dont l'effet ne tarde pas, après quelques semaines, à se prolonger sur les fermentations.

On ordonne encore :

Acide chlorhydrique officinal.............	3 grammes.
Sirop de limon.........................	100 —
Eau...................................	200 —

Une cuillerée à soupe dans une infusion chaude après le repas du soir.

L'usage du piment est à recommander dans bien des cas pour réveiller l'activité sécréto-motrice de l'estomac et régulariser la circulation ralentie de la muqueuse stomacale.

Il n'en est pas de même des liqueurs variées que les malades sont souvent tentés d'absorber après le repas et qui contiennent des

Thérap. des mal. infect.   16

essences aromatiques utiles, mais dont l'alcool joue un rôle nuisible dans la digestion pepsique.

Le traitement de l'hypopepsie se fait souvent merveilleusement par l'usage du kéfir. La plupart des hypopeptiques tolèrent bien ce lait fermenté; quelquefois, après plusieurs jours de pesanteur, aigreurs, lourdeur de tête, la tolérance s'établit et le médicament amène alors une reconstitution rapide des fonctions stomacales et intestinales, car il agit aussi sur la diarrhée. Le kéfir n° 1 est laxatif et doit être souvent préféré au début du traitement d'une diarrhée.

Il est probable que le kéfir agit non seulement par son acide lactique sur l'estomac, mais aussi par ses ferments et ses diastases sur les fermentations anormales du tube intestinal. Les doses de kéfir sont très variables, ainsi que les heures d'absorption; on peut commencer par trois verres par jour et aller progressivement jusqu'à 1 et 2 litres; le liquide peut être additionné de sucre en poudre et remplacer les repas solides si l'intolérance gastrique est dans une période aiguë.

L'hypopepsie et l'hypoacidité stomacales se trouvent également bien des cures de fruits qu'on peut faire dans certains pays (cures de raisins, de cerises, de nèfles, cures de mangues, etc.) et qui, par les fermentations qu'elles déterminent, permettent une sécrétion normale des sucs intestinaux en même temps qu'elles réparent l'organisme.

Le traitement chimique ou pharmaceutique doit être simple et entouré de prudence. Les purgatifs, vomitifs, anthelminthiques, dont le malade a souvent usé au début de son affection peuvent rendre des services dans les crises diarrhéiques primaires; mais il faut y renoncer si la maladie a déjà traversé plusieurs phases de rémission et d'exacerbation successives.

II. — Traitement des fermentations alimentaires.

Il nécessite une longue patience de la part du médecin et du malade, une série de petits sacrifices et des efforts de volonté de la part de ce dernier, beaucoup de force de persuasion chez le praticien.

En règle générale, si l'on se trouve en présence d'une crise aiguë (douleurs, diarrhée, etc.), c'est avec le repos à la chambre, l'alimentation simple, atoxique, par le bouillon de légumes qui est indiquée. Ce bouillon se prépare de la façon suivante, avec les variantes obligatoires venant de l'approvisionnement en légumes de la localité : un bouquet de carottes, une poignée de petits pois, une poignée de lentilles, trois ou quatre pommes de terre sont placés dans 2 litres d'eau, et le tout est soumis à l'ébullition environ deux heures. Avec une cuiller à pot, on réduit en purée tous les végétaux, et le mélange est jeté sur une serviette propre et fine. On fait ingérer au malade le bouillon ainsi tamisé, qui contient de fines particules amylacées et dont le goût n'est pas désagréable malgré l'absence de condiments et de beurre. Cette alimentation unique au bouillon de légumes est supportable plusieurs jours. Si une amélioration rapide se produit, on laisse passer à travers le linge des particules solides de plus en plus nombreuses, de façon à épaissir un peu le bouillon et à constituer une sorte de purée légère.

L'alimentation progressive qu'on tolère au malade atteint de diarrhée et provenant des pays chauds a pour base classique les *féculents*. Les aliments suivants seront donc supprimés au début et ne seront tolérés ultérieurement, dans une certaine mesure, qu'en présence d'une amélioration très nette.

A supprimer : potages gras, jus de viande, blancs d'œufs, fromages, viandes bouillies.

A défendre, afin d'obtenir une réduction effective : toute alimentation carnée, les œufs, le lait cru ou cuit (aux premiers jours de traitement), les graisses.

Au bout de quelques jours de mieux évident, constaté par l'aspect des selles et l'examen du malade, on reviendra à l'alimentation normale par le lait (souvent le lait condensé, plus sucré, est préférable au lait ordinaire, de digestion plus lente), les crèmes de fécule, telles que crèmes de riz, d'avoine, d'orge additionnées de lait ou non et rendues plus agréables par addition de *gelée* de confitures (gelées de framboises, de groseilles, de cerises, de goyaves, d'oranges, etc.). Ces gelées doivent être pur sucre et pur jus de fruits.

Si ces aliments simples (féculents et sucres très divisés, exempts de cellulose) sont bien tolérés, il s'établit déjà dans l'intestin une régularisation de la flore intestinale. On accentue et maintient cette flore en persistant dans le régime des farineux. Il y a ici une gamme de prescriptions culinaires dont le médecin doit savoir se servir pour imposer au malade par la persuasion ce régime un peu uniforme.

La gelée de fruits des pays chauds, des pays tempérés, les compotes passées au tamis, la purée de riz, le riz bouilli, bien cuit, à l'eau et additionné de gelée de confitures, les crèmes de riz et semoules, tapioca, arrow-root, la purée de lentilles, l'avoine au lait (porridge), la purée de pois au sucre ou au sel, la purée de châtaignes, de pommes de terre, les pommes de terre au sel ou écrasées dans le bouillon de légumes ou de poulet dégraissé, les épinards au sucre, au sel. ces derniers aliments additionnés de beurre frais ou non, suivant la marche de l'affection, le pain grillé, les biscuits au lait, zwiebacks, etc., tels sont, dans l'ordre de la qualité de leur fermentation, les aliments qui s'indiquent à l'exclusion des autres au traitement d'une diarrhée suspecte.

On arrive ainsi progressivement aux aliments qui contiennent des matières albuminoïdes en plus grande quantité, c'est-à-dire des éléments pour la fermentation putride, mais dont l'usage en quantité modérée peut être toléré dans les cas à allure bénigne : macaroni, nouilles, œufs à la coque, cervelle et riz de veau bouillis, poisson bouilli, viandes blanches, viandes grillées, etc. A ce moment-là, le régime n'est plus celui de la diarrhée, mais l'alimentation est devenue normale, exempte toutefois de viandes faisandées et de sauces plus ou moins complexes.

Pendant la période aiguë. aucune autre boisson que les eaux de source pure ou minérales légères ne sera préconisée: il en est de même pour le thé. le café et le cacao, qui sont susceptibles de provoquer des rechutes. Le café de malt. le thé malto-diastasé peuvent rendre des services à la période de retour à l'intégrité des voies digestives.

Lavage du côlon. — A mesure qu'on introduit dans le tube digestif des éléments de fermentation normale, il est nécessaire, sans tarder, de débarrasser le gros intestin des produits des fermentations putrides qui ont déterminé l'entérite et qui persistent dans les replis de la muqueuse intestinale. Les lavages du gros intestin sont très répandus depuis plusieurs années et méritent toute la surveillance du médecin. Ces lavages se pratiquent avec de l'eau bouillie tiède, ou mieux de l'eau salée bouillie à 9 p. 1000 de chlorure de sodium ou de sel de cuisine. On peut aussi, sans danger, conseiller l'eau boriquée, les infusions diverses émollientes ou aromatiques. Dans les diarrhées ordinaires, on s'abstient des lavages chauds : il est préférable de recourir aux lavages tièdes ou frais à la température de 28 à 30°. On injecte environ 1500 centimètres cubes par lavage chez l'adulte; la dose de 2 litres est généralement trop élevée et distend l'intestin, qui devient douloureux. Chez l'enfant, on se contente d'injecter 200 à 300 centimètres cubes au plus. On prescrit deux à trois lavages par jour.

Instrumentation. — On se sert généralement du bock à injection muni d'un caoutchouc de 1ᵐ,50 à 2 mètres. Le bock est gradué intérieurement. et mieux extérieurement, ce qui permet de suivre sur un tube de verre la rapidité de l'écoulement de l'eau. Au robinet qui termine le tube de caoutchouc est adaptée une canule rectale en caoutchouc rouge, pur, de 25 à 35 centimètres de long, assez rigide et lisse, munie à son extrémité libre de deux orifices latéraux pour le libre écoulement du liquide. Pour les enfants, les sondes urétrales en caoutchouc rouge n⁰ˢ 15 à 18 conviennent parfaitement. Le lit ou le divan sur lequel on pratique ces lavages doit être muni d'une toile cirée.

Technique. — Le malade est couché sur le côté droit, ou sur le dos, mais légèrement tourné à droite. La canule, enduite d'un corps gras, doit être purgée de bulles d'air, puis introduite dans l'anus lentement et dirigée d'abord d'arrière en avant pendant quelques centimètres, puis parallèlement à l'axe du corps en lui faisant effectuer un léger mouvement de rotation. On ouvre progressivement le robinet, et on élève progressivement le bock de la hauteur du tube, c'est-à-dire à environ 1ᵐ,50 au-dessus du plan du lit, mais très lentement et progressivement. Il est évident que le lavage ne doit pas déterminer de crises douloureuses, sinon il n'est d'aucun bénéfice pour le malade, et il vaut mieux, si l'injection est douloureuse, attendre quelques jours et se contenter de petits lavements donnés à l'aide de la canule courte ordinaire. Il est important que le liquide soit entièrement évacué après le lavage, pour éviter toute résorption des toxines diluées dans l'intestin.

Les lavages de l'intestin ne peuvent être qu'une médication de courte durée, car, prolongés, ils sont loin d'être inoffensifs, et il faut compter davantage sur l'alimentation et sur l'ingestion de ferments lactiques purs pour modifier la flore intestinale; au bout de quelques jours, il sera bon de suspendre les lavages intestinaux, si les selles présentent une tendance à l'amélioration.

Ferments lactiques. — Très en faveur à l'heure actuelle, ils ont été l'objet de quelques critiques, notamment en ce qui concerne leur influence sur le coefficient d'absorption azotée qui serait diminué dans les essais de bactériothérapie lactique. Ils seraient donc contre-indiqués dans les cas où une alimentation réellement riche en azote est préconisée, comme dans la tuberculose (H. Labbé et G. Vitry). Mais leurs effets antiputrides, démontrés à la fois par l'expérimentation vis-à-vis de bactéries diverses et par la clinique dans les diverses formes d'entérites, sont tels que leur usage doit être recommandé sans hésitation dans la plupart des cas de diarrhée d'origine exotique. Rosenthal et Chazarain-Wetzel viennent de montrer en particulier, dans le laboratoire de Hayem, les effets antagonistes du ferment bulgare vis-à-vis du bacille pyocyanique. Or ce microbe est extrêmement commun dans les diarrhées d'origine indo-chinoise; s'il n'est pas démontré qu'il joue un rôle dans la dysenterie de Cochinchine, son abondance est telle dans l'intestin des diarrhéiques et dans le pus des abcès du foie qu'on peut chercher tout au moins à combattre sa pullulation dans le gros intestin par la fermentation lactique.

L'antagonisme de ces ferments lactiques (ferment lactique de Pasteur, *Bacillus bifidus*, entérocoque) pour les microbes de la putréfaction intestinale ayant été démontré, il y a déjà plusieurs années, il est désormais reconnu indispensable de s'adresser aux ferments qui peuvent donner la plus grande quantité possible d'acide lactique dans l'intestin, c'est-à-dire dans un milieu où sont réunis une foule de produits putrides. On utilise actuellement le bacille bulgare, le *Bacillus acidi lactici*, et d'autres bacilles dits paralactiques, qu'on utilise seuls ou en symbiose avec le *Bacillus bifidus*. On désigne sous le nom de lactobacilline les produits préparés avec des cultures de deux microbes lactiques, dont l'un est le bacille bulgare (bacille de Massol, strepto-bacille du leben de Rist et Khoury). D'autres produits bacillaires sont connus sous les noms de lactozymase, lactéol, etc.

Le choix du produit à indiquer au malade varie suivant que le lait est plus ou moins bien supporté par l'estomac. Toutefois certains malades qui ne tolèrent pas bien le lait se trouvent notablement améliorés au bout de quelques jours de lait caillé à la lactobacilline, par exemple.

Chez d'autres, une trop grande quantité d'acide lactique est nuisible, et il est préférable de s'adresser au bouillon lactique de Tissier, qu'accompagnera une alimentation en farineux, exempte de produits au lait.

L'effet favorable du lait aigri par le ferment bulgare ou les autres ferments actifs ne se manifeste guère qu'au bout de trois à quatre jours. Au début, il y a quelquefois des douleurs intestinales. Il faut diminuer les doses, mais persister dans le traitement. Au bout de quelques jours, on reconnaît que les matières fécales ont pris une teinte jaunâtre normale et sont devenues légèrement acides au papier de tournesol. Leur consistance a augmenté. Au microscope, on retrouve, sur les frottis colorés, le bacille contenu dans le produit fermenté (lait caillé, lait sucré au lactose et additionné de ferment en poudre, comprimés administrés avec de l'eau lactosée après chaque repas, bouillon lactique administré avant ou après le repas).

Le ferment de Tissier agit en quatre ou cinq jours à la dose de un ou deux verres à bordeaux d'une culture pure de *Bacillus acidi paralactici* ou mieux d'une symbiose de cette espèce avec le *Bacillus bifidus*. Les cultures ont pour milieu la composition suivante : eau peptonisée à 10 grammes p. 1 000, sel 15 grammes, lactose 200 grammes.

La bactériothérapie lactique subira sans doute encore bien des perfectionnements, car l'action thérapeutique varie beaucoup jusqu'à présent avec la richesse des cultures qui ont servi à préparer le produit, avec la fraîcheur des produits en poudre ou comprimés, etc. Mais il n'est pas douteux qu'on obtient un effet notable dans la plupart des cas et que les produits jusqu'ici connus sous le nom de ferments lactiques sont utiles et inoffensifs dans les diarrhées des pays chauds. Ils sont à la fois préventifs et curatifs, et leur usage doit être prolongé plusieurs semaines après la guérison.

III. — Traitement des accidents aigus d'intoxication.

Au cours des troubles gastro-intestinaux qui marquent la claudication du tube digestif sous l'influence des fermentations anormales, surviennent quelquefois des accidents aigus caractérisés par la fièvre, les vomissements, une diarrhée séreuse, des éruptions cutanées, etc. Le tableau simule une fièvre typhoïde ou paratyphoïde. Le traitement le plus efficace est celui de ces affections : bains froids, lotions, frictions après le drap mouillé, etc. On évitera l'ingestion de médicaments antidiarrhéiques, tels que l'opium, qui entretient souvent les vomissements. On soutiendra les forces par les injections de sérum artificiel sous la peau, avant que les symptômes ne se soient aggravés. Les lavements froids compléteront l'action détoxinisante et antithermique des bains frais. L'alimentation sera réduite d'abord à l'eau bouillie, puis à l'eau ou limonade lactosée et au bouillon de légumes additionné de ferments lactiques pulvérulents.

III. — TRAITEMENT DES DIARRHÉES D'ORIGINE INDÉTERMINÉE.

I. — Traitement de la diarrhée de Cochinchine.

Le *spruc* des Anglais et des Hollandais, la *diarrhée chronique des pays chauds*, car on la retrouve assez souvent hors de la Cochinchine, s'accompagne de selles fréquentes d'une acidité particulière et d'une acidité générale de tout le tube digestif qui cause à la période ultime des aphtes dans la muqueuse buccale et des ulcérations plus ou moins superficielles sur tout le parcours du tube intestinal (*aphtæ tropicæ*).

Le traitement chimique proprement dit est très réduit. Il serait peut-être efficace si la maladie était traitée dès le début dans la période de *diarrhée*, où le sprue n'est pas encore constitué, mais à ce moment la maladie n'est pas diagnostiquée dans toute sa gravité, faute de symptômes alarmants; ou bien il arrive que le malade essaie de lui-même des traitements divers et ne suit pas le régime utile qui doit les accompagner.

Charles Begg (d'Édimbourg) a préconisé les doses répétées de santonine jaunie par l'exposition à la lumière, la santonine blanche délivrée par les pharmaciens étant, dit-il, inefficace. Il recommande de donner, après une dose purgative d'huile de ricin, cinq grains soit 32cg,5 environ) de santonine dans une cuiller à thé ou à café d'huile d'olive une ou deux fois par semaine.

Les médecins de Shanghaï ont depuis longtemps l'habitude de donner des purgations répétées, alternant avec de grandes quantités de carbonate de chaux sous les formes les plus variées.

La poudre de talc, à la dose de 50 à 200 grammes en suspension dans le lait, les sels de bismuth, sont à essayer. Il en est de même de la tannalbine (tannate d'albumine, 2 à 4 grammes en cachets), du tannigène (tanin acétylé, 2 à 4 grammes par jour), de l'eau chloroformée; mais tous ces médicaments n'ont qu'une action palliative temporaire.

Les solutions de cocaïne à 1 p. 100 sont réservées pour les lavages de la bouche quand la muqueuse, trop douloureuse, rend l'alimentation difficile.

Le véritable traitement de la diarrhée chronique est dans le régime alimentaire et dans la bactériothérapie lactique par le lait caillé.

Le régime classique est le régime lacté : 2 litres de lait, tiède, au début, toutes les heures ou toutes les deux heures par faibles doses. On augmente jusqu'à 3 ou 4 litres peu à peu. Le repos au lit ou à la chaise longue est indispensable. Le traitement par le lait doit être continué six semaines après que les selles sont redevenues normales. Les rechutes fréquentes nécessitent le retour au lait après l'essai des purées, œufs, etc. Ce retour au lait doit être *immédiat*, sous peine de longues semaines déprimantes de diarrhée. On voit combien le traitement nécessite de volonté et de fermeté de la part du malade et du médecin.

On vante beaucoup, d'autre part, la cure de viande (cure de Salisbury). Le malade absorbe trois ou quatre repas de viande rôtie par jour, sans pain, ni aucun autre aliment. Un verre d'eau chaude ou plusieurs avant chaque repas, de façon à ingérer environ 2 litres d'eau chaude par jour.

A côté de ces deux traitements par le lait et la viande, qui nécessitent, plus encore que pour les diarrhées banales, une très grande prudence dans le retour à l'alimentation normale, il convient de faire une place à l'alimentation par le lait caillé bulgare, dont l'action médicatrice dans la diarrhée de Cochinchine a reçu un commencement de démonstration. Le Dr Wegele, en Westphalie (cité par Metchnikoff), a observé dans un cas de sprue de l'Inde l'action extrèmement favorable du yoghourth sur la putréfaction intestinale. Il y aurait lieu d'essayer, dans tous les cas où les altérations de la muqueuse permettront une certaine tolérance vis-à-vis de faibles doses d'acide lactique, soit le lait caillé, soit les ferments en bouillons accompagnés ou non du régime lacté absolu ou du régime carné de Salisbury.

Le Dantec préconise un traitement mixte : dix jours d'alimentation albuminoïde exclusive, puis une période de ce régime accompagné de petit-lait du caillé bulgare, enfin régime normal en continuant la bactériothérapie lactique.

Enfin il y aura lieu de tirer parti le plus souvent possible des cures de fruits, déjà employées avec grand avantage autrefois par les médecins de la marine et signalées par Bertrand et Fontan, Cunéo, etc. Cure de raisin, cure de petit-lait, cure de fraises, de papayes, etc., ont donné de remarquables exemples de guérison de la diarrhée chronique des pays chauds.

Les injections de cacodylate de soude, d'arrhénal, d'arséniate de fer et de sérum artificiel au chlorure de sodium et au phosphate de soude soutiendront les forces du malade dans les périodes d'asthénie.

Le retour sous les climats tempérés le plus tôt possible est naturellement indiqué, en ayant soin de prescrire au malade d'emporter tout ce qui est nécessaire pour continuer le traitement et le régime pendant la traversée.

Toute fatigue, toute ingestion de toxiques (alcool, liqueurs, etc.) doivent être soigneusement évitées. Le port de la ceinture de flanelle et l'usage de vêtements de flanelle, chauds et légers, sont très recommandables.

II. — Traitement de la diarrhée des collines.

Cette diarrhée, qui ressemble beaucoup à la diarrhée de Cochinchine, s'observe dans l'Inde, à des altitudes assez élevées, notamment à Simla.

Les médecins anglais prescrivent surtout le régime lacté et le repos comme traitement. Si la maladie persiste, ils envoient le patient dans les régions plus chaudes.

Crombie, cité par Manson, administre la liqueur de Van Swieten à la dose d'*une* cuiller à café un quart d'heure après l'ingestion des aliments, puis, deux heures après, 80 centigrammes de pepsine (12 grains).

Les effets excellents du changement d'air ou du déplacement du malade sont peut-être en rapport avec un changement dans la nourriture et, par suite, dans la flore intestinale. Il serait important pour le traitement de résoudre cette question.

III. — Traitement des colites aux pays chauds.

L'entéro-colite non amibienne, entéro-colite muco-membraneuse, est si souvent sujette à des rechutes aux pays chauds qu'elle intéresse plus particulièrement le médecin sous les tropiques. Une forme particulière qui s'accompagne d'ulcérations bucco-linguales a été décrite (sprue avec constipation de Manson, entéro-colite muco-membraneuse des pays chauds de Thiroux).

Le traitement le plus rationnel est le séjour dans les pays tempérés, ou, s'il est impossible de faire des séjours prolongés en France, ils doivent être recherchés sur les hauteurs, dans les stations d'altitude ou sanatoria coloniaux dont la création s'impose de jour en jour davantage pour chaque colonie.

Le traitement par les médications usuelles (lavages, alimentation spéciale : mets légers et très divisés, pas de végétaux fibreux, etc.), bactériothérapie lactique, sédation des douleurs par le laudanum, la cocaïne, le menthol à faibles doses, les compresses chaudes sur le ventre, etc., ne diffère pas de ce qu'on emploie ordinairement dans les pays tempérés, où cette affection est aussi très fréquente.

La bactériothérapie lactique mérite des essais prolongés.

Le Dr Cohendy a obtenu des effets très favorables en utilisant le ferment bulgare cultivé à 36° pendant vingt-quatre à quarante-huit heures dans des dilutions de sirop de malt. Les cultures étaient données à la dose de 100 à 200 grammes par jour. Sous les tropiques, on n'a pas toutes facilités pour se servir de dilutions de sirop de malt ; mais on pourra faire des essais avec des ferments en poudre accompagnés d'eau lactosée, ou encore d'infusions d'orge germée traitée par l'eau à 70° environ et sucrée, qui possède elle-même des propriétés digestives spéciales (Léon Meunier).

L'action morale du praticien lui-même dans le traitement des colites des pays chauds n'est pas douteuse. La connaissance des influences psychiques qui interviennent dans la marche de la maladie lui donnera l'occasion d'intervenir par la persuasion, par les conseils amicaux, par les objurgations sévères quelquefois pour amener le malade à modifier son genre d'existence, ses habitudes, ses idées même sur le monde extérieur à lui-même et qu'il est porté à voir sous des couleurs sombres. L'absence de distractions saines, le chagrin, l'isolement, la défiance des hommes sont fréquemment des causes d'amoindrissement *pour les voies digestives*, et là le médecin peut et doit fréquemment trouver un remède que n'appréciera peut-être pas toujours le malade, mais qui est le *vrai* remède.

CHAPITRE IV

TRAITEMENT DE LA DYSENTERIE BACILLAIRE
SÉROTHÉRAPIE

Historique.
Traitement préventif.
Traitement curatif.

La dysenterie bacillaire n'est pas, à proprement parler, du domaine de la pathologie tropicale, car ses principaux foyers sont en France, en Allemagne et au Japon, dans des régions à climat tempéré. Néanmoins on a rencontré des cas nombreux sous les tropiques, notamment aux Indes anglaises et aux Philippines, et il est probable que, le jour où il sera recherché systématiquement, on observera et on isolera le bacille dysentérique dans nos colonies d'Extrême-Orient : jusqu'ici la prédominance dans ces contrées de la dysenterie amibienne associée à une flore intestinale très chargée de ferments putrides a rendu très difficile la recherche du bacille de Shiga. Le sérodiagnostic devrait être pratiqué pour tous les cas où, malgré la présence des amibes dans les selles, l'évolution rapide de la maladie soulève des doutes sur l'intervention d'une infection bactérienne.

Historique. — Découvert en 1888 par Chantemesse et Widal, le bacille dysentérique n'a été spécifiquement reconnu qu'en 1898, après les travaux de Shiga, dont la valeur a été confirmée par Kruse, Flexner, Strong et Musgrave, Drigalski, Vaillard et Dopter.

Vaillard et Dopter en particulier ont manifestement reproduit la maladie humaine chez le chien et le porc par l'inoculation sous-cutanée du virus vivant.

Actuellement on connaît plusieurs variétés de ce virus (type Shiga-Kruse, type Flexner, etc. qui se distinguent surtout par des propriétés biochimiques : ce sont des races particulières de bacilles, que pratiquement on ne distingue qu'au laboratoire, mais qui toutes sont susceptibles de provoquer la dysenterie et dont chacune peut acquérir une virulence particulière suivant les épidémies.

La dysenterie bacillaire se localise à la muqueuse du côlon, où elle produit des altérations du tissu adénoïde et des glandes de

Lieberkühn, suivies d'une intoxication générale qui peut durer de six à vingt jours ou devenir chronique.

La maladie affecte le plus souvent une marche aiguë et se caractérise par des selles glaireuses et sanguinolentes, dont le nombre peut s'élever de 10 à 80, 100 et 200 par jour, par des vomissements, l'hypothermie, la faiblesse du pouls, un anéantissement rapide des forces, que les symptômes douloureux concomitants rendent vite alarmant. La mortalité est variable : au Japon, 35,4 p. 100 d'après une statistique de Shiga ; en Westphalie, 10 à 11 p. 100 (Kruse) ; à Moscou, 12 à 17 p. 100 (Rosenthal) ; en Bretagne, 20 à 50 p. 100 (Netter) ; à Toulon, 6,9 p. 100 (Vaillard et Dopter) ; dans le Finistère, 50 à 60 p. 100 (Dr Marchais). Les conditions hygiéniques des localités où sévit la maladie paraissent influencer notablement son évolution chez les sujets atteints.

La production d'un sérum antidysentérique est due aux travaux de Shiga, de Kruse, de Todd, de Rosenthal et de Vaillard et Dopter : ces derniers ont fait en France l'application de la sérothérapie à plus de 500 cas de dysenterie bacillaire à l'aide d'un sérum préparé par eux à l'Institut Pasteur de Paris. Ce sérum, obtenu par l'inoculation hebdomadaire de doses alternées et croissantes de bacilles (type Shiga) vivants et de toxines (bouillon Martin) dans les veines (sérum antimicrobien et antitoxique), guérit à coup sûr le lapin inoculé avec des doses sûrement mortelles. Chez l'homme, il a abaissé la mortalité à 1,3 p. 100 (Vaillard et Dopter, statistique portant sur 512 cas de dysenterie aiguë) ; de plus, il soulage presque immédiatement les malades et amène une guérison plus rapide des formes destinées sans lui à la chronicité.

I. — Traitement préventif.

Les sérums préparés contre des bactéries telles que le bacille diphtérique ou le bacille dysentérique ne donnent qu'une immunité de courte durée, dix jours au moins, quinze jours au plus. Mais, telle qu'elle est, cette action préventive rend de grands services quand il s'agit de maladies éminemment transmissibles. La dysenterie bacillaire se répand dans les campagnes avec la plus grande facilité. On sait quelles sont les conditions attristantes où vivent des familles rurales, en Bretagne ou ailleurs, et avec quelle gravité y sévit le virus dysentérique une fois disséminé. Dès qu'un cas se produira, il sera facile d'inoculer avec le sérum les membres de la famille, les voisins, les personnes qui auront été en contact avec le malade : on évitera ainsi la prolongation d'épidémies graves, surtout si on renouvelle l'injection de sérum dix à douze jours après la première.

L'injection ne présente pas de technique spéciale : elle se fait sous la peau de l'abdomen avec les précautions d'asepsie habituelles. Netter fait administrer aux sujets une potion au chlorure de calcium (2 ou 3 grammes p. 100) le jour de l'injection et les deux jours suivants en vue d'atténuer les accidents sériques (urticaire, arthralgies, érythèmes), qui se produisent ici comme avec tous les sérums de cheval injectés dans un but thérapeutique. Les individus vaccinés par le sérum peuvent vaquer à leurs occupations habituelles. Le médecin recommandera une méticuleuse propreté des mains, du visage et des vêtements en vue d'éviter la propagation du virus à toutes les personnes qui, vaccinées, continuent à approcher les malades (1).

II. — Traitement curatif.

Vaillard et Dopter estiment que la gravité d'un cas de dysenterie bacillaire (et par conséquent l'énergie des moyens curatifs à employer) se mesure non seulement à la fréquence des selles, mais encore aux signes généraux d'intoxication (algidité, faiblesse du pouls, vomissements, etc.). On est obligé, pour fixer d'une manière relative les doses de sérum à injecter, de s'en rapporter à la fréquence des selles ; mais, comme le font observer justement Vaillard et Dopter, on tiendra compte des autres symptômes dans l'appréciation des cas de maladie.

On considère généralement comme :

Cas moyens, ceux dont les selles varient de... 15 à 30 par jour.
Cas sévères.................................... 30 à 50   —
Cas graves.................................... 50 à 100   —
Cas très graves............................... 100 à 150 et plus.

Traitement des cas moyens. — Si la maladie est prise au début, injecter 20 centimètres cubes de sérum sous la peau. Renouveler l'injection le lendemain si les selles et les coliques, quoique diminuées, persistent.

Traitement des cas graves. — Injecter d'emblée 40 à 60 centimètres cubes et renouveler cette dose le lendemain. Si les symptômes ne font que s'apaiser, poursuivre les injections tous les jours à doses décroissantes jusqu'à ce qu'il n'y ait plus que trois à quatre selles par jour.

Traitement des cas très graves. — Injecter d'emblée des

(1) Dopter a montré récemment qu'on pouvait préparer avec les cultures du bacille dysentérique un vaccin antidysentérique sensibilisé, analogue au vaccin antipesteux.

doses massives (80 à 100 centimètres cubes) en deux injections dans la journée, répétées jusqu'à ce que les selles et les coliques diminuent de nombre et d'intensité. Ensuite continuer le sérum à doses progressivement décroissantes jusqu'à ce qu'il y ait moins de six à huit selles par jour. Les rechutes sont exceptionnelles dans la dysenterie bacillaire : une injection de sérum peut les enrayer facilement.

Traitement de la dysenterie chez les enfants. — On réduira de moitié les doses indiquées pour l'adulte ; on les réduira au quart pour les tout jeunes enfants (Vaillard et Dopter).

Médications adjuvantes du sérum. — Aucune d'elles n'est recommandable : on évitera d'administrer des purgatifs tels que le calomel, le sulfate de soude ou des lavages antiseptiques du gros intestin, concurremment avec l'emploi du sérum. On se bornera à faire absorber au malade des infusions légèrement sucrées pour calmer la soif, de la tisane de réglisse refroidie, de l'eau lactosée, surtout du bouillon de légumes (passé au linge fin), qui sera pendant plusieurs jours le mode d'alimentation bienfaisant permettant à la muqueuse intestinale de se reconstituer et à la flore intestinale de s'améliorer. On arrivera ainsi progressivement au lait, au bouillon de légumes plus épais, aux purées, aux pâtes et aux gelées de confitures avant de permettre toute ingestion de substances solides d'origine animale.

Les compresses chaudes, la révulsion au creux épigastrique par le sac de glace ou le chlorure d'éthyle pourront atténuer les vomissements dans certains cas graves. Mais tous les moyens thérapeutiques à autoriser sont subordonnés à l'usage du sérum, qui seul a une efficacité démontrée et rapide sur les symptômes locaux et généraux.

CHAPITRE V

TRAITEMENT DE LA FIÈVRE DE MALTE

Historique. — Importance du diagnostic bactériologique.
Traitement préventif.
Traitement curatif.
Essai de traitement spécifique.
Traitement symptomatique.

Historique. — C'est en 1887 que Bruce découvrit l'agent spécifique de la fièvre de Malte (fièvre ondulante, fièvre méditerranéenne) : il le dénomma ultérieurement le *Micrococcus melitensis* et parvint à reproduire la maladie chez le singe par inoculation de cultures pures. Dix ans après, Wright créait le sérodiagnostic de la fièvre de Malte, fournissant ainsi le moyen de la reconnaître avec certitude. Mais, jusqu'à présent, le traitement spécifique de la fièvre de Malte est à trouver.

Importance du diagnostic bactériologique. — Bien que les médications employées ici soient purement symptomatiques, il importe pour le praticien de reconnaître avec certitude l'existence de la fièvre méditerranéenne. Or le diagnostic clinique est souvent délicat. La forme ondulante rappelle nettement une fièvre typhoïde à rechutes : les symptômes typhoïdiques (diarrhée, état typhoïde, taches rosées, hémorragies intestinales) ne sont pas rares ; les sueurs profuses, particulièrement abondantes dans la fièvre de Malte, ne sont pas un signe absolument caractéristique. On peut hésiter aussi entre une quotidienne palustre, la tuberculose aiguë et la fièvre de Malte.

Aussi est-il commode et sage de recourir au sérodiagnostic, qui donne rapidement une notion certaine. Ce sérodiagnostic est facile : on dilue, suivant le procédé de C. Nicolle, une culture de trois à cinq jours sur gélose dans une dizaine de centimètres cubes de sérum artificiel ou de bouillon, et à L gouttes de l'émulsion on ajoute une goutte du sérum du malade. Comme pour le sérodiagnostic de la fièvre typhoïde, on peut utiliser le sang desséché sur du papier buvard.

Le sérodiagnostic renseigne aussi sur le pronostic de la maladie :
si la séroréaction est faible d'une façon persistante, le pronostic est
grave ; il en est de même si la réaction tombe d'un taux élevé
à zéro.

I. — Traitement préventif.

Il n'existe pas de traitement préventif de la fièvre de Malte. La
seule précaution à recommander et à faire suivre consiste à ne
consommer le lait de chèvre qu'après ébullition, la chèvre étant
actuellement reconnue infectée par le *Micrococcus melitensis* dans de
nombreuses localités, autour de la Méditerranée et aux colonies.

On recommandera aux habitants des quartiers infectés d'aller
passer un certain temps à la campagne.

II. — Traitement curatif.

Le traitement curatif a fait l'objet de recherches nombreuses,
mais sans grands résultats, en particulier de la part des médecins de
l'île de Malte.

La maladie évolue lentement et nécessite, de la part du médecin,
une foule d'interventions pour parer aux complications et aux localisations qui manquent rarement, telles que l'orchite, les furoncles,
les abcès, les troubles de la sensibilité, etc.

III. — Essais de traitement spécifique.

La Commission anglaise de recherches sur la fièvre méditerranéenne publia en 1907 les premières tentatives de E. A. Shaw, qui
essaya de traiter un singe, inoculé expérimentalement, à l'aide d'un
sérum de chèvre hautement agglutinant. Cette première expérience
ne réussit pas. On parvint toutefois à supprimer la courbe fébrile
caractéristique chez quatre singes vaccinés avec des cultures
chauffées.

P. W. Basset-Smith préparait un vaccin en chauffant trente
minutes à 60° des cultures émulsionnées de dix jours sur gélose.
On injectait 1 centimètre cube. Les résultats de l'inoculation à l'homme
furent décevants.

Eyre, Wright, puis Durand de Cottes ont essayé de traiter par
un sérum d'animaux vaccinés avec des cultures mortes.

Il est difficile, d'ailleurs, d'espérer en la découverte d'un sérum
spécifique : non seulement l'immunisation des individus par la
maladie naturelle reste douteuse, mais encore certains auteurs

Thérap. des mal. infect.   17

admettent que la fièvre de Malte crée une prédisposition pour une nouvelle atteinte.

Il y a donc lieu, plutôt, de se tourner vers la recherche d'un agent chimique spécifique contre le microbe, tel que l'émétique contre les trypanosomes pathogènes.

IV. — Traitement symptomatique.

En l'absence de ce remède capable de tuer le micrococque *in vivo*, on a préconisé bien des médicaments contre les symptômes, et il faut reconnaître que leur efficacité est aussi douteuse. Les principales indications à remplir sont : combattre l'hyperthermie (la température, qui s'élève brusquement à 40°, peut quelquefois monter à 43, 44°, immédiatement avant la mort) ; combattre la transpiration très abondante (fièvre sudorale) ; pallier à la constipation. On luttera en outre contre la faiblesse générale, les douleurs variées, les complications de toute nature auxquelles il faut s'attendre.

Traitement de l'hyperthermie. — Il est absolument inutile, sinon nuisible, de recourir aux antithermiques chimiques : on a préconisé la quinine, le salicylate de soude, l'ichtyol, le collargol sans grands succès, et ce ne sont pas des composés inoffensifs.

Le seul moyen de modérer les effets de la fièvre est le *bain froid*, que l'on peut faire accepter, comme dans la fièvre typhoïde, sous ses différents modes suivant la gravité de la maladie, la marche de la courbe thermométrique, suivant la susceptibilité du malade et la facilité plus ou moins grande d'agir qu'on trouve autour de soi (lotions froides, enveloppements au drap mouillé, bains froids à température variée).

Il est bon de prévenir dès le début l'entourage que la maladie est généralement longue : après une première période de fièvre (première onde fébrile) qui dure de dix-huit à vingt-trois jours, survient une phase d'apyrexie de trois à quatre jours qu'il ne faut pas attribuer au traitement et qui est suivie d'une nouvelle onde fébrile : celle-ci ne dure généralement que dix jours. On peut noter ainsi sept ou huit ondes séparées par de courtes périodes d'apyrexie. La fièvre peut d'ailleurs être continue ou prendre le type intermittent avec des irrégularités et de longues périodes de silence.

Les seules variations dans la température que l'on doive attribuer au bain sont une chute de 2 à 3°, qui, pendant quelques heures après le bain, donne au malade un peu de repos.

Le malade doit être maintenu au lit dès le début de la fièvre et transporté chaque fois qu'il sera nécessaire sur un deuxième lit pour l'enveloppement au drap mouillé, dans la baignoire pour le bain froid. Il faut donc prévoir toute l'installation nécessaire au traitement de cette maladie longue et sujette à des exacerbations inquiétantes.

Le *séjour au lit* a d'ailleurs une bonne influence sur la marche de la maladie et sur l'état général. Réellement efficace dans les formes atténuées, il permet, de toute manière, d'éviter au malade, au moment des périodes d'apyrexie, les causes de refroidissement qui peuvent si aisément provoquer des localisations (congestion pulmonaire, arthrites, névralgies, etc.).

Traitement de la transpiration. — Le bain froid a une certaine action sur ce symptôme, parfois très accusé et qu'il régularise. Certains malades, après l'exacerbation vespérale, sont couverts de sueurs profuses généralisées qui ruissellent sur les draps et l'oreiller. Il n'y a pas lieu de donner des médicaments qui agissent sur ce symptôme, qui est en relation directe avec le degré d'intoxication et de température et relève, par conséquent, du bain froid. On aura soin seulement de changer le malade très fréquemment, tout en évitant le refroidissement et la fatigue.

Traitement de la constipation. — Les lavements froids chaque fois que le malade n'aura pas eu de selle naturelle et assez fréquemment les purgatifs doux sont les meilleurs remèdes à apporter à ce symptôme. Les plus communément prescrits parmi les purgatifs sont le calomel et la poudre de jalap, chacun à la dose de 50 centigrammes.

On ne manquera pas de faire désinfecter avec soin les excreta : le microbe de la fièvre de Malte peut résister plusieurs semaines dans l'urine et les matières fécales, et l'on pense qu'en dehors du rôle joué par le lait de chèvre il peut survenir des cas de contamination par l'urine et par les rapports sexuels, faits que le médecin doit faire connaître. D'ailleurs les antiseptiques usuels, l'exposition au soleil tuent rapidement le *Micrococcus*.

Traitement des complications. — Il s'adresse, suivant les méthodes usuelles, aux arthrites, aux névralgies, à l'orchi-épididymite ; puis surviennent les éruptions (érythémateuse ou urticarienne), la desquamation (vers la fin de la quatrième semaine), l'albuminurie, les ulcérations linguales ou pharyngées, les hémorragies, le melæna. On peut user du chloral avec modération contre les douleurs et l'insomnie. Le jus de citron à hautes doses est réputé contre les arthralgies.

Pendant la convalescence, l'arsenic et le fer (cacodylates, arrhénal, etc. concourent au rétablissement. Mais, à ce moment, peuvent survenir encore les complications, furoncles, abcès à localisations variables, névrites. La tuberculisation est quelquefois à redouter. Pendant des mois, les malades sont affaiblis, incapables de tout travail. Si la mort n'a pas été le fait de l'hyperthermie, l'épuisement général est à craindre.

Alimentation. — Aussi l'alimentation est-elle très importante. Le lait, le bouillon, les œufs, les boissons stimulantes, l'eau vineuse, le thé punché dans quelques périodes difficiles, les purées légères sont la base du régime.

Il faut une grande circonspection dans le retour à l'aliment solide : un défaut de prudence peut causer une rechute, et, en principe, c'est seulement après toute disparition de la fièvre et *dix jours* Manson après que la langue s'est nettoyée que l'on permet les aliments solides.

La même prudence concerne l'exercice prématuré ou toute cause de fatigue. Trois semaines seulement après que la température est devenue normale, on peut faire cesser le repos.

Changement d'air. — Le changement d'air ne hâte pas la guérison ; il est seulement indiqué, de même que le changement de climat, pendant la convalescence ; mais il y a des contre-indications : la persistance de la température, la faiblesse très grande, la saison hivernale sont les trois principales. Une fois que toute crainte est passée et que les journées atmosphériques sont bonnes, non seulement le séjour hors de la zone endémique est recommandable, mais encore il doit y être prolongé.

CHAPITRE VI

TRAITEMENT DE LA LÈPRE ET DE LA VERRUGA DU PÉROU

Traitement de la lèpre : Aperçu général.
Traitement antibacillaire : Lépridectomie. — Huile de Chaulmoogra. — Autres médications.
Essais de traitement spécifique.
Traitement général : Médications chimiques à action générale. — Hydrothérapie, hygiène générale.
Atténuation des symptômes secondaires.
Prophylaxie individuelle de la lèpre.
Traitement de la verruga : Aperçu général.
Traitement symptomatique.

I. — TRAITEMENT DE LA LÈPRE.

Aperçu général. — On a tout essayé dans le traitement de la lèpre, ou, plutôt, la liste des médications employées est tellement longue et les succès sont si peu nombreux que la lèpre est réputée incurable. Cette réputation d'incurabilité nuit au traitement de la lèpre : elle contribue à maintenir dans le public l'horreur du lépreux, et le malheureux malade, envahi par un sentiment de honte immérité, ne vient au-devant du traitement que lorsque la misère, la faim ou la souffrance le poussent hors de sa retraite. Les lépreux en traitement sont, par suite, pour la plupart, des lépreux *incurables*; mais l'on doit se demander si la lèpre, prise dès le début en observation, est curable, et il est du devoir du médecin de l'affirmer. La notion de curabilité mérite d'autant plus d'être répandue que, même parmi les lépreux que l'on peut considérer comme atteints de *lèpre généralisée*, il y a des cas de guérison, ou tout au moins de rémission extrêmement longue. Enfin, dans de nombreux cas, à l'aide de conditions hygiéniques parfaites et de médications judicieusement combinées, on voit survenir des améliorations persistantes, qui permettent au malade un espoir de guérison et lui rendent la vie supportable.

La lèpre est curable; telle est donc la notion que le médecin doit s'efforcer de répandre : elle amènera peu à peu les malades, les autorités intéressées, les familles, à faire connaître dès leur début les cas d'infection lépreuse, à les rechercher et, par suite, à permettre le traitement par les agents physiques ou chimiques le plus près possible de la période d'invasion.

Quelle que soit la période où se présente le malade, il sera nécessaire de le traiter par les médications qui paraissent agir vis-à-vis du bacille lépreux, par les médications reconstituantes de l'organisme employées habituellement dans les infections chroniques, et enfin par la thérapeutique des symptômes variés qui peuvent survenir au cours de la lèpre. Il y a donc à envisager, pour le médecin, le traitement antibacillaire, le traitement général, le traitement des symptômes secondaires.

I. — Traitement antibacillaire.

Il n'existe pas de traitement préventif de la lèpre : la constitution du bacille lépreux, très voisine, semble-t-il, de celle du bacille de Koch et des autres bacilles acido-résistants, s'oppose à la formation d'anticorps dans l'organisme aux dépens de ce microbe, qui, comme ses congénères, doit être entouré d'une ou de plusieurs couches de matière cireuse difficilement attaquable par les sucs des phagocytes. Cependant on constate que les bacilles, dans les taches en voie de régression, gardent moins bien la fuchsine phéniquée (procédé de Ziehl) que les bacilles des tubercules récents et bien infiltrés. Il est permis de constater que, dans ces taches, le bacille de la lèpre semble dépérir sous la seule influence des variations physiologiques ou chimiques du corps humain. On peut conclure de cette observation que la phagocytose et la digestion chimique du bacille lépreux pourraient être activées par des procédés dérivés des méthodes pastoriennes de vaccination; mais l'expérimentation dans cette voie est difficile, puisque l'homme seul contracte la lèpre.

Le traitement antibacillaire ne peut donc s'exercer vis-à-vis d'une première tache ou macule que lorsqu'on aura constaté dans celle-ci la présence du microbe spécifique. Cette recherche est facile : avec une pince à dents de souris et un fin bistouri, on prélève un petit fragment de peau au niveau de la tache, en ayant soin d'atteindre le derme ; on dépose la face cruentée de ce petit prélèvement sur une lame propre, et on l'écrase à l'aide de la pince : le suc est étalé, séché, fixé, coloré suivant la méthode pratiquée pour le bacille de Koch, en allant avec précaution, sans verser l'acide trop longtemps sur le frottis. On y recherche minutieusement les bacilles au microscope. Ils sont rares si le cas est à son début, et l'on n'aperçoit souvent que des bouts de bacilles, des *grains* qui sont colorés en rouge vif, comme des spores en germination. Le diagnostic fait, il faut agir avec énergie.

La tache est-elle unique ou les taches sont-elles peu nombreuses et disséminées ? La médication antibacillaire sera locale et générale. Sont-elles nombreuses ? Y a-t-il des tubercules, des infiltrations ? La médication sera surtout générale ; quelques points seulement peuvent être l'objet de soins locaux judicieusement choisis.

1° **Lépridectomie**. — Il est simple et rationnel d'enlever au bistouri la tache ou le tubercule isolés qui portent l'infection. L'ablation sera large, profonde, précédée ou non, suivant sa durée, de l'anesthésie chloroformique ou de l'anesthésie locale. A l'opération sanglante, qui a été conseillée depuis 1895 par Marcano et Wurtz, fera suite un pansement antiseptique : d'abord lavage à l'aide d'une solution au sublimé au millième, puis application de poudre d'aniodol et pansement occlusif, que l'on soulèvera au bout de quelques jours seulement. La cicatrisation d'une lépridectomie se fait généralement très vite, si la surface cruentée est peu étendue. Cette opération ne suffit pas à donner toute sécurité pour l'avenir : il est nécessaire d'y associer une médication générale. Il est, de plus, rationnel d'injecter quelques gouttes d'huile de Chaulmoogra en plusieurs points du tissu cellulaire sous-cutané autour de la tache.

2° **Huile de Chaulmoogra**. — L'huile de Chaulmoogra est extraite des graines du *Gynocardia Prainii*, arbre de la famille des Bixacées, qui vit dans l'Inde, où l'huile a été préconisée par les médecins anglais, pour la cure de la lèpre, dès 1853.

Elle est administrée sous forme de gouttes, dans un peu de lait au moment du repas, ou en gouttes émulsionnées avec un lavement ou encore en injections sous-cutanées. Par la voie digestive, on commence par IV gouttes par jour, et l'on augmente progressivement la dose jusqu'à CC gouttes par jour, suivant la tolérance de l'estomac et de l'intestin ; car l'huile détermine au delà de certaines doses, variables suivant les sujets, des nausées, de la douleur stomacale et de la diarrhée. On peut dépasser CC gouttes si la tolérance est suffisante.

Dans les cas où il faut ménager les voies digestives, dans ceux où l'on veut être assuré que le malade suit un traitement méthodique, on a recours aux injections sous-cutanées. L'huile doit être stérilisée au préalable soit par chauffage prolongé au bain-marie, soit par chauffage à l'autoclave à 120°. La méthode des injections sous-cutanées signalée par le Dr Miquel, médecin des colonies, en 1901, a été rappelée récemment par Jeanselme et Rist. Jeanselme, Raynaud, Tourtoulis-Bey, Hallopeau ont aussi employé les injections intramusculaires. L'inconvénient principal qu'elles présentent est de donner lieu quelquefois à des nodosités douloureuses, des éruptions et des abcès. L'huile se résorbe très lentement et irrite quelquefois les tissus. Mais la question de dose paraît intervenir dans ces désagréments. J'ai pu les éviter en utilisant les injections répétées de 2 centimètres cubes seulement d'huile stérilisée. J'ai ainsi traité autrefois, à la léproserie de l'île aux Chèvres, près Nouméa, une vingtaine de lépreux pendant plusieurs mois par les injections de 2 centimètres cubes d'huile de Chaulmoogra tous les trois jours. Les résultats furent très variables, car la plupart de ces malheureux étaient atteints des formes les plus effroyables de la lèpre depuis plusieurs années; mais le traitement put être suivi assez longtemps sans accidents. Or c'est vers un traitement de longue durée qu'il faut viser pour songer à une amélioration persistante.

Beaucoup de malades préféreront néanmoins l'ingestion de gouttes ou de capsules d'huile qu'on trouve aujourd'hui bien préparées dans le commerce et qui permettent d'éviter un peu l'effet nauséeux. J'ai connu un lépreux à grande lèpre maculeuse qui a pris en deux ans environ 2 kilogrammes d'huile, à des doses allant jusqu'à DC gouttes par jour et qui ne présentait plus de signe appréciable de lèpre. On ne trouvait plus de bacilles dans les vestiges à peine apparents des anciennes taches.

Comment agit l'huile de Chaulmoogra? Nous croyons à une action antibacillaire, supposant que cette huile essentielle attaque la matière cireuse enveloppante du microbe; mais en réalité aucune expérience précise n'a encore été faite pour le démontrer. Je n'ai pas observé, pour ma part, d'augmentation du nombre des leucocytes dans le sang de mes malades soumis aux injections d'huile. Elle ne semble d'ailleurs, cliniquement, avoir aucune action sur l'état général. Il s'agirait donc d'une modification portant directement sur le parasite dans les tissus.

On peut avoir recours, dans le même sens, à l'acide gynocardique, principe actif de l'huile de Chaulmoogra. On utilise aussi l'huile comme topique pour le pansement des ulcères lépreux. Il y aurait intérêt à l'essayer en injections sous-cutanées dans le voisinage des taches de début.

Mais, quel que soit le mode d'emploi de l'huile de Chaulmoogra,

on doit agir avec prudence, *à doses faibles, longtemps prolongées.*
On observe quelquefois des poussées aiguës de léprides chez des
sujets soumis à des doses très élevées, simple coïncidence peut-être,
mais qui incite à surveiller attentivement l'emploi du médicament.

Le régime lacté sera recommandé chez les malades soumis
au traitement par les voies digestives.

3° **Autres médications.** — Le traitement antibacillaire comporte
encore l'emploi de bon nombre de substances antiseptiques. Les plus
connues sont : *l'huile de Kanti,* huile voisine de l'huile de Chaulmoogra et provenant de *l'Hydnocarpus inebrians* (Bhan Daji); *l'huile
de pétrole* (Kalindero); le *baume de gurjum* étendu d'eau de chaux;
l'europhène, dissoute dans l'huile à 5 p. 100, en injections sous-
cutanées (Goldschmidt); *l'ichtyol,* *l'acide pyrogallique,* la *chrysarobine,*
la *résorcine,* en pommades à 2 ou 5 p. 100; le *biiodure de mercure au
1/200 dans du collodion* (Hallopeau); l'application des *rayons X*
(Oudin).

Traitement de Unna. — Ce léprologue emploie beaucoup une pâte
formée de parties égales de potasse, de chaux, de savon vert et
d'eau distillée, incorporée à la dose de 2 à 5 p. 100 dans de la
vaseline. Il a recours d'ailleurs à l'ablation des lépromes par section
horizontale suivie de l'application de caustiques tels que l'acide
chlorhydrique, l'acide phénique concentré, etc., de façon à obtenir
des cicatrices lisses et de même niveau que les téguments environnants. Le fer rouge et la potasse caustique servent aussi à détruire
les lépromes volumineux.

II. — Essais de traitement spécifique.

Les divers essais de sérothérapie et de vaccination par cultures
dans la lèpre n'ont jusqu'à présent qu'un intérêt historique dans le
traitement de cette maladie, en dehors des suggestions qui en peuvent
découler au point de vue bactériologique.

La découverte des sérums antitoxiques tels que le sérum antidiphtérique avait déterminé plusieurs médecins à appliquer la sérothérapie à la cure de la lèpre. Les sérums préparés dans ce but
furent obtenus par l'injection aux animaux soit du sérum ou du sang
des lépreux, soit des lépromes triturés (Carasquilla, Laverde en
Colombie, Gallay dans l'Inde, Auché en Nouvelle-Calédonie).
Employés de tous côtés par divers expérimentateurs, ces sérums
ont dû être abandonnés après une courte période d'enthousiasme :
à côté d'améliorations apparentes (affaissement des lépromes), on
notait la persistance du bacille dans les lésions, l'inaction absolue

sur d'autres manifestations lépreuses, et quelquefois même l'apparition de lépromes nouveaux en des points jusque-là indemnes.

À la suite de la découverte des cytotoxines, Metchnikoff donnait l'explication des résultats contradictoires de la sérothérapie. Alors que l'existence d'une toxine dans le sang ou les tissus d'un lépreux restait hypothétique, il était bien établi, au contraire, que les sérums antilépreux étaient des produits hémotoxiques, les uns (préparés avec du sang ou des lépromes) hémolytiques et leucotoxiques, les autres (préparés avec du sérum de lépreux) simplement leucotoxiques. L'existence des cytotoxines dans ces sérums donnait la raison de leur action sur l'organisme humain; l'instabilité de ces poisons expliquait l'insuccès des expérimentateurs qui les employaient un certain temps après leur fabrication. Metchnikoff montrait en outre que les leucotoxines seules, injectées à faible dose, jouaient un rôle favorable dans le traitement de la lèpre. Il arrivait ainsi à la conclusion que les sérums antilépreux devraient être préparés avec du sérum sanguin seul ou mieux avec des ganglions lymphatiques humains, de façon à n'injecter que des produits dépourvus d'hémolysine (1).

La sérothérapie de la lèpre n'a pas été, depuis, l'objet de tentatives concluantes : il semble nécessaire, avant tout, pour essayer quelque sérum véritablement actif, de réussir la culture du bacille et son inoculation aux animaux. Il est probable, d'autre part, qu'un produit antilépreux devrait être inoculé pendant un temps très long pour permettre à l'organisme de se débarrasser d'une affection généralisée et à marche extrêmement lente. C'est pourquoi on ne peut encore tirer aucune conclusion de l'essai de divers produits retirés des lépromes, tels que *léprine* de Babès, *léproline* de E. Rist, *nastine* 2 de Deycke-Pacha.

D'après Ziemann, qui a essayé cette dernière préparation dans l'Afrique occidentale allemande, la nastine atténue ou fait disparaître les névralgies et les démangeaisons dont souffrent quelques malades, relève l'état général et la puissance virile chez d'autres. D'autres auteurs ne signalent aucune amélioration digne d'être notée.

III. — Traitement général.

À côté de la médication destinée à détruire le microbe de Hansen, on a le devoir d'administrer un reconstituant ou un antiseptique

(1) *Ann. de l'Inst. Pasteur*, 25 juin 1900.
(2) Solution d'une graisse bactérienne extraite des cultures d'un *Streptothrix leproïdes*.

général de l'organisme. On mettra en œuvre pour cela les médications chimiques, l'hydrothérapie et l'hygiène générale.

1° **Médications chimiques à action générale**. — Le mercure, l'iodure de potassium, l'arsenic sont très employés.

Radcliffe Crocker, Ehlers et Haslund ont proclamé les bons effets des injections mercurielles. On pourra associer le mercure et l'iodure et pratiquer, comme dans la syphilis, des séries d'injections dosées de la façon suivante :

Biiodure de mercure..................	20 centigrammes.
Iodure de sodium pur...............	20 —
Eau distillée.......................	10 cent. cubes.

J'ai obtenu de bons effets au point de vue général avec des injections d'atoxyl chez un petit malade de Fort-de-France; les ulcères marchaient vers la cicatrisation; le taux général de l'hémoglobine se relevait; les lépromes seuls sont restés immobiles. L'arsenic, sous ses différentes formes, ne semble donc être qu'un *tonique* de l'organisme lépreux.

Le fer, le quinquina, l'huile camphrée, l'huile de foie de morue agissent dans le même sens.

On a souvent remarqué que les individus naturellement gras étaient atteints des formes les plus lentes de la lèpre. On devra donc tenter les médications qui activent l'engraissement [cacodylate de soude (Reynaud), huile de foie de morue, solutions de chlorhydro et de lacto-phosphate de chaux, etc.] et surtout faire suivre un régime riche et varié.

2° **Hydrothérapie**. — L'hydrothérapie est une des principales bases du traitement de la lèpre. Les ablutions froides de propreté générale sont de rigueur. Le lépreux doit prendre en outre un bain *très chaud* tous les jours, additionné ou non de carbonate de soude. Ces bains chauds sont un moyen de cure des plus actifs; ils mobilisent les gros amas de cellules des lépromes, réactivent les échanges, font éliminer quantité de cellules mortes qui gênent la réparation; le premier résultat est un soulagement notable des douleurs qu'éprouvent les malades. On voit souvent, par la suite, les lépromes s'affaisser et la peau s'assouplir.

Les bains de mer sont recommandés. On les fera prendre chauds toutes les fois que les douleurs seront violentes ou les malades très sensibles aux excitants de la peau.

Certaines eaux thermales sont particulièrement actives pour relever l'état général. On cite, en France, les eaux de Saint-Christa (Basses-Pyrénées), ferrugineuses et sulfatées cuivreuses ; à l'étranger, les eaux arsenico-ferrugineuse de Srebrenitza (Bosnie), où Ehlers a observé des améliorations remarquables ; les eaux de Pelantoengan (bicarbonatées ferrugineuses) à Java.

Le traitement hydrothérapique ne saurait être suivi convenablement que si les malades sont entourés d'un confort et d'un bien-être suffisants. On le voit, la cure de la lèpre nécessite une certaine aisance, ou, si le malade relève d'une administration, des installations en rapport avec les besoins de l'hygiène moderne de la part des autorités compétentes.

3° **Hygiène générale.** — Pour tous les leprologues, il est indispensable, si l'on veut arriver à des résultats dans la cure comme dans la prophylaxie de la lèpre, que l'on isole les malades, non pas dans une léproserie, mot qui signifie séquestration sur un îlot abandonné, mais dans un *sanatorium*, pourvu de tous les moyens d'action dont disposent aujourd'hui la thérapeutique et l'hygiène. Le *sanatorium-hôpital* pour lépreux attirera les malades : la léproserie leur répugne. On autorisera les visites des parents et des amis sous certaines conditions ; on les réglementera et, par là même, on fera de la thérapeutique *humaine*, car le chagrin, l'isolement complet de certaines léproseries ne contribuent pas faiblement à la déchéance rapide de certains malades.

Dans les conditions d'air pur et libre, de soins minutieux quotidiens, d'alimentation riche et variée, de quiétude physique et morale que donnera le sanatorium pour lépreux, tel que l'avait compris dom Sauton, ou tel que le rêvent de nombreux médecins, le traitement de la lèpre donnera d'autres résultats que n'en ont donné les tentatives avortées de telle ou telle médication dans une léproserie sordide. Quiconque a soigné des lépreux dans les établissements des tropiques a eu souvent l'impression navrante que les lépreux y étaient abandonnés et qu'aucune sollicitude ne les entourait.

IV. — Atténuation des symptômes secondaires.

Le lépreux souffre : il ne faut pas craindre de lui administrer du salicylate de soude, qui agit sur les douleurs et aussi comme antiseptique général ; des sels de quinine, qui peuvent le débarrasser d'un paludisme concomitant ; des purgations, des anthelminthiques pour restaurer son tube digestif plus ou moins parasité par des hôtes accessoires.

L'aspirine et l'antipyrine, le pyramidon à hautes et fréquentes doses sont souvent nécessaires. Le massage, l'électricité atténuent des paralysies, des déformations amyotrophiques. Des cicatrices, des taches pigmentaires peuvent être réparées par les frictions au savon vert ou par une opération chirurgicale.

On agit chirurgicalement vis-à-vis des troubles oculaires, naso-pharyngiens et laryngiens, qui amènent malheureusement des pertes de substance considérables.

On panse antiseptiquement les ulcérations des extrémités con-sécutives à des mutilations bacillaires. Une antisepsie générale des cavités, des replis muqueux ou cutanés prévient les infections secondaires, qui jouent ici, comme dans la tuberculose, un rôle très important.

Il sera bon de protéger du contact de l'air, soit par un masque, soit par des pansements appropriés, toutes les parties lésées, non seulement dans la lèpre ulcéreuse, *mais aussi dans les formes anes-thésiques*. Il y a de cela plusieurs raisons : d'abord, dans toutes les formes, l'exposition à l'air peut suffire parfois à provoquer des recrudescences éruptives ; il y a en outre la raison de prophylaxie. Mais il y a aussi ce fait, constaté fréquemment dans les léproseries, que les malheureux atteints de lèpre nerveuse se font, principalement aux mains et aux pieds, des blessures et surtout des brûlures que leur anesthésie leur fait ignorer et qui sont la source des plaies infectées secondairement par les microbes de la peau. On a vu des lépreux anesthésiques endormis auprès du feu dans leur case solitaire se laisser brûler sur de vastes étendues de leurs téguments sans manifester une réelle douleur. La nécessité de pansements protectifs et occlusifs s'impose donc dans le traitement de la lèpre. Ces pan-sements doivent être tenus très propres et renouvelés tous les jours après le bain chaud du matin.

V. — Prophylaxie individuelle de la lèpre.

Les données actuelles de la science vis-à-vis de la lèpre sont nettement contagionnistes. E. Besnier puis Jeanselme ont formulé les propositions suivantes, qui sont de rigueur dans la prophylaxie individuelle de la lèpre : *désinfection rigoureuse du nez, de la bouche et de tout le tégument externe des lépreux. Occlusion exacte de toutes les ulcérations. Désinfection par tous les moyens réalisables des vêtements, des linges, objets en usage de toute espèce. Le nouveau-né* issu d'une lépreuse sera séparé de sa mère aussitôt après la naissance, et *l'allaitement* sera rigoureusement *l'allaitement artificiel*.

Le médecin du service des lépreux veillera à l'exécution stricte de ces prescriptions. De plus, par mesure de précaution incontestablement utile, il munira ses malades de moustiquaires bien entretenues. Les salles où vivent les lépreux seront protégées d'une manière rigoureuse contre les mouches, les moustiques et autres insectes par des châssis grillagés aux fenêtres et par une impeccable propreté. On n'ignore pas que les mouches et les moustiques recueillent avec leur trompe, sur les téguments des lépreux, des amas bacillaires qui ont été retrouvés dans le tube digestif de ces insectes.

Les mesures d'isolement et de prophylaxie rationnelle de la lèpre compléteront le traitement de la maladie, dans l'intérêt même du malade, car les réinoculations sur le même individu jouent peut-être un rôle aggravant dans l'évolution de la lèpre.

II. — TRAITEMENT DE LA VERRUGA DU PÉROU.

Aperçu général. — Tumeurs spéciales très vasculaires, disséminées, fièvre, douleurs articulaires, anémie intense, tels sont les principaux caractères de cette maladie, cantonnée dans quelques défilés des Andes péruviennes, dans la Oroya notamment. Les tumeurs sont verruqueuses, érectiles, hémorragiques et donnent ainsi un cachet bien spécial à la maladie.

La « maladie de Carrion » est inoculable à l'homme et à quelques espèces animales, mais la nature en reste inconnue. Il y aurait cependant présence dans les tumeurs d'une bacille acido-résistant comme le bacille de Koch : ce bacille a été vu par Letulle, puis par Ch. Nicolle. Mais ce qui donne encore à ce virus un caractère singulier, c'est que l'immunité s'établit pour une longue durée après une première atteinte. D'autre part, la mortalité, très élevée dans la montagne, s'abaisse à 2 p. 100 quand les malades descendent dans la plaine, non loin de la mer : ces faits considérés, on peut se demander s'il s'agit bien d'une affection à bacille acido-résistant, les microbes de cette catégorie étant peu accessibles à ce genre de traitement.

Traitement symptomatique.

Nul traitement préventif, nul remède spécifique ne sont encore connus.

La maladie étant plus grave sur les sommets de 800 à 3000 mètres où elle s'accompagne d'hémorragies, la première indication sera de faire descendre le malade dans la plaine.

La fièvre est généralement traitée par les sels de quinine, les douleurs par le salicylate de soude, l'antipyrine et ses succédanés, les hémorragies par les hémostatiques perchlorure de fer, eau de

Pagliari, etc. On emploie le fer et les composés arsenicaux contre l'anémie.

Les indigènes emploient dans les vallées péruviennes toutes sortes de plantes contre cette maladie, mais aucun de ces remèdes ne paraît savoir conquis une grande réputation.

Le traitement local des tumeurs consiste dans l'ablation au fil de soie ou au galvanocautère de celles qui sont suffisamment pédiculées. On cautérise et on panse antiseptiquement celles qui sont ulcérées ou gangrenées, afin d'éviter les accidents septicémiques.

Les individus de race blanche qui vont travailler aux environs de la région infectée, entre Callao et Lima et les affluents de l'Amazone, sont très exposés à l'infection : on leur recommandera, pour toute sécurité, de se prémunir soigneusement contre les piqûres d'insectes et de n'absorber l'eau que bien filtrée ou bouillie.

MALADIES EXOTIQUES DUES A DES PROTOZOAIRES

CHAPITRE PREMIER

TRAITEMENT DU PALUDISME ET DE LA FIÈVRE BILIEUSE HÉMOGLOBINURIQUE

Paludisme : Aperçu général. — Bases du traitement.

Traitement préventif : Historique. — Formes pharmaceutiques de la quinine. — Posologie. — Mesures générales concernant la quininisation préventive.

Traitement curatif : Traitement du paludisme aigu. — Soins immédiats à l'accès palustre régulier. — Soins consécutifs du paludisme aigu. — Traitement des accès pernicieux. — Traitement des formes continues. — Traitement du paludisme chez la femme.— Traitement du paludisme chez l'enfant.— Traitement du paludisme chronique : moyens préventifs. — Médications reconstituantes. — Traitement de l'hypersplénie. — Paludisme larvé et polynévrites. — Traitement de la cachexie palustre.

Fièvre bilieuse hémoglobinurique : Traitement spécifique. — Traitement symptomatique.

I. — PALUDISME.

Aperçu général. — On désigne sous le nom de paludisme l'ensemble des symptômes et des lésions qui se caractérisent surtout par de la fièvre et de l'anémie provoquées par la multiplication dans le sang de l'homme d'une hémamibe, *Hemamœba Lacerani*. Ce parasite, destructeur du globule rouge humain, est introduit dans la circulation sanguine par la piqûre des moustiques de la sous-famille *Anophelina* des Culicides. La quinine et les sels de quinine ont la propriété de détruire *in vivo* les formes jeunes de cet hématozoaire.

On distingue le *paludisme aigu*, constitué par des accès de fièvre intermittente, rémittente, ou continue, du *paludisme chronique*, qui

se caractérise par la répétition plus ou moins fréquente de ces accès
et par des troubles permanents du foie, de la rate et de quelques
autres organes. Lorsque le paludisme, à la suite d'accès de fièvre
graves ou nombreux, frappe l'organisme de déchéance et détermine
un amoindrissement général des tissus, il réalise le tableau sévère
de la *cachexie paludéenne*.

On distingue dans le paludisme aigu trois types principaux
d'accidents, basés sur la marche de la courbe fébrile et qu'on désigne
encore sous le nom de *fièvres*. On dit :

La fièvre quarte (1);

La tierce bénigne (2);

La fièvre maligne (estivo-automnale, tropicale) (3).

Dans la *quarte*, l'accès revient au bout de soixante-douze heures ;
dans la *tierce*, au bout de quarante-huit heures ; dans la *fièvre maligne*,
tous les jours ou tous les deux jours en général. Mais la nomenclature
des accidents paludéens se complique du fait des infections multiples
qui sont si fréquentes (plusieurs générations d'hématozoaires évoluant
simultanément) et des dénominations de symptômes fébriles qu'on
a multipliées et dont il est permis de se demander quelquefois si
elles n'ont pas rallié, sous le nom de paludisme, à une époque où le
cycle évolutif de l'hématozoaire n'était pas connu, des états morbides
relevant d'infections intestinales diverses ou d'infections à protozoaires différents du parasite de la malaria.

Du fait des infections paludéennes à plusieurs générations, les
fièvres quarte et tierce peuvent être *doublées* : les accès sont alors
quotidiens dans la *tierce double* et surviennent tous les deux jours
dans la *double quarte*. Celle-ci peut être *triplée* et revêtir l'allure d'une
fièvre quotidienne. La fièvre maligne est du type quotidien ou du
type tierce ; mais, dans ce dernier cas, les accès se prolongent et sont
souvent subintrants. La fièvre maligne seule provoque des *accès
pernicieux* : ce sont des accidents graves qui retentissent sur le
système nerveux central. Ils peuvent survenir au cours d'une fièvre
à marche intermittente ou à marche *rémittente*. On désigne sous le
nom de *rémittentes bilieuses* des fièvres s'accompagnant de troubles
gastro-intestinaux violents et d'ictère. La fièvre paludéenne, sous
ses allures variées, peut être compliquée d'une association (pneu-
nomie, fièvre typhoïde, tuberculose, etc.) et même confondue avec
ces maladies.

On se rend compte, d'après ce court exposé, de la difficulté qu'aura

(1) Due à *Plasmodium* ou *Hemamœba malariæ*.
(2) Due à *Plasmodium vivax* ou *H. vivax*.
(3) Due à *Plasmodium præcox* ou *Laverania malariæ*.

le praticien pour établir un diagnostic ferme et un traitement efficace dans certains cas, et quel intérêt il y a à ce que le diagnostic soit établi d'après la méthode sûre, rapide et précise des examens microscopiques du sang et, exceptionnellement, de la pulpe splénique. A chaque examen d'une goutte de sang prélevé au doigt ou au lobule de l'oreille, ou après ponction de la rate au moyen d'une très fine aiguille en platine iridié flambée, on peut retrouver les stades morphologiques d'un hématozoaire spécial (variété ou espèce) qui correspondent au stade fébrile pendant lequel a été fait le prélèvement. Grâce à une connaissance facile à acquérir du cycle évolutif du parasite observé sous le microscope, on peut déterminer le type des accès, la marche de la fièvre, la date probable du retour, etc. On conçoit, dans ces conditions, quel progrès ferait le traitement du paludisme si tous les malades étaient suivis avec le secours des examens bactériologiques. Je renvoie le lecteur aux manuels de microbiologie ou de parasitologie tropicale pour la description des formes parasitaires du paludisme, ne pouvant ici que signaler la facilité de la technique indispensable au praticien pour faire une thérapeutique raisonnée du paludisme.

Rien n'est plus facile : il suffit d'avoir quelques lames de verre, sur lesquelles on fera des frottis extrêmement minces par l'étalement d'une goutte de sang du malade, une solution de Giemsa (mélange stable de bleu-azur et d'éosine dissous dans la glycérine et l'alcool méthylique), dont la dilution au dixième est déposée sur les frottis pendant vingt minutes, de l'eau filtrée, du papier buvard, une lampe à alcool, un microscope et de l'huile de cèdre.

Cette pratique fera gagner au traitement de la maladie un temps précieux, en épargnant des hésitations ou des erreurs parfois pénibles : il faut bien reconnaître, en effet, que l'abus de la quinine aux pays chauds est, à l'heure actuelle, chose banale. Le diagnostic clinique du paludisme est si souvent difficile ; tant de processus fébriles s'accompagnent de frissons ; tant de suppurations, telles que les abcès du foie, provoquent une fièvre vespérale à rémisson matinale qui fait penser au paludisme! Les maladies suivantes sont facilement confondues au début avec le paludisme et traitées par la quinine quelquefois trop longtemps :

Anémie ankylostomiasique ;

Fièvre typhoïde au début ;

Syphilis secondaire ;

Filariose sans accidents locaux ;

Orchite filarienne ;

Trypanosomiase ;

Amibiase hépatique;

Fièvre méditerranéenne;

Fièvre récurrente;

Kala-azar.

Fièvre dite inflammatoire et fièvre jaune au début.

Les erreurs et les mécomptes seront évités quand le diagnostic de tout cas de maladie fébrile sera contrôlé par l'examen microscopique du sang, l'étude de la formule leucocytaire et les autres méthodes de laboratoire (analyse d'urine, etc.), auxquelles le praticien doit recourir pour chaque cas particulier.

Bases du traitement du paludisme. — Le traitement du paludisme est basé sur l'hygiène et la thérapeutique préventives et sur la thérapeutique curative.

La prévention a recours aux notions d'hygiène individuelle qui découlent de la notion récente du rôle transmetteur des *Anopheles* et à l'usage judicieux de la quinine et de ses sels (traitement antiparasitaire).

La thérapeutique curative comporte également l'emploi de la quinine : celle-ci est considérée comme curative parce qu'elle tue directement les jeunes formes des hématozoaires; mais son mode d'action n'est, en réalité, que préventif, car la quinine n'enraye jamais un accès de fièvre palustre, si elle est donnée, à doses thérapeutiques, dans le cours de l'accès. L'accès palustre guérit par les seules ressources de l'organisme, en passant par les stades de frisson, d'augment, d'état et de défervescence connus. Il s'ensuit que les heures d'administration de la quinine nécessitent une étude attentive de la part du praticien dans chaque cas particulier, pour arriver avec elle à la cure du paludisme. De plus, le traitement curatif de la maladie comporte l'emploi d'autres agents thérapeutiques, tels que les arsenicaux, le quinquina, l'hydrothérapie, etc., qui aident manifestement l'organisme à se débarrasser des parasites et des toxines élaborées et réactivent la nutrition cellulaire.

I. — Traitement préventif du paludisme.

On ne connaît jusqu'à présent qu'un seul médicament capable de s'opposer à la multiplication des hématozoaires du paludisme dans le sang, c'est la quinine, avec les sels qui en dérivent.

Historique. — La quinine est un des alcaloïdes du quinquina, découvert par Pelletier et Caventou en 1820. Le quinquina était employé pour le traitement des fièvres par les Indiens depuis un temps immémorial; la quinine fut utilisée dans le traitement des fièvres palustres peu après la découverte de Pelletier et Caventou ; mais c'est surtout au Dr Maillot (1) que l'on doit la vulgarisation de l'usage antipaludique de la quinine : Maillot montra que les fièvres intermittentes et même certaines formes continues n'étaient autre chose que de la malaria et guérissaient par l'usage du sulfate de quinine. L'emploi préventif du quinquina était déjà connu au XVIIIe siècle, notamment dans la marine anglaise. Celui de la quinine se généralisa peu à peu, et les médecins anglais en Crimée, pendant l'expédition de 1855, les médecins américains pendant la guerre de Sécession employèrent la quinine préventive avec succès sur une large échelle. Depuis 1890, en Algérie, au Dahomey, à Madagascar, au Tonkin, les expéditions militaires ont bénéficié maintes fois des distributions de quinine : à l'heure actuelle, la démonstration de l'efficacité de la quinine préventive n'est plus à faire, et la plupart des médecins qui ont pratiqué dans les colonies paludéennes se rallient à l'usage quotidien de la quinine préventive à la dose de 0gr,25 par jour.

C'est le sulfate de quinine qui a remplacé d'abord l'alcaloïde ; aujourd'hui on emploie les divers sels de quinine, qui ont tous été vantés tour à tour.

Formes pharmaceutiques de la quinine. — Le nombre des sels de quinine augmente tous les ans. Le tableau suivant donne la richesse en quinine et la solubilité dans l'eau des plus connus de ces sels :

SELS DE QUININE.	QUANTITÉ de quinine p. 100.	A 15° 1 gramme est soluble dans :
Chlorhydrate basique..	81,71	25 parties d'eau.
— neutre	81,61	9 —
Lactate basique................	78,20	12 —
Bromhydrate basique...........	76,60	60 —
Valérianate basique............	76,00	110 —
Sulfate basique................	74,31	68 —
Salicylate basique.............	68,70	88 —
Glycérophosphate basique......	68,60	353 —
Lactate neutre................	64,20	3 —
Bromhydrate neutre...........	60,00	7 —
Sulfate neutre............ ...	59,12	11 —
Chlorhydrosulfate.............	59,00	1 —
Tannate de quinine	20,00	Décomposé par l'eau.

Les sels les plus utilisés sont les sulfates, les chlorhydrates, les bromhydrates.

(1) MAILLOT, Traité des fièvres intermittentes. Paris. 1836.

Le sulfate de quinine basique (sulfate de quinine officinal) a pour lui son ancienneté et la renommée. C'est lui qu'on trouve, le plus souvent, aux pays chauds dans le commerce et dans les habitations des colons ou des planteurs.

Le bromhydrate basique semble plus douloureux en injections hypodermiques que le chlorhydrate ; son emploi est devenu restreint en ces dernières années.

Le chlorhydrosulfate est soluble dans son poids d'eau, mais il renferme moins de quinine que le chlorhydrate.

C'est à ce dernier, et en particulier au chlorhydrate neutre, que l'on donne la préférence ; il est plus stable, plus facile à obtenir à l'état de pureté que le sulfate de quinine ; il se couvre moins facilement de moisissures en solution, il contient plus de quinine à poids égal. On le trouve d'ailleurs plus souvent sous forme de comprimés dans le commerce, et on lui fait moins fréquemment peut-être le reproche, justifié ou non, d'être falsifié.

On délivre le chlorhydrate neutre sous les formes suivantes : *poudre*, composée de fines aiguilles cristallines ; *cachets, pilules, comprimés, dragées, chocolatines, perles* à enveloppe gélatineuse, *potions, solutions* pour injections hypodermiques.

On conseillera la poudre pour emporter à la campagne, dans des régions isolées des centres, en vue d'un séjour prolongé. Les cachets se préparent au moment voulu. Les comprimés sont plus coûteux, mais plus commodes. Les pilules et les perles sont à rejeter pour les pays chauds.

Pour les enfants, on se sert d'ordinaire des comprimés enrobés dans du miel ou de la confiture, ou de la poudre délayée dans du café ou dans une potion au sirop de tolu. L'Association coopérative des pharmaciens de France délivre, en outre, sur les vœux émis par la Société de pathologie exotique, des préparations commodes pour favoriser le développement de la quinine préventive dans les pays palustres. Ces préparations sont de quatre espèces : comprimés de chlorhydrate de quinine de $0^{gr},25$; comprimés dragéifiés de $0^{gr},20$; chocolatines au tannate de quinine, comprenant deux pastilles de $0^{gr},15$ de quinine active ; poudre de tannate de quinine insoluble et, par suite, insipide.

L'emploi des solutions hypodermiques au titre préventif s'impose quand il s'agit de ménager absolument les voies digestives, mais ces cas sont exceptionnels, et c'est surtout par la bouche que s'administre la quinine préventive.

Posologie.— D'une façon générale, on discute entre la nécessité des doses faibles et quotidiennes de chlorhydrate de quinine $(0^{gr},10$

à 0gr,25, les doses moyennes (0gr,30 à 0gr,50) tous les deux ou trois jours et les doses fortes (0gr,60 à 1 gramme) tous les quatre à sept jours.

En réalité, la dose usuelle du sel de quinine à choisir est variable :

1° Suivant l'intensité de l'index endémique des localités, index sujet à variations d'une année à l'autre ;

2° Suivant la nature du virus paludique (fréquence ou non des accès pernicieux ;

3° Suivant l'éducation antipaludique individuelle ;

4° Suivant la réceptivité individuelle (genre de profession, abus ou non de boissons alcooliques, etc.).

On est entouré d'un nombre variable d'indigènes, réservoirs de virus, d'espèces d'*Anopheles* diverses, d'*Anopheles* plus ou moins infectés ; le paludisme n'est pas de même virulence en Algérie et au Soudan, en Cochinchine et au Tonkin, à la Martinique et à Panama, et, pour chaque contrée elle-même, son intensité varie suivant les localités.

L'usage ou l'abstention d'une moustiquaire en bon état jouent un rôle considérable dans l'appréciation de la quininisation préventive. Bouffard a montré, dans ses observations sur le paludisme dans le Haut-Sénégal et le Niger, que, malgré un index endémique fort élevé et un grand nombre d'*Anopheles* infectés, tout Européen muni d'une bonne moustiquaire pouvait, au Soudan français, éviter le paludisme en prenant chaque jour 0gr,25 de quinine, dose qui devenait insuffisante en saison des pluies chez ceux qui se trouvaient exposés à de nombreuses piqûres.

L'alcool, qui aggrave tant de maladies chroniques, est aussi un adversaire dans la prévention du paludisme, et le praticien doit y songer avant de fixer une dose journalière.

Enfin il y a lieu de se défier de la possibilité d'une accoutumance à la quinine pour le parasite chez certains individus, dans les pays où la réputation de fréquence des accès pernicieux est établie.

De ces considérations il découle qu'il est préférable, pour le nouvel arrivant en pays infecté, d'employer des doses élevées de quinine pendant les premières semaines. En Italie, on recommande aux adultes 0gr,40 de chlorhydrate de quinine tous les jours à titre préventif. Cette dose serait trop forte si elle doit être continuée toute l'année ; mais on fera bien de s'y tenir dans les contrées à fièvres malignes, pendant les premiers temps de séjour. Au bout de deux ou trois semaines, on choisira l'une des trois méthodes indiquées plus haut : l'emploi des doses moyennes, tous les deux ou trois jours, est le plus recommandable.

Ces données s'appliquent à celui qui vit en pleine campagne, colon ou soldat, dans des conditions d'hygiène douteuses. Elles changent et disparaissent même pour un individu habitant un centre urbain où la lutte antipaludique est organisée et qui, lui-même conscient du danger, a adapté sa volonté et ses moyens à réaliser la prophylaxie (maison protégée, cabine-moustiquaire démontable, inspection journalière de la chambre à coucher et de la cabine en vue de la recherche des *Anopheles*, suppression des gîtes à larves dans les cours ou jardins). Si cette prophylaxie individuelle est parfaite, la quinine préventive peut être espacée et la dose empêchante diminuée.

Pour les enfants, la Société coopérative des pharmaciens de France préconise, sur la demande de la Société de pathologie exotique, le mode d'administration suivant :

1º Aux enfants au-dessous de trois ans, une pastille (soit une demi-chocolatine) contenant 0gr,15 de quinine active tous les deux jours ; pour les très jeunes enfants, on écrase la pastille dans un peu de lait ;

2º Aux enfants âgés de trois à dix ans, une pastille (soit une demi-chocolatine) tous les jours.

On administrera également le tannate de quinine à la dose de 0gr,60 (correspondant à 0gr,15 de quinine active) tous les deux jours ou tous les jours, suivant l'âge, enrobé dans du miel ou mélangé à une cuillerée de lait.

Mesures générales concernant la quininisation préventive. — Ces mesures générales s'appliquent surtout à la quininisation des indigènes, à la protection mécanique des habitations et à la propagation de l'usage des moustiquaires.

1º **Quininisation préventive des indigènes.** — Les moyens à employer vis-à-vis des réservoirs de virus, suivant la méthode de prophylaxie par la quinine préconisée principalement par Koch, sont variables suivant les pays : dans certaines colonies, on fera créer la quinine d'État comme en Italie, en Indo-Chine, etc. ; dans d'autres, on constituera des dépôts de quinine à bon marché sous la direction de pharmaciens, médecins ou instituteurs ; ailleurs des médecins spécialement commissionnés circulent à la saison palustre, distribuant les dragées de quinine, ou les chocolatines, ou les comprimés, ou le tannate de quinine aux enfants des communes et des hameaux ; vaccinant par la même occasion contre la variole, ils récolteront du sang et préciseront les variations de l'index endémique, car cet index varie d'une année à l'autre avec les conditions météorologiques, les travaux de canalisation, les cultures, etc.

2° Protection mécanique des habitations. — On l'obtient au moyen de tambours grillagés aux portes d'accès sur les vérandas et de volets grillagés aux fenêtres, doublant les volets extérieurs. Ces volets doubles sont préférables aux châssis fixes, dont l'incommodité rebute les personnes désireuses de faire de la prophylaxie rationnelle : la fenêtre doit donc comprendre les volets à persiennes ordinaires s'ouvrant en dehors et des volets grillagés s'ouvrant en dedans.

Le grillage des tambours et des volets se fait en treillis de fer, en treillis de laiton ou en treillis de gaze écrue.

Le treillis de fer est peu coûteux et acceptable dans les pays dont l'atmosphère est peu humide et non saline. Dans les climats marins, il s'oxyde rapidement et doit être rejeté.

Le treillis de laiton est coûteux ; on le réservera pour les baies exposées au vent de la mer et à la pluie, en raison de sa résistance à l'oxydation.

Pour les tambours et les baies abritées, on donnera la préférence au treillis de fer ou à la gaze écrue, dont la blancheur a plus de valeur esthétique pour l'ameublement, les tambours étant souvent à l'intérieur dans les chambres, salons, ou cabinets de travail.

Cette gaze écrue, que peuvent livrer tous les tissages de coton, est une sorte de canevas très résistant. Toutefois, dans les locaux exposés à la pluie, il faudra la renouveler tous les ans, car elle noircit sous l'influence de l'humidité ; son prix de revient est d'ailleurs très modique. On l'adapte sur les cadres des tambours et des volets à l'aide de petites pointes en acier ou en laiton et d'un galon de toile blanche.

3° Usage de la moustiquaire. — Les ouvertures extérieures protégées, on ne doit pas négliger la protection du lit. L'usage d'une moustiquaire basse et étroite est fort peu agréable, car cela diminue la circulation et le cube d'air, surtout dans les maisons urbaines, moins ventilées que les habitations rurales. Il est préférable de placer le lit sous une cabine démontable, en bois inattaquable par les insectes et revêtue de tulle grec à mailles de $1^{mm},5$ au plus. Cette double protection assure une préservation absolue du paludisme.

En voyage, on emportera une moustiquaire munie aux quatre angles du dais d'un anneau et d'une épissure qui permettront de l'attacher dans n'importe quel logement de fortune (soit au moyen de la corde, soit avec l'anneau) à quelque clou de la chambre.

L'entretien soigneux de la moustiquaire et des grillages est le complément indispensable d'une bonne prophylaxie du paludisme.

II. — Traitement curatif du paludisme.

TRAITEMENT DU PALUDISME AIGU.

L'accès de fièvre, après une incubation variable (pour le premier accès, douze à quinze jours en général), a éclaté régulièrement, précédé du violent frisson habituel. Quelle est la conduite à tenir? Le traitement comporte les soins immédiats et les soins consécutifs à l'accès.

§ 1. Soins immédiats à l'accès palustre régulier. — La quinine, quelle que soit la voie d'introduction, n'agit pas sur l'accès déclaré. On commencera donc par assister à l'évolution de l'accès, tout en réchauffant le malade pendant le stade de froid, à l'aide de couvertures, boules d'eau chaude, boissons chaudes et stimulantes (café, thé légèrement punché). Pendant le stade de chaleur, le malade sera rafraîchi avec des boissons froides, des lotions d'eau froide vinaigrée ou à l'eau de Cologne; on le changera de linge, en évitant le refroidissement.

Aussi près que possible du début de l'accès, on prélève du sang pour l'examiner, reconnaître la nature des parasites, leur abondance, le nombre de leurs générations. On notera soigneusement l'heure d'apparition de l'accès, sur laquelle l'administration ultérieure de quinine aura une influence si elle ne suffit pas à l'empêcher.

Ces préliminaires seront suivis d'une injection de chlorhydrate neutre de quinine : 1 gramme dans les muscles de la fesse à l'aide d'une seringue (en verre) et d'une bonne aiguille en platine iridié de 4 à 5 centimètres de longueur, stérilisées par l'ébullition prolongée.

Les solutions suivantes, qui doivent être fraîchement préparées, sont recommandables :

```
1° Bichlorhydrate de quinine ..............   5 grammes.
   Eau distillée, bouillie et refroidie.......   Q. S.
      pour obtenir 10 cent. cubes (environ
      6 grammes).
```

Un centimètre cube de cette solution renferme 50 centigrammes de chlorhydrate neutre :

```
2° Chlorhydrate basique..................   3 grammes.
   Analgésine .........................    2
   Eau distillée, bouillie et refroidie.......   Q. S.
      pour 10 cent. cubes (environ 6 grammes).
```

Un centimètre cube de cette solution renferme 30 centigrammes de chlorhydrate basique. Elle est moins douloureuse que la précédente.

Les solutions dans lesquelles il entre de l'alcool, de l'eau de Rabel ou de l'acide tartrique sont douloureuses et produisent quelquefois des accidents locaux.

L'antisepsie de la peau au moyen du sublimé, d'alcool fort et d'éther, l'asepsie la plus rigoureuse des mains et des instruments doivent accompagner toute injection de quinine.

On devra d'ailleurs, dans bien des cas, s'en tenir à l'administration par la bouche de 1 gramme de sel de quinine en cachets.

Doit-on, à la même période de la maladie, prescrire un vomitif ou un purgatif? L'administration d'un ipéca chez une personne déjà déprimée par l'infection me semble tout à fait contre-indiquée. Comme l'accès palustre s'accompagne généralement d'un état saburral des voies digestives, il est d'usage d'ordonner au malade 40 grammes de sulfate de soude, ou 60 à 80 centigrammes de calomel. Cette médication entraîne l'obligation d'aliments liquides, proscrit l'alimentation azotée et ne peut qu'être utile au rétablissement de l'organisme par la dérivation intestinale qu'elle oppose momentanément à la résorption de toxines.

Le repos général est d'ailleurs nécessaire pendant quelques jours après l'accès palustre, qui entraîne régulièrement un certain degré d'anémie et de faiblesse générale.

§ **2. Soins consécutifs du paludisme aigu.** — Ces soins comportent la médication préventive de nouveaux accès et la médication reconstituante de l'organisme.

Prévention de nouveaux accès. — Laveran a depuis longtemps démontré la nécessité de faire des *traitements successifs* du paludisme et de ne pas se contenter de « couper la fièvre » avec quelques doses de quinine au moment des accès, pratique inutile et dangereuse, puisqu'elle donne l'illusion d'une intervention effective.

Après la première injection de quinine, on en fera une deuxième *six* ou *huit heures* avant le retour présumé de l'accès, sur lequel l'examen du sang peut donner des renseignements précis.

L'acné de l'élimination de la quinine se trouve aux environs de *six* ou *huit heures*, d'après la majorité des auteurs, et il semble bien que l'élimination soit plus faible et plus prolongée avec l'inoculation sous-cutanée qu'avec l'ingestion par la bouche, ce qui montre la supériorité des injections sur l'autre mode d'administration de la quinine.

Cette seconde injection de quinine sera de 50, 60, 80 centigrammes ou de 1 gramme, et on la renouvellera les deux ou trois jours suivants. Il est préférable de suivre une marche progressivement descendante de 50 centigrammes. Le quatrième jour, on commencera à espacer les jours d'injections. On se basera d'ailleurs sur le résultat des premières. Si les accès n'ont été qu'atténués, il est évident qu'il faut maintenir les doses élevées.

Dans les cas de tierce bénigne ou de fièvre quarte, on pourra le plus souvent s'en tenir à l'administration de la quinine par la bouche. La méthode des injections est préférable vis-à-vis du paludisme tropical, au moins pendant les premiers jours.

D'après Laveran, le traitement du paludisme doit durer vingt-deux jours après l'accès, de la façon suivante :

0^{gr},80 à 1 gramme tous les jours les trois premiers jours ;

0^{gr},60 à 0^{gr},80 les huitième, neuvième, dixième et onzième jours ;

0^{gr},60 à 0^{gr},80 les quizième, seizième, vingt et unième et vingt-deuxième jours.

Chaque série comporte, dans ce *modus faciendi*, un intervalle de repos de quatre jours.

Koch répète 1 gramme de quinine tous les cinq jours pendant cinq à six semaines, après avoir donné 1 gramme pendant les deux premiers accès.

On s'inspirera évidemment de la résistance individuelle et des résultats des examens de sang dans la direction du traitement, et l'on n'hésitera pas à imposer au malade la répétition des injections en vue de prévenir des accidents soudains, qui peuvent être très graves.

Les injections profondes de chlorhydrate neutre dans la fesse sont le plus sûr moyen de juguler les accès. Peu douloureuses, elles ne nécessitent pas l'addition de cocaïne. Toutefois, au bout de quelques jours, si les accès ont disparu, on pourra s'en tenir à la voie buccale.

Médication reconstituante. — Une thérapeutique judicieusement choisie peut venir en aide à l'organisme quand la quinine l'a débarrassé des formes de multiplication de l'hématozoaire pour une période qu'il s'agit de rendre durable. Cette thérapeutique comporte surtout l'emploi des arsenicaux, des amers, de l'hydrothérapie et de la climatothérapie.

Arsenicaux. — Depuis la liqueur de Boudin, qui présente au moins sur la liqueur de Fowler l'avantage d'une stabilité plus grande et qui a rendu de grands services dans le rétablissement des paludéens anémiés, on a préconisé tour à tour le cacodylate de soude, l'arrhénal et l'atoxyl, qui permettent, sous des volumes faibles, une absorption plus considérable d'arsenic rapidement assimilable.

Cacodylate, arrhénal. — Le cacodylate de soude et l'arrhénal se sont montrés peu toxiques, et leur emploi s'est généralisé.

La meilleure manière d'administrer le cacodylate par la bouche est de le prescrire par gouttes :

<pre>
Cacodylate de soude..................   1 gramme.
Eau distillée ....   20 grammes.
</pre>
($0^{gr},05$ par **XX** gouttes).

Lorsqu'on voudra ménager l'estomac, on utilisera les injections hypodermiques, soit à l'aide d'ampoules qu'on trouve préparées dans le commerce, soit avec la solution suivante de A. Gautier :

<pre>
Cacodylate de soude pur.................. $6^{gr},40$
Alcool phéniqué..........................   X gouttes.
Eau distillée et stérilisée ....   100 cent. cubes.
</pre>
($0^{gr},05$ par centimètre cube).

On fait prendre $0^{gr},05$ ou $0^{gr},10$ par jour pendant huit ou dix jours, puis on interrompt pendant une huitaine également pour recommencer ensuite. La voie hypodermique assure une meilleure tolérance du médicament. Il en est de même pour l'arrhénal méthylarsinate disodique), qui se prescrit de la même façon en gouttes aux mêmes doses ou en injections hypodermiques solution aqueuse à 1 p. 20, $0^{gr},05$ par jour, pendant sept à huit jours consécutifs, etc.).

Atoxyl. — L'atoxyl, de date plus récente, a produit quelquefois, à des doses élevées, des accidents prurit, albuminurie, œdème, troubles de la vision, etc.). Mais ces accidents ne sont pas à craindre avec des doses modérées de $0^{gr},10$ à $0^{gr},20$ par jour pendant une semaine. L'atoxyl n'a aucune action sur les hématozoaires du paludisme : G. Martin et Lebœuf ont constaté, au Congo, la présence des hématozoaires chez des malades ayant reçu de grandes quantités d'atoxyl contre la trypanosomiase, alors que leurs accès de fièvre vespérale cédaient rapidement à l'ingestion de quinine. Vassal a observé également en Indo-Chine une action nulle sur les hématozoaires paludiques, mais il reconnaît que l'atoxyl amène, injecté pendant la période de traitement quinique, un relèvement des forces et une modification rapide de l'état général.

Il sera prudent de s'en tenir aux ampoules de $0^{gr},10$ par jour ou de $0^{gr},20$ tous les deux jours. On ne dépassera jamais 2 grammes dans une semaine.

Les injections doivent être pratiquées dans les muscles de la fesse : il y a quelquefois une légère douleur consécutive, dix heures environ après l'injection, mais elle est à peu près nulle aux doses de 0gr,10 et 0gr,20.

Hectine. — L'hectine a donné au Dr Roques des résultats si bienfaisants, voire même si remarquables, qu'il conseille d'y recourir systématiquement pour toutes les formes du paludisme.

Voici, du reste, ses conclusions :

« Nous avons fait toutes nos injections, de façon systématique, dans le muscle, au niveau de la région fessière ; nous n'avons pas eu à regretter une telle façon d'agir. Jamais nos injections intramusculaires d'hectine n'ont donné lieu à aucun accident local ou général, et toutes sont restées indolores.

Les *doses* que nous administrions au début furent, comme il convenait, un peu timides. Les injections de 0gr,05, 0gr,10, 0gr,15, 0gr,20 furent successivement pratiquées. Nous pensons que les doses de 0gr,10 à 0gr,15 chez les enfants atteints d'un paludisme de moyenne intensité sont des doses suffisantes. Mais, dans les formes un peu plus intenses, on peut recourir, sans inconvénient, à une dose plus forte et atteindre 0gr,20 en une seule dose. Au-dessous de cinq ans, il sera cependant bon de ne pas dépasser 0gr,10. Chez les adultes, nous employons couramment la dose de 0gr,20 ; elle fut bien supportée ; elle ne nous donna pas d'ailleurs des résultats plus évidents que les doses moins fortes.

Nous pratiquons une injection au moment de l'accès, à dose de 0gr,20, de façon à sidérer les hématozoaires et permettre leur phagocytose plus aisée et rapide. Nous faisons ensuite, les deux jours suivants, une deuxième injection également de 0gr,20 (ampoules B d'hectine).

Nous pensons qu'il est de bonne pratique de faire de la sorte une série de trois à quatre injections tous les deux ou trois jours, jusqu'à disparition complète et définitive des accès.

Nous n'avons point, dans l'emploi prolongé et parfois intensif que nous avons fait de l'hectine, observé de phénomènes toxiques d'aucune sorte ; en aucun moment, les examens ophtalmoscopiques répétés ne nous ont révélé de névrite optique ; nous n'avons jamais observé de paralysies, ni jamais le malade n'a présenté de sécheresse de la gorge, de diarrhée, d'exanthèmes ou enanthèmes, ni aucun autre symptôme d'arsenicisme aigu.

L'action antiparasitaire du composé arsenical de Mouneyrat nous paraît nette. Dans la plupart de nos observations, les hématozoaires ont disparu presque entièrement après une seule injection ; dans aucun des cas, nous n'avons retrouvé d'hémamibes après le troisième jour. L'hectine a agi sur les formes jeunes et moyennes avec une grande efficacité ; la forme en croissant a résisté un peu plus longtemps, et dans un de nos cas (unique, il est vrai), nous avons retrouvé des croissants après le cinquième jour : ils avaient disparu au septième. Les parasites de la tierce, de la quarte ont parfaitement été sensibles à l'action de la médication hectinique.

Le nombre des *globules rouges* et des *leucocytes*, qui diminue tellement dans la période cachectique de la maladie, *remonte rapidement* sous l'influence de l'hectine. Tel malade qui avait 2 690 000 globules rouges et 4 800 leucocytes par millimètre cube avait à la fin du traitement 5 950 000 hématies et 6 800 globules blancs ; tel autre qui avait au début 2 800 000 hématies et 3 200 leucocytes présentait à la fin 5 700 000 globules rouges et 12 000 globules blancs.

L'*action antipyrétique* de l'hectine est tout aussi remarquable. Dans un cas, après l'injection de 0^{gr},20 d'hectine, la température à 39°,6, à six heures du soir, descendait à onze heures, c'est-à-dire cinq heures après, à 39° ; à cinq heures du matin, le lendemain, elle n'était plus que de 38° ; enfin, ce même jour, à neuf heures du matin, elle était de 36°,8. La fièvre ne reparut plus que neuf jours plus tard. La décroissance thermique s'était produite de façon régulière, et l'apyrexie survenue se maintenait durant un temps assez long. Le deuxième accès, chez ce même malade, fut vaincu par une dose moindre de 0^{gr},15, mais pas aussi efficacement, puisque, le lendemain et le surlendemain de l'administration de l'hectine, la température du matin fut encore de 37°,6 et de 38°. Malgré cela, la fièvre reprenait le 21 ; une administration de 0^{gr},20, cette fois, donna aussitôt une apyrexie complète et définitive.

L'injection durant trois jours de 0^{gr},10 *pro die* nous parut une bonne précaution.

Sous l'influence de l'hectine, les *pigments biliaires* de l'urine, facteurs d'une insuffisance hépatique relative, *disparaissent* en même temps que le *foie revient à son volume normal*. La *splénomégalie disparaît*, et la leucopoïèse défensive se fait plus active. L'hectine a encore une action bienfaisante sur le rein et la nutrition en général, comme le prouvent l'augmentation de la diurèse et l'élimination plus abondante des chlorures et de l'urée.

L'hectine est donc indiquée dans toutes les formes de paludisme ; les accès pernicieux lui résistent parfois cependant.

Bleu de méthylène. — Le bleu de méthylène se prescrit à la dose de 1 gramme, de préférence fractionnée, comme la quinine. L'irritation vésicale qu'il détermine parfois sera traitée par la noix muscade. L'*injection intraveineuse* de bleu a été reprise dans ces derniers temps avec des résultats apparemment bons. Mais, dans beaucoup de cas, on ne parvient guère à influencer les parasites; sans doute, on voit parfois ceux-ci disparaître du sang périphérique, mais c'est toujours beaucoup plus lentement qu'avec la quinine.

Salvarsan. — Le salvarsan a une action très spéciale : tandis que, sous son influence, les parasites de la fièvre tierce sont anéantis avec une rapidité égale à celle de la quinine, par contre, dans les formes tropicales, son influence est peu accusée et ne peut être comparée à aucun point de vue avec celle exercée par l'alcaloïde du quinquina. Ce fait est d'autant plus regrettable que, dans les formes tropicales, un bon succédané de la quinine serait hautement apprécié en raison du danger toujours menaçant de la fièvre hématurique.

Un fait curieux à signaler, c'est que la plupart des cas de fièvre tierce, qui, comme nous venons de le voir, est influencée par le salvarsan, ont une réaction de Wassermann positive, alors que, dans la fièvre tropicale, elle se montre très souvent négative. Dans quelle mesure ce parallélisme entre l'action du salvarsan et la réaction de Wassermann permet-il des conclusions sur le mécanisme de ces deux processus biologiques? C'est ce qu'on ne peut actuellement déterminer.

Le salvarsan est donc le meilleur succédané de la quinine dans la fièvre tierce ; on l'emploiera aussi utilement dans tous les cas qui résistent à l'action de la quinine.

Amers. — L'usage des amers dans la thérapeutique du paludisme a conduit souvent les malades à abuser des vins dits toniques. Les amers peuvent néanmoins être prescrits avec avantage pendant de courtes périodes et surtout sous la forme de teintures, telles que la suivante, de Barié :

```
Teinture de colombo....................  )
   —     de quinquina.................  }  5 grammes.
   —     de gentiane..................  )
   —     de rhubarbe..................     3    —
   —     de noix vomique ............     2    —
```

XV à XX gouttes, avant chaque repas de préférence.

Le café, les plantes aromatiques en infusions, telles que la citronnelle, la verveine, la camomille, agissent à la fois comme amers et comme stimulants diffusibles : la camomille, que l'on employait dans l'antiquité contre la fièvre intermittente et qu'estimait Trousseau, n'est certes pas un spécifique du paludisme, mais son usage a résisté au temps.

Dans le midi de la France, la germandrée, *Teucrium chamædrys,* labiée amère aromatique (15 grammes par litre d'eau en infusion), connue sous le nom de « petit chêne », est couramment employée en médecine populaire : le praticien des campagnes pourra l'utiliser en maintes occasions pour des impaludés « retour des colonies ».

Hydrothérapie. — La douche froide courte, le « tub » du matin et celui de l'après-midi entrent dans le traitement du paludisme, à l'exception des jours où est à craindre l'accès. Les tempéraments arthritiques et lymphatiques se plaignent quelquefois de névralgies après la douche froide : on y songera chez le paludéen qui tend à attribuer tout malaise au paludisme et, par suite, à prendre de la quinine à toute occasion, souvent sans méthode. La douche tiède est d'ailleurs indispensable en tout temps : elle joue un rôle thérapeutique chez le paludéen, qui doit y joindre les frictions consécutives et l'exercice modéré, tout en évitant le refroidissement.

Les eaux minérales seront prescrites toutes les fois qu'on le pourra. Quelques colonies ont la faveur de posséder des eaux alcalines ou ferrugineuses utiles dans le traitement du paludisme : telles sont les eaux de sources Saint-Gilles, Saint-François (ferrugineuses), Salazie, Cilaos (bicarbonatées mixtes) à La Réunion, les eaux de Didier, d'Absalon et de Moutte à La Martinique, les sources non exploitées encore de Madagascar, des Comores, etc., dont la plupart peuvent être utilisées sous forme de bains et de boissons.

En France, les eaux de Royat (mixtes), de La Bourboule (arsenicales), de Bussang, de Lamalou, d'Orezza (mixtes, ferrugineuses), sont recommandables pour les impaludés dont l'infection est toute récente.

Climatothérapie. — L'antique « changement d'air » est une bonne règle après les accès palustres. Il n'est pas toujours facile à réaliser aux colonies : aux Antilles, les hauteurs de Balata, du camp Jacob; en Indo-Chine, les contreforts de la chaîne annamitique et le plateau du Lang-Bian; à Madagascar le sanatorium de Nosi-Komba seraient à souhaiter aux malades; mais quelles difficultés de toutes sortes pour les y envoyer : difficultés des transports, pénurie des installations, lenteurs administratives! Dans l'Inde anglaise, la population européenne se déplace en masse à la saison mauvaise : Simla, Dalhousie, Almora, Landour, Dardjiling aident à la guérison des impaludés de la plaine. A Ceylan, les malades se reposent au milieu des sites admirables de Kandy et de Nowera-Elia.

En France, les stations de rétablissement les plus désirables ne manquent pas : Cannes, Grasse, Beaulieu, Nice, Saint-Raphaël, Hyères, Biarritz sont les centres principaux. La Méditerranée, l'Océan et les Pyrénées offrent d'ailleurs aux impaludés une foule de coins tempérés, stimulants et sédatifs à la fois, qui remettent rapidement de l'anémie consécutive aux accès, mieux encore que les séjours trop vantés à Vichy ou autres villes d'eaux, à la vie excitante et factice, défavorable au rétablissement des forces et dont les eaux sont surtout nécessaires aux impaludés chroniques, porteurs de lésions à longue durée.

TRAITEMENT DES ACCÈS PERNICIEUX.

Que le traitement des fièvres malignes ait été ou tardif ou insuffisant et n'ait pu empêcher une multiplication intense de petites formes parasitaires, l'accès pernicieux éclate. Il prend, suivant chaque individu, une physionomie spéciale, et à chaque cas doit s'appliquer un traitement particulier.

L'accès pernicieux est dit *cérébral* : il peut être, dans ce type, *comateux et hyperpyrétique, épileptiforme, apoplectiforme, délirant*. Il est dit encore *algide* et comprend alors la variété *syncopale, choériforme, dysentériforme*. Devant chacune de ces variétés, l'examen microscopique du sang s'impose (et quelquefois la ponction de la rate à l'aide d'une très fine aiguille en platine iridié bien sèche). Le traitement doit être rapide et énergique.

Accès pernicieux hyperpyrétique. — Il est le plus souvent *comateux*. — Injection intramusculaire de 1 gramme de chlorhydrate de quinine. La répéter deux heures après. Saignée générale au pli du coude : 200, 300 centimètres cubes de sang. Bain froid : 16 à 20°, de courte durée; lavement froid d'eau bouillie.

Accès épileptiforme. — Le malade est entouré et surveillé. La camisole de force peut être nécessaire. Injection de chlorhydrate de quinine de 1 gramme. Anesthésie chloroformique. Bromure de potassium dans un lavement d'eau bouillie.

Accès apoplectiforme. — Saignée générale au pli du coude. Injection de quinine.

Accès délirant. — La médication diffère peu des précédentes : bromure ou chloral en lavements, enveloppement au drap mouillé, lotions froides et surveillance permanente du malade, en le maintenant sous l'action de la quinine.

Accès syncopal. — Après une injection d'éther ou d'huile camphrée à 1 p. 100, on fera sans hésiter une injection intraveineuse de sérum artificiel de Hayem ou de la solution de NaCl à 9 p. 1000 : 100 ou 150 centimètres cubes peuvent suffire à ranimer le malade. Il est rare qu'avant l'arrivée du médecin on n'ait déjà pratiqué la respiration artificielle et la flagellation du visage avec des linges humides : on y ajoutera les tractions rythmées de la langue.

On soutiendra l'action révulsive du sérum dans les veines par des injections consécutives sous la peau, en additionnant le liquide de caféine. Après le retour de la circulation, on donnera des boissons stimulantes et on reprendra la médication quinique.

Accès cholériforme. — Le traitement est à peu près identique : l'injection intraveineuse de sérum de Hayem est de rigueur. S'il y a des vomissements, glace ou chlorure d'éthyle au creux épigastrique, champagne coupé d'eau glacée. Bien assurer le diagnostic par le microscope et traiter par la quinine à haute dose. Il y a lieu de tenter le traitement de Baccelli, de même d'ailleurs que dans les formes syncopales. La solution suivante est injectée dans la veine médiane céphalique comme une injection de sérum :

Chlorhydrate de quinine.............. 1 gramme
Chlorure de sodium................... 0^{gr},075
Eau distillée............................ 10 grammes.

J'ai expérimenté, pour ma part, les injections intraveineuses de quinine chez le chien, et, si j'avais l'occasion d'utiliser le traitement de Baccelli chez l'homme, je jugerais prudent de diluer le gramme de sel quinique dans 150 ou 200 centimètres cubes de sérum artificiel isotonique, de façon à éviter la destruction globulaire et la possibilité d'une embolie qui peuvent survenir quand des substances étrangères sont introduites à un taux élevé au milieu des globules rouges.

Accès dysentériforme. — S'assurer que l'hématozoaire est présent dans le sang des mucosités et comparer son abondance avec celle qu'il présente dans la circulation périphérique ; donner 1 gramme de quinine en lavement, puis quelques heures après en injection intramusculaire.

TRAITEMENT DES FORMES CONTINUES.

Depuis que l'usage préventif de la quinine s'est répandu, on assiste moins fréquemment, chez l'Européen, aux colonies, aux formes continues de la fièvre paludéenne. Mais elles s'observent couramment chez l'indigène dans la plupart des contrées tropicales. Elles cessent le deuxième ou le troisième jour après que la quinine a été administrée et, par suite, elles ne sont plus « continues ».

Plus que suspectes sont quelquefois les « rémittentes bilieuses », qui résistent à l'action de la quinine donnée aux doses de 1^{gr},50 a

2 grammes par jour, de même que les « rémittentes typhoïdiques », dont les examens microscopiques et le sérodiagnostic du bacille d'Eberth peuvent aider à établir la véritable nature, à moins qu'il ne s'agisse de manifestations amarilliques, pour lesquelles les données cliniques (ictère vers le quatrième ou cinquième jour, albuminurie, etc.) doivent être précisées.

Je n'insiste pas sur le traitement de la typho-malaria. Avec elle ont vécu de nombreuses dissertations. Si l'on constate un sérodiagnostif positif au cinquantième pour le bacille d'Eberth et la présence de l'hématozoaire de Laveran dans le sang, on établira un traitement par la quinine et les bains froids, en suivant de près la température et l'état du foie et de la rate.

En présence d'un cas de pneumonie chez le paludéen, la quinine reste indiquée ; mais on suivra de très près l'évolution des symptômes, et l'on ne négligera pas le traitement de la pneumonie (saignée locale et générale, etc.). Avant de conclure à la pneumonie paludéenne, on cherchera, par l'examen des crachats sanguinolents, s'il y a une multiplication notable des hématozoaires dans le sang expectoré comparativement au sang de la circulation périphérique.

TRAITEMENT DU PALUDISME CHEZ LA FEMME.

Le traitement du paludisme est le même chez la femme que chez l'homme : ce qui prédispose surtout aux hémorragies chez la femme aux pays chauds, c'est le paludisme et l'anémie qui en résulte, de sorte qu'il ne faut pas hésiter à administrer de la quinine lorsqu'on a constaté une infection paludéenne chez la femme. On gardera une certaine réserve au moment des menstrues ou s'il y a un commencement de grossesse, en raison de ce fait que la quinine a une action variable sur le muscle utérin (surtout pendant l'accouchement). Chez la femme enceinte, on agira donc prudemment en donnant d'abord des doses faibles pour s'assurer de la susceptibilité du muscle utérin ; on devra les augmenter si la fièvre a tendance à revenir et s'il ne s'est produit aucun effet nuisible. On n'oubliera pas que le paludisme est un facteur fréquent d'avortement et que la quinine ne doit, en aucun cas, être rejetée d'une façon absolue. Peut-être serait-il bon de faire suivre le traitement au chlorure de calcium (1 gramme par jour, trois jours avant là quinine), préconisé par le Dr H. Gros contre l'intolérance quinique, surtout chez les femmes atteintes d'affections utérines et chez lesquelles la quinine détermine des métrorragies abondantes et des tranchées douloureuses.

On aidera l'action du médicament par l'emploi des arsenicaux pendant cette époque de la grossesse si souvent déprimante pour les femmes dans les climats chauds.

Autant que possible, en présence d'une infection paludéenne confirmée, on provoquera le déplacement de la malade dans des régions salubres pour hâter la guérison de la future mère et mettre le concept à l'abri de toute intoxication malarique.

TRAITEMENT DU PALUDISME CHEZ L'ENFANT.

On administre d'ordinaire des doses plus faibles de quinine chez l'enfant que chez l'adulte (0^{gr},10 de chlorhydrate neutre de quinine par année, dose qu'on peut doubler sans inconvénients, en présence d'accès menaçants de paludisme grave).

Le médicament est absorbé soit par la bouche (enrobé dans du miel, de la confiture ou sous forme de chocolatines), soit par le rectum, en lavements ou en suppositoires. Le rectum est vidé au moyen d'un lavement ordinaire d'eau bouillie; puis, après avoir laissé l'enfant se rasséréner quelques minutes, on lui fait prendre le lavement quinique à l'aide d'une petite poire en caoutchouc d'une contenance de 100 à 150 grammes, soit 10, 20 ou 30 centigrammes de chlorhydrate neutre dissous dans 100 grammes d'eau bouillie, solution qu'on laisse refroidir avant d'injecter.

Ces petits lavements donnent plus de sécurité au point de vue de leur résorption que les suppositoires au beurre de cacao, qui sont quelquefois rejetés s'ils n'ont pas été portés assez profondément.

On emploie avec avantage chez l'enfant l'euquinine, éther éthyl-carbonique de quinine, et le tannate de quinine. Ces substances sont insipides et, par suite, facilement acceptées par les enfants qui refusent les préparations ordinaires, dont l'amertume est désagréable. L'euquinine ne produit ni vertiges ni surdité, comme la plupart des sels de quinine. Il en est de même du tannate de quinine, qui semble, en outre, contrarier la tendance à l'hémoglobinurie. L'absorption du tannate de quinine se fait moins rapidement dans le tube digestif que pour les sels solubles de quinine : aussi est-il préférable de le réserver pour l'usage préventif.

En présence d'un accès pernicieux chez l'enfant (accès le plus souvent comateux ou convulsif), on n'hésitera pas à recourir à l'injection intramusculaire avec une aiguille courte de chlorhydrate neutre de quinine à dose plus élevée que d'ordinaire : elle présente, plus encore que chez l'adulte, les avantages précieux de rapidité d'action, sûreté d'absorption, ménagement de l'estomac, et elle est inoffensive, si elle est faite dans les conditions normales d'asepsie.

Accidents de la médication quinique. — On a rarement recours aujourd'hui aux doses massives de 6 à 8 grammes de sel de quinine, qui produisaient quelquefois une intoxication grave, l'hémoglobinurie, le collapsus, etc. Mais on peut observer des accidents sérieux à la suite de l'usage répété de la quinine : ce sont généralement l'urticaire, la surdité, de l'amblyopie (soudaine, bilatérale, concomitante de la surdité), des vertiges.

L'hémoglobinurie quinique est fréquente encore dans certains pays, notamment en Grèce, aux Antilles. On administre souvent, pour la combattre, sans grande certitude d'ailleurs, soit du bicarbonate de soude, soit du chlorure de calcium.

L'amblyopie quinique se traite par la suppression de la quinine et l'inhalation répétée plusieurs fois dans la journée de IV à X gouttes de nitrite d'amyle.

Quant aux accidents septiques, tétaniques, ou aux désordres locaux produits par les injections de quinine, on ne les observe jamais en prenant les précautions d'asepsie indispensables et en n'injectant la quinine qu'en pleine masse musculaire.

Les solutions doivent être récentes, la peau soigneusement désinfectée au sublimé et à l'alcool ou à l'éther : la seringue, les aiguilles en platine iridié sont bouillies avant chaque injection. On prélève, avec l'aiguille flambée, par aspiration dans la solution dont le bouchon est aussi flambé, la quantité de liquide nécessaire; on tient la solution au frais et à l'abri des poussières.

Si le malade est porteur de plaies, elles sont pansées minutieusement aux anseptiques courants, désinfectées si elles sont fistuleuses ou anfractueuses. Si ces plaies sont suspectes d'une souillure par de la terre, des poussières, du fumier, etc., après les avoir bien lavées à l'eau bouillie chaude, on les pansera avec la poudre de sérum antitétanique du Dr Calmette, et l'on fera une injection sous-cutanée de 10 centimètres cubes de sérum antitétanique. On évitera ainsi tous les accidents qu'on a reprochés si vivement aux injections de quinine, dont les malades apprécieront davantage les bienfaits.

Les hautes doses de quinine provoquent facilement le catarrhe de la vessie chez les vieillards : c'est un fait à retenir. Il ne faut pas perdre de vue, d'ailleurs, qu'il y a des idiosyncrasies vis-à-vis de la quinine comme vis-à-vis de beaucoup de médicaments chimiques, et l'on saura ne pas insister dans l'usage du médicament quand il produira des effets trop désagréables chez certains malades dont l'état n'est pas alarmant.

H. Gros préconise, contre l'intolérance quinique, le chlorure de calcium par la bouche : 1 gramme par jour, trois jours avant la quinine. Cette médication, inoffensive, est tout à fait recommandable.

TRAITEMENT DU PALUDISME CHRONIQUE.

La répétition des accès de fièvre entraîne des lésions permanentes des organes, notamment du foie et de la rate. Le traitement de ces troubles chroniques consiste dans l'emploi des moyens préventifs vis-à-vis des accès et dans celui de médications reconstituantes, autant que nous le permettent les moyens actuels, vis-à-vis des altérations organiques.

§ 1. **Moyens préventifs.** — Le premier dont l'application est à continuer est l'administration de la *quinine* régulièrement, six à huit heures avant l'heure présumée des accès. Des accidents quiniques persistants sont seuls une contre-indication.

Une deuxième condition de guérison, aussi importante à réaliser, est le *rapatriement*. On l'assurera aussitôt que possible, en présence d'accès répétés et rebelles à la médication quinique, en tenant compte des difficultés et du danger possible du retour en pleine saison d'hiver : le paludéen doit en effet éviter les refroidissements. Si le retour dans les pays tempérés doit avoir lieu en hiver, les précautions seront prises pour que la traversée ne soit pas une occasion de rechutes et que le malade soit envoyé dans une région du Midi, à climat doux et égal, autant que possible.

Les séjours prolongés sur le pont des navires après le coucher du soleil peuvent quelquefois réveiller les accès; il faut redouter aussi les rayons du soleil en mer : l'insolation est assez fréquente à bord pendant les mois les plus chauds, et elle passe pour réveiller les accès pernicieux.

Il y a aussi l'intervention nuisible de repas trop copieux et trop azotés, chez un organisme infecté et anémié, dont il faut tenir compte. L'alimentation doit donc être saine, mais peu abondante, surtout le soir : les fermentations putrides des régimes azotés provoquent des poussées fébriles vespérales qui ne sont pas toujours le fait de l'impaludisme.

§ 2. **Médications reconstituantes.** — L'hygiène, l'hydrothérapie, le fer, le quinquina, les arsenicaux sont les moyens thérapeutiques habituellement mis en œuvre.

L'hygiène implique pour le paludéen la nécessité de l'exercice, le choix d'une habitation saine, bien orientée, bien exposée, une alimentation indemne de recherches culinaires, mais variée et de digestion facile, des habitudes de vie régulières, le repos dès que survient la sensation de fatigue, l'éloignement des préoccupations morales.

L'hydrothérapie recommande, en outre de la douche tiède ou froide générale, quotidienne, la douche locale, sur la région splénique, dont on s'abstient s'il y a des prodromes précurseurs d'un accès.

Les douches sulfureuses répétées, les bains de mer très courts et dont il faut user avec prudence, sont également indiqués.

L'hydrothérapie comprend également l'emploi des eaux minérales en bains et en boissons, surtout pour combattre les troubles résultant de la dyspepsie chronique des paludéens et de l'insuffisance hépatique. Les eaux de Vichy, de Vals et de La Bourboule sont les plus employées.

Le traitement de Vichy consiste surtout, pour l'impaludé, en boissons des sources Célestins, Grande-Grille, Hôpital, Lardy ou Mesdames. L'eau se prend le matin et l'après-midi avant les repas, quelquefois aussi le soir avant le coucher. On boit jusqu'à 2 litres et davantage par jour, mais les paludéens, dyspeptiques pour la plupart, doivent commencer par de faibles doses et suivre le traitement avec prudence en s'entourant des conseils d'un praticien expérimenté. Dans l'intervalle des prises d'eau, les bains, les douches, le massage complètent l'action thérapeutique.

Les eaux de Vals sont recommandables pour les anémies palustres; les unes sont purement alcalines (Saint-Jean, Précieuse, etc.), les autres ferro-arsenicales (Dominique, Saint-Louis).

Les eaux de La Bourboule s'administrent en boissons (100 à 600 centimètres cubes par jour) et en bains et douches pour l'anémie paludéenne. Les eaux chaudes sont les plus importantes. La lithiase biliaire, la tendance hémoptoïque et des lésions avancées du foie sont des contre-indications.

Les ferrugineux [protoxalate de fer en cachets, tartrate ferrico-potassique en pilules (15, 20, 30 centigrammes par jour)] ont une action favorable au début de l'infection paludéenne, mais, dans les périodes avancées où le foie et la rate ne régressent plus, ils perdent leur utilité. On surveillera l'intestin pendant leur emploi pour suspendre en cas de diarrhée ou de constipation trop tenace.

Les préparations granulées aux glycérophosphates, à la kola, aux nucléinates semblent restreindre un peu l'usage de l'ancienne médication tonique au quinquina. L'état de la fonction stomacale sert d'ailleurs de guide dans le choix à faire d'une bonne préparation, suivant que l'indication dyspepsie ou anémie prédomine. Le vin de quinquina du *Codex*, le sirop de quinquina, le quinium Labarraque restent de bons adjuvants du traitement reconstituant.

On continuera l'usage prudent des arsenicaux (cacodylate, arrhénal, atoxyl) suivant les indications exposées à propos des accidents aigus du paludisme.

§ 3. Traitement de l'hypersplénie. — La splénomégalie palustre peut être assez ancienne pour résister à la quinine, aux douches locales révulsives, aux applications de glace, à l'électricité, aux pulvérisations d'éther ou de chlorure d'éthyle.

On essaiera l'*opothérapie* : 60 à 100 grammes de rate crue par jour ont paru efficaces dans certains cas de splénomégalie intense paludéenne.

En dernier ressort, la splénectomie est indiquée dans les cas où la rate est gênante, douloureuse et provoque par son volume des troubles de la circulation mésentérique.

Dans le cas de rupture de la rate, la laparotomie d'urgence avec splénectomie est le seul recours contre un accident le plus souvent fatal.

§ 4. Paludisme larvé et polynévrites. — Au traitement du paludisme chronique se rattache le traitement des formes larvées et de la polynévrite paludéenne.

Le terme de « paludisme larvé » est souvent, comme d'autres termes de la nomenclature paludique, la couverture de diagnostics incertains : on ne peut guère aujourd'hui reconnaître comme fièvres *larvées* que des malaises fébriles légers, s'accompagnant de névralgies et survenant chez des personnes ayant déjà souffert d'accès francs de malaria. L'origine paludéenne de ces névralgies n'est d'ailleurs pas facile à établir.

Le valérianate basique de quinine est un antinévralgique qui, en cachets, à la dose de 0gr,30, 0gr,50, est un bon palliatif de ces névralgies spéciales.

La polynévrite paludéenne survenant après des accès répétés est de diagnostic très délicat, mais nécessite un traitement énergique : retour dans les pays tempérés, à climat sec, le plus tôt possible, exercice sans fatigue, électricité, massage, bains d'air surchauffé, iodure de potassium ou arsenicaux, en évitant toute cause d'intoxication, telle que tabac, alcool, morphine, etc.

TRAITEMENT DE LA CACHEXIE PALUSTRE.

La cachexie palustre ne guérit pas : c'est un état de déchéance profonde où les lésions viscérales sont trop souvent irrémédiables, où la moindre plaie menace de devenir gangreneuse, où l'estomac ne supporte que difficilement les aliments les plus légers. Des infections antérieures ou surajoutées (syphilis, tuberculose, dysenterie chronique) ont souvent aidé la cachexie palustre à s'installer dans l'organisme et aggravé la situation. La cachexie palustre disparaît aujourd'hui devant les progrès de l'hygiène et de la quininisation préventive.

Le traitement est purement symptomatique : le malade doit être placé dans une atmosphère sèche et douce, aussi pure que possible, telle que la donne la forêt de pins du midi ou du sud-ouest de la France. On le soutient d'abord par les jus de viande, les vins généreux en petite quantité, le kéfir, les poudres de viande, les lavements alimentaires à la peptone, la caféine, de faibles doses de strychnine, l'huile camphrée en injections hypodermiques.

Les vomissements sont combattus par la glace à l'épigastre et à l'intérieur, le lait glacé, le kéfir faible, le champagne coupé d'eau glacée.

On essaie de ranimer la circulation périphérique ralentie par les frictions sèches, les lotions vinaigrées, à l'eau de Cologne, etc. ; on entoure le malade des menus soins, consolants, illusionnants et si appréciés, qui sont les dernières ressources de la thérapeutique symptomatique.

II. — FIÈVRE BILIEUSE HÉMOGLOBINURIQUE.

La fièvre bilieuse hémoglobinurique, qu'il faut distinguer soigneusement de l'hémoglobinurie quinique survenant chez un paludéen, offre quelque analogie avec la fièvre jaune, au moins par le frisson initial, l'ictère, les vomissements bilieux. Aussi les uns voient-ils en elle une infection spéciale contre laquelle la thérapeutique est aussi mal armée que contre la fièvre jaune.

D'autre part, la fièvre bilieuse hémoglobinurique sévit dans les régions où sévit le paludisme, chez des individus atteints antérieurement de paludisme ou qui ont pris de la quinine. De là une autre thèse d'après laquelle cette fièvre dérive du paludisme avec influence provocatrice de la quinine.

D'après Stephens et Christophers, il s'agit d'une intoxication quinique avec quelque chose en plus : c'est une condition particulière du sang chez un paludéen, condition qui détermine l'action nocive de la quinine.

Traitement spécifique. — Sur ces données, dans une maladie où l'expérimentation est chose difficile, il est impossible de baser un traitement spécifique. En ce qui concerne l'usage de la quinine, il semble obligatoire de le conseiller, bien qu'il soit discuté, mais en le surveillant de près, si l'on tient compte des observations où la quinine *semble* avoir aggravé la maladie.

Il faut rappeler l'action du tannate de quinine dans l'hémoglobinurie paludéenne, dont Celli a observé, en 1907, l'action bienfaisante dans cinq cas où l'arrêt de l'hémoglobinurie a coïncidé avec la substitution du tannate aux sels solubles.

Deux modes de traitement sont en outre recommandables :

1° Injection hypodermique massive ou intraveineuse de solution salée à 9 p. 1 000 (Gouzien, Ziemann). La simple solution salée a été remplacée par Le Dantec, Paucot, Boyé et Guillon par du sérum hypertonique, en vue de minéraliser le plasma sanguin. Guillon emploie, toutes les six heures environ, une injection de 300 centimètres cubes de solution salée :

> Chlorure de sodium .... 25 grammes.
> Eau distillée ou filtrée et bouillie........ 1 litre.

Les solutions à 25 p. 1 000 seraient réellement efficaces et non douloureuses.

2° Injection hypodermique ou ingestion de chlorure de calcium (2 grammes par jour sous la peau ou 4 grammes par la bouche, d'après Vincent et Dopter). Bellet a signalé la guérison de trois paludéens (2 cas graves, 1 cas léger) atteints d'hémoglobinurie au Sénégal par le chlorure de calcium, 4 grammes par jour, dès l'apparition des urines noires et à doses décroissantes pendant quatre à six jours en moyenne. En potion et lavement dans le cas léger, en injection sous-cutanée dans les cas graves, le médicament a paru efficace ; la cure par la quinine était néanmoins continuée.

Traitement symptomatique. — Il consiste à combattre les vomissements, favoriser la diurèse, soutenir les forces du malade.

1° *Vomissements*. — L'eau chloroformée saturée dédoublée et aromatisée d'essence de menthe ou d'eau de menthe :

> Eau chloroformée.......... 45 grammes.
> Eau de menthe .... 5 —
> Eau distillée............... 50 —

Les pulvérisations de chlorure d'éthyle et la glace au creux épigastrique sont les meilleurs moyens, bien qu'insuffisants, à employer.

2° *Diurèse*. — Les solutions de chlorure de sodium ou de calcium en injections sous-cutanées amènent déjà des effets rapides et sûrs à ce point de vue.

Aux colonies, on est porté à utiliser les diurétiques qui se trouvent sur place, et les diverses plantes que les médecins des colonies ont eu l'occasion d'essayer en maintes circonstances sont souvent très utiles, telles la citronnelle préconisée par Boyé et Guillon, l'ahouandémé (café nègre des Antilles) vanté par Gouzien au Dahomey, le kinkélibah essayé par le P. Raimbault. Ce sont les feuilles en général qui sont employées (10 ou 15 grammes de feuilles desséchées par litre d'eau, en décoction).

Quelques auteurs recommandent les préparations de digitale pour activer la diurèse : je pense qu'il faut s'en abstenir dans une maladie où l'anurie, avec les conséquences redoutables de la rétention, est le péril toujours immédiat. Les infusions sucrées avec de la lactose (40 grammes par litre), aromatisées à la menthe, au citron, ou avec une minime quantité de cognac, sont actives et ne font courir aucun danger.

On suivra d'ailleurs par l'analyse des urines la présence et la quantité d'urobiline, d'albumine, de corps réducteurs, etc.

3° *État général.* — Le repos absolu au lit est de rigueur.

La meilleure alimentation pendant la période aiguë et dans la suite est le bouillon de légumes, qui est diurétique et n'apporte aucun élément albuminoïde nuisible pour le rein.

Il ne faut pas oublier que des bilieuses graves ont guéri naturellement sans médication et que les stimulants (caféine), les antithermiques (antipyrine, phénacétine, etc.), peuvent être dangereux et même funestes.

Les malades ayant eu un accès bilieux hémoglobinurique doivent rentrer dans les pays tempérés et éviter désormais les colonies à bilieuse. On leur recommandera d'échapper aux causes de refroidissement et de continuer l'usage périodique de la quinine jusqu'à ce qu'ils soient débarrassés de toute menace de paludisme.

Les vins ou sirops aux sels de chaux, les potions au chlorure de calcium sont aussi à recommander pour l'avenir.

CHAPITRE II

TRAITEMENT DES SPIRILLOSES

Fièvre récurrente européenne : Traitement préventif. — Traitement
   curatif.
Fièvre récurrente américaine.
Fièvre récurrente africaine.
Fièvre récurrente asiatique.
Pian : Traitement curatif. — Traitement préventif.

En dehors de la spirillose syphilitique, qui est du domaine des
maladies infectieuses en tous pays, on observe surtout aux pays
chauds deux groupes de spirilloses touchant la médecine humaine :
ce sont les spirilloses produisant des fièvres à rechutes et le pian,
ou *frambœsia* des tropiques, ou *yaws*.

Les fièvres à rechutes qui se rattachent au groupe de la fièvre
récurrente européenne à *Spirillum Obermeieri* comprennent la fièvre
récurrente américaine à *Spirillum Noryi*, la *Tick-fever* ou fièvre récurrente africaine à *Spirillum Duttoni* et la fièvre asiatique à *Spirillum
Carteri*. T. Darling a observé récemment une fièvre à rechutes au canal
de Panama, qui se rattache au même groupe et constituerait peut-être,
avec des cas observés aux États-Unis, une spirillose nouvelle.

Les spirilles de ces diverses fièvres n'ont entre eux que de
minimes différences morphologiques : ce sont tous des organismes
filamenteux, spiralés, dont l'épaisseur varie de $0\mu,3$ à $0\mu,5$ et la longueur de 8 à 15 et 16 μ. Ces éléments sont-ils bien des protozoaires ?
Les travaux actuels permettent de supposer (Borrel) que ce sont des
éléments ciliés voisins des bactéries et qui seraient des termes de
passage vers les protozoaires.

Quoi qu'il en soit, ils constituent des races différenciées biolo-
giquement et produisent chez l'homme des maladies différentes,
qui gardent toujours le caractère général de fièvres à rechutes.

Le pian est une spirillose dans laquelle le virus (*Spirillum per-
tenuis* ou *Spirochæte pallidula* Castellani) siège à la partie superficielle des papules non ulcérées. On ne le trouve ni dans le sang
périphérique, ni dans les lésions ulcérées de date ancienne. On

rencontre le pian dans presque tous les pays intertropicaux. C'est une maladie à récidives et à marche chronique dont les éruptions papillomateuses, surtout cutanées, ont souvent un retentissement ostéo-articulaire. Le pronostic est en général favorable, mais il s'aggrave surtout chez l'enfant, du fait de la misère des populations où sévit la maladie, de la malpropreté, de la multiplicité des inoculations, etc.

I. — TRAITEMENT DE LA RÉCURRENTE EUROPÉENNE.

Traitement préventif. — Il n'existe pas encore de traitement spécifique de la fièvre récurrente : des recherches de laboratoire longues sont encore nécessaires avant que l'on arrive à la découverte d'un sérum à la fois préventif et curatif. Jusqu'ici la culture du spirille d'Obermeier s'est montrée difficile : Levaditi, puis Novy ont réussi à obtenir plusieurs générations successives de spirilles dans des sacs de collodion contenant du sérum de singe gélatiné et placés dans le péritoine du lapin. La question reste donc encore dans le domaine du laboratoire.

Traitement curatif. — Il est symptomatique. La seule prescription générale à recommander est la balnéation froide, en évitant toute cause de fatigue et tout effort brusque aux malades.

Le chlorure de calcium dans le cas d'hémorragies nasales, intestinales ou utérines, les collyres au sulfate d'atropine en cas de complication oculaire sont indiqués.

On a essayé expérimentalement dans les laboratoires l'arsacétine, les stibines, etc.; mais jusqu'ici il n'y a pas d'application efficace à la maladie chez l'homme. Ehrlich et Hata recommandent le *606* (arséno-benzol).

II, — TRAITEMENT DE LA RÉCURRENTE AMÉRICAINE.

Les tentatives de traitement ne sont encore qu'à l'état d'études de laboratoire. C'est ainsi que Novy et Knapp ont constaté que l'on peut obtenir une hyperimmunité chez le rat, en lui injectant tous les deux jours dans le péritoine un quart à 1 centimètre cube de sang riche en spirilles de la récurrente américaine. Le sérum des rats hyperimmunisés possède des propriétés agglutinantes, microbicides, préventives et légèrement curatives. Peut-être pourra-t-on espérer, à la suite de ces recherches, des applications thérapeutiques.

Les bains froids, les injections de sérumartificiel constituent la thérapeutique d'expectative et permettent également de palleir à des accidents aigus.

III. — TRAITEMENT DE LA RÉCURRENTE AFRICAINE.

Le rôle du médecin consiste surtout à isoler les malades et à débarrasser les cases des tiques qui transmettent la maladie.

Au point de vue symptomatique, les troubles oculaires qui sont très fréquents dans cette spirillose et les troubles intestinaux doivent être soignés minutieusement.

IV. — TRAITEMENT DE LA RÉCURRENTE ASIATIQUE.

Il est également symptomatique. En Annam et au Tonkin, où le spirille de la fièvre récurrente a été observé d'abord par Yersin, puis par Mathis, on ne peut encore affirmer qu'il s'agisse dans les cas constatés d'une spirillose spéciale ou de formes se rattachant à la spirillose européenne ou asiatique, on a recommandé les injections intraveineuses de quinine (Guillon), le cacodylate de soude en injection (Sarailhé), l'atoxyl (Gaide et Sarailhé). J.-M. Imbert a essayé sans succès le bleu de méthylène, le trypanroth et les composés arsenicaux.

V — TRAITEMENT DU PIAN.

A la suite de la découverte du *Spirillum pertennis*, Castellani montra l'unicité des maladies dites *pian* ou *frambœsia* : *puru* des États fédérés malais, *coco* des îles Fidji, *pian* des Antilles françaises, *bubas* du Brésil, *frambœsia* de l'Afrique Orientale.

Cette unicité causale se retrouve en thérapeutique : la médication employée partout contre le pian est la même ; elle comporte l'emploi du mercure ou de l'iodure de potassium, avec des succès rapides, mais temporaires.

I. — Traitement curatif.

Traitement mercuriel. — La liqueur de Van Swieten, les injections de biiodure aqueux de mercure sont les moyens les plus commodes. On les administre aux mêmes doses que dans la syphilis, en tenant compte de l'âge des sujets : deux ou trois cuillerées à café par jour de Van Swieten pendant quinze jours au moment des repas chez les enfants de dix à douze ans; des cuillerées à soupe chez l'adulte.

On peut utiliser en même temps, tout en surveillant la bouche et les dents à cause de la stomatite mercurielle, les bains au sublimé. Les lésions ulcératives sont pansées régulièrement au bichlorure en solution jusqu'à ce que les plaies se détergent : on emploie ensuite une poudre absorbante, calomel, aniodol, etc.

Traitement ioduré. — A la Martinique, plusieurs confrères et moi-même donnons la préférence au traitement par l'iodure de potassium à haute dose, qui est plus facilement accepté, surtout des petits malades, sous forme de sirop, que les préparations mercurielles. Les effets de l'iodure de potassium à la dose de 2 grammes par jour en potion ou sirop chez les petits pianiques de douze à quinze ans sont merveilleux. On les blanchit en quinze jours ou trois semaines, surtout si l'on a soin de les débarrasser de leurs lombrics, ankylostomes, etc., par du thymol, de les obliger à une propreté journalière et de leur faire distribuer pendant le traitement, avec les mangots ou les ignames qui sont souvent la seule nourriture de ces malheureux, des tranches de viande grillée, du pain, du poisson, du café, etc. Car il ne faut pas oublier que le pian récidive soit par défaut de soins, soit par misère. Le pian est une maladie sociale comme la tuberculose, la syphilis, etc., où le bien-être physique est un facteur de guérison qui se place aussitôt après le mercure et l'iodure et constitue le meilleur adjuvant de ces substances parasiticides.

Traitement par l'atoxyl. — A la dose de 0^{gr},50 à 0^{gr},75, il n'est pas supérieur à l'iodure de potassium et moins agréable pour les malades, car les injections intramusculaires sont quelque peu douloureuses.

Traitement chirurgical. — Dans quelques cas, la curette du chirurgien est nécessaire pour nettoyer des ulcérations végétantes. En général, la propreté et le pansement au bichlorure des lésions cutanées étendues ou rebelles suffisent à en provoquer la cicatrisation ; mais ce ne sont que des moyens complémentaires qui n'excluent pas l'iodure de potassium.

II. — Traitement préventif.

Il se résume dans la propreté du corps, qu'il faut inculquer aux familles indigènes, car les boutons de pian sont éminemment contagieux. Des emplâtres occlusifs, des pommades à l'oxyde jaune, des pansements secs avec des poudres absorbantes permettent de prévenir la contagion.

Jeanselme et Rist s'élèvent à tort contre la séquestration des individus atteints de pian dans des établissements spéciaux. Cette séquestration est l'événement le plus heureux qui puisse arriver au pianique dans la plupart des cas : il trouvera dans l'hospice spécial ce que le ladre trouvait jadis dans la maladrerie : bon gîte, bonne chère, soins journaliers, et en général il ne regrettera nullement sa case sordide infestée de puces et de « maringouins », et où il trouve à peine à satisfaire sa faim.

Évidemment la séquestration est injustifiée quand l'individu est exilé au loin sans nouvelles des siens. Mais le problème de la prophylaxie pianique est tout autre : il consiste dans la création, dans chaque village ou agglomération un peu importante, d'un dispensaire pourvu d'une salle de six à huit lits, où tour à tour les malades du voisinage viendraient se faire blanchir, comme les ankylostomiasiques de Belgique et du nord de la France vont se faire traiter pendant une ou deux semaines contre leur infection vermineuse. Ces dispensaires seraient peu coûteux, étant au voisinage des villages : les malades pourraient être nourris par leur famille avec la surveillance et l'aide du personnel du dispensaire. Ils recevraient les soins et les médicaments nécessaires, feraient leur éducation hygiénique ; la séquestration n'existerait pas, puisqu'on tiendrait compte de leurs liens de famille et qu'on les laisserait dans leur milieu ; néanmoins, la prophylaxie finirait par y trouver son compte.

CHAPITRE III

TRAITEMENT DES LEISHMANIOSES

Les leishmanioses sont les maladies provoquées par des protozoaires du genre *Leishmania*, que les travaux récents de Rogers, de
Christophers, de Ch. Nicolle, de Marzinowsky permettent de rattacher
au groupe des *Herpetomonas* ou des *Leptomonas* par les formes
flagellées qu'ils ont obtenues dans les milieux de culture.

La découverte de la véritable cause des leishmanioses étant toute
récente, leur traitement spécifique est encore à l'étude : il est probable qu'il bénéficiera des progrès thérapeutiques obtenus dans le
traitement des maladies dues à des parasites voisins, tels que les
trypanosomiases et les spirilloses.

On connaît à l'heure actuelle trois maladies distinctes dues à des
Leishmania :

1° Le kala-azar, ou splénomégalie de l'Inde, ou fièvre noire, mort
noire, fièvre épidémique d'Assam, causé par la multiplication de
Leishmania Donovani ;

2° Certaines formes d'anémie splénique infantile de Tunisie et
d'Italie causées par *Leishmania infantum* ;

3° Le bouton d'Orient, bouton d'Alep, de Delhi, de Biskra, etc.,
causé par l'inoculation de *Leishmania tropica*.

I. — KALA-AZAR.

Nature et diagnostic. — Le kala-azar sévit surtout chez l'adulte.
Il est caractérisé par une fièvre irrégulière que n'influencent pas
les sels de quinine et par une splénomégalie semblable à celle du
paludisme. Il y a également des ulcérations cutanées, buccales et
intestinales, des hémorragies sous-cutanées, des symptômes dysen-

tériques. Dans la période terminale, on constate des œdèmes et des complications pulmonaires.

Le diagnostic se fait par la ponction de la rate avec une aiguille en acier, neuve et bien sèche (Ch. Nicolle). On aspire au moyen d'une seringue stérilisée, également asséchée par passage à la flamme. Il suffit d'une très minime quantité de substance splénique dans la lumière de l'aiguille pour faire des frottis. Colorer au Giemsa : éléments ovalaires, quelquefois sphériques de $2\mu,5$ à 4 μ de longueur sur $1\mu,5$ de largeur, munis d'un gros karyosome et d'un petit corps bacilliforme semblable à un centrosome, situés dans les leucocytes (polynucléaires et grands mononucléaires) et les cellules endothéliales.

I. — Traitement préventif.

Il n'existe pas de traitement préventif. On pense que la maladie peut être transmise par les puces et les punaises et qu'il faut éviter toute promiscuité avec les chiens dans les pays à kala-azar. On isolera soigneusement les malades.

II. — Traitement curatif.

Les sels de quinine et les sels minéraux d'arsenic sont inefficaces. Leur inactivité a permis d'ailleurs d'éliminer le paludisme comme cause de la maladie.

Il n'en est pas de même des sels organiques d'arsenic, notamment de l'atoxyl. P. Manson a observé un cas de guérison chez l'adulte avec l'atoxyl.

Donovan aurait amélioré un malade au moyen d'injections souscutanées de fuchsine, en employant 1 centimètre cube d'une solution aqueuse à 20 p. 100, trois fois par jour; l'amélioration a persisté chez ce malade, mais ne s'est pas manifestée chez d'autres.

Il faut ajouter qu'il y a des cas de kala-azar chez l'adulte qui guérissent spontanément. C'est un encouragement à chercher un médicament qui agisse comme le mercure dans la syphilis, ou comme l'atoxyl dans les trypanosomiases, et l'on pourra essayer les médications chimiques actuellement employées contre ces dernières maladies : atoxyl-orpiment, émétique, atoxyl-émétique, émétique d'aniline, arséno-benzol.

D'ailleurs, jusqu'à présent, la plupart des cas de kala-azar ont été traités tardivement parce que leur nature n'a pas été reconnue au début de l'évolution. Aujourd'hui, avec une méthode de laboratoire permettant un diagnostic précoce et sûr, nous pouvons

espérer que les cas seront dépistés et traités avec plus de satisfaction,
parce qu'on n'attendra pas l'apparition de p hénomènes graves.
Dans les cas où la ponction splénique ne pourra être faite, la centrifugation du sang et l'examen microscopique du dépôt permettront
peut-être de déceler les *Leishmania* dès les premiers accès fébriles
dans le sang périphérique et d'instituer aussitôt le traitement
chimique.

Traitement symptomatique. — On ne négligera ni les soins
d'hygiène et d'alimentation, ni la quiétude, nécesssaires à la vie.

On débarrassera le malade de ses parasites (puces ou poux), de
ses parasites intestinaux (si les différents examens décèlent leur
présence) ; on les placera sous un climat favorable, au repos ; on le
protégera contre les causes déprimantes par le confort, une bonne
nourriture, la balnéation, etc.

Des lavages antiseptiques faibles des ulcérations cutanées ou
intestinales permettront d'éviter les complications infectieuses.

On traitera soigneusement par les moyens usuels les hémorragies qui se produisent à l'occasion d'une plaie insignifiante et
dont l'abondance peut quelquefois hâter la mort des malades.

II. — KALA-AZAR INFANTILE,

« L'absence d'action de la quinine chez un enfant présentant une
fièvre irrégulière et une *grosse rate* est un des symptômes caractéristiques du kala-azar infantile » (C. Nicolle).

La maladie se caractérise, d'autre part, par une pâleur extrême,
de l'amaigrissement, la fréquence du pouls, des troubles digestifs
avec appétit souvent conservé, un foie hypertrophié, mais moins
que la rate, des œdèmes fugaces et non douloureux (souvent de
l'œdème de la glotte pouvant causer la mort), une mononucléose
sanguine, de l'hémophilie et des hémorragies diverses.

La recherche des *Leishmania* s'impose pour affirmer le diagnostic.
Elle se fera, non dans le sang périphérique, où ils sont rares, mais
dans la rate par ponction au moyen d'une aiguille fine et courte
(la rate des petits malades est superficielle) et d'une seringue stérilisée et flambée. Cette ponction est inoffensive avec une aiguille
fine et stérilisée.

Traitement curatif.

Les essais de traitement qui ont été faits chez l'enfant n'ont pu
viser jusqu'à présent que des malades atteints gravement et depuis
fort longtemps. Un cas du Dr Domela a été très manifestement

amélioré par l'atoxyl (Ch. Nicolle). On essaiera les divers traitements des trypanosomiases, atoxyl, émétique, orpiment, etc.

Ch. Nicolle a observé trois cas de guérison spontanée.

Traitement symptomatique. — Il acquiert une importance considérable chez l'enfant, dans une maladie où les symptômes sont toujours menaçants.

La mort peut survenir du fait de l'hémophilie, et des hématomes graves peuvent se produire à la suite d'une injection sous-cutanée ou intraveineuse : on n'emploiera donc ces moyens de traitement que dans les tentatives destinées à atteindre le parasite par un médicament chimique.

Dans huit cas mortels de kala-azar infantile observés par Ch. Nicolle, la mort survint plus souvent du fait de l'anémie progressive, mais aussi dans certains cas par un accès brusque de suffocation (œdème de la glotte), ou à la suite de suppurations multiples, ou d'une diphtérie laryngée avec bronchopneumonie.

Il importe que le praticien prévoie la possibilité de ces accidents et mette en œuvre, dès la moindre menace, les moyens de la médecine symptomatique ou les interventions chirurgicales.

On prolongera l'existence des jeunes malades par une alimentation variée, le repos, l'application rigoureuse de l'hygiène, et l'on verra quelquefois régresser des cas où l'on croyait tout inutile, par le seul fait d'avoir soutenu les forces naturelles contre un parasitisme qui peut céder à une période donnée.

III. — BOUTON D'ORIENT.

Le bouton d'Orient, qui sévit surtout en Afrique septentrionale et en Asie, peut se rencontrer dans d'autres régions tropicales ou subtropicales. Il se manifeste d'abord par une tache rouge, un peu papuleuse, qui suinte, est le siège d'un prurit intense et se recouvre d'une croûte. Il se forme peu à peu, sous la croûte, un ulcère bourgeonnant qui s'accompagne d'une lymphangite chronique de voisinage. Cet ulcère, qui peut être multiple, occupe surtout les parties découvertes. Sa durée est de deux à douze mois. Abandonné à lui-même, il guérit sans médication, mais très lentement, et peut donner lieu à la production d'une cicatrice vicieuse.

I. — Traitement préventif.

Dans les pays d'endémicité, il faut prendre un soin minutieux de toutes les petites excoriations de la peau, des piqûres d'insectes, etc., et assurer une propreté rigoureuse des téguments.

D'après Bussière et Nattan-Larrier, la *teinture d'iode* possède une action prophylactique très nette. Dans les pays où sévit le bouton, toutes les piqûres d'insecte et les lésions les plus minimes de la peau devraient être désinfectées par des badigeonnages iodés (observations du Dr Bussière sur la colonie européenne de Bouchir).

II. — Traitement curatif.

D'après Laveran, qui a soigné en Algérie un grand nombre de boutons d'Orient, les boutons auxquels on ne touche pas sont ceux qui guérissent le plus facilement et *avec les moindres cicatrices*. C'est également l'opinion du Dr Schneider, qui a observé le bouton en Perse : il n'y a qu'à attendre la fin de la maladie, qui survient en huit à dix mois, en *se* contentant de couvrir le bouton afin d'éviter son érosion et son infection secondaire. Une rondelle d'ouate imbibée de sublimé à 1 p. 1 000 peut suffire.

Néanmoins on a cherché de tout temps à abréger la durée du mal, à pallier à la gêne ou à la difformité qu'il provoque, et de nombreux traitements ont été proposés, dont voici les plus rationnels :

1° **Traitement par excision.** — Malgré les succès qu'on lui attribue, l'excision paraît devoir être rejetée d'une façon générale. Elle s'applique au bouton unique, placé sur une région où la plaie opératoire se fermera aisément. Mais on ne peut affirmer quelle sera l'évolution de la plaie chirurgicale qui expose à l'augmentation en étendue de la cicatrice inévitable.

2° **Traitement au permanganate et au bleu de méthylène.** — Il est préconisé surtout par Benoît (de Gafsa), qui a obtenu des succès avec la pratique suivante :

1° Saupoudrer la surface des boutons, préalablement bien nettoyés, avec du permanganate de potasse finement pulvérisé, de façon à détruire les microbes pyogènes secondaires;

2° Après huit à dix jours, enlever la croûte formée sous l'action du permanganate; badigeonner les bourgeons charnus avec une solution de bleu de méthylène au dixième (action spécifique sur les protozoaires ?).

3° **Traitement au permanganate et aux salicylates de Gueytat.** — *a*. Ramollissement des croûtes et nettoyage à l'aide de cataplasmes d'amidon très chauds;

b. Curettage des débris mortifiés le lendemain; toucher au permanganate à 1 p. 100 ou à l'eau oxygénée;

c. Au bout de quelques jours de ce traitement, appliquer la pommade suivante :

Salicylate de méthyle........................	5 grammes.
— de bismuth	2 ..
Sous-nitrate de bismuth....	1 gramme.
Oxyde de zinc.......................	1 —
Vaseline	20 grammes.
Glycérine	10 —

Pansement protecteur à la gaze. Lorsque le bouton a tendance à rester sec, on trouve avantage à le toucher au début avec le salicylate de méthyle pur.

4° Jeanselme et Rist citent le **traitement par la méthode de Bier** appliqué par Oudiourminsky.

On soutire 5 à 10 centimètres cubes de liquide à l'aide d'une ventouse recouvrant l'ulcère complètement ; on vide la ventouse et on la réapplique à deux ou trois reprises en quelques minutes. On recommence le lendemain. Cette méthode arrêterait l'évolution de l'ulcère à quelque phase qu'il se trouve. Un ulcère, au début, cicatriserait en cinq à huit jours ; un ulcère en plein développement en dix à quinze jours.

A côté de toutes ces méthodes *actives*, une bonne pratique paraît être, lorsque les ulcères sont nombreux, de les saupoudrer simplement avec des poudres absorbantes et de les recouvrir par des pansements secs : l'aniodol, l'aristol, le dermatol, etc., sont inoffensifs et favorisent la guérison, tout en permettant d'éviter l'auto-inoculation de la lésion.

Le changement de climat, le repos physique et moral sont recommandables pour permettre d'attendre la guérison spontanée ; il ne faut pas oublier que le bouton d'Orient ne demande qu'à guérir et redoute les *traitements*.

CHAPITRE IV

TRAITEMENT DES TRYPANOSOMIASES

Traitement préventif.
Traitement curatif : Historique. — Traitement par l'atoxyl. — Principes.
— Action. — Traitement de la trypanosomiase chez le blanc. — Traitement par l'orpiment. — Traitement par l'émétique. — Traitement par l'émétique d'aniline. — Traitement par les médications associées.

Les trypanosomiases humaines sont des maladies infectieuses mortelles causées par la multiplication dans le sang et le système lymphatique de l'homme de flagellés qui portent le nom de trypanosomes en raison de leur forme générale en « tarière » (*trypanon*).

On connaît actuellement deux trypanosomiases chez l'homme :

1° La trypanosomiase africaine à *Trypanosoma gambiense* de Dutton, convoyée par *Glossina palpalis*, mouche piquante de l'Afrique équatoriale. Cette trypanosomiase s'accompagne d'adénopathies, d'éruptions, de fièvre, d'œdèmes, de symptômes de léthargie, d'où le nom de *maladie du sommeil* ;

2° La trypanosomiase du Brésil, à *Trypanosoma Cruzi* Chagas, anciennement connue sous le nom d'*Opilaçao*, confondue avec l'ankylostomiase, et qui se manifeste par une anémie intense, de la splénomégalie, des œdèmes, des engorgements ganglionnaires, de la fièvre irrégulière. Le trypanosome est transmis par une réduve (*Conorhinus* sp.?). Le diagnostic a été établi à l'aide de l'examen répété du sang des enfants atteints de la maladie. Cette trypanosomiase est à l'étude, et les résultats de son traitement ne sont pas connus.

Diagnostic de la trypanosomiase. — Ce diagnostic ne peut être affirmé d'une façon décisive que d'après l'examen microscopique du sang, du suc ganglionnaire ou du liquide céphalo-rachidien.

L'examen microscopique se fait d'une façon encore plus précise après centrifugation du sang recueilli dans de l'eau citratée (sang, 10 centimètre cubes après ponction d'une veine du pli du coude, citrate de soude à 1 p. 20 : 1 centimètre cube). On pratique trois centrifugations successives du mélange. G. Martin et Lebœuf, de la mission française d'études de la maladie du sommeil, conseillent la technique suivante, à suivre d'une façon générale :

1° Examen de dix minutes et systématique du sang du doigt du malade;

2° En cas de résultat négatif, ponction ganglionnaire, de préférence dans les ganglions cervicaux;

3° Si le résultat est négatif, centrifugation de 10 centimètres cubes de sang prélevé au pli du coude;

4° Examiner 10 centimètres cubes de liquide céphalo-rachidien si l'on n'a pu voir de trypanosomes dans les examens précédents, s'il y a suscipion sérieuse de trypanosomiase et si le sujet y consent.

I. — Traitement préventif.

Le traitement préventif de la trypanosomiase humaine est encore à trouver. On a dû renoncer de bonne heure à établir un sérum préventif et curateur dans la trypanosomiase chez l'homme. Il y a des trypanosomiases qui guérissent spontanément chez l'animal, telles que la trypanosomiase du rat, et le sérum des animaux guéris est agglutinant, nettement préventif et faiblement curatif. Il n'en est pas de même chez l'homme : on ne peut parler de guérison qu'après un certain nombre d'années, et la sensibilité d'un trypanosome au sérum des individus guéris est extrêmement variable suivant la *race*, plus ou moins virulente, de trypanosome, suivant les individus qui en sont porteurs. D'autre part, des expériences, peu nombreuses il est vrai, sont défavorables à la recherche d'un sérum curateur dans la maladie du sommeil : Thiroux a constaté que le sérum de malades atteints de maladie du sommeil n'était pas curatif vis-à-vis de souris infectées par le trypanosome et que son action préventive n'aboutissait qu'à un simple retard dans l'incubation chez la souris.

L'état réfractaire, fréquent dans les maladies à protozoaires, mérite toutefois des études approfondies : il ne faut pas désespérer que la chimie biologique du sang et des humeurs n'arrive à nous donner la clef de la résistance de certains individus aux virus de nature animale et par suite le moyen de prévenir les infections par ces virus.

II. — Traitement curatif.

Historique. — Le traitement de la maladie du sommeil est devenu plus précis le jour où la recherche du trypanosome a permis de suivre de près les effets de la thérapeutique par les agents chimiques. Mais, depuis de longues années déjà, l'usage des composés arsenicaux avait été suivi dans le traitement de cette affection, comme dans celui de l'anémie paludéenne. Ce fut le trypanosome du Surra qui fut d'abord combattu avec l'acide arsénieux dans l'Inde anglaise, par Lingard. En 1895, Bruce appliquait la médication arsenicale au Nagana ; en 1903, Broden employait l'arsénite de potasse. En 1904, Laveran, après de nombreux essais en collaboration avec Mesnil sur des animaux de laboratoire infectés par le trypanosome du Nagana, signalait l'action parasiticide de l'acide arsénieux sur le *Trypanosoma gambiense* chez le rat.

De la même époque datent les essais de thérapeutique expérimentale d'Erhlich et Shiga avec une couleur de la série benzo-purpurique, le trypanroth.

Devant la toxicité de l'acide arsénieux et celle du trypanroth, on a cherché depuis, tant dans les composés organiques de l'arsenic, tels que l'atoxyl, que dans les couleurs de benzidine, des agents thérapeutiques plus actifs à doses non toxiques (Thomas et Breinl, Mesnil et Nicolle, etc.).

En 1906-1907, Kopke, Broden et Rodhain, R. Koch, Louis Martin, etc., faisaient connaître les premiers résultats de la médication atoxylique chez l'homme atteint de maladie du sommeil : c'étaient des *améliorations* indubitables, mais qui laissaient encore problématique la valeur spécifique de l'atoxyl. C'est ainsi que Louis Martin, après avoir traité cinq Européens atteints de trypanosomiase, avait conclu, malgré les améliorations du côté de la peau, des ganglions et du système nerveux, qu'il ne fallait parler de guérison qu'après de longues années.

Depuis 1907, le traitement s'est perfectionné : de nombreux essais non seulement avec l'atoxyl, mais avec l'émétique (Mesnil et Brimont, Plimmer et Thomson, Broden et Rodhain), avec l'orpiment (Laveran et Thiroux), avec l'émétique d'aniline (Yvon), ont été tentés soit en France et à l'étranger (L. Martin, Kopke, Broden et Rodhain, Daniels, Van Campenhout, etc.), soit dans l'Ouganda (R. Koch), soit au Congo par la Mission d'études française (G. Martin, Lebœuf, Roubaud, Ringenbach), soit au Sénégal (Thiroux, d'Anfreville).

En résumé, c'est la voie des antiseptiques internes qui est suivie depuis plusieurs années dans le traitement des maladies à protozoaires. Cette thérapeutique a été très vantée par Ehrlich et ses collaborateurs. Malgré l'intervention trop fréquente d'explications théoriques sur le mode d'action des médicaments chimiques, sur les propriétés « stérilisantes » notamment des composés arséniés, il faut reconnaître qu'Ehrlich a su donner des conseils pratiques pour les essais de thérapeutique des trypanosomiases. Ces conseils se résument ainsi :

1° Déterminer, par tâtonnement, la dose maxima bien tolérée ;

2° Se méfier de l'hypersensibilité et des actions nocives dues au médicament, d'où la nécessité de suivre les malades dans des établissements particuliers ;

3° Traiter les cas au début ;

4° Employer dans certains cas les doses successives et dans d'autres la dose massive en un ou deux jours (*therapia magna sterilisans*).

Ehrlich a montré, d'autre part, que la propriété d'un trypanosome de n'être plus influencé à un moment donné par le médicament, propriété mise en évidence par Mesnil et Brimont, était héréditaire, et l'on a ainsi créé des races de trypanosomes acido-résistantes aux médicaments.

Ces faits de laboratoire expliquent à présent la nécessité de varier la thérapeutique par les agents chimiques dans la trypanosomiase humaine et démontrent l'utilité, préconisée par Laveran, des médications combinées, des *traitements mixtes*.

À l'heure actuelle, quatre médicaments paraissent devoir être préconisés dans le traitement de la trypanosomiase humaine, chacun d'eux avec les réserves que comporte l'emploi de composés toxiques, ce sont : l'atoxyl, l'orpiment, l'émétique et l'émétique d'aniline, soit seuls, soit associés.

L'arsénophénylglycine, qui avait donné d'excellents résultats expérimentaux chez l'animal, montre chez l'homme une action curative contestée. Elle pourrait être utilisée néanmoins pour faire de la prophylaxie par le traitement des indigènes dans les pays à glossines, car elle a un pouvoir stérilisant énergique vis-à-vis des trypanosomes.

Traitement par l'atoxyl. — L'atoxyl est un anilinarsinate de soude. C'est une poudre blanche, composée de petites aiguilles prismatiques, soluble dans six fois son poids d'eau à 17°, insoluble dans l'alcool, incompatible avec les sels de métaux lourds et les acides dilués.

Les solutions se font dans l'eau distillée, à 5 ou 10 p. 100. L'ébullition prolongée et la lumière les altèrent, les dédoublant partiellement en aniline et arséniate monosodique. On se servira donc soit de solutions conservées dans des flacons colorés en brun, soit d'ampoules mises à l'abri de la lumière et stérilisées par la tyndallisation à 60-65°, soit de solutions qu'on prépare extemporanément. On verse le sel dans un tube contenant 10 centimètres cubes d'eau distillée stérilisée; on passe la solution à la flamme pendant deux minutes jusqu'à l'ébullition. Ce mode de préparation donne toute sécurité.

La solution est injectée tiède soit dans le tissu musculaire de la fesse, soit dans le tissu cellulaire sous-cutané des hypocondres après les soins de propreté et d'asepsie habituels.

Principes du traitement par l'atoxyl (G. Martin et Lebœuf). — 1° Il est nécessaire de dépister les trypanosomes le plus près possible du début de la maladie, car c'est à ce moment que le traitement atoxylique présente son maximum d'action.

2° Le médicament devra être donné à doses élevées, au minimum 0gr,75; la dose de 1 gramme paraît plus recommandable; la dose de 0gr,50 se montre insuffisante.

3° On injectera cette même dose de 1 gramme à des intervalles de dix à onze jours. L'intoxication par l'atoxyl peut s'accompagner de paraplégie et de rétinite : on devra suspendre le traitement s'il se manifeste un début de rétinite.

On peut à la rigueur injecter 1 gramme de la façon suivante :

Premier et cinquième jour : 1 gramme d'atoxyl, puis arrêt de dix jours;

Seizième et vingt et unième jour : 1 gramme d'atoxyl, puis arrêt de dix jours, et ainsi de suite.

Après la deuxième série, il sera prudent de s'arrêter pour quelque temps.

Action de l'atoxyl sur les trypanosomes. — Les trypanosomes disparaissent régulièrement du sang et de la lymphe des ganglions superficiels en huit heures environ après l'injection. Il n'en est pas de même avec le liquide céphalo-rachidien, sur lequel l'action du médicament est moins régulière. En outre, il y a des exceptions : Louis Martin et Darré ont observé des malades « insensibles » à l'atoxyl chez lesquels persistaient les trypanosomes et les érythèmes. D'après la mission d'études du Congo, plus la dose est forte et plus les trypanosomes mettent de temps à réapparaître; plus le traitement régulier est prolongé, plus les trypanosomes sont tardifs à réapparaître.

Action de l'atoxyl sur l'organisme. — L'atoxyl amène une sensation de bien-être chez les malades, sauf pour ceux qui sont à la dernière période de la maladie. Il régularise la température et le pouls, fait augmenter rapidement le poids, fait régresser les ganglions hypertrophiés du fait de la trypanosomiase. Il provoque une réaction fébrile et une douleur assez vive au point de l'injection, en général sept à huit heures après la piqûre.

Chez les sujets à la première période, c'est-à-dire chez lesquels l'état apparent est bon et chez lesquels le liquide céphalo-rachidien ne renferme pas de parasites, on peut espérer la guérison.

A la deuxième période (individus cliniquement atteints et dont le liquide céphalo-rachidien ne contient pas de parasites), l'hypothèse d'une guérison est fort douteuse : il y a des rechutes.

A la troisième période (symptômes graves, obnubilation, sommeil, incontinence, etc.), la vie peut être prolongée trois mois au minimum grâce au traitement.

Traitement de la trypanosomiase chez le blanc. — Les considérations qui précèdent s'appliquent surtout à des indigènes du Congo vivant dans des conditions misérables, mal nourris, infectés de filaires, d'ankylostomes, etc. L'alimentation paraît jouer un grand rôle dans le traitement de la trypanosomiase. On a, par suite, de meilleurs résultats chez les Européens revenus en France, à la condition d'employer toujours des doses voisines de la dose toxique. Sur 20 malades traités par Louis Martin et H. Darré à l'hôpital Pasteur, les résultats immédiats ont été bons chez 18. Mais on ne peut affirmer la guérison que si le malade reste bien portant au moins une année après la cessation de tout traitement.

Traitement par l'orpiment. — L'orpiment a été conseillé par Laveran et Thiroux, en 1907, dans le traitement des trypanosomiases animales et expérimenté par Thiroux au Sénégal, et, à la même époque, par G. Martin et Lebœuf au Congo, chez des indigènes atteints de la maladie du sommeil.

On doit toujours prescrire *l'orpiment officinal*, c'est-à-dire le trisulfure d'arsenic colloïdal préparé en faisant agir l'hydrogène sulfuré sur une solution d'acide arsénieux. L'orpiment du commerce est souvent impur, mélangé à de l'acide arsénieux ou à de l'arséniate de soude, ce qui augmente beaucoup sa toxicité.

L'orpiment, à la dose faible de 15 ou 20 centigrammes, deux doses par jour, fait disparaître les trypanosomes du sang et des ganglions lymphatiques. On peut donner des doses plus fortes. Néanmoins les rechutes sont de règle avec cette méthode.

G. Martin, Lebœuf et Ringenbach ont eu l'idée d'administrer 0ᵍʳ.80 à 1 gramme d'orpiment en une seule fois par semaine, après avoir obtenu la disparition des trypanosomes dans le sang et les ganglions par les doses de 1 gramme données trois jours de suite. Malgré ce traitement énergique, les résultats chez des indigènes n'ont pas été heureux, et le médicament semble moins puissant que l'atoxyl. C'est un médicament de « brousse », à conseiller en attendant un traitement plus actif par les injections d'atoxyl et surtout par l'association atoxyl-orpiment.

Thiroux a eu l'heureuse idée d'associer un peu d'extrait d'opium à l'orpiment pour le faire mieux supporter et éviter la diarrhée (0gr,01 par 0gr,50 d'orpiment) :

Pilules :

Orpiment précipité pur................	20 grammes.
Extrait d'opium..................	0gr,40
Gomme arabique.....................	Q. S. p. 200 pilules.
Poudre de réglisse	

Il y a néanmoins, selon lui, avantage à commencer par 0gr,15 le premier jour, donner 0gr,20 le lendemain et arriver ainsi progressivement à 0gr,80 d'orpiment par jour, qui sont alors très bien supportés.

Traitement par l'émétique. — L'action de l'émétique dans les trypanosomiases a été établie par Mesnil et Brimont et par Plimmer et Thomson. Brodhen et Rodhain, Lebœuf ont fait les premiers essais dans la maladie du sommeil en Afrique. Le médicament peut être injecté dans les veines à la dose de 10 centigrammes, en solution à 1 p. 100 dans la solution physiologique à 7 p. 1000. Une injection intraveineuse de 0gr,05 d'émétique à 1 p. 100 fait disparaître très rapidement les trypanosomes du sang circulant et des ganglions.

D'après G. Martin, Lebœuf et Ringenbach, on ne doit pas donner des doses de 0gr,10 d'émétique à des sujets d'un poids inférieur à 50 ou 55 kilogrammes : on observe, dans ces cas, un amaigrissement surprenant et de l'anorexie.

Les injections ne sont pas douloureuses, à la condition de ne pas laisser introduire une goutte de la solution dans le tissu cellulaire périvasculaire.

Dans les cas peu avancés, l'émétique, injecté en série dans les veines, donne d'excellents résultats et des améliorations durables équivalant à des guérisons.

Chez les indigènes qui se présentent avec un état clinique comportant l'invasion du liquide céphalo-rachidien, les améliorations ne se maintiennent pas.

Traitement par l'émétique d'aniline. — L'émétique d'aniline, produit préparé par Yvon, de l'Institut Pasteur de Paris, a été d'abord essayé par Laveran dans le traitement des trypanosomiases expérimentales. Il offre l'avantage de pouvoir être administré à des doses plus élevées que l'émétique ordinaire. Il a été expérimenté dans la maladie du sommeil par Thiroux et par G. Martin et Ringenbach. On peut en injecter 15,20 et même 30 centigrammes dans les veines en solution aqueuse stérilisée à 1 p. 100. Mais, à partir de 20 centigrammes, on observe souvent des vomissements. A cette dose, l'hypnose disparaît en vingt-quatre heures, et l'état général se relève aussitôt. Mais le médicament est insuffisant vis-à-vis des parasites du liquide céphalo-rachidien.

Quelquefois il y a des accidents locaux consécutifs à une série d'injections intraveineuses: ils se bornent à une éruption vésiculeuse aux alentours du point d'injection.

D'après G. Martin et Ringenbach, l'état général ne s'améliore pas notablement après ces injections, et les trypanosomes ne disparaissent pas du liquide cérébro-spinal.

Traitement par les médications associées. — Les médications associées ont été préconisées par Laveran, et c'est certainement sur elles qu'il faut le plus compter actuellement pour la guérison des cas de maladie du sommeil qui sont à un stade susceptible de régression. Ces médications consistent surtout dans l'emploi de l'atoxyl-orpiment et de l'atoxyl-émétique. G. Martin, Lebœuf et Ringenbach pensent que l'association atoxyl-émétique est la plus puissante de toutes. Six injections, trois injections même d'émétique faites concurremment avec des injections d'atoxyl arrivent à faire disparaître les trypanosomes du liquide cérébro-spinal, ce que ne produisent pas neuf injections consécutives d'émétique. On peut faire sans inconvénient des séries de dix injections intraveineuses d'émétique en solution à 1 p. 100, à la dose variable, suivant le poids des sujets, de $0^{gr},05$ ou de $0^{gr},10$, pratiquer concurremment des injections intramusculaires d'atoxyl aux doses précédemment indiquées et arriver ainsi à juguler des cas graves de trypanosomiase. On peut également se servir d'orpiment, qu'on administrera par la bouche en pilules avec de l'opium ou en solution colloïdale concurremment avec les injections intraveineuses d'émétique ou d'émétique d'aniline. On réalisera ainsi dans bien des cas une thérapeutique satisfaisante de la trypanosomiase.

On ne négligera en aucun cas l'hygiène et la diététique.

Les Européens devront retourner dans les régions tempérées et y prolonger leur séjour de plus d'un an avant de retourner sous les tropiques : de préférence ils choisiront une colonie dont le climat soit aussi peu déprimant que possible.

La propreté minutieuse du corps, une alimentation soignée et variée, la répression de tout écart alimentaire surtout en ce qui concerne les boissons alcooliques, le repos physique et moral, aident manifestement à la guérison des malades, qui subissent parfois dans la trypanosomiase, comme dans la plupart des maladies chroniques, des périodes d'affaissement, de dépression ou d'infection, dont l'organisme triomphe à l'aide de soins minutieux.

Je ne cite que pour mémoire les essais de traitement par la chrysoïdine, la radiothérapie, le pouvoir photodynamique des solutions colorantes, qui ont été dangereux ou sans résultats appréciables.

Il est désirable, d'ailleurs, que les essais de médicaments chimiques dans le traitement des affections à protozoaires subissent une longue période d'expérimentation sur l'animal avant d'être appliqués à l'homme; la thérapeutique de ces maladies trouvera dans l'expérimentation les plus grands bénéfices en vue du *traitement spécifique*.

CHAPITRE V

TRAITEMENT DES AMIBIASES DYSENTÉRIQUES ET HÉPATIQUES

L'amibiase des pays chauds, lorsqu'elle a pour cause *Amœba
dysenteriæ* (ou *A. histolytica*), retentit principalement sur le gros
intestin et sur le foie. Dans la genèse des abcès du foie, on ne
trouve pas toujours l'existence d'une dysenterie antérieure, mais
on rencontre fréquemment à l'autopsie des sujets morts d'abcès du
foie, de minimes lésions du gros intestin qui ont passé inaperçues
et qui sont riches en amibes. Le rôle causal de l'amibe n'est pas
encore exactement défini, mais il est démontré que des amibes
identiques existent dans la paroi des abcès du foie et dans les bords
des ulcères dysentériques ; enfin, avec les premiers, on a pu reproduire des lésions dysentériques. Il y a donc une amibiase dysentérique et une amibiase hépatique, suivant la localisation du virus.

I. — TRAITEMENT DE LA DYSENTERIE AMIBIENNE

La dysenterie amibienne est une affection du gros intestin tendant
à la chronicité ; elle est causée par la multiplication d'un protozoaire
qu'on appelle *Amœba dysenteriæ* Lösch 1875 . Il semble exister des
variétés de cette amibe, en outre des espèces d'amibes différentes tant par leur constitution histologique que par leur aptitude
à parasiter l'intestin de l'homme (1). Il est probable, d'ailleurs, que les

(1) On connaît notamment *Entamœba, tetragena,* qui semble moins virulente.

bactéries dont chaque amibe fait sa nourriture et qui varient suivant les contrées interviennent dans le rôle nocif du parasite A Saïgon, par exemple, l'amibe dysentérique paraît différente d'*E. histolytica* Schaudinn et, d'autre part, sa virulence est accrue par une flore intestinale très riche en microbes protéolytiques. On n'a pu jusqu'ici isoler la sécrétion de ces amibes pathogènes et réussir à constituer un sérum spécifique contre les protozoaires et les microbes habituels des lésions dysentériques, de sorte que la thérapeutique de la dysenterie amibienne est, jusqu'à présent, basée sur l'emploi d'antiseptiques ou de substances parasiticides qui parviennent par des voies différentes jusqu'au niveau des lésions amibiennes.

On peut ranger sous trois groupes différents les médicaments qui tendent à détruire les amibes dysentériques :

1° Médicaments antiseptiques par l'afflux biliaire abondant qu'ils provoquent dans le tube intestinal (ipéca, simarouba, ailante glanduleuse, etc.);

2° Médicaments antiseptiques par action directe, donnés en lavages (permanganate de potasse, nitrate d'argent, créosote, hypochlorite de soude, sulfate de quinine, etc.) ;

3° Médicaments créant une flore intestinale bienfaisante, nuisible aux amibes et aux ferments protéolytiques (ferments lactiques, jus sucrés, médicaments-aliments).

Ces trois catégories de médicaments produisent une véritable antisepsie dirigée contre les amibes.

I. — Traitement préventif.

L'alimentation doit comprendre l'usage exclusif d'eaux *stérilisées*, et les légumes crus en doivent être proscrits. Les aliments azotés d'origine animale doivent être réduits au strict minimum aux pays chauds.

Les excreta des dysentériques doivent être désinfectés au crésyl avant le rejet à l'égout.

Les diarrhées, les troubles intestinaux doivent être surveillés de près et régularisés par l'usage fréquent de ferments lactiques, qui, sous forme de poudres, sont actuellement répandus dans les pays chauds.

Les médecins de la marine qui naviguaient en Extrême-Orient avaient souvent l'habitude de faire prendre aux équipages 10 centigrammes de sulfate de quinine tous les matins avant la descente à terre. C'était l'époque où l'on croyait à la nature paludéenne de l'abcès du foie et à la dysenterie palustre. La pratique était fort sage, malgré la vanité de la théorie : bien des médecins voyaient la dysenterie épargner leurs hommes; peut-être l'usage quotidien de la quinine agissait-il sur les amibes et leurs kystes et sur la flore intestinale.

Actuellement on ne peut fixer à coup sûr un médicament préventif de l'amibiase dysentérique : mais il faut répandre la notion que la maladie est évitable, grâce aux mesures d'hygiène individuelle citées plus haut, à la condition que les individus vivant en milieu endémique n'ajoutent pas de la glace impure à leur eau stérilisée.

II. — Traitement curatif.

Le traitement varie beaucoup suivant la forme clinique de l'amibiase dysentérique.

On distingue, suivant l'intensité du processus morbide et sa durée :

1° La rectite dysentérique mucosités en faible quantité, plus ou moins teintées de sang ;

2° La dysenterie hémorragique ;

3° La dysenterie aiguë, entérocolite aiguë ;

4° La dysenterie chronique.

Chacune de ces formes nécessite un traitement approprié. Le diagnostic en est fixé par la recherche des amibes dans les selles, qui est facile, et les résultats négatifs du séro-diagnostic vis-à-vis du bacille de Shiga ou de Flexner Voy. *Dysenterie bacillaire*).

Rectite dysentérique. — Pour traiter cette forme, qui est bénigne, mais peut s'aggraver rapidement, il suffit en général de quelques lavages du gros intestin au moyen d'une canule courte et d'eau bouillie additionnée d'acide borique ou de permanganate de potasse à dose très faible (0ᵍʳ,10 ou 0ᵍʳ,25 p. 1000), ou de sulfate de quinine 0ᵍʳ,50 p. 250 grammes d'eau, ou encore de nitrate d'argent Le Dantec) à 0ᵍʳ,50 p. 1000. Dans ce dernier mode de traitement, on fera suivre d'un lavement d'eau bouillie légèrement salée pour neutraliser l'excès de nitrate d'argent.

Quelques lavages suffisent généralement à supprimer les matières glaireuses. On en pratiquera deux ou trois par jour, suivant la fréquence des selles.

D'ailleurs la fréquence des évacuations diminue rapidement si le malade est docile à suivre un régime convenable.

Les amibes paraissant sécréter une diastase nécrosante en compagnie des microbes du gros intestin qui sont surtout des protéolytiques, il semble rationnel d'opposer à ces agents de protéolyse une alimentation qui ne contienne que le minimum indispensable de matières protéiques. Le régime dans la rectite dysentérique sera par suite composé :

1° D'eau bouillie, de thé ; à plusieurs reprises, on fera prendre du champagne frappé, car la rectite dysentérique annihile les forces rapidement et provoque parfois une tendance au vomissement ;

2° De bouillon de légumes, dont la composition est bien connue (Voy. *Traitement des diarrhées*) et qui, passé sur un linge fin et propre, est agréable au goût, nutritif, bien supporté par les malades et diurétique.

Lorsque les selles sont redevenues normales, lorsque le rectum laisse passer de nouveau le bol fécal sans épreintes ni mucosités, on peut revenir progressivement à l'alimentation normale, en allant des aliments simples, riches en fécule, aux aliments azotés plus complexes.

On ne doit pas oublier que les rechutes dans la dysenterie amibienne sont chose commune et parfois très grave, car à chaque rechute le nombre des amibes se multiplie d'une façon colossale (il semble qu'il y ait régénération des protozoaires pendant la période d'enkystement).

Dysenterie hémorragique. — Beaucoup plus grave que la simple rectite, elle comporte des selles nombreuses (dix à trente par jour en moyenne), avec de gros amas de mucosités sanglantes. La fièvre n'est pas rare — 38°,5, 39°,5 — et l'état général s'affaiblit rapidement.

De nombreux médecins, surtout en Cochinchine, ordonnent l'ipéca à la brésilienne et les macérations d'ipéca. Ces préparations rendent de grands services, à la condition de les employer dès le début de la dysenterie et de les faire suivre d'un traitement méthodique par les ferments lactiques et les lavages antiseptiques du gros intestin.

Médication à l'ipéca. — *Procédé des médecins de Cochinchine* (Bertrand et Fontan, Le Dantec, Guillon, etc.) : ipéca n° 1 ou macération de 8 grammes de racine d'ipéca concassée laissés en contact vingt-quatre heures avec 200 grammes d'eau ; ipéca n° 2 ou infusion obtenue en versant 200 grammes d'eau bouillante sur le marc restant après décantation du n° 1 ; ipéca n° 3 ou décoction du même marc dans 200 grammes d'eau.

Chaque préparation est administrée pendant vingt-quatre heures par cuillerées à café ou à bouche. Plus les doses sont fractionnées, plus on évite l'effet nauséeux, et plus le médicament est actif vis-à-vis de la muqueuse intestinale. C'est cette médication qui constitue le véritable ipéca à la brésilienne.

La formule ordinaire de la potion antidysentérique à l'ipéca est la suivante :

> Racines d'ipéca concassé................. 2 grammes.
> Eau.. 150   —

Faire bouillir un quart d'heure, passer et ajouter :

> Sirop d'opium........................... 30 grammes.

A prendre par cuillerée à soupe d'heure en heure.

Elle est commode parce qu'elle donne une préparation immédiate lorsqu'on veut agir vite.

La médication à l'ipéca, surtout à la brésilienne, est supérieure aux médications par le simarouba (décoction à 5 ou 10 p. 1000), par l'ailante (*Ailanthus glandulosa*), par le kho-sam, qui sont d'ailleurs cholagogues comme la médication classique.

Autres médications. — Si l'on n'a pas d'ipéca à sa disposition, la médication au calomel donné à la dose unique de 0gr,80 répartie sur plusieurs jours (premier jour, 0gr,50 ; 0gr,10 les autres jours), rendra de grands services. Elle a l'avantage de réaliser dès le début une action parasiticide contre les helminthes intestinaux, assez fréquents chez les dysentériques.

Dès le début également de la dysenterie hémorragique, on prescrira les lavements antiseptiques tels que ceux que j'ai énumérés précédemment, par exemple les lavements de sulfate de quinine à 0gr,50 pour 250 grammes d'eau bouillie. On pourra y ajouter quelques gouttes de laudanum.

Le régime au bouillon de légumes sera suivi rigoureusement. On fera bien d'y adjoindre des ferments lactiques tels que la lacto-bacilline en poudre à raison de six à huit doses par jour dans de l'eau sucrée avec de la lactose à 20 grammes p. 1000.

On emploiera aussi avec succès les injections précoces de sérum artificiel dans le traitement de cette forme de dysenterie. Elles agissent sur le processus hémorragique et sur l'infection ; on en pratiquera tous les jours une de 200, 300 centimètres cubes, sans attendre une aggravation dans l'état général. Le sérum de Hayem au sulfate de soude est très recommandable. Les injections se font sous la peau des hypocondres : à cette dose, elles se résorbent très vite et sans douleur.

On complétera leur action par l'usage de chlorure de calcium à l'intérieur : une potion de 5 grammes pour 120 grammes d'eau bouillie et 30 grammes de sirop d'écorces d'oranges amères pourra être administrée en deux jours.

Le champagne frappé viendra en aide s'il y a dépression du pouls et du système nerveux ; les cataplasmes laudanisés calmeront les douleurs abdominales.

DYSENTERIE OU ENTÉRO-COLITE AIGUE.

Les symptômes sont graves : les selles sont profuses, noirâtres, séro-sanguinolentes, remplies de petites amibes de 3 à 8 μ de diamètre et de gros plasmodes amibiens à bourgeonnement rapide ; l'état général est mauvais, le ventre est douloureux, le facies altéré, le pouls petit, les selles très fréquentes ; il y a douleur épigastrique, nausées, quelquefois vomissements ; la température s'élève et dépasse 39° le soir.

La première indication est de relever les forces du malade. Pas d'hypnotique (ni opium qui accentue les nausées et ferme le rein, ni antipyrine, ni morphine), mais des injections répétées deux fois en vingt-quatre heures de sérum de Hayem sous la peau à doses non massives (250 à 500 centimètres cubes, suivant les cas, dans une journée).

Le symptôme « dysenterie » sera traité par les grands lavages (500 ou 1 000 grammes d'eau bouillie tiède) administrés deux fois par jour, avec les plus grandes précautions pour ne pas fatiguer les malades, pour déplisser lentement la muqueuse du rectum, du côlon et même du cæcum (où les ulcérations sont parfois confluentes) et pour désinfecter les surfaces malades sans provoquer de trop vives douleurs. A l'eau bouillie, on préférera la solution physiologique de NaCl à 9 p. 1000.

Les seules contre-indications à ces lavages sont une tendance marquée à la syncope ou des douleurs intestinales trop violentes.

Entre les lavages d'asepsie de l'intestin, on pourra administrer dans la journée un lavement (à l'aide toujours d'une sonde en caoutchouc flexible) soit à l'ipéca (2 grammes pour 250 grammes d'eau en décoction), soit au ratanhia (3 grammes d'extrait pour 250 grammes d'eau bouillie et X gouttes de laudanum), soit au sulfate de quinine (1 gramme à 1^{gr},50 dans 250 centimètres cubes d'eau), lavements qui seront gardés aussi longtemps que le malade pourra les supporter.

L'administration de l'ipéca à la brésilienne est également indiquée dans ces dysenteries graves, si le pouls se maintient fort et si l'on soutient le malade avec les injections de sérum artificiel. On a vu, dans ces conditions, l'ipéca produire un effet rapide et une amélioration surprenante chez des malades épuisés par le nombre des évacuations.

Mais on n'oubliera pas que, pour lutter véritablement contre le symptôme dysenterie, il faut éviter tout ce qui peut provoquer le maintien des fermentations putrides dans l'intestin. De là l'importance du régime. En vingt-quatre heures, par l'obligation stricte du bouillon de légumes, la suppression du lait et de tout bouillon animal, de toute tisane albumineuse, on voit les selles diminuer de fréquence et se désodoriser, les phénomènes douloureux se calmer, le ventre devenir moins tendu et l'état général s'améliorer.

L'alimentation au bouillon de légumes et de céréales peut être continuée plusieurs jours sans que le malade s'affaiblisse et permet de revenir plus rapidement qu'avec le régime lacté aux purées, aux crèmes et aux aliments solides.

On observe souvent dans la dysenterie aiguë une rapide aggravation des symptômes chez des malades restant au lait et aux boissons albumineuses, malgré les médications les plus sévères à l'ipéca ou aux antiseptiques intestinaux.

Il est nécessaire de calmer les douleurs abdominales : les compresses chaudes laudanisées sur le ventre, fréquemment renouvelées, sont un bon sédatif de la douleur. Contre l'insomnie, on pourra prescrire un grand bain chaud le soir, et on usera modérément des potions au bromure, au chloral, ou à la morphine.

Le chlorure de calcium est aussi indiqué dans ces formes de dysenterie, car il est à remarquer que les selles sont composées surtout de sérosité et qu'il y a, dans certains cas de dysenterie amibienne, une tendance à l'incoagulabilité du sang, au moins dans la circulation intestinale et mésentérique.

Pendant la période de convalescence, le lait frais, le lait glacé, le kéfir, les crèmes au riz seront ordonnés pendant plusieurs jours avant de reprendre le régime normal, qui sera surtout végétarien (purées, fruits cuits et passés, etc.), mais additionné de viandes légères, grillées, de poisson, cervelle, blanc de poulet, etc. Mais la plus grande prudence est de rigueur, le médecin ne devant jamais perdre de vue que les rechutes de dysenterie à la suite d'un régime trop favorable à l'infection intestinale sont le plus souvent très graves.

DYSENTERIE CHRONIQUE.

La thérapeutique de la dysenterie chronique est généralement difficile, en raison de la nécessité pour le malade de se maintenir pendant des mois à un régime qui n'apporte au niveau des ulcérations intestinales aucun élément provocateur d'une réinfection ou d'une nouvelle poussée inflammatoire.

Ce régime, qui est pour les uns la diète lactée, pour d'autres un régime de purées et de fruits cuits, — il y a des variations individuelles sur lesquelles chaque malade finit par être lui-même très documenté, — peut être suivi longtemps à la condition de faire intervenir les cures soit de petit-lait, soit de jus de raisin, soit de kéfir, qui aboutissent souvent à des guérisons véritables. Ces cures ne peuvent être suivies qu'en Europe, et leur nécessité impose le rapatriement sans délai pour toute dysenterie qui n'est pas guérie après la crise aiguë du début.

Il faut souvent insister auprès des malades et savoir convaincre l'entourage pour faire accepter le régime de pâtes, de gruau, de farine d'avoine, de bouillies, de purées qui porte avec lui le salut et qu'avec un peu de volonté on peut varier et rendre agréable aux malades.

Il est inutile d'administrer dans ces cas de dysenterie à récidives les macérations d'ipéca ou les purgatifs. Il s'agit de lésions localisées que leur profondeur ne permet pas malheureusement de panser méthodiquement chaque jour. On y parvient cependant à l'aide de la méthode suivie pendant des mois des ferments lactiques (lait caillé lactique pendant plusieurs jours, à l'exclusion de tout autre aliment) et avec le secours des lavements antiseptiques, dont les plus réputés à l'heure actuelle sont les lavements de créosote et les lavements à l'hypochlorite de soude.

Lavements créosotés. — Ils ont été préconisés en France surtout par Billet et par Ch. Dopter. D'après ces auteurs, la créosote à la dose de 1 à 4 grammes en lavement, émulsionnée dans un jaune d'œuf après dissolution dans de l'huile d'amandes douces ou d'arachide, a une action parasiticide très nette et agit également comme hémostatique, désodorisant et sédatif des douleurs intestinales. La prescription suivante et classique :

> Huile d'amandes douces ou d'olive pure.. 300 cent. cubes.
> Créosote............................... 30 grammes.
> Laudanum de Sydenham................. 3 —

Deux cuillerées à soupe de cette solution dans un verre d'eau tiède : émulsionner avec un jaune d'œuf.

On emploiera une sonde molle pour répartir le liquide autant que possible au niveau des lésions du cæcum, du côlon et de la muqueuse rectale.

Lavements d'hypochlorite de soude. — Vincent, après avoir cherché un médicament antiseptique non toxique, stable et soluble, qui dialyse facilement dans l'intimité des parois intestinales, s'est arrêté à la liqueur de Labarraque en solution à 1 p. 2 000, qui, comme les sels de quinine, tue les amibes dysentériques rapidement *in vitro* et peut être employée chez l'homme à la dose de 8-12 grammes p. 1 000.

Technique du traitement. — On .prescrit d'abord un purgatif salin, et l'on fait prendre ensuite, de temps en temps, le matin, 6 grammes de sulfate de soude. Le lavage désinfectant doit être précédé d'un lavement évacuant à l'eau boriquée tiède. Au début, on fait administrer deux lavements par jour avec la liqueur de Labarraque ajoutée en quantité croissante (8, 10, 12 grammes) à *un litre* d'eau chauffée à 38°.

Après quatre à huit jours, on ne donne plus qu'un seul lavement par jour au taux de 10 à 12 grammes p. 1 000.

Le malade doit être en position horizontale et à demi incliné sur le côté droit, afin que la solution vienne baigner le cæcum et le côlon ascendant ; on se sert d'une sonde rectale molle de 15 à 18 centimètres de longueur; la pénétration doit être lente (dix minutes au moins), et le liquide doit être gardé aussi longtemps que possible, plusieurs heures même.

Ce traitement indolore et non toxique doit être suivi pendant assez longtemps après la guérison, qui survient en quelques jours : tous les deux ou trois jours on donnera un nouveau lavement à la liqueur de Labarraque à 10 p. 1 000.

Les complications de la dysenterie chronique (paludisme, hémorroïdes, névrites périphériques, névralgies rhumatismales, etc.) doivent être traitées par les moyens médicaux et chirurgicaux habituels.

II. — TRAITEMENT DE L'AMIBIASE HÉPATIQUE.

Le traitement de l'amibiase hépatique est chirurgical. Il consiste à aller *à la recherche du pus dans le foie à l'aide de ponctions et de l'évacuer sans retard* si son existence est constatée. S'il y a de la simple congestion hépatique, les ponctions ont souvent l'avantage de provoquer une chute de la température; mais il est rare qu'avec les élévations vespérales de la température et une douleur hépatique localisée ou irradiée, la ponction n'arrive pas à déterminer la présence d'un abcès.

La ponction peut guider pour le diagnostic, même lorsque le liquide qui apparaît semble formé de sang seul : un examen microscopique immédiat peut y déceler la présence des amibes si l'on se trouve dans le voisinage de l'abcès. Toutefois la méthode la plus rapide consiste à pratiquer de nouvelles ponctions jusqu'à ce que l'on arrive sur la collection lente.

Technique de la ponction exploratrice. — La ponction exploratrice sera faite sous chloroforme.

On se sert de préférence d'une aiguille de l'appareil Potain, assez grosse pour livrer passage à du pus épais et d'une longueur telle qu'elle puisse pénétrer de 5 ou 6 centimètres dans le tissu hépatique. Toute aiguille plus courte est à rejeter.

Après les précautions usuelles d'antisepsie et d'asepsie, on enfonce l'aiguille brusquement, en se guidant sur l'élargissement de l'espace intercostal, sur la douleur localisée à l'avance et sur le maximum de voussure. On éprouvera la sensation d'un espace vide, et du liquide s'écoulera. Dans le cas contraire, on devra faire une nouvelle ponction dans le voisinage.

Certains chirurgiens préfèrent faire la ponction le vide à la main et se servent des aiguilles de l'appareil Dieulafoy ou Potain réunies à l'appareil. Si l'on ne trouve pas le pus du premier coup, on retire lentement l'aiguille, tout en maintenant le vide, et l'on peut voir ainsi le pus s'écouler.

Les abcès dysentériques siégeant souvent à la partie postéro-supérieure du lobe droit, l'aiguille est enfoncée entre la huitième et la neuvième côte sur la ligne axillaire, en la dirigeant en dedans, un peu en haut et en arrière. On peut recommencer cinq ou six fois dans d'autres directions, avant de remettre l'opération à une date ultérieure.

Dès que le pus est découvert, on pratique l'incision *immédiate, large* et *méthodique* de l'abcès.

Technique opératoire. — Il n'y a qu'une technique opératoire vis-à-vis de l'hépatique suppurée, c'est celle qu'ont établie Bertrand et Fontan et qui est en usage actuellement dans nos hôpitaux coloniaux.

L'ancienne opération, dite de Stromeyer-Little, a vécu. Elle consistait dans la recherche hâtive du pus par les ponctions, l'ouverture de l'abcès en un temps, suivant le trocart comme guide, sans souci des hémorragies, des adhérences, de l'infection de la plèvre ou du péritoine, et dans le drainage et l'antisepsie. Il faut que le pus soit très superficiel pour qu'on suive aujourd'hui cette méthode, et ces cas d'abcès bombant avec la peau se rencontrent assez rarement.

L'incision de l'abcès se fera toujours suivant l'aiguille qui a donné issue au pus. Ce sera une incision abdominale ou thoracique, suivant le siège de l'abcès, de 8 à 10 centimètres de longueur, le plus souvent parallèle au rebord des fausses côtes.

L'incision transpleurale ou thoracique est la plus commune, à cause du siège de prédilection des abcès dans le lobe droit. Elle permet d'arriver sur des adhérences entre les deux feuillets de la plèvre saine. Elle sera accompagnée de la résection de la côte située au-dessous de l'espace intercostal où la ponction a été faite.

S'il y a des adhérences, on n'a pas à redouter l'introduction du pus dans la plèvre lors de l'ouverture du foie. S'il n'y en a pas, il faut faire précéder l'ouverture des deux feuillets pleuraux de la suture en surjet, au catgut de préférence, demi-fin, à l'aide d'une aiguille très courbe, des deux feuillets sur l'étendue qu'on doit donner à l'incision. On préviendra ainsi l'entrée de l'air et de tout liquide dans la plèvre.

On incise ensuite la plèvre costale dite diaphragmatique et le diaphragme, sur une longueur de 5 à 6 centimètres, et l'on arrive sur le foie. On fait écarter largement les bords de la plaie pariétale ; des compresses stérilisées sont enfoncées entre la surface du foie à inciser et la paroi pour protéger la cavité péritonéale.

On ouvre l'abcès le long de l'aiguille conductrice. L'index gauche va s'assurer de la forme et de la position de l'abcès et indique dans quel sens on doit débrider. Un tampon obturant l'orifice de l'abcès, on suture le foie, suivant la technique de Fontan, à la lèvre inférieure de l'incision pour l'empêcher de se rétracter et faciliter le drainage. Quelques chirurgiens suturent les parois de l'abcès avant l'ouverture au péritoine pariétal. Le foie étant fixé, on place dans l'abcès deux gros drains en canons de fusil, traversés par deux grandes épingles de sûreté, et on pratique les lavages de la cavité à l'eau oxygénée dédoublée, puis à l'eau bouillie chaude, abondamment, jusqu'à ce que l'eau ressorte claire.

Avant l'introduction des drains, Fontan pratique généralement avec une curette utérine un peu forte le nettoyage de la paroi, non sans avoir exploré le foyer avec le doigt pour enlever soit avec le doigt, soit à la curette, toutes les parties fongueuses dont l'abrasion évitera une élimination lente et les dangers d'une longue suppuration à des malades souvent épuisés par des dysenteries antérieures. Ce raclage à la curette doit être superficiel et cesse dès qu'on sent la résistance des tissus et qu'on entend le *cri* du grattage sur les parois. Quelquefois le nettoyage avec une pince armée d'un tampon est suffisant.

Les abcès de volume moyen ainsi opérés guérissent au bout d'un mois à six semaines, avec des pansements bien faits et des lavages répétés, mais moins nombreux à mesure que se comble la cavité.

Le malade après l'opération reçoit une alimentation légère, du champagne, et, s'il est nécessaire, des injections de sérum artificiel.

Si la fièvre persiste, si l'état général reste mauvais, il y a lieu de penser à un deuxième abcès, qu'il faudra découvrir par de nouvelles ponctions et opérer.

Le régime des opérés d'hépatite devra être soigné et varié, mais en tenant compte de l'état de l'intestin, de façon à éviter toute nouvelle infection hépatique par une rechute d'amibiase intestinale.

Accidents opératoires et post-opératoires. — Les accidents opératoires sont immédiats, ce sont : l'hémorragie, le pneumothorax, les hernies et blessures viscérales ; les accidents post-opératoires sont : le pyothorax, la péritonite, la cholérragie.

L'hémorragie peut être abondante quand l'abcès est profond et que le bistouri traverse une épaisse couche de tissu avant d'arriver sur l'abcès. On doit pratiquer dans ce cas un tamponnement serré avec une longue compresse de gaze aseptique qu'on laisse en place quarante-huit heures.

Avec des sutures bien faites, on évite le pneumothorax, qui pourrait se produire au moment d'une incision transpleurale.

La hernie de l'épiploon et de l'intestin, qui survient en cas de vomissements ou de mouvements brusques du malade, nécessite la réduction et la compression après un nettoyage soigné de l'épiploon ou de l'anse intestinale.

Avec la suture de Fontan pleuro-diaphragmatique, on n'observe plus de pyopneumothorax, accident très grave.

Il en est de même pour la péritonite, dont la crainte rend obligatoire la suture du foie à la paroi, avant l'ouverture ou après l'ouverture de l'abcès.

La cholérragie, si elle est peu abondante, est sans gravité. Elle survient huit à dix jours en général après l'opération. Elle peut être grave par son abondance, en épuisant le malade, et nécessite dans ce cas le tamponnement prolongé.

Lorsqu'il y a fistulisation prolongée et suppuration osseuse, la résection de la côte malade et l'élargissement de l'ouverture sont nécessaires et amènent une guérison rapide.

MALADIES EXOTIQUES DUES A DES VIRUS FILTRANTS OU INVISIBLES

CHAPITRE PREMIER

TRAITEMENT DE LA FIÈVRE JAUNE

Aperçu général.
Traitement préventif.
Traitement curatif : Traitement des phénomènes douloureux congestifs.
— Traitement de la fièvre. — Traitement des vomissements. — Traitement de la constipation et de l'ictère. — Traitement de l'anurie. —
Devoirs du praticien. — Convalescence.

Aperçu général. — La fièvre jaune est une maladie endémique sur le littoral de l'Atlantique, dans une partie de l'Amérique du Sud, dans les Antilles, l'Amérique centrale, le sud de l'Amérique septentrionale et dans quelques régions de la côte occidentale d'Afrique. Elle est convoyée dans ces pays et dans toutes les contrées soumises à des conditions climatériques semblables par la piqûre d'un moustique, le *Stegomyia fasciata* femelle. Peut-être, dans le genre *Stegomyia,* d'autres espèces peuvent-elles aussi propager le virus.

On ne connaît pas encore la véritable nature du *virus amaril;* on sait seulement que c'est un virus fébrigène qui traverse les bougies fines en porcelaine que ne traversent pas les plus fins vibrions connus et que cet infiniment petit peut, avec une virulence variable, être transmis d'un individu à un autre uniquement par la piqûre du *Stegomyia,* car il est bien démontré actuellement, surtout après les travaux de Marchoux, Simond et Salimbeni, que la fièvre jaune n'est contagieuse ni par les excreta des malades, ni par l'air ou par les poussières.

La maladie évolue en général sous la forme d'une fièvre grave.

Le début est brusque, accompagné de rachialgie (coup de barre) et de céphalée. La température, très élevée, subit une rémission vers le troisième jour : elle ne remonte pas toujours dans les cas bénins qui évoluent sous forme d'embarras gastrique fébrile ou sous la forme de cette fièvre des Antilles, dite « inflammatoire », qui sévit surtout sur les personnes habitant depuis longtemps le milieu endémique, sur les créoles, les enfants en particulier. Elle persiste dans les cas graves (fièvres dites bilieuses à vomissements verdâtres) et se maintient élevée dans les cas mortels (vomissements noirs, vive douleur épigastrique, ictère souvent tardif, foie douloureux, etc.). Les urines deviennent rares et sont dans tous les cas plus ou moins albumineuses. Les vomissements peuvent faire défaut.

La mort survient dans le coma, dans le délire ou en pleine connaissance. Mais à aucun moment on n'a le droit de désespérer, et un jauneux peut guérir même aux périodes avancées de la maladie.

Le microbe n'ayant pu être vu jusqu'à présent, il n'y a pas de moyen de diagnostic bactériologique direct, mais l'on a, d'une part, certains signes cliniques (coup de barre, nausées, albuminurie) qui fixent les soupçons ; d'autre part, l'examen du sang dans une maladie qui ressemble à un embarras gastrique fébrile révèle l'absence d'hématozoaires du paludisme à des stades correspondants à la fièvre et un séro-diagnostic négatif vis-à-vis du bacille d'Eberth, faits qui peuvent aider à préciser par élimination le diagnostic dans les milieux endémiques.

I. — Traitement préventif.

On ne connaît pas de traitement spécifique de la fièvre jaune et, par suite, pas de médication préventive. La prophylaxie consiste à se mettre à l'abri des piqûres des *Stegomyia* infectés dès le coucher du soleil, car les femelles repues de sang ne piquent que la nuit, et elles seules peuvent transmettre une fièvre jaune plus ou moins sévère.

Marchoux, Simond et Salimbeni ont cependant constaté que des injections préalables de sérum de malades chauffé cinq minutes à 55° ou de sang défibriné conservé huit jours sous huile de vaseline conféraient une immunité relative contre une inoculation virulente subséquente ; que le sérum de malade au huitième jour jouit déjà de propriétés préventives et que le sérum des convalescents possède non seulement des qualités préventives, mais paraît avoir un certain pouvoir curatif.

II. — Traitement curatif.

Le traitement curatif de la fièvre jaune est purement symptomatique. Il doit avoir pour but *primo non nocere*, car le pronostic de la fièvre jaune est des plus variable. La mortalité varie beaucoup suivant les années et les épidémies, entre 14, 22 et 90 p. 100, et le traitement doit être conduit avec une grande prudence.

Traitement des phénomènes douloureux congestifs. — Ce sont ces symptômes qui, avec la fièvre, dominent la première période du *typhus amaril*. Contre la céphalée, on utilisera les lotions froides sur la tête, les compresses d'eau glacée fréquemment renouvelées, les pédiluves chauds et sinapisés.

Les bains chauds à 34-36° suivis de frictions sur la région lombaire et les membres courbaturés sont de bons palliatifs.

Dans les cas où les phénomènes généraux sont très accusés, la *saignée générale* au pli du coude est le meilleur remède à leur opposer. C'est une opération bénigne, qui permet de recueillir un demi-litre de sang ou davantage, qui décongestionne, diminue par suite la tension douloureuse des organes et possède peut-être, à la période congestive du début, une action stimulante vis-à-vis de l'organisme infecté.

A la même période, comme aux périodes ultérieures, on évitera les injections de morphine, qui sont périlleuses, l'antipyrine néfaste pour le sang et le rein, le pyramidon et tous les somnifères qui sont des toxiques d'un maniement plein de risques dans la fièvre jaune.

Traitement de la fièvre. — Le symptôme fièvre est en rapport avec la gravité de l'infection comme avec l'aptitude réactionnelle des cellules défensives et du système nerveux. Faut-il la combattre? Il faut la surveiller. Au début, si elle atteint seulement 38°,5-39°, on se contentera de l'expectative : lotions froides, compresses d'eau fraîche. On évitera surtout l'administration de la quinine. Si la fièvre dépasse 39°, on prescrira les lotions froides vinaigrées ou non et les *bains généraux*, à une température agréable pour le malade, 34-36° environ. On les réchauffera ou on les rafraîchira si le malade éprouve une sensation désagréable.

Le patient est laissé, autant que le permettent ses forces, vingt, trente, quarante minutes dans la baignoire revêtue d'un drap passant sous le corps; on l'en retire dès qu'il se sent fatigué ou s'il accuse un frisson, et on le reporte doucement sur un lit, où il est frictionné modérément, d'abord avec le drap, puis avec la main seule ou à l'huile camphrée. Le malade est ensuite recouvert, placé dans la position qui lui sera le moins douloureuse; on fait le silence autour de lui, on évite le bruit, la lumière, tout ce qui peut gêner le patient.

Les frictions vigoureuses, avec de l'huile camphrée ou aux essences aromatiques, sont particulièrement recommandables aux périodes d'aggravation, lorsqu'il y a des menaces de collapsus, que la température périphérique se refroidit avec une température centrale élevée.

Traitement des vomissements. — Un autre symptôme grave est le vomissement, surtout le vomissement noir. Glace sur le creux épigastrique au moyen du sac à glace en caoutchouc fermé par une rondelle métallique se vissant sur l'ouverture. Ce sac permet de ne pas mouiller le lit du malade, comme le font les sacs préparés extemporanément avec de la toile cirée et un lien. Il permet, en outre, de délimiter exactement l'emplacement qui doit supporter la glace et de le changer lorsqu'il se produit trop de rubéfaction. L'application de glace ne doit pas en effet aller jusqu'à une révulsion désagréable. Le sac doit être préparé hors de la chambre du malade pour éviter le bruit et les allées et venues fatigantes pour les fiévreux.

Les boissons gazeuses glacées, telles que l'eau de Seltz, les limonades au citron, le champagne léger et frappé agissent contre les vomissements; ce dernier, actif contre l'adynamie, sera réservé pour les périodes ultimes de la maladie.

Avec les citronnades, tisanes variées, on administrera une potion au chlorure de calcium (3 ou 4 ou 5 grammes de chlorure de calcium dans une potion avec 30 grammes de sirop d'écorces d'oranges amères). Ce sel combat les hémorragies, qui se produisent soit par l'estomac, soit par le nez. Il sera préférable de le donner dès le début, sans attendre l'apparition de ces symptômes graves.

L'administration de bicarbonate de soude toutes les heures ou toutes les deux heures calme aussi l'irritation stomacale. L'addition de bichlorure de mercure (traitement de Sternberg) ne paraît pas avoir donné de résultats bien concluants.

Traitement de la constipation et de l'ictère. — Ces deux symptômes, qui surviennent à des temps variables dans le cours de la maladie, indiquent les troubles que subit la glande hépatique, troubles cellulaires surtout contre lesquels nous n'avons aucune arme spécifique. On essaiera de les *prévenir* au moyen d'une purgation légère les premiers jours de la maladie, telle que l'huile de ricin, 20 grammes chez l'enfant, 40 grammes chez l'adulte, qu'on administre au moyen d'un peu de lait en émulsion ou d'un jus d'orange glacé qui le fait souvent accepter avec plaisir par les malades.

La purgation est très en honneur dans la fièvre jaune. Ses résultats sont discutables : il est certain toutefois qu'une purgation légère au début et au milieu de la maladie ne peut être nuisible. Les habitants des Antilles, qui ont une expérience séculaire de la fièvre jaune, endémique dans ces îles, ainsi qu'en témoignent notamment les ouvrages du P. Dutertre et du P. Labat, emploient beaucoup comme purgation dans la fièvre jaune la « médecine » usuelle, qui n'est autre que la *casse*. C'est la pulpe du fruit du cassier, légumineuse très commune, dont les gousses cylindriques ont de 30 à 40 centimètres de longueur. Son emploi comme purgatif dans la fièvre jaune n'est pas à dédaigner dans ces contrées. Les créoles estiment que ce purgatif est réellement efficace dans les « mauvaises fièvres » : leurs affirmations n'ont aucune base scientifique, mais nous-mêmes, n'ayant aucune expérience d'un traitement rationnel de la fièvre jaune, pouvons nous contenter quelquefois des moyens que l'expérience de la vie dans le pays leur a dictés. Voici la manière la plus commune de se servir de la casse. On prend le quart d'un fruit, on le coupe longitudinalement; avec la pointe du couteau, on détache délicatement la pulpe des petites loges du fruit, en ayant soin de n'enlever ni l'écorce ni les portions fibreuses. On jette cette pulpe dans une tasse à thé, que l'on remplit de lait froid. On délaye avec une cuiller, et le mélange est chauffé doucement dans une casserole jusqu'à ce que toute la pulpe soit bien dissoute dans le lait, qui a pris une couleur rousse. Cette boisson n'est pas désagréable. On peut renouveler cette purgation une fois ou deux à quelques jours d'intervalle, surtout si la constipation est opiniâtre, ce qui est fréquent dans la fièvre jaune.

On peut donner, à défaut de casse ou d'huile de ricin, du citrate de magnésie ou du sulfate de soude.

Traitement de l'anurie. — On fera ingérer aux malades, très fréquemment, de l'eau fraîche, simple ou sucrée, parfois avec de la lactose (100 grammes par litre d'eau) ou gazeuse. Les limonades au jus de citron sont diurétiques et diminuent l'acidité urinaire. L'emploi du citron dans la fièvre jaune est très apprécié en pays endémique, et il faut tenir compte du désir des malades.

Le lait, la tisane d'orge, de chiendent sont de bons diurétiques, qu'on donnera au malade en les variant selon son goût.

On alimentera aussi le jauneux avec du bouillon léger, aux légumes surtout, autant qu'il en manifestera le désir, et, dans les périodes de délire ou d'abattement, on tâchera de maintenir cette alimentation pour soutenir les forces le plus possible.

C'est par une continuité de soins, de précautions et d'encourage-ments qu'on aidera les malades les plus graves à survivre. Les cas les plus sévères peuvent rétrocéder : il ne faut pas trop décourager l'entourage, jusqu'à ce que les symptômes du côté de la circulation soient véritablement sévères.

La température, le pouls doivent être notés régulièrement matin et soir et inscrits sur une feuille de clinique. Le traitement de la fièvre jaune nécessite donc la présence de gardes-malades instruits et dévoués.

On doit interdire l'entrée de la chambre à toute personne étrangère aux soins directs du malade.

Devoirs du praticien. — Dès qu'un cas suspect de fièvre jaune se présente, le médecin doit le signaler à l'autorité compétente : il serait coupable en se soustrayant à cette obligation. L'autorité sani-taire doit prendre de son côté toutes les mesures susceptibles d'empêcher la prolongation de la maladie, c'est-à-dire munir le malade dès le début d'une moustiquaire fermant bien, capturer les *Stegomyia* infectés qui pourraient se trouver dans la chambre, détruire les moustiques de la maison à la poudre de pyrèthre en fumigations, etc.

La désinfection est inutile : le virus de la fièvre jaune n'est pas dans les selles; il ne vit pas dans le sang après le troisième jour de la maladie.

On ne prendra donc aucune autre précaution que celles de la propreté rigoureuse vis-à-vis des matières fécales, des urines, des vomissements et des cadavres des jauneux.

Le corps sera mis dans la bière dans les conditions ordinaires : il n'y a absolument aucun danger après la mort, et il est inutile d'effrayer les populations par des inhumations précipitées, qui ne sont plus admises lorsqu'on connaît la pathogénie de la fièvre jaune.

Il est également inutile de désinfecter les locaux aux antiseptiques liquides : le pyrèthre ou le gaz sulfureux remplissent les conditions requises.

Convalescence. — Dans les cas nombreux qui guérissent, on proposera au malade un changement d'air ou de climat aussitôt que les forces lui permettront de se lever.

Quelquefois l'alimentation devra être surveillée de près, soit à cause de l'albuminurie, soit par suite d'une intolérance persistante de l'estomac : les lavements nutritifs peuvent être indiqués plusieurs jours après la chute de la température, quand l'estomac ne peut

Thérap. des mal. infect.   **22** encore supporter les aliments, et le retour à l'alimentation normale se fera d'ailleurs prudemment, progressivement.

La fièvre jaune, même bénigne, laisse souvent après elle une anémie parfois grave, parfois tenace, et il importe de relever les forces du convalescent par le grand air, une nourriture agréable et saine, les distractions, l'exercice, etc.

CHAPITRE II

TRAITEMENT DE LA DENGUE

Aperçu général.
Traitement symptomatique.

Aperçu général. — La dengue est une maladie fébrile aiguë, éminemment transmissible, caractérisée comme les fièvres éruptives par quatre périodes : incubation, invasion, éruption et desquamation, que dominent des douleurs articulaires très vives et une éruption du type érythémateux rappelant la rougeole. La température atteint 40 et 41° et s'abaisse en lysis, en trois ou quatre jours. C'est une maladie bénigne, quoique douloureuse, et la mortalité n'atteint pas en général 1 p. 1 000. Cependant le pronostic peut être grave chez des personnes atteintes d'affection cardiaque ou rénale.

Le microbe de la dengue n'a pas encore été vu : cependant il existe dans le sang. P. M. Ashburn et C. F. Craig, aux Philippines, ont huit fois sur onze expériences reproduit la dengue chez l'homme par inoculation intraveineuse de sang d'un malade. Le sang défibriné, dilué dans son volume d'eau physiologique et filtré sur une bougie en terre d'infusoires qui arrête le vibrion cholérique et le microcoque de la fièvre de Malte, reste virulent. La maladie ainsi provoquée n'étant produite qu'après une incubation de deux jours et demi à trois jours et demi, il semble bien qu'il s'agit d'un *virus filtrant*.

La maladie est transmise par la piqûre de *Culex fatigans*, moustique extrèmement commun dans les zones intertropicales et subtropicales, dont le rôle a été surtout mis en évidence par Graham (de Beyrouth).

La dengue réalise un type clinique auquel se rattachent des fièvres encore peu étudiées, telles que la fièvre des Pappataci ou *Hundskrankheit*, transmise en Herzégovine et en Dalmatie par le *Phlebotomus pappatasii*, et une fièvre continue simple qui sévit à Malte (fièvre de trois jours, estivale).

Ajoutons que la dengue a disparu de Port-Saïd depuis que la destruction des moustiques a été mise à exécution.

Traitement symptomatique.

Il n'existe pas, à l'heure actuelle, de traitement spécifique de la dengue.

La maladie étant bénigne, la thérapeutique doit être une thérapeutique d'expectative. Elle comporte :

1° Le séjour au lit. Le lit doit être entouré d'une bonne cabine-moustiquaire et placé dans une chambre aussi fraîche que possible et bien ventilée.

2° Une alimentation légère, qui ne surcharge pas le tube digestif et qui évite les fermentations anormales, par conséquent composée de bouillon, de purées et de fruits. Les oranges, les limonades, les jus de citron sucrés et glacés constituent les meilleurs aliments liquides de la période fébrile. Les malades éprouvent un véritable soulagement, pendant les heures où la température s'élève jusqu'à 41°, à absorber fréquemment et en petites quantités des limonades glacées.

3° La liberté du ventre, grâce à un léger purgatif au début et des lavements s'il y a de la constipation.

3° On combattra les phénomènes douloureux par le bain tiède, les compresses froides sur la tête, et pour la nuit 0^{gr},50 de pyramidon, sédatif dont il faut user avec réserves.

4° Examiner soigneusement les urines pour instituer le régime lacté suivi s'il y a albuminurie (rare).

Les complications sont rares dans la dengue et généralement, au bout de trois ou quatre jours, la santé redevient normale. Toutefois il se produit souvent, pendant la convalescence, un abaissement thermique quotidien très prononcé pendant plusieurs jours, de l'abattement, un degré variable d'anémie accompagnée d'anorexie. Le meilleur mode de traitement de ces symptômes consiste à envoyer le malade, dès qu'il se sent mieux, à la campagne ou sur une hauteur, pour relever les forces et stimuler l'appétit.

CHAPITRE III

TRAITEMENT DU TYPHUS EXANTHÉMATIQUE

Aperçu général.
Traitement préventif.
Traitement curatif.

Aperçu général. — Le typhus exanthématique est une maladie transmissible, fébrile, caractérisée par une éruption particulière (typhus pétéchial, fièvre pétéchiale) apparaissant du quatrième au septième jour, par des troubles nerveux et un état général grave d'une durée d'environ quatorze jours.

Le typhus est surtout endémique en Russie, en Pologne, en Bretagne, en Perse, en Chine, au Japon, en Abyssinie, en Tunisie, au Mexique, au Pérou, au Chili, en Bolivie.

La disette, une mauvaise hygiène, l'encombrement et la saleté ont depuis longtemps été considérés d'une façon unanime comme jouant un rôle très important dans la propagation du typhus exanthématique.

On ne connaît pas le virus de cette maladie, qui est à l'étude dans les laboratoires. Des faits intéressants viennent d'être observés par C. Nicolle, à Tunis : 1° le typhus se transmet du singe infecté (bonnet chinois) au singe neuf par l'intermédiaire du pou du corps humain ;

2° On constate dans les lésions expérimentales une nécrose intense des polynucléaires neutrophiles, qui paraît en rapport avec le siège du microbe inconnu du typhus.

La reproduction expérimentale de la maladie chez le singe permettra l'étude scientifique du typhus, grâce à laquelle on peut espérer un traitement spécifique.

I. — Traitement préventif.

Il n'existe pas. Les malades doivent être traités dans des hôpitaux, isolés dans des locaux spéciaux. Le bain, le nettoyage, la désinfection des objets et vêtements dans les asiles de vagabonds, dans les agglomérations où règnent l'encombrement et la misère, doivent être mis en œuvre fréquemment suivant les réglementations prises par les autorités dans chaque pays.

II. — Traitement curatif.

Le traitement étant symptomatique devra surtout être guidé par la nécessité de faire de l'hygiène autour du malade.

1° *Hygiène.* — Le malade sera placé dans une salle dont l'air sera bien renouvelé, où tous les moyens de traitement seront entourés de propreté, d'air pur, de lumière. Les bains, tièdes ou froids, seront, en même temps qu'un sédatif de la fièvre et des douleurs, une mesure hygiénique à placer comme première indication.

2° *Alimentation.* — Le bouillon, le lait, les potages, la tisane vineuse, les limonades, le café noir constitueront la base de l'alimentation.

On réservera les potions alcooliques (potion de Todd, thé punché) pour les malades dont l'état est grave, dont le pouls a des périodes de défaillance.

On insistera sur le régime lacté, les tisanes lactosées dans les cas d'albuminurie persistante.

3° *Traitement général.* — Combemale, Petrowski, Netter recommandent les bains froids, les lotions froides, les vessies de glace sur le cuir chevelu, surtout dans les cas où la température est très élevée et les phénomènes nerveux très développés.

Dauthuile a d'ailleurs insisté récemment sur la nécessité de la balnéation froide dans le traitement du typhus. Les bains donnés à 20° ou progressivement refroidis jusqu'à 20° doivent être la base du traitement, exception faite pour les individus en état de misère physiologique profonde.

La balnéation sera secondée par la médication cardiaque avec la digitale sous ses diverses formes et la caféine. Mais on n'oubliera pas que bien des cas de typhus guérissent sous l'influence d'une médication peu énergique, simplement par le déplacement du malade, son isolement au grand air ou dans un établissement hospitalier, les boissons réconfortantes, la propreté.

4° *Traitements divers.* — Il faut rappeler qu'autrefois la saignée, l'émétique, le mercure, la quinine ont été tour à tour préconisés dans le traitement du typhus exanthématique, soit comme préventifs, soit comme curatifs, mais sans grands résultats.

5° *Traitement de Legrain.* — Le Dr Legrain et le Dr Raynaud (d'Alger) ont obtenu, en 1895, des guérisons et des améliorations rapides en traitant les sujets atteints de typhus par l'injection sous-cutanée de sérum de convalescents. L'injection avait été suivie d'un abaissement très prompt de la température, qui se prolongea trente à trente-cinq heures, d'un relèvement du pouls et d'une amélioration de l'état général.

6° *Traitement de* **T. Morsly.** — Morsly (de Constantine) a signalé récemment les excellents résultats obtenus par lui avec les abcès de fixation (94 p. 100 de guérisons', alors que par les moyens ordinaires (balnéation antithermique, sérum artificiel, etc.) il n'obtenait que 74 p. 100 environ (1).

L'injection d'essence de térébenthine est faite dans la première semaine de la maladie, sous la peau de la cuisse ou à la fesse. La durée de formation de l'abcès est de trois à huit jours, après cinq jours en moyenne. On peut, au bout de ce temps, procéder à l'incision de l'abcès. Quelquefois le pus ne se produit pas. La formation de pus en quatre ou cinq jours serait un indice de guérison.

7° *Traitement des complications.* — La *phlegmatia alba dolens*, assez fréquente, sera prévenue par le repos. Le sacrum sera surveillé en vue d'éviter la production d'escarres et quelquefois de gangrène.

Les symptômes pulmonaires seront traités par les ventouses, la créosote, le benzoate de soude, le sirop de térébenthine.

On évitera les infections secondaires du côté de la bouche par un examen quotidien suivi de nettoyage à l'aide de tampons d'ouate imbibés de borate de soude pour enlever les fuliginosités et les accumulations de sécrétions pharyngées.

La liberté du ventre à l'aide de lavements journaliers est nécessaire pour prévenir les accidents d'intoxication intestinale.

(1) *Soc. Path. exot.*, 13 octobre 1909.

MALADIES EXOTIQUES DUES A DES HELMINTHES

L'étude du traitement des helminthiases des pays chauds comporte principalement le traitement des filarioses et de leurs manifestations variées, celui des schistosomiases et celui de l'ankylostomiase. Les distomatoses pulmonaire et hépatique sont des maladies évitables, mais qui ne peuvent être traitées, une fois ces organes infestés. La distomatose intestinale à *Fasciolopsis Buski* relève de l'emploi du thymol, qui sera étudié avec le traitement de l'ankylostomiase.

CHAPITRE PREMIER

TRAITEMENT DES FILARIOSES

Traitement des maladies provoquées par « Filaria Bancrofti ». — *Traitement de l'infection lymphatique et sanguine. — Traitement des varices lymphatiques, des adénolymphocèles, du lymphoscrotum, etc. — Traitement de l'ascite chyleuse. — Traitement de la chylurie. — Traitement de l'éléphantiasis filarienne :* Éléphantiasis des membres. — Éléphantiasis du scrotum. — Éléphantiasis de la vulve et du sein.
Traitement de « Filaria loa ».
Traitement de « Filaria volvulus ».
Traitement du ver de Guinée (« Filaria medinensis »).

Les filarioses sont des manifestations pathologiques souvent très graves, toujours variées, dans lesquelles lle rôle mécanique des parasites ou de leurs œufs est prépondérant. C'est le siège très variable des filaires dans l'organisme qui rend souvent le diagnostic et plus souvent encore le traitement direct fort difficiles. On considère comme pathogènes à l'heure actuelle :

1º *Filaria Bancrofti*, la filaire nocturne, par ses embryons ;

2º *Filaria loa*, qui siège sous la conjonctive ;

3° *Filaria volvulus*, qui produit des tumeurs sous la peau ;
4° *Filaria medinensis*, dragonneau, ver de Guinée.

I — TRAITEMENT DES MALADIES PROVOQUÉES PAR « FILARIA BANCROFTI ».

I. — TRAITEMENT DE L'INFECTION LYMPHATIQUE ET SANGUINE.

A l'état adulte, *Filaria Bancrofti* vit dans le canal thoracique, les ganglions ou les gros vaisseaux lymphatiques par groupes enchevêtrés. Durant cette existence, sur la durée de laquelle on n'est pas fixé, ces adultes ne semblent pas nuisibles : ils donnent naissance à des embryons qui circulent dans les vaisseaux sanguins et capillaires sans causer le moindre trouble. On constate cependant assez souvent des accès de fièvre de 38-39°, chez des sujets qui n'ont d'autre symptôme objectif que la présence d'embryons dans la circulation périphérique. Ces accès sont généralement nocturnes.

On ne connaît jusqu'à présent aucun médicament qui détruise les embryons de *Filaria nocturna* dans le sang.

La glycérine, le mercure, le thymol, la quinine ont été administrés à haute dose à l'intérieur sans succès.

Les récentes observations de Thiroux et d'Anfreville, qui ont constaté au Sénégal une disparition persistante de *Filaria diurna*, chez des malades atteints de trypanosomiase, à la suite des injections intraveineuses d'émétique d'aniline, permettent d'espérer qu'on parviendra aussi à détruire *Filaria nocturna* soit avec ce sel, soit avec un sel similaire (1). L'émétique d'aniline s'emploie en injections intraveineuses, en solution à 1 p. 100. On peut injecter sans inconvénient 5 ou 10 centigrammes à plusieurs reprises, et les injections doivent être répétées plusieurs semaines avec des périodes de repos.

II. — TRAITEMENT DES VARICES LYMPHATIQUES, DES ADÉNO-LYMPHOCÈLES, DU LYMPHOSCROTUM, ETC.

Dans certains cas, suivant la théorie de P. Manson, les filaires adultes donnent des pontes d'œufs nombreux qui n'évoluent pas à l'état d'embryon. Or ces œufs ont un diamètre qui dépasse de cinq fois environ celui des embryons. Il s'ensuit une obstruction dans la circulation lymphatique qui est au-dessous du point d'émission. Dans d'autres cas, ce sont les adultes eux-mêmes qui créent l'obstruc-

(1) *Bull. Soc. Path. exotique.* mars, juin 1910.

tion. De là les accidents mécaniques de stase, d'œdème blanc, de dilatations variqueuses qui résistent à tous les traitements médicaux et peuvent nécessiter, à un moment donné, l'intervention chirurgicale.

Varices lymphatiques. — Il vaut mieux, en général, s'abstenir de toucher à ces formations, qui peuvent être l'occasion de complications opératoires infectieuses.

D'ailleurs les varices lymphatiques, comme les autres manifestations filariennes, s'accompagnent fréquemment, à la suite de fatigues, de refroidissement et pour des raisons encore inconnues, de *lymphangite aiguë*, qui peut avoir un aspect érysipélateux. Cette lymphangite, où des complications microbiennes peuvent jouer un rôle et préparer du sphacèle ou de l'érysipèle vrai, est généralement *amicrobienne*. Elle paraît être une sorte de dermite toxique produite par l'élimination d'une substance jouissant de propriétés urticariennes et capable de donner une fièvre violente. Les microbes du groupe streptocoque ne paraissent jouer là qu'un rôle exceptionnel, et je n'ai pas encore observé un cas où le sérum antistreptococcique à doses répétées amenât une amélioration consécutive.

L'expectative, à l'aide du pyramidon pour combattre les douleurs, l'agitation et l'insomnie qui tourmentent les malades, l'enveloppement avec les compresses imbibées d'eau boriquée refroidie, sans gaze imperméable, non échauffantes, et le repos sur un lit recouvert d'une toile cirée et installé pour permettre l'écoulement des liquides sont les seuls moyens dont dispose une thérapeutique symptomatique sage.

Adénolymphocèle.—Lymphoscrotum.—L'ablation est autorisée dans les cas où les tumeurs volumineuses procurent une gène excessive ou une incapacité de travail. Encore faut-il aviser les patients que l'opération peut être suivie du développement de masses variqueuses, de chylurie ou d'éléphantiasis.

L'intervention chirurgicale, faite dans des conditions d'asepsie rigoureuse, est suivie généralement d'une guérison rapide de la plaie opératoire.

III. — TRAITEMENT DE L'ASCITE CHYLEUSE.

Les ponctions répétées sont les seuls moyens de traiter une affection compatible avec une longue existence. Cependant, si l'ascite est enkystée, une laparotomie sera facile à pratiquer et pourra débarrasser le patient de son ascite et de ses filaires adultes.

Il y aura lieu d'essayer les injections intraveineuses d'émétique d'aniline en vue de la destruction des embryons.

IV. — TRAITEMENT DE LA CHYLURIE.

La chylurie est généralement compatible avec une bonne santé apparente. Éviter les infections bactériennes de la vessie et les médications intempestives par la quinine ou autres substances qui n'agissent pas sur les filaires.

V. — TRAITEMENT DE L'ÉLÉPHANTIASIS FILARIENNE.

L'éléphantiasis des pays chauds siège principalement sur les membres inférieurs, au scrotum, à la vulve et au sein.

Quelle que soit la région du corps affectée, le repos, une vie tranquille, la protection des téguments à l'aide de bandages de toile propre fréquemment renouvelés, les mesures de propreté journalières à l'aide de lotions au sublimé à 1 p. 10 000, les bains chauds, le massage et l'emploi d'une bande élastique sont des moyens propres à rendre l'affection plus supportable, à éviter les poussées aiguës et à préparer une intervention chirurgicale en rendant la tumeur aussi torpide que possible.

1º *Éléphantiasis des membres*. — Depuis quelques années, on intervient beaucoup chirurgicalement contre l'éléphantiasis des membres en procédant par opérations successives. Le Dr Lemoine, des troupes coloniales, et Castellani, directeur de l'Institut bactériologique de Ceylan, ont obtenu dans cette voie des résultats remarquables, quoique l'on ne puisse parler de guérison dans une affection dont la cause persiste dans l'organisme et récidive ultérieurement.

Traitement de Lemoine. — Il consiste dans l'exérèse partielle des tumeurs éléphantiasiques. On cherche dans les téguments des masses hypertrophiées les morceaux qui paraissent les meilleurs, et on les agence par la pensée pour former les lambeaux médians et latéraux. On incise longitudinalement, en dirigeant le couteau perpendiculairement jusqu'à l'aponévrose générale. On lie au catgut les veines ; on draine aux points déclives ; on suture minutieusement les téguments avec une asepsie rigoureuse. Les pansements consécutifs doivent être légèrement antiseptiques, non irritants, et exercer une compression douce et uniforme.

Traitement de Castellani. — C'est un traitement médico-chirurgical. On commence par un massage régulier deux fois par jour pour assouplir la peau. Dans l'intervalle des massages, compression méthodique de tout le membre avec des bandes de flanelle, des attelles et des bandes de caoutchouc. Au bout de quelques jours, quand on a obtenu un certain degré de souplesse des téguments, on injecte tous les jours 2 centimètres cubes d'une solution de *fibrolysine* (combinaison de thiosinamine avec le salicylate de soude), pendant un mois. On suspend le traitement pendant huit jours pour recommencer ensuite. Il est difficile d'affirmer que les injections de fibrolysine jouent le principal rôle dans la *restitutio ad integrum*, car Castellani ayant recours, après un ou deux mois, aux excisions partielles, selon le mode Lemoine, la fibrolysine peut faciliter l'opération. Après l'exérèse, on garde les malades au repos et on recommence le massage et la compression.

2° **Éléphantiasis du scrotum**. — Le traitement chirurgical présente quelques différences suivant qu'il s'agit de l'éléphantiasis du scrotum seul ou de l'éléphantiasis du scrotum et de la verge.

L'éléphantiasis du scrotum se traite par la résection ou *oschéotomie*, qui présente des variantes, mais toutes dérivées du procédé de Mohamed Ali-Bey (1).

Lorsque le pénis est libre, les testicules et les cordons non adhérents au sac scrotal, un aide refoule les testicules contre les anneaux inguinaux. Au-dessus de la verge rabattue sur l'abdomen, le couteau taille, par transfixion, deux lambeaux latéraux de peau saine ; la tumeur est extirpée, l'hémostase est faite ; puis l'aide lâche les testicules, qui sont renfermés dans le nouveau scrotum, dont les lambeaux sont suturés.

Lorsque la tumeur scrotale, par suite de son développement, recouvre le pénis attiré vers le pubis par son ligament suspenseur, l'opération est plus compliquée (opération de Larrey).

Des incisions superficielles en pleine peau saine sont nécessaires pour éviter la récidive dans les lambeaux : incision au-devant de l'anus, incision devant le pubis, incisions droites ou courbes latérales par rapport à la tumeur dans la peau des cuisses. Le scrotum est attiré fortement en bas aussi loin que possible, après qu'on l'a relevé et comprimé par une bande élastique pour en chasser le sang. Un fort lien de caoutchouc est passé en huit de chiffre autour du col de la tumeur et noué solidement autour du bassin. On dissèque les testicules et les cordons spermatiques, après une incision de la face antérieure du scrotum ; on sectionne les restes hypertrophiés du *gubernaculum testis* ; on fend le prépuce par une incision longitudinale jusqu'au pubis, et l'on énuclée le pénis par la section du prépuce au niveau de la couronne du gland.

On dissèque alors les lambeaux de peau saine ; on approfondit les incisions périnéale et pubienne, et l'on sectionne le col de la tumeur.

____

(1) P. Gouzien a publié une observation très détaillée d'oschéotomie dans les *Ann. d'hyg. et de méd. col.*, n° 2, 1910.

On pratique l'hémostase, on enlève le lien de caoutchouc, on lave soigneusement à l'eau très chaude, et l'hémorragie étant arrêtée, on pratique les sutures dont l'ensemble figure un T ou un Y et au centre desquelles le pénis émerge à la réunion de la suture des parties postérieures avec l'incision horizontale antérieure.

Dans la dissection du prépuce, il faut éviter de blesser l'artère dorsale de la verge et celle du canal de l'urètre.

Les sutures se font au catgut. Le pansement doit être compressif.

Les variantes de l'opération doivent se guider sur la forme et le volume de l'éléphantiasis. C'est ainsi qu'il y a lieu très souvent de réséquer la vaginale à cause de l'hydrocèle concomitante. Les trajets des incisions varient aussi d'après les territoires de peau saine qu'on a sous les doigts.

La résection de l'éléphantiasis est une opération longue et minutieuse. Il faut s'entourer à l'avance de tout le matériel et du personnel utiles en pareil cas.

Les résultats généraux de l'opération sont excellents, car elle apporte un soulagement au malade, est rarement dangereuse si elle est bien préparée et faite avec toute l'asepsie voulue, et permet une existence moins pénible en attendant les récidives, qui ne surviennent que très lentement.

3° *Éléphantiasis de la vulve et du sein.* — L'intervention chirurgicale ne diffère pas de celle qui est pratiquée pour les tumeurs du sein ou de la vulve et s'inspire de l'état des tissus, de la forme et du volume des malformations.

Le changement de climat avec le repos sont nécessaires chez les malades avant comme après l'opération pour atténuer les poussées aiguës et les déformations.

Le praticien qui exerce aux pays chauds aura l'occasion de rencontrer, surtout parmi les races colorées, des cas d'éléphantiasis qui ne sont pas filariennes, des pachydermites, consécutives à de l'œdème d'origine ankylostomiasique, ou à de simples infections microbiennes banales et répétées chez des individus allant pieds nus, vivant dans de misérables conditions d'hygiène avec la plus grande insouciance. Le traitement de ces pachydermites est illusoire; leur traitement préventif se résume dans de la propreté, c'est-à-dire dans l'éducation et l'hygiène sociales.

II. — TRAITEMENT DE « FILARIA LOA ».

Le traitement est chirurgical : extraction de la filaire, au moyen d'une pince, après injection de cocaïne qui répond à un double but, anesthésier le parasite et les tissus. S'il s'agit d'une *Filaria loa* du tissu sous-conjonctival, on instille dans l'œil quelques gouttes de solution forte de cocaïne à 1 p. 10. On incise avec un couteau à cataracte sur le bourrelet formé par le ver et maintenu au moyen d'une pince fine à dents de souris.

Dans les autres parties du corps, la recherche est souvent difficile, car la présence du ver s'accompagne souvent d'un œdème énorme de la région. Dès que sa présence est soupçonnée, il ne faut donc pas tarder à intervenir pour l'extirper, après injection de cocaïne en solution faible à 1 p. 100.

III. — TRAITEMENT DE « FILARIA VOLVULUS ».

Fréquente dans l'Afrique centrale, elle produit des tumeurs des vaisseaux lymphatiques, dans les plis de flexion des membres surtout, tumeurs qu'il est facile d'enlever, avec les précautions d'asepsie habituelles.

IV. — TRAITEMENT DU VER DE GUINÉE (FILARIA MEDINENSIS).

Cette filaire, très commune en Asie et en Afrique, pénètre dans l'organisme grâce à l'ingestion par l'homme d'un *Cyclops*, petit crustacé d'eau douce, dans l'organisme duquel évoluent les larves du nématode. Ces larves s'échappent dans l'estomac à la faveur des sucs acides qui digèrent le crustacé.

On sait que les nègres du Soudan, de l'Abyssinie, etc., emploient depuis un temps séculaire le procédé de traction du ver après enroulement sur un bout de bois lorsqu'il a fait son apparition au niveau d'une jambe. Là il se forme, en effet, de petits abcès sous-cutanés qui s'ouvrent et où le parasite ne tarde pas à apparaître au fond de la plaie.

Il est général que cette opération de tractions répétées, si elle est faite dans de bonnes conditions, ne tarde pas à amener l'élimination du parasite. On peut l'enrouler tous les jours un peu sur un petit cylindre de diachylon. Mais, en outre de la possibilité de briser le ver et de laisser tomber dans la plaie des embryons qui peuvent déterminer une longue suppuration et de la gangrène, il est évident que le procédé est lent et insuffisamment entouré d'antisepsie.

Aussi Emily a-t-il eu l'idée d'injecter le long du trajet du ver qui dessine des sinuosités sous la peau ou dans le ver lui-même une solution de bichlorure à 1 p. 1000 : le ver peut se résorber. Si la tumeur est ouverte, on opère des tractions le lendemain. L'extraction est ainsi plus rapide, et les accidents possibles sont évités.

Cette technique a été modifiée par Brumpt, qui injectait dans le ver la solution de sublimé, après avoir jeté une ligature sur le parasite ; le sublimé lave les embryons et les entraîne.

Béclère a pu extraire un ver de 85 centimètres, en soumettant le parasite aux vapeurs de chloroforme ; Lefebvre s'est servi de la cocaïne avec succès.

Roquemaure injecte 1 centimètre cube de solution saturée de chlorure de sodium dans le ver. La douleur est calmée au moyen de cataplasmes de farine de lin phéniquée. Il se forme un phlegmon qu'on incise, et la guérison a lieu en trois ou quatre jours.

Il est évident qu'à l'abcès toujours douloureux et provoqué soit artificiellement, soit par la rupture accidentelle du ver, il faut préférer la méthode d'extraction rapide après injection de cocaïne ou après la mort de la filaire par l'injection de sublimé : on peut, par le procédé Emily, extraire le ver en deux séances. Les pansements antiseptiques humides doivent suivre l'opération, et la guérison est généralement complète en quelques jours.

CHAPITRE II

TRAITEMENT DES SCHISTOSOMIASES

Aperçu général.
Traitement préventif.
Traitement curatif : Schistosomiase urinaire — Schistosomiase rectale.
— Schistosomiase sino-japonaise.

Aperçu général. — Les schistosomiases ou bilharzioses sont des affections chroniques causées par la présence, dans l'appareil génito-urinaire, le rectum, le foie et la rate, des œufs de parasites du genre *Bilharzia* ou *Schistosomum*, dont l'adulte a pour habitat les veines du système porte et des organes pelviens.

On sait que ces Trématodes sont caractérisés surtout par ce fait que le mâle, long de 1 centimètre à 1^{cm},5, logé dans sa face ventrale creusée en gouttière (canal gynécophore) la femelle filiforme et plus longue que le mâle.

Cliniquement on connaît trois types de schistosomiase :

1° La schistosomiase africaine (bilharziose vésicale ou rectale), causée par *Schistosomum hæmatobium*, dans laquelle les œufs observés dans les urines ou les matières fécales, ovoïdes, mesurent 135 à 160 μ de longueur sur 55 à 66 μ de largeur et sont armés, sur l'enveloppe, d'une pointe aiguë terminale ou termino-latérale ;

2° La schistosomiase américaine, observée dans l'Amérique centrale et les Indes occidentales, à laquelle ne se rapportent jusqu'ici que des observations de la forme dysentérique. Les œufs du parasite sont munis, à l'extrémité postérieure de l'enveloppe, d'une pointe qui est toujours termino-latérale. Manson et Sambon ont pensé à faire du parasite, en se basant sur la forme des œufs, une espèce particulière, *Schistosomum Mansoni*, dont la description à l'état adulte est encore incomplète. Les lésions constatées à l'autopsie n'atteignent pas l'appareil génito-urinaire ;

3° La schistosomiase sino-japonaise, constatée d'abord en Chine, et produite par *Schistosomum cattoi*, auquel paraît se rattacher *Schistosomum hæmatobium japonicum* étudié par Tsuchiya et Katsurada au Japon, ainsi que la bilharziose des Philippines. Les œufs sont plus petits que les précédents, dépourvus d'épine sur l'enveloppe et ressemblent à ceux de l'ankylostome. Les lésions affectent tout le système veineux mésentérique, et par suite le rectum, le foie, la rate.

La présence des œufs dans les parois de la vessie et du rectum ou dans le foie se manifeste par la production de masses dures, entourées de tissu de cirrhose ; polypeuses lorsqu'elles émergent dans la cavité vésicale, le rectum ou le vagin, elles se nécrosent et mettent en liberté les œufs de *Bilharzia.*

Le diagnostic par l'examen microscopique de l'urine ou des selles est indispensable pour faire connaître la cause de l'affection dysentérique, vésicale ou hépatosplénique qui se produit. Dans les cas anciens, on ne trouve pas toujours les œufs soit dans le sédiment urinaire, soit dans les matières fécales : il se forme en effet assez souvent des calculs vésicaux, peu durs, phosphatiques, qui masquent à leur intérieur les œufs de Bilharzie. L'éosinophilie sanguine est en moyenne de 16 p. 100.

I. — Traitement préventif.

Il n'existe pas de traitement préventif, car on ne connaît aucune substance capable de détruire les vers ou leurs œufs rapidement. Dans les matières fécales en putréfaction, les œufs se plasmolysent rapidement sous l'influence des substances ammoniacales ou acides résultant de la fermentation ; mais leur coque résiste très longtemps à la dissolution.

Il semble bien, d'après les observations récentes, que les embryons ciliés, qui ne vivent qu'un temps très court, puissent pénétrer par la peau ou par la muqueuse anale. La prophylaxie réside donc dans une propreté minutieuse des salles de bains et des cabinets, qui doivent être aérés, ensoleillés, tenus au sec tous les jours après un lavage au faubert avec de l'eau crésylée. On évitera ainsi la dispersion des embryons chez les porteurs de vers, dispersion qui peut avoir lieu au moment du bain, de la douche ou à la faveur d'une souillure du siège des latrines. Les malades ne pourront ainsi se réinfecter eux-mêmes et, les vers ne vivant guère plus de trois ans dans le corps humain, bien des malades pourront guérir naturellement.

Par précaution, on ne fera usage que d'eau filtrée ou bouillie pour la boisson. Cependant les observations de Looss tendent à prouver que l'infestation ne se fait ni par l'eau des mares, ni par l'usage d'eaux souillées dans l'alimentation. S'agit-il bien d'un contage par la peau : les muqueuses peuvent être, semble-t-il, une porte d'entrée moins infranchissable au miracidium cilié.

II. — Traitement curatif.

I. Schistosomiase urinaire.

— Le traitement spécifique n'existe pas, en raison de la résistance des enveloppes des œufs, autour desquelles les tissus ne peuvent que se déchirer ou se calcifier.

Au début de la maladie, quand on constatera l'apparition de quelques gouttes de sang à œufs de Bilharzie à la fin de la miction, on se bornera à faire de l'antisepsie urinaire modérée, pour éviter de compliquer par une médication intempestive une maladie qui peut être grave. On recommandera surtout au malade des mesures régulières de propreté individuelle et de désinfection des vases ou des latrines à chaque miction, afin d'éviter tout risque de réinfection par lequel s'aggrave la maladie.

On a employé presque tous les antiseptiques urinaires : le salicylate de soude pendant une quinzaine de jours, aux doses de 2 à 3 grammes par jour, avec une semaine consécutive de repos, le salol, l'urotropine avec laquelle Ross serait parvenu à tuer les œufs dans la vessie, sont à essayer. De faibles doses d'essence de térébenthine longtemps continuées sont encore recommandables. Peut-être y aurait-il lieu de tenter l'emploi du thymol aux doses de 2 à 3 grammes en une fois un jour par semaine.

Aux lavages de la vessie, qui ne sont pas anodins, on préférera les boissons abondantes, les infusions chaudes et diurétiques après le repas. L'hygiène consistera d'ailleurs dans un régime fortifiant, sans excès, en évitant d'entretenir l'irritation vésicale par une alimentation trop azotée ou par l'usage de boissons alcooliques. S'il y a de l'anémie, qui peut être due à des infections surajoutées, le séjour dans les pays tempérés est à recommander.

A une période plus avancée, apparaît de la lithiase urinaire. Les calculs sont le plus souvent constitués par des phosphastes entourant les œufs de *Schistosomum*. La lithotritie est alors indiquée, et ses suites ne sont pas actuellement plus graves que dans la lithotritie employée pour traiter les lithiases non parasitaires. Milton a fait cette opération sur 124 personnes sans perdre un seul sujet (Jeanselme et Rist).

Nous n'avons aucun moyen d'action vis-à-vis des parasites qui continuent à expulser des œufs innombrables de leurs gîtes veineux. Peut-être le thymol à des doses voisines des doses toxiques en cachets ou en lavements, chez des sujets soumis au régime lacté, pourrait-il avoir une action parasiticide par résorption à travers la circulation porte.

Dans les populations pauvres et très infectées, se présentent souvent des cas très graves : des trajets fistuleux plus ou moins nombreux se sont formés, s'ouvrant de divers côtés, dans la région ano-génitale, et susceptibles de s'infecter secondairement. Il y a lieu de les ouvrir largement, de les laver aux antiseptiques et de traiter les plaies en vue du bourgeonnement : lavages à l'eau chaude, additionnée d'eau oxygénée, eau iodée, pansements humides, etc.

Le repos est nécessaire dans une maladie où les pertes sanguines sont une cause permanente d'affaiblissement. Une alimentation soignée, l'usage fréquent du lait sont à conseiller. En cas de menaces d'urémie ou de poussées fébriles dues à une infection colibacillaire, on emploiera les injections de sérum artificiel, le régime lacté absolu, les grands lavages de la vessie et du gros intestin, la saignée si c'est nécessaire.

II. **Schistosomiase rectale**. — Comme dans la bilharziose urinaire, la première indication est de prescrire des mesures de propreté individuelle, de désinfection de l'orifice anal et des vases qui servent aux malades afin d'éviter aux patients eux-mêmes les réinfections qui aggraveraient la maladie.

La maladie est plus fréquente dans le jeune âge que chez l'adulte : elle guérit donc ou passe inaperçue dans bien des cas, soit qu'il n'y ait plus réinfection, soit que les œufs ne déterminent pas toujours des érosions sérieuses ou des ulcérations de la muqueuse rectale. Le traitement se borne donc à éviter l'extension et l'infection des érosions qui existent, tant que la malade a des selles sanguinolentes : une alimentation légère et suffisante, qui n'apporte pas trop de produits de fermentation putride dans le rectum, des lavements journaliers, légèrement astringents, sont recommandables. Après un lavement à l'eau bouillie, on fera un lavage avec de l'extrait de ratanhia (1 à 10 grammes pour 300 centimètres cubes d'eau). On pourra employer également les lavages antiseptiques en usage dans la dysenterie amibienne à la créosote, au permanganate de potasse, etc., mais à faibles doses et d'une façon modérée ; il s'agit de panser une muqueuse érodée ou ulcérée mécaniquement : il ne faut pas abuser des antiseptiques, puisqu'on ne peut atteindre les œufs que leur coque met à l'abri des agents toxiques. Le thymol donné fréquemment à la dose de 2 grammes chez des enfants de dix à douze ans réalise de l'antisepsie intestinale et s'est montré inoffensif dans tous les cas où je l'ai employé.

Dans les stades avancés de la maladie ou dans les formes à infestation multiple, la muqueuse rectale est revêtue de saillies papillo-mateuses plus ou moins volumineuses ; le prolapsus du rectum survient souvent sous l'influence des efforts répétés de défécation provoqués par les nodosités qui infiltrent la paroi. Ici, le chirurgien peut être amené à pratiquer des opérations palliatives : dans certains cas, on peut extirper les tumeurs voisines de l'anus; dans d'autres, il faut dilater le sphincter anal et toucher les végétations à la solution de chlorure de zinc au dixième, en faisant suivre aussitôt d'un lavage à l'eau salée, ce qui amène des améliorations de durée variable ; dans d'autres cas, il est nécessaire d'opérer le prolapsus du rectum, si le sphincter anal est intact.

Le traitement général ne doit pas être négligé : alimentation saine et variée, arsenicaux, ferrugineux, etc., de façon à maintenir l'orga-nisme résistant contre les infections à colibacilles ou à streptocoques qui peuvent se greffer sur les lésions ouvertes.

III. **Schistosomiase sino-japonaise.** — Le traitement n'est que palliatif. La maladie évolue très lentement, en quinze à vingt ans et davantage. Mais que faire contre des endophlébites, des thromboses du foie et de la rate, contre des lésions de cirrhose produites par des œufs volumineux? L'ascite est justiciable de la ponction répétée, les pertes sanguines des injections renouvelées de sérum artificiel, du chlorure de calcium ; mais ce ne sont là que des palliatifs, destinés, avec les séjours à la campagne, sur les hauteurs, à soutenir les forces et à consoler les malades.

CHAPITRE III

TRAITEMENT DE L'ANKYLOSTOMIASE

Aperçu général.
Hygiène préventive.
Traitement curatif.
Traitement général.

Aperçu général. — L'ankylostomiase, si fréquente aux pays chauds, est souvent confondue dans ses manifestations avec d'autres maladies. C'est ainsi que des cas d'anémie grave d'origine ankylostomiasique et s'accompagnant de poussées fébriles sont considérés comme d'origine paludéenne.

Il y a aussi des troubles cutanés, éruptions urticariennes, lichénoïdes, ulcères à marche chronique, sans caractère spécifique, qui sont liés à l'existence d'une intoxication générale par les ankylostomes ; il y a enfin des cas d'œdème localisé ou généralisé, d'hydropisie, de faiblesse générale avec troubles anesthésiques, qui sont considérés en général comme béribéri humide et relèvent de l'ankylostomiase, unie à une alimentation insuffisante.

Le mal-cœur des nègres, encore très fréquent, l'anémie ankylostomiasique viennent compliquer une foule de maladies chez l'indigène dans toutes les régions tropicales. Les réinfections sont extrèmement fréquentes, par suite de la facilité qu'ont les larves de pénétrer par la peau, aptitude bien mise en évidence par les remarquables travaux du zoologue Looss.

On connaît jusqu'à présent deux espèces d'ankylostomes ou plutôt deux genres qui parasitent l'intestin de l'homme : l'ankylostome européen, *Ankylostoma duodenale* Dubini, et l'ankylostome américain, *Necator americanus* Stiles. C'est ce dernier qui est le plus répandu sous les tropiques. Il est probable que les études zoologiques permettront de trouver, parmi les ankylostomes de plus en plus nombreux que l'on recueille aux pays chauds, des espèces particulières se rangeant autour de l'un des deux genres *Ankylostoma* et *Necator*. Jusqu'à présent, il ne semble pas y avoir dans la pathologie de l'ankylostomiase des différences cliniques très nettes suivant le parasite qui entre en jeu. L'alimentation est le facteur principal qui modifie les troubles de nature ankylostomiasique, comme les enquêtes médicales faites dans le Nord de la France et en Belgique (Calmette et Breton, Malvoz, etc.) l'ont bien démontré.

La thérapeutique de l'ankylostomiase repose sur l'hygiène préventive (éviter les infections et les réinfections), sur l'expulsion des ankylostomes et sur le traitement général.

I. — Hygiène préventive.

On n'évite guère l'ankylostomiase aux pays chauds quand on va pieds nus, quand on vit dans une case située en terrain bas, mal protégée contre le voisinage des immondices et des matières fécales, mal installée en vue de leur éloignement. L'Européen lui-même, par ses rapports avec l'indigène, par le travail de la terre, par l'usage de légumes crus souvent arrosés de matières fécales, n'échappe pas à l'ankylostomiase. Les règles à suivre sont donc faciles à formuler : propreté générale minutieuse du corps, port de chaussures, proscription des légumes crus s'ils ne proviennent pas de source *sûre*, proscription des eaux souillées, éviter (surtout pour les enfants) la contamination par les contacts et par le sol.

En face de la fréquence de l'ankylostomiase suivie d'accidents graves (œdèmes, fourmillements, phénomènes de béribéri) chez les prisonniers chinois et annamites en Cochinchine, Noc a conseillé l'usage bimensuel du thymol à doses fractionnées (1 gramme, 2 grammes) pour essayer d'enrayer les infections en agissant sur les vers au stade préadulte, puisque les migrations des larves à travers le corps humain sont bien démontrées. Ce n'est là évidemment qu'un traitement d'essai, mais à coup sûr inoffensif.

L'application des données scientifiques permettant l'épuration des eaux résiduaires aux pays chauds (fosses septiques et lits bactériens) et l'éducation hygiénique des populations feront sans doute faire un grand progrès à la prévention de l'ankylostomiase.

II. — Traitement curatif.

La présence des vers est décelée par les signes cliniques et par l'examen microscopique des selles, où les œufs sont trouvés facilement par l'observateur qui en a vu quelquefois; il n'y a qu'un traitement curatif, c'est l'expulsion au moyen d'un anthelminthique. Cet anthelminthique doit être puissant, car les ankylostomes sont fixés dans la muqueuse intestinale par leurs crochets recourbés et leur capsule buccale, et les médicaments capables de les tuer doivent diffuser dans tous les replis de la muqueuse où ils sont cachés au milieu du mucus et des débris épithéliaux.

De tous les anthelminthiques usuels, le thymol est le plus recommandable pour les pays chauds. Supérieur à l'extrait éthéré de fougère mâle, qui s'altère avec grande facilité, il offre l'avantage d'être, sous forme de cristaux de conservation parfaite, peu soluble dans l'eau et par suite de passer dans le tube intestinal en offrant peu de risques d'intoxication, si l'on a soin de ne prescrire ni huile, ni alcool dans la même journée et d'aviser le malade du danger qu'il y aurait à ingérer de l'alcool. A l'hôpital de Choquan, en Cochinchine, le traitement de l'ankylostomiase par le thymol fut inauguré en 1906, et plusieurs centaines de malades ont expulsé des ankylostomes sans que l'on ait jamais eu un accident sérieux d'intoxication à relever. Avec la dose maxima de 6 grammes dans une journée, on a observé rarement des urines vert foncé ; ce symptôme ne persiste d'ailleurs pas au delà d'une journée.

Le thymol offre, en outre, l'avantage d'agir vis-à-vis de tous les parasites intestinaux : Douves, Tænias, Trichocéphales, Ascarides, Oxyures, etc. Voici la méthode que j'ai suivie à maintes reprises sans observer d'inconvénient :

Premier jour du traitement : régime lacté absolu ou bouillon de légumes ;

Purgation dès le matin avec :

> Calomel........................... 50 centigrammes.
> Poudre de jalap................... 50   —

Deuxième jour du traitement : même régime rigoureusement ;

A six heures du matin, 2 grammes de thymol en cachets, avec un peu de lait ;

Deux heures après, nouvelle prise de 2 grammes de thymol ;

A dix heures, nouvelle prise de 2 grammes de thymol. Le malade doit garder le lit et absorber à volonté du lait et des boissons aqueuses.

Cette médication énergique s'applique aux individus de constitution générale robuste, mais qui présentent des symptômes graves indiquant un nombre considérable d'ankylostomes et dont l'examen des selles a révélé des œufs très nombreux.

Dans les cas ordinaires d'ankylostomiase à symptômes vagues mais révélés par la présence des œufs dans les selles, une dose de thymol de 4 grammes en cachets à deux heures d'intervalle est suffisante pour amener une amélioration rapide.

Chez les femmes et les enfants de dix à douze ans, on pourra prescrire 3 grammes de thymol dans une journée.

Chez les petits enfants, on ne peut employer les cachets; le thymol se prescrit en émulsion dans l'huile d'olive :

> Thymol...................................... 1 gramme.
> Huile d'olive............................... 4 grammes.
> Gomme arabique.............................. 2   —
> Eau.. 60   —

Cette émulsion n'est administrée que par cuillerées à soupe, en commençant le lendemain d'une purgation légère; on donnera une, deux, trois cuillerées à soupe par jour, suivant l'âge de l'enfant.

Quel que soit le cas traité, quelle que soit la dose de thymol employée, il est rare que tous les ankylostomes soient expulsés en un seul jour de l'intestin. Leur recherche se fait dans les selles du deuxième jour (selles-thymol), où, parmi le mucus, les débris alimentaires et les grains de thymol rejetés, on retrouve facilement ces petits vers recourbés, blanchâtres ou rosés, de 8 à 15 millimètres de long; les mâles, plus petits, se reconnaissent facilement à leur extrémité postérieure étalée (bourse caudale). On les recueille soit en passant les selles dans plusieurs cuvettes sous un filet d'eau, soit à l'aide d'un tamis.

Le traitement au thymol doit être recommencé après une période de repos de sept à huit jours pendant laquelle le malade a pu reprendre son régime ordinaire. Il est rare qu'après le deuxième traitement l'examen des selles révèle encore des œufs d'ankylostome. Quelquefois une troisième administration de thymol est nécessaire pour débarrasser l'organisme, dans les cas par exemple où le nombre primitif des ankylostomes dépasse un millier.

Il est bon de hâter l'expulsion des vers par un grand lavage de l'intestin à l'eau bouillie : il arrive d'ailleurs que, par un lavage administré à la fin de la journée, après deux ou trois selles provoquées par le thymol, on amène l'expulsion d'un certain nombre de vers qui étaient restés accolés aux parois du gros intestin pendant la descente.

Le thymol peut être remplacé par l'eucalyptol, mais avec moins de succès. On administre la potion suivante de Philips, du Caire :

> Eucalyptol................................. 2 grammes.
> Chloroforme................................ 2   —
> Huile de ricin............................. 40   —

La veille du jour fixé pour ce traitement, le malade a été mis au régime lacté et a pris, dans la soirée, 20 grammes de sulfate de soude. Le lendemain matin, il absorbe la potion à l'eucalyptol en deux fois, dans l'espace d'une heure.

III. — Traitement général.

Une fois les vers expulsés, il est essentiel de hâter la guérison des lésions du sang ou des organes et des lésions cutanées, de provoquer une reconstitution rapide de l'organisme.

Une nourriture réconfortante, du repos, de l'air pur, des bains froids sont tout d'abord nécessaires.

Les ferrugineux, sous forme de protoxalate de fer, en cachets, à la dose de 0gr,10 ou 0gr,20 par jour, sous forme de sirop ou de vin au tartrate ferrico-potassique, rendront de grands services.

Sirop du *Codex* :

Tartrate ferrico-potassique...............	25 grammes.
Eau distillée...........................	25 —
Sirop de sucre.....	950 —

Une cuillerée à soupe contient 0gr,20 de sel.

Les arsenicaux aident également, comme dans l'anémie paludéenne, à la réparation sanguine. Les eaux minérales ferrugineuses et arsenicales sont aussi à prescrire. Chez les malades très affaiblis par une anémie ancienne, il est indiqué de faire quelques injections de sérum de Hayem à des doses faibles de 100, 200 centimètres cubes, deux par semaine, et de joindre à l'alimentation régulière des jaunes d'œufs, du jus de viande, des vins généreux.

MALADIES EXOTIQUES DUES A DES CHAMPIGNONS PARASITES

Les champignons parasites qu'on rencontre aux pays chauds appartiennent à de nombreuses espèces cosmopolites : les teignes, l'herpès circiné, le *Pityriasis versicolor* sont très communs. Ces mycoses sont superficielles : leur traitement ne présente aucune indication particulière, en dehors de la propreté minutieuse, de l'emploi du savon, du sublimé et des agents parasiticides généralement employés pour les champignons. Parmi les mycoses exotiques de la surface de la peau, deux méritent une attention spéciale pour le thérapeute, en raison de leur extension géographique et de leur ténacité : ce sont les caratés et le tokelau (*Tinea imbricata*).

D'autres mycoses exotiques sont profondes et, à la faveur d'une érosion négligée, vont produire des lésions suppuratives dans l'intimité des tissus : ce sont les mycétomes.

CHAPITRE PREMIER

TRAITEMENT DES MYCOSES SUPERFICIELLES

Traitement des caratés : *Traitement préventif.*
Traitement curatif : Traitement colombien. — Traitement de Montoya.
— Traitement classique.
Traitement du tokelau : *Traitement préventif.*
Traitement curatif.

I. — TRAITEMENT DES CARATÉS.

Les caratés sont des lésions cutanées produites en Colombie, dans les États voisins et dans l'Amérique centrale, par des *Aspergillus* chromogènes. Il y a le caraté jaune, le caraté blanc, le caraté violet, le caraté bleu, le caraté rouge, le caraté noir et des variétés de chacun d'eux : chaque champignon porte un pigment qui donne aux squames épidermiques une teinte spéciale. Les taches formées de squames s'agrandissent peu à peu et forment des placards irréguliers, très prurigineux.

Il peut se produire dans la peau des fissures, des crevasses plus ou moins profondes.

La maladie se complique de la malpropreté habituelle chez les sujets couverts de caraté, d'acariose, de lésions de grattage. Après une période d'activité, il y a une phase d'achromie ou de régression.

Les caratés ont une importance sociale grande, car les sujets atteints sont souvent délaissés par leur entourage.

I. — Traitement préventif.

Éducation hygiénique des populations, protection de la peau contre les blessures et les souillures fréquentes pour quiconque vit dans la campagne, parmi les broussailles et les insectes de toutes sortes. Les puces sont très communes en Colombie ; peut-être faut-il les incriminer : la propreté corporelle minutieuse est le moyen de les éviter, avec la propreté de l'habitation.

Au début et pour toute lésion consécutive à une piqûre ou à un grattage, il est bon de faire usage de la teinture d'iode, qui, aux pays chauds, doit faire partie de toute pharmacie domestique.

II. — Traitement curatif.

On emploie au début la teinture d'iode. Lorsque le mal a fait des progrès et que des taches anciennes ou généralisées se présentent au médecin, la teinture d'iode ne suffit plus.

Traitement colombien. — Le traitement usité en Colombie est l'onguent citrin ou pommade mercurielle nitreuse (azotate mercurique). On applique deux fois la pommade, très légèrement, car elle cause une inflammation vive et n'est pas sans danger. Des cataplasmes émollients son nécessaires à la suite des applications. Les résultats sont généralement bons. Des soins de propreté sont nécessaires consécutivement.

Traitement de Montoya. — Montoya recommande l'usage interne de l'acide arsénieux à la dose de 4 à 8 milligrammes par jour, l'iodure de potassium à celle de 2 grammes, le sublimé à la dose de 1 ou 2 centigrammes par jour, substances qui agiraient sur le parasite en s'éliminant par la peau.

Traitement classique. — Il comporte :

1° Le bain au savon noir ou au sublimé. Se méfier de la balnéation mercurielle, qui peut être dangereuse en cas d'excoriations étendues et multiples ;

2° L'emploi de l'acide chrysophanique. On se sert soit de la pommade à 1 p. 20, soit de solution chloroformique à 15 p. 100, soit de traumaticine :

Acide chrysophanique.................. 10 grammes.

$$\text{Traumaticine} \ldots\ldots\ldots \begin{cases} \text{gutta-percha. } 10 \\ \text{chloroforme.. } 90 \end{cases} 100 \quad —$$

On enlève chaque jour avec le chloroforme la couche restante de gutta-percha avant de faire une nouvelle application. La traumaticine est préférable à la pommade, dont le contact avec les yeux peut déterminer de la conjonctivite.

Le traitement peut être suivi de l'emploi de bains sulfureux.

Les vêtements des malades et tout leur linge doivent être stérilisés à l'étuve à vapeur. Si l'on n'a pas d'étuve à sa disposition, on les soumettra au bain de crésyl à 5 p. 100 pendant vingt-quatre heures avant qu'ils ne soient livrés aux blanchisseuses. Dans certains cas, on les brûlera et on les remplacera par des vêtements propres.

II. — TRAITEMENT DU TOKELAU.

Cette dermatomycose prurigineuse à cercles concentriques réguliers est commune dans les îles du Pacifique (Tahiti, Samoa, Nouvelles-Hébrides, etc.), dans l'Indo-Chine française, au Laos et au Siam Jeanselme .

C'est une aspergillose, décrite par P. Manson, Bonnafy, Tribondeau. Ce dernier a désigné le parasite sous le nom de *Lepidophyton*, Wehmer sous celui d'*Aspergillus lepidophyton*. Tribondeau a pu reproduire la maladie par inoculation de cultures.

I. — Traitement préventif.

Badigeonnages iodés dès qu'on voit le tokelau apparaître, ou tout au moins dès qu'il se forme une cocarde furfuracée chez l'enfant car c'est surtout au début de la seconde enfance que l'on voit apparaître les premiers cercles de squames).

II. — Traitement curatif.

Le Dr Bonnafy, qui étudia autrefois à Tahiti de nombreux cas de tokelau, recommande l'emploi de bains quotidiens, pendant quatre jours, chacun des bains suivi d'une friction au savon noir. La peau est ensuite décapée à la pierre ponce. Des bains au sublimé (à la dose de 20 grammes de bichlorure par bain) complètent le traitement.

Le danger des bains au sublimé et la longue durée du traitement pour des indigènes habitués aux remèdes simples ont fait donner la préférence à l'*acide chrysophanique*, qui, dans les îles du Pacifique, est employé depuis de nombreuses années déjà avec le plus grand succès. La pommade à 1 p. 15 sert à frictionner les parties malades, pendant plusieurs jours. Il faut prévenir les malades des propriétés irritantes de l'acide chrysophanique pour les yeux. L'emploi de la traumaticine additionnée de 10 p. 100 d'acide chrysophanique permet d'éviter l'inconvénient de la pommade.

CHAPITRE II

TRAITEMENT DES MYCÉTOMES

Aperçu général.
Traitement curatif.

Les mycétomes paraissent être cosmopolites, mais ils sont surtout fréquents dans le sud de l'Inde, sur la côte orientale d'Afrique, sur les bords de la mer Rouge, etc.

Leur aspect est caractéristique, et leur diagnostic ne présente guère de difficultés. Il est démontré actuellement qu'ils peuvent être causés par plusieurs espèces de champignons, assez éloignées les unes des autres.

Le MYCÉTOME A GRAINS BLANCS, PIED DE MADURA, est produit par un *Streptothrix* (*Discomyces* ou *Streptothrix Maduræ* Vincent, 1894), voisin de celui de l'actinomycose. Le MYCÉTOME A GRAINS NOIRS est dû au champignon décrit par Carter en 1860 et dénommé par Laveran, en 1902, *Streptothrix mycetomi.* D'après Brumpt, ce champignon devrait rentrer dans le genre *Madurella.* D'autre part, Nicolle, Brunswic le Bihan et Pinoy ont déterminé un *Aspergillus* (*A. nidulans*) comme cause d'un mycétome blanc tunisien. Dans des cas d'origine indienne, Brumpt a décrit des champignons également voisins des *Aspergillus* (*Indiella*). Bouffard a isolé d'un mycétome à grains rouges du genou un *Penicillium* qui donne des cultures rouges.

Traitement curatif.

On ne connaît pas de traitement préventif, et le traitement curatif est purement chirurgical, le mycétome n'étant pas influencé par l'iodure de potassium comme l'actinomycose.

Si la lésion est purement locale, si elle ne contamine que très rarement les ganglions voisins, si elle coexiste avec un état général satisfaisant, elle n'en est pas moins une affection incurable qui immobilise d'abord le malade, puis compromet sa vie par une suppuration intarissable et l'affaiblissement progressif qui l'expose aux infections aiguës intercurrentes. Il existe cependant, comme l'a montré Bouffard dans une intéressante étude sur le mycétome à grains noirs, des cas de mycétome non suppurés caractérisés par l'absence de fistules, de cratères, de suppuration et par l'enkystement des grains noirs (1).

Dans l'un et l'autre cas, l'opération chirurgicale est nécessaire. Dans les cas non suppurés, l'incision et le curettage suffiront généralement. Après les précautions d'antisepsie régulière (bains pendant plusieurs jours, pansements humides au sublimé), on pratique une incision cruciale sur la partie centrale de la tumeur, presque toujours à la plante des pieds. Le tissu cellulaire est très épais et très dur ordinairement. On extirpe le parasite par le curettage de la plante du pied : c'est un travail long et minutieux qui va jusqu'au muscle interosseux (Bouffard). On ferme le champ opératoire par des points de suture avec un drainage à la gaze stérilisée. Pansement compressif. Si les grains se sont trouvés enkystés dans diverses loges de tissu fibreux, l'extirpation totale de ces grains suffit à amener la guérison. Il est souvent nécessaire de faire plusieurs extirpations successives, à quelques mois d'intervalle.

Il n'en est pas de même dans les cas de suppuration qui d'ordinaire désorganise le pied, détruit les muscles et les os, fusionne les tissus en une masse uniforme, friable, d'un gris jaunâtre. Ici l'intervention ne peut être conservatrice. L'amputation porte alors sur les tissus indemnes assez loin de la lésion pour éviter toute récidive dans le moignon. Encore les lambeaux doivent-ils être l'objet d'un examen minutieux et d'un raclage qui permettent une réunion parfaite après drainage et la guérison définitive.

(1) *Ann. d'hyg. et de méd. col.*, 1905.

MALADIES EXOTIQUES DUES A DES INTOXICATIONS

Les intoxications d'origine animale ou végétale par des poisons introduits dans l'organisme avec les aliments ou à la suite d'une lésion tégumentaire sont fréquentes aux pays chauds. On n'envisagera pas ici le traitement des intoxications dépendantes de la volonté humaine, telles que l'alcoolisme, l'opiomanie, le délire du hachisch, du kawa-kawa, etc., qui relèvent plutôt de la psychothérapie. Deux grands groupes d'intoxications présentent un très grand intérêt pour le praticien en thérapeutique tropicale : ce sont les manifestations de nature béribérique et les intoxications venimeuses.

CHAPITRE PREMIER

TRAITEMENT DU BÉRIBÉRI

Aperçu général.
Traitement préventif.
Traitement curatif : Traitements antiseptiques ou anthelminthiques. — Traitements dirigés contre les fermentations alimentaires. — Traitements symptomatiques.

Aperçu général. — On désigne sous le nom de *béribéri* des troubles polymorphes à marche chronique, susceptibles de se compliquer d'accidents aigus, parmi lesquels prédominent des troubles de la mobilité et de la sensibilité des membres inférieurs, des œdèmes, de l'anasarque, des troubles cardiaques, une dyspnée grave pouvant amener une mort rapide.

La pathogénie de ces symptômes, qui peuvent se succéder chez les mêmes individus avec des alternatives d'amélioration et d'aggravation surprenante (béribéri œdémateux ou humide se transformant en béribéri nerveux ou sec, et réciproquement la facilité de leur association (béribéri mixte) a fait souvent apparaître la maladie à bon nombre d'observateurs comme une maladie aiguë, infectieuse, frappant les extrémités nerveuses et déterminant des troubles variés par action du poison sur les vaso-moteurs. La pratique des autopsies de béribéri, l'observation lente et journalière des cas à leur début, dans les prisons notamment, permettent au contraire de constater des lésions généralement chroniques du sang des organes (foie, rate, poumon), des séreuses (péricarde, péritoine) et de considérer la maladie comme l'accumulation lente d'un poison sécrété en un point déterminé de l'organisme, qui paraît être la première portion de l'intestin grêle.

Il semble, d'autre part, que l'on confonde, sous le nom de béribéri, des accidents d'origine ankylostomiasique bénins (œdèmes légers, fourmillements), des accidents palustres (névrites), des accidents alcooliques (polynévrites toxiques), des infections aiguës (polynévrites infectieuses) et qu'il y ait, selon l'hypothèse formulée par Firket, plusieurs béribéris. La confusion ne date pas de nos jours, et les différentes théories émises sur l'origine du béribéri n'ont pas contribué à éclaircir le problème de sa nature. Le traitement a cependant été dominé par un fait d'observation déjà ancien : c'est qu'une nourriture monotone et pauvre en substances azotées, comme le cas se présente chez les mangeurs de riz, facilite l'éclosion du béribéri dans les milieux où il est endémique.

Ce n'est pas ici le lieu de discuter les différentes théories sur lesquelles repose la thérapeutique du béribéri. Disons seulement qu'il ressort, de la plupart des observations actuelles, que les essais de traitement spécifique du béribéri résident : 1° soit dans une médication active vis-à-vis du poison sécrété au niveau du jéjunum ou du duodénum ;

2° Soit dans la modification ou dans la suppression de l'aliment qui est dangereux (riz décortiqué à la machine, par exemple), soit par sa pauvreté en azote, soit par les fermentations nocives à la formation desquelles il donne lieu.

Aucune des médications employées ne réussit d'ailleurs dans les formes anciennes de la maladie, chez les sujets cachectisés ou lorsque les déformations permanentes sont constituées (béribéri résiduel de H. Wright) : aucune médication n'est capable de rétablir l'intégrité des filets nerveux et des muscles dégénérés. Elle peut seulement prévenir l'apparition de nouvelles crises de béribéri.

Traitement préventif.

Dans toute agglomération vivant dans des conditions étroites, dans un air plus ou moins confiné, avec une nourriture monotone, avec la malpropreté habituelle aux indigènes des régions non civilisées, dans une atmosphère humide et chaude, l'application de l'hygiène (ventilation, nourriture saine et variée, lavages quotidiens, changement d'air, etc.) permet de prévenir l'apparition du béribéri.

On voit d'ailleurs des individus vivant dans des conditions normales d'aération et de nourriture variée contracter le béribéri ; ce sont généralement des indigènes, quelquefois des Européens. Dans ces cas-là, lorsque l'on est assuré que l'alimentation du milieu est saine et variée, le traitement préventif devra veiller à ce que tous les individus infectés aient leur intestin délivré des parasites susceptibles de créer des lésions de la muqueuse et une intoxication, tels que les ankylostomes.

Noc a proposé les règles suivantes de prophylaxie :

1º Veiller à la propreté rigoureuse des casernes, des prisons et, d'une façon générale, de tous les locaux où sont agglomérés les indigènes ;

2º Les latrines, en aucun cas, ne doivent se trouver dans la salle où couchent les indigènes. Elles seront tenues avec la plus grande propreté ;

3º On habituera de bonne heure l'indigène au port de chaussures pour éviter le contact des extrémités avec les boues larvifères.

« Il sera non moins important de relever l'état général des sujets. Le riz et le poisson salé, nourriture habituelle des agglomérations à béribéri, constituent des repas monotones et trop pauvres en albuminoïdes. Les sujets soumis à ce régime n'enrichissent pas suffisamment leur sang en albuminoïdes et en graisse : une alimentation plus *azotée* semble nécessaire pour lutter efficacement contre les sécrétions toxiques de parasites animaux, tels que les ankylostomes. »

À la suite d'expériences sur la fermentation du riz décortiqué et non décortiqué, Bréaudat considère le béribéri comme un empoisonnement butyro-propionique : de là le traitement préventif par le son de riz, qui empêcherait les fermentations acides de se développer. Le son est pris pendant le cours des repas et de préférence en plusieurs fois par jour. On fait des boulettes avec 400 grammes de son et 190 centimètres cubes du mélange sucré suivant :

Alcoolé d'essence de menthe du *Codex*..	15 grammes.
Glycérine.................................	30 —
Sirop de sucre.,... ....,.. ..	100 —

On fabrique vingt à quarante boulettes, suivant que l'on veut avoir 10 ou 20 grammes de son par boulette.

Les premiers essais de ce traitement faits en Cochinchine ont paru intéressants. Toutefois on ne doit pas oublier que le béribéri est une maladie à rechutes et que ce traitement préventif devra être suivi pendant très longtemps, les mœurs des indigènes étant difficiles à modifier au point de vue de leur alimentation générale.

Traitement curatif.

Les essais de traitement curatif ont été dirigés :

1º Soit contre l'agent producteur de toxines dans l'intestin grêle (bactérie, moisissure ou helminthe);

2º Soit contre les fermentations alimentaires de l'estomac et de l'intestin ;

3º Soit contre les symptômes si variés de la maladie.

I. **Traitements antiseptiques ou anthelminthiques.** — 1º *Traitement de De Baelz.* — De Baelz a constaté des résultats très rapides en administrant, dans les cas bénins, d'origine récente, des cachets composés de :

> Salicylate de soude... ....   1^{gr},50
> Chlorhydrate de pilocarpine......   0^{gr},01 centigramme.

matin et soir, pendant plusieurs jours de suite. Des purgations étaient associées à cette médication. La guérison était complétée par le massage.

2º *Traitement par les purgations.* — Les purgatifs sont d'ailleurs ordonnés dans la plupart des hôpitaux; tous les purgatifs ont été employés successivement : le calomel, à doses massives, puis à doses faibles répétées, la teinture de jalap sont les plus vantés.

3º *Traitement anthelminthique.* — Angier et Noc ont appliqué systématiquement à de nombreux malades de Cochinchine atteints de béribéri le traitement de l'ankylostomiase par le thymol. La méthode appliquée fut celle qui est suivie couramment en Allemagne pour le traitement de l'anémie ankylostomiasique ; deux cures successives de 6 grammes de thymol précédées d'un purgatif au jalap ou au calomel et accompagnées du régime lacté. Chez les malades atteints depuis peu, tous les symptômes (œdèmes, perte des réflexes, troubles de la marche, etc.) disparaissaient en huit à quinze jours après la deuxième cure au thymol. L'âge des malades, le nombre de jours qui s'écoulent depuis le début, le degré de la parésie des membres inférieurs semblent jouer un grand rôle dans le retour des fonctions *ad integrum*. Il est évident que les lésions anciennes du cœur, des poumons, des nerfs, sont irréparables. Un individu traité avec soin par le thymol et dont les réflexes ne se rétablissent pas rapidement doit être considéré comme incurable.

II. Traitements dirigés contre les fermentations alimentaires. — Ces traitements reposent sur les modifications apportées à l'alimentation des groupements indigènes, remises à l'ordre du jour par les partisans de la théorie alimentaire du béribéri. Ils sont à la fois préventifs et curatifs.

1º *Européanisation de la ration.* — Ce traitement ancien, basé sur la théorie alimentaire du béribéri, et qui entraîne inévitablement une modification de la flore intestinale, du fonctionnement du foie et des sécrétions intestinales, se trouve indiqué, toutes les fois qu'il est possible, en dehors de toute médication chimique : les médecins de la Marine et des Colonies françaises ou étrangères en ont depuis longtemps reconnu les bons effets.

2º *Substitution du riz incomplètement décortiqué* ou riz rouge au riz décortiqué ou riz blanc. Cette substitution avait donné des résultats remarquables dans les prisons de Java en 1895-1896. Elle a été employée par Thézé à Poulo-Condore, en 1906, avec un plein succès, au point que toute autre médication a été supprimée, toutes les conditions restant les mêmes par ailleurs. Cette modification importante dans l'alimentation a d'ailleurs été prescrite dès 1904 par le médecin inspecteur Grall, directeur du Service de santé de l'Indo-Chine, et, depuis cette époque, la prophylaxie et le traitement du béribéri ont fait de réels progrès dans les prisons et les hôpitaux d'Indo-Chine.

3º *Traitement de Bréaudat au son de riz.* — Ce traitement consiste dans l'absorption de *son de riz*, dans le but de neutraliser les acides formés dans le tube digestif par la fermentation butyro-propionique du riz ou des autres féculents acides qui détermineraient le béribéri.

Le son employé doit être le produit frais désigné sous le nom de farine de riz de première qualité. Il doit être tamisé avec soin et ne doit pas contenir de parcelles de balle (péricarpe) qui irriteraient le tube digestif.

Le mode de préparation et d'administration est le suivant :

Son de riz tamisé......	100 grammes.
Sirop de sucre.........................	60 —
Alcoolé d'essence de menthe du *Codex*...	1 cent. cube.

Faire une masse pilulaire et diviser en dix boulettes, pesant chacune 16 grammes environ.

Administrer à chaque malade 6 boulettes 60 grammes de son par vingt-quatre heures, 2 à chaque repas), en les faisant mâcher avec les aliments habituels.

Cette dose peut être augmentée s'il n'y a pas intolérance gastrique ou effet laxatif exagéré. La durée du traitement est variable et peut durer plusieurs mois sans aucun inconvénient (Circulaire de la direction générale de la Santé de l'Indo-Chine).

Des essais de ce traitement qui ont été faits en Cochinchine chez les tirailleurs annamites, les artilleurs et les détenus indigènes, on a pu tirer des conclusions encourageantes; la médication semble agir d'une manière très heureuse sur les accidents cardiaques et circulatoires. D'après Ferrandini, directeur de l'hôpital de Choquan, le traitement a pu amener quelque amélioration dans l'état général des malades; les troubles sensitifs et moteurs, l'abolition des réflexes rotuliens persistent cependant, même après que la marche est devenue normale. L'avenir permettra de se prononcer sur la valeur absolue de ce mode de traitement.

4º *Traitement de Maurer*. — Maurer, attribuant le béribéri d'abord à l'acide oxalique, puis aux toxines des fermentations intestinales, pense que c'est surtout la phospho-nucléine qui manquerait à l'organisme malade; le traitement, selon lui, doit consister à varier l'alimentation : pommes de terre, lait, viandes, remplaçant le riz. Pour calmer l'irritation intestinale, il emploie la morphine associée ou non à l'huile, au calomel, à la graine de lin.

III. **Traitements symptomatiques**. — Tous les médicaments dits toniques, cardiaques, etc., ont été essayés contre les symptômes, parfois tenaces ou graves, du béribéri.

1º *Traitement des phénomènes dyspnéiques*. — Le repos au lit est indiqué en général, mais la chambre doit être bien ventilée. Cependant on a vu des améliorations se produire par le voyage à quelques heures de l'endroit habité. Le séjour en mer ou dans la montagne, sans modification du régime, d'après de Baelz et K. Miura, amènerait même la guérison dans certains cas.

P. Manson conseille le nitrite d'amyle en inhalations et la nitro-glycérine en solution au centième tous les quarts d'heure ou toutes les demi-heures, médications qui ne semblent guère douées d'efficacité lorsque la stase pulmonaire est considérable.

De Baelz et Miura ont administré avec succès le chlorhydrate de cocaïne à la dose de 15 à 20 centigrammes par jour en trois ou quatre prises contre l'asthénie cardiaque.

La saignée paraît d'un résultat douteux dans une maladie où il y a souvent de l'anémie et des menaces d'embolie.

On a pratiqué l'électrisation du phrénique; on a eu recours aux instillations d'oxygène, à la morphine dans des crises aiguës.

Les épanchements péricardiques et pleuraux doivent être ponctionnés après une auscultation attentive et souvent renouvelée.

2° *Traitement des œdèmes.* — En face d'œdèmes persistants, les diurétiques : scille, acétate et azotate de potasse, lactose sont généralement employés, de même que les racines de plantes indigènes telles que la racine de caïnça au Brésil. La digitale est préconisée par Scheube, Manson, etc.

3° *Traitement des symptômes nerveux.* — Les crampes des mollets, les fourmillements, l'anesthésie qui paraissent dus à des modifications sanguines importantes dans les capillaires sont sujets à de grandes variations dans leur intensité. On leur appliquera le massage, les compresses chaudes.

L'électrothérapie (faradisation lorsque l'excitabilité des nerfs et des muscles persiste, galvanisation dans les formes plus anciennes) doit être employée également contre ces symptômes. Elle peut prévenir des déformations graves. L'exercice corporel, modéré, au grand air, est d'ailleurs recommandé dans les formes paralytiques, et l'on voit des améliorations qu'on n'escomptait pas survenir chez des malades traités patiemment par ces divers moyens : exercice, massage, électricité, toniques, hydrothérapie maniée avec prudence.

Les Européens atteints devront être renvoyés sans tarder dans les pays tempérés, où ils guérissent en général rapidement.

CHAPITRE II

TRAITEMENT DES INTOXICATIONS VENIMEUSES

Traitement de la morsure des serpents venimeux : *Médication par le sérum antivenimeux :* Historique. — Technique du traitement; résultats des injections du sérum. — *Autres médications employées dans le traitement des morsures de serpents.*
Traitement de la morsure ou de la piqûre d'autres animaux venimeux.

Les intoxications venimeuses sont produites soit par la morsure de serpents ou d'autres animaux venimeux, soit par des flèches empoisonnées à l'aide de venins de serpents.

I. — TRAITEMENT DE LA MORSURE DES SERPENTS VENIMEUX.

Les accidents d'envenimation que l'on observe le plus souvent aux colonies sont dus aux morsures des reptiles suivants :

1° *Naja tripudians* (Cobra, serpent à lunettes) (Inde et Indo-Chine) ;

2° *Naja haje* (Afrique tropicale) ;

3° *Bungarus fasciatus* ou *Bungarus cæruleus* (Inde, Indo-Chine);

4° *Céraste* (Afrique septentrionale et orientale);

5° *Bothrops lanceolatus* (Trigonocéphale, fer-de-lance) (Antilles, Guyane, etc.);

6° *Bitis arietans* (Vipère heurtante) (Afrique);

7° *Echis carinata* (Inde);

8° *Crotalus horridus* (Amérique du Sud), etc.

A citer encore, pour la gravité de la morsure ou leur fréquence, les *Hydrophis* (serpents de mer), la Vipère élégante de l'Inde (*Daboia Russellii*), les *Hoplocephalus* de l'Australie.

Il n'y a qu'une médication véritablement spécifique contre la morsure des serpents venimeux, c'est la sérothérapie soit avec le sérum polyvalent de Calmette, soit avec les sérums préparés dans divers Instituts des régions tropicales contre les venins de serpents de ces régions : Instituts de Bombay et de Kasauli (Inde anglaise), de Sydney (Australie), de Sao-Paulo (Brésil), de Philadelphie (États-Unis).

I. — Médication par le sérum antivenimeux.

Historique.— Les recherches de Sewal sur le venin de Crotale, celles de Kaufmann, de Phisalix et Bertrand sur le venin de Vipère, celles de Calmette sur le venin de Cobra aboutirent, de 1887 à 1895, à la démonstration de l'immunité consécutive à la vaccination des animaux contre les venins de serpents.

Calmette arriva à des résultats pratiques en injectant d'abord de petites doses de venin mélangé d'une quantité égale de solution à 1 p. 100 d'hypochlorite de chaux et, à la suite de nombreux essais, il parvint à faire supporter à des chevaux jusqu'à 2 grammes de venin sec de Cobra en une seule injection, dose environ quatre-vingt fois mortelle.

Telles sont les bases de la sérothérapie antivenimeuse. Plus tard, on a constaté que les effets de certains venins de serpents, les venins de vipéridés, étaient surtout dus à la présence, à côté de la neuro-toxine, de substances hémorragipares amenant la coagulation et la protéolyse du sang, et Calmette eut l'idée de préparer des sérums polyvalents contre ces divers venins de serpents, dont le mode d'action est assez variable.

La difficulté de réunir des venins de tous pays en quantité suffi-sante pour produire des sérums polyvalents correspondant à tous les cas d'envenimation n'a pas permis de donner un plein déve-loppement à ce *modus faciendi*, et le sérum antivenimeux de Calmette est surtout préparé contre les venins les plus dangereux de Cobra et de Bungare. Il peut être employé d'ailleurs dans tous les autres cas de morsures de serpents venimeux, car il renferme des doses élevées d'antineurotoxine utilisables contre les venins de tous les reptiles venimeux.

Technique du traitement. — D'après Calmette, les règles du traitement antivenimeux se résument ainsi :

1° Empêcher l'absorption du venin ;

2° Neutraliser par l'injection d'une quantité suffisante de sérum les effets du venin déjà absorbé.

1° *Précautions préliminaires.* — Il importe d'abord de serrer le membre mordu à l'aide d'un lien quelconque, entre la morsure et la racine du membre, le plus près possible de la morsure. La liga-ture sera accompagnée de pressions ou de succions sur les bords de la plaie, de façon à faire expulser autant qu'il sera possible le venin encore non absorbé. Il sera souvent nécessaire de débrider la plaie par une incision de 2 ou 3 centimètres de long pour faciliter l'écoulement de sang.

La plaie est ensuite lavée avec une solution fraîchement préparée d'hypochlorite de chaux ou de soude à 2 p. 100 ou de chlorure d'or à 1 p. 1000. On peut employer aussi le permanganate de potasse à 1 p. 100 ou l'eau de Javel diluée à 1 p. 10. L'injection de ces solutions sera faite dans le trajet de la morsure et tout autour de celle-ci.

Lorsque l'animal qui a fait la piqûre n'aura pas été capturé, il sera bon de mesurer exactement l'intervalle qui sépare les deux points de pénétration des crochets s'il y en a deux qui soient apparents : cette notion pourra servir ultérieurement.

2° *Technique de l'injection de sérum.* — Le sérum antivenimeux est livré en flacons de 10 centimètres cubes (Institut Pasteur de Lille) ou en tubes scellés. Il se conserve plusieurs années à l'abri de la chaleur et de la lumière.

Les injections sont faites au moyen de la seringue de Roux de 10 ou de 20 centimètres cubes, préalablement bouillie avec les aiguilles, dans le tissu cellulaire sous-cutané de l'abdomen, au niveau du flanc droit ou gauche, après asepsie de la peau.

3° *Posologie.* — La dose de 10 centimètres cubes est généralement employée lorsque la morsure vient d'avoir lieu, mais elle est presque toujours insuffisante, car les symptômes varient beaucoup avec la dose de venin ayant pénétré, dose qui n'est pas connue exactement, et avec les individus. Aussi la plupart des praticiens injectent-ils souvent deux et même trois doses de 10 centimètres cubes chacune pour renforcer l'action stimulante et antitoxique.

Lorsque le patient arrive au médecin plusieurs heures après la morsure, avec des phénomènes d'intoxication déjà manifestes (dyspnée, pouls rapide ou irrégulier, sueurs froides, faiblesses, œdème prononcé), on ne doit pas hésiter à faire l'injection *intraveineuse* de 10 ou même de 20 centimètres cubes de sérum. Cette intervention est inoffensive. Si le pouls ne se relève pas rapidement, si le malade n'accuse pas une sensation de bien-être dans les quelques heures qui suivent, on renouvellera cette injection intraveineuse soit dans une veine superficielle du pli du coude ou de la main, soit dans une veine du cou-de-pied. Il n'est pas nécessaire que l'injection soit faite dans le membre qui a reçu l'inoculation.

Il est inutile d'ajouter à ce traitement des médications symptomatiques telles que : alcool, éther ou ammoniaque par la bouche. L'injection de morphine, dangereuse, doit être rejetée.

La cautérisation du membre mordu est également inutile et peut donner lieu à la production de cicatrices désagréables.

Résultats des injections de sérum. — En pratique, il suffit généralement d'une dose ou deux de sérum de 10 centimètres cubes pour amener une amélioration rapide de l'état général. Au delà de trois heures après la morsure, il est possible que les centres nerveux soient atteints par le venin et que les résultats du traitement se fassent attendre ou demeurent incertains. Le plus ordinairement, quelques minutes après la première injection, la douleur locale, l'hypersensibilité, les crampes, les nausées disparaissent ; l'oppression diminue, le pouls devient plus lent et plus fort, le facies s'améliore, le blessé se lève quelquefois sur son séant et raconte les détails de l'accident. L'œdème peut être plus lent à disparaître et persister pendant plusieurs jours.

Il y a souvent une élévation de température qui se maintient plusieurs heures après l'injection de sérum.

La médication par le sérum ne comporte aucun accident. Il sera quelquefois nécessaire, surtout après les morsures de Crotale ou de Bothrops fer-de-lance, serpents dont les venins ont des propriétés hémorragipares très intenses, de faire l'antisepsie de la plaie pendant quelques jours au moyen de pansements humides : la blessure peut d'ailleurs donner une légère suppuration par infection secondaire due soit aux microbes de la peau du sujet, soit aux bactéries apportées avec le venin par les crochets du reptile. Mais, d'une façon générale, ces accidents ne s'observent pas si la plaie a été lavée, au début du traitement, à l'hypochlorite de chaux ou de soude, ou au permanganate de potasse.

Le café et le thé, absorbés après l'injection de sérum, ne peuvent que produire d'utiles effets.

II. — Autres médications employées dans le traitement des morsures de serpents.

Il serait long et fastidieux d'énumérer tous les moyens de traitement employés depuis l'antiquité contre les morsures de serpents venimeux. Mais, en l'absence de sérum antivenimeux, il y a quelques médicaments qui peuvent être employés avec succès. Ce sont : le permanganate de potasse, l'acide chromique, le chlorure d'or et les hypochlorites alcalins.

Le permanganate de potasse s'emploie en injections autour du point inoculé : quelques centimètres cubes d'une solution à 1 p. 100 (Lacerda).

L'acide chromique s'emploie aussi en solution à 1 p. 100 (Kaufmann).

Le chlorure d'or en solution à 1 p. 100, l'hypochlorite de chaux en solution à 2 p. 100 (90 centimètres cubes de chlore gazeux par 100 grammes) sont des agents chimiques puissants pour détruire le venin par contact, comme Calmette l'a démontré.

Les autres procédés employés par les indigènes de divers pays n'ont généralement pour base que l'imagination ou la perversité de conscience de ceux qui les colportent et donnent des résultats nuls. Il est très facile d'ailleurs de le leur démontrer par l'inoculation expérimentale d'un peu de venin à un animal qu'on fait traiter en leur présence par le procédé supposé efficace.

II. — TRAITEMENT DE LA MORSURE OU DE LA PIQÛRE D'AUTRES ANIMAUX VENIMEUX.

Les morsures d'arachnides tels que le Scolopendre (cent-pieds), les piqûres de scorpions ou de poissons venimeux sont assez fréquentes aux pays chauds. Elles peuvent entraîner de vives douleurs, de l'œdème, de la fièvre et sont rarement mortelles. Le meilleur traitement consiste à inciser légèrement la petite plaie, à faire saigner, à ligaturer au-dessus le membre atteint et à injecter l'une des substances chimiques précédemment indiquées, telles que chlorure d'or, permanganate de potasse, hypochlorite de chaux, eau de Javel. Les accidents se dissipent généralement en une heure ou deux, sans laisser de vestige appréciable. Le café chaud, le thé, une liqueur stimulante aident à dissiper le malaise nerveux qui peut résulter de l'événement, surtout chez les femmes et les enfants.

TRAITEMENT DE LA TUBERCULOSE

PAR

le Dr Pierre LEREBOULLET

Médecin des hôpitaux de Paris.

L'étude thérapeutique de la tuberculose comporterait de longs développements si nous voulions relater ici tout l'ensemble des moyens à employer selon ses formes et ses localisations et si nous devions préciser les divers progrès annoncés, mais non toujours vérifiés, dans l'art de guérir les tuberculeux.

Notre rôle est plus limité. L'important article de M. Küss, dans un autre volume de cette collection (1), a mis au point le traitement de la tuberculose pulmonaire et, dans ce volume même, les pages consacrées par M. Nobécourt (2) à la tuberculose infantile nous permettent de laisser de côté nombre de développements déjà faits par ces auteurs. Il nous suffit de mettre en relief ici quelles sont les méthodes générales de traitement susceptibles d'être employées et à quelles branches diverses de l'art de guérir on peut s'adresser pour soigner un tuberculeux.

Le temps n'est plus en effet où tuberculose et phtisie étaient à peu près synonymes; diagnostiquer alors la tuberculose chez un sujet, c'était tout à la fois affirmer la gravité profonde de son mal et reconnaître son incurabilité à peu près complète.

Actuellement nul ne doute au contraire de la *curabilité de la tuberculose*, et l'aphorisme célèbre de Grancher se vérifie chaque jour, justifiant l'effort du thérapeute.

Il faut toutefois se garder de confondre la curabilité de la maladie avec la guérison complète des lésions. Fréquemment il y a seulement disparition des symptômes par lesquels se manifestait l'affection,

---

(1) Küss. Traitement de la tuberculose pulmonaire. *in* Thérapeutique des maladies respiratoires (*Bibliothèque de thérapeutique* Gilbert et Carnot).

(2) Nobécourt. Traitement de la tuberculose infantile, p. 175-197.

guérison apparente, sans que l'on puisse parler de cicatrisation définitive des foyers bacillaires. La *trêve* qui se manifeste ainsi peut être
de longue durée ; elle peut brusquement cesser et faire place à la
réapparition des symptômes. Il n'en reste pas moins vrai que, même
dans ce dernier cas, la maladie a été temporairement enrayée et
n'a pas eu l'allure progressive autrefois considérée comme la règle.

La curabilité des symptômes est donc infiniment plus fréquente
que celle des lésions ; il est pourtant des cas où celle-ci est manifeste,
où il y a *guérison complète,* et les autopsies viennent montrer souvent
des traces anatomiques de foyers tuberculeux anciens et cicatrisés.

Des statistiques récentes (Nægeli, Burckhardt) permettent
d'ailleurs de bien préciser la fréquence relative des tuberculoses
latentes et actives et des tuberculoses guéries. Elles montrent
chez l'adulte une morbidité tuberculeuse s'élevant à 97 ou 98 p. 100,
mais sur ce nombre il y a à peine 28 cas pour 100 de tuberculoses
mortelles ; tous les autres concernent des tuberculoses latentes
actives (susceptibles par suite de réveil) ou des tuberculoses latentes
inactives, c'est-à-dire anatomiquement guéries.

Si l'évolution spontanée de la maladie est souvent à l'origine de
cet arrêt des lésions ou de leur cicatrisation, la thérapeutique peut
et doit s'efforcer d'agir dans le même sens vis-à-vis de toute tuberculose cliniquement reconnue. L'action du médecin peut alors
s'exercer soit en agissant directement contre l'infection bacillaire,
soit surtout en favorisant la lutte naturelle de l'organisme.

Pour agir ainsi, le médecin doit être convaincu non seulement
de la curabilité, absolue ou relative, de la tuberculose, mais aussi de
son *extrême fréquence* et de ses multiples aspects cliniques et anatomiques, car c'est ainsi qu'il peut être à même de la dépister de bonne
heure et, par suite, intervenir plus efficacement contre elle.

Or, les efforts parallèles de Landouzy, de Poncet, d'Arloing, de bien
d'autres, ont montré que la tuberculose est partout, si l'on tient
compte surtout de ses formes abortives ou occultes, latentes ou
larvées. Mais ce n'est plus la maladie progressive, à lésions spécifiques, seule étudiée par les anciens auteurs. Souvent histologi-
quement atypique, non folliculaire, elle n'est pas progressive, elle
est curable ; mais, même sous ces formes non reconnues des anciens
auteurs, elle est responsable de dystrophies diverses et d'une infinité
de manifestations que la notion de leur étiologie tuberculeuse permet de mieux soigner et de mieux guérir.

Cette extrême fréquence varie d'ailleurs avec l'âge. Elle croît de
la première enfance, où la tuberculose est exceptionnelle et souvent
mortelle, à l'âge adulte, où elle est presque constante (98 p. 100,

disions-nous plus haut d'après la statistique de Burckhardt), mais le plus souvent latente.

Outre la notion de curabilité et celle de fréquence, le médecin doit avoir une troisième notion présente à l'esprit, celle de l'*immunité* relative de nombre de tuberculeux anciens à l'égard d'une réinfection tuberculeuse, immunité que l'on peut s'efforcer de provoquer ou d'augmenter par le traitement. Cette notion date des recherches de Marfan montrant que les écrouelleux bien guéris sont ultérieurement indemnes de tuberculose pulmonaire ; depuis, Triboulet a pu montrer qu'il en était de même de nombre de pleurétiques. D'une manière générale, il semble que tout sujet porteur d'une tuberculose limitée et qui guérit bien cliniquement n'en contracte plus d'autre. Mais, si l'on peut mettre ainsi en lumière une loi clinique, il est difficile, comme l'ont montré Bezançon et de Serbonnes, de conclure qu'il y a là réelle immunité. Il serait trop long d'entrer ici dans le vif de la discussion, récemment exposée en détails par Burnet (1). Nous croyons devoir toutefois montrer brièvement comment elle se pose :

Des faits de Marfan et de Triboulet on peut en effet rapprocher certaines expériences, notamment celles de Römer montrant l'immunité relative de cobayes tuberculeux à des réinoculations bacillaires à faible dose, expériences confirmées par celles de Krause et de Webb et Williams. Les expérimentateurs diffèrent toutefois des cliniciens sur ce point que, au lieu de considérer que ce sont des tuberculoses complètement guéries qui confèrent l'immunité, ils estiment que l'immunité (ou la résistance) a pour condition l'existence d'une tuberculose bénigne, ancienne, mais encore active, un organisme guéri devant réagir comme un sujet neuf à une réinoculation.

Donc l'immunité des anciens tuberculeux serait liée à la présence dans leur organisme d'un foyer de tuberculose latent, mais encore en activité. Il en serait ici de même que lors de syphilis, la réinfection syphilitique pouvant se faire lorsque la réaction de Wassermann a disparu ; dans les deux cas, la résistance à la réinfection serait le fait d'un organisme toujours infecté (2).

Cette notion de l'immunité relative des infectés de tuberculose semble d'abord s'opposer à celle de la supertuberculisation possible, mise en évidence ces dernières années (Carnot, Bail, Hutinel et Lereboullet, etc.). Il n'en est rien, car la réinfection tuberculeuse

---

(1) Ch. Burnet, La tuberculose de l'enfant à l'adulte (*Bull. de l'Institut Pasteur*, n°ˢ 10 et 11, 30 mai et 15 juin 1911).

(2) Il n'y a pas de contradiction entre cette doctrine et celle jadis soutenue par Marfan. La guérison clinique des écrouelleux est en effet parfaitement compatible avec l'existence d'une tuberculose latente active.

est une question de dose. Expérimentalement, Römer a produit avec des réinoculations massives des cavernes typiques chez des cobayes déjà infectés; partant de là, il considère la phtisie pulmonaire de l'adulte comme le résultat de réinfections massives chez des sujets antérieurement touchés. Ces sujets possédaient bien un certain degré d'immunité, mais hors de proportion avec l'attaque nouvelle qu'ils subissent. Si cette réinoculation massive peut venir du dehors (hétéro-infection tuberculeuse), le plus souvent elle est la conséquence d'une auto-inoculation par un ancien foyer (auto-infection).

On aperçoit, sans qu'il soit besoin d'insister, les données du problème. L'homme a une disposition naturelle à s'immuniser contre la tuberculose, lorsque surtout il est porteur d'un foyer bacillaire ancien ou d'un foyer latent. Mais cette disposition ne met pas les sujets anciennement tuberculisés à l'abri d'une réinfection massive. Il est donc tout à la fois logique d'espérer par le traitement développer cette tendance de l'organisme à l'immunité et nécessaire de continuer les mesures prophylactiques contre la contagion de la tuberculose.

Il faut retenir de toute cette discussion préliminaire quelques conclusions importantes au point de vue thérapeutique.

La tuberculose est *curable* spontanément, qu'il y ait seulement trêve avec disparition des symptômes (tuberculoses latentes actives), qu'il y ait guérison complète des lésions (tuberculoses cicatrisées ou latentes inactives). Cette curabilité spontanée peut être activée par un traitement bien conduit.

La tuberculose est d'autant plus curable qu'elle est reconnue de manière précoce, et on doit, pour ce diagnostic précoce, se rappeler son extrême fréquence et son polymorphisme.

La tuberculose enfin peut conférer une certaine immunité aux sujets qui en sont porteurs, immunité qui ne les protège d'ailleurs pas contre les inoculations massives (par auto-infection ou hétéro-infection). C'est cette immunité que le traitement peut s'efforcer de développer.

Si, à cet égard, les recherches expérimentales sont évidemment loin d'être décisives, on entrevoit cependant les moyens d'arriver au but, et il n'est pas chimérique d'espérer réaliser l'immunité antituberculeuse à l'aide d'un traitement spécifique, que celui-ci vise l'immunisation passive (sérothérapie), ou l'immunisation active (tuberculinothérapie).

Sans insister davantage, nous en avons dit assez pour montrer que le traitement de la tuberculose peut tendre à être un traitement *spécifique* et chercher à favoriser l'évolution vers l'immunité, souvent spontanément réalisée. A côté des recherches ayant un tel but, il en est d'autres qui ont donné ces dernières années des résultats d'autant plus encourageants qu'elles ont moins visé la *thérapeutique médicamenteuse* de la tuberculose que son *traitement hygiénique*. La notion de l'action des rayons solaires, d'où est née l'héliothérapie, celle de l'action possible du radium, celle de l'efficacité de certains traitements chirurgicaux montrent combien mieux nous sommes armés aujourd'hui dans la lutte contre la tuberculose.

Nous étudierons successivement ici les médications dites spécifiques, la médication hygiénique qui reste toujours la base de tout traitement logique de la tuberculose, les méthodes agissant directement sur les foyers tuberculeux et notamment les méthodes chirurgicales, la thérapeutique médicamenteuse ou chimique de la tuberculose, la thérapeutique hydrominérale.

MÉDICATIONS SPÉCIFIQUES.

Quel que soit l'intérêt des recherches faites autrefois à la suite de Gosselin, de Grancher et de Ledoux-Lebard, de Héricourt et Charles Richet sur la vaccination antituberculeuse à l'aide de virus atténués et notamment de bacilles aviaires, on peut dire qu'actuellement la bactériothérapie proprement dite est délaissée pour deux autres méthodes, la sérothérapie antituberculeuse et la tuberculinothérapie. Ce sont elles seules que nous étudierons ici.

I. — SÉROTHÉRAPIE ANTITUBERCULEUSE.

Les sérums antituberculeux, assez employés depuis quelques années, s'opposent à la tuberculine. Alors que celle-ci, comme nous le verrons, vise à susciter dans l'organisme la formation de principes immunisants, les sérums les apportent avec eux et doivent, au moins théoriquement, neutraliser les principes toxiques circulant dans l'économie.

Malheureusement la sérothérapie antituberculeuse se heurte à un grand nombre de difficultés d'ordre à la fois expérimental et clinique, et l'action des divers sérums préconisés s'est montrée fort irrégulière. Ces sérums sont d'ailleurs très différents, les uns purement antituberculineux et le plus souvent ne pouvant agir contre l'infection bacillaire elle-même, les autres vraiment antituberculeux, mais alors doués de propriétés bactériolytiques qui, s'exerçant dans l'organisme malade, y mettent en liberté de la tuberculine en assez forte quantité et peuvent déterminer de graves réactions. Enfin tous sont susceptibles d'entraîner des accidents d'anaphylaxie qui, chez des tuberculeux, sont particulièrement redoutables. Ce qui fait toutefois leur intérêt thérapeutique, c'est que, dans certaines formes aiguës et fébriles de tuberculose, contre lesquelles la thérapeutique ordinaire se trouve désarmée, ils sont indiqués et ont donné parfois des résultats inespérés sur lesquels insistaient tout récemment MM. J. Teissier et F. Arloing. Aussi croyons-nous devoir les énumérer en précisant les différences qui les séparent et en disant leur mode d'emploi.

1° **Sérum de Maragliano.** — Le premier en date, souvent perfectionné par son auteur, ce sérum est actuellement obtenu par l'immunisation de la chèvre au moyen des sucs endotoxiques extraits des corps bacillaires porphyrisés et des toxines endo et exobacillaires. La *bactériolysine* ainsi préparée (très différente du sérum antitoxique initial de Maragliano) contient une grande quantité d'anticorps variés : antitoxines, bactériolysines, précipitines, agglutinines, sensibilisatrices. Ce sérum, doué de propriétés agressives contre les bacilles et défensives contre leurs poisons, est généralement employé après un chauffage d'une heure à 55° (*bactériolysine inactivée*).

Cette bactériolysine mettant en liberté des poisons bacillaires, on a pu penser qu'elle agirait par une sorte d'auto-tuberculinisation. C'est, en tout cas, une raison pour ne l'employer qu'à petites doses (1 centimètre cube tous les deux jours et même moins) et dans des formes récentes. Elle donne assez souvent des réactions locales et générales; mais, si J. Teissier, Arloing et Dumarest en ont obtenu des résultats intéressants, d'autres n'ont pas eu les mêmes succès, et il semble qu'il faille une expérience plus étendue pour en affirmer l'efficacité et préciser ses indications. L'interdiction légale de son entrée en France (contre laquelle on a récemment encore protesté) rend d'ailleurs son étude plus particulièrement difficile.

2° **Sérum de Marmorek.** — C'est le plus connu et le plus employé des sérums antituberculeux.

Son auteur l'obtient en partant d'une toxine qu'il extrait des bacilles jeunes cultivés sur un milieu spécial (mélange de sérum leucotoxique de veau et de bouillon de foie glycériné) ; cette toxine serait plus vaccinante pour les animaux que la tuberculine : il prépare avec elle des chevaux dont, après un temps assez long, il prélève le sérum, qui serait un type de sérum antitoxique. Expérimentalement, il aurait une action préventive contre l'injection intraveineuse de bacilles virulents chez le lapin; il aurait une action curative chez les lapins inoculés avec ces bacilles.

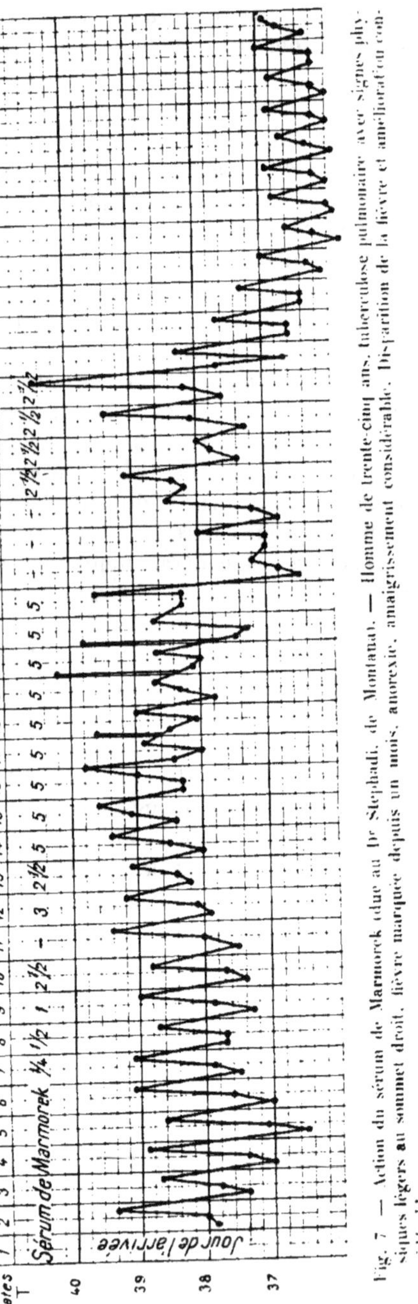

Fig. 7. — Action du sérum de Marmorek (due au Dr Stephadi, de Montanat). — Homme de trente-cinq ans, tuberculose pulmonaire avec signes physiques légers au sommet droit, fièvre marquée depuis un mois, anorexie, amaigrissement considérable. Disparition de la fièvre et amélioration considérable.

Livré en petits flacons de 5 centimètres cubes se conservant plusieurs mois, ce sérum est administré en lavements ou injections sous-cutanées. *La méthode rectale est la seule que l'on puisse recommander.* La dose varie d'un à deux flacons tous les deux jours, mais peut être augmentée. Au bout de quinze à vingt jours, on laisse reposer le malade huit à dix jours, puis on reprend pendant une nouvelle période : on cesse de nouveau et ainsi de suite. La méthode doit être prolongée pendant plusieurs mois, associée ou non à d'autres cures. Seuls des cas tout à fait exceptionnels sont justiciables de l'*injection sous-cutanée*, laquelle est responsable de graves accidents qui ont été parfois mortels. Ces *accidents*, signalés par Guinard (et vérifiés par la plupart des observateurs), surviennent presque immédiatement après l'injection, parfois au cours même de celle-ci, et consistent en angoisse, toux, dyspnée, congestion violente de la face, surtout crises syncopales impressionnantes. Ils paraissent sous la dépendance de l'anaphylaxie et dépendent vraisemblablement plus du sérum vecteur que des antitoxines ou bactériolysines qu'il peut contenir. Aussi s'observent-ils également parfois avec les autres sérums. Si on les évite en grande partie par les lavements substitués aux injections, on ne les écarte pourtant pas toujours, ainsi que nous avons pu le constater nous-même.

Peut-être y aurait-il lieu d'essayer de les prévenir en employant la méthode de Besredka et en pratiquant la vaccination anti-anaphylactique à l'aide de petits lavements de sérum de cheval régulièrement donnés.

Le sérum de Marmorek donne des résultats très inconstants. A côté des cas où il a paru favoriser la guérison de manière véritablement surprenante, il en est d'autres où il s'est montré totalement inefficace, et cela sans qu'il soit possible de fixer les raisons de cette différence d'action. Il s'agit donc d'une méthode qui, à l'heure actuelle, n'a pas encore fait toutes ses preuves, qui ne peut être maniée qu'avec prudence, mais dont l'emploi, ainsi que l'ont récemment affirmé Castaigne et Gouraud, ainsi que Rénon, st souvent justifié.

Toutes les formes de tuberculose, selon Marmorek, sont appelées à en bénéficier, même les formes aiguës et fébriles, et *l'évolution rapide du processus tuberculeux ne contre-indique pas l'emploi d u sérum.* Au contraire, il semble bien, à l'heure actuelle, que ce soit précisément dans certaines formes à évolution fébrile et progressive, contre lesquelles on est d'ordinaire désarmé, que le sérum de Marmorek trouve ses meilleures indications. Castaigne et Gouraud le déconseillent toutefois dans les formes bronchitiques à suppuration abondante et dans les formes pseudo-asthmatiques ; nous ne croyons pas non plus qu'il doive être employé chez certains tuberculeux à réactions éréthiques vives, facilement congestifs. On l'a également recommandé dans les tuberculoses chirurgicales (Ch. Monod, Gouraud et Rœderer); il a été utilisé avec succès dans certaines formes péritonéales (Guinon) et intestinales. La tuberculose cutanée échappe à son action ; en revanche, certaines tuberculoses ganglionnaires et scrofuleuses de l'enfant auraient été améliorées par le sérum de Marmorek en lavement, mais tous ces cas sont d'interprétation plus délicate que les faits de tuberculose aiguë et fébrile, où semble se manifester plus nettement l'action du sérum.

3° *Sérum de Lannelongue, Achard et Gaillard.* — Il s'agit d'un sérum d'âne ou de cheval, obtenu par injection à ces animaux d'une toxine extraite du bacille de Koch et assez analogue à la bacillo-caséine d'Auclair; ce sérum, efficace chez le cobaye, a donné chez l'homme des résultats encourageants, mais inconstants.

4° *Sérum d'Arloing*. — Obtenu par injections successives à des chèvres des produits solubles des bacilles, puis de bacilles morts, puis de bacilles vivants non tuberculogènes, le sérum d'Arloing et Dumarest a donné des résultats intéressants vis-à-vis des accidents semblant relever de l'action des poisons tuberculeux. C'est en effet un sérum plus antitoxique qu'antibacillaire. Mais les résultats sont trop peu nombreux pour qu'on puisse se prononcer sur leur valeur.

5° *Sérum de Vallée*. — Ce sérum résulte de l'immunisation des chevaux par l'injection successive de bacilles équins faiblement virulents, puis de bacilles humains pleinement virulents, puis d'extraits endotoxiques de bacilles broyés et centrifugés. Ces chevaux sont ainsi préparés à donner un sérum à la fois antimicrobien, antitoxique et anti-endotoxique, c'est-à-dire un sérum complet. Vallée s'est de plus appliqué, dans son mode de préparation, à détruire la toxicité normale du sérum et à réduire les chances d'anaphylaxie. Ce sérum s'est montré expérimentalement doué de propriétés remarquables. Il a été essayé chez l'homme, et Rénon notamment a été frappé de son innocuité et de l'absence habituelle d'anaphylaxie. Il semble avoir eu parfois une influence heureuse; mais les essais sont encore trop peu nombreux pour permettre de le juger.

6° *Sérum d'André Jousset*. — Cet observateur a étudié les effets d'un sérum plus antibacillaire qu'antitoxique, s'appliquant plus aux cas aigus et subaigus et qui semble doué d'une efficacité réelle dans la tuberculose expérimentale du cobaye. Applicable à des cas de tuberculose humaine bien déterminés, aux cas aigus ou subaigus notamment, il paraît avoir donné des résultats encourageants, mais il ne s'adresse nullement aux tuberculoses torpides, aux phtisies destructives avancées avec phénomènes hectiques. A cet égard, la présence d'une cuti-réaction franchement positive semble à André Jousset une condition nécessaire de son emploi.

De ces divers sérums, du sérum tout récent et fort intéressant de Rappin (de Nantes, on pourrait encore rapprocher le sérum de Spengler, obtenu par vaccination de l'animal, mais qui semble agir à la façon de la tuberculine, tout en étant mieux toléré qu'elle. L'étude des *Immün Körper* de Spengler doit être faite avec celle des tuberculines.

Nombreux sont donc actuellement les sérums antituberculeux. Mais, malgré ce nombre, il faut reconnaître que nous ne possédons pas encore actuellement un sérum spécifique d'action régulière et scientifiquement établie chez l'homme. De plus, l'application n'en peut être faite qu'au malade suivi de près, en raison des accidents possibles. Ces accidents, s'ils sont surtout fréquents après l'emploi du sérum de Marmorek, à l'occasion duquel nous les avons signalés, peuvent se produire avec tous les sérums et même du sérum de cheval neuf simplement chauffé (Rénon). Très impressionnants par leur gravité apparente, quoique ordinairement non mortels, ces accidents sont, pour une part, liés au sérum et aux antitoxines qu'il contient, pour une autre part à l'état des malades traités, tuberculeux déprimés par une maladie déjà longue et supportant mal tout sérum, notamment le sérum antidiphtérique (L. Martin). La technique des lavements doit être recommandée de préférence à celle des injections, puisqu'elle met à peu près complètement à l'abri de ces accidents. Ces lavements peuvent être donnés, à la dose de 5, 10 ou 15 centimètres cubes tous les deux jours, après évacuation préalable de l'intestin par un lavement d'eau bouillie.

Réserve faite des accidents possibles, la sérothérapie antituberculeuse semble bien avoir une action sur l'évolution de certaines tuberculoses. Et elle paraît indiquée avant tout dans les tuberculoses aiguës fébriles à marche rapide, contre-indiquée au contraire dans les tuberculoses non fébriles, à marche lente et torpide. L'immunisation passive qu'elle s'efforce de réaliser est en effet surtout utile quand l'organisme, sidéré par les toxines bacillaires, ne peut faire les frais d'une immunisation active ; c'est dire que la sérothérapie antituberculeuse, qui s'oppose à la tuberculinothérapie, a comme elle ses indications, que l'avenir sans doute précisera encore davantage.

II. — TUBERCULINOTHÉRAPIE.

Délaissée longtemps, la tuberculinothérapie, d'abord employée avec succès contre certaines tuberculoses cutanées, a été, ces dernières années, réhabilitée à la suite de nombreux travaux, montrant, d'une part, son *influence favorable* dans nombre de tuberculoses pulmonaires torpides et de localisations extrapulmonaires de la bacillose, d'autre part son *innocuité* entre les mains d'un médecin en connaissant bien la technique (Guinard, Küss, Rénon, Castaigne, Gouraud, etc.). Il fallait, pour l'employer ainsi avec succès, avoir des notions plus exactes sur les doses à utiliser, des données plus précises sur la sensibilité des sujets traités avec les poisons bacillaires, sur l'anaphylaxie qui explique certains points longtemps obscurs de ce traitement.

Mais, malgré les progrès, l'emploi de la tuberculine ne saurait être d'application courante ; le malade doit être observé et suivi médicalement de très près, et des erreurs de médication pourraient amener de graves complications. La tuberculinothérapie reste, en dépit de ses récents perfectionnements, une méthode d'exception, tout au moins en dehors des sanatoriums et des hôpitaux. Son action même reste difficile à expliquer, et on a pu récemment taxer cette méthode d'illogique et de dangereuse (A. Jousset). Sans aller jusque-là, nous croyons qu'il convient de se montrer très réservé dans son application.

L'étude très complète qu'en a faite M. Küss dans son livre sur la tuberculose pulmonaire me dispense d'ailleurs d'entrer ici dans des détails trop précis.

*a. **Indications et contre-indications.*** — La tuberculine agit localement, c'est-à-dire sur la lésion tuberculeuse, et généralement, sur l'ensemble de l'organisme. *Localement*, elle donne naissance à une poussée réactionnelle sur laquelle ont insisté Küss et Guinard et sur la signification de laquelle on discute encore. Celle-ci serait un phénomène utile aidant à l'amélioration de la maladie, mais à condition qu'elle ne soit pas trop intense et qu'elle n'entraîne ni extension secondaire du processus local, ni réaction thermique, ni altération de l'état général. Aussi faut-il n'employer la tuberculine que lorsque la lésion locale se prête à la guérison et que la réaction secondaire n'est pas susceptible d'atteindre les régions adjacentes. *Dans l'organisme*, la tuberculine agit en activant les processus d'immunisation, en suscitant la production d'anticorps antituberculineux de plus en plus nombreux et aptes à lutter contre l'antigène sécrété par l'agent morbide, le bacille de Koch.

Selon Sahli (de Berne), l'action immunisatrice active des tuberculines exalte la faculté naturelle de l'organisme de produire des anticorps se combinant au poison tuberculeux. L'organisme est rendu insensible à l'action du poison chimique tuberculeux par mithridatisme. Mais encore faut-il que l'organisme puisse fabriquer des anticorps et que le poison injecté ne vienne pas aggraver l'affection, en ajoutant une nouvelle cause d'intoxication à celles qui résultent de la tuberculose. Ainsi s'expliquent les contre-indications. *Le traitement tuberculinique est à rejeter dans toutes les tuberculoses nettement en évolution :* tuberculose aiguë ou subaiguë, tuberculose chronique en état de poussée aiguë et, par suite, la plupart des tuberculoses fébriles, à moins que la fièvre ne soit régulière et légère et associée à un état général relativement bon. Encore doit-on toujours se méfier de la fièvre, ainsi que l'affirmait récemment Rénon ; ce que nous avons vu nous-mêmes confirme son dire.

Mal supporté par les sujets très amaigris et cachectiques, par les nerveux excitables, les cardiaques, le traitement peut être employé même chez certains malades cavitaires, et la gravité des lésions, pour peu que l'état général reste bon, n'est pas une contre-indication.

De tous les organes atteints par la tuberculose, le poumon est le plus influençable par la tuberculine. Ce sont naturellement les cas au début ou les cas torpides qui sont le plus favorables à l'action du traitement. Gouraud considère comme relevant plus particulièrement de la tuberculinothérapie quatre catégories de tuberculeux :

Ceux qui, après avoir bénéficié de la cure hygiéno-diététique, voient leurs progrès s'arrêter et leurs lésions rester indéfiniment stationnaires ;

Ceux qui, légèrement atteints, ne peuvent ou ne veulent bénéficier de la cure hygiéno-diététique rigoureuse ;

Ceux qui, guéris en apparence, gardent, malgré un état pulmonaire satisfaisant, un état général fragile et précaire.

Enfin les malades qui, soit par suite de malformations thoraciques, soit du fait d'exigences professionnelles, se trouvent plus exposés aux rechutes.

Exceptionnellement on peut être amené à traiter des cas plus avancés et notamment certains cavitaires. La fièvre reste toutefois l'une des contre-indications les plus formelles ; bien que la tuberculine de Denys et les *Immün Körper* de spengler aient été parfois employés avec succès dans des cas fébriles, mieux vaut le plus souvent s'abstenir d'un tel traitement trop fréquemment néfaste. et, au surplus, la sérothérapie antituberculeuse peut alors souvent utilement s'appliquer à ces cas. non justiciables de la tuberculinothérapie.

Parmi les localisations extrapulmonaires, il en est un certain nombre qui peuvent être justiciables de la tuberculine, telles les formes légères de tuberculose laryngée. les adénites cervicales, certaines tuberculoses osseuses et articulaires et surtout certaines tuberculoses cutanées. (Récemment, Thibierge et Weissenbach signalaient leur action dans l'érythème induré de Bazin.) En revanche, la péritonite tuberculeuse et l'entérite tuberculeuse sont peu influencées par la tuberculine et parfois même aggravées. La tuberculose génito-urinaire semblait également peu justiciable de la tuberculinothérapie ; toutefois les travaux récents de Mantoux, de Castaigne et Lelongt, de Castaigne et Gouraud, montrent que, lorsque le traitement chirurgical ne peut être mis en pratique, les tuberculoses et surtout les *Immün Körper* de Spengler sont susceptibles de donner des résultats fort encourageants. Au surplus, les indications de cet ordre sont susceptibles de se préciser dans l'avenir, à mesure qu'on connaîtra mieux les effets de la tuberculinothérapie.

b. Tuberculines employées. — Les tuberculines sont très nombreuses, et nous nous bornerons à indiquer les principales :

La **tuberculine ancienne de Koch** (T. A.) s'obtient en cultivant le bacille sur du bouillon de veau faiblement alcalin, peptoné et glycériné ; après six semaines d'étuve à 37°, la culture est stérilisée à l'autoclave à 100°, concentrée au bain-marie et réduite au dixième, filtrée sur bougie et conservée à l'abri de la lumière : c'est donc un *extrait glycériné de culture filtrée*. La *tuberculine pour usage médical de l'Institut Pasteur* n'est autre qu'une T. A. précipitée par l'alcool, sous forme d'une fine poudre blanche, et ensuite diluée au centième. Elle a été très employée en France, notamment par L. Guinard et Rénon. Ces auteurs commencent par 1 cinq-centième de milligramme pour aller à 1 vingtième de milligramme, dose maxima, et en espaçant les doses, afin d'éviter toute élévation de température, tout malaise.

La tuberculine T. R., étudiée par Koch en 1897 et la tuberculine B. E. recommandée par lui en 1901 se distinguent de la précédente en ce que, alors que la T. A. ne contient que les exotoxines du bacille de la tuberculose, celles-ci contiennent les corps bacillaires, c'est-à-dire les endotoxines. Mais elles ont été peu employées en tuberculino-thérapie.

La **tuberculine C. L. de l'Institut Pasteur de Lille** renferme tous les produits de sécrétion des bacilles tuberculeux dans les cultures et les substances protoplasmiques de ces bacilles extraites par la glycérine dans le vide, substances précipitables à froid par l'alcool absolu puis par l'éther, non dialysables et solubles dans le sérum artificiel. On l'emploie à doses progressivement croissantes à partir de 1 millième de milligramme, en répétant les injections tous les douze jours, allant lentement et progressivement à la dose de 1 milligramme, qu'il ne faut pas dépasser.

Le **bouillon filtré de Denys** de Louvain résulte de la filtration sur bougie de porcelaine d'une culture de bacilles de Koch sur bouillon glycériné, additionnée d'acide phénique ou de thymol pour empêcher la putréfaction. Ce bouillon filtré diffère de l'ancienne tuberculine de Koch en ce qu'il n'est pas évaporé et concentré par la chaleur, qui, d'après Denys, pourrait détruire certaines propriétés vaccinantes de la tuberculine. Comme la tuberculine de Koch, il ne contient que les exotoxines du bacille. Il est préparé en petits flacons de 5 centimètres cubes, formant une série de neuf dilutions de dix en dix fois plus faibles, et contenant soit la tuberculine pure (B. F. III), soit des dilutions de plus en plus faibles (B. F. II égale 1/10, B. F. I égale 1/100, B. F. 0 égale 1/1000), jusqu'à la solution extrême B. F. 0/1000, c'est-à-dire la solution à 1/100 000. On commence par

la dose la plus minime, soit 1 dixième de centimètre cube de la
dilution au cent-millième, puis on procède par transitions régulières vraiment insensibles, et on peut arriver ainsi très doucement
aux doses les plus élevées, soit 1 centimètre cube de bouillon filtré non
dilué, avec le minimum de chances d'incidents ou de complications.
Gouraud, Hamant l'ont en France employé maintes fois avec succès.

La **tuberculine de Jacobs** se rapproche du bouillon filtré de
Denys ; elle a été parfois employée, mais moins fréquemment.

Très recommandée est la **tuberculine de Beranek**, qui consiste en
un mélange de toxines extra et intracellulaires ; les premières sont
produites par les bacilles cultivés dans un bouillon de veau glycériné
qui n'a été ni peptonisé, ni neutralisé ; les endotoxines sont extraites
du protoplasma des bacilles au moyen de l'acide ortho-phospho-
rique au centième. Cette dernière tuberculine a été utilisée à l'heure
actuelle bien souvent, et notamment c'est à l'aide de celle-ci que
Sahli (de Berne) a fait toutes ses recherches sur la tuberculinothérapie.
Elle est livrée en dix-sept solutions principales de concentration
progressive, dont les injections se font tous les trois jours en surveillant les effets. Employée en France par S. et F. Arloing, Dumarest,
G. Étienne, elle a des effets incontestables.

Signalons encore la **nouvelle tuberculine de Vallée**, qui, d'après
Vallée, « contient le bouillon frais » sans aucune préparation,
emprunté à des cultures très toxiques (exotoxines par conséquent
et aussi les endotoxines des bacilles de ces mêmes cultures, obtenues
par broyage des microbes dans de l'eau stérilisée, dans une atmosphère d'hydrogène à l'obscurité. Ainsi obtenue, cette tuberculine
résume la constitution même du bacille. Bouillon de culture et
endotoxines, mélangés de façon à avoir les poisons totaux de la culture, sont ensuite filtrés à pression nulle sur bougie Berkefeld après
dilution. Le produit est mis en ampoules et correspond à la solution à 1 p. 100 de la tuberculine de l'Institut Pasteur de Paris. Cette
tuberculine est, à l'heure actuelle, la plus complète de toutes celles
qui ont été préparées, mais a été insuffisamment utilisée en clinique
humaine.

Des tuberculines il faut rapprocher les préparations recommandées par Carl Spengler (de Davos), et notamment ses **Immün
Körper** (I. K.), sur la valeur desquels ont récemment insisté
Castaigne, Gouraud et Hollos. C'est un extrait cellulaire de globules rouges de chevaux immunisés contre la tuberculose qui aurait
à la fois des propriétés antitoxiques et lytiques. Il se présente sous
l'aspect d'un liquide incolore, livré en ampoules de 1 centimètre
cube et échelonné sur dilutions allant de 1/10 à 1 100 000. Il ne

s'agit là ni d'une tuberculine ni d'un sérum. Les corps immunisants se rapprochent des sérums, car ils ont tendance à développer une vaccination passive, mais ils sont bien voisins des tuberculines par leur mode d'emploi et les réactions auxquelles ils peuvent donner lieu. On connaît d'ailleurs très mal le procédé par lequel est obtenue l'immunisation des animaux, et la valeur de ces corps immunisants n'a pu être expérimentalement démontrée. Mais il semble bien qu'il y ait souvent intérêt à les employer par voie sous-cutanée ou même par voie transcutanée, leur mode d'emploi obéissant d'ailleurs aux mêmes lois que celui des tuberculines en général.

c. Mise en œuvre du traitement. — Toutes les tuberculines sont injectées de la même manière. L'injection doit être faite aseptiquement, avec des seringues divisées au dixième ou au vingtième de centimètre cube. Elle se fait en n'importe quel point du corps, sous la peau de l'abdomen, au bras, dans le dos, et n'est le plus souvent que peu ou pas douloureuse ; mieux vaut la faire le matin pour apprécier les phénomènes réactionnels, s'il y en a.

Le principe essentiel de la méthode est de commencer par des doses infinitésimales et de suivre une progression très lente, maintenant le malade à l'abri de toute réaction. Si peut-être il est inutile de commencer par des millionièmes de milligramme, il serait dangereux de commencer par des centièmes. Il faut commencer au moins par un demi-millième de milligramme et arriver progressivement à des doses de 1 centième de milligramme, 1 cinquantième et jusqu'à 1 milligramme. Les injections doivent être espacées de trois à douze et quinze jours, selon la tuberculine employée, et le traitement demande à être très surveillé, car on ne peut augmenter les doses sans tenir compte des effets produits. Aussi ne sait-on souvent pas la dose de tuberculine qu'il conviendra d'injecter la fois suivante ; cela dépend de l'absence ou de l'intensité de la réaction présentée par le malade, réaction qu'il faut, autant que possible, éviter. Dans ces conditions le traitement demande un temps fort long, quatre à six mois au minimum, et souvent plus d'une année.

d. Marche du traitement. — Réactions. — C'est la notion des réactions qui guide le traitement. Ce sont elles qu'il faut savoir chercher de près. Elles consistent en réactions locales, réactions générales, réactions de foyer.

La **réaction locale** varie d'une légère rougeur assez fréquente et superposable dans sa signification à la cuti et à l'intradermo-réaction) à une induration pseudo-phlegmoneuse, une tuméfaction d'apparence érysipélateuse ou urticarienne ; ces accidents disparaissent dès qu'on ralentit les injections et n'ont pas d'autre importance.

Les **réactions générales** portent sur la température et aussi sur le pouls, le système nerveux et le tube digestif. La température centrale doit être prise au réveil le matin, l'après-midi vers cinq heures, le soir en se couchant ; il faut naturellement tenir compte de la température du malade dans les jours qui précèdent l'injection. Dans ces conditions, toute température qui s'élève de 2 à 3 dixièmes de degré au-dessus de la moyenne antérieure doit être considérée comme une réaction.

Le pouls s'accélère parfois et bat 10, 15, 20 pulsations de plus à la minute. Le malade peut se sentir plus fatigué, plus mal entrain ; il peut se plaindre de lourdeurs de tête ou de céphalalgie ; il peut ne pas dormir, être agité, surexcité, nerveux. Parfois existent

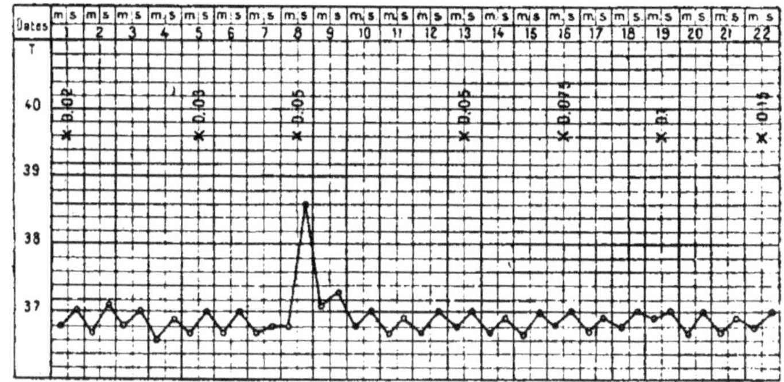

Fig. 8. — Réaction passagère à la tuberculine n'empêchant pas la cure ; accompagnée de réaction pulmonaire, elle disparaît en quarante-huit heures, et les injections peuvent, après trois jours, être reprises et bien supportées (Sézary).

quelques troubles digestifs (pesanteurs gastriques, état saburral de la langue, rarement vomissements). Quelquefois enfin on peut noter une diminution de poids, et toutes ces manifestations peuvent inciter à ralentir le traitement.

Les **réactions de foyer**, rares, mais particulièrement importantes, consistent, d'une part, dans une aggravation des signes fonctionnels (augmentation de la toux, oppression, dyspnée, etc.); d'autre part, dans l'apparition des signes physiques surajoutés (submatité plus étendue, râles fins, souffle, etc.). Si ces réactions de foyer restent limitées, elles sont plutôt favorables ; mais des réactions de foyer durables, subintrantes, prolongées, donnant des signes d'auscultation accentués sans provoquer de fièvre, peuvent exercer une action nettement défavorable sur l'évolution des lésions (Küss); à plus forte raison sont-elles dangereuses, si elles s'accompagnent de fièvre ou s'il s'agit de véritables complications, telles que pleurésie, conges-

tion pulmonaire, bronchopneumonie. Il faut donc les surveiller attentivement et ne pas les laisser persister sans suspendre aussitôt le
traitement. Il convient toutefois de ne pas toujours s'effrayer de ces
réactions de foyer. Très discutées dans leur nature, rapportées par
M. Küss à une véritable anaphylaxie tuberculinique, elles sont considérées par ce dernier comme souvent utiles, se terminant par une
guérison plus rapide du foyer malade. M. Turban les regarde comme
inévitables, et nombre d'observateurs estiment, avec Koch, Petrusky,
Carl Spengler, qu'elles sont nécessaires à la guérison. Nous pensons
qu'il y aurait danger à laisser s'établir l'idée de la nécessité des
réactions de foyer ; avec L. Rénon, nous croyons que des excès thé-

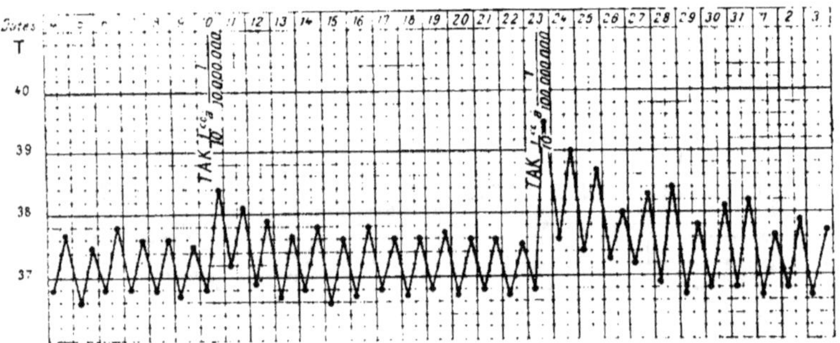

Fig. 9. — Intolérance au traitement tuberculinique (courbe due à M. F.-X. Gouraud).
Homme de trente ans, malade depuis trois ans, cavitaire du sommet gauche. Pendant
l'hiver 1910-1911, il a subi avec succès à la montagne un traitement par la tuberculine de
Koch. Rentré à Paris en avril 1910, il présente des phénomènes d'intolérance qui obligent à
renoncer à la tuberculine et à la remplacer par le sérum de Marmorek.

rapeutiques viendraient alors rapidement compromettre la méthode.
Il faut suivre la pratique de L. Guinard et éviter toutes les réactions
apparentes, locales et générales, en raison de l'impossibilité d'apprécier
convenablement la valeur et l'importance de ces réactions.

Le médecin doit donc suivre de très près son malade et rechercher
tous les symptômes réactionnels. S'ils sont nuls, il augmente régulièrement les doses ; s'ils sont minimes, il se contente de les répéter
en les espaçant un peu ; s'ils sont plus intenses, il diminue la dose
ou cesse temporairement. En tout cas, il ne faut jamais refaire
d'injections avant que le phénomène réactionnel ait entièrement
disparu. Il est des cas comme celui que nous devons à l'obligeance
de notre ami F.-X. Gouraud où, malgré une cure antérieurement
bien tolérée, l'étude systématique de la température montre une
intolérance manifeste (fig. 3). Il faut alors ne pas insister et essayer
une autre cure.

On a cherché d'autres indices plus scientifiques pour diriger la cure tuberculinique. Les oscillations de l'indice opsonique de Wright n'ont à cet égard pas de signification. La recherche de la persistance ou de la disparition de la cuti-réaction ou de l'intradermo-réaction a plus de valeur. Elle disparaîtrait quand l'immunisation est complète. Enfin l'étude des modifications de la formule leucocytaire, et notamment de l'éosinophilie, pourrait peut-être donner des renseignements, mais il convient, à cet égard, d'attendre des recherches complémentaires (F. Bezançon, de Jong et de Serbonnes, G. Étienne). Dans ces conditions, mieux vaut actuellement se baser sur les symptômes cliniques et surveiller tous ceux qui pourraient indiquer une réaction.

Dès lors le traitement varie suivant les sujets ; il est poursuivi en augmentant régulièrement les doses chez certains malades et en progressant de 2 à 3 dixièmes de centimètre cube à chaque piqûre ; chez d'autres, il faut aller très lentement et rester des mois avant de passer à la dose supérieure. D'ailleurs, il est établi (Sahli que la dose agissante est immédiatement au-dessous de la dose réagissante, provoquant les troubles plus haut signalés, et tout le secret du traitement consiste à se maintenir à la première sans dépasser la seconde (Gouraud.

Une autre raison de ralentir le traitement ou de diminuer les doses est l'intervention de causes pouvant diminuer la force de résistance des malades (voyages, changement de climat, fatigues, époques menstruelles, maladie accidentelle, etc.).

Le traitement doit être poursuivi bien au delà de la guérison apparente ; s'il est d'usage de s'arrêter lorsqu'on est arrivé aux solutions pures, on doit également cesser lorsque le traitement, sans atteindre ces solutions élevées, semble être devenu inefficace. En revanche, il peut être bon de pratiquer des cures complémentaires après plusieurs mois, si de nouveaux symptômes, locaux ou généraux, tendent à reparaître.

La plupart des tuberculines obéissent aux mêmes règles, et l'I. K. de Spengler doit être employé comme une tuberculine. Toutefois, d'après Castaigne et Gouraud, c'est un produit plus maniable et moins dangereux ; on peut commencer moins bas et progresser plus vite, mais la surveillance doit rester la même. Ajoutons que ces corps immunisants, apportant à l'organisme une antitoxine toute prête, agissent en produisant une immunisation passive, mais, de plus, créent dans l'organisme un état d'immunisation active dû aux toxines bacillaires mises en liberté par leur action bactériolytique : l'I. K. agit à la fois comme sérum et comme tuberculine, et c'est ce qui semble en élargir les indications, comparativement à celles des tuberculines.

La cure tuberculinique doit être associée à la cure hygiénique. Le repos aussi complet que possible doit être recommandé. La cure médicamenteuse doit, en revanche, être restreinte : la créosote et ses dérivés, le fer, l'arsenic même, peuvent avoir une action congestionnante qu'il convient d'éviter, et il paraît plus prudent de se borner à la thérapeutique par la médication phosphatée et calcique.

La tuberculinothérapie, méthodiquement réglée, a donné des résultats indiscutables. Les progrès sont lents, mais certains, dans nombre de cas de tuberculose pulmonaire ; M. Küss les a ailleurs minutieusement analysés ; ils portent sur les symptômes fonctionnels et l'état général avant de s'accompagner de modifications des signes physiques. Lors de tuberculose extrapulmonaire, cutanée, ganglionnaire, péritonéale, etc., les améliorations obtenues l'ont été également très lentement, ce qui se conçoit, puisqu'il s'agit d'une thérapeutique qui vise l'immunisation active du sujet. Récemment Castaigne et Gouraud ont relaté une série de guérisons ou d'améliorations de tuberculose ganglionnaire, péritonéale, testiculaire, rénale, voire même méningée par l'*Immun Körper* de Spengler, qui est impressionnante et toute en faveur de ce traitement. Sans doute il convient de se garder de conclusions hâtives et se rappeler la fréquence des améliorations et des guérisons spontanées dans la tuberculose. Néanmoins on doit conclure, à l'heure actuelle, qu'en choisissant les cas et en agissant avec prudence, on peut obtenir avec la tuberculinothérapie des résultats que ne donnent pas les autres traitements.

Mais la tuberculinothérapie, médication des tuberculoses chroniques et torpides, de même que la sérothérapie, médication des tuberculoses aiguës fébriles, si grands qu'aient été leurs progrès ces dernières années, ne sont pas encore entrées dans la pratique journalière ; elles restent des médications relativement exceptionnelles, qu'il faut considérer plus comme des adjuvants de la cure que comme résumant toute la cure. Elles nécessitent trop de précautions, trop de surveillance pour être couramment employées. Mal employées, elles peuvent aggraver l'état des malades. Aussi, longtemps encore, elles ne devront être appliquées qu'à des cas rares et bien choisis.

La cure comporte surtout l'emploi de la médication hygiénique, qui reste la base de toute thérapeutique rationnelle de la tuberculose.

MÉDICATION HYGIÉNIQUE.

Dès qu'une tuberculose est reconnue, quel que soit son siège, il faut soumettre le malade à la cure hygiénique, qui, maintenant et accroissant les forces de l'organisme, le met en état de résister contre l'infection tuberculeuse. Le repos, l'aération, une bonne hygiène alimentaire constituent les bases de cette cure.

I. — CURE DE REPOS.

Le repos intellectuel et physique doit être recommandé au tuberculeux, mais la sévérité de cette règle varie un peu avec les locali-

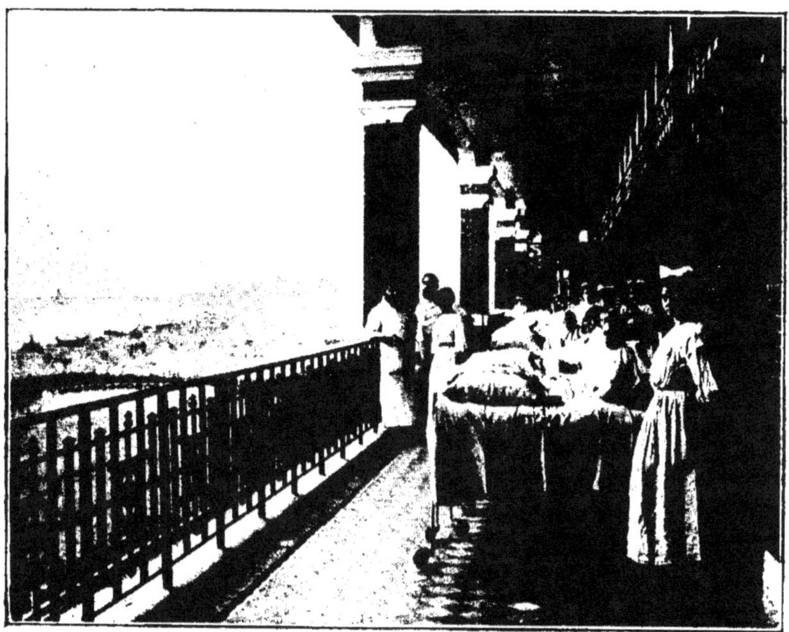

Fig. 10. — Galerie de cure à l'hôpital maritime de Berck.

sations et le degré de la tuberculose. S'agit-il d'une tuberculose pulmonaire, il est certain que mieux vaut que le malade renonce à ses affaires, à ses études, à ses occupations ou tout au moins n'y consacre qu'un minimum d'heures en alternant toujours le travail avec des périodes de repos. Il doit éviter les causes de fatigue intellectuelle (conversations prolongées, réunions bruyantes, théâtre, etc.). La plupart des exercices physiques (escrime, équitation, bicyclette) sont proscrits, et si le canotage a pu être conseillé comme adjuvant de la cure marine et de la tuberculose pulmonaire, il ne faut pourtant l'employer qu'avec grande modération.

Lorsqu'il s'agit d'une tuberculose osseuse ou articulaire, l'indication du repos peut se limiter aux jointures et aux foyers malades ; ce sont eux qu'il faut immobiliser dans des appareils, et cette immobilisation réalisée, un certain mouvement peut être autorisé, du moment que le membre malade n'y participe pas.

Dans l'un et l'autre cas, le repos doit être combiné à l'aération, et à cet effet les *galeries de cure* des sanatoriums ou de l'hôpital maritime de Berck (fig. 10) sont d'une utilité certaine.

Le repos, loin d'affaiblir les tuberculeux, leur permet de concentrer leurs forces contre la maladie ; son seul inconvénient est l'ennui qui l'accompagne souvent, mais on peut lutter contre lui par des occupations peu fatigantes. La *marche*, au surplus, peut être parfois conseillée, à condition qu'elle soit faite pendant un temps limité et en s'arrêtant avant la fatigue. D'ailleurs, pour conseiller le repos ou permettre un exercice modéré, l'examen du malade et notamment la recherche de la température peuvent, quelle que soit la localisation de la tuberculose, donner d'utiles indications. S'il y a *fièvre*, si la température dépasse 38° le matin, le repos au lit est nécessaire. Si la température s'élève le soir au-dessus de 37°,5, le repos, encore utile, peut être conseillé simplement sur la chaise longue. Si enfin le malade est apyrétique, on doit déterminer dans quelle mesure la marche provoque une élévation de température ou augmente la fréquence des battements du cœur. La *tachycardie* est en effet, vu la fièvre, la grande contre-indication à la marche et aux exercices physiques, et c'est selon les données recueillies à ce double point de vue que l'on peut ou non permettre un exercice modéré aux tuberculeux. Il faut se rappeler toutefois que l'épreuve de marche n'a plus toute la valeur que lui attribuaient jadis Daremberg et Chuquet. Nobécourt et Merklen chez l'enfant, Bezançon et de Jong chez l'adulte ont montré quelles nombreuses causes d'erreur intervenaient. Cependant il est établi que, chez l'enfant au repos, un écart de température de plus de huit dixièmes doit faire interdire la marche (L. Krantz) et que, chez l'adulte, l'hyperthermie fonctionnelle provoquée par la marche, bien interprétée, peut renseigner sur la résistance plus ou moins grande du malade à la fatigue et permet, associée à d'autres éléments, de diriger une cure d'entraînement.

La notion du repos des tuberculeux n'est d'ailleurs pas unanimement acceptée, et récemment certains médecins ont conseillé soit le travail manuel modéré des tuberculeux traités en sanatorium (Lipp, Grundt), soit le travail systématisé et relativement intensif (*cure de travail* de Paterson). Bien que ces méthodes, appliquées seulement à des malades résistants, paraissent avoir donné des résultats satisfaisants constatés par Dumarest, il ne semble pas qu'elles doivent être appliquées souvent en France, où la règle du repos physique, sinon systématique, tout au moins habituel, doit être maintenue. Cette question est au surplus minutieusement étudiée pour la tuberculose pulmonaire par Küss.

Ajoutons enfin qu'il convient de recommander aux femmes un repos plus complet au moment de leurs périodes menstruelles et que,

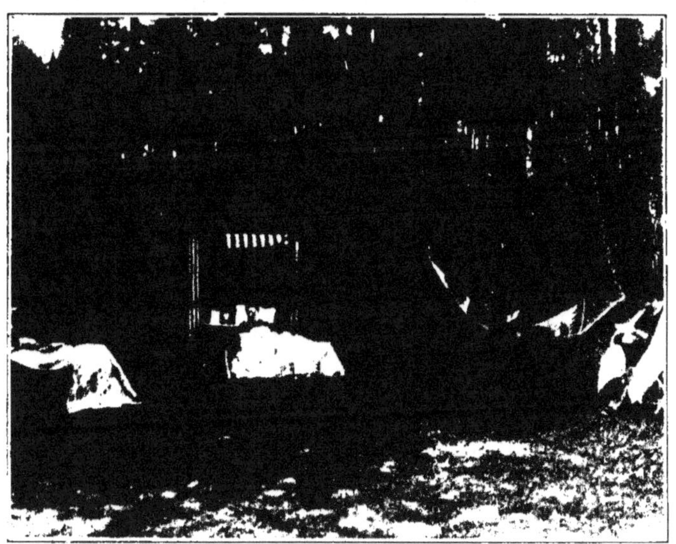

Fig. 11. — La cure forestière à Arcachon (Lalesque).

chez l'homme tuberculeux, et surtout chez le tuberculeux pulmonaire, le repos sexuel doit être volontiers conseillé, en raison des congestions et des hémoptysies qui sont parfois la conséquence de l'excitation génitale.

II. — CURE D'AIR. — CLIMATOTHÉRAPIE. — HÉLIOTHÉRAPIE.

La nécessité pour le tuberculeux d'un air toujours pur et renouvelé a souvent et justement été affirmée. S'il doit redouter le froid humide et le vent, il n'a pas à craindre le froid sec, et c'est ce qui explique en partie les bons résultats obtenus dans les stations d'altitude. Nous n'avons pas à exposer ici les moyens employés pour réaliser la cure d'air diurne et nocturne chez le tuberculeux pulmonaire. Ce qu'en dit Küss s'applique pour une large mesure aux autres formes de tuberculose. Si le phtisique, porteur d'une tuberculose ouverte du poumon, a, plus que tout autre, besoin de fuir l'air des villes, contaminé de germes et vicié par les exhalaisons d'oxyde de carbone et de gaz de toutes sortes, insuffisamment ensoleillé, les autres tuberculeux, même s'ils ont le poumon indemne, ont besoin d'un air salubre et vivifiant qui aide à leur guérison. Il faut leur éviter l'air confiné, il faut leur assurer l'action du soleil.

Aussi, quel que soit le lieu où réside le tuberculeux, son hygiène individuelle doit être l'objet de précautions spéciales. Il est bon que la *chambre* où il habite soit *ensoleillée* et, par suite, exposée de préférence au sud et à l'ouest, jamais au nord. Il faut qu'elle soit bien *ventilée*, c'est-à-dire que la fenêtre soit constamment ouverte au moment de la toilette; mais il ne faut pas faire geler le malade et avoir soin de chauffer la chambre (en rejetant toutefois le calorifère à air chaud). *La nuit*, la fenêtre restera ouverte pour renouveler l'air; mais on peut souvent se contenter de vasistas ou de vitres perforées, ou encore laisser ouverte la fenêtre de la pièce voisine. Il faut en effet éviter d'exagérer cette prescription de la fenêtre ouverte, qui peut être mauvaise pour certains tuberculeux, plus particulièrement sensibles au refroidissement nocturne.

Dans le jour, il est bon que le tuberculeux fasse une *cure à l'air libre* au dehors, étendu sur une chaise longue, dans de bonnes conditions d'orientation, en évitant les courants d'air, les brusques changements de température, l'action trop directe des rayons du soleil (sauf au cas où elle est spécialement recherchée). Cette cure à l'air libre doit être toujours méthodiquement réglée et progressivement appliquée. Mise en œuvre dans les sanatoriums, elle est moins souvent réalisée à la ville qu'à la campagne et surtout dans certains climats spéciaux. A la cure d'air se rattache en effet la question de la cure d'altitude, celle de la cure marine, celle enfin de l'héliothérapie, dont nous allons successivement dire quelques mots.

La cure d'air se fait mal *à la ville*, encore que certains progrès aient été à cet égard réalisés. Divers exemples montrent la possibilité d'y réaliser cette cure climatique; chez les enfants notamment, Barbier à Paris, Brunon à Rouen ont obtenu des résultats encourageants. Néanmoins l'air des villes reste trop souillé chimiquement et bactériologiquement, trop peu ensoleillé, trop souvent confiné pour convenir. *A la campagne*, la cure d'air peut se faire dans un climat de plaine, car il en existe où l'on trouve une sécheresse relative, une perméabilité suffisante du sol, l'abri contre le vent, l'exposition au soleil et à la lumière. Et il est bien des organismes qui, particulièrement susceptibles, supportent mal les climats d'altitude et le climat marin. Aussi a-t-on vu des sanatoriums s'établir dans des pays, en apparence peu disposés pour le traitement des tuberculeux, et y remplir pleinement leur but. Le climat de plaine n'est pas offensif et convient parfaitement à nombre de formes de tuberculose. Envoyer un malade simplement à la campagne, pourvu qu'il s'y soigne et se repose dans de bonnes conditions, c'est déjà faire œuvre utile et souvent suffisante. Mais on peut aussi, dans nombre de cas, faire mieux.

1° *Cure d'altitude.* — L'altitude a, de longue date, été vantée comme permettant la cure des tuberculeux non seulement pendant l'été, mais aussi le plus souvent pendant l'hiver et réalisant les conditions climatériques les plus favorables pour la cure hygiénique. Par altitude on entend en général les stations de montagne à partir de 1 200 mètres. L'air y est d'une *pureté* beaucoup plus grande que l'air de la plaine, prouvée par de nombreux examens qui ont, par exemple, établi qu'alors que 10 mètres cubes d'air contiennent 55 000 bactéries à Paris, ils n'en contiennent aucune à 2 000 mètres d'altitude (Miquel et de Freudenrich). Un second caractère de l'air des montagnes est sa *sécheresse*, qui a pour conséquence de rendre le climat très habitable en hiver; l'air très sec n'est pas bon conducteur de la chaleur et permet de supporter des froids qui seraient intolérables dans une atmosphère humide. L'*énergie de l'insolation* est un autre trait du climat d'altitude qui facilite la cure d'air en plein air et permet l'héliothérapie. Enfin la *température basse*, provenant du rayonnement plus facile du calorique au travers d'une mince couche d'air, permet aux malades de passer l'été plus facilement à l'abri des grosses chaleurs, alors qu'en hiver la sécheresse et l'absence du vent permettent de supporter sans dommage les froids les plus vifs. Frappé de ces qualités, frappé de la force des montagnards et de leur puissance de résistance contre les maladies, Spengler, en 1862, montra l'influence heureuse de l'altitude sur la tuberculose, et la vogue de Davos et des autres stations d'altitude vint vite affirmer la réalité de cette influence.

Les travaux de P. Bert, Viault, P. Regnard, etc., ceux plus récents de Küss ont précisé cette influence du climat d'altitude. Si la pureté de l'air, la grande luminosité, la grande richesse de la lumière en rayons violets, la grande sécheresse jouent un rôle certain, la véritable action curative de l'air des altitudes semble consister dans l'effort même que l'organisme est obligé de faire pour s'y acclimater (Lagrange). Chez le tuberculeux, la stimulation de l'organisme se traduit par une facilité plus grande à respirer : l'inspiration et l'expiration sont plus profondes et plus complètes, d'où accroissement du débit respiratoire, beaucoup plus marqué qu'en plaine, d'où ventilation plus active du poumon qui modifie en peu de jours les phénomènes d'auscultation ; le tuberculeux accomplit inconsciemment une gymnastique pulmonaire qui fortifie les muscles du thorax et augmente la capacité pulmonaire. La circulation, plus active à l'altitude, amène une décongestion des organes, en particulier des organes thoraciques. De plus, le séjour à l'altitude entraîne une hyperglobulie depuis longtemps notée : quoique le plus souvent passagère, elle témoigne en faveur d'une rénovation sanguine utile à susciter. L'appétit augmente et permet la suralimentation. Il y a diminution de la fatigue, telle que les malades, reprenant l'apparence de la santé, veulent souvent faire trop d'exercice. La cure de repos est à l'altitude toujours préférable à l'exercice, qui doit être dosé, pour ainsi dire, mathématiquement (Chuquet). L'altitude permet enfin l'application régulière de l'héliothérapie.

L'altitude ne doit cependant pas être conseillée à tous les tuberculeux. Elle est surtout le fait des tuberculeux jeunes, dont les lésions sont encore peu avancées, et qui n'ont que peu ou pas de fièvre. Mais elle est indiquée aussi chez d'autres tuberculeux fébriles, voire même des tuberculeux à formes graves, à début aigu, à ramollissement précoce (Exchaquet), pourvu que ces malades soient envoyés de bonne heure à l'altitude ; on peut voir alors des rémissions inespérées. On a hésité à tort à envoyer à l'altitude des tuberculeux sujets à des hémoptysies, car celles-ci sont moins fréquentes à la montagne qu'à la plaine ; la tachycardie légère ne doit pas être regardée comme une contre-indication, non plus que la tuberculose laryngée, qui est souvent favorablement influencée. En revanche, la tachycardie prononcée, l'existence de lésions cardiaques, l'artériosclérose, l'emphysème marqué sont autant de contre-indications.

Les tuberculeux porteurs de lésions autres que les lésions pulmonaires, tuberculoses osseuses ou articulaires, tuberculoses ganglionnaires, tuberculoses viscérales, se trouvent souvent bien du climat d'altitude, surtout depuis qu'ils sont soumis à l'héliothérapie.

Mais, pour que cette cure d'altitude soit efficace, il faut tout d'abord que les malades prennent des précautions hygiéniques sévères, en second lieu choisissent leur station et aillent de préférence dans celles qui sont spécialisées pour la cure, comme Leysin, Davos, Montana en Suisse, Durtol en France ; leur énumération est faite ailleurs, et nous n'avons pas à y insister. Si, pour certaines tuberculoses récentes, et nettement localisées, une altitude moyenne, avec orientation favorable, peut être conseillée, quelle qu'elle soit, on ne saurait trop s'assurer, lors de tuberculose avérée et en évolution, que le malade recevra à l'altitude tous les soins médicaux nécessaires et y sera soumis à une hygiène régulière : seules les stations organisées dans ce but donnent à cet égard une sécurité complète.

2° **Cure marine.** — Les climats maritimes, de longue date conseillés dans la tuberculose (Laennec les recommandait déjà) sont surtout indiqués chez les tuberculeux jeunes, notamment les scrofulo-tuberculeux, ceux atteints de tuberculose cutanée, articulaire, osseuse, ganglionnaire. C'est dans les tuberculoses dites chirurgicales qu'ils trouvent leurs meilleures indications.

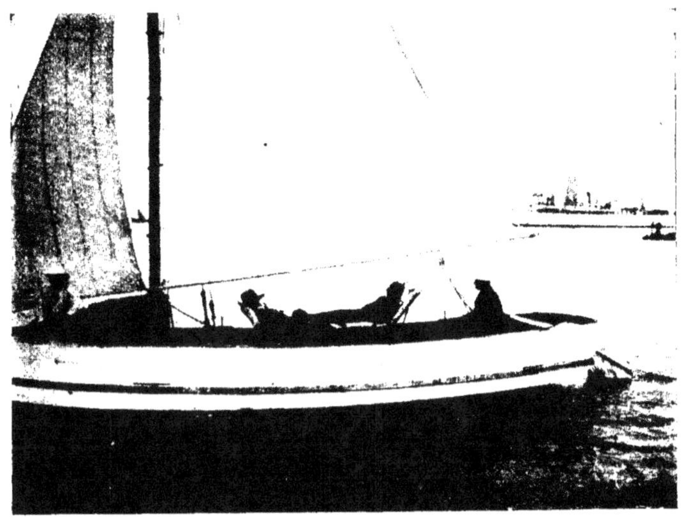

Fig. 12. — Cure de barque à Arcachon (Lalesque).

Quant à la tuberculose pulmonaire, on s'est longtemps accordé à redouter pour elle le climat marin, à moins qu'elle ne soit complètement latente. Les efforts de Lalesque, qui a, dans d'importants travaux, plaidé la cause de la cure marine de la tuberculose pulmonaire, ceux plus récents de Guinon et de Barbier ont fait appel victorieusement de cet ostracisme trop absolu. On sait maintenant que le **climat marin atténué** convient bien à la tuberculose pulmonaire ; l'atténuation résulte d'une latitude plus faible et de certaines dispositions locales mettant l'habitation à l'abri du vent ou diminuant la violence du flot. C'est ainsi qu'Arcachon, par sa forêt de sapins, l'absence de vents, l'égalité de la température, l'humidité de l'atmosphère, réalise le climat marin atténué dans des conditions excellentes

pour la cure. La cure d'air, la cure de barque sur le bassin (fig. 12),
la cure forestière (fig. 11) permettent au malade de profiter pleinement de son séjour, et certaines formes fébriles ou hémoptoïques
de tuberculose s'en sont bien trouvées. D'autres stations de l'Atlantique, comme Hendaye, peuvent être conseillées, alors que Biarritz
ne convient guère qu'aux seules tuberculoses chirurgicales. Le
climat de la Manche est peu favorable aux tuberculeux, sauf dans
certains cas de phtisie torpide à la première période, dans lesquels
Roscoff et d'autres stations peuvent être utiles; mais la Manche
est contre-indiquée dès que les lésions deviennent profondes, qu'il
y a de la fièvre ou des hémoptysies. La Méditerranée convient
enfin aux tuberculeux indolents et lymphatiques, mais nullement
à ceux atteints de formes éréthiques et congestives. Elle peut être
d'un utile secours à la plupart des tuberculoses locales. Le grand
nombre des sanatoriums marins montre d'ailleurs l'utilité du climat
marin contre les tuberculoses dites externes, et la vogue de Berck
établit l'action indiscutable de ce climat. Les réserves que nous
venons de faire s'appliquent en effet surtout à la tuberculose pulmonaire, et la cure marine des tuberculoses chirurgicales se fait fort
bien dans les plages de la Manche et de la mer du Nord, à Berck
notamment (fig. 13), pourvu qu'elle y soit méthodiquement organisée et suffisamment prolongée.

Le **climat méditerranéen**, réputé de longue date, mérite
quelques mots particuliers. La luminosité et l'intensité de la radiation solaire sont un de ses traits dominants, un autre étant sa
protection contre les vents du nord ; la sécheresse relative est encore
un de ses avantages. Les inconvénients tiennent au mistral, souvent
violent et froid, aux poussières et à la radiation solaire souvent trop
intense. C'est un climat qui ne convient pas aux tuberculoses
actives, éréthiques, avec fièvre, avec hémoptysies faciles, à celles
qui frappent des nerveux hyperexcitables. Mais il peut avantageusement modifier certaines tuberculoses locales cutanées, ganglionnaires, articulaires, osseuses, etc., la tuberculose pulmonaire infantile, la tuberculose des gens âgés et en général les tuberculoses torpides. L'action morale de la lumière et de la nature méditerranéenne
est certaine chez nombre de sujets. Mais ici encore il faut une
hygiène rigoureuse, un règlement de vie précis, une surveillance
médicale régulière.

Nous devrions rapprocher du climat méditerrannéen, propice à la
cure hivernale, celui de certaines stations terriennes, recommandées
pour la cure de la tuberculose et qui, pour la plupart plus humides
(Dax, Pau, Cambo), offrent des ressources pour les tuberculeux trop

nerveux, auxquels ne conviennent ni la cure marine, ni la cure
d'altitude. Mais l'énumération des stations d'hiver, faite ailleurs.
nous entraînerait très au delà des limites de cet article.

Disons en terminant que, si le tuberculeux doit en général éviter
les longs déplacements et s'il est inutile qu'il aille chercher en
Égypte, en Corse ou aux Canaries un climat qui n'est guère supérieur à celui qu'il trouve plus près, il peut exceptionnellement se
trouver bien d'une **croisière en mer**, qui réunit les avantages de la
cure d'air et de la cure marine, mais qui naturellement ne convient
qu'aux tuberculeux franchement curables.

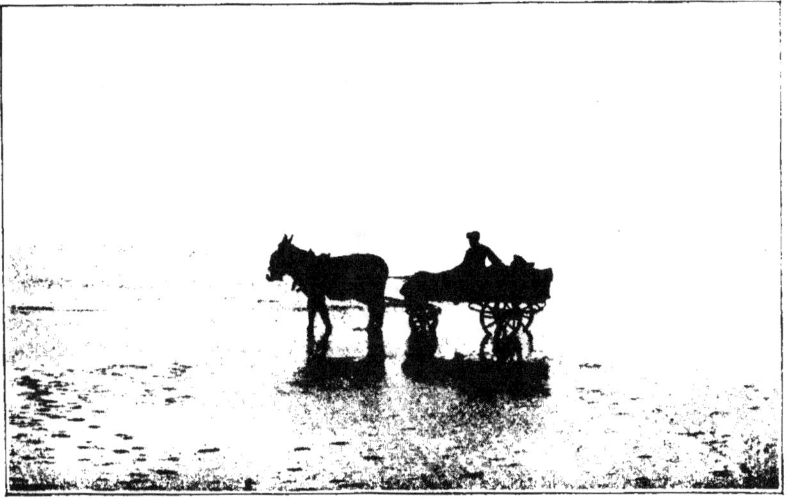

Fig. 13. — Cure d'air (en voiture) à Berck.

3° *Cure solaire. — Héliothérapie.* — Introduite en thérapeutique par l'école lyonnaise à la suite surtout des travaux de Poncet.
montrant l'action du bain de soleil prolongé sur les arthrites tuberculeuses, les autres tuberculoses locales et même certaines tuberculoses viscérales, l'héliothérapie tient actuellement une large place
dans la cure de la tuberculose. Elle est l'adjuvant fort utile de la
cure d'altitude et de la cure marine ou méditerranéenne.

La lumière solaire pénètre notre organisme, ainsi que l'a démontré Malgat, et peut agir par ses rayons lumineux, ses rayons calo-
riques et ses rayons chimiques. L'action de ses rayons ultra-violets a
surtout été étudiée, et l'on a vu que l'irradiation ultra-violette agissait expérimentalement sur les bacilles de la tuberculose (M. et

Mme Victor-Henri et sur la tuberculine (A. Jousset). Quel que soit son mode d'action, elle a une influence indiscutable sur la tuberculose humaine.

Les tuberculoses chirurgicales, traitées en Engadine par Bernhard à l'aide des radiations solaires associées à l'action de l'air pur et sec de la haute montagne, ont surtout, dans ces dernières années, été l'objet d'études du Dr Rollier, qui, à Leysin, a obtenu des succès remarquables. Habituant ses malades à vivre continuellement dans les galeries de cure à l'air et au soleil, il a vu cette action

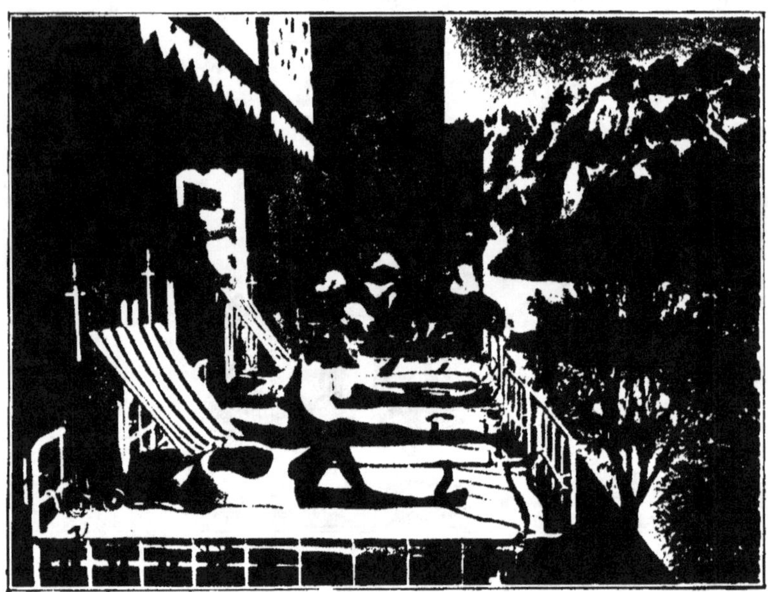

Fig. 44.   La cure solaire en hiver : galerie de cure du sanatorium infantile populaire à Leysin.

vivifiante combinée de la cure d'air et du bain de soleil se traduire rapidement par une augmentation progressive de la force de résistance, une amélioration de l'état général, une transformation des lésions locales. Allant prudemment de l'insolation locale au bain de soleil continu et généralisé, il a noté l'apparition progressive d'une pigmentation extrêmement marquée, qui paraît en raison directe de l'amélioration : celle-ci s'accompagne de modifications appréciables dans l'état du sang, avec multiplication des globules rouges et augmentation de l'hémoglobine ; il y a enfin et surtout action locale : la lumière solaire est à la fois microbicide, oxydante, réductrice, analgésiante, sclérogène et modificatrice du milieu (Hallopeau). L'action

analgésiante est très nette dans de nombreux cas de tuberculoses
articulaires, dans la péritonite et dans la tuberculose urinaire, dans
les cystites bacillaires. L'action résolutive et sclérogène se manifeste sur les adénites, les ostéites, les arthrites. Surtout ce procédé
(à condition de ne pas trop longtemps prolonger le repos de l'articulation malade) mieux qu'aucun autre permet de sauvegarder la fonction
articulaire, et Rollier en a publié des exemples typiques. L'action du
soleil sur les *péritonites tuberculeuses* à forme caséeuse et ascitique
n'est pas moins remarquable, et récemment à Lyon MM. Chatin et

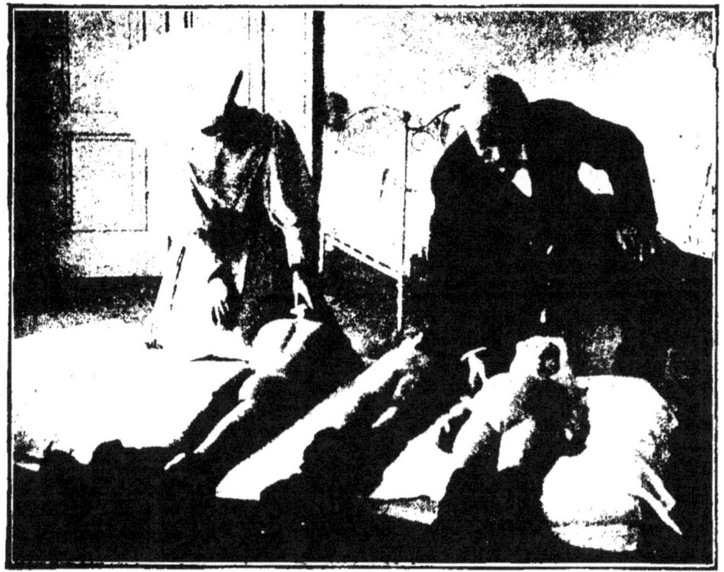

Fig. 15. — La cure solaire pour les enfants à Nice (Malgat).

Chattot, MM. Weill et Gardère, M. Pic en ont rapporté des exemples
démonstratifs. Le bain de soleil s'est montré dans des cas relativement sévères d'une efficacité incontestable, même dans les conditions
climatériques, défavorables en apparence, de la région lyonnaise.

L'action sclérosante et résolutive de la cure solaire se retrouve
pour la **tuberculose pulmonaire**, dans laquelle Malgat à Nice,
Morin à Leysin et d'autres ont noté son action : les formes torpides
surtout sont favorablement influencées, même alors que les lésions
sont prononcées. « Dans ces plaies mortes du poumon, comparables
de par leur torpidité aux plaies tuberculeuses chirurgicales, l'action
du soleil est très remarquable » (Morin). La technique de la cure a été

fixée par Malgat, qui a montré la distinction à faire entre deux
ordres de bain de soleil : on doit parler de *bain chaud de soleil*,
lorsque le malade est exposé nu aux rayons solaires, le thermomètre
marquant au soleil et à l'abri du vent une température supérieure
à celle du corps. Si le thermomètre indique au contraire une température inférieure à celle du corps, on donne un *bain froid de soleil*
dangereux, selon lui, pour les bacillaires pulmonaires. La technique
de la cure de M. Malgat est différente de celle pratiquée à Leysin :
la séance d'insolation doit être limitée à quinze à vingt minutes au
plus, portant surtout sur la région postérieure du tronc, la région
antérieure étant insolée, non directement à cause de certains
inconvénients possibles sur le cœur, mais indirectement à l'aide
d'un miroir d'argent. La cure solaire pousse à la sclérose des foyers
de tuberculose pulmonaire, en même temps qu'à la dureté des
artères ; elle entraîne pour la tuberculose pulmonaire, comme pour
les autres localisations, une pigmentation marquée.

Sans doute il s'agit là d'une méthode encore à l'étude et qui
malheureusement ne peut être que mal employée dans les sanatoriums de nos climats urbains; mais les résultats qu'elle a donnés dans
les climats de haute montagne, comme Leysin, et dans les climats marins, comme ceux de la Méditerranée ou comme Berck : semblent bien
indiquer que l'héliothérapie est une des meilleures ressources thérapeutiques dont nous disposons actuellement contre la tuberculose.
Il faut au surplus se rappeler qu'elle peut être mise en œuvre partout
où l'on peut profiter de la chaleur solaire et atteindre par elle 30°;
les résultats obtenus par Bardenhauer à Cologne, ceux que nous
citons plus haut des médecins de Lyon, montrent que le bain de
soleil doit être employé partout où on peut s'en servir, même sans
chercher des conditions climatériques exceptionnelles.

III. — ALIMENTATION.

La cure alimentaire des tuberculeux est à l'ordre du jour depuis
que le dogme de la suralimentation, si longtemps admis à peu près
unanimement, a été fortement battu en brèche. Trop souvent, en
effet, on a confondu suralimentation et alimentation forcée. Ménager
le tube digestif est au contraire une condition fondamentale. Ce
n'est pas au moment où l'on évite le surmenage physique et moral
qu'il faut soumettre à un véritable surmenage le tube digestif.
C'est l'alimentation intensive sous un petit volume qu'il faut rechercher, en la proportionnant aux capacités digestives du malade et
sans oublier une trop rapide augmentation du poids.

Il n'en est pas moins vrai qu'il faut souvent donner aux tuberculeux une alimentation plus considérable qu'à un sujet normal. D'après M. Laufer, alors qu'un adulte sain a besoin, comme ration d'entretien, de 36 à 39 calories par kilogramme de poids, s'il marche un peu, au tuberculeux il faut environ 45 calories par kilogramme, non seulement pour arriver à l'équilibre azoté, mais encore pour épargner une certaine quantité d'azote. Un tuberculeux a en somme besoin d'un tiers en plus de la ration alimentaire pour couvrir ses besoins. Mais ce n'est là qu'un chiffre approximatif et quelque peu théorique.

L'alimentation doit être réglée avec soin et progressivement augmentée selon les besoins de chaque malade et en surveillant constamment les digestions. Ce n'est pas en effet ce qu'on mange qui profite à la cure, c'est ce qu'on digère facilement et ce qu'on assimile fortement (Grancher). Il faut, au surplus, tenir grand compte dans les fixations du régime alimentaire du poids du sujet : s'il reste de poids normal, il faut surtout maintenir son poids. S'il engraisse ou est obèse (et c'est le cas de nombre de tuberculeux), il y a souvent lieu de le faire maigrir ; si enfin il maigrit ou est amaigri, il faut le suralimenter, mais en lui donnant l'*alimentation supplémentaire raisonnée* (Rénon) qui lui est nécessaire et en évitant les méfaits de la suralimentation systématique ou indéfinie.

Parmi les aliments destinés à assurer ainsi, outre la ration d'entretien, la ration de guérison, les **aliments azotés** doivent occuper la première place. Les expérimentateurs sont sur ce point d'accord avec les cliniciens. MM. Lannelongue, Achard et Gaillard notamment ont montré que des cobayes nourris avec un régime de gluten résistaient infiniment plus longtemps à la tuberculose que des cobayes mis au régime du beurre ou au régime du sucre ; le beurre surtout a semblé précipiter l'évolution de la tuberculose.

L'alimentation azotée est donc nettement indiquée dans les diverses formes de tuberculose et se donne sous forme de viande, de volaille, de poisson, d'œufs, de lait. Les viandes rouges et rôties sont considérées comme les meilleures, mais il ne faut pas en faire un usage excessif.

La **viande crue** a été, à la suite de Fuster (de Montpellier), préconisée dans toutes les formes de tuberculose. Elle a eu une nouvelle vogue à la suite des recherches expérimentales de Richet et Héricourt. Selon eux, alors que le régime de la viande cuite a expérimentalement une influence néfaste, celui de la viande crue ou du plasma musculaire a une action retardante certaine sur le développement de la tuberculose (*zomothérapie*). La viande crue doit être prise d'abord par petites quantités de 20 à 30 grammes ;

puis la dose est progressivement portée à 100, 200 grammes et plus par vingt-quatre heures.

La viande de bœuf, préférable à celle de mouton ou celle de cheval, est râpée, pilée et tamisée, prise en boulettes dans du sucre ou du sel ou délayée dans du bouillon. Ainsi employée, elle est souvent admirablement tolérée ; pourtant elle occasionne d'autres fois des accidents digestifs, et il est bon alors d'en cesser ou d'en diminuer l'usage. Récemment Ferrier, pour des raisons que nous développerons plus loin, à propos de la cure de récalcification, en a limité l'emploi. Dans certains cas, on se trouve bien de masquer le goût de la viande crue en l'enrobant dans de la gelée de fruit (conserve de Damas), ou en faisant des marmelades, des entremets, des tartelettes, etc. La poudre de viande, les jus de viande, les thés de viande, les préparations pharmaceutiques à base de viande crue ou de plasma musculaire lui sont parfois préférés, mais il ne semble pas qu'ils aient sur elle une supériorité nette et soient mieux tolérés par l'intestin.

Les **œufs** à la dose de trois, quatre ou six par jour, sont ordinairement très bien digérés, mais il est inutile et il serait souvent nuisible d'en porter la dose à huit et dix par jour, comme le font certains médecins, et surtout d'en prolonger l'emploi.

Les **poissons** et surtout les œufs et la *laitance de poissons* (Galippe) peuvent être un aliment fort nutritif. Le *lait* est un adjuvant utile de l'alimentation, mais ne doit pas en être la base, en raison de son faible pouvoir nutritif et de la constipation ou des troubles digestifs qu'il amène parfois. Le *kéfir* et le *yogourth* peuvent être ordonnés.

Le **pain** est un bon aliment, surtout la croûte bien cuite, mais il ne faut pas en abuser.

Les **légumes** peuvent rendre de grands services pour augmenter la ration azotée, quand la viande est mal tolérée. Les décoctions de céréales, les pois, les lentilles, le riz peuvent faire utilement partie du régime des tuberculeux.

Le régime doit être **riche en graisses** faciles à digérer. Les matières grasses sont fournies en grande partie par le lait, les laitages, la crème, le beurre, le gras de jambon, les jaunes d'œufs, les sardines à l'huile, etc. A cette question se rattache celle de l'**huile de foie de morue**, souvent employée comme aliment gras. Donnée volontiers dans les tuberculoses infantiles et extrapulmonaires, donnée aussi dans la plupart des localisations tuberculeuses de l'adulte, elle doit, pour agir, être prise à d'assez fortes doses (quatre et six cuillerées à soupe par jour), auxquelles on arrive progressivement. Souvent mal tolérée au début, elle est en général bien supportée avec de la persévérance. Il faut ordinairement la faire boire très froide et varier le moment de l'ingestion suivant les malades : on peut masquer au surplus le goût de l'huile par divers artifices ailleurs exposés, et il en existe actuellement diverses formes pharmaceutiques plus acceptables et aussi plus efficaces que la vieille huile de foie de morue d'antan. Elle représente au surplus une véritable opothérapie qu'on aurait tort de négliger.

La glycérine a été substituée à l'huile et peut, à la dose de 40 grammes par jour, avoir son utilité.

Les **substances hydrocarbonées** entrent également dans l'alimentation des tuberculeux sous forme de pains, de légumes secs réduits en purée, de pommes de terre, de pâtes alimentaires. Le sucre peut être utilement joint à l'alimentation.

Les légumes verts, peu nourrissants, doivent néanmoins faire partie du régime des tuberculeux : outre qu'ils sont utiles pour le fonctionnement du gros intestin, ils apportent une grande quantité de sels minéraux.

Les **fruits** de même peuvent être conseillés avec avantage, qu'il s'agisse de fruits cuits sucrés ou de beaux fruits bien mûrs qui peuvent contribuer à varier utilement les repas.

Parmi les **boissons**, en dehors du lait, la bière et les boissons maltées peuvent être prescrites avec avantage. Le jus de raisin frais ou stérilisé constitue quelquefois une boisson très reconstituante ; on peut encore conseiller une eau bicarbonatée calcique (eau de Pougues, par exemple) ou des tisanes et surtout des décoctions de céréales. Quant à l'alcool, on a bien exagéré jadis son utilité, et il doit être écarté en principe de l'alimentation du tuberculeux, auquel il n'apporte que « l'illusion momentanée de la force » : il doit être réservé pour certaines périodes d'inappétence, de dégoût même, où l'alimentation doit être temporairement suspendue ; alors un peu d'alcool, donné d'heure en heure, peut soutenir l'économie. D'ailleurs, sous forme de vin rouge dilué, l'alcool n'est pas trop nocif, et on peut ne pas priver le malade de son usage.

Les repas composés des aliments que nous venons d'énumérer doivent être pris variés, la nécessité d'une alimentation variée étant primordiale dans la cure antituberculeuse. Les aliments seront pris salés, avec modération sans doute, mais sans trop redouter l'hyperchloruration, la facilité avec laquelle le tuberculeux retient le chlorure étant surtout le fait de la pauvreté de ses tissus en sel.

Dans ces dernières années, Ferrier a beaucoup insisté sur l'utilité d'éviter chez les tuberculeux toute alimentation acide, afin de faciliter la récalcification ; il écarte également les aliments gras, les fritures, l'huile, remplace le vin et les liqueurs par des eaux alcalines. Les résultats du régime qu'il conseille semblent favorables, mais ne doivent pas faire oublier la nécessité d'une nourriture abondante et variée (1).

Nous ne pouvons pas insister ici sur la manière d'instituer suivant les cas les régimes, laquelle a été ailleurs longuement exposée, notamment dans le livre de M. Marcel Labbé sur les *Régimes alimentaires*.

IV. — SOINS DIVERS.   HYGIÈNE CORPORELLE.

Sans insister ici sur nombre de prescriptions visant la cure des divers tuberculeux et variant avec la localisation de leur affection, nous rappellerons la nécessité des soins de la peau, de **frictions** sèches à l'alcool, des **lotions** humides, des douches chaudes, voir même des bains généraux pouvant avoir leur utilité. En revanche, douche froide et moyens hydrothérapiques énergiques doivent être rejetés comme nuisibles. Le **massage** ne peut de même guère être recommandé dans la plupart des formes de tuberculose.

Si la **gymnastique respiratoire** a ses dangers; il peut être utile d'apprendre aux tuberculeux à respirer profondément et lentement et à faire ainsi souvent dix à douze respirations méthodiques consécutives. Il en est ainsi surtout chez ceux qui, porteurs de tuberculose

(1) Voici, au surplus, le détail de ce *régime de récalcification*, assez discuté récemment pour que nous croyons utile de le reproduire :

Hygiène alimentaire. — Régularité des repas ; ration quotidienne suffisante, sans suralimentation. Manger trois fois par jour et laisser un espace de *cinq* heures entre le petit déjeuner et le déjeuner et un espace de *sept* heures entre le déjeuner et le dîner. Ne rien manger à quatre heures.

Régime alimentaire. — *Potages* épais, *laitage, œufs, crème* au lait et aux œufs.

Poissons bouillis (sauf les poissons gras).

Viandes rôties ou bouillies, rognons, ris de veau, sans sauce. Viande crue (100 grammes par jour en deux fois) délayée dans du bouillon dégraissé. Viande de cheval ou de mouton. Jambon maigre.

Légumes en purée (pommes de terre, carottes, haricots, pois cassés) ; pâtes, nouilles, macaroni ; farineux sous toutes les formes.

Fromages frais (le gruyère en petite quantité).

Pain grillé ou très cuit (la croûte seulement) : 200 grammes par jour.

Entremets, confitures.

Fruits cuits. Figues sèches, noix, noisettes, bananes, marrons.

Boissons : Eaux bicarbonatées calciques (eau de Pougues, Saint-Léger, eau de Saint-Galmier) : un verre une heure *avant* le repas et un verre et demi au maximum *pendant* le repas. (Déboucher les bouteilles au préalable pour laisser échapper l'acide carbonique libre.)

Aliments défendus : aliments gras, graisses : friture, beurre en excès, bouillon gras, huile, salades ; vinaigre, oseille, cornichons, tomates, citrons, oranges, et tous aliments et fruits acides.

Supprimer comme boissons : le vin, la bière, le cidre, le poiré et tous les liquides alcooliques.

extrapulmonaire, peuvent utilement bénéficier de tous les exercices qui amplifient leur respiration, les rendent moins aptes à tuberculiser secondairement leurs poumons.

Les **vêtements** doivent être chauds et non lourds. Le tuberculeux, quelle que soit la localisation de l'infection, se trouve bien de porter de la flanelle ou tout au moins un tissu absorbant analogue, avoir des caleçons et des bas de laine, éviter l'été les vêtements trop légers. La nuit, il doit d'autant plus savoir se couvrir qu'il reste la fenêtre ouverte.

Nous avons dit plus haut la nécessité d'avoir une **chambre** bien exposée et bien chauffée. Elle doit, en outre, être simplement meublée et facile à nettoyer.

La médication hygiénique ainsi réglée peut être partout mise en œuvre ; mais il faut que le malade puisse et veuille la suivre. Si elle est souvent possible à instituer lorsque la tuberculose pulmonaire est évidente, elle l'est beaucoup moins lorsque celle-ci est à peine ébauchée, et par suite difficile à révéler à certains sujets, ou lorsque d'autres localisations osseuses, articulaires ou ganglionnaires, semblent évoluer naturellement vers la curabilité. On doit toutefois essayer toujours de l'instituer méthodiquement, tout en conciliant ses exigences avec celles de la vie du malade dans la mesure du possible. C'est seulement en effet autant que repos, aération et alimentation sont bien assurés que la plupart des médications donnent des résultats.

MÉDICATIONS DIRECTES DU FOYER TUBERCULEUX.

Dans nombre de tuberculoses dites locales, l'ablation du foyer tuberculeux semble la thérapeutique la meilleure ; dans d'autres, on peut viser à la modifier chirurgicalement ou médicalement sans l'enlever.

I. — ABLATION CHIRURGICALE DES LÉSIONS TUBERCULEUSES.

L'excision des ganglions tuberculeux, la résection de tumeurs blanches, l'ablation de reins ou de testicules, d'ovaires tuberculeux, ont été souvent pratiquées, et des guérisons complètes sont venues maintes fois attester la légitimité de semblable conduite. On a même été jusqu'à faire la pneumectomie d'un sommet tuberculeux, mais les cas de Tuffier et Stretton, si intéressants qu'ils soient, ne sont pas suffisants pour légitimer une telle intervention.

En revanche, il n'est pas douteux que la tuberculose rénale est au contraire justiciable d'une intervention radicale précoce, et on ne compte plus actuellement les cas où l'ablation d'un rein criblé de tubercules a été suivie de guérison au moins apparente, se maintenant actuellement depuis plusieurs années. Ceci est d'autant plus digne de remarque que la tuberculose rénale n'est pas primitive au sens anatomique du mot, accompagnée souvent de tuberculose pulmonaire latente, de tuberculose vésicale en évolution. Or la guérison des lésions tuberculeuses associées après l'opération est la règle. Avec Albarran, il faut donc conclure à la légitimité de la néphrectomie précoce dans la tuberculose rénale, pour peu que celle-ci soit unilatérale ; d'où l'importance de son diagnostic rapide. Il faut admettre d'une manière plus générale que l'intervention chirurgicale est indiquée dans nombre de lésions tuberculeuses si les lésions pulmonaires sont nulles ou insignifiantes et si l'ablation de l'organe peut se faire sans trop de dégâts.

C'est ainsi que l'on est parfois amené à enlever des ovaires et des trompes tuberculeuses, que les tuberculomes du cæcum sont justiciables également de l'ablation, que l'on est quelquefois autorisé à enlever des testicules tuberculeux. Toutefois, ici déjà, on tend actuellement à restreindre les indications de la castration et à se contenter souvent de l'ablation partielle de l'épididyme ; parfois, d'ailleurs, le traitement médical suffit à amener la rétrocession des lésions.

De même, si souvent encore on enlève des ganglions tuberculeux du cou, si on résèque, chez l'adulte du moins, une tumeur blanche articulaire, on cherche de plus en plus à faire ici de la chirurgie conservatrice et à agir de façon à conserver l'organe atteint ou l'articulation touchée.

Lors de *tuberculose cutanée*, si la chirurgie radicale s'impose quand il y a tubercule anatomique ou tuberculose verruqueuse, elle n'est plus indiquée en présence d'un lupus, dans lequel on tend de plus en plus à substituer la photothérapie aux méthodes sanglantes.

Si donc la chirurgie peut actuellement s'exercer sur un nombre de foyers de tuberculose viscérale ou périphérique, pour peu qu'ils soient localisés ou accessibles, mieux vaut souvent chercher à agir à la fois par un traitement local et un traitement général. La tuberculose rénale elle-même, que nous citions comme l'une des indications les plus précises de l'ablation chirurgicale, semble actuellement justiciable parfois d'un traitement médical efficace (Castaigne, Teissier et Arloing).

II. — TRAITEMENT CHIRURGICAL CONSERVATEUR DES FOYERS TUBERCULEUX.

Ce traitement peut, sans doute, se borner à immobiliser les foyers malades, et c'est ainsi qu'on traite les coxalgies et les tumeurs blanches au début. Mais plus souvent il peut et doit agir directement sur le foyer.

La lésion est-elle suppurée et fistuleuse, qu'il s'agisse de tuberculose ganglionnaire ou articulaire, l'ouverture plus large, le *grattage* méthodique, aidé ou non d'attouchement au chlorure de zinc, permettent de modifier heureusement l'évolution des lésions locales et de les rendre plus sensibles à l'action du traitement général, de l'héliothérapie, d'autres méthodes encore. C'est de même ce grattage qui peut être indiqué lors de tuberculose verruqueuse étendue de la peau, dans certains lupus exubérants et infectés, dans certaines gommes tuberculeuses.

Lorsqu'il s'agit de tuberculoses fermées ; ganglions suppurés, mais non ouverts à l'extérieur, abcès par congestion, tumeurs blanches, on peut chercher à agir en évacuant les foyers suppurés par ponctions et en pratiquant ensuite des *injections modificatrices*. C'est la base de la technique classique des injections à l'éther iodoformé ou au naphtol camphré si souvent employés, le second ayant toutefois été abandonné à la suite des accidents qui ont suivi son injection. C'est la base aussi des *injections intra-articulaires* qui, depuis Luton (de Reims), ont été maintes fois conseillées et remises en honneur récemment par Calot d'une part, Lannelongue de l'autre. L'huile créosotée iodoformée, le naphtol camphré mélangé à la glycérine, l'éther iodoformé ont été employés, et les chirurgiens se sont appliqués à en fixer les indications. Calot insiste sur ce fait que certains liquides, comme l'huile créosotée iodoformée, sclérosent les fongosités, alors que d'autres, comme le naphtol camphré, les ramollissent et les liquéfient ; aussi celui-ci est-il indiqué, selon lui, dans les cas où la tumeur blanche, ne s'accompagnant pas d'épanchement, doit être ramollie pour permettre l'expulsion du foyer tuberculeux par ponctions successives. L'éther iodoformé est au contraire indiqué dans les tumeurs blanches à épanchement séreux ou purulent. Mais la technique de l'un et de l'autre est soumise à des règles très précises, sur lesquelles nous ne pouvons nous appesentir ici et qui sont longuement exposées dans les traités spéciaux.

La **méthode sclérogène de Lannelongue** a eu son heure de vogue ; les *injections interstitielles de chlorure de zinc* qu'il a conseillées, si elles n'ont pas répondu aux espoirs du début, sont encore parfois employées autour de certains foyers osseux ou articulaires, afin de créer une ceinture scléreuse qui limite l'extension de la tuberculose et permette à une opération chirurgicale secondaire de mieux s'effectuer.

Grâce à ces méthodes, l'action du chirurgien contre les lésions

Thérap. des mal. infect.   27

tuberculeuses est actuellement volontiers conservatrice. Contre les abcès par congestion, par exemple, on s'abstient le plus longtemps possible, à Berck et dans les hôpitaux marins, de toute intervention chirurgicale ; puis on agit par des injections modificatrices beaucoup plus que par des incisions.

D'autres méthodes sont venues permettre d'agir également d'une manière conservatrice sur certains foyers de tuberculose. C'est ainsi que la tuberculose du péritoine est justiciable de la laparotomie, mais celle-ci se borne le plus souvent à une incision, suivie ou non de la libération de quelques adhérences, de lavages à l'eau bouillie. Dans les cas où cette laparotomie n'est pas possible, la ponction simple, suivie ou non d'injection de naphtol camphré (Rendu), de solutions diverses et plus simplement encore d'air stérilisé, paraît agir efficacement. Et c'est un principe analogue qui a dicté l'emploi dans le traitement de la tuberculose pleurale d'injections d'air stérilisé réalisant un pneumothorax favorable. Allant plus loin encore dans cette voie, on a conseillé dans la tuberculose pulmonaire le pneumothorax artificiel (*méthode de Forlanini*), dont la technique et les indications sont discutées avec détails dans l'article de M. Küss auquel nous ne pouvons que renvoyer.

De l'action chirurgicale conservatrice il faut encore rapprocher celle qui s'exerce sur certaines tuberculoses cutanées par les *scarifications sanglantes* ou les *scarifications ignées* dans le traitement du lupus par exemple ; mais il existe actuellement d'autres moyens d'agir sur de tels foyers : ce sont les agents physiques.

III. — TRAITEMENT DIRECT PAR LES AGENTS PHYSIQUES.

Il est certaines formes de tuberculose périphérique plus particulièrement accessibles à un traitement direct. Les tuberculoses cutanées et notamment le lupus ont été longtemps justiciables des scarifications et de la galvanocautérisation ; mais actuellement on tend à leur substituer des méthodes de physiothérapie plus modernes. La photothérapie, la radiothérapie, la radiumthérapie ont été préconisées dans nombre de cas de tuberculose périphérique.

1° **Photothérapie.** — La méthode de Finsen est aujourd'hui le traitement le plus sérieux, le plus solide et le plus sûr de la plupart des lupus inextirpables. Elle ne reconnaît d'autre contre-indication que la disposition de certaines régions où son application devient impossible (Audry).

Réalisée à l'aide de la lumière fournie par l'arc électrique, elle est à rapprocher de l'héliothérapie, dont nous avons ailleurs parlé.

Pratiquement elle est mise en œuvre à l'aide de divers appareils sur lesquels nous ne pouvons insister et donne d'excellents résultats, à condition que les rayons ultra-violets, dont on recherche l'action, soient employés méthodiquement pendant de nombreuses séances il en faut en moyenne soixante à quatre-vingts, et souvent davantage).

Il faut associer la photothérapie aux autres procédés dans la mesure où ceux-ci peuvent réduire le lupus, enlevant ce qui est extirpable, détruisant au thermocautère les petits nodules disséminés, etc. C'est, dit Audry, une méthode difficile, longue, coûteuse, mais elle s'impose parce qu'elle est sûre et qu'elle seule peut venir à bout d'un grand nombre de cas. Elle se précise d'ailleurs chaque jour, et récemment Nogier (1) montrait bien comment l'action des rayons ultra-violets ordinaires et moyens, obtenus à l'aide de la lampe de Kromayer, était efficace sur le lupus tuberculeux, le lupus tuberculeux verruqueux, le lupus érythémateux, à condition que les applications soient longues et la compression (réalisant l'ischémie des tissus) parfaite.

2° **Radiothérapie.** — Dès 1896, Schiff (de Vienne) employait les rayons X contre le lupus. Depuis il a été démontré que la radiothérapie pouvait rendre de grands services contre certains lupus ulcérés, tuméfiés, voire même éléphantiasiques; qu'en revanche elle échouait contre de petits lupus plans non ulcéreux. Elle fait, a-t-on dit, le gros ouvrage, mais il appartient à d'autres agents, à la photothérapie, au thermocautère ou au galvanocautère bien manié, de parachever son œuvre : au surplus, on est mal fixé sur l'action des rayons X, qui semblent moins antibacillaires que destructeurs des cellules géantes bacillifères.

La radiothérapie semble surtout utile contre la *tuberculose ganglionnaire* isolée ou généralisée. Kienböck, dans un travail récent, a étudié son action dans les *lymphomes tuberculeux simples* non suppurés à évolution subaiguë ou chronique, si fréquemment observés à la région cervicale, et montre son efficacité à peu près constante, que j'ai pu vérifier ces dernières années dans plusieurs cas. Quand les ganglions présentent déjà des foyers de ramollissement ou de suppuration, la radiothérapie peut en hâter la résorption ou au contraire elle favorise la formation de la collection purulente, qu'il faut aussitôt inciser, mais, dans les deux cas, elle semble efficace, de même qu'elle peut agir favorablement sur certains lymphomes tuberculeux abcédés et fistulisés.

Dans la *lymphomatose tuberculeuse généralisée* ou *pseudo-leucémie*

____

(1) Nogier, Les rayons ultra-violets (*Paris méd.*, 4 févr. 1911).

tuberculeuse, la radiothérapie réduit à de petits noyaux perceptibles seulement au palper les paquets ganglionnaires même volumineux du cou, des aisselles et des aines. Ici encore j'ai pu personnellement me rendre compte de cette action, mais son efficacité, quoique réelle, est plus lente et moins complète contre les masses ganglionnaires situées à l'intérieur du thorax et de l'abdomen. Et elle ne peut amener le plus souvent qu'une guérison apparente, suivie de récidives, contre lesquelles elle se trouve finalement désarmée. La radiothérapie semble agir dans de tels cas moins en supprimant les bacilles tuberculeux qu'en détruisant cellule par cellule le tissu lymphoïde qui leur sert de milieu nutritif.

Si imparfaite que soit son action, M. Béclère estime que la radiothérapie agit mieux que la plupart des autres méthodes, chirurgicales ou médicales, de traitement des ganglions tuberculeux. Elle évite souvent une intervention sanglante et prévient les récidives.

La tuberculose osseuse et la tuberculose articulaire, surtout lorsqu'il s'agit de lésions des extrémités atteignant des os superficiels, retirent également un grand bénéfice de la radiothérapie : des observations probantes de Freund l'établissent ; toutefois il y a lieu de recommander une grande prudence dans l'application de cette méthode, au moins chez les enfants, car les rayons X, qui, dans les fractures expérimentales, ont pu retarder la formation du cal (Cluzet), ont ou peuvent avoir une action atrophiante sur les cartilages de conjugaison.

3° **Radiumthérapie.** — La radiumthérapie n'a encore été que fort peu appliquée aux lésions tuberculeuses.

Elle paraît susceptible d'agir sur les lésions superficielles en faisant disparaître les phénomènes inflammatoires qui les accompagnent (Dominici et Chéron).

Elle modifie heureusement les plaques de lupus vulgaire de petit diamètre et aide à leur régression. Mais il ne semble pas que les injections sous-cutanées de sulfate de radium aient produit sur les faits de tuberculose où ils ont été employés d'effets bien nets (Rénon et Marre). Il s'agit là au surplus de recherches encore en cours d'exécution.

4° *Électricité et courants de haute fréquence.* — La galvanocautérisation est constamment employée dans le traitement du lupus vulgaire ; mais surtout il semble que les courants de haute fréquence soient susceptibles d'exercer une action curative marquée sur le lupus érythémateux, contre lequel ils constituent souvent la médication de choix. On a recommandé également les courants de haute fréquence contre certaines tuberculoses osseuses, articulaires, testiculaires (Bonnefoy). Doumer a même rapporté plusieurs cas de tuberculose pulmonaire améliorés par la haute fréquence. Mais ces essais sont trop peu nombreux pour justifier une conclusion précise.

Nous n'ajoutons pas ici l'**héliothérapie**, dont nous avons déjà parlé, mais on voit que la physiothérapie offre des ressources importantes dans la thérapeutique de la tuberculose et que le médecin aurait tort de les négliger.

TRAITEMENT MÉDICAMENTEUX.

S'il fallait énumérer ici toute la série des médicaments proposés contre les diverses manifestations de la tuberculose, ce chapitre s'étendrait dans des proportions insolites, sans bénéfice pour le lecteur. Il nous faut nous borner en rappelant tout d'abord que, si tous les médicaments ne sont pas funestes aux tuberculeux, loin de là, du moins, « toute médication intensive et prolongée devient rapidement chez eux un empoisonnement ». Aussi doit-on toujours agir avec prudence, varier les médications et se rappeler que c'est moins en agissant contre le bacille par une médication antiseptique, quelle qu'elle soit, qu'en cherchant à reconstituer l'organisme et à stimuler sa force de résistance qu'on peut arriver à un résultat utile. La notion, que nous avons rappelée au début de ces pages, d'un traitement biologique, — sérothérapie ou tuberculinothérapie, — celle des bienfaits de la cure hygiénique ont restreint considérablement le rôle de la cure médicamenteuse. Encore a-t-elle souvent à intervenir, et le médecin doit-il avoir présentes à l'esprit les ressources dont il peut disposer.

I. — MÉDICATION ANTIBACILLAIRE.

Parmi les nombreux agents dont l'efficacité expérimentale et thérapeutique contre le bacille de Koch a été soutenue, un seul a résisté, et très imparfaitement encore, à l'épreuve du temps : la créosote et ses dérivés.

1° *Créosote*. — Remise en honneur par Bouchard et Gimbert en 1877, elle a été largement employée comme « le moins mauvais des antiseptiques dans la tuberculose ».

Mais, après en avoir multiplié les indications, on en a vite aperçu les nombreuses contre-indications. Il est reconnu actuellement qu'elle n'a pas d'action spécifique sur la tuberculose et agit surtout sur l'élément catarrhal surajouté à la phtisie pulmonaire ; aussi est-elle indiquée dans les formes torpides de celle-ci, lorsqu'elles s'accompagnent de catarrhe bronchique et de bronchorrhée abondante ; elle est beaucoup moins utile dans les localisations extrapulmonaires de la tuberculose ; elle a été toutefois recommandée dans certaines formes de tuberculose urinaire. Elle ne doit pas être administrée aux fébricitants, aux dyspeptiques, aux tuberculeux éréthiques avec tachycardie, tendance aux congestions, hémoptysies.

Elle a été tour à tour administrée par la bouche, en lavements, en inhalations, en injections sous-cutanées.

Par la bouche, c'est l'huile de foie de morue créosotée (10 grammes pour 1 litre, deux à quatre verres à liqueur par jour) ou le vin créosoté que l'on emploie, plus rarement des cachets ou des pilules.

En lavements on emploie une à deux fois par jour les suivants :

℞ Créosote pure.......................... 16 grammes.
 Huile d'amandes douces............... 250   —

A prendre à la dose d'une cuillerée à bouche émulsionnée avec un jaune d'œuf dans une tasse de lait tiède à 38°. Le lavement est pris de préférence le soir.

Des suppositoires créosotés sont parfois usités.

Les injections sous-cutanées d'huile créosotée à un quinzième, un moment très en vogue, à la suite des travaux de Gimbert et de Burlureaux, sont à peu près abandonnés, de même que les inhalations créosotées (Tapret).

Les urines noires, les phénomènes d'excitation cérébrale, les sueurs excessives, l'état soporeux, la petitesse du pouls traduisent à des degrés divers l'intoxication et commandent la cessation du médicament.

La dose totale de créosote à faire absorber au malade en vingt-quatre heures varie selon sa tolérance ; par la bouche, il convient de ne pas dépasser 2 à 3 grammes et de n'atteindre qu'exceptionnellement cette dose.

Parmi les dérivés de la créosote, le *carbonate de créosote*, le *phosphate de créosote* semblent, avec moins d'effets fâcheux sur le tube digestif, avoir la même efficacité.

2° **Gaïacol.** — Produit parfaitement défini, obtenu par Béhal et Choay, il est toujours identique à lui-même et, dénué de toute causticité, il n'expose pas à la gastrite médicamenteuse (Gilbert). On le prescrit à la dose de 25 à 60 centigrammes.

Il peut être ordonné en pilules ou sous forme de vin :

℞ Gaïacol cristallisé...................... 2^{gr},50
 Vin de grenache....................... 250 grammes.

Un verre à liqueur à la fin des deux principaux repas, chaque verre contenant 25 centigrammes (Gilbert).

Il peut être administré en lavements ou en suppositoires :

℞ Gaïacol cristallisé...................... 0gr,10 à 0gr,15
  Beurre de cacao................... .... 3 grammes.

Pour un suppositoire n° 20, deux à trois suppositoires, le soir avant le sommeil, de même le matin deux heures avant le lever.

Il a été usité enfin sous forme de gaïacol liquide en *badigeonnages*, dont on a vanté l'action antipyrétique. Mais celle-ci n'est qu'apparente, car, à l'action dépressive sur la température fait le plus souvent suite une hyperthermie réactionnelle ne laissant aucun bénéfice aux malades ; il offre, à une dose qui dépasse 1gr,50, de graves dangers. En revanche, on peut assez fréquemment l'employer, associé, dans la proportion du quart ou du cinquième, à la teinture d'iode, en application sur les sommets touchés.

Le *phosphate de gaïacol*, le *phosphite de gaïacol*, le *carbonate de gaïacol*, le *cacodylate de gaïacol* ont été également préconisés et peuvent être employés dans diverses formes de tuberculose torpide et surtout dans les tuberculoses pulmonaires avec manifestations catarrhales.

On se trouve surtout bien, dans de tels cas, de l'emploi du *thiocol* ou sulfogaïacolate de potasse, qui, très facilement absorbé, peu toxique, peu offensif pour les voies digestives, agit par le gaïacol qu'il renferme. Il s'emploie surtout par voie buccale en cachets de 25 à 50 centigrammes plusieurs fois répétés, ou encore sous forme de comprimés ou de sirop sans dépasser communément les doses de 2 à 3 grammes par jour associées ou non à l'opium.

Le gaïacol et ses dérivés n'ont, pas plus que la créosote, une action antibacillaire bien prouvée ; mais ils atténuent l'intensité du processus tuberculeux et favorisent la sclérose curatrice ; ils agissent surtout sur l'élément catarrhal quand il existe.

3° **Essences volatiles.** — L'essence de térébenthine, la terpine et le terpinol, l'essence de myrte, l'eucalyptol ont été conseillés par voie buccale en capsules, par voie sous-cutanée, en inhalations. Le thymol, l'huile camphrée (en injections sous-cutanées) ont été employés. La benzine et le benzoate de soude ont été recommandés, mais l'ingestion en est rapidement impossible à cause des troubles gastriques.

Le *baume de Pérou* en injections intraveineuses ou sous-cutanées, puis surtout l'*acide cinnamique*, son principe actif, ont été très préconisés par Landerer. Mais les résultats très brillants qu'il avait obtenus au début ne semblent guère avoir été confirmés par la suite.

Parmi ces diverses substances, s'il en est, comme l'huile camphrée, qui constituent surtout un excellent tonique, utile à employer en injections sous-cutanées à fortes doses (comme l'a conseillé Hamant) dans les tuberculoses consomptives, la plupart semblent devoir être réservées aux *inhalations* qui, soit lors de tuberculose laryngée, soit lors de tuberculose pulmonaire ouverte, paraissent avoir une action symptomatique favorable ; les *injections intratrachéales* d'huile aromatique semblent aussi pouvoir souvent, dans ces conditions, être employées avec avantage (Mendel).

Mentionnons ici l'*iodure d'allyle*, recommandé en inhalations par Albert Robin, qui, chez des phtisiques avancés, aurait amené non seulement l'amélioration des symptômes fonctionnels, mais la diminution des bacilles de Koch dans l'expectoration. Voici la formule qu'il conseille pour ces inhalations :

℞ Iodure d'allyle.......................... 1 à 4 grammes.
  Acide hydrofluorosilicique............. 2 à 6   —
  Goménol ou eucalyptol................. 10   —
  Décoction de lichen carraghéen....... Q. S. pour émulsionner.
  Eau bouillie.......................... Q. S. pour un litre.

F. S. A. — Émulsion pour inhalations.

4° **Poussières médicamenteuses.** — On a conseillé l'inhalation de poussières médicamenteuses, surtout dans la tuberculose pulmonaire, et on a utilisé dans ce but l'iodol, l'aristol, le gaïacol, les sels insolubles de chaux, etc. C. Billard a récemment préconisé les inhalations de *poussières de verdet* (sous-acétate de cuivre) dans la tuberculose pulmonaire, agissant, semble-t-il, par la production d'acide acétique naissant. Les résultats semblent encourageants (Rénon).

5° **Tanin.** — Préconisé par Woillez, remis en honneur par Raymond et Arthaud, il a été considéré comme spécifique. Il ne l'est nullement, mais semble bien doué, à dose suffisante, d'une action favorable manifeste, quelle que soit la localisation tuberculeuse. Malheureusement il fatigue souvent l'estomac. Il est prescrit en cachets associés au phosphate de chaux, que nous utilisons fréquemment, et qui sont bien tolérés, quand le tanin est pur.

℞ Tanin à l'alcool.................................... ⎰
  Phosphate bicalcique .... ⎱ āā 0ᵍʳ.40
Pour un cachet : deux à quatre cachets par jour.

ou encore sous forme de vin :

℞ Tanin à l'alcool....... .... 5 grammes.
  Glycérine................... 30   —
  Vin de Banyuls.... .... Q. S. pour 1 litre.

Un verre à bordeaux à chaque repas.

Les préparations iodo-tanniques sont également très usitées sous forme de vin ou de sirop, et leur emploi régulier dans les bacilloses torpides et l'ensemble des tuberculoses locales est nettement indiqué.

Le **tannigène** peut être utilement substitué au tanin lors d'intolérance ou de troubles intestinaux.

Rénon a récemment recommandé (à titre de reconstituant surtout) le *tannate de chaux*, à la dose de 25 à 50 centigrammes par jour.

6° *Iode et iodoforme.* — L'iode et ses composés, notamment l'*iodure de potassium*, ont été considérés comme des spécifiques de la tuberculose. S'ils agissent indiscutablement dans certaines formes de la tuberculose pulmonaire, et notamment la phtisie fibreuse, dans certaines formes de tuberculose chirurgicale et particulièrement certaines adénites tuberculeuses hypertrophiantes, les poussées congestives qu'ils peuvent déterminer rendent leur emploi très limité et nullement comparable à celui qu'on en fait dans certaines infections chroniques voisines, comme l'actinomycose, la syphilis et certaines mycoses (sporotrichoses).

C'est surtout sous la forme de préparations iodo-tanniques qu'il convient d'employer l'iode ; dans quelques rares cas, on se trouvera bien de certaines préparations d'iode organique, facilement supportées par l'estomac, et dont l'action est moins offensive que celle des iodures (peptones iodées).

L'*iodure de fer* est toutefois fort utile dans certaines tuberculoses ganglionnaires et ostéo-articulaires.

L'*iodoforme*, après un moment de vogue, est actuellement à peu près délaissé, à l'intérieur du moins, malgré les succès obtenus par Semmola ; mais nous avons dit combien l'éther iodoformé était encore efficace dans certaines tumeurs blanches et certains abcès froids en injections locales.

7° *Médications diverses.* — Le **soufre**, regardé un moment comme bacillicide, et employé sous forme de **lavements d'hydrogène sulfuré** par Bergeon, n'a pas eu l'action qu'espérait celui-ci, et les indications des eaux sulfureuses sont purement symptomatiques.

L'**acide phénique**, jadis préconisé soit en injections sous-cutanées, soit en inhalations, n'a pas donné de résultats dignes d'être retenus. Il en est de même de l'*acide fluorhydrique*, de l'*acide picrique*, de l'*acide cyanhydrique*, successivement préconisés en inhalations. L'*air ozonisé* en inhalations aurait donné à Labbé et Oudin des résultats satisfaisants, mais il est difficile d'attribuer à l'ozone une action antibacillaire nette, aux doses où on peut l'employer.

En somme, la médication antibacillaire dans la tuberculose ne comporte, à l'heure actuelle, aucun agent dont l'action soit nettement prouvée, et il semble bien que ceux dont l'efficacité est établie, comme la créosote et ses dérivés, comme le tanin, agissent plus comme stimulants de la nutrition et destructeurs des microbes associés que comme antibacillaires directs. Ils sont donc à rapprocher des agents de la médication reconstituante, auxquels on peut souvent les associer.

II. — MÉDICATION RECONSTITUANTE.

L'huile de foie de morue, la viande crue, constituent des agents reconstituants utiles et dont nous avons déjà parlé. On peut y joindre avec avantage la médication arsenicale et la médication phosphorée.

1° **Arsenic.** — Agissant sur la nutrition, développant l'appétit et par suite favorisant l'embonpoint, ralentissant la désassimilation, l'arsenic est un précieux agent dans la tuberculose et notamment dans toutes ses formes torpides pulmonaires ou extrapulmonaires. Il faut toutefois en surveiller l'emploi et se rappeler les inconvénients de la médication arsenicale lors d'atteinte préalable du foie (du fait surtout de l'alcoolisme antérieur) ou des reins, ou encore de troubles gastro-intestinaux.

Prescrit sous forme de **granules de Dioscoride** (dosés à 1 milligramme d'acide arsénieux à la dose de 3 à 6 granules par jour, parfois davantage), il se prend aussi sous la forme de **liqueur de Fowler** (VI à X gouttes par jour), souvent mal tolérée, ou sous la forme d'une solution telle que celle-ci :

♃ Arséniate de soude......................	0gr,06
Hypophosphite de soude...............	6 grammes.
Eau distillée........................	240 —
Une cuillerée à entremets à chaque repas.	(H. Barth.)

ou encore en granules :

♃ Arséniate de soude.................	āā 1 milligramme.
Sulfate de strychnine...............	
Sucre de lait.....................	0gr,05
Sirop de gomme...................	Q. S. p. une pilule.
Deux ou trois pilules par jour.	

Ces diverses préparations d'arsenic minéral ne doivent pas être continuées plus de trois semaines consécutives, et l'on peut se trouver bien de ne les employer que quelques jours par semaine.

L'eau de La Bourboule, contenant environ 13 milligrammes d'acide arsénieux par litre, est parfois très utile à employer à domicile ou à la station, notamment dans certaines formes de scrofulo-tuberculose de l'enfance.

Contre celles-ci également, Rousseau-Saint-Philippe a, à maintes reprises, insisté sur l'emploi du **triiodure d'arsenic**, dont l'efficacité semble réelle à doses modérées.

L'arséniate de vanadium, préconisé par voie hypodermique (à la dose de 2 milligrammes) *pro die*, et par voie digestive, est également doué de qualités reconstituantes utiles à rechercher (Deguy).

Mais surtout, depuis plusieurs années, à la suite des recherches d'Armand Gautier, on utilise volontiers les préparations d'*arsenic organique* : acide cacodylique et cacodylate de soude d'une part. acide méthylarsinique et méthylarsinate ou arrhénal d'autre part. **Le cacodylate de soude**, plus actif, ne doit pas être employé par la voie digestive (vu sa transformation facile en oxyde de cacodyle), mais par la voie sous-cutanée, en employant chaque jour soit un centimètre cube de la solution de Gautier :

$\tt 2\!\!\!\!\!\!/$ Cacodylate de soude pur................ $6^{gr},40$
   Alcool phéniqué.......................   X gouttes.
   Eau distillée et stérilisée................   100 cent. cubes.

à conserver dans un flacon de couleur bouché à l'émeri.

soit une des ampoules suivantes, souvent très toniques :

$\tt 2\!\!\!\!\!\!/$ Cacodylate de soude.................. $\Big\}$ $\overline{aa}$ $0^{gr},05$
   Glycérophosphate de soude.... .... $\Big)$
   Sulfate de strychnine............... ...   un milligramme.
   Eau phéniquée à 1 p. 500....... Q. S. p. 2 cent. cubes.

en une ampoule.
   Faire dix injections consécutives.   (L. Lereboullet.)

Quant au méthylarsinate (arrhénal), qu'il ne faut pas confondre avec le méthylarséniate de soude, très toxique, il peut, plus facilement que le cacodylate, être ingéré par voie buccale ; si donc on l'administre parfois en injections sous-cutanées, c'est surtout par voie gastrique qu'on l'emploie en granules titrés à 1 centigramme, en solutions titrées dont V gouttes correspondent à 1 centigramme de médicament. La posologie quotidienne en est de 3 à 5 centigrammes. C'est un médicament à peu près inoffensif, mais dont, comme pour le cacodylate, il faut surveiller l'emploi chez les tuberculeux dont l'intestin et le foie sont lésés et chez ceux atteints de formes éréthiques ou congestives ; chez ceux-ci, d'ailleurs, mieux vaut, selon nous, s'abstenir de toute préparation arsenicale. L'atoxyl, l'orpiment, l'hectine, employés récemment par Rénon, ne semblent pas ici supérieurs aux autres préparations arsenicales.

2° **Phosphore**. — Le phosphate de chaux est journellement prescrit comme permettant au tuberculeux de réparer ses pertes en phosphore et comme favorisant l'infiltration calcaire des tubercules et leur cicatrisation. Mais il est peu absorbable.

Aussi lui substitue-t-on souvent les solutions de lactophosphate de chaux, de chlorhydrophosphate de chaux, d'hypophosphite de chaux plus assimilables. Le lait phosphaté a été recommandé par Daremberg (lait d'une vache qui absorbe tous les jours 80 grammes de phosphate de chaux ou d'une chèvre qui en absorbe 30 grammes). Mais surtout l'on a, ces dernières années, préconisé un grand nombre de préparations phosphorées organiques. Les **glycérophosphates** ont d'abord été recommandés (en cachets de $0^{gr},25$ à $0^{gr},50$, en solutions, en injections hypodermiques). Puis sont venues les **lécithines**. qui, sous forme de granulés, de pilules ou d'huile lécithinée injectable, ont semblé donner des résultats heureux dans nombre de tuberculoses à allure lente et torpide (Gilbert et Fournier, Desgrez, Claude et A. Zaky): plus récemment, l'**acide anhydro-oxyméthylène diphosphorique** (Gilbert et Lippmann) a été préconisé (phytine) et semble un reconstituant énergique, sinon toujours, du moins souvent (cachets de $0^{gr},50$, une à deux fois par jour pendant dix jours). Les **décoctions de céréales** sont enfin un moyen facile d'administrer aux malades un phosphore organique. L'**acide phosphorique** a été recommandé dans les cas où l'état de l'estomac en permet l'emploi. Enfin un mode pratique et peu coûteux d'administration du phosphore organique est l'emploi de la **laitance de poissons** (Galippe). dont la teneur en phosphore est élevée (2,25 p. 100). Elle est toutefois difficile à conserver à l'état frais, mais on peut recourir à diverses préparations pharmaceutiques spécialisées.

3° **Fer**. — Absolument contre-indiqué dans la plupart des cas de tuberculose, il peut toutefois être employé utilement dans certaines tuberculoses locales et notamment dans les adénites scrofuleuses, surtout sous la forme d'iodure de fer en sirop ou en pilules.

4° **Chlorure de sodium**. — Nous avons dit ailleurs l'action du climat marin; elle ne semble pas due à la présence du chlorure de sodium, et celui-ci, contrairement à l'opinion d'Amédée Latour, n'est nullement un spécifique de la tuberculose. Certainement utile, employé avec modération, il ne constitue pas un médicament. Les injections de sérum artificiel et surtout celles d'eau de mer isotonique (Quinton) peuvent être rapprochées de la médication chlorurée, mais leurs indications sont loin d'être précisées. Si elles paraissent, dans certaines formes torpides et notamment dans certaines scrofulo-tuberculoses, susceptibles de donner d'excellents résultats, il faut redouter une réaction fébrile consécutive, et elles sont franchement nuisibles chez tous les tuberculeux chez lesquels l'état fébrile est permanent.

5° D'autres médications reconstituantes ont été préconisées, telles celles par l'*acide formique* et les *formiates* ; mais leur place semble restreinte dans la thérapeutique de la tuberculose aux cas où l'on recherche une action toni-musculaire.

Une place à part doit être faite à la cure de recalcification, ainsi qu'aux médications opothérapiques.

III. — CURE DE RECALCIFICATION.

Préconisée par Ferrier en 1905, appuyée par E. Sergent et Rénon, la cure consiste en la recalcification des bacillaires par l'absorption de sels insolubles de chaux.

Le régime doit avoir pour but : 1° d'éviter l'ingestion d'acides inorganiques ou organiques, sauf certains chlorures ;

2° D'introduire dans l'estomac la chaux nécessaire sous forme d'un mélange, à parties égales, de *carbonate de chaux* et de *phosphate tribasique de chaux* donné en prises de 0^{gr},40 à 2 grammes aux deux principaux repas, soit par exemple :

```
♃ Carbonate de chaux....  ....... ..........  0ᵍʳ,30
  Phosphate tricalcique........................  0ᵍʳ,50
  Chlorure de sodium..........................  0ᵍʳ,15
  Magnésie calcinée... ......................  0ᵍʳ,10
Pour un cachet.                          (Sergent).
```

ou encore :

```
♃ Carbonate de chaux..................  ) āā 0ʳ,50
  Phosphate tricalcique.................  )
  Fluorure de calcium.................  5 milligrammes.
Pour un cachet.                       (Rénon).
```

3° De supprimer les fermentations gastriques d'abord par l'absorption, trois quarts d'heure avant le repas, d'un verre d'eau bicarbonatée calcique (eau de Pougues), puis par la réglementation des repas selon les principes exposés plus haut.

On peut renforcer la cure par l'administration de chlorure de calcium en solution étendue et par l'association aux cachets calciques de l'adrénaline au millième (X à XV gouttes par jour) ou de l'opothérapie surrénale.

Facile à instituer, cette cure recalcifiante (qui doit être rapprochée de la *cure de reminéralisation* conseillée de longue date par Robin) semble donner, pourvu que le régime qui lui est associé ne

soit pas par trop sévère, des résultats vraiment satisfaisants et peut
être souvent recommandée. On doit toutefois ne la conseiller
qu'avec prudence chez les tuberculeux déjà âgés chez lesquels
l'hypertension artérielle est fréquente et chez lesquels l'ingestion
d'une grande quantité de sels de chaux pourrait être nuisible.

IV. — CURE OPOTHÉRAPIQUE.

De plus en plus la thérapeutique par les extraits d'organes entre
dans la pratique médicale (1). Dans la tuberculose, nombre de glandes
sont touchées directement ou indirectement par l'infection, et l'on a
pu incriminer l'insuffisance surrénale dans la production de l'hypotension artérielle, le déficit pancréatique dans la genèse de certains
troubles digestifs, l'altération du foie, celle de l'hypophyse dans
d'autres manifestations encore. Il était donc indiqué de recourir aux
diverses opothérapies à titre de médication symptomatique, ou
mieux à titre de médication antituberculeuse indirecte, aidant l'organisme à résister à l'infection. Les essais nombreux tentés, mis en
lumière récemment par Rénon, sont intéressants et encourageants.

Ce n'est pas que, selon nous, il faille s'arrêter à l'**opothérapie
pulmonaire**, utilisée souvent sans grands résultats, ni à l'**opothérapie thyroïdienne** ; malgré certaines recherches expérimentales
de Marbé, de Frugoni et Grixoni sur le rôle de la thyroïde dans la
défense contre l'infection, elle est trop dangereuse chez la plupart
des tuberculeux pour être utilement conseillée.

Plus intéressante est l'**opothérapie hépatique**, qui, à titre de
médication symptomatique contre les hémoptysies, a donné au
Pr Gilbert de beaux résultats, et qui a été récemment préconisée
par Triboulet dans la tuberculose des alcooliques avec lésions
hépatiques. Nous-même, à diverses reprises, avons été frappé de son
action réelle chez certains tuberculeux alcooliques, mais il nous
semble difficile de l'ériger en cure systématique. Lemoine et
Gérard ont, après avoir envisagé l'hypothèse d'une action antitoxique
du foie vis-à-vis des poisons tuberculeux, recommandé l'**opothérapie biliaire** sous forme d'un extrait de bile dissous dans l'éther
de pétrole (paratoxine), lequel, en injections intratrachéales ou en
injections sous-cutanées, aurait une action manifeste sur la tuberculose au premier et au second degré. Ils se basent sur l'action des
lipoïdes sur les poisons organiques. Calmette et Guérin ont

(1) Voy. P. CARNOT, Opothérapie, in *Bibliothèque de thérapeutique* GIL-
BERT et CARNOT.

remarqué, d'ailleurs, que le bacille tuberculeux humain se développe difficilement sur la bile de bœuf, et Lemoine et Gérard
ont apporté divers arguments expérimentaux à l'appui de leur
méthode. Celle-ci, à tout le moins inoffensive et parfaitement
tolérée, ne semble toutefois pas avoir la valeur d'un traitement spécifique de la tuberculose.

L'opothérapie surrénale est l'une des plus étudiées. Voici longtemps qu'on a signalé son efficacité, au moins relative, dans
certains cas de maladie d'Addison par tuberculose des surrénales.
Mais, même en dehors de tout syndrome addisonien, l'insuffisance
surrénale peut exister dans les diverses formes de tuberculose se traduisant notamment par l'hypotension artérielle. De plus on sait
actuellement que l'adrénaline favorise la calcification des tissus, et
elle semble donc pouvoir être indiquée dans la cure de recalcification de Ferrier, ainsi que le conseille Sergent. Aussi se trouve-t-on
souvent bien, surtout chez les jeunes sujets, d'ajouter à la cure
médicamenteuse une cure d'adrénaline (V à X gouttes de la solution
d'adrénaline au millième) pendant cinq à dix jours, suivis d'une
période de repos aussi longue. On peut aussi employer l'opothérapie surrénale (10 à 20 centigrammes d'extrait par jour.
Il faut toutefois s'abstenir de cette médication chez les tuberculeux
sujets aux hémoptysies, chez les gens âgés et disposés à l'hypertension.

L'opothérapie hypophysaire a été surtout recommandée par
Rénon et A. Delille, se basant d'une part sur les constatations anatomiques de Garnier et Thaon sur l'hypophyse des tuberculeux et des
phtisiques, d'autre part, sur l'existence fréquente chez eux de ce qu'ils
ont décrit un peu hypothétiquement sous le nom de *syndrome d'insuffisance hypophysaire* (abaissement de la tension artérielle, tachycardie, insomnie, fréquence des sudations, sensations de chaleur, etc.).

L'action de l'opothérapie hypophysaire sur la tension artérielle
et la diurèse, expérimentalement constatée par Magnus et Schæfer,
par Hallion, s'exerce dans les diverses formes de tuberculose.
Nous avons, comme Rénon et Delille, comme J. Parisot, observé
dans la tuberculose pulmonaire l'action favorable de cette médication sur la tension artérielle (10 à 20 centigrammes par jour) ; mais il
s'agit d'une médication purement symptomatique et nullement
antituberculeuse.

Bien que Wittgenstein ait récemment admis les propriétés anti-
tuberculeuses de l'extrait ovarien, en se basant sur des expériences
assez suggestives, **l'opothérapie ovarienne**, non plus que **l'opothérapie testiculaire**, ne sont actuellement entrées dans la pratique.

La zomothérapie de Héricourt et Richet n'est qu'une variété

d'**opothérapie musculaire** : nous avons dit combien peu elle avait répondu à l'espoir fondé sur elle par ses promoteurs.

Récemment Bayle (de Cannes) a insisté sur l'utilité de l'**opothérapie splénique** et en aurait obtenu de fort bons résultats dans la tuberculose pulmonaire et dans les tuberculoses locales sous forme de préparations extemporanées de pulpe splénique (100 grammes de rate fraîche de porc chaque jour), auxquelles on peut d'ailleurs substituer des extraits spléniques. Ce traitement facile et sans inconvénients peut être employé comme un adjuvant des autres traitements ; mais il serait prématuré de le considérer comme un traitement spécifique.

Signalons encore les essais récents d'**opothérapie pancréatique** de Leper et Esmonet, pour lesquels la pancréatinisation intensive aide, tout au moins expérimentalement, à l'arrêt dans l'évolution de la tuberculose.

Si nous ajoutons que l'opothérapie par la moelle osseuse, l'opothérapie sanguine, d'autres encore ont été essayées, la preuve aura été faite de l'utilité et de l'efficacité relatives des cures opothérapiques dans la tuberculose. Il y aurait d'ailleurs intérêt à les étudier encore pour en mieux fixer les indications.

MÉDICATIONS HYDROMINÉRALES.

Les cures hydrominérales n'ont sans doute aucune action directe sur le bacille de Koch. Mais elles peuvent souvent utilement modifier et fortifier le terrain ; elles ont aussi une action favorable sur les manifestations secondaires notées dans certaines formes de tuberculose, et notamment la tuberculose pulmonaire.

Comme l'ont remarqué Landouzy et Carnot, certaines cures ont une action *excitante* et *tonique* : d'autres ont avant tout une valeur surtout *sédative* et entre elles s'étagent toute une série d'intermédiaires. Leurs divisions, moins basées sur les qualités chimiques des eaux (arsenicales, sulfureuses, chlorurées sodiques, etc.) que sur la forme de la tuberculose à soigner, méritent d'être conservées.

1° Dans la cure des prétuberculeux, des bacillisables, à côté de la cure marine simple, de la cure d'altitude, les *stations chlorurées sodiques* fortes sont particulièrement utiles, surtout chez les nerveux, chez lesquels le voisinage de la mer est contre-indiqué. La Mouillière et Lons-le-Saulnier, Salins-Moutiers, Salies-du-Jura, Salies-de-Béarn peuvent être recommandés. Uriage, avec ses eaux à la fois sulfureuses et chlorurées, convient également.

Certaines stations arsenicales, comme La Bourboule, avec son altitude et son climat, sont particulièrement utiles aux petits scrofuleux et prétuberculeux.

2° Les tuberculeux, porteurs de lésions locales osseuses, articulaires, ganglionnaires, sont avant tout justiciables du *climat marin*, mais ils peuvent bénéficier de l'association des *eaux chlorurées*, comme à Briscous-Biarritz.

3° Les tuberculeux en évolution et notamment les tuberculeux pulmonaires ne peuvent utiliser les eaux qu'avec une grande prudence. S'il s'agit de tuberculoses molles, torpides, sans réaction, on pourra conseiller les cures stimulantes et notamment certaines **cures sulfureuses** de montagne.

Les *Eaux-Bonnes* (700 mètres) ont été de longue date recommandées, pour peu que les lésions soient limitées, sans bouffées congestives, sans hémoptysies.

Cauterets, plus particulièrement spécialisé dans le traitement des voies aériennes supérieures, agit aussi sur les bacillaires confirmés apyrétiques, à forme catarrhale ; le traitement sulfureux modifie avantageusement le catarrhe bronchique et stimule les voies digestives.

Allevard, *Challes* peuvent être également employés lors de tuberculose torpide.

Certains tuberculeux éréthiques, d'origine arthritique, aux réactions faciles, se trouveront bien non des stations sulfureuses, mais des stations calmantes et décongestives, dont le type est le *Mont-Dore ;* son eau faiblement arsenicale, ferrugineuse, silicée, peut, en inhalations, en bains, en boissons, avoir une action décongestionnante et sédative excellente, pour peu que les malades soient apyrétiques et que leurs lésions ne soient pas en évolution active.

La *cure sulfureuse* d'*Amélie-les-Bains*, celle de *Saint-Honoré* ont pu toutefois être également recommandées aux tuberculeux de ce type comme des cures douces en général bien tolérées.

Enfin il peut être utile d'agir sur certaines manifestations secondaires non tuberculeuses, et notamment sur les troubles digestifs, auxquels conviennent parfois Vichy, Pougues, Plombières, etc.

Mais quelque utiles que soient les ressources offertes par les eaux minérales dans le traitement des tuberculeux, il faut se rappeler qu'elles ne sont applicables qu'à des cas bien définis et que leurs dangers justifient une très grande réserve dans leur emploi chez des tuberculeux avérés.

MÉDICATIONS SYMPTOMATIQUES.

En énumérant les ressources thérapeutiques que possède le médecin contre la tuberculose, nous avons déjà montré combien souvent il s'agissait de médications symptomatiques. Néanmoins il nous faut dire encore quelques mots des médications dirigées contre certains symptômes habituels chez les tuberculeux, quelle que soit la localisation de l'infection : nous voulons parler de la fièvre, de la douleur, des accidents congestifs.

1° *Antithermiques.* — La fièvre tuberculeuse est souvent rapidement modifiée par la cure hygiénique et notamment le repos, sans qu'il soit besoin d'intervenir directement contre elle. Mais elle est parfois soit aux phases initiales de la maladie, soit à sa phase terminale, plus tenace, prenant les allures d'une fièvre hectique, épuisant l'organisme par la fatigue nerveuse qu'elle entraîne et par les sueurs qui l'accompagnent. Il faut agir contre elle. On le peut quelquefois par la sérothérapie antituberculeuse, qui trouve dans certaines fièvres élevées et persistantes l'une de ses meilleures indications. Mais les cas où elle peut agir ainsi restent encore l'exception. On est donc amené à agir avec des médicaments. Il faut se rappeler que, quel que soit le médicament employé, il n'a qu'une action passagère et souvent incomplète; fréquemment les transpirations profuses qu'il amène affaiblissent encore le malade. Mais, ces réserves faites, il est souvent utile d'agir à l'aide d'antithermiques. On peut les donner avant la poussée fébrile. « Il ne faut pas faire baisser la température des tuberculeux, a écrit Daremberg, il faut l'empêcher de remonter. » Dans ce but, on donne l'antithermique deux heures environ avant l'heure présumée de l'accès. Souvent alors on ne fait que reculer, reporter son apparition au soir ou à la nuit, moment où la fièvre est d'ordinaire mieux supportée. La *quinine* (sulfate ou bromhydrate), l'*antipyrine*, la *phénacétine*, le *pyramidon*, l'*aspirine* et le *camphorate de pyramidon*, la *cryogénine*, la *marétine* ont été successivement conseillés. Ces médicaments peuvent être employés, suivant la tolérance de chaque malade et surtout selon l'état des voies digestives, aux doses voulues pour prévenir l'accès. L'antipyrine notamment peut être donnée, selon la méthode de Grasset, à petites doses continues (25 centigrammes toutes les trois heures), de façon à laisser toujours le malade sous son action. La *cryogénine*, de même, semble souvent agir efficacement à petites doses. C'est à ces deux médicaments qu'il est préférable de recourir. Mais il faut toujours ménager les voies digestives ; aussi parfois

est-il préférable de recourir aux lavements d'antipyrine, aux suppositoires de quinine, voire même aux injections de quinine (sous la
forme de formiate de quinine notamment), encore que celles-ci
soient douloureuses et souvent mal tolérées.

Les lotions tièdes alcoolisées peuvent être un moyen de lutter
également contre la fièvre, mais les bains sont difficilement applicables.

Contre les *sueurs*, consécutives ou non aux accès fébriles, et
facilement consomptives, les *antisudoraux* sont multiples, mais
épuisent vite leur action : *sulfate d'atropine* (un granule d'un quart
à un demi-milligramme le soir) ; *agaric blanc* (20 centigrammes),
agaricine (2 à 5 milligrammes), *acide camphorique* (2 grammes le
soir), *hydrastis canadensis* (XXX gouttes d'extrait fluide chaque soir dans
une tisane sucrée), *tellurate de soude* (2 centigrammes par jour en
pilules ou en potion). Les lotions sont un moyen d'agir également
contre elles, en les faisant suivre d'application de poudres inertes.

2° **Médicaments calmants.** — Le tuberculeux souffre souvent,
que ce soit de symptômes pulmonaires tels que la toux et la dyspnée,
qu'il ait des névralgies périphériques, que la céphalée soit le symptôme dominant.

L'opium sous toutes ses formes est le grand remède. L'extrait
thébaïque en pilules ou en suppositoires, le sirop thébaïque, le sirop
de codéine, le sirop diacode sont journellement employés. La
dionine, la narcéine, l'héroïne et surtout la morphine permettent de
varier l'action calmante. La *morphine* surtout est souvent d'un précieux
secours dans toutes les formes avancées de tuberculose et doit être
donnée sans hésiter dans de tels cas, car elle joint à son action
calmante une action tonique et ne doit nullement être regardée
comme précipitant la marche de l'affection. Elle contribue au
contraire souvent à prolonger la vie des tuberculeux cachectiques.
Des composés nouveaux de l'opium surgissent chaque jour et
peuvent être utilement employés (comme le pantopon récemment
préconisé et dont l'action est certaine).

Les antinévralgiques ont aussi leurs indications contre certaines
douleurs aiguës, telle l'antipyrine, tel encore le pyramidon, utilement associé à la caféine à petites doses, comme dans ces cachets
d'usage courant :

<pre>
    Pyramidon........................ 0,30 centigrammes.
    Caféine 0,05   —
</pre>
Pour un cachet.

Certaines applications locales, chaudes ou froides, parfois la
congélation au chlorure de méthyle peuvent avoir une action sur

des douleurs localisées. Ajoutons que certaines tuberculoses périphériques, très douloureuses tant que le malade se remue, cessent
de l'être dès que celui-ci est immobilisé, le repos étant ainsi l'un
des meilleurs calmants.

Enfin, dans quelques cas où la douleur est fonction d'un
épanchement, c'est l'évacuation de celui-ci qui la fait cesser : telle
l'évacuation par thoracentèse d'une pleurésie, telle aussi la ponction
lombaire évacuant le liquide céphalo-rachidien de certaines méningites.

3° **Médicaments toniques et stimulants.** — Nous avons cité la
plupart d'entre eux à propos des médications reconstituantes. Il en
est toutefois, en dehors des médicaments phosphatés ou phosphorés
et des arsenicaux, deux, qu'il peut être bon d'employer : le camphre,
sous forme d'*huile camphrée*, peut à fortes doses rendre de grands
services (Hamant) dans nombre de cas de tuberculose consomptive
s'accompagnant de faiblesse cardio-vasculaire. La *strychnine* peut
souvent aussi être employée utilement à titre de tonique, de même
que le sirop d'*éther*.

4° **Moyens décongestionnants.** — La **révulsion locale** est
employée souvent, quelle que soit la localisation de la tuberculose,
et semble avoir une action sur la congestion qui, si fréquemment,
s'établit autour des lésions tuberculeuses : badigeonnages iodés,
pointes de feu, raies de feu superficielles (préférables aux pointes de
feu profondes), vésicatoires volants et mouches de Milan ont été
conseillés soit contre les lésions pulmonaires, soit contre certaines
tuberculoses articulaires. Il s'agit là d'une thérapeutique de second
plan, mais souvent utile et qu'il convient de ne pas négliger. Les
agents physiques, dont nous avons déjà parlé, ont, dans le même
ordre d'idées, une action incontestable. Parmi eux une place doit
être réservée aux *moyens hydrothérapiques*, qui agissent souvent
comme d'utiles révulsifs. Dans la tuberculose pulmonaire notamment, l'*enveloppement froid du thorax* peut donner d'excellents
résultats (Brunon). Le drap mouillé, le bain chaud ou tiède sont
parfois indiqués contre la fièvre tuberculeuse.

TRAITEMENT PROPHYLACTIQUE.

L'ensemble des moyens que nous venons d'énumérer montre que
la tuberculose est *curable*, mais elle est aussi en grande partie
évitable, d'où l'importance des mesures de prophylaxie qui ont été
recommandées, mais sont malheureusement insuffisamment appliquées.

L'obscurité de certaines données étiologiques, la difficulté de la mise en pratique de mesures vraiment efficaces, l'éducation insuffisamment faite des malades et même de certains médecins expliquent qu'il en soit ainsi.

La prophylaxie comprend, d'une part, les mesures qui visent la suppression des causes de contagion ; d'autre part, les mesures tendant à maintenir et à accroître les forces de l'organisme.

I. Destruction du bacille tuberculeux. — La contagion de la tuberculose peut se faire *de l'animal à l'homme* par l'ingestion de lait ou de viandes d'animaux tuberculeux, ou *de l'homme à l'homme* par les produits de sécrétion ou d'excrétion du phtisique et notamment par les crachats bacillifères.

1° *Mesures à prendre contre la contagion par les animaux.* — Si parfois la cohabitation avec des animaux tuberculeux peut créer certains dangers, c'est surtout l'ingestion de viandes ou de lait qui est à craindre.

a. **Viandes.** — La viande des animaux est dangereuse, mais dans des proportions limitées ; la virulence réside seulement dans les lésions tuberculeuses ou dans les matières qui ont été souillées à leur contact ; il n'y a, chez les bovidés, de bacilles tuberculeux dans le sang et dans les muscles que dans les cas exceptionnels où la tuberculose s'est généralisée. Le consommateur peut donc utiliser la viande d'animaux atteints de tuberculose localisée. Cette question a soulevé de nombreuses controverses dans lesquelles nous ne pouvons entrer ici, mais dont la conclusion a été qu'il était inutile de procéder à la saisie totale des viandes d'animaux à tuberculose localisée.

Cependant l'inspection sanitaire des viandes reste une mesure fort utile, et il est à souhaiter qu'elle soit générale, obligatoire et uniforme, ce qui n'est pas actuellement ; elle devrait être étendue à toutes les viandes, notamment à la viande de porc, qui, crue ou mal cuite, constitue pour l'homme un danger au moins égal à la viande des bovidés. En l'état actuel, et malgré le peu de dangers qui existe, mieux vaut recommander de ne consommer que des viandes cuites et bien cuites et, si la viande crue est nécessaire, il est préférable de recommander la viande de mouton.

b. **Lait.** — Les dangers du lait sont certainement très supérieurs à ceux de la viande, et si les statistiques allemandes récentes (A. Weber) semblent établir la rareté de la contamination humaine par le bacille de la pommelière (contestée d'ailleurs par d'autres statistiques), il ne faut pas oublier sa réalité. L'inspection sanitaire des étables, la recherche des lésions de mammite chez les vaches laitières, l'abatage des animaux présentant des lésions de tuberculose abdominale, thoracique ou mammaire, sont des mesures nécessaires. Mais, même si ces mesures sont prises, la consommation d'un lait riche en bacilles tuberculeux reste possible, puisque le lait de bêtes indemnes en apparence peut être virulent. Or un lait tuberculeux, riche en bacilles, peut être consommé impunément s'il a été précédemment bouilli. Donc il faut s'abstenir de consommer du lait cru ou ne prendre, comme lait cru, que celui provenant d'étables dont les vaches ont été reconnues indemnes par l'épreuve de la tuberculine et sont soumises à une surveillance régulière.

2° ***Mesures à prendre contre la contagion par le phtisique.*** — Le tuberculeux est dangereux par ses sécrétions et ses excrétions et surtout par ses crachats. Seules, les tuberculoses ouvertes sont dangereuses ; les tuberculoses fermées, tant qu'elles restent telles, ne nécessitent aucune précaution spéciale; mais la distinction entre les deux est souvent bien subtile.

En tout cas, en présence d'une tuberculose ouverte, et notamment d'une phtisie pulmonaire chronique, diverses mesures s'imposent, qui sont de recueillir et de détruire les crachats, de laver au lieu de balayer les parquets et les meubles, de désinfecter le logement, les linges, la literie après la mort ou même le court séjour d'un tuberculeux.

Pour assurer l'innocuité des **crachats**, il faut que le tuberculeux pulmonaire ne crache que dans un crachoir rempli, sur une hauteur d'un à trois travers de doigt, d'une solution antiseptique (solution phéniquée à 3 p. 100, solution de formol, de lysol, etc.). Le crachoir doit être chaque jour vidé et rincé à grande eau, ou soumis à l'ébullition avec son contenu, ou désinfecté avec une solution de soude colorée à la teinture de tournesol.

Les **linges** sur lesquels on aura craché (mouchoirs, serviettes) seront utilement aussi désinfectés, et les mêmes précautions seront prises périodiquement à l'égard des draps et de tous les linges maculés par l'expectoration ou les déjections des tuberculeux.

Nous n'entrerons pas dans les détails des procédés de désinfection actuellement employés, et qui varient d'ailleurs selon les objets à désinfecter.

A ces règles s'en ajoutent d'autres sur l'isolement relatif du tuberculeux dans la famille, sur l'utilité qu'il y a à ne pas le conserver dans l'armée ou à l'école, dans les ateliers, les magasins, où il peut être une occasion de contagion.

Ce n'est enfin pas ici le lieu d'insister longuement sur les difficultés qui se posent à propos de l'**isolement des tuberculeux dans**

les hôpitaux et des mesures d'hygiène qui devraient être prises pour éviter la contagion hospitalière, malheureusement fréquente.

Il est nécessaire, pour obtenir que le public se plie à la plupart de ces mesures nouvelles, que son état d'esprit change. La conception qu'on a trop souvent de la tuberculose, maladie progressive et incurable, empêche dans bien des cas le médecin de pouvoir révéler à un malade la vraie nature de son mal et de l'inciter à prendre les mesures de prophylaxie utiles. C'est à cette œuvre d'éducation que servent les nombreux dispensaires antituberculeux qui se fondent de tous côtés.

II. Maintien et accroissement des forces de l'organisme. — Les mesures qui ont pour but de renforcer la résistance de l'organisme vis-à-vis de l'agression du bacille tuberculeux sont surtout justifiées chez les enfants ou les adultes prédisposés à la tuberculose de part soit de leur hérédité, soit du milieu où ils vivent, soit de leurs conditions d'existence. Parmi les *enfants* surtout, il est bon de s'efforcer de rendre plus forts ceux qui sont débilités par leur hérédité tuberculeuse, syphilitique ou alcoolique, ceux qui sont entachés de scrofule ou vivent dans un milieu contaminé. Nobécourt a signalé les moyens de les fortifier et dit l'utilité des œuvres diverses comme les colonies de vacances, les écoles de plein air, les colonies agricoles, les sanatoriums marins, l'œuvre de préservation de l'enfance du Pr Grancher.

Chez les *adolescents*, c'est au moment des examens de fin d'étude, et surtout lors du service militaire, qu'il convient de faire la cure préventive de la tuberculose; à l'*armée*, notamment, la salubrité des casernes doit être sans cesse améliorée, le taux de la ration alimentaire proportionné au besoin des hommes, le surmenage évité dans la mesure du possible.

Chez l'*adulte*, des œuvres comme celle des *jardins ouvriers*, celle des *cures d'air préventives* doivent être encouragées comme des moyens de prévention efficaces contre le développement de la tuberculose.

Il est enfin inutile d'insister sur l'importance qu'il y aurait à modifier bien des points de l'organisation sociale actuelle. La tuberculose est trop souvent fonction des conditions économiques de l'individu, comme l'a montré Romme, et c'est à transformer celles-ci que doit s'appliquer la prophylaxie antituberculeuse. L'hygiène mieux comprise des logements ouvriers, le relèvement des salaires, la diminution de l'exode rural vers les villes contribueraient largement à la diminution de la tuberculose. La prophylaxie antituberculeuse se lie enfin étroitement à la lutte contre l'alcoolisme.

TRAITEMENT DES MALADIES INFECTIEUSES DE L'ADULTE

PAR

le Dr Marcel GARNIER

Médecin des hôpitaux de Paris.

CHAPITRE PREMIER

TRAITEMENT DE LA FIÈVRE TYPHOÏDE

I. *Traitement d'une forme commune et régulière de fièvre typhoïde.* — 1° Traitement par l'hygiène et la balnéation : soins hygiéniques, régime alimentaire et boissons, traitement des troubles intestinaux, balnéation. — 2° Autres méthodes de traitement: lotions froides, drap mouillé, vessie de glace, compresses d'alcool, antipyrèse médicamenteuse, antisepsie générale et intestinale, sérothérapie, toxinothérapie, bactériothérapie. — 3° Marche à suivre dans le traitement d'une fièvre typhoïde régulière suivant les diverses périodes de la maladie. — Mesures prophylactiques.

II. *Traitement des formes irrégulières de la fièvre typhoïde.* -- 1° Forme bénigne. — 2° Forme latente ou ambulatoire. — 3° Forme ataxo-adynamique. – 4° Forme hémorragique. — 5° Forme prolongée ou traînante. — 6° Fièvre typhoïde chez les vieillards. — 7° Fièvre typhoïde pendant la grossesse et la lactation.

III. *Traitement des complications de la fièvre typhoïde.* — 1° Hémorragie intestinale. — 2° Perforation intestinale. — 3° Diarrhée et vomissements. — 4° Complications pleuropulmonaires. — 5° Complications laryngées. — 6° Complications cardiaques.— 7° Complications rénales.— 8° Complications nerveuses.

IV. *Traitement de la convalescence.* — Traitement de la rechute.

V. *Traitement des suites éloignées.*

Malgré les progrès de l'hygiène, la fièvre typhoïde constitue encore actuellement l'une des infections les plus fréquentes et les plus redoutables parmi celles qui se rencontrent en Europe et notamment en France ; ainsi, pour l'année 1908, le service de la statistique municipale a enregistré, pour la seule ville de Paris, 3052 cas avec 400 décès. Pour abaisser cette grande morbidité typhoïdique, deux moyens sont à notre disposition : mettre l'individu à l'abri de la contagion et rendre l'organisme réfractaire au développement du microbe. Le premier de ces moyens est du ressort de l'hygiène et consiste à empêcher le microbe pathogène de s'introduire dans l'organisme ; le second semble pouvoir être réalisé par l'emploi de la vaccination antityphique par les cultures stérilisées de bacilles d'Eberth (1) ; il vient d'être récemment consacré par l'Académie de médecine, qui a voté, le 28 février 1911, les conclusions du rapport de M. Vincent, qui en recommandent la pratique. Mais, sans doute, bien des années s'écouleront encore avant que la fréquence de la fièvre typhoïde soit notablement abaissée, et comme cette maladie se rencontre le plus souvent chez des individus jeunes et jusque-là bien portants, comme aussi un traitement bien conduit peut en diminuer la mortalité, on peut dire qu'elle est de celles dont la connaissance importe le plus aux praticiens.

I. — TRAITEMENT D'UNE FORME COMMUNE ET RÉGULIÈRE.

1° Traitement par l'hygiène et la balnéation. — Le traitement d'une forme commune et régulière de fièvre typhoïde comporte l'observation d'un certain nombre de règles d'hygiène générale, l'institution d'un régime convenable de boisson et d'aliments, les soins à apporter aux fonctions de l'intestin, enfin la pratique de la balnéation froide ou tiède. Le plus souvent, le traitement médicamenteux proprement dit sera de peu d'importance et parfois complètement nul. Cette méthode, qui n'utilise que l'hygiène et la balnéation, est le plus communément employée aujourd'hui.

Soins hygiéniques. — Un malade atteint de fièvre typhoïde exige des soins de tous les instants ; comme il est confiné au lit et qu'il ne doit se lever sous aucun prétexte, il est indispensable qu'un membre de sa famille ou mieux une *garde* expérimentée soit attaché à sa personne et uniquement occupé à le soigner ; parfois même, il est nécessaire d'avoir deux gardes-malades, l'une pour le jour, l'autre pour la nuit ; en général, pourtant, une seule garde, suppléée pendant quelques heures chaque jour par une personne de la famille, suffit ; la continuité des soins est ainsi assurée avec plus de régularité. La garde-malade devra être assez forte pour porter, si c'est nécessaire, le malade du lit dans la baignoire ; s'il s'agit d'un homme, la présence d'un infirmier robuste est utile. La garde devra, de plus, tenir un registre des différents événements de la journée, marquer chaque

(1) Sacquépée, Vaccination et sérothérapie antityphique, in *Bibliothèque de thérapeutique* Gilbert et Carnot, 1re série : Médicaments microbiens, 2e édit., 1912.

prise de boisson et d'aliments en indiquer l'heure et la quantité.

Le malade sera placé dans une *chambre* vaste, bien aérée, dans laquelle on supprimera tout mobilier et toute tenture inutiles, en se rappelant qu'une désinfection complète devra être faite après la terminaison de la maladie; si la chose est possible, deux chambres contiguës seront affectées au traitement du malade; on pourra ainsi aérer longuement une chambre, pendant que le patient séjournera dans l'autre. De toutes façons, l'air sera renouvelé tous les jours et mieux deux fois par jour; pendant le temps que la fenêtre restera ouverte, le malade sera chaudement couvert dans son lit; de plus on le protégera au moyen d'un paravent, de manière que l'air extérieur ne vienne pas lui frapper directement le visage. La température de la chambre sera maintenue à 17 ou 18°. Le lit sera disposé de telle sorte qu'on puisse facilement l'aborder de chaque côté; un lit de fer un peu étroit sera préférable à tout autre. Une alèze sera placée sous le malade; on la changera dès qu'elle sera salie et aussi souvent qu'il sera nécessaire; une toile caoutchoutée sera interposée entre le drap et le matelas, de façon que celui-ci soit protégé contre toutes souillures éventuelles.

Les tapis seront supprimés dans la pièce; le sol sera recouvert de préférence d'un linoléum, qui aura l'avantage d'assourdir les pas et de pouvoir être lavé facilement. Enfin une baignoire mobile sera placée à proximité du lit.

On cherchera à procurer au malade la plus grande tranquillité possible, aussi bien physique que morale. On évitera de faire aucun bruit dans sa chambre; on interdira toute *visite*; seuls les parents très proches seront admis à pénétrer auprès de lui, mais ils ne devront sous aucun prétexte engager une conversation. Une fatigue même légère peut amener une élévation de la température, et on connaît bien dans les hôpitaux les poussées fébriles qui sont en rapport avec les visites.

Le malade devra être tenu constamment dans un *état de propreté* absolue, et ce n'est pas un des moindres avantages des bains que de contribuer efficacement à entretenir cet état. On veillera surtout à la propreté des orifices : après chaque selle, l'anus sera lavé soigneusement avec un tampon d'ouate hydrophile, trempée dans de l'eau bouillie chaude et au besoin un peu de savon liquide ; on poudrera ensuite avec du talc finement pulvérisé. Si la peau du siège présente des rougeurs, il faudra disposer une couche d'ouate à son contact, de façon à empêcher le frottement du drap; on aura soin de faire changer fréquemment la position du malade et de le faire reposer tantôt sur le siège, tantôt sur l'un ou l'autre côté. Si l'on constate la présence d'un point de folliculite et d'une pustule d'acné, on devra le toucher immédiatement avec un peu de teinture d'iode. Si enfin une escarre survient, on la pansera avec la poudre de Lucas-Championnière et on la recouvrira avec un morceau d'emplâtre à l'oxyde de zinc.

Les *organes génitaux*, tant chez l'homme que chez la femme, seront fréquemment lavés ; dans le cas de pertes blanches, une injection vaginale sera donnée chaque jour avec une solution faible de permanganate de potasse à 1 p. 4 000 par exemple.

La *bouche* et le *nez* devront être l'objet de soins encore plus minutieux ; c'est par ces orifices, en effet, que pénètrent le plus souvent les microbes d'infections secondaires, toujours à redouter chez des individus affaiblis par une fièvre de longue durée. De plus, la sécheresse de la bouche et de la langue constitue un obstacle à l'alimentation et à l'absorption des boissons ; l'encombrement des fosses nasales et du pharynx empêche la respiration de se faire par le nez ; l'air pénètre alors dans le larynx sans avoir subi l'échauffement que lui procure normalement son passage au contact de la muqueuse pituitaire, et sans s'être débarrassé des poussières qu'il transporte ; il peut par suite véhiculer jusqu'aux bronches des germes pathogènes ; enfin, quand la respiration s'effectue par la bouche, la langue est constamment desséchée.

La bouche sera nettoyée, au moins quatre fois par jour, avec de l'eau bouillie, additionnée d'une cuillère à café d'eau oxygénée par verre ; pour être vraiment efficace, le nettoyage devra être fait avec un tampon d'ouate monté sur une pince à forcipressure ou attaché à une tige de bois ; ce tampon, imbibé d'eau faiblement oxygénée, sera passé plusieurs fois dans le sillon gingivo-labial, sur la face interne des joues et sur la langue. Les dents seront brossées deux fois par jour avec une brosse à dents trempée dans le même liquide et garnie d'une poudre dentifrice, telle que celle dont la formule est au *Codex*. On pourra aussi se servir de la formule suivante (Mahé) :

Carbonate de magnésie pulvérisée............ 30 grammes.
      — de chaux précipitée........ } ãã 10   —
Poudre de savon amygdalin.......... }

à laquelle on peut ajouter 0gr,60 de vanilline pour l'aromatiser. La brosse à dents sera elle-même conservée dans un liquide antiseptique, par exemple dans de l'eau bouillie contenant XXX à XL gouttes de formol du commerce par litre. Enfin, si le malade a un râtelier, il faudra l'enlever pour ne le remettre qu'à la fin de la maladie.

La *langue* elle-même sera humectée fréquemment avec un mélange

à parties égales de glycérine et d'eau de Vichy. Si elle est recouverte
d'un exsudat épais, il conviendra de la nettoyer à la brosse; pour
cela, il faut la saisir avec une compresse, l'attirer au dehors et la
brosser rapidement; ce nettoyage peut la première fois provoquer
un hoquet et des nausées; mais, en général, on arrive bientôt à faire
ce brossage sans déterminer la moindre envie de vomir. Pour
débarrasser la langue de l'enduit qui la recouvre, on peut aussi se
servir d'une baleine de corset convenablement aseptisée, avec laquelle
on fait un grattage, en ayant soin de commencer par la base de l'organe.

Le *pharynx* sera nettoyé avec des tampons d'ouate montés sur
des pinces et trempés dans de l'eau faiblement oxygénée; parfois il
sera nécessaire de faire un lavage avec un bock, le malade étant
assis sur son lit, la tête penchée en avant.

Quand ces soins de la bouche et de la gorge sont terminés, il est
bon de déposer sur la langue quelques gouttes de jus de citron, qui
excitent les sécrétions salivaires, et la salive, en s'écoulant dans la
bouche, produit un lavage des canaux excréteurs dans le sens de
l'écoulement, d'arrière en avant. On évite ainsi la stagnation de la
sécrétion et l'infection de la glande.

Ce nettoyage de la cavité bucco-pharyngée sera fait d'autant plus
souvent que les fuliginosités auront plus de tendance à s'accumuler ;
de plus il convient de faire rincer la bouche avec de l'eau de Vichy
après chaque prise de lait. De cette façon, on empêche les gouttelettes
de lait de séjourner entre les dents, où elles subiraient rapidement
la fermentation acide, donnant ce goût aigre si pénible pour les malades soumis au régime lacté.

Grâce à ces soins pris méticuleusement, la langue ne prendra
jamais, même dans les formes sévères, l'aspect rôti dit « langue de
perroquet ».

L'entrée des *narines* sera de même fréquemment débarrassée des
poussières et des croûtes qui s'y accumulent, au moyen de lavages
avec un tampon d'ouate trempé dans de l'eau faiblement oxygénée ;
on se trouvera bien de mettre, matin et soir, à l'entrée de chaque
narine, deux gouttes d'huile mentholée au cinquantième, ou, si le
menthol produit de l'irritation, d'huile résorcinée ou goménolée
dans les mêmes proportions.

On devra aussi veiller à la propreté des *cheveux* et de la *barbe*;
chez la femme, les cheveux seront divisés sur le milieu de la tête
et tressés en deux nattes qu'on relèvera sur la nuque.

Régime alimentaire. — Boissons. — Dans la fièvre typhoïde
comme dans toutes les infections, il y a intérêt à soutenir les forces

du malade au moyen d'une alimentation rationnelle ; et, comme cette fièvre a souvent une très longue durée, l'absence de nourriture entraînerait une inanition qui pourrait être gravement préjudiciable au patient. Mais deux obstacles s'opposent à l'alimentation : d'abord la répugnance qu'éprouve le malade à ingérer toute nourriture et qui paraît être en rapport avec une insuffisance de la sécrétion des sucs digestifs, puis l'état du tube intestinal, sur lequel se localise le bacille d'Eberth ; la diarrhée, la présence d'ulcérations sur les plaques de Peyer, la tendance qu'offrent souvent ces ulcérations à perforer la paroi, sont autant de raisons qui militent en faveur de l'abstinence. Pour concilier la nécessité de l'alimentation et les ménagements qu'exige l'intestin du typhique, on se contente généralement de prescrire le régime lacté. Mais, pour fournir à un adulte de 66 kilogrammes les 2700 calories qui lui sont nécessaires, quand il n'effectue aucun travail, il faut faire ingérer $4^l,174$ de lait (1), ce qui est pratiquement impossible. Aussi est-il nécessaire d'ajouter au lait d'autres aliments. Celui qui paraît devoir être préféré est le sucre ; en ajoutant 60 grammes de sucre par litre, 3 litres de lait suffisent pour fournir les calories nécessaires. Certains malades acceptent ce régime, d'autres s'en dégoûtent rapidement ou même ne peuvent se résoudre à avaler cette grande quantité de liquide épais et sucré. On peut additionner le lait d'une certaine quantité de café ou de thé, ou, à d'autres prises, d'une eau minérale, comme celles de Vichy, Vals, Pougues, Vittel, en ayant soin de compter à part le liquide ainsi ajouté au lait. On peut encore donner du lait écrémé ou du kéfir ; mais le lait, privé par l'écrémage de la plus grande partie de la graisse qu'il contient normalement, perd environ la moitié de sa valeur nutritive ; quant au kéfir, il n'a guère que les quatre cinquièmes de celle du lait. On devra tenir compte de ces différences en remplaçant le lait par un de ses dérivés.

Malgré l'ingéniosité que l'on déploiera pour faire accepter le lait à dose suffisante, en variant l'arome ajouté à chaque tasse, en le donnant tantôt froid, tantôt chaud, tantôt sucré, tantôt non sucré, bien des malades ne pourront l'accepter comme unique nourriture pendant toute leur maladie. De plus, dans certains cas, rares à la vérité, le lait est mal supporté et détermine de la constipation ou de la diarrhée. La constipation n'a pas grand inconvénient ; elle sera vaincue, en général, par les lavements ; la diarrhée affaiblit le malade ; on la combattra par l'eau de chaux ; si elle persiste malgré ce moyen, on devra changer le régime.

____

(1) Roger, Alimentation et digestion, Paris, 1907, p. 75 et suiv.

Un certain nombre d'aliments semblent pouvoir être donnés au typhique sans inconvénient (1). C'est d'abord l'eau *albumineuse sucrée*, qui constitue une boisson contenant deux des trois principes qui composent l'aliment parfait, les hydrates de carbone et l'albumine. Préparée avec six ou huit blancs d'œufs et 60 grammes de sucre, 1 litre de ce liquide équivaut à 0^l,620 de lait naturel. Si on la donnait non sucrée, sa valeur nutritive serait très diminuée et ne représenterait plus que 0^l,275 de lait. C'est ensuite le jaune d'œuf, qu'on peut donner battu dans du lait ou dans du bouillon de légumes; un jaune d'œuf équivaut à 100 grammes de lait.

Enfin l'emploi de petites soupes à la farine pourra rendre des services; les farines d'orge et d'avoine ont des propriétés légèrement laxatives; celle de riz est plutôt resserrante. On emploiera aussi au besoin les farines de légumes, qu'il ne faut pas confondre avec les légumes cassés ou pulvérisés; il est en effet nécessaire de ne pas introduire dans l'intestin du typhique des débris de cellulose, qui pourraient être une cause d'irritation. Les soupes de farines sont faites soit avec le bouillon de légumes, soit avec du lait. Le bouillon de légumes pourra être préparé d'après la formule de Méry :

Carottes........................	} āā 65 grammes.
Pommes de terre................	
Navets.........................	} āā 25 —
Pois ou haricots secs...........	

Pour 1 litre d'eau, faire bouillir pendant quatre heures; ajouter ensuite 5 grammes de sel par litre.

La formule de Comby peut aussi être utilisée ; c'est une décoction de céréales et de légumineuses :

Blé.............................	
Orge perlé	
Maïs concassé	āā 30 grammes.
Pois secs.......................	
Haricots blancs secs	
Lentilles	

Soit environ une cuillerée à soupe pour 3 litres d'eau; faire bouillir pendant trois heures; filtrer; ajouter 5 grammes de sel.

Ce bouillon contient 8 grammes d'albuminoïdes et autant d'hydrates de carbone par litre. Ces formules peuvent d'ailleurs être variées à volonté, suivant le goût des malades. On peut aussi employer le bouillon de poule ou de bœuf. Les farines sont ajoutées dans la

(1) Sacquépée, L'alimentation du typhique (*Paris médical*, 18 mars 1911, p. 370).

proportion de 60 grammes par litre ; on les passera, afin d'éviter les grumeaux. On a ainsi une soupe très claire, généralement bien acceptée par les malades ; chez certains pourtant, elle provoque de la diarrhée ; aussi doit-on tâter la susceptibilité de chacun, en commençant par de petites doses. On se rappellera, en établissant le régime, que 18 à 20 grammes de ces farines donnent autant de calories que 100 grammes de lait.

Peut-on varier davantage l'alimentation des typhiques ? Gournitzki donne à ses malades, en plus du lait et des potages, du hachis de viande, du bifteck en boulettes, des œufs à la coque, des légumes en purée. Vaquez (1) permet la gelée de viande, le jus de viande frais et même la viande crue. Claisse (2) donne du gâteau de riz ou de semoules, des gelées de fruits en tartine sur du pain léger, tel que le pain de sandwich, des potages additionnés de poudre de cacao et de la panade avec un peu de beurre. En général, pourtant, on s'accorde à interdire les aliments solides ; l'usage de la viande, même sous forme de jus, ne paraît pas très recommandable ; en effet il accroît la toxicité du contenu de l'intestin grêle et favorise les putréfactions, dont le gros intestin est le siège.

Le régime alimentaire sera d'ailleurs proportionné à la taille et au poids du sujet. On s'efforcera de lui faire accepter la plus grande quantité de lait possible, et on complétera le déficit avec du sucre, de l'eau albumineuse, des farines. Ainsi un malade de 66 kilogrammes, qui a besoin de 2700 calories par jour, pourra prendre 1 litre de lait pur, 1 litre de lait sucré, 1 litre de soupe de farines, deux jaunes d'œufs, 1 litre d'eau albumineuse sucrée ; on peut y joindre une petite quantité d'une boisson alcoolique, par exemple 30 grammes de cognac. On a ainsi à peu près le nombre de calories données par 4 litres de lait.

Ce régime, presque uniquement liquide, suffit à donner au malade la quantité de boisson qui lui est nécessaire ; on pourra pourtant y ajouter à volonté un sirop rafraîchissant étendu d'eau. Il est nécessaire de mesurer exactement la capacité de la tasse ou du verre avec lequel on fera boire le malade. On profitera du moment où le malade sort du bain pour lui donner un quart ou un cinquième de litre de boisson, lait ou autre liquide nutritif ; pendant le bain même, on fera prendre un peu de lait ou de grog sucré ; une heure après la sortie du bain, on donnera une autre prise de lait. On arrive ainsi à seize prises de liquide par vingt-quatre heures ; si elles sont

---

(1) VAQUEZ, Alimentation dans la fièvre typhoïde (*Presse méd.*, 10 févr. 1908, p. 73, et *Acad. de méd.*, 9 mai 1911).

(2) CLAISSE, Le régime des typhiques (*La clinique*, 12 mars 1909).

chacune de 250 centimètres cubes, les 4 litres auront été absorbés.

Dans tous les cas, le lait sera donné bouilli ou même stérilisé, afin d'éviter la contamination secondaire de l'intestin par des microbes du dehors.

Cette alimentation devra être continuée jusqu'à la chute complète de la température, et on sait que l'apyrexie n'est obtenue que quand la température du matin est descendue au-dessous de 37°, celle du soir ne montant pas au delà de 37°,4. A ce moment seulement commence la convalescence, et la reprise de l'alimentation solide ne devra être faite que lentement et progressivement.

Traitement des troubles intestinaux. — L'état de l'intestin demande à être surveillé, avec un soin particulier, pendant tout le cours de la fièvre typhoïde. Au début, on donnera d'autant plus volontiers un purgatif que bien souvent, à ce moment, le diagnostic ne peut être posé d'une façon certaine et qu'on peut escompter la disparition des symptômes d'embarras gastrique, à la suite du déblaiement de l'intestin. Pendant tout le cours de la maladie, on administrera matin et soir un lavement à l'eau boriquée ou simplement bouillie; ce lavement, donné froid, peut avoir une certaine action sur la température.

Souvent la diarrhée s'établit après la purgation du début; si elle est légère, elle ne demande aucun traitement spécial; si elle est marquée, on cherchera à la réduire en donnant des cachets de naphtol β additionné de salicylate de bismuth; on fera prendre ainsi 1 à 2 grammes de naphtol β et 0ᵍʳ,50 à 1ᵍʳ,50 de salicylate de bismuth; ces doses sont diminuées ou augmentées selon l'effet produit. En cas de constipation, on additionnera les lavements de glycérine ou de miel; enfin, s'il est nécessaire, on aura recours à une purgation légère, 15 grammes à 20 grammes de sulfate de soude par exemple.

Balnéation. — La balnéation froide ou tiède constitue le meilleur moyen pour lutter contre la température, soutenir les forces du malade et, d'une façon générale, abréger la durée de la maladie et éviter les complications. Aussi les bains doivent-ils être donnés méthodiquement; il est de règle d'en faire prendre un toutes les trois heures, à moins que la température ne s'abaisse au-dessous de 39°.

La baignoire sera placée dans la chambre même du malade; elle sera assez grande pour que le malade puisse y être plongé en entier, l'eau recouvrant les épaules; on peut se servir d'une baignoire ordinaire, ou de la baignoire médicale imaginée par le Dʳ Geoffroy (fig. 16). Celle-ci est montée sur un chariot, ce qui permet de la

déplacer facilement; elle a l'avantage de pouvoir être roulée auprès du
lit du malade au moment du bain, puis conduite sans bruit dans
une pièce voisine pour renouveler l'eau ; elle est, de plus, munie
d'un brancard au moyen duquel le malade est transporté sans
secousses du lit à la baignoire ; à l'aide d'un treuil, le malade,
toujours sur le brancard, est plongé plus ou moins rapidement dans
l'eau ; une nouvelle manœuvre du treuil permet de sortir le malade
de l'eau, quand la durée du bain est terminée, et le transport de la

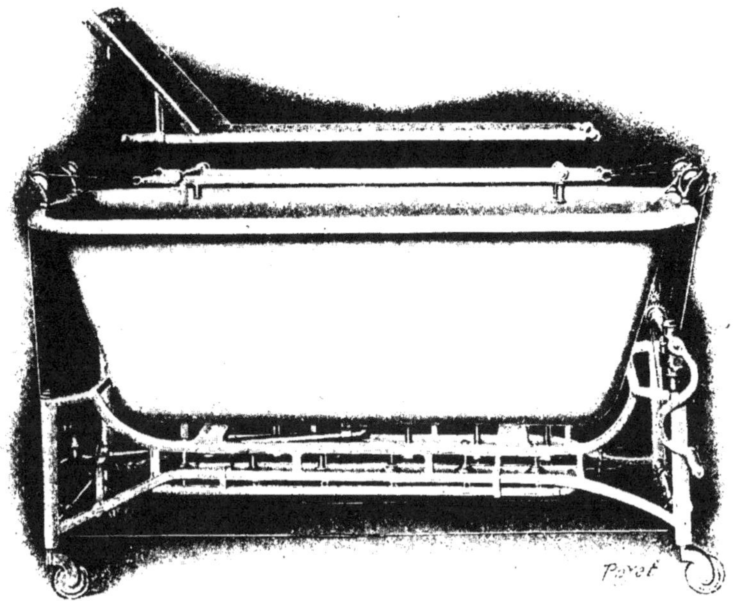

Fig. 16. — Baignoire médicale aseptique du Dr Geoffroy (Léon Brillié).

baignoire au lit s'effectue aisément au moyen du brancard. Si on ne dispose pas de cet appareil, on ne devra pas laisser le malade aller à pied
de son lit à la baignoire : un aide devra le saisir dans ses bras, en le
soutenant au niveau des omoplates et des jarrets, et le plonger dans
le bain ; le retour s'effectuera aussi dans les bras de l'infirmier.

Quand l'heure du bain est arrivée, on commence par prendre la
température du malade ; du moment qu'elle atteint ou dépasse 39°,
le bain doit être donné. On porte l'eau de la baignoire à la température voulue, en ajoutant de l'eau chaude ou froide, suivant les cas.
On fait alors uriner le malade, afin d'éviter que l'eau du bain ne

Thérap. des mal. infect.			29

soit souillée et qu'une partie de l'urine des vingt-quatre heures ne soit perdue : puis le malade est complètement dévêtu et porté dans la baignoire ; dans certains cas, il sera bon d'enduire les fesses d'un peu de vaseline, afin d'empêcher la macération de l'épiderme. La première impression est généralement pénible ou tout au moins désagréable ; aussi le médecin fera-t-il bien d'assister aux premiers bains ; on encouragera le malade, on surveillera son pouls, et, s'il y avait tendance à la syncope, on abrégera la durée du bain. Pendant que le malade est dans l'eau, l'infirmier frictionnera avec ses mains ou une éponge les membres et le torse, en évitant de toucher l'abdomen ; il lui fera boire quelques gorgées d'une tisane sucrée chaude ou d'une boisson légèrement alcoolisée ; enfin il pratiquera sur la nuque des affusions froides ; celles-ci sont faites avec de l'eau sensiblement plus froide que celle du bain, à 20° si le bain est à 28°, à 18° s'il est à 24°, à 15° ou même 10° s'il est à 18° ; l'eau sera versée lentement, d'une faible hauteur, au moyen d'un broc ; trois affusions seront faites pendant la durée du bain, au début, au milieu, et à la fin.

Vers la dixième minute en général, apparaît un frisson qui est le signal de la cessation du bain. Si le frisson ne se montre pas à ce moment, on peut sans inconvénient laisser le malade dans l'eau pendant quinze à vingt minutes. La durée des bains sera réglée d'après les réactions du malade et l'effet produit sur la température. Pendant que le patient est encore dans le bain, on aura eu soin de recouvrir son lit d'une grande toile cirée ou caoutchoutée, sur laquelle on aura disposé une couverture de laine recouverte d'un drap bien sec et un peu chaud. On retire alors le malade de l'eau, on le porte sur le lit, on l'enveloppe dans le drap, on l'entortille dans la couverture, et on lui met une boule aux pieds. On lui donne à boire, et on laisse la réaction se produire. Au bout d'un quart d'heure environ, le malade éprouve une détente générale ; on le débarrasse du drap et de la couverture ; on lui remet sa chemise ; on le couche dans son lit et on prend sa température.

La température à laquelle le bain doit être donné est appréciée de différentes façons par les auteurs. Brand prescrivait les bains à 18° ; Juhel-Rénoy donnait le premier bain à 26°, le second à 24°, et diminuait à chaque bain de 2° pour arriver à 18° au huitième. Le Pr Bouchard a préconisé le bain progressivement refroidi ; le malade est plongé dans de l'eau dont la température est de 2° inférieure à celle qu'il a lui-même ; puis le bain est progressivement refroidi jusqu'à 30°. En général, actuellement, on donne les premiers bains à 28 ou 30° ; si la fièvre ne paraît pas suffisamment influencée, si l'état général du malade ne s'améliore pas, on abaisse la température des bains suivants à 26°, 24° et même 20°.

On donne ainsi huit bains par vingt-quatre heures, tant que la fièvre dépasse 39° ; dans certains cas, il y a avantage à supprimer un ou deux bains de la nuit, ceux de trois heures et de six heures du matin, par exemple, afin de laisser reposer le malade. Mais, dans les formes un peu sévères, et en général à la période d'état de la maladie, on fera bien d'appliquer le traitement dans toute sa rigueur ; le malade alors n'a de repos que dans les moments qui suivent chaque bain ; il y a donc tout avantage à les donner régulièrement.

L'eau du bain est renouvelée au moins une fois et mieux deux fois par jour, plus souvent même si le malade l'a souillée par des déjections. On fera bien de se servir d'eau de source ou au moins d'une eau aussi pure que possible. Les bains en effet ont été accusés d'augmenter la fréquence des infections cutanées, si communes au déclin de la fièvre typhoïde ; le Pr Chauffard a montré que plus le nombre de bains nécessités par une dothiénentérie est considérable, plus souvent surviennent les abcès superficiels ; l'épiderme, ramolli par le bain, s'éraille, la peau se coupe, et les érosions ainsi produites deviennent autant de portes d'entrée aux microbes de la suppuration. Pour obvier à cet inconvénient, on a proposé de faire usage de bains d'eau bouillie, d'eau naphtolée (Bouchard), d'eau boriquée (Le Gendre) ; l'alun, préconisé récemment par Boggs, de Baltimore (1), a l'avantage d'être facilement soluble et d'avoir un prix de revient peu élevé ; il semble avoir une action efficace, puisque, d'après la statistique de l'auteur américain, l'usage des bains d'alun abaisse de moitié la fréquence des infections pyogènes ; 500 grammes d'alun pulvérisé sont dissous dans un peu d'eau chaude, qui est ensuite mélangée à l'eau du bain.

En principe, les bains frais ou froids seront prescrits dans tous les cas de fièvre typhoïde. Les contre-indications à leur emploi sont rares. Les principales sont l'âge avancé du malade et les affections cardiaques antérieures. A partir de la cinquantaine et même plus tôt, chez les artérioscléreux et les obèses, on fera bien, au moins pour commencer, de recourir au bain chaud, à 36° ; on abaissera ensuite la température des bains, si le traitement paraît bien supporté. On agira de même chez les malades atteints d'une affection valvulaire antérieure. Pendant le cours de la maladie, si le myocarde vient à faiblir, on remplacera les bains froids par les bains chauds. Ceux-ci donnés à 39° (Bosc) ont pour effet d'accélérer la respiration, qui devient aisée et régulière, d'accroître la force et la régularité des battements cardiaques, de favoriser la diurèse et la transpiration, de déconges-

____

(1) *Semaine médicale*, 13 juillet 1910, p. 330.

tionner les viscères et de calmer le système nerveux. Ils conviennent par suite non seulement aux cas dans lesquels le bain froid est contre-indiqué par l'état du cœur, mais aussi aux malades fortement intoxiqués, à ceux chez qui la dothiénentérie prend la forme hémorragique ou s'accompagne de symptômes de néphrite, enfin à ceux qui sont surexcités et dont le système nerveux semble particulièrement touché.

Les bains froids devront encore être interrompus dans les cas d'hémorragie ou de perforation intestinale ; en pareil cas, l'immobilité du malade est indispensable ; pour Dieulafoy, l'hémorragie n'est pas une contre-indication ; si elle est abondante pourtant, l'immobilité est nécessaire au moins pendant quelques heures et par suite les bains ne peuvent être donnés.

De toutes façons, on ne se laissera jamais influencer par la pusillanimité du malade pour ajourner le traitement hydrothérapique ; on se trouvera bien, parfois, pour capter la confiance du sujet, de lui prescrire au début des bains à 34 ou 35° et d'abaisser ensuite la température à 32°, 30° et 28°.

2° **Autres méthodes de traitement**. — De nombreuses méthodes de traitement ont été préconisées contre la fièvre typhoïde. Certaines utilisent des moyens physiques de réfrigération autres que les bains et trouvent leurs indications quand la balnéation est impossible ; d'autres, comme celle qui consiste dans l'emploi de compresses d'alcool, se recommandent par leur simplicité. Celles qui cherchent à déterminer l'abaissement de la température et l'antisepsie générale et intestinale par des moyens chimiques méritent d'être connues, car elles peuvent être utilisées parfois conjointement avec la balnéation. La sérothérapie a déjà donné d'heureux résultats, mais elle n'est pas encore entrée dans la pratique ; enfin, la toxinothérapie et la bactériothérapie ne sont qu'à la période d'essais, et leur efficacité n'est pas démontrée.

Méthodes physiques de réfrigération autres que les bains. — Dans les cas exceptionnels où le traitement par les bains ne peut être appliqué, en particulier en cas d'épidémie, où il devient impossible de se procurer le personnel suffisant pour baigner tous les malades, on pourra recourir aux autres méthodes de réfrigération générale ou locale.

C'est ainsi qu'on usera des *lotions*, faites sur tout le corps avec de l'eau pure ou vinaigrée. Ces lotions sont faites régulièrement toutes les trois heures, chaque fois que la température dépasse 39° ou 38°,5 suivant les indications. Pour les pratiquer, le malade, complètement dévêtu, est placé sur une couverture placée elle-même sur une toile imperméable, que l'on étend sur le lit. A l'aide d'une grosse éponge trempée dans de l'eau à 18°, on fait une lotion générale sur tout le corps, en évitant de frotter l'abdomen, mais en appuyant vigoureusement sur le thorax et les membres; la lotion, faite d'abord sur la partie antérieure du corps, est ensuite pratiquée sur le dos, le malade étant placé sur un côté, puis on l'enveloppe rapidement dans une couverture chaude, dans laquelle on le laisse jusqu'à ce que la réaction soit faite. Ces lotions procurent en général un grand bien-être au malade. Elles peuvent rendre des services dans les cas légers, quand la température n'est pas très élevée et que la stupeur n'est pas marquée.

L'enveloppement dans le *drap humide* permet aussi de soustraire une certaine quantité de calories au malade. Un drap trempé dans de l'eau froide à 18-20° et bien exprimé est étendu sur une couverture de laine ; le malade est complètement enveloppé dans ce drap, que l'on passe d'abord sous les aisselles, que l'on enroule complètement une première fois autour du corps et qu'on fait revenir ensuite sur les épaules en enfermant les bras et le cou. Le malade est alors roulé dans une couverture. Au bout de cinq à dix minutes, le drap est généralement échauffé ; on peut l'enlever et le remplacer par un autre ; d'après Liebermeister, quatre enveloppements successifs équivalent à un bain complet à 25° de dix minutes de durée. Mais cette méthode, pas plus que celle des lotions, ne peut être mise en comparaison avec celle des bains et ne donne pas une amélioration aussi rapide et aussi marquée de l'état général.

La réfrigération systématique de l'abdomen au moyen de *vessies de glace* a été vantée récemment dans le traitement de la dothiénentérie (1). On applique sur le ventre deux grandes vessies remplies de glace, séparées de la peau par un morceau de flanelle ; le malade doit être couché complètement à plat pour éviter que la glace s'accumule uniquement dans les parties déclives ; une troisième vessie est souvent utile pour recouvrir la partie supérieure et médiane du ventre. Ce traitement ne peut être efficace qu'à condition d'être appliqué avec soin ; aussi fera-t-on bien de s'assurer que toutes les parties de l'abdomen sont refroidies et que la glace est également répartie sur tous les points. Celle-ci sera naturellement renouvelée aussi souvent qu'il sera nécessaire, c'est-à-dire toutes les deux heures en moyenne. Ce traitement est recommandable par sa simplicité ; il a l'inconvénient de nécessiter pour le malade un décubitus horizontal

(1) LÉNEZ, La réfrigération systématique de l'abdomen dans le traitement de la fièvre typhoïde (*Bulletin médical*, 30 avril 1910, p. 407). — Même sujet (*journ. de méd. et de chir. pratiques*, 10 mai 1911, p. 339).

permanent, ce qui favorise la congestion hypostatique et la formation des escarres. Il sera indiqué toutefois, au moins temporairement, quand une complication, telle qu'une *phlegmatia alba dolens* ou une myocardite, interdiront la continuation des bains. Cette indication se trouve de tous points réalisée dans le cas de perforation ou d'hémorragie, où la glace est recommandée non plus seulement contre la dothiénentérie, mais contre l'accident nouveau qu'il faut combattre.

Applications d'alcool. — Les applications locales d'alcool ont été préconisées par Cheinisse (1) dans le traitement de la fièvre typhoïde. La technique est la suivante : une couche d'ouate hydrophile ou une compresse de gaze, pliée en quatre doubles et suffisamment large pour recouvrir tout l'abdomen, est imbibée d'alcool à 90°. On l'exprime fortement, on l'applique sur le ventre, et on la recouvre d'une compresse ou d'une couche d'ouate hydrophile imprégnée d'eau froide ; on dispose par-dessus une toile imperméable, et on fixe le tout par une ceinture de flanelle. La compresse imbibée d'eau froide est destinée à amender l'action irritante que l'alcool pourrait exercer sur la peau ; elle est renouvelée toutes les heures ; quant à la compresse d'alcool, elle est changée toutes les deux heures. En procédant de la sorte, Cheinisse n'a jamais eu à enregistrer d'accidents tant soit peu fâcheux ; si l'on voit apparaître un peu d'irritation cutanée, il suffit d'oindre la région irritée avec de la lanoline. Employé de cette façon, l'alcool exerce une action antiphlogistique locale : d'après H. Buchner, il active l'afflux sanguin et favorise ainsi la défense de l'organisme contre le processus infectieux. Il est de plus absorbé par la peau et, par suite, influence l'état général et les contractions cardiaques.

Les applications d'alcool agissent moins sur la courbe thermométrique que sur l'état général du patient ; elles rendent l'évolution de la fièvre typhoïde plus régulière et plus calme (Cheinisse).

Antipyrèse médicamenteuse. — Avant la généralisation de la balnéothérapie, les antithermiques chimiques formaient la base du traitement de la fièvre typhoïde. Un grand nombre de substances ont été ainsi employées ; quelques-unes doivent être rejetées d'une façon absolue. Il en est ainsi de l'*antipyrine*, préconisée par Clément (de Lyon) à la dose de 5 à 12 grammes par jour ; ce médicament, administré de cette façon, produit un abaissement marqué de la température, mais il ne fait en quelque sorte que masquer la fièvre, car le pouls reste rapide ; de plus, il diminue la sécrétion urinaire (A. Robin), entrave l'élimination des matériaux solides comme avec

---

(1) CHEINISSE, Traitement de la fièvre typhoïde par les applications d'alcool (*Semaine médicale*, 17 nov. 1909, p. 541).

l'urée et aussi, d'après Roques et Weill, des substances toxiques.

L'*acide salicylique*, employé par Vulpian, n'est plus jamais utilisé : il ne diminue pas la fréquence du pouls, détermine souvent l'affaiblissement du cœur, irrite la muqueuse de voies digestives et peu provoquer l'agitation et le délire.

L'*acide phénique* a dû à son action antiseptique aussi bien qu'à ses propriétés antithermiques d'être vanté par Pécholier (1869) et Desplats (1877) ; mais il provoque parfois des accidents graves (cyanose, collapsus) et doit être rejeté.

Le *pyramidon*, enfin, a été conseillé dans ces dernières années (Moritz) ; donné à la dose de 1 gramme par prises de 0^{gr},10 toutes les deux heures, il n'exerce pas d'action nocive sur la circulation et aurait, d'après Jacob (de Strasbourg), d'heureux effets ; mais son usage incommode parfois les malades, et Stadelmann conteste son utilité.

De tous ces médicaments, la *quinine* est celui qui a été le plus anciennement employé et le seul qui mérite d'être retenu. Broqua (de Plaisance), qui l'utilisa le premier dans la fièvre typhoïde, la donnait à doses fractionnées, 0^{gr},10 toutes les heures. La plupart des auteurs, qui s'en sont servis la donnent au contraire d'une façon massive. G. Sée l'administrait quotidiennement en une fois le matin, ou en deux fois matin et soir. Jaccoud conseille de la faire prendre d'une façon discontinue en l'associant aux lotions ; le premier jour il prescrit 1^{gr},50 à 2 grammes de bromhydrate de quinine, à prendre par cachets de 0^{gr},50, dans la matinée si on veut obtenir un abaissement vespéral, dans la soirée si on cherche à faire tomber la température du matin ; le second jour, on donne 1 gramme ou 1^{gr},50 ; puis on interrompt quarante-huit heures et on reprend. Le Pr Bouchard prescrit la quinine quand la température rectale dépasse, malgré les bains, 40° le matin ou 41° le soir ; il la donne par cahets de 0^{gr},50 pris de demi-heure en demi-heure, à la dose de 2 grammes le premier et le deuxième septénaire, de 1^{gr},50 le troisième et de 1 gramme le quatrième et au delà ; entre le huitième et le onzième jour, l'abaissement de la température est médiocre, mais, passé le moment, on peut obtenir avec ces doses une diminution de 1 à 3°, une atténuation des troubles nerveux et un bien-être évident. Une nouvelle dose n'est donnée qu'après soixante-douze heures d'intervalle ; administrée plus tôt, elle ne produit pas d'effet. On peut se demander, avec le Pr Bouchard, si les résultats si remarquables obtenus avec la quinine dans la fièvre typhoïde sont dus uniquement à une action antithermique ; en effet, dans la plupart des autres fièvres, la quinine n'abaisse pas la température. Elle n'a d'autre inconvénient que de produire quelques bourdonnements d'oreilles. Aussi est-ce une substance qu'on aura parfois intérêt à employer, en particulier dans les formes hyperthermiques ; dans certains cas, on pourra la donner par voie sous-cutanée, en utilisant le chlorhydrate neutre de quinine, facilement soluble dans l'eau.

Antisepsie générale et intestinale. — Quand fut établi le rôle du bacille d'Eberth dans la pathogénie de la dothiénentérie, on put croire que l'antisepsie permettrait de juguler la maladie ; le résultat ne confirma pas les espérances, mais, si elle n'a pas une action curative manifeste, la médication antiseptique peut rendre des services dans le traitement de la fièvre typhoïde. Le Pr Bouchard l'employait en même temps que la balnéation froide. Au début, il donnait le calomel à la dose de 0gr,40 par jour, répartie en vingt prises espacées d'heure en heure ; cette médication était continuée pendant quatre jours consécutifs ; on ne devait pas chercher la salivation, et en fait par cette méthode on ne l'obtient jamais. Pour réaliser l'antisepsie intestinale, le Pr Bouchard [1] administrait au malade un mélange contenant 100 grammes de poudre de charbon végétal, 1 gramme d'iodoforme et 5 grammes de naphtaline ; le tout était mêlé à 200 grammes de glycérine et aux 50 grammes de peptone, qui sont la base de l'alimentation : cette mixture était absorbée toutes les deux heures à la dose d'une cuillerée dans un tiers de verre d'eau. Plus tard M. Bouchard substitua à la naphtaline le naphtol β pris à la dose de 2gr,50 : ce médicament, qui est devenu classique, sera employé avec avantage : il peut être associé au salicylate de bismuth dans le cas où la diarrhée est marquée.

Le bétol ou salicylate de naphtol, le benzonaphtol ont été aussi employés à la dose de 3 à 4 grammes. Dujardin-Beaumetz préférait le salol, dont il donnait 1 à 4 grammes.

On a aussi conseillé l'acide chlorhydrique, dont Murchison donnait 1gr,90, soit 0gr,38 d'acide pur, additionné de sirop et d'eau. Le Pr Hayem emploie l'acide lactique en limonade à la dose de 15 à 20 grammes par jour. On a vanté encore l'eau chloroformée, dont on donne une cuillerée à soupe toutes les heures ou toutes les deux heures. La plupart de ces médicaments peuvent trouver leurs indications et sont souvent prescrits utilement à côté de la balnéothérapie.

Enfin les purgatifs constituent des agents importants d'antisepsie intestinale.

Sérothérapie.* — *Toxinothérapie.* — *Bactériothérapie. — Des recherches ont été faites dans ces dernières années dans le but de doter

---

[1] Bouchard. Auto-intoxications dans les maladies. Paris, 1887, p. 217.

les infections à bacilles d'Eberth d'une médication véritablement spécifique ; les résultats obtenus par le Pʳ Chantemesse (1), ceux annoncés récemment par Rodet et Lagriffoul (2) sont remarquables. Mais l'emploi de ces sérums n'est pas encore entré dans la pratique ; d'ailleurs il ne dispense pas de mettre en œuvre les moyens habituellement utilisés pour lutter contre l'infection typhoïdique.

Les filtrats de culture de bacille typhique ont été employés en Amérique par W. Richardson (3) : ils exercent un effet puissant sur le processus eberthien, mais leur emploi n'a pas donné une statistique bien favorable.

Les injections sous-cutanées d'une émulsion de bacilles d'Eberth tués ont été préconisées par différents auteurs. Récemment encore, H. T. Wilson en rapportait les bons effets. Mais le nombre de cas ainsi traités est encore trop restreint pour qu'on puisse certifier l'efficacité de cette méthode.

Enfin une bactériothérapie non spécifique a été conseillée : l'emploi régulier de cultures de bacilles paralactiques est considéré par certains auteurs comme un adjuvant du traitement général (P. Claisse).

3° **Marche à suivre dans le traitement d'une fièvre typhoïde régulière suivant les périodes de la maladie.** — Au début de la maladie, alors que le diagnostic est hésitant, que l'on n'a pas encore pour l'asseoir d'un façon définitive l'allure continue de la fièvre, la présence des taches rosées et le séro-diagnostic de Widal, on mettra le malade à une alimentation purement liquide, formée de préférence de lait, ou de lait et de képhir, si les troubles abdominaux prédominent ; et on donnera un purgatif salin. Dès qu'on sera assuré que la température reste au voisinage de 40°, on prescrira les bains, qui sont toujours indiqués quand la fièvre se maintient élevée sans rémission. Bientôt, d'ailleurs, le diagnostic ne pourra plus faire de doutes ; on sait qu'on est en présence d'un état fébrile, qui durera des jours et peut-être des semaines. On instituera alors le traitement par l'hygiène et la balnéation, suivant les règles indiquées ; on s'efforcera d'alimenter le malade d'une façon suffisante ; on surveillera les selles et les urines on notera chaque jour l'état du cœur et des poumons.

Au début, l'abaissement de température produit par les bains est peu marqué, parfois même nul ; s'il n'atteint pas au moins un

---

(1) Voy. Bactériothérapie, vaccination, sérothérapie, in *Bibliothèque de thérapeutique*, article de Sacquépée, p. 367.

(2) Rodet et Lagriffoul, La sérothérapie de la fièvre typhoïde. Résultats cliniques : 65 cas de traitement précoce (*Presse médicale*, 24 déc. 1910, p. 969).

(3) W. Richardson, The treatment of typhoïd fever with specific sera, filtrates and residues (Vaughan) (*Publications of the Massachusetts general hospital*, Boston, oct. 1908).

demi-degré, on donnera le bain plus frais, à 26°, 24°, 22°, en refroidissant l'eau pendant que le malade s'y trouve plongé ; on augmentera la durée du bain si les réactions du malade le permettent. On pourra aussi recourir à la réfrigération constante de l'abdomen au moyen de compresses humides et froides laissées en permanence sur le ventre, ou même d'une large vessie de glace. Au besoin, on ajoutera à ces moyens l'administration de la quinine à haute dose, suivant la méthode du Pr Bouchard.

En général, très rapidement, sous l'influence des bains, une amélioration se produit. La stupeur diminue ; l'abattement est moins marqué, le regard plus vif ; le malade prend intérêt à ce qui l'entoure, la langue devient humide, l'alimentation est plus facile. Si les selles sont fréquentes et diarrhéiques malgré la balnéation, on prescrira le naphtol β et le salicylate de bismuth, ou tout autre antiseptique intestinal, et on réduira le régime alimentaire.

Puis la température commence à s'abaisser ; elle reste parfois plus de trois heures au-dessous de 39° ; chaque bain produit une diminution de la fièvre qui atteint 2 et parfois près de 3°, et persiste pendant plusieurs heures (fig. 17) ; au lieu de huit, le malade ne prend plus que sept, six ou quatre bains par vingt-quatre heures. On pourra alors laisser le malade dormir la nuit et, si le sommeil est bon, ne pas l'interrompre pour prendre la température, en particulier vers le matin où, en général, elle est le plus basse.

Enfin les bains deviennent inutiles ; peu à peu la température avoisine 37°, mais il ne faut pas oublier qu'elle doit tomber au-dessous de 37°, à 36°,8 au moins, pour qu'on puisse considérer l'évolution fébrile comme terminée. A ce moment encore, on devra se contenter de l'alimentation prescrite pendant la maladie.

4° Mesures prophylactiques. — La fièvre typhoïde fait partie des maladies dont la déclaration est obligatoire, d'après le décret du 10 février 1903. Sitôt le diagnostic posé avec certitude, le médecin devra donc faire la déclaration dans les formes prescrites. Cette déclaration a pour but d'assurer la désinfection des objets souillés par les déjections du malade pendant le cours de la maladie et des locaux occupés par lui.

Tous les linges souillés seront placés dans des sacs, disposés à cet effet, et remis au service de la désinfection. Si la désinfection ne peut être faite immédiatement, on trempera les linges dans une solution de sulfate de cuivre à 50 p. 1 000, ou on les passera dans l'eau bouillante. On se rappellera que non seulement les matières fécales, mais l'urine et souvent aussi la salive, surtout quand existent les ulcérations palatines, sont contagieuses, et on n'oubliera pas que le

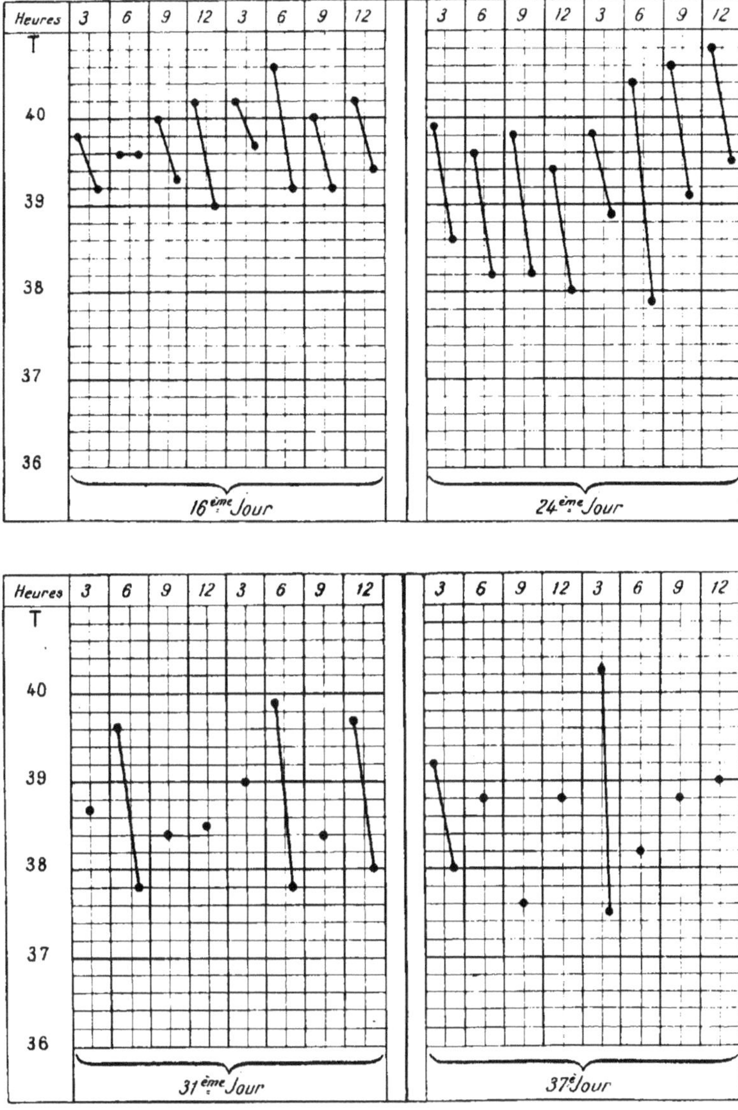

Fig. 17. — Action des bains sur la température aux 16e, 24e, 31e, 37e jours de la maladie. Fièvre typhoïde sévère chez un homme de 17 ans ; la température n'est descendue à 37º matin et soir qu'au 38e jour de la maladie. Les bains ont été donnés à partir du 10e jour, le lendemain de l'entrée du malade à l'hôpital. La température est prise toutes les trois heures, et le bain est donné chaque fois qu'elle dépasse 39º. Au 16e jour, en pleine période d'état, l'abaissement produit par le bain n'atteint pas toujours et dépasse rarement 1º; au 24e jour, il est beaucoup plus considérable et va jusqu'à 2º et demi ; au 31e jour, il n'y a plus que trois bains par 24 heures ; chacun abaisse la température de près de 2º, et la fièvre ne remonte que lentement ; au 37e jour, l'un des deux seuls bains donnés dans les 24 heures détermine un abaissement de 2º,8 ; le thermomètre tombe de 40º,3 à 37º,5, tandis qu'à la période d'état le bain n'arrivait pas à le faire descendre au-dessous de 39º.

microbe persiste parfois dans l'urine et les matières longtemps après la chute de la fièvre.

Le malade devra être placé dans une chambre, où ne pénétreront que les personnes chargées de le soigner ; s'il ne peut être isolé chez lui, il sera transporté dans un hôpital ou dans une maison de santé. Les personnes obligées de l'approcher pour lui donner des soins revêtiront une blouse facilement lavable ; après l'avoir touché, elles se laveront les mains avec une solution faible de sublimé, ou une solution de sulfate de cuivre à 12 grammes par litre d'eau. Elles ne devront, sous aucun prétexte, manger dans la chambre du malade.

Les déjections seront désinfectées au moyen d'une solution forte de sulfate de cuivre, 50 grammes par litre d'eau, dont on versera un demi-litre dans le vase contenant les matières ; on lavera avec cette même solution les cabinets d'aisances. Les commissaires de police tiennent *gratuitement* à la disposition du public des paquets de 25 grammes de sulfate de cuivre destinés à faire les solutions. On pourra aussi utiliser, dans le même but, le sulfate de fer à 50 p. 1 000, ou un lait de chaux.

Enfin, une fois la maladie finie, la chambre occupée par le malade sera complètement désinfectée au moyen des vapeurs de soufre ou mieux de l'aldéhyde formique ; pour les objets de literie, la désinfection à la chaleur de l'étuve est indispensable.

II. — TRAITEMENT DES FORMES IRRÉGULIÈRES DE LA FIÈVRE TYPHOIDE.

On distingue à la fièvre typhoïde un grand nombre de formes cliniques ; quelques-unes seulement nécessitent des modifications au traitement habituel de la maladie.

1° *Formes bénignes.* — Dans certains cas, la fièvre typhoïde revêt un aspect particulièrement bénin. La température est peu élevée, il n'y a aucune stupeur, à peine un léger malaise et quelques troubles digestifs. Il est important, dans ce cas, d'insister auprès du malade pour qu'il prenne les précautions hygiéniques indispensables ; des complications sérieuses peuvent survenir au cours de la dothiénentérie en apparence la mieux supportée. Aussi devra-t-on exiger le séjour au lit, les prescriptions alimentaires habituelles, les soins intestinaux. Si la température n'a pas tendance à monter, on pourra se contenter de lotions froides répétées trois ou quatre fois par jour, ou même d'une vessie de glace sur l'abdomen. On surveillera aussi la convalescence.

2° *Forme latente ou ambulatoire*. — La dothiénentérie peut revêtir parfois une allure tellement insolite que le malade peut se lever, marcher et vaquer à ses occupations. Cette forme ne doit pas être considérée comme bénigne, car elle peut tout à coup faire place au cortège habituel des symptômes typhoïdiques les mieux caractérisés, et surtout être le point de départ de complications redoutables. Le médecin doit toujours l'avoir présente à l'esprit, et, s'il la reconnaît chez un malade venu pour un malaise en apparence insignifiant, il devra insister pour établir un traitement sérieux et complet. Parfois, dans cette forme, il n'y a pas de fièvre ou seulement une élévation de température à peine marquée; on donnera alors la préférence aux bains chauds sur l'hydrothérapie froide. Ils auront l'avantage de provoquer la diurèse et la transpiration et de favoriser l'élimination des toxines.

3° *Forme ataxo-adynamique*. — Quand les phénomènes généraux atteignent un haut degré de gravité, on devra faire appel à toutes les ressources de la thérapeutique. Si la température est fort élevée, on abaissera le degré auquel les bains sont donnés, à 20° ou même 18°, à condition, toutefois, que le malade supporte bien l'immersion dans l'eau froide et qu'il n'ait aucune tendance à la syncope. Dans l'intervalle des bains, on appliquera en permanence une vessie de glace sur l'abdomen. Si la réfrigération est mal supportée, on s'adressera à l'hydrothérapie chaude. On luttera contre l'infection au moyen du collargol employé en frictions, ou mieux en injections sous-cutanées ou intraveineuses; enfin on aura recours aux injections sous-cutanées de nucléinate de soude.

On ne négligera pas non plus les traitements médicamenteux; l'alcool, le quinquina rendront des services. L'alcool sera donné prudemment et à petites doses aux sujets jeunes et aux abstinents; à hautes doses, au contraire, aux alcooliques.

4° *Forme hémorragique*. — La forme hémorragique représente une forme grave et exceptionnelle de la dothiénentérie. Les hémorragies apparaissent dès le début et se montrent par toutes les muqueuses. Cette forme frappe d'habitude les individus antérieurement débilités. Elle sera traitée par les bains chauds, par les toniques, par les médicaments antihémorragiques et, en particulier, le chlorure de calcium, qu'on administrera à la dose de 3 à 4 grammes par jour.

5° *Forme prolongée ou trainante*. — Parfois, la fièvre typhoïde se prolonge bien au delà du terme habituel. Dans certains cas, c'est la période stationnaire, qui dure indéfinimen ; en général, il y a une série de recrudescences : une défervescence s'ébauche, mais à peine la température est-elle descendue pendant quelques heures qu'elle monte de nouveau au degré antérieur. Dans d'autres, c'est la période terminale qui se prolonge d'une façon insolite ; la température oscille longtemps autour de 38° sans pouvoir atteindre la normale. C'est dans ces cas que la quinine, administrée à la dose de 0ʳ,60 à 1 gramme par jour, peut donner de bons résultats.

Les recrudescences peuvent être attribuées, avec le Pʳ Chauffard, à la persistance du microbe dans la bile : l'entérite spécifique subit une nouvelle exacerbation chaque fois qu'une décharge de bacilles a lieu dans l'intestin. C'est pour combattre cette infection biliaire persistante que le Pʳ Chauffard, se fondant sur les expériences de Crewe, conseille d'administrer dans ces cas l'urotropine à la dose de 2 à 3 grammes par jour, pour réaliser l'antisepsie biliaire. C'est là une nouvelle forme de l'antisepsie interne, au moyen d'un médicament qui n'a pas d'action spécifique sur le bacille d'Eberth, et l'on sait quels déboires cette méthode a causés. On fera donc bien de ne pas trop compter sur son action. D'ailleurs, il ne faut pas confondre la bactériurie et la bactériocholie, qui indiquent la persistance des bacilles dans un organisme immunisé, et qui sont par suite sans danger pour lui-même, avec une fièvre typhoïde prolongée ou à rechute ; dans ces cas, ce qui importe, ce n'est pas tant la persistance des bacilles que la non-immunisation de l'organisme.

6° **Fièvre typhoïde chez les vieillards**. — La fièvre typhoïde, bien qu'elle soit rare après quarante ans, peut se montrer à tout âge, même à cent ans, comme dans le cas cité par N.-G. de Mussy. Elle se caractérise chez le vieillard par le peu d'intensité de la fièvre, l'adynamie précoce avec sécheresse de la langue et la tendance aux complications broncho-pulmonaires. On s'abstiendra dans ces cas de donner des bains froids : on aura recours aux bains chauds ou tièdes ; on utilisera la réfrigération locale de l'abdomen ; on ne négligera pas les stimulants, alcool, quinquina ; on surveillera l'état des urines, et on donnera la spartéine, la caféine, l'huile camphrée suivant les besoins.

7° **Fièvre typhoïde pendant la grossesse et la lactation**. — La grossesse n'aggrave pas particulièrement le pronostic de la fièvre typhoïde, et celle-ci peut revêtir soit une forme moyenne, soit une forme grave chez la femme enceinte. Mais la fièvre typhoïde occasionne l'avortement ou l'accouchement prématuré dans les deux tiers des cas, par suite de la mort du fœtus.

Le seul moyen de prévenir l'avortement est de soumettre la malade à un traitement rigoureux dès le début, en particulier de donner les bains régulièrement. De plus, on devra s'efforcer de prévenir les complications qui peuvent survenir du fait de l'accouchement, et en particulier les complications infectieuses; aussi doit-on pratiquer une antisepsie minutieuse des voies génitales. On continuera les bains après l'accouchement, mais on veillera à ce que l'eau du bain soit autant que possible aseptique.

Si la fièvre typhoïde survient pendant la lactation, on devra de toute nécessité interrompre la nourriture; la malade n'a pas trop de toutes ses forces pour lutter contre cette infection qui a toujours une longue durée, qui revêt souvent une allure grave et qui déprécie pour longtemps l'état général.

III. — TRAITEMENT DES COMPLICATIONS DE LA FIÈVRE TYPHOIDE.

De nombreuses complications peuvent survenir au cours ou au déclin de la fièvre typhoïde. Certaines ne prêtent pas à des considérations particulières ; tel est le cas des artérites, phlébites, ostéites, orchites, thyroïdites, parotidites, etc. ; leur traitement ne diffère pas de celui habituellement employé contre ces affections, et rien de spécial ne découle de leur étiologie. Pour d'autres, c'est surtout le traitement prophylactique qui importe; ainsi le muguet sera évité par les soins méticuleux de la bouche; les complications cutanées seront exceptionnelles, quand l'hygiène de la peau aura été bien surveillée pendant tout le cours de la maladie. D'autres, enfin, méritent d'être étudiées à part, en raison des modifications que leur survenue nécessite dans le traitement habituel de la fièvre typhoïde et aussi des changements que l'état antérieur du malade imprime à la thérapeutique qu'on leur oppose ordinairement.

1° *Hémorragie intestinale.* — L'hémorragie intestinale peut se montrer à deux périodes différentes de la maladie. Quand elle apparaît au début, dès les premières semaines, elle est en général d'origine congestive ; d'intensité habituellement modérée, elle n'entraîne pas une aggravation du pronostic; on devra néanmoins supprimer les lavements pendant vingt-quatre à trente-six heures et appliquer une vessie de glace sur l'abdomen ; mais les bains pourront être continués, la température n'étant pas ordinairement influencée par la perte sanguine. Plus rarement, l'hémorragie intestinale du début est accompagnée d'autres manifestations du même ordre se faisant par d'autres muqueuses ; on a affaire alors à la forme hémorragique ou putride de la dothiénentérie, dans laquelle la gravité tient surtout à la profondeur de l'intoxication plutôt qu'à la spoliation sanguine.

L'entérorragie, qui apparaît à la fin du deuxième septénaire ou dans le cours du troisième, au contraire, peut être grave et même mortelle par elle-même et exige une thérapeutique active. L'entourage du malade et, en particulier, la personne chargée de donner les soins journaliers, doivent être prévenus de la possibilité de cette hémorragie et du traitement immédiat à lui opposer. Certains signes prémonitoires peuvent parfois faire présager l'imminence d'une hémorragie : c'est la disparition du dicrotisme du pouls (Bouchard), l'élévation passagère de la tension artérielle (P. Teissier), ou encore la mise en évidence d'une certaine quantité de sang dans une selle au moyen de la réaction de Weber (Romani). Mais souvent l'hémorragie apparaît brusquement, sans que rien ait pu la faire prévoir.

Deux indications sont à remplir au point de vue thérapeutique : arrêt de l'issue du sang par l'immobilisation de l'intestin et l'emploi des moyens hémostatiques habituels ; lutte contre la tendance syncopale, qui se manifeste si la perte sanguine est abondante.

La première précaution à prendre est de supprimer momentanément les bains froids ; d'ailleurs, le plus souvent, la température baisse rapidement du fait de l'hémorragie, et le bain se trouve ainsi contre-indiqué. On appliquera sur le ventre une ou deux grandes vessies remplies de glace, qui sera renouvelée dès qu'elle sera fondue. L'administration des lavements sera momentanément suspendue. On fera une injection sous-cutanée de 1 gramme d'ergotine, et on répétera cette injection si c'est nécessaire ; on donnera une potion contenant 0gr,05 à 0gr,10 d'extrait thébaïque et 3 à 4 grammes de chlorure de calcium.

Si l'hémorragie est abondante, si la face est pâle, le pouls petit, si les extrémités se refroidissent, on injectera sous la peau 500 centimètres cubes à 1000 centimètres cubes de sérum artificiel ; l'injection sera faite dans les veines, si le temps presse, si le pouls n'est plus perçu à la radiale. On mettra le malade la tête basse, on soulèvera le siège, on fera la ligature des membres. C'est dans de pareils cas que la transfusion du sang a été pratiquée ; on n'hésitera pas à la faire, si la perte sanguine a été considérable et si on a sous la main l'instrumentation nécessaire.

Une première hémorragie peut être suivie d'une seconde : aussi les bains ne seront repris que quarante-huit heures après la cessation de l'hémorragie ; on fera bien d'attendre trois jours avant de donner un lavement. Pendant ce temps, on n'administrera à l'intérieur que des boissons glacées ; on ne donnera des boissons alcooliques qu'en cas de tendance à la syncope. On reviendra ensuite prudemment au traitement antérieur, en surveillant le malade d'autant plus attentivement que parfois l'hémorragie précède la perforation.

2° *Perforation intestinale.* — Quand le processus ulcératif de la dothiénentérie a entraîné l'ouverture de la cavité intestinale dans le péritoine, on ne peut guère compter sur les effets du seul traitement médical pour amener la guérison de cette grave complication ; ce n'est que dans des cas exceptionnels que la péritonite se circonscrit et que le processus aboutit spontanément à la guérison complète avec ou sans fistule consécutive. Un seul traitement paraît donc devoir être efficace, c'est l'intervention chirurgicale, qui permet la fermeture de l'orifice ainsi formé et le drainage de la cavité infectée. On conçoit pourtant combien le pronostic d'une telle intervention peut être grave chez un sujet affaibli par une fièvre déjà longue et en proie à une infection toujours en activité. Aussi a-t-on pu se demander, d'abord, si une pareille opération ne devait pas fatalement entraîner la mort. Il n'en est rien pourtant, et la légitimité de l'intervention est établie par les diverses statistiques publiées : certains malades ont subi non pas une, mais deux laparotomies et ont parfaitement guéri ; tel celui de Keen, qui fut opéré deux fois, la première pour une perforation, la seconde vingt-deux jours après pour une obstruction intestinale, et celui de Cushing, chez lequel trois laparotomies furent pratiquées en quinze jours, les deux premières pour perforation de l'intestin, la troisième pour une occlusion intestinale due à des adhérences.

Une autre objection, faite au traitement chirurgical, est la multiplicité fréquente des perforations. Mais cette multiplicité est bien loin d'être la règle ; elle existait seulement 9 fois sur les 94 observations réunies par N. Mauger dans sa thèse (1), et 18 fois sur 100 d'après la statistique de Keen. D'ailleurs des perforations multiples et simultanées peuvent être suturées dans une même intervention, et la guérison a été observée dans des cas semblables par Price, Anderson et Power, Harte, Escher. Si les perforations se succèdent et qu'une nouvelle se montre quelques jours après qu'une première a été suturée, une nouvelle opération pourra encore être suivie de guérison, comme dans le cas de Cushing.

L'intervention opératoire est donc légitime ; elle est à peu près la seule chance de salut qui reste au malade, et il n'est pas permis actuellement d'hésiter à la conseiller. Les résultats en sont encourageants ; parmi les 358 cas relevés en 1904 par Cazin (2), il y a

(1) N. Mauger, La perforation typhique de l'intestin et de ses annexes ; son traitement chirurgical. Thèse de Paris, 1900.

(2) Maurice Cazin, Le traitement chirurgical des perforations de l'intestin dans la fièvre typhoïde (*Semaine médicale*, 6 janvier 1904, p. 1).

Thérap. des mal. infect.   30

eu 107 guérisons, soit une proportion de 29,88 p. 100 ; en éliminant les observations douteuses ou incomplètes et les faits dans lesquels on a simplement ouvert et drainé un abcès circonscrit, Cazin réduit sa statistique à 228 cas, sur lesquels il y a eu 63 guérisons, soit 27,63 p. 100 ; la proportion serait encore meilleure si on éliminait les cas opérés *in extremis*.

On aurait pu espérer que cette statistique s'améliorerait à mesure que se répandrait la connaissance des succès obtenus, que les hésitations tomberaient, et que, par suite, l'opération serait faite plus tôt après le début des accidents ; il ne semble pas pourtant qu'il en ait été ainsi ; lors de la discussion qui a eu lieu en 1908 à la Société de chirurgie, M. Michaux a pu réunir 100 cas nouveaux, sur lesquels il y a eu 81 morts et 19 guérisons, et, parmi ces 19 cas heureux, 7 seulement correspondaient à des perforations véritables, les autres à des fausses perforations. Il faut tenir compte en effet, pour établir le pronostic opératoire, non seulement du temps écoulé depuis que la perforation s'est produite et de l'intensité de la péritonite consécutive, mais aussi de l'état antérieur du sujet et de la gravité de la dothiénentérie. C'est ainsi qu'on peut comprendre pourquoi certains malades ont succombé bien qu'ils aient été opérés de très bonne heure, par exemple trois heures après la perforation, comme celui de M. Souligoux, tandis que d'autres ont survécu, chez lesquels l'intervention a été plus tardive.

On conseillera donc l'intervention, sans se faire d'illusions sur le petit nombre de chances de salut offertes ainsi au malade ; on la fera pratiquer immédiatement, sitôt le diagnostic fait. On ne se préoccupera pas, comme le conseille Platt, d'attendre le moment où l'état de choc, produit par la perforation, sera dissipé ; toute heure différée est une heure perdue et une avance donnée à l'infection péritonéale. Mais on n'hésitera pas à opérer même tardivement ; des succès ont été constatés dans des cas opérés après quarante-huit heures (Cardi), au troisième jour (Depage).

En attendant que tout soit préparé pour l'intervention, on supprimera les bains et les lavements ; on immobilisera l'intestin au moyen de l'opium donné à l'intérieur, sous forme d'extrait thébaïque, à doses fractionnées ; on luttera contre le choc au moyen des injections sous-cutanées d'éther, d'huile camphrée, surtout de sérum artificiel, dont on introduira 250 à 500 centimètres cubes, et au besoin de caféine. On pourra aussi, suivant la pratique du Pr Chantemesse, injecter sous la peau une solution de nucléinate de soude, afin de déterminer une leucocytose sanguine. On introduira ainsi sous la peau de l'abdomen ou de la cuisse 0gr,40 de nucléinate de soude dissous dans 40 centimètres cubes d'eau salée physiologique ; cette injection est parfois un peu douloureuse ; elle détermine du malaise et souvent une légère élévation thermique. Aussi sera-t-elle faite de préférence un certain temps avant l'intervention chirurgicale, de façon à ne pas additionner les deux traumatismes. C'est dire qu'il faut la pratiquer dès que le diagnostic est posé et en même temps que les préparatifs de l'opération sont poussés activement.

L'anesthésie sera locale ou générale : locale, elle ménage les forces réactionnelles du malade ; aussi est-elle employée par certains chirurgiens (Curtis) ; pourtant, la plupart lui préfèrent l'anesthésie générale. Dans ce cas, il semble qu'on devra conseiller l'éther plutôt que le chloroforme, qui a une action toxique sur le foie.

L'opération elle-même consiste en une laparotomie médiane, suivie de la recherche et de la suture des perforations, d'un nettoyage avec ou sans lavage de la région du péritoine souillée par le contenu intestinal, et de la pose d'un ou de deux gros drains. La guérison a pu être obtenue, même après une intervention délibérément incomplète ; ainsi, chez un malade, dont l'état paraissait désespéré, Potel et Minet pratiquèrent, après chloroformisation légère, une boutonnière abdominale, qui permit l'issue de gaz et de matières et mirent en place quatre gros drains ; l'évacuation des matières par la fistule se tarit bientôt ; l'état général s'améliora et le malade guérit complètement (1).

Après l'opération, on continuera à soutenir le malade au moyen des injections de sérum artificiel, de caféine, d'huile camphrée, de sulfate de spartéine (0gr,10 par jour), de sulfate de strychnine (2 à 4 milligrammes par jour). On ne donnera par la bouche que de petits fragments de glace ou quelques cuillerées à café de champagne glacé ; on s'abstiendra de tout lavement. Si l'on redoute l'inanition, on injectera sous la peau du sérum glycosé et de l'huile d'olive stérilisée ; le sérum glycosé peut être hypertonique (Lennander) ; on l'obtiendra en ajoutant à la solution salée physiologique 3 à 8 p. 100 de glycose. Plus tard, on aura recours aux lavements alimentaires, qu'on donnera seulement au moment où on aura pu provoquer une évacuation intestinale. Enfin on reviendra à l'alimentation buccale.

Les injections sous-cutanées de nucléinate de soude ont paru, à Chantemesse et Kahn (2), capables d'amener, dans certains cas, la guérison sans intervention opératoire. Chez des typhoïdiques ayant

---

(1) Potel et Minet, Péritonite généralisée par perforation typhique avec vaste épanchement stercoral intrapéritonéal ; large drainage sans suture. Guérison (*Écho médical du Nord*, 4 avril 1909, analysé in *Semaine médicale*, 1909, p. 329).

(2) Chantemesse et Kahn, Sur la prophylaxie et le traitement de l'infection péritonéale à l'aide de l'hyperleucocytose provoquée par le nucléinate de soude (*Acad. de méd.*, 12 juin 1907).

présenté des symptômes permettant de penser à une perforation intestinale, douleurs vives dans le ventre apparues après une hémorragie, rétraction de la paroi abdominale, disparition de la matité hépatique, ces auteurs ont vu la douleur s'arrêter et les autres symptômes céder vingt-quatre heures après l'injection ; parfois la guérison n'a pas été obtenue, malgré la répétition des injections, et la mort, survenue douze jours après, a permis de constater à l'autopsie la réalité de la perforation ; mais une survie si prolongée à la suite d'une complication qui entraîne habituellement la mort dans un délai de deux à cinq jours indique bien la valeur de la méthode. On fera bien pourtant, même en tenant compte des résultats favorables obtenus avec le nucléinate de soude, d'insister pour faire accepter l'intervention, qui augmentera les chances de guérison.

3° ***Diarrhée et vomissements.*** — La *diarrhée* est un symptôme banal de la fièvre typhoïde ; elle succède ordinairement au purgatif donné au début; elle est d'habitude rapidement enrayée par le traitement général et, en particulier, par les bains. Si elle résiste à ces moyens, on aura recours à la réfrigération constante de l'abdomen au moyen de compresses froides, ou mieux de vessie de glace. On peut aussi remplacer une certaine quantité de lait par une dose égale de kéfir; on insistera pour faire prendre l'eau albumineuse ; on donnera de l'eau de riz en tisane; on prescrira la limonade lactique, à la dose de 1 litre, contenant 4 à 8 grammes d'acide. On pourra également administrer le salicylate de bismuth par cachets de 0gr,50 additionné d'une égale quantité de benzonaphtol et de naphtol β ; on donnera par vingt-quatre heures trois à quatre cachets semblables. Enfin le charbon végétal rendra des services dans certains cas.

Le *météorisme*, quand il est persistant et exagéré, peut devenir dangereux en favorisant la perforation intestinale; on le combattra au moyen du charbon, des applications froides sur l'abdomen et aussi de la mise à demeure d'une grosse sonde rectale.

Les *vomissements*, rares dans la forme habituelle de la dothiénentérie, deviennent parfois une véritable complication. Ceux du début cèdent d'ordinaire rapidement au traitement général. Dans certains cas, ils se répètent pendant tout le cours de la maladie et sont en rapport avec les lésions gastriques, étudiées par le Dr Chauffard. Il faudra alors recourir aux boissons gazeuses, à la potion de Rivière, au menthol administré en potion à la dose de 0gr,03 à 0gr,05, au chlorhydrate de cocaïne, dont on donnera 2 centigrammes, à la glace qu'on fera ingérer par la bouche et qu'on appliquera sur le creux épigastrique. Si l'intolérance gastrique devient absolue, on devra chercher à soutenir le malade au moyen de lavements alimentaires et d'injections sous-cutanées de sérum artificiel glycosé. On cherchera par tous les moyens à lutter contre l'inanition, qui augmente l'adynamie. Parfois, certains aliments sont retenus et digérés contre toute attente ; on devra donc faire des essais variés, et on aura souvent la satisfaction de trouver la substance qui permettra de nourrir le malade.

4° **Complications pleuropulmonaires.** — Des accidents pulmonaires peuvent se montrer à toutes les périodes de la dothiénentérie ; la *bronchite* du début ne demande, d'habitude, aucun traitement spécial. Quand elle est intense et que, par sa précocité, elle donne lieu à la forme de broncho-typhoïde décrite par le Pr Gilbert, elle sera amendée par les applications répétées de ventouses sèches. Si une pneumonie ouvre la scène morbide et qu'on ait affaire à la *pneumo-typhoïde*, le traitement primitivement appliqué sera celui d'une pneumonie ; dès que la dothiénentérie sera soupçonnée, on prescrira les bains froids, tout en continuant la révulsion au niveau du thorax.

Quand la *pneumonie* apparaît à la période d'état de la dothiénentérie, le traitement par les bains froids sera continué ; ce n'est que dans le cas où le cœur faiblit qu'on les remplacera par les bains tièdes ou chauds. Si la dyspnée est intense, on fera appliquer dans l'intervalle des bains des enveloppements humides autour du thorax. La bronchopneumonie, la congestion hypostatique nécessiteront la pose de ventouses sèches. Ces accidents pulmonaires de la période d'état ou de déclin de la fièvre typhoïde seront évités ou tout au moins rendus exceptionnels, si on cherche mécaniquement à éviter l'hypostase. Le traitement par les bains, en déterminant toutes les trois heures un changement d'attitude, est déjà un excellent moyen prophylactique ; les malades qui seront baignés moins souvent, ceux qui ont une tendance à l'obésité, devront être laissés une grande partie de la journée assis sur leur lit, le buste soutenu par plusieurs oreillers ; de temps à autre, on changera leur position et on les mettra tantôt sur un côté, tantôt sur un autre.

L'*œdème aigu du poumon* est un accident exceptionnel ; quand il apparaît, une saignée assez copieuse doit être immédiatement pratiquée sur une veine superficielle.

La *pleurésie* typhoïdique sera traitée différemment suivant les cas ; séreuse, elle ne sera ponctionnée que si son abondance est excessive ; hémorragique et surtout purulente, elle devra être évacuée immédiatement ; parfois la ponction devra être répétée plusieurs fois, et Galliard a vu guérir un cas où six ponctions successives avaient été nécessaires.

5° *Complications laryngées*. — Les accidents laryngés graves que l'on rencontre au déclin ou dans la convalescence de la fièvre typhoïde seront prévenus efficacement par les soins hygiéniques de la bouche, de la gorge et du nez, pris dès le début de la maladie. Quand les premiers symptômes du laryngo-typhus apparaissent, il faudra se souvenir que l'œdème de la glotte peut se développer rapidement et entraîner des accès de suffocation mortels ; on devra donc se tenir prêt à faire une trachéotomie d'urgence.

6° *Complications cardiaques*. — Le cœur doit être surveillé avec soin pendant tout le cours de la dothiénentérie. Vers le troisième septénaire, il y a dans presque tous les cas des signes d'affaiblissement cardiaque : l'impulsion systolique est moins forte qu'auparavant, le premier bruit est assourdi, le pouls est dépressible et présente des intermittences. A ce moment, il sera bon de faire, matin et soir, une injection sous-cutanée de 1 à 2 centimètres cubes d'huile camphrée au dixième ; on fera boire du thé ou du café. Si les accidents deviennent inquiétants, on joindra à ce traitement le sulfate de spartéine à la dose de 0gr,10 par jour, et le sulfate de strychnine à celle de 2 à 4 milligrammes. Si les extrémités se refroidissent et se cyanosent, si le visage se recouvre de sueur froide, si le choc précordial devient de moins en moins sensible, en un mot si le collapsus cardiaque apparaît, on devra interrompre momentanément les bains ; on pratiquera des injections sous-cutanées d'éther et d'un mélange de spartéine et de strychnine ; on donnera des boissons chaudes et stimulantes ; on appliquera une vessie de glace sur la région précordiale (Jullien, Merklen . Souvent ces moyens amènent le relèvement de l'impulsion cardiaque ; même dans le cas où l'amélioration tardera à se produire, où on constatera le rythme fœtal ou la disparition du premier bruit, on ne devra pas désespérer ; on cherchera par tous les moyens à ranimer le malade ; on pratiquera des frictions sur le corps avec une flanelle trempée dans de l'eau très chaude, ou avec de l'alcool ; on multipliera les piqûres d'éther et d'huile camphrée ; on fera respirer de l'oxygène, et parfois on aura la satisfaction de voir ses efforts couronnés de succès.

La syncope ne demande pas de moyens de traitement bien différents : quand elle se montre, le premier soin sera d'étendre le malade complètement à plat, puis on fera des frictions sur le corps, de la flagellation, des enveloppements chauds, des injections d'éther. On ne confondra pas cette syncope grave des fièvres typhoïdes à complications cardiaques avec les lipothymies des malades pusillanimes et nerveux, au moment où on les met dans le bain. La syncope grave se montre le plus souvent dans l'intervalle des bains ou tardivement pendant la convalescence.

Les troubles cardiaques sont encore fréquents après la chute de la fièvre ; la tachycardie, l'arythmie, que l'on rencontre à ce moment, seront traitées surtout par l'hygiène ; on laissera le malade à un repos relatif; on lui évitera toute fatigue, on interdira le thé, le café, l'alcool, le tabac ; on veillera à ce que les digestions se fassent facilement. Peu à peu on habituera le malade à marcher, à monter les escaliers, et un entraînement progressif viendra à bout des derniers troubles.

7° *Complications rénales*. — L'albuminurie fait partie intégrante de la symptomatologie habituelle de la fièvre typhoïde. Elle ne demande aucun traitement spécial. Quelquefois une véritable néphrite survient : alors l'albuminurie devient abondante, les urines diminuent de quantité, des douleurs rénales apparaissent: parfois, il y a des œdèmes et des signes d'urémie, céphalée, vomissements, troubles oculaires, respiration de Cheyne-Stokes. Dans ce cas, on continuera les bains froids, qui ont une action diurétique ; on ne les interrompra que si la température s'abaisse ; on mettra le malade au régime lacté intégral, et on fera appliquer des ventouses sèches et scarifiées sur la région lombaire. Dans le cas d'hématurie, le chlorure de calcium sera indiqué.

Enfin, dans les cas rares où une néphrite suppurée se montre, une intervention chirurgicale peut devenir nécessaire pendant la convalescence.

8° *Complications nerveuses*. — Le *délire*, quand il est violent, devient une véritable complication de la maladie et domine la scène morbide. Il ne doit pas faire interrompre le traitement par les bains froids, d'autant plus qu'il apparaît surtout dans les formes hyperthermiques. Un personnel nombreux sera nécessaire pour maintenir dans le bain le malade souvent indocile; la température de l'eau sera abaissée à 20°, 18° et même 15° ; pendant le bain, on fera des affusions froides sur la tête, et, dans l'intervalle, on appliquera des vessies de glace.

Si le délire coïncide avec un état d'affaiblissement marqué, on donnera les bains tièdes de préférence aux bains froids. On agira de même s'il y a des convulsions.

Enfin, comme moyen médicamenteux, on emploiera pour calmer l'agitation le musc, que l'on fait prendre en lavement à la dose de 0gr,50; on donnera par jour deux lavements semblables, en ajoutant dans celui du soir 1 à 2 grammes d'hydrate de choral (Mercklen).

IV. — TRAITEMENT DE LA CONVALESCENCE.
TRAITEMENT DE LA RECHUTE.

L'évolution fébrile est terminée ; la température est revenue peu à peu à la normale ; néanmoins le malade ne peut être considéré comme entré en convalescence que quand l'apyrexie a été complète pendant quarante-huit heures, c'est-à-dire quand, depuis ce temps, la température du matin a été inférieure à 37° et celle du soir n'a pas dépassé 37°,2 ou 37°,3. C'est à ce moment seulement qu'on peut songer à changer l'alimentation du malade.

La reprise de la nourriture ordinaire ne sera faite que lentement et progressivement, en surveillant attentivement la température. Elle ne peut être complète qu'à partir du moment où toute crainte de rechute est définitivement écartée : or, d'après Jaccoud, ce n'est qu'après dix jours écoulés sans fièvre que la rechute devient exceptionnelle.

Quand les malades ont été laissés pendant tout le temps de la fièvre typhoïde à un régime manifestement insuffisant, comme celui qui consiste à donner uniquement 2^l,5 à 3 litres de lait par jour, la faim devient très vive dès la chute de la fièvre, et c'est imposer un véritable supplice aux malades que de les laisser sans manger ; de plus, la prolongation de cette inanition relative n'est pas sans inconvénients et facilite la production des complications tardives. Si, au contraire, on a pu, au cours de la maladie, ou au moins dès qu'une détente s'est produite, instituer un régime alimentaire à peu près suffisant, la faim est moins atroce, et on peut prolonger sans difficulté la même nourriture jusqu'à ce que la convalescence soit certaine. On donnera alors une purée de légumes (pommes de terre, haricots, lentilles); puis on permettra le poisson bouilli, la cervelle; on fera faire de petits repas composés d'un potage, d'un œuf ou de poisson et d'un légume en purée. Si la température ne s'élève pas, on autorisera le blanc de poulet, la viande de bœuf peu cuite et hachée dans du bouillon, enfin, si l'état continue à être satisfaisant, une noix de côtelette. Le pain ne sera permis que vers le sixième jour de l'apyrexie; encore n'en donnera-t-on qu'une petite quantité, et à un seul repas, en recommandant au malade de le mâcher avec soin. On arrive ainsi à gagner le dixième ou le onzième jour avant de permettre le régime ordinaire. Même, à ce moment, on devra écarter de l'alimentation et encore pour un certain temps, les aliments manifestement indigestes, tels que la charcuterie, sauf le jambon, les fritures, les fromages fermentés, les crudités accommodées à l'huile et au vinaigre. On continuera à surveiller l'état des selles, celui de la langue; on veillera à ce que l'intestin se vide régulièrement, et on n'hésitera pas à revenir à un régime plus strict, si des symptômes d'embarras gastrique ou des signes d'entérite glaireuse apparaissent.

Pendant les premiers temps de la convalescence, le malade sera laissé au lit; on craindra la syncope qui survient parfois brusquement, au moment où on pouvait espérer le malade hors de danger; on s'assurera de l'état du cœur et du pouls. La première levée n'aura lieu qu'après la reprise de l'alimentation et environ deux heures après un repas; elle sera de courte durée; le malade, installé sur un fauteuil, ne sera pas autorisé à marcher. Si le pouls reste bon, on recommencera le lendemain, et peu à peu on permettra la station debout et la marche.

On réglera les visites que recevra le malade; on lui évitera les émotions; le travail intellectuel ne sera repris que progressivement : on n'autorisera que de courtes lectures, ne nécessitant pas une attention soutenue. Pendant longtemps, le malade devra rester éloigné de ses travaux habituels.

Pendant cette convalescence, divers incidents peuvent se produire; la fièvre survient parfois à l'occasion de l'alimentation : c'est ce qu'on a appelé la « fièvre d'alimentation », *febris carnis*; le retour au régime antérieur en a vite raison. Dans d'autres cas, la fièvre apparaît sans cause appréciable et revêt une allure particulière [1] : c'est la fièvre paroxystique tardive, fièvre secondaire, *Nachfieber* des auteurs allemands; elle affecte la forme d'une fièvre rémittente ou intermittente avec des périodes d'apyrexie d'un, deux ou trois jours. On devra, dans ces cas, rechercher si une complication n'existe pas au niveau d'un quelconque des viscères; on s'assurera que l'intestin fonctionne régulièrement : on donnera un purgatif, s'il y a de la coprostase; on restreindra l'alimentation, et on veillera à ce que la digestion se fasse régulièrement. Suivant les cas, on stimulera la fonction gastrique par le bicarbonate de soude, ou l'activité de l'intestin et des glandes annexes par le sulfate de soude. Parfois il y aura intérêt à modifier la flore intestinale au moyen de l'ingestion de cultures de bacilles paralactiques.

Enfin, dans certains cas, la **rechute** apparaît; la température prend une marche régulièrement ascendante, et de nouveau tous les symptômes de la fièvre typhoïde s'installent. En général, rien n'indique que la rechute va se produire; elle se montre aussi bien dans les formes bénignes que dans les formes graves. Elle est en rapport avec la persistance du bacille d'Eberth dans l'économie; mais on sait que le bacille peut y rester des mois et des années sans déterminer aucun

(1) POTAIN, La fièvre dans la convalescence de la dothiénentérie (*Semaine médicale*, 189..).

trouble. Son dévelopement indique que l'organisme n'a pas fabriqué la quantité d'antitoxine nécessaire à la production de l'immunité définitive. C'est dire que nul traitement ne semble capable actuellement d'en empêcher le retour. Il sera bon toutefois de suivre le conseil du Pr Chauffard [1] et d'administrer, à la fin de la période fébrile et au début de la convalescence, l'urotropine à la dose de 1gr,50 à 3 grammes par jour. Ce médicament semble capable de déterminer l'asepsie de la bile et de l'urine. Or on sait que la vésicule biliaire est un des points de l'économie où persiste le bacille d'Eberth, après la chute de la fièvre; d'après le Pr Chauffard, on peut expliquer l'apparition de la rechute, au moment de la reprise de l'alimentation, par une incitation duodénale d'origine alimentaire, qui provoque une véritable chasse biliaire, déterminant une infection nouvelle du tractus intestinal. Aussi devra-t-on chercher à faire disparaître le bacille d'Eberth de la bile en essayant le traitement par l'urotropine.

La rechute une fois constituée ne demande pas un traitement différent de celui mis en œuvre pendant la première évolution fébrile : au début de la reprise de la température, on donnera un purgatif; si la fièvre reste peu vive, on pourra se contenter du traitement par la quinine; mais, si elle s'élève, on reprendra les bains, et on instituera le traitement dans toute sa rigueur, en n'oubliant pas que les complications graves, l'hémorragie et la perforation, peuvent se montrer pendant la rechute.

Longtemps encore après la fin de la maladie, on ne perdra pas de vue le malade : on lui conseillera un séjour à la campagne au grand air, on l'éloignera des endroits où il pourrait contracter une autre maladie infectieuse; on veillera, en particulier, à ce qu'il n'y ait dans son entourage aucun tuberculeux. Cette convalescence sera d'autant plus prolongée que la maladie elle-même aura été plus longue.

V. — TRAITEMENT DES SUITES ÉLOIGNÉES.

Une fois la convalescence terminée, quand le malade aura repris toutes les apparences d'une santé normale, le médecin ne devra pas se désintéresser de son sort. Les recherches modernes ont montré, en effet, que le bacille d'Eberth pouvait persister des mois et même des années dans l'organisme, et cette persistance du germe peut être dangereuse pour le malade lui-même et pour son entourage.

C'est dans les voies biliaires que se cantonne, le plus souvent, le bacille typhique, comme l'ont montré les examens pratiqués au

1. CHANTEMESSE. L'urotropine dans le traitement des infections biliaires aiguës et dans la fièvre typhoïde (Semaine médicale, 8 mars 1911, p. 109).

cours des autopsies ou des opérations chirurgicales (1); des cholécystites éberthiennes peuvent se montrer six à sept ans, et même. dans certains cas, vingt-huit et vingt-neuf ans après la maladie; la lithiase biliaire est une autre conséquence éloignée et fréquente de la fièvre typhoïde ; plus rarement ce sont des suppurations osseuses ou rénales, qui révèlent, au bout de plusieurs années, la survivance du germe dans un point de l'économie.

Ces faits, connus déjà depuis longtemps, ont été éclairés d'un jour nouveau par les travaux récents, qui ont montré que dans bien des cas le bacille d'Eberth persistait, après la fin de la maladie, dans les fèces et dans l'urine. Si on réunit les diverses statistiques publiées, on voit qu'au minimum 4 ou 5 p. 100 des typhiques restent *porteurs chroniques de bacilles*, c'est-à-dire éliminent, d'une manière continue ou intermittente, le bacille d'Eberth par les fèces ou plus rarement par l'urine ; 8 fois sur 10, ce sont des femmes qui hébergent ainsi pendant des années le germe pathogène dans leur organisme.

Ces porteurs chroniques sont dangereux pour leur entourage : d'après Forster, à Strasbourg, sur 100 cas de fièvre typhoïde, ils en provoquent 29. Ils peuvent semer ainsi la maladie autour d'eux partout où ils passent, et ils sont responsables de beaucoup d'épidémies de maisons ou de familles.

Il y a donc un intérêt de premier ordre à déceler ces porteurs de bacilles; on ne peut le faire qu'en procédant à des analyses répétées des matières. Une fois reconnu, le porteur chronique devra être traité en conséquence ; malheureusement, les moyens que l'on a proposés jusqu'ici pour désinfecter leur organisme sont bien aléatoires. La vaccination antityphique essayée par différents auteurs n'a guère donné de résultats favorables. On a proposé et pratiqué l'ablation de la vésicule biliaire; mais plusieurs mois après l'intervention, les opérés excrétaient encore de temps à autre des bacilles. On essaiera l'action prolongée des cholagogues; on recommandera les différents antiseptiques biliaires et en particulier l'urotropine, qui a l'avantage de désinfecter à la fois la bile et l'urine. On conseillera ainsi l'usage des différents bacilles paralactiques qui, à la longue, modifient la flore intestinale.

Ainsi, le bacille d'Eberth, même quand est guérie cliniquement la fièvre typhoïde qu'il a suscitée, peut continuer à vivre dans l'organisme, dont il reste un hôte redoutable ; et il est à souhaiter que la thérapeutique soit bientôt dotée d'un médicament spécifique, qui permette d'en débarrasser définitivement l'économie.

(1) Sacquépée, Les porteurs de germes (bacilles typhiques et paratyphiques) (*Bulletin de l'Institut Pasteur*, 15 et 30 janvier 1910).

CHAPITRE II

TRAITEMENT DES INFECTIONS PARATYPHIQUES
TRAITEMENT DE LA PSITTACOSE

I. *Traitement des infections paratyphiques.* — 1° Traitement des infections paratyphiques à forme de gastro-entérite aiguë. — 2° Traitement des infections paratyphiques à forme de fièvre continue.
II. *Traitement de la psittacose.*

I. — TRAITEMENT DES INFECTIONS PARATYPHIQUES.

En l'absence d'une médication spécifique, le traitement des infections dues aux divers bacilles paratyphiques ne peut être que symptomatique, comme l'est celui de la fièvre typhoïde. Ces infections se présentent en clinique sous deux formes principales : l'une, qui succède en général à l'absorption de produits alimentaires contaminés, se traduit par des symptômes gastro-intestinaux intenses; l'autre revêt l'allure clinique de la dothiénentérie. Plus rarement les bacilles paratyphiques donnent lieu à des lésions localisées, parmi lesquelles les plus importantes sont les infections du foie : ictère catarrhal, angiocholécystite, lithiase biliaire. Le traitement de ces affections ne donne lieu à aucune considération spéciale du fait de leur étiologie.

I. — Traitement des infections paratyphiques à forme de gastro-entérite aiguë.

L'infection, qui est due au bacille paratyphique B, peut se révéler par des symptômes de gastro-entérite aiguë, prenant parfois l'aspect cholériforme. Si les vomissements sont répétés et les selles abondantes, on mettra d'abord le malade à la diète hydrique; on lui fera ingérer un litre de thé, un litre de limonade lactique et un litre d'eau bouillie sucrée ou lactosée. On pourra joindre à ces liquides, si la dépression des forces est marquée, une petite quantité de grog, ou encore de la limonade vineuse. Si la déperdition d'eau par le tube digestif est considérable, on fera des injections sous-cutanées de sérum artificiel. Très rapidement, on ajoutera à ce régime de l'eau de riz, de la décoction de céréales, de l'eau albumineuse sucrée ou non sucrée. On ne donnera le lait que quand les symptômes d'entérite se seront déjà amendés ; de petites soupes à la farine et à l'eau sont parfois mieux supportées. Enfin, on pourra chercher à modifier la flore intestinale au moyen de l'ingestion de culture de bacilles lactiques et paralactiques.

Si la température se maintient élevée, on aura recours aux bains tièdes ou froids qui, en général, font rapidement tomber la fièvre. On surveillera l'état des différents organes, en particulier du cœur, qui peut présenter des troubles fonctionnels, même pendant la convalescence.

Le collargol rendra des services dans certains cas ; M. Netter en a obtenu de bons effets par la voie digestive. On le donne alors en pilule contenant chacune 1 centigramme du médicament, ou en solution dosée à $0^{gr},05$ par cuillerée à café ; on fait prendre par jour $0^{gr},05$ à $0^{gr},15$ du principe actif.

Enfin on surveillera la convalescence ; certains sujets restent fatigués et amaigris, même dans les cas où la maladie a été de courte durée ; on donnera une alimentation abondante, tout en tenant compte de l'état du tube digestif et en écartant les mets particulièrement indigestes.

2. — Traitement des infections paratyphiques à forme de fièvre continue.

Quand la fièvre paratyphoïde revêt l'allure d'une fièvre continue, elle sera traitée par les moyens préconisés contre la fièvre typhoïde. Elle se présente en général sous l'aspect d'une fièvre d'intensité moyenne ; souvent on pourra se contenter de lotions ; les bains seront donnés, si la température se maintient à un degré élevé et si l'état général paraît sérieusement atteint. Les phénomènes intestinaux sont le plus souvent peu marqués ; la constipation est la règle : pour la vaincre, on usera de purgatifs salins donnés à petites doses répétées et de lavements quotidiens. L'hémorragie intestinale peut se montrer ; mais elle est beaucoup moins importante que dans la fièvre typhoïde ; dans les rares autopsies qui ont été faites, les plaques de Peyer ont été trouvées indemnes ; les ulcérations, quand elles existent, ont plutôt l'aspect dysentériforme que typhique. Aussi l'intestin a-t-il besoin de moins de ménagements que dans la fièvre typhoïde ; l'alimentation habituelle en particulier peut être reprise plus rapidement après la défervescence.

On se rappellera la fréquence des complications suppuratives et en particulier de la furonculose; aussi veillera-t-on à la propreté de la peau, et on ne négligera pas les soins de la bouche et de la gorge, porte d'entrée fréquente des infections secondaires.

II. — TRAITEMENT DE LA PSITTACOSE.

La psittacose est une maladie infectieuse, transmise à l'homme par les psittacés et due à un bacille appartenant au groupe des para-colibacilles, tout proche des paratyphiques, sinon identiques à eux. Elle évolue sous forme d'une infection générale avec fièvre continue, et s'accompagne le plus souvent de complications pulmonaires, bronchite généralisée avec congestion des bases, pneumonie, bronchopneumonie avec ou sans déterminations pleurales. Ce sont ces complications qui font la gravité de la maladie, en raison de leur retentissement sur le cœur et l'appareil circulatoire (1).

Le traitement est celui de la fièvre typhoïde : boissons abondantes, balnéation, soins hygiéniques destinés à éviter les différentes complications. On surveillera attentivement l'appareil respiratoire; dès l'apparition de signes de localisation pulmonaire, on fera appliquer des ventouses sèches ou scarifiées, et on s'efforcera de soutenir l'énergie cardiaque au moyen de préparations appropriées : piqûres d'huile camphrée, de sulfate de spartéine, de sulfate et strychnine, de caféine. La digitale donnée à l'intérieur sera parfois utile.

La *prophylaxie* de cette maladie consiste dans la surveillance rigoureuse des arrivages de perruches et de perroquets (Gilbert et Fournier); les animaux malades doivent être sacrifiés; les cages et les perchoirs qui leur ont servi seront nettoyés et désinfectés, car ils peuvent être aussi des agents de contagion. Grâce à ces mesures, les cas de psittacose ont diminué dans ces dernières années. Néanmoins, on fera bien de surveiller les perroquets et de laisser dans les cages ceux qui ont été achetés récemment; s'ils paraissent malades, on se gardera de les prendre dans la main, pour chercher à les réchauffer, et surtout de les nourrir de bouche à bec; beaucoup de cas de contagion seront ainsi évités. Quant à la transmission d'homme à homme, elle peut aussi se produire, mais elle est rare; néanmoins, on isolera les malades, on désinfectera les objets et les linges, qui auront été contaminés, ainsi que la chambre, quand elle aura pu être évacuée.

(1) Gilbert et Fournier, Psittacose, in *Nouveau Traité de médecine et de thérapeutique* de Gilbert et Thoinot, fasc. IV, p. 367.

CHAPITRE III

TRAITEMENT DES FIÈVRES ÉRUPTIVES
CHEZ L'ADULTE

Généralités.

I. *Traitement de la scarlatine.* — 1° Prophylaxie : isolement et désinfection. — 2° Hygiène générale. Alimentation. — 3° Traitement de la fièvre et des symptômes généraux. — 4° Traitement des complications : angine, rhinite purulente, adénopathie cervicale, otite, arthropathies, complications cardiaques, néphrite. — 5° Traitement des formes cliniques : formes régulières, formes graves, scarlatine puerpérale, scarlatine chez les nourrices.

II. *Traitement de la rougeole.* — 1° Prophylaxie : isolement et désinfection. — 2° Hygiène générale. — 3° Traitement des formes cliniques : rougeole régulière, forme maligne, catarrhe suffocant, rougeole pendant la grossesse.

III. *Traitement de la variole.* — 1° Prophylaxie : isolement et désinfection. — 2° Traitement d'une forme commune et régulière (variole discrète et cohérente) : médications internes (mercure, tartre stibié, salol, acide phénique, xylol, levure de bière, salicylate de soude, médication éthéro-opiacée, vaccination, sérothérapie) ; médications externes (photothérapie, topiques chimiques, mercure, acide phénique, gaïacol, permanganate de potasse : bains au sublimé et au naphtol). Marche à suivre dans le traitement d'une forme régulière de variole. — 3° Traitement des formes cliniques : varioloïde, variole confluente, variole hémorragique. — 4° Traitement des complications : conjonctivite, œdème de la glotte, pneumonie, pleurésie, myocardite, diarrhée, orchite, albuminurie.

IV. *Traitement de la varicelle.*

V. *Traitement de la suette miliaire.* — 1° Prophylaxie : isolement et désinfection. — 2° Traitement de la suette à ses différentes périodes : début, éruption, convalescence.

La rareté relative des fièvres éruptives chez l'adulte est due en grande partie à l'immunité durable que confère une première atteinte de ces pyrexies ; et, étant donnée la diffusion de leurs germes dans nos pays, notamment dans la population des villes, la plupart des individus ont rencontré, avant d'arriver à la puberté, les conditions nécessaires pour réaliser la contagion. Pourtant ces fièvres, et en particulier la rougeole et la scarlatine, ne sont pas exceptionnelles pendant l'adolescence ; chez l'homme, elles ne le deviennent guère qu'après vingt ans ; chez la femme, on les observe plus tard encore et assez souvent entre vingt-cinq et trente ans, comme l'a montré le Pr Roger. Les adultes n'ont donc pas d'immunité spéciale vis-à-vis de ces infections ; aussi, quand elles sont importées dans une région depuis longtemps indemne, comme le fut la rougeole aux îles Feroé en 1846, la contagion atteint indistinctement tous les sujets qui y sont exposés, sans distinction d'âge.

La variole, plus encore que la rougeole et la scarlatine, est fréquente chez l'adulte ; mais sa fréquence est directement influencée par la vaccination et les revaccinations ; elle augmente à mesure qu'on s'éloigne du moment de la dernière inoculation vaccinale, et l'âge ne semble pas rendre l'organisme réfractaire. Quant à la suette miliaire, dans les pays où elle est endémique, on la rencontre indistinctement à tout âge et peut-être plus souvent chez les adultes que chez les enfants.

Chez l'adulte, la rougeole et la scarlatine présentent en général une gravité moins grande que chez l'enfant ; quant à la variole, elle peut se présenter à tout âge sous des formes sévères, si la vaccination est d'ancienne date.

Pour aucune de ces maladies nous ne possédons de traitement spécifique ; les microbes nous en sont encore inconnus ; aucune sérothérapie n'a pu être tentée, et aucune chimiothérapie n'a donné de succès constants. Aussi la médication reste-t-elle, dans chaque cas, purement symptomatique.

I. — TRAITEMENT DE LA SCARLATINE.

1° Prophylaxie. — Isolement. — Désinfection. — Dès que le diagnostic de scarlatine est posé, et même dès qu'il peut être légitimement soupçonné, le malade doit être immédiatement isolé. À l'hôpital, il sera mis dans un service spécial, dont le personnel n'aura autant que possible aucun contact avec celui des autres salles. S'il peut être soigné chez lui, il sera confiné dans une chambre de l'appartement, où pénétreront seulement les personnes dont la présence sera nécessaire pour le traitement. De plus, le médecin devra déclarer le cas à l'autorité publique, à Paris à la Préfecture de police, comme l'y oblige la loi du 15 février 1902.

L'isolement dans la scarlatine doit être rigoureux et prolongé ; en effet, le germe encore inconnu qui cause cette pyrexie semble très résistant et doué d'une vitalité assez longue. La contagion peut se faire par contact direct d'un sujet indemne avec un malade, comme dans les autres fièvres éruptives ; mais de plus le germe peut être transporté à distance par l'intermédiaire d'objets ayant appartenu à un scarlatineux ou ayant été manipulés par lui ; des cas de contagion ont été rapportés où l'agent infectieux avait été transporté par des vêtements, un livre, une lettre. Aussi chaque personne entrant dans la chambre du malade devra revêtir une blouse qui l'enveloppera complètement, et qui sera quittée en sortant, en même temps que les mains seront désinfectées. Si possible, un cabinet de toilette attenant à la chambre servira de pièce intermédiaire, où les personnes devant approcher le malade trouveront des blouses et où seront disposées des cuvettes remplies d'une solution antiseptique, sublimé ou oxycyanure de mercure au millième, pour le lavage des mains et au besoin du visage. La chambre elle-même sera débarrassée des tapis, rideaux et tentures de toutes sortes ; elle sera nettoyée chaque matin au chiffon humide. Quand la maladie sera terminée, elle sera désinfectée soigneusement, ainsi que tous les objets qui y auront séjourné ; on sait qu'une stérilisation véritable des livres et des cahiers est très difficile à obtenir ; aussi fera-t-on bien de ne laisser entre les mains du malade que des volumes, qui pourront être détruits à la fin de la maladie.

Cet isolement rigoureux devra être pratiqué dès le début de la maladie et prolongé jusqu'à la fin de la période de desquamation. La scarlatine, en effet, est contagieuse dès l'angine initiale ; elle l'est encore quand le malade paraît complètement guéri et que persiste seulement la desquamation épidermique ; elle l'est même peut-être encore alors que tout symptôme a disparu. Que les squames soient contagieuses par elles-mêmes ou qu'elles servent de véhicule aux germes venant de la bouche et du pharynx, elles constituent, de toutes façons, un agent important de transmission. La durée de l'isolement est fixée officiellement à quarante jours ; cette durée peut être trop longue dans certains cas bénins ; elle est sûrement trop courte dans les cas graves avec desquamation persistante. Elle doit donc être donnée comme un minimum. En tout cas, le malade ne sera autorisé à reprendre la vie commune qu'après que sa gorge et sa bouche auront été soigneusement nettoyées par des lavages fréquents et répétés, et ses téguments désinfectés par plusieurs bains savonneux. Parfois il sera utile, pour hâter la disparition des squames, de faire des onctions sur tout le corps avec de l'huile, de l'axonge fraîche ou de la vaseline, qu'on essuiera ensuite avec un morceau de flanelle. Le bain complétera et terminera ce nettoyage de la peau.

2° **Hygiène générale. — Alimentation**. — Si un isolement rigoureux et prolongé est indispensable pour éviter la propagation de la scarlatine, il faut, pour préserver le malade lui-même des accidents qui le guettent, le soumettre pendant longtemps à une hygiène sévère. Une fois la période fébrile passée, le scarlatineux n'est pas à l'abri des complications. Souvent apparaît pendant la convalescence un certain nombre de phénomènes morbides, isolés ou associés, fièvre, angine, érythème, et surtout albuminurie, qui constituent le syndrome de la convalescence (Roger), ou syndrome infectieux tardif de la scarlatine [1].

Parmi ces phénomènes, le plus important est l'albuminurie ; le poison scarlatin a en effet une tendance particulière à se fixer sur le rein, et cette localisation peut s'effectuer non seulement pendant la période fébrile initiale, mais aussi plus tard, alors que l'apyrexie est complète depuis plusieurs jours, que l'éruption a disparu, dans la deuxième ou la troisième semaine, quelquefois même dans la quatrième, au moment où l'état du sujet paraît de tous points excellent. Dans les services d'isolement, chez les malades placés au repos et à un régime alimentaire convenable, cette complication n'est pas fréquente; mais il n'est pas exceptionnel de voir arriver à l'hôpital un sujet atteint de néphrite et chez lequel on retrouve les traces d'une scarlatine méconnue; c'est dire l'importance qu'il y a à instituer dès le début de la maladie le *traitement prophylactique des accidents de la convalescence.*

Ce traitement comprend deux indications principales : le repos au lit et le régime lacté.

Le malade devra être laissé au lit pendant un temps qui ne sera en aucun cas inférieur à quinze jours ; même une fois l'apyrexie complète, on ne permettra pas au malade de se lever; le repos, en effet, paraît un des meilleurs moyens de prévenir l'albuminurie ; il complète l'action du régime lacté; de plus, il est rendu nécessaire par l'emploi de ce régime ; en effet, le lait est rarement pris à une dose suffisante pour fournir la quantité d'aliments indispensable ; aussi convient-il de soustraire le sujet à toute cause de fatigue et de lui éviter tout effort musculaire. Il est même difficile de faire accepter au malade les 4 litres de lait, qui sont utiles à un adulte de poids moyen et laissé au repos pour lui donner les 2700 calories dont il a besoin. Le plus souvent 3 litres seulement pourront être absorbés, et, pour arriver à corriger l'insuffisance de cette alimentation, on devra y ajouter 60 grammes de sucre par litre.

Le lait est la seule nourriture qui sera permise au malade pendant vingt jours comptés à partir du premier malaise; on pourra y ajouter un peu de café ou de thé, mais en aucun cas on ne permettra

[1] Roger. Les maladies infectieuses, Paris, 1902, p. 1158. — Girard. Syndrome infectieux tardif au cours de la scarlatine. Thèse de Paris, 1900.

l'addition d'alcool. On pourra aussi donner du kéfir, mais la valeur nutritive de cet aliment n'équivaut qu'aux quatre cinquièmes de celle du lait. Dans les cas légers, et en ayant soin de surveiller les urines tous les jours, on pourra, à partir du quinzième jour, autoriser des potages faits avec des farines de céréales et des purées de légumes. En cas de diarrhée, on adjoindra au lait de l'eau de chaux à la dose de 100 à 150 grammes par jour ; si, au contraire, il y a de la constipation, on fera prendre des lavements, ou on administrera de la magnésie calcinée. On imposera le régime lacté aux malades indociles, en leur montrant les accidents graves auxquels ils s'exposent en le refusant. Ce n'est que dans les cas, rares à la vérité, où le lait est mal supporté et occasionne des troubles digestifs prolongés et tenaces qu'on donnera des potages au bouillon de légumes et des farines à l'eau, dès le début de la maladie. Il vaut mieux alors demander au rein un travail un peu plus pénible que d'exposer le malade à une dénutrition, qui le mettrait en état de moindre résistance et rendrait plus graves les infections secondaires toujours possibles. En tout cas, le régime déchloruré est inutile, puisque le sel est éliminé facilement par le rein au cours de la scarlatine. Certains auteurs ont autorisé sans inconvénient, semble-t-il, dès le début de la maladie, outre le lait et les œufs, les légumes frais, le poisson et la viande. Cette pratique ne paraît pas pouvoir être généralisée ; les recherches de Nobécourt et Merklen chez l'enfant ont montré qu'avec ces régimes variés, qu'ils soient ou non chlorurés, il y avait toujours à un moment donné de l'albuminurie. Aussi est-il prudent d'imposer le régime lacté exclusif pendant les vingt premiers jours de la maladie.

A partir de la troisième semaine, on ajoutera au lait des légumes et des fruits cuits. Puis, au bout de quelques jours, on autorisera la viande, le poisson, les œufs. Le vin, la bière, le cidre, et en général toute boisson alcoolique seront proscrits jusqu'au quarantième jour. C'est seulement à ce moment-là, si les urines examinées une dernière fois ne contiennent pas d'albumine, que le malade sera mis au régime habituel.

Si l'alimentation a une grande importance dans la prévention de l'albuminurie, par contre l'influence du froid ne semble pas très marquée. La chambre du malade sera aérée journellement pendant toute la durée de la maladie, et la température sera maintenue autant que possible au voisinage de 17 à 18°. Si les sorties ne sont autorisées qu'à partir du quarantième jour, c'est dans la crainte de diffuser la maladie ; dans le cas où l'on dispose d'un endroit clos, affecté uniquement à des scarlatineux, comme cela peut se trouver dans les hôpitaux d'isolement, on peut permettre le séjour à l'air quand la température est douce, dès le vingt-cinquième jour ou le vingt-huitième jour.

Comme dans toutes les infections, on veillera à ce que le malade soit tenu très proprement ; la présence de l'éruption ne devra empêcher aucun des soins habituels du corps ; on lavera le visage tous les jours avec de l'eau tiède, et le reste des téguments aussi souvent qu'il sera nécessaire. On fera nettoyer journellement tous les orifices, en particulier la bouche et le pharynx ; les lavages de la gorge, indispensables au moment de l'angine du début, seront continués matin et soir pendant tout le temps de la convalescence, afin de prévenir le retour des accidents et de hâter la disparition du germe. On les fera avec de l'eau oxygénée coupée d'eau bouillie additionnée de 4 à 5 grammes de bicarbonate de soude par litre ; on mettra 1 partie d'eau oxygénée pour 2, 3 ou 4 parties d'eau bicarbonatée ; on pourra aussi employer une solution contenant par litre 10 grammes d'acide phénique et 1 gramme de thymol (Roger). Le malade assis sur son lit penche légèrement la tête en avant ; une canule en caoutchouc est introduite entre les dents ; elle est reliée à un bock placé à une faible hauteur, de façon que le liquide arrive dans la gorge avec peu de pression. On pourra aussi prescrire des gargarismes avec les mêmes substances ; mais ceux-ci sont moins efficaces que les lavages au bock.

Les lavages seront répétés au moins trois fois par jour pendant toute la durée de l'angine ; plus tard, on pourra n'en faire que deux fois, et même un seul à la fin de la maladie.

Les attouchements de la gorge avec des collutoires antiseptiques sont le plus souvent inutiles ; pour certains auteurs même, ils seraient à éviter, parce qu'ils peuvent traumatiser la muqueuse. Quand l'angine est intense, on se contentera de répéter les lavages, quatre, cinq ou six fois jour.

Dans les narines, on introduira, matin et soir, quelques gouttes d'huile mentholée au centième, ou d'huile résorcinée au cinquantième.

3° **Traitement de la fièvre et des symptômes généraux.** — Quand la fièvre est modérée et que les symptômes généraux sont peu marqués, le traitement de la scarlatine ne comporte que l'application des prescriptions hygiéniques qui précèdent. Aucune médication n'est capable d'abréger la durée de la maladie ; les sérums dits antiscarlatineux ne sont que des sérums antistreptococciques, bons tout au plus contre certaines complications.

Si la fièvre est élevée et l'état général sérieux, on aura recours à l'hydrothérapie. Les bains seront donnés comme dans la fièvre typhoïde; le plus souvent on prescrira le bain tiède à 32° ou 34°, qui suffit à amener un abaissement de température et une amélioration des symptômes généraux; parfois on aura recours aux bains progressivement refroidis; enfin, si on veut déterminer une vive réaction du système nerveux, on emploiera l'eau froide. Le traitement par les bains froids n'empêche nullement l'éruption de sortir, à l'encontre de ce que prétend le préjugé populaire; il est d'ailleurs employé depuis longtemps dans les formes graves de la maladie, et Trousseau vantait son efficacité. Les bains seront donnés à intervalles plus ou moins rapprochés, toutes les trois, quatre ou six heures, suivant l'intensité de la fièvre.

A cette médication, on pourra joindre l'acétate d'ammoniaque, à la dose de 2 à 3 grammes par jour, les injections sous-cutanées de sérum artificiel, d'huile camphrée, de caféine et de spartéine, s'il y a tendance à l'adynamie et au collapsus. Mais on évitera de donner les antithermiques chimiques, dont l'efficacité est au moins douteuse, et en général tout médicament qui ne sera pas sûrement indiqué, afin de ménager les émonctoires et en particulier le rein.

4° Traitement des complications. — *Angine*. — L'angine du début peut parfois revêtir une forme grave et donner lieu à la production de fausses membranes ou à la formation d'un phlegmon. Même dans sa forme pseudo-membraneuse, l'angine du début n'est qu'exceptionnellement de nature diphtérique; aussi ne demande-t-elle aucun traitement spécial, mais seulement des lavages de gorge répétés. Si l'on veut faire des attouchements avec une solution antiseptique, on évitera de frotter la muqueuse, afin de ne pas altérer l'épithélium. S'il y a phlegmon de l'amygdale, on pratiquera une incision au moment opportun. Dans le cas d'angine gangreneuse, on aura recours aux lavages à l'eau oxygénée ou à la solution de chloral à 1 p. 100.

L'angine s'observe assez souvent dans la convalescence; elle ne demande aucun traitement particulier. Si elle est due au bacille de Löffler, on instituera le traitement de la diphtérie; mais, quand l'isolement est bien fait, la diphtérie secondaire est très rare.

Rhinite purulente. — La rhinite purulente est une complication rare, mais très grave, de la scarlatine; elle doit être traitée par le lavage des cavités nasales; mais, pour être efficaces, il faut que ces lavages soient faits d'arrière en avant. On peut se servir du dispositif imaginé par Le Lorier et préconisé par le Pr Roger : on prend une sonde urétrale en caoutchouc, sur la partie moyenne de laquelle on perce plusieurs petits trous; on introduit cette sonde par une de ses extrémités dans une narine, et on en fait sortir l'autre par la bouche ; on incline la tête du malade en avant, et on injecte le liquide par la sonde, pendant que l'on comprime plus ou moins fortement l'extrémité qui sort par la bouche : le liquide sorti de la sonde par les trous percés à sa partie moyenne va baigner la région postérieure des fosses nasales ; il retourne ensuite vers l'orifice des narines et lave ainsi la muqueuse d'arrière en avant.

Adénopathie cervicale. — *Bubon scarlatineux.* — L'inflammation des ganglions cervicaux, quand elle est intense, constitue une véritable complication. Elle nécessite l'application de pansements humides à l'eau stérilisée ; les compresses seront appliquées aussi chaudes que possible. Dès qu'il y aura du pus collecté, on pratiquera une ou plusieurs incisions ; si les ganglions atteints sont profondément situés, on devra aller à leur rencontre par une véritable dissection de la région.

Otite. — L'otite suppurée est assez fréquente dans la scarlatine, particulièrement au moment de la convalescence ; dès que le pus est collecté, si le tympan ne s'ouvre pas spontanément, il faut pratiquer la paracentèse de cette membrane.

Arthropathies. — Le rhumatisme scarlatin, dans sa forme habituelle, ne nécessite aucun traitement spécial ; si les douleurs sont vives, on entourera les articulations malades avec de la flanelle, sur laquelle on aura répandu dix à quinze gouttes de salicylate de méthyle.

Dans le cas d'arthrite purulente, l'ouverture et le drainage de l'articulation seront indiqués.

Complications cardiaques. — L'endocardite est exceptionnelle dans la scarlatine chez l'adulte ; la péricardite au contraire, au moins dans sa forme sèche, est relativement fréquente. Dans ce cas, on applique une vessie de glace au-devant du cœur, ou on fait poser des ventouses sèches ou même scarifiées.

La myocardite se rencontre parfois, surtout dans les formes graves. Elle nécessite des injections d'huile camphrée au dixième à la dose de 2 à 3 centimètres cubes et même davantage, de sulfate de spartéine associé ou non au sulfate de strychnine dans une solution dont chaque centimètre cube renferme $0^{gr},05$ du premier et $0^{gr},001$ du second, et dont on introduit 2 centimètres cubes par jour en deux fois, de caféine à la dose de $0^{gr},25$ par centimètre cube répétée trois à quatre fois par jour, d'éther, etc.

Néphrite. — La néphrite scarlatineuse une fois installée ne demande pas un traitement particulier ; on mettra le malade au lit et au lait, s'il n'y était déjà antérieurement. S'il y a menace d'urémie, on prescrira un purgatif drastique ; on pratiquera une saignée locale au niveau des reins, ou générale à la veine ; on donnera de l'eau lactosée pour favoriser la diurèse.

Dans les cas d'albuminurie orthostatique, le régime souvent perd toute influence, et il est inutile de continuer indéfiniment le lait ; on peut donc donner à manger au malade ; mais on fera bien de surveiller l'urine de près, car l'albuminurie, d'intermittente qu'elle était, peut parfois devenir permanente.

5° **Traitement des formes cliniques**. — *Forme régulière*. — Dans la forme habituelle de la maladie, le rôle du médecin se bornera à prescrire le repos au lit et le régime lacté, ainsi que les moyens d'isolement et de désinfection. Les lavages de gorge seront le seul traitement à appliquer ; la convalescence devra être soigneusement surveillée et l'alimentation réglée suivant les périodes.

Formes graves. — Dans la scarlatine maligne, au contraire, le médecin devra faire appel à toutes les ressources de la thérapeutique symptomatique des infections ; l'hydrothérapie devra être appliquée de bonne heure ; on donnera les bains de préférence aux lotions et aux enveloppements dans le drap mouillé. On fera prendre des boissons abondantes ; on soutiendra le cœur avec les tonicardiaques habituels ; on prescrira les injections de sérum artificiel. L'alcool pourra être donné, dans ces cas, en petite quantité pour soutenir les forces du malade ; le café, le thé seront indiqués. On soignera la gorge, qui est presque toujours profondément atteinte. Si les forces tardent à revenir, si le lait n'est pas absorbé en quantité suffisante, on n'hésitera pas à donner au malade des farines et des purées de légumes. En un mot, on traitera surtout l'état général ; la préoccupation des lésions locales passera au second plan.

Dans la forme hémorragique, on donnera à l'intérieur le chlorure de calcium à la dose de 3 à 4 grammes par jour dans une potion.

Enfin, dans les formes graves, on pourra essayer un procédé qui a donné quelques bons résultats : c'est l'injection au malade de sérum ou de sang défibriné d'un convalescent de scarlatine. Le sang du convalescent contient des substances immunisantes ; on conçoit par conséquent qu'il pourra agir comme un véritable sérum antitoxique : si le temps presse, on injecte le sang défibriné dont on introduit sous la peau 80 à 100 centimètres cubes ou plus même si nécessaire. M. Roger a rapporté une observation où une telle injection fut suivie d'une amélioration rapide et définitive.

Scarlatine puerpérale. — Certaines formes de fièvre puerpérale s'accompagnent d'éruptions scarlatiniformes, qui leur a fait donner le nom de scarlatinoïdes. Mais la scarlatine peut apparaître pendant les suites de couches ; elle débute alors par une angine et s'accompagne des phénomènes habituels de cette maladie. Elle revêt souvent une forme grave ; le traitement ne prête à aucune considération particulière.

Scarlatine chez les nourrices. — Quand une femme qui allaite un enfant prend la scarlatine., on peut lui permettre de continuer sa nourriture : la période fébrile est en général de courte durée dans la scarlatine ; si la quantité du lait maternel diminue, on recourra momentanément à l'allaitement artificiel dans la proportion nécessaire pour que l'enfant ne pâtisse pas. En suivant cette pratique, le Pr Roger n'a jamais vu un nourrisson contracter la scarlatine. et Dufour non plus. Il est possible que les substances vaccinantes passent par le lait de la mère à l'enfant et que l'immunité s'établisse ainsi en même temps chez les deux. L'isolement, si on voulait le pratiquer, serait d'ailleurs trop tardif ; en effet, le diagnostic de scarlatine ne peut être posé avec certitude dès le premier malaise ; on ne peut l'affirmer que vingt-quatre à quarante-huit heures après le début de la maladie, et, comme la scarlatine semble être contagieuse dès l'angine initiale, l'enfant a déjà pu la contracter. Ainsi, théoriquement, l'isolement paraît illusoire ; la pratique a montré qu'il était inutile, et, comme il y a un avantage considérable pour l'enfant à ne pas être sevré prématurément du lait maternel, on permettra à la mère de continuer l'allaitement. On surveillera de près les urines ; si la maladie a été légère, on donnera dès le quinzième jour des bouillies de farines et des pâtes ; on s'efforcera en un mot de fournir à la nourrice une alimentation suffisante, tout en ne lui étant pas nuisible.

II. — TRAITEMENT DE LA ROUGEOLE.

Le traitement de la rougeole chez l'adulte se réduit le plus souvent à la prescription de quelques soins hygiéniques et à l'application des règles de prophylaxie ; la maladie revêt d'habitude un caractère bénin. et la mort est exceptionnelle, puisque, d'après la statistique du Pr Roger, elle ne s'observe que dans 0,8 p. 100 des cas. Pourtant des formes malignes se rencontrent parfois, et la bronchite capillaire constitue une complication sérieuse.

1° Prophylaxie. — Isolement. — Désinfection. — Pour la prophylaxie et la désinfection, on s'inspirera des principes qui ont été exposés à propos du traitement de la rougeole chez l'enfant. La déclaration est obligatoire ; mais l'isolement peut ne pas être aussi rigoureux que dans la scarlatine ; le germe de la rougeole paraît en effet peu résistant ; il ne vit que quelques heures, peut-être moins en dehors de l'organisme ; aussi la propagation se fait-elle le plus souvent par contact direct ; elle a lieu pourtant parfois indirectement, à condition que les contacts soient immédiats et la durée du transport très courte.

2° **Hygiène générale.** — L'isolement sera autant que possible individuel ; on a remarqué depuis longtemps l'influence néfaste de l'encombrement, qui favorise l'éclosion des complications pulmonaires. Chez l'adulte, la bronchite capillaire ne se rencontre guère que quand la rougeole éclate épidémiquement dans une collectivité, comme dans l'armée ; elle semble due à l'agent même de la rougeole et n'être qu'une extension de la légère inflammation des bronches, si fréquente à la période d'état. On peut se demander en effet si, pendant la première phase de la maladie, il n'y a pas une sensibilité plus grande de l'organisme vis-à-vis du germe encore inconnu qui cause la rougeole, de sorte que, si de nouvelles contagions se font à ce moment, la gravité de la maladie augmente ; on s'expliquerait ainsi pourquoi, quand la rougeole éclate dans un milieu comprenant plusieurs personnes susceptibles d'être contagionnées, fréquemment l'une d'elles a une forme sérieuse avec complications pulmonaires. Aussi doit-on s'attacher à séparer des malades tous les sujets, qui n'ont pas été immunisés par une attaque antérieure, même si on a des raisons de croire que la contagion a déjà eu lieu. On évitera ainsi qu'une nouvelle infection se fasse à la période d'invasion, au moment où l'organisme paraît être en état de réceptivité spéciale vis-à-vis du microbe morbilleux. Plus tard, quand le cycle thermique est terminé, l'immunisation est faite, et la contagion n'est plus possible.

Le malade sera placé dans une chambre vaste et bien aérée ; si plusieurs personnes doivent être soignées dans la même salle, on veillera à ce que les lits soient suffisamment écartés, pour qu'aucun contact direct ne puisse avoir lieu entre deux malades voisins. La température de la salle sera modérée ; il est inutile de la porter à un degré très élevé.

On fera procéder au lavage et à la désinfection des conjonctives, des narines et surtout de la bouche, portes d'entrée des complications et séjours habituels du microbe de la maladie, et, d'une façon générale, on veillera à la propreté du corps.

On donnera des boissons abondantes, froides ou chaudes, lait, bouillon, tisanes, limonades ; on pourra joindre à l'alimentation des potages et des jaunes d'œufs. Dès que l'état du tube digestif le permettra, si les urines ne contiennent pas d'albumine, on augmentera la nourriture ; on donnera des purées de légumes, des fruits cuits, puis du poisson et de la viande; bientôt on autorisera le malade à se lever ; on lui fera prendre un bain savonneux, et on lui permettra de sortir.

3° **Traitement des formes cliniques**. — Dans la *rougeole régulière*, l'intervention du médecin se bornera à prescrire ces règles d'hygiène

Si la fièvre était très vive, on pourrait conseiller quelques bains chauds ou tièdes qui soulagent le malade. Dans les cas où la toux est fréquente, on prescrira une potion renfermant de X à XX gouttes de teinture d'aconit et 2 à 6 grammes d'eau de laurier-cerise.

Les *formes malignes*, ataxo-adynamiques ou hémorragiques, nécessitent le traitement habituel des infections aiguës graves : bains tièdes ou frais, donnés régulièrement toutes les trois ou quatre heures ; injections d'huile camphrée, de sérum artificiel, de caféine, de spartéine et de strychnine. A l'intérieur, on donnera l'acétate d'ammoniaque, à la dose de 6 à 10 grammes, associé ou non à la teinture de cannelle et à l'alcool sous forme de cognac ou de rhum. Le collargol pourra être employé en frictions, ou de préférence en injections intraveineuses. En cas d'hémorragies abondantes, on prescrira le chlorure de calcium.

Parfois, le caractère de gravité de la maladie est dû à une localisation pulmonaire prédominante; celle-ci revêt ordinairement la forme de *catarrhe suffocant* et se montre dès la période prodromique ou au cours de l'éruption. C'est quand le catarrhe apparaît avant l'exanthème, que Trousseau pratiquait l'*urtication* : il faisait fustiger le corps du malade deux ou trois fois par vingt-quatre heures avec des orties, de façon à produire sur la peau une abondante éruption. Aujourd'hui, on recourt plus volontiers aux cataplasmes sinapisés et aux enveloppements humides du thorax ; ceux-ci sont laissés en permanence, et les compresses sont renouvelées deux ou trois fois par jour. Parfois, quand la dyspnée est très vive, la saignée, déjà préconisée autrefois, pourra rendre des services. Enfin on n'hésitera pas à donner des bains froids.

Quant aux autres complications apparaissant à la période d'état ou de convalescence, en particulier la pneumonie et la broncho-pneumonie, leur traitement n'offre aucune particularité à signaler, du fait de leur apparition pendant une rougeole.

Si la rougeole survient au cours de la *grossesse*, celle-ci a d'autant plus de chances d'être interrompue qu'elle est moins avancée ; la maladie ne revêt pas de caractère particulier de gravité ; quant à l'enfant, s'il est né vivant et viable, il sera laissé à sa mère et nourri par elle ; même quand il n'a pas eu d'éruption morbilleuse avant la naissance, il ne contracte pas la maladie et paraît immunisé. Enfin, quand la rougeole apparaît au cours de l'état puerpéral, elle évolue en général régulièrement et ne demande pas d'autres soins particuliers que ceux que nécesssite l'état de l'utérus.

III. — TRAITEMENT DE LA VARIOLE CHEZ L'ADULTE.

Comme celui des autres fièvres éruptives, le traitement de la variole est purement symptomatique ; nous ne connaissons encore aucun remède spécifique contre cette infection, et les ravages qu'elle a occasionnés autrefois seraient encore aussi intenses, si nous ne possédions dans la vaccine un moyen prophylactique sûrement efficace. Pourtant, bien que la vaccination ait été rendue obligatoire dans plusieurs pays d'Europe, qu'en France, notamment, la loi du 15 février 1902 impose la vaccination dans la première année, et deux revaccinations l'une dans la onzième, l'autre dans la vingt et unième année, la variole n'a pas encore complètement disparu ; quelques cas en sont toujours observés chaque année ; la durée de l'immunité vaccinale est variable suivant les individus, parfois assez courte ; le germe de la maladie est souvent apporté par des étrangers, venant de pays où la vaccination n'est pas obligatoire ; enfin, en France, l'obligation est encore de date trop récente pour que la pratique des revaccinations ait donné tous ses effets. Aussi la variole n'est-elle pas encore devenue une maladie historique, et l'étude de sa thérapeutique offre toujours un intérêt capital pour le praticien, non seulement en raison de la gravité immédiate de cette infection, mais aussi à cause des cicatrices indélébiles qu'elle laisse à sa suite et qui défigurent trop souvent le visage de ceux qu'elle a frappés.

1° **Prophylaxie**. — **Désinfection**. — La variole est contagieuse pendant toute la durée de son évolution, en particulier pendant les périodes d'éruption, de suppuration et de dessiccation ; elle l'est aussi pendant la période d'invasion, comme le prouvent quelques cas dûment constatés, et peut-être même pendant l'incubation ; mais il faut alors des circonstances particulières pour transporter le contage, comme la greffe d'un fragment de peau prélevé sur un malade avant l'apparition des premiers symptômes de la maladie. C'est dire que le malade doit être isolé dès que le diagnostic est posé, et que les personnes de son entourage, qui ont été en contact avec lui, doivent elles-mêmes être séparées des sujets sains, au plus tard dès qu'elles ressentent le premier malaise. L'isolement doit durer pendant toute la maladie et jusqu'à la fin de la période de desquamation. Il doit être de quarante jours au moins, comme cela est prescrit dans les écoles et les lycées ; mais cette durée est souvent insuffisante, et elle doit être prolongée jusqu'à ce que toute trace de desquamation ait disparu.

L'isolement doit être rigoureux ; en effet, ici comme dans la scarlatine, la contagion est possible non seulement directement, mais aussi indirectement. Le germe peut être transporté à distance par l'intermédiaire d'objets infectés par le malade, vêtements, literie, etc. ; il peut être véhiculé par des personnes, médecins, infirmiers et parents, ayant séjourné auprès du malade et restant elles-mêmes indemnes, ou aussi par des animaux, chiens, chats, et même par les mouches. Parfois, c'est une lettre, écrite par un varioleux, qui transporte la contagion à distance. L'air lui-même peut être considéré comme dangereux ; en effet les squames, en se desséchant, forment des poussières susceptibles d'être soulevées par un coup de vent.

Aussi de grandes précautions seront prises pour éviter la contagion ; à l'hôpital, les varioleux seront installés dans un pavillon spécial, ayant un personnel séparé, sans aucun contact avec celui des autres salles. En ville, la pièce où sera soigné le malade sera rigoureusement consignée à toutes les personnes autres que celles nécessaires pour lui donner des soins. De plus, chaque fois qu'on entrera dans la chambre du malade, on revêtira une blouse qui recouvrira entièrement les vêtements et dont les manches seront fermées par une boutonnière autour des poignets ; et à la sortie, en même temps qu'on enlèvera cette blouse, on se lavera soigneusement les mains, d'abord avec du savon et une brosse, puis avec une solution antiseptique. Tous les linges qui auront été en contact avec le malade seront désinfectés avant d'être envoyés au blanchissage ; à la fin de la maladie, la literie, oreiller, couverture, matelas, sera stérilisée à l'étuve par la vapeur d'eau sous pression, et la chambre entière sera désinfectée par le soufre ou le formol. D'ailleurs, dès que le diagnostic est fait, chaque cas de variole doit être déclaré à l'autorité publique, à Paris au préfet de police, qui assure le service de désinfection.

Mais il ne suffit pas d'empêcher par tous les moyens le germe de la variole de se répandre dans l'entourage des malades ; il faut rendre cet entourage réfractaire au développement de la maladie. A Paris, dès qu'un cas de variole est signalé, une génisse vaccinifère est envoyée à l'adresse même où habite le malade, et tous les voisins sont invités à se faire vacciner. Cette pratique est excellente ;

sans doute les sujets déjà contaminés, au moment où le vaccin est inoculé, verront variole et vaccine se développer côte à côte, sans paraître influencées l'une par l'autre. Mais la contagion n'a pas encore atteint tout l'entourage ; elle peut se faire pour certains par l'intermédiaire d'objets ayant été en contact avec le malade, avant que l'isolement n'ait été pratiqué, ou par les premiers contagionnés, qui eux-mêmes ne seront contagieux que plus tard. Or l'immunité que donne le vaccin apparaît rapidement ; elle est complète le onzième jour, et l'inoculation de la variole est sans résultat chez un sujet vacciné depuis dix jours ; dès le cinquième jour, la variole inoculée est modifiée chez le vacciné, et du sixième au huitième jour les accidents généraux sont supprimés. Il suffit donc que la contagion soit retardée de cinq jours pour que la variole, qui éclatera, soit diminuée de gravité, et de dix jours pour qu'elle n'apparaisse pas ; comme la période d'incubation est en moyenne de douze jours, on voit que l'épidémie sera de la sorte immédiatement enrayée, puisque les premiers contagionnés ne pourront passer à d'autres leur maladie.

2° Traitement d'une forme commune et régulière de variole (variole discrète et cohérente). — Différentes médications ont été proposées pour lutter contre la variole ; leur efficacité se juge par les modifications apportées à l'éruption ; celle-ci, en effet, passe successivement par le stade de macule, papule, vésicule, pustule ; or les phénomènes généraux, qui avaient paru céder au moment de l'apparition des signes cutanés, reprennent au stade de suppuration ; ils acquièrent à ce moment leur maximum d'intensité, si bien que cette période est la plus dangereuse de la maladie ; enfin, si la guérison survient, elle ne se fera plus qu'en laissant des cicatrices indélébiles. Supprimer la suppuration, c'est faire avorter la maladie ; c'est transformer la variole régulière en varioloïde, c'est-à-dire en la forme qu'elle revêt chez les vaccinés et qui correspond à une immunisation incomplète. Comme trois jours s'écoulent entre le début de l'éruption et la suppuration des éléments, on peut espérer découvrir un agent thérapeutique qui, mis en œuvre dès le diagnostic fait, sera capable d'enrayer l'évolution de l'infection. Plusieurs remèdes ont été préconisés dans ce but ; si certains ont donné des résultats encourageants, aucun ne semble avoir une action certaine et constamment efficace, et beaucoup de ces traitements ont été successivement vantés, puis abandonnés, puis repris de nouveau, ce qui indique bien le peu de certitude de leurs effets.

Médications internes. — Le **mercure** a été essayé autrefois par

Huxham, Boerhaave, Van Swieten, et récemment un médecin militaire anglais, Nesfield, exerçant aux Indes, l'a de nouveau préconisé, sous la forme d'*hydrargyrum cum creta*, préparation de la pharmacopée britannique, comprenant un tiers de mercure pour deux tiers de carbonate de chaux; il prescrit 0gr,60 de cette préparation trois fois par jour pendant six jours, puis deux fois pendant quatre jours, et une fois pendant quatre jours encore. Ce traitement lui aurait donné de bons résultats, abrégeant la durée de la maladie, et évitant les cicatrices; mais il n'a été appliqué que dans 8 cas.

Le **tartre stibié** a été employé par Mac Connell (de Las Cruces), à la dose de 0gr,0002 à 0gr,0004, toutes les deux à quatre heures. Étant donnée l'action de l'émétique dans certaines trypanosomiases animales, on conçoit que ce médicament, employé à dose suffisante, puisse être efficace contre la variole, si le parasite encore inconnu de celle-ci fait partie, comme cela a été soutenu, des protozoaires.

Le **salol**, à la dose de 4 grammes par jour (Begg), l'**iodoforme** en pilules de 0gr,05 dont on donne deux à dix par jour (Cros) ont été vantés comme moyens abortifs de l'éruption variolique.

L'**acide phénique**, préconisé autrefois par Liebermeister, par Chauffard (1870), Audhoui, Martineau, a été de nouveau essayé par Seymour (de Heyderabad); associé à la quinine, il arrêterait la suppuration et empêcherait les cicatrices.

Le **xylol** a été recommandé par Zuelzer (1872), puis par Otvos (de Budapest) en 1887, par Vichnewsky et, à la suite de ce dernier, par Belin et Salomon (1). Ces auteurs le prescrivent dans du vin à la dose de LXX gouttes dans les formes bénignes, de XC, C et CXX gouttes dans les cas graves. Ils ont eu, grâce à ce traitement, une mortalité de 12,34 p. 100, alors qu'auparavant celle-ci atteignait 34,37 p. 100. Si le médicament est administré assez tôt, il empêche la suppuration de se produire, ou, tout au moins, la rend partielle; il n'a pas une action constante sur la température, mais il abrège la durée de la fièvre et diminue son intensité; il supprime l'odeur nauséabonde de la suppuration variolique; il paraît atténuer la fréquence des complications viscérales. Ces bons résultats ont été confirmés par Pierre Teissier, avec cette restriction pourtant qu'il n'a pas constaté d'action favorable dans les formes graves, dans la variole confluente, ni dans la variole hémorragique secondaire; la mortalité ne lui a pas paru diminuée par ce traitement.

La **levure de bière**, pour Pietri (de Nice) et Conche (de Lyon), à la

---

(1) Belin et Salomon, Traitement interne de la variole par le xylol (*Soc. méd. des hôp.*, 20 oct. 1905, p. 785).

dose de 5 à 6 cuillières à café, amènerait aussi la diminution rapide des éléments, sans suppuration.

Le **salicylate de soude**, à la dose de 1 à 2 grammes, a été conseillé par Prideaux, puis par Saint-Philippe (1885); il diminuerait la tendance suppurative des éléments.

La **médication éthéro-opiacée** de Du Castel a joui pendant longtemps d'une grande vogue; elle consiste à pratiquer matin et soir une injection sous-cutanée de 1 centimètre cube d'éther et à faire prendre en même temps au malade $0^{gr},20$ à $0^{gr},30$ d'extrait thébaïque, dose qui, chez la femme, est abaissée à $0^{gr},15$ et $0^{gr},20$; le traitement est complété par l'administration de 40 à 80 grammes d'alcool et de X gouttes de perchlorure de fer. Cette méthode, d'après Du Castel, exerce une action manifeste sur la suppuration; elle diminue rapidement l'œdème de la face et des membres, prévient et diminue les accidents produits par les pustules cornéennes et, d'une façon générale, abrège la maladie de dix jours.

L'inoculation de **lymphe vaccinale** a été recommandée par Eichhorn; complètement délaissée ensuite, cette méthode a été reprise plus récemment par Kotovstchikov, qui inocule deux fois par jour la lymphe vaccinale à la période prodromique ou au début de l'éruption, et observe alors une diminution de la suppuration variolique.

Enfin des essais de **sérothérapie** ont été tentés. Le sérum de varioleux guéris a été employé par Auché (1893), Landmann, Mac Elliot (1894), mais il ne semble pas avoir donné de résultats appréciables. Le sérum de génisse vaccinée fut expérimenté par Landmann sans succès, par Elliot qui observa une guérison sans cicatrices après injection de 105 centimètres cubes, et surtout par Béclère. Avec Chambon et Ménard, Béclère montra en 1896 que le sérum, recueilli dix à cinquante jours après la vaccination, possède des propriétés immunisantes vis-à-vis de la vaccine inoculée, à la condition d'être injecté à doses considérables, atteignant au moins le centième du poids du corps. Aussi, dans ses essais de traitement de la variole, injecte-il le même sérum à doses énormes, atteignant le cinquantième du poids du corps chez l'adulte, le vingtième chez l'enfant. Ainsi, à une femme de 70 kilogrammes, il injecta en une heure de temps 1560 centimètres cubes de sérum sous la peau de l'abdomen; la malade guérit rapidement. Cette méthode mériterait d'être reprise; mais, comme le fait remarquer le Dr Roger, il faudrait augmenter l'action du sérum vaccinal et le rendre plus actif, non pas en soumettant l'animal à des inoculations répétées, ce qui ne semble pas avoir d'effet, mais en modifiant la porte d'entrée, par exemple en injectant dans le système circulatoire de grosses quantités de vaccin.

Certains auteurs, Lindsay, Schoull (de Tunis) ont injecté à leur malade du **sérum antistreptococcique.** Il semble que cette médication ne peut guère avoir d'action que sur les complications streptococciques secondaires à l'infection variolique.

Médications externes. — La **photothérapie** a été recommandée par Finsen (1893); les malades sont placés dans des salles où la lumière n'arrive qu'après avoir passé à travers des carreaux rouges; de cette façon, la peau du malade se trouve à l'abri des rayons chimiques. Cette méthode a été expérimentée en France par Œttinger, qui a confirmé les succès obtenus par l'auteur danois; si elle est appliquée assez tôt, les vésico-pustules se dessèchent rapidement; le plus souvent la suppuration fait défaut, et les cicatrices ultérieures sont évitées. Il semble pourtant que les résultats n'ont pas toujours été aussi encourageants.

Un grand nombre de topiques chimiques ont été conseillés. Différentes pommades ont été employées, et en particulier la pommade mercurielle; l'emplâtre de Vigo *cum mercurio* a été appliqué en bandelette sur la face; les *masques abortifs* ont joui d'une grande vogue, depuis Zimmermann, mais semblent abandonnés aujourd'hui. Le collodion au sublimé, conseillé par Delioux de Savignac, doit être proscrit; il expose à des accidents graves, dont Comby a rapporté un exemple. Les pulvérisations d'une solution éthérée de sublimé, recommandées par Talamon, ne sont peut-être pas non plus complètement inoffensives.

Par contre, la **méthode ectrotique** de Serres et Velpeau ne présente pas les mêmes inconvénients.

Elle consiste à ouvrir chaque vésicule et à cautériser le derme mis à nu. Serres et Velpeau employaient pour cela le nitrate d'argent, soit en crayon si les pustules sont isolées, soit en solution au quarantième, au vingtième ou au quinzième.

Pour la cautérisation des éléments éruptifs, l'**acide phénique** a été employé par différents auteurs; Petraroja (de Naples) se sert d'une solution à 10 ou 15 p. 100 de glycérine; Neech (de Halifax) utilise l'acide phénique pur; Carrière, un mélange d'acide phénique et d'alcool à 90° à parties égales. Ridge recommande le **gaïacol** en solution dans l'huile d'olive, à la dose de 1 p. 80 d'excipient.

Mais, dans la plupart des cas, l'application d'un traitement à chaque vésicule est presque impossible et ne peut être pratiquée qu'au niveau du visage.

Aussi, bien souvent, on se contente d'étendre les divers topiques sur les pustules; c'est ainsi que procède W. Dreyer (du Caire) avec le permanganate de potasse : une solution aqueuse saturée de ce sel est étendue sur toutes les parties du corps au niveau desquelles existent des papules, des vésicules ou des pustules ; le badigeonnage est renouvelé trois ou quatre fois les deux premiers jours, puis une fois chaque jour. Le permanganate agirait non seulement par son action antiseptique, mais aussi par la coloration brune qu'il donne à la peau et qui intercepte les rayons chimiques du spectre solaire, comme le font les vitres dans le procédé de la chambre rouge. Pourtant ce traitement n'est pas sans danger en raison de l'action du potassium sur le cœur ; en cas de faiblesse cardiaque, il est prudent de remplacer le sel de potasse par celui de soude.

L'antisepsie de la peau, si nécessaire pour éviter les abcès et les suppurations secondaires, peut être réalisée au moyen des bains. Dans l'eau du bain, on peut mettre du sublimé à la dose de 10 à 20 grammes, additionné d'une quantité égale de chlorhydrate d'ammoniaque ; mais il faut se servir d'une baignoire en bois. Le Pr Roger préconise le naphtol à la dose de 40 grammes ; le médicament est dissout dans de l'alcool, et la solution ainsi faite est versée dans l'eau du bain. Après le bain, la peau est largement saupoudrée de poudre de talc ou, comme l'a conseillé récemment Zdanovitch, de plâtre sec qui absorbe l'eau, hâte la dessiccation des pustules et empêche la décomposition des sérosités purulentes.

Marche à suivre dans le traitement d'une forme régulière de variole. — Dès que le diagnostic est fait ou seulement soupçonné, le malade est isolé dans une chambre vaste, bien aérée, dont la température sera maintenue autant que possible aux environs de 17° ; comme alimentation, on lui donne du lait et du bouillon, et on lui fait prendre des boissons abondantes ; si la rachialgie est intense, on cherche à la soulager au moyen de différents liniments, baume opodeldoch, huile de camomille camphrée, ou d'applications de ventouses sèches. Si la fièvre est vive, on pourra, dès ce moment, prescrire des bains tièdes, frais, ou même froids. Ceux-ci, bien loin d'empêcher l'éruption de sortir, favorisent au contraire son éclosion (Vinay). Roger donne la préférence aux bains chauds à 32 ou 34°, que l'on additionne de farine de moutarde, si l'éruption sort difficilement. Dès ce moment, on peut ajouter au bain du naphtol ou du sublimé, pour le rendre antiseptique ; mais c'est surtout plus tard, à la période de vésiculation et surtout à celle de suppuration, que cette pratique sera utilement suivie. Les bains peuvent être donnés régulièrement toutes les trois heures, quand la température dépasse 39°, comme dans la fièvre typhoïde ; le plus souvent, on se contente de quatre à six bains par jour, répartis de huit heures du matin à minuit. On ne négligera pas de faire l'antisepsie des muqueuses : quatre fois dans les vingt-quatre heures, on pratiquera des lavages de la bouche et de la gorge avec de l'eau bouillie pure ou additionnée par litre de 5 grammes de bicarbonate de soude et de 50 à 100 grammes d'eau oxygénée ; on pourra aussi conseiller des gargarismes avec une solution contenant 10 grammes d'acide phénique et 1 gramme de thymol par litre, suivant la pratique du Pr Roger. De plus, on mettra dans chaque narine quelques gouttes d'huile stérilisée contenant un cinquantième à un centième de résorcine ou de menthol ; on lavera les yeux à l'eau boriquée chaude, et, à la moindre menace d'inflammation conjonctivale, on instillera dans le cul-de-sac une solution de bleu de méthylène à 1 p. 500. On nettoiera les organes génitaux et, chez la femme, on donnera chaque jour une injection avec une solution de permanganate de potasse au dix-millième. En même temps, on donnera des toniques, en particulier la potion de Todd additionnée de 4 à 6 grammes d'acétate d'ammoniaque. Enfin on pourra prescrire le xylol à la dose de LXX à C gouttes par jour, suivant la pratique de M. Belin.

Quand l'éruption est sortie, les phénomènes généraux s'amendent au moins temporairement. Il est bon, néanmoins, de continuer à donner un bain par jour, de façon à assurer la propreté de la peau. Dès que les vésicules apparaissent, on ouvre chacune de celles qui se montrent sur le visage, et on cautérise le derme avec la teinture d'iode, ou avec une solution d'acide phénique dans l'alcool, de façon à éviter autant que possible la suppuration et les cicatrices. Enfin on veille à ce que le malade s'alimente suffisamment. Les expériences de M. Roger ont montré en effet que le lapin supporte sans grand dommage l'inoculation du pus variolique, s'il est bien alimenté, tandis qu'il succombe rapidement si sa nourriture est insuffisante. Aussi donne-t-on, outre le lait, des potages, et particulièrement des soupes à l'orge ou au riz, des purées de légumes, des œufs, et même une petite quantité de jambon ; si l'albumine apparaît dans l'urine, on se contente du lait et des potages. Si la dysphagie, due à l'éruption des pustules sur la muqueuse buccale, est intense, on prescrit des gargarismes avec une infusion de feuilles de coca, ou on fait des badigeonnages cocaïnés avant les repas ; et, si les autres méthodes échouent, on alimente le malade avec une sonde introduite par le nez.

À la période de suppuration, on doit redoubler de soins : les bains naphtolés sont indiqués pour désinfecter la peau, hâter la dessiccation des pustules et empêcher le développement des infections cutanées secondaires. Après les bains, on recouvre les téguments de poudre de talc ou de plâtre frais. L'hydrothérapie aura en même temps une heureuse influence sur l'état général du malade. On maintient ses forces au moyen de potions contenant de l'alcool (40 à 50 grammes de cognac ou de rhum) et 1 à 4 grammes d'extrait de quinquina; chez les éthyliques, la dose d'alcool sera portée beaucoup plus haut, tandis qu'elle sera abaissée chez les femmes et les abstinents. En cas de tendance à l'adynamie, on prescrit du thé ou du café, et on fait des piqûres d'éther et d'huile camphrée; si le cœur faiblit, on injecte 0^{gr},05 de sulfate de spartéine une à deux fois par jour, associé ou non à 0^{mm},001 de sulfate de strychnine, ou 0^{gr},25 à 0^{gr},50 de caféine. On insiste auprès du malade pour qu'il prenne la dose de boissons et d'aliments nécessaire, et au besoin on le gave avec la sonde. On fait des lavages fréquents de la bouche, et on instille la solution de bleu de méthylène sur les conjonctives. On cautérise les pustules avec la teinture d'iode ou tout autre antiseptique en solution dans l'alcool, car l'alcool pénètre mieux que l'eau à travers les différentes couches de l'épiderme.

Au fur et à mesure que la fièvre tombe, les bains sont donnés moins fréquemment; on continue pourtant à en faire prendre jusqu'à ce que la dessiccation soit complète. On augmente et on varie l'alimentation, si l'état des urines le permet. On supprime l'alcool, le thé, le café, mais on continue l'extrait de quinquina, à la dose de 1 à 2 grammes par jour.

Enfin on surveille la convalescence, de façon à éviter autant que possible les complications; on ne permet au malade de se mêler à la vie courante que quand il a pris plusieurs bains savonneux, quand toutes ses croûtes sont tombées, que sa tête et ses cheveux ont été soigneusement nettoyés et aseptisés, et que sa gorge a été souvent lavée avec une solution antiseptique.

3° **Traitement des formes cliniques**. — Dans les *formes légères*, le traitement sera notablement simplifié; on n'a alors à redouter que les cicatrices si déplaisantes au niveau du visage. En traitant chaque pustule, on peut espérer éviter en partie les dépressions trop visibles.

La *varioloïde* est une variole qui ne suppure pas; la température peut être très élevée dans la période d'invasion, et quelques bains sont parfois nécessaires.

La *variole confluente* se distingue par la gravité des symptômes et l'intensité de l'éruption. Elle nécessite une thérapeutique active, à la fois générale et locale. C'est dans ces cas surtout que serait nécessaire une médication agissant sur l'agent même de la maladie; on essaiera le traitement au xylol, sans en attendre des succès remarquables : car, d'après Pierre Teissier, tout ce qu'il est permis de dire, c'est que les formes intenses traitées par le xylol n'ont pas de tendance à s'aggraver. On tiendra le malade dans un état de propreté aussi parfait que possible, de façon à éviter les complications infectieuses secondaires, phlegmon ou érysipèle.

La **variole hémorragique** demande un traitement particulier. Dès que la tendance hémorragique apparaît, que ce soit dès le début, comme dans les formes primitives, ou plus tard au moment de l'éruption ou de la suppuration, on donnera le chlorure de calcium. Il est fréquent de voir, à la suite de l'administration de ce médicament, les hémorragies s'arrêter, et la guérison, dans les formes secondaires, peut être observée. Ce médicament est peu toxique, mais il est caustique et ne peut être injecté sous la peau; on emploie le sel cristallisé et on le donne à la dose moyenne de 4 grammes : comme son goût est très désagréable, il faut le masquer par un excipient convenable. On peut employer la formule suivante du Dr Roger :

Chlorure de calcium.....................	4	grammes.
Sirop d'écorces d'oranges amères........	40	—
Eau-de-vie vieille ou rhum..............	30	—
Teinture de cannelle...................	5	—
Eau distillée..........................	50	—

La dose peut être portée, sans inconvénient, à 6 grammes, et même jusqu'à 12 grammes par jour. S'il y a des lésions rénales, on supprimera l'alcool et on prescrira le médicament dans du sirop d'écorces d'oranges amères.

Bien entendu, on ne négligera pas la thérapeutique habituelle des grandes infections : bains, sérum artificiel, huile camphrée, caféine, spartéine, strychnine, etc. Mais, malgré tous les efforts, la variole hémorragique primitive aboutit à peu près fatalement à la mort.

Si la variole survient au cours de la *grossesse*, le pronostic s'en trouve notablement aggravé : souvent le fœtus est expulsé prématurément, et la plaie utérine ainsi produite peut être le point de départ d'une septicémie puerpérale se surajoutant à l'infection première. Aussi l'antisepsie des organes génitaux sera-t-elle faite avec soin dès le début, avant même toute menace d'expulsion, et, si celle-ci se produit, on redoublera de précautions.

4° Traitement des complications. — Les complications de la variole sont nombreuses : un certain nombre, telles que l'érysipèle, la pyohémie, la septicémie, pourront être évitées bien souvent grâce aux soins donnés au malade et à l'antisepsie relative pratiquée au niveau des téguments et des muqueuses accessibles.

Les *complications oculaires* sont fréquentes ; avant la diffusion de la vaccination, plus du tiers des aveugles devaient leur infirmité à la variole. Aussi, dans les formes tant soit peu sérieuses de la maladie, aura-t-on soin d'instiller sur chaque conjonctive quelques gouttes de solution de bleu de méthylène à 1 p. 500 ; le bleu de méthylène semble en effet, d'après J. Courmont et Rollet, avoir vis-à-vis de la conjonctivite variolique un pouvoir prophylactique analogue à celui du nitrate d'argent dans l'ophtalmie blennorragique. Si la kératite survient, on utilisera le bleu de méthylène, et on instillera de plus un collyre au sulfate d'atropine ; on pourra aussi faire des injections sous-conjonctivales de bleu (J. Courmont et Rollet), ou de bichlorure de mercure à 0,5 p. 1 000.

L'*œdème de la glotte*, qui survient parfois au moment de la suppuration, nécessite dans certains cas la trachéotomie.

La *pneumonie*, quand elle se montre à la période d'état, a le plus souvent une marche foudroyante, et qu'aucune médication ne semble capable d'arrêter. Si elle apparaît plus tard, son évolution est plus lente, mais son pronostic reste très grave ; comme les ventouses ne peuvent être appliquées sur la peau couverte de pustules ou de croûtes, on aura recours aux enveloppements froids du thorax ; on prescrira les bains ; on donnera de l'alcool.

La *pleurésie*, quand elle est séreuse, guérit en général facilement sans ponction ; purulente, elle sera évacuée par thoracentèse ou pleurotomie.

La *myocardite*, souvent insidieuse, doit être recherchée ; elle peut être une cause de mort subite. Aussi, dès que les battements cardiaques s'affaiblissent, doit-on donner les toniques du cœur : thé et café par ingestion, caféine, spartéine, strychnine en injections hypodermiques. Si l'asthénie cardiaque s'accentue, on supprimera les bains. Si on soupçonne l'endocardite, on appliquera une vessie de glace sur la région précordiale.

Le *tube digestif* sera surveillé avec soin. La constipation du début sera combattue au moyen de lavements simples ou glycérinés. La diarrhée, quand elle apparaît, est une cause d'affaiblissement pour le malade par la déperdition de liquide qu'elle occasionne et par l'entrave qu'elle apporte à l'alimentation. Ce sera le cas alors d'avoir recours à la médication éthéro-opiacée, préconisée par Du Castel ; on pourra associer le sous-nitrate de bismuth à la dose de 2 à 4 grammes à l'extrait thébaïque.

L'*orchite* ne demande pas un traitement particulier ; on se contentera de soutenir sur une planchette ou un coussin d'ouate les testicules malades.

L'albuminurie est fréquente dans les formes graves; quand elle est peu abondante, elle ne devra pas faire modifier le traitement. On sera pourtant plus réservé sur l'alcool, et on diminuera l'alimentation. L'albuminurie de la convalescence a un pronostic plus grave et peut conduire à l'urémie; alors le malade sera mis au régime lacté absolu; on surveillera l'urine tous les jours, et on donnera des potages au lait sans sel, des purées de légumes secs, des pâtes, dès que l'urine sera redevenue normale; on évitera de prolonger longtemps le régime lacté chez un individu déjà affaibli par une maladie grave.

Les *troubles du système nerveux*, en particulier les paralysies, ne demandent pas de traitement particulier du fait de leur survenue au cours ou à la suite de la variole.

IV. — TRAITEMENT DE LA VARICELLE.

La varicelle est une maladie constamment bénigne chez l'adulte, et sur 89 observations recueillies par le Dr Roger, aucune ne s'est terminée par la mort. Le plus souvent, le traitement se bornera à l'expectation, le malade étant maintenu à la chambre et surveillé, de crainte d'une complication toujours possible.

La varicelle peut s'accompagner de démangeaisons vives; elle mérite alors le nom de varicelle prurigoïde, comme dans 2 cas observés par Jacquet.

Les vésicules, surtout si elles ont été grattées, donnent lieu parfois à des cicatrices durables, en particulier sur le visage, ce qui ne laisse pas d'être disgracieux chez la femme. Aussi devra-t-on saupoudrer les vésicules avec de la poudre de talc stérilisée et recommander au malade d'éviter tout grattage.

Si une vésicule se transforme en pustule, on l'ouvrira avec une pointe stérilisée et on la brûlera à la teinture d'iode.

V. — TRAITEMENT DE LA SUETTE MILIAIRE.

La suette est une maladie infectieuse, endémo-épidémique en certaines régions de la France (Picardie, Poitou, Languedoc, Var), se manifestant par des sueurs et des phénomènes nerveux et un érythème polymorphe avec miliaire. Aussi peut-elle être classée dans les fièvres éruptives.

1° **Prophylaxie. — Désinfection.** — La prophylaxie est basée sur les notions encore incomplètes que nous possédons sur l'étiologie de la suette. Un malade atteint de suette doit être immédiatement isolé, et le médecin est tenu de faire la déclaration de chaque cas à l'autorité compétente, suivant le décret du 10 février 1903. Comme il semble qu'une attaque antérieure ne donne pas l'immunité et que les récidives sont fréquentes, on ne permettra pas plus aux anciens suettiques qu'aux sujets qui n'ont pas été contaminés d'approcher le malade.

La contagion se fait par contact direct, mais elle peut être aussi médiate, et la transmission par l'air est admise par le Pr Thoinot. Il semble d'ailleurs que, par moment, sous des influences encore inconnues, le germe acquiert une virulence élevée et se diffuse rapidement ; mais, si l'épidémie peut se réveiller simultanément en différents points, souvent la propagation se fait par importation. Les mesures d'isolement et de désinfection peuvent donc limiter la diffusion de l'épidémie ; aussi doivent-elles toujours être prescrites rigoureusement. Tous les objets appartenant au malade, son linge, sa literie, la chambre où il aura été soigné, doivent être désinfectés avec soin après la terminaison de la maladie. Le malade lui-même ne sera remis en contact avec les personnes saines que quand la desquamation sera complètement terminée et qu'il aura été baigné plusieurs fois.

2° Traitement de la suette à ses différentes périodes. — Le traitement de la suette est purement symptomatique ; aucun médicament ne paraît en effet capable d'enrayer les progrès de la maladie.

Au *début*, s'il existe de l'embarras gastrique, on donne un purgatif. Mais souvent la maladie commence d'emblée par le symptôme le plus caractéristique, la sudation abondante. On se gardera alors d'exagérer les sueurs en mettant le patient sous d'épaisses couvertures. On le placera dans une chambre fraîche, bien aérée ; on le couvrira modérément, et on changera son linge aussi souvent qu'il sera nécessaire.

Si la fièvre est élevée, si les phénomènes sont inquiétants, on aura recours aux bains froids ou tièdes, aux lotions fraîches ou aux enveloppements dans le drap mouillé. En même temps, on donnera des toniques, en particulier l'acétate d'ammoniaque, que l'on peut administrer dans une potion de Todd.

Dans tous les cas, on s'efforcera de faire prendre au malade des boissons abondantes ; en effet, le taux des urines est toujours considérablement diminué dans la suette, du fait de la fièvre et aussi de l'intensité de la sudation. Bien que la présence d'albumine dans l'urine n'ait pas été relevée par les observateurs, on donnera du lait, qui a l'avantage de nourrir le malade et de favoriser la diurèse. Les tisanes, la limonade simple ou vineuse peuvent aussi être prescrites. Le thé et le café seront indiqués, surtout dans les cas où il y a tendance à la syncope. Quant à l'oppression, aux sensations de constriction, de barre épigastrique, si pénibles pour les malades, on se gardera bien d'y opposer les vésicatoires, comme on le faisait souvent autrefois. Les sinapismes, les ventouses seront parfois appliqués avec succès. La saignée, très en honneur autrefois, est abandonnée aujourd'hui; peut-être devrait-on y recourir dans les cas graves, où l'oppression est intense; elle soustrait toujours une certaine quantité de poisons au torrent circulatoire; mais on ne la fera ni abondante ni répétée, car, en plus des poisons, elle enlève à l'organisme une partie de ses moyens de défense, leucocytes et anticorps contenus dans le sérum.

L'*éruption*, quand elle apparaît, est en général suivie d'une amélioration des symptômes; elle s'accompagne souvent de démangeaisons, que l'on calme par des applications de poudre de talc ou d'amidon. Bientôt tous les symptômes morbides disparaissent, et le malade entre en convalescence.

Mais la *convalescence* a besoin d'être surveillée; elle est en général longue et difficile, même si l'atteinte morbide a été bénigne. Les malades restent profondément anémiés; ils se fatiguent vite et ne dorment pas. On s'efforcera alors de leur faire prendre une alimentation reconstituante; on leur conseillera le repos, à l'air autant que possible; on leur donnera de l'extrait de quinquina à la dose de 2 à 4 grammes par jour, auquel on pourra joindre 2 ou 3 milligrammes d'arséniate de soude. On surveillera le cœur, et, s'il devient arythmique, on donnera de la spartéine ou du strophantus. Enfin, quand la fatigue musculaire sera très marquée, on administrera la noix vomique ou le sulfate de strychnine.

La suette évolue ordinairement sans *complications*; il n'y a pas de détermination morbide sur les séreuses, non plus que sur le foie ni le rein. Dans certains cas, des hémorragies assez abondantes se montrent; on leur opposera alors le chlorure de calcium, comme on le fait dans toutes les infections à tendances hémorragiques. Les troubles cardiaques, quand ils apparaissent, seront traités comme il convient. La folie, qui a été signalée chez les convalescents, ne paraît pas non plus justiciable d'une médication particulière.

On ne manquera jamais de surveiller attentivement les malades atteints de suette; des cas légers en apparence peuvent tout d'un coup donner lieu à des accidents graves, capables d'entraîner la mort

en quelques heures. Aussi devra-t-on isoler tous les malades, non
seulement pour prévenir la diffusion de cette infection, dont l'issue
est trop souvent fatale, mais aussi pour les soumettre tous au
traitement qui, s'il n'a rien de spécifique, peut néanmoins favoriser
l'évolution heureuse de la maladie.

CHAPITRE IV

TRAITEMENT DES STREPTOCOCCIES
ET DE L'ÉRYSIPÈLE

I. — TRAITEMENT DES STREPTOCOCCIES.

Le streptocoque a un rôle important en pathologie : il est l'agent pathogène, unique et constant, de l'érysipèle ; il est la cause de la plupart des suppurations, des panaris, des phlegmons circonscrits et diffus, des lymphangites ; il occasionne des angines, des pleurésies, des péricardites, des péritonites, des méningites, des arthrites suppurées ; il donne lieu à des endocardites, des entérites, des phlébites ; beaucoup de septicémies et de pyohémies, consécutives à des traumatismes lui sont imputables ; il est enfin le microbe le plus souvent rencontré dans l'infection puerpérale. Il peut attaquer seul l'organisme et vaincre sa résistance sans l'aide d'aucun autre germe ; souvent aussi il apparaît comme agent d'infection secondaire ; c'est ainsi qu'il envahit l'organisme au cours de la scarlatine, de la variole, de la rougeole, de la diphtérie, de la grippe, de la fièvre typhoïde. Dans la scarlatine, il pullule constamment dans la gorge du malade et passe fréquemment dans le sang, si bien que certains auteurs ont pu soutenir qu'il était l'agent causal de cette maladie ; dans la variole grave, il envahit le sang, où on le trouve toujours au moment de la mort.

Ainsi les méfaits du streptocoque dans l'économie humaine sont multiples : on conçoit par suite l'intérêt qui s'attache à la recherch d'un médicament ayant une action spécifique contre ce microbe. Aussi, dès que fut posé le principe de la sérothérapie, différents auteurs cherchèrent-ils à obtenir un sérum antistreptococcique, soit en vaccinant les animaux avec les produits solubles du microbe, de façon à préparer un sérum antitoxique, soit en leur injectant des cultures stérilisées ou même vivantes pour avoir un sérum antimicrobien.

Malgré toutes les recherches entreprises (1), la question de la sérothérapie antistreptococcique ne paraît pas encore résolue d'une façon définitive. Les sérums préparés par différents auteurs ont donné parfois d'heureux résultats, mais aucun ne paraît avoir une action indiscutable dans tous les cas. Une maladie bien définie, comme l'érysipèle de la face, ne paraît pas être jugulée par la sérothérapie ; dans l'ensemble, les résultats fournis par ce mode de traitement ne sont guère meilleurs que ceux que donnent d'autres médications. Chantemesse, employant le sérum de Marmorek dans 501 cas, a observé une mortalité de 2,59 p. 100 ; or la mortalité était de 3,5 p. 100 dans le service de Juhel-Rénoy, et encore s'abaissait-elle à certains moments, à 1,21 et même à 0,9 p. 100, sans qu'on employât de médicament spécifique.

Une des difficultés de la préparation du sérum antistreptococcique est le peu de fixité de la virulence du microbe. Aussi Besredka se sert-il uniquement, pour vacciner les chevaux, de streptocoques de provenance humaine ; il leur adjoint un streptocoque rendu très virulent par des passages successifs par la souris et le lapin. Un millième de centimètre cube de ce sérum suffit à protéger la souris contre une dose dix fois mortelle de culture, et cette protection s'exerce encore quand le sérum est injecté dix-huit à vingt-quatre heures après l'inoculation du microbe. Si donc l'immunisation du cheval s'est faite d'une façon à peu près égale contre tous les streptocoques qu'on lui a injectés, la valeur thérapeutique du sérum sera semblable vis-à-vis du streptocoque d'origine humaine et du streptocoque de passage, servant d'indicateur ; et par suite ce sérum sera très actif contre les streptococcies humaines. Et de fait, le Pr Pinard, qui a employé ce sérum, le considère comme un agent thérapeutique puissant contre l'infection puerpérale.

On recourra donc au sérum de Besredka dans tous les cas de septicémies dont le streptocoque est l'agent, et on peut espérer que les observations ultérieures viendront confirmer les résultats heureux rapportés par le Pr Pinard.

(1) Besredka, Sérothérapie antistreptococcique, in Médicaments microbiens (*Bibliothèque de thérapeutique* de Gilbert et Carnot).

En dehors du sérum antistreptococcique, on ne connaît actuellement aucun médicament spécifique contre les infections à streptocoques. Aussi, à défaut de ce sérum, les infections à streptocoques ne sont-elles passibles d'aucune médication spéciale : dans le cas de septicémie, on appliquera le traitement général des infections ; on recourra aux injections intramusculaires et surtout intraveineuses de collargol, qui donnent souvent de bons résultats ; on pourra provoquer des abcès de fixation, injecter les substances qui déterminent la leucocytose, comme le nucléinate de soude ; on mettra en œuvre les médications symptomatiques, et on ne négligera pas le traitement des diverses localisations morbides, s'il y a lieu.

II. — TRAITEMENT DE L'ÉRYSIPÈLE.

En l'absence d'une médication pathogénique ou étiologique vraiment efficace des infections à streptocoques, le traitement de l'érysipèle sera purement symptomatique. Gosselin disait déjà, il y a nombre d'années : « L'érysipèle ne peut être arrêté par aucun traitement », et la médecine actuelle est encore obligée de faire cet aveu d'impuissance. Heureusement nous n'observons plus aujourd'hui ces érysipèles si graves qui décimaient autrefois les blessés dans les salles de chirurgie : l'érysipèle de la face est maintenant à peu près le seul que l'on ait à soigner, et son évolution est le plus souvent favorable. « L'expectation, disait Trousseau, voilà ma médecine dans l'érysipèle de la face » ; le médecin restera donc spectateur de la lutte ; mais il surveillera les réactions du malade, tout prêt à intervenir s'il constate une défaillance.

1° Prophylaxie. — Hygiène générale. — Alimentation. — En présence d'un malade atteint d'érysipèle, le premier soin du médecin traitant doit être de l'isoler, afin d'éviter la propagation de la maladie à d'autres sujets. Dans les hôpitaux de Paris, les érysipélateux sont envoyés dans les services d'isolement, qui leur sont exclusivement réservés. Si le malade tient à être soigné chez lui, il sera consigné dans une chambre de l'appartement ; les personnes qui le soigneront prendront soin de se désinfecter après l'avoir approché. A vrai dire, l'érysipèle ne se propage pas volontiers du malade à une personne saine : il ne présente pas un degré de contagiosité aussi élevé que les fièvres éruptives, par exemple ; mais le germe peut être transporté par les mains des personnes qui approchent le malade, les objets ou les instruments qui l'ont touché ; enfin, les individus déjà tarés, ceux qui ont des plaies ouvertes, les femmes qui viennent d'accoucher, constituent des terrains particulièrement propices au développement du streptocoque. Aussi, si l'isolement doit être rigoureux dans les services hospitaliers, on conçoit qu'en ville il puisse être facilement réalisé, pourvu qu'il n'y ait dans l'entourage direct du malade ni nouvelle accouchée, ni sujet récemment traumatisé, ni enfin aucun individu déjà affaibli par une maladie chronique. D'ailleurs, l'érysipèle ne fait pas partie des infections dont la déclaration est obligatoire. Le médecin fera bien néanmoins d'exiger la désinfection de la chambre où le malade aura été soigné.

L'hygiène générale sera celle de toutes les infections : aération journalière de la chambre, nettoyage quotidien des cavités naturelles, particulièrement du nez, de la bouche et de la gorge, quand il s'agit d'érysipèle de la face.

Le médecin veillera de plus à l'alimentation du malade; il lui fera donner du lait, du kéfir, du bouillon, du jus de viande, des potages et même des purées de légumes; ce n'est qu'en cas d'albuminurie marquée et persistante que le régime lacté exclusif devra être imposé.

2° **Traitement local**. — Bien des traitements locaux ont été préconisés contre l'érysipèle ; de tout temps, les médecins, en voyant progresser sous leurs yeux ce placard inflammatoire, ont cherché des topiques qui pourraient en arrêter la marche extensive ; mais tous ceux que l'on a essayés se sont montrés inefficaces. Les moyens violents de révulsion qui ont été vantés autrefois, vésicatoires, moxas, pointes de feu, scarifications, sont depuis longtemps complètement abandonnés ; ils font plus de mal que de bien, et le moins qu'on en puisse dire, c'est qu'ils exposent à donner une cicatrice indélébile là où l'évolution naturelle de la maladie aurait le plus souvent abouti à la guérison sans laisser de traces. Mais d'autres médications ont le mérite de n'être point nocives et doivent être connues ; elles trouveront leurs indications dans bien des cas.

Applications chaudes. — L'un des meilleurs traitements de l'érysipèle consiste à appliquer sur la plaque des compresses trempées dans de l'eau chaude ou dans une infusion légère, de sureau, par exemple. Ces compresses doivent être renouvelées souvent; il convient en effet de ne pas les laisser se refroidir et de les imbiber de nouveau d'eau chaude, quand leur température tend à s'abaisser au-dessous de celle du malade. Ces applications procurent un certain soulagement au patient ; mais elles n'empêchent pas la marche extensive de la maladie.

Réfrigération. — La méthode de la réfrigération a été préconisée il y a fort longtemps par différents auteurs; vantée et délaissée tour à tour, elle paraît définitivement abandonnée aujourd'hui. En effet, si les applications d'eau froide et de glace soustraient du calorique et diminuent ainsi l'inflammation, elles déterminent une vaso-constriction, ce qui ne peut passer pour un phénomène favorable : c'est l'afflux du sang au contraire qui doit être favorisé, afin de concentrer au niveau de l'attaque microbienne les leucocytes et les substances bactéricides et antitoxiques.

Applications de substances antiseptiques. — Presque tous les antiseptiques ont été préconisés dans le traitement de l'érysipèle.

L'*acide phénique* a été employé sous forme d'eau phéniquée à 5 ou 10 p. 100, d'huile phéniquée à 10 p. 100, ou de solution alcoolique. Hayem faisait des badigeonnages avec un mélange à parties égales d'alcool et d'acide phénique cristallisé au niveau du bourrelet, en empiétant de 1 centimètre sur la peau saine.

Le *sublimé* a été vanté surtout par Talamon, qui prescrit des pulvérisations avec une solution éthérée au centième. Ces pulvérisations ont l'avantage de calmer la douleur ; elles semblent diminuer la durée de l'érysipèle et même, dans certains cas, le faire avorter. Mais, à la dose indiquée par Talamon, le sublimé peut exercer une action caustique ; de plus, l'éther produit une sensation de froid pénible : aussi certains auteurs préfèrent-ils employer le sublimé en solution aqueuse au millième : on ajoute 1 gramme d'acide tartrique par litre pour favoriser l'action antiseptique du médicament. Cinq à six fois par jour, on pulvérise cette solution à l'aide du pulvérisateur de Richardson, placé à 50 centimètres de la partie malade. La pulvérisation doit durer une demi-heure et le liquide être employé chaud. On protège les yeux avec un morceau de taffetas gommé.

La *teinture d'iode* était employée autrefois à titre de révulsif ; Norris l'utilisait en 1852, et Pirogoff en faisait sept à huit applications par jour. Abandonnée à cause de la douleur qu'elle occasionne et de son peu d'efficacité, elle a été de nouveau vantée, en ces derniers temps, à cause de ses propriétés antiseptiques. Mario Ferrari conseille de faire au niveau de la zone d'invasion un badigeonnage léger à la teinture d'iode et de le répéter cinq à six fois par jour ; la guérison serait obtenue rapidement par ce procédé. Peut-être conviendrait-il d'employer une solution alcoolique beaucoup plus étendue que la teinture du *Codex*, afin d'éviter l'action vésicante de l'iode.

Le *permanganate de potasse* serait, d'après Martzinovsky, le meilleur topique à employer contre l'érysipèle : on se sert d'une solution au millième, avec laquelle on arrose une compresse de toile.

pliée en trois ; celle-ci est ensuite appliquée sur la partie malade.

Achalme ayant reconnu que les vapeurs d'*essence de térébenthine* ont une grande action sur le développement du streptocoque, a proposé l'emploi de ce médicament : mélangée à l'huile, cette essence perd ses propriétés rubéfiantes et peut ainsi être appliquée sur la plaque. Ce traitement avait déjà été préconisé en 1869 par Luecke, Schützenberger et d'autres observateurs.

Le *gaïacol*, qui est à la fois antiseptique et antithermique, a été utilisé par Bard ; mais son emploi ne s'est pas généralisé, et on redoute actuellement, plutôt qu'on ne la recherche, l'hypothermie produite par ce médicament.

Le *menthol*, qui est antiseptique et analgésique, peut être prescrit dissous dans l'huile au trentième ou au cinquantième ; il diminue la douleur et la sensation de cuisson, si pénibles dans certains cas.

Tout récemment les médecins américains ont essayé le *sulfate de magnésie*, qui, en dehors de ses propriétés analgésiques, exerce aussi une action curative sur les processus inflammatoires. On recouvre la surface malade d'une sorte de masque formé d'une dizaine ou d'une quinzaine de couches de gaze, que l'on imbibe d'une solution aqueuse de sulfate de magnésie ; cette solution a été filtrée au préalable à travers de la mousseline ; on recouvre le masque avec un tissu imperméable, du taffetas gommé par exemple ; toutes les deux heures environ, on humecte les compresses, et toutes les douze heures on les change. On obtiendrait ainsi, d'après Tucker, une guérison rapide, même dans les cas graves ; Choksy, de son côté, a observé la diminution rapide de l'inflammation et la chute de la température ; pourtant, dans certains cas graves, ce mode de traitement ne serait pas capable d'arrêter la marche extensive du processus.

On a proposé de joindre à l'action de l'antiseptique celle de la compression déjà préconisée autrefois. Juhel-Rénoy employait la *traumaticine*, produit obtenu en faisant dissoudre 1 partie de gutta-percha purifiée dans 9 de chloroforme, qu'il mélangeait à l'ichtyol par parties égales. On applique ce mélange, qui est de consistance sirupeuse, avec un pinceau au niveau du bourrelet, sur une longueur de 3 à 4 centimètres empiétant sur les tissus sains ; on fait une nouvelle application dès que l'on constate une éraillure de la couche vernissée, ainsi obtenue par suite de la dessiccation.

Frictions avec des pommades antiseptiques. — Les applications de substances antiseptiques n'agissent guère que sur la surface épidermique ; la teinture d'iode elle-même ne pénètre pas au delà de la couche de Malpighi ; or le processus érysipélateux est anatomiquement une dermite ; c'est au niveau de la couche superficielle du derme que se trouvent en abondance les streptocoques et que se poursuit la lutte entre les microbes et les leucocytes. On conçoit, par conséquent, qu'une substance simplement appliquée sur l'épiderme ne puisse influer sur le processus morbide.

Mais on sait qu'on peut faire pénétrer dans l'organisme certains corps, comme le mercure ou l'argent colloïdal, incorporés dans une pommade ; et on peut penser *a priori* que ces substances, absorbées par les vaisseaux cutanés, exerceront leur action antiseptique sur les streptocoques qui les entourent. Pourtant, cette méthode ne semble pas plus que les autres capable d'arrêter la marche extensive de l'érysipèle. Les frictions mercurielles, employées autrefois par Dowell, Ricord, Bouquier, sont abandonnées. Nous-même avons essayé la pommade au collargol, sans obtenir de résultats appréciables. Peut-être la difficulté qu'il y a à faire une friction prolongée sur une surface enflammée et douloureuse est-elle la cause de ces échecs.

Injections interstitielles de substances antiseptiques. — On peut aller porter directement la substance antiseptique au contact des microbes. Ainsi Berckel, en 1876, injectait sous la peau, à 1 centimètre en dehors du bourrelet, 5 à 6 centimètres cubes de solution phéniquée à 1,5 p. 100 ; Hueter se servait d'une solution à 3 p. 100 ; l'acide salicylique fut aussi employé. Mais, après une période d'engouement, cette méthode fut abandonnée ; elle est en effet d'une efficacité douteuse et expose à des dangers, comme la production de phlegmons et l'intoxication phéniquée.

3° **Traitement général** — Aucun traitement général ne peut actuellement arrêter la marche de l'érysipèle. Même l'injection de sérum de convalescents, essayée par Fornaca, ne donne pas de succès certains ; l'état local ne subit pas de modification appréciable, et la fièvre, si elle paraît parfois heureusement influencée, n'est bien souvent nullement enrayée par cette sérothérapie. Le médecin se bornera donc à soutenir les forces du malade et à modérer ses réactions, quand elles seront trop vives.

Quand la fièvre est élevée et le malade abattu, on prescrira les bains tièdes ou froids, comme dans la fièvre typhoïde ; on les donnera toutes les trois ou quatre heures suivant l'état du sujet ; le plus souvent, on ne donne le bain que quand la température atteint 39°,5.

L'alcool sous forme de potion de Todd, additionnée ou non d'acétate d'ammoniaque, rendra des services. Il doit être prescrit largement chez les alcooliques, pour éviter le *delirium tremens.*

Le vin de quinquina, que Jaccoud prescrivait à la dose de 200 à 400 grammes par jour, pourra être utile comme tonique. Il ne semble pas toutefois avoir d'action spéciale contre l'érisypèle. On se trouvera bien, surtout chez les malades affaiblis, de prescrire l'extrait de quinquina, à la dose de 2 à 4 grammes par jour ; on peut l'associer à l'alcool, comme dans la formule suivante :

> Extrait de quinquina................ 4 grammes.
> Cognac ou rhum.................... 40   —
> Julep gommeux.............. Q. S. p. 150 cent. cubes.

Cette potion sera donnée par cuillerées à soupe dans les vingt-quatre heures.

L'huile camphrée en injections hypodermiques sera utile, si l'adynamie est marquée ou si le cœur menace de fléchir. Le sulfate de spartéine, associé ou non au sulfate de strychnine, sera employé aussi avec avantage quand le myocarde faiblit ; de même encore la caféine. Enfin les injections de sérum artificiel seront pratiquées en cas de besoin. En somme, le traitement général sera celui de toutes les infections aiguës.

On fera bien de continuer à surveiller le malade même après la chute de la fièvre et l'affaissement de la plaque érysipélateuse ; des complications peuvent se montrer à cette période : *phlegmatia alba dolens*, albuminurie, arthrite suppurée ou non, qui demandent à être traitées suivant les méthodes habituelles. Chez les vieillards, la convalescence s'établit parfois difficilement ; on voit alors l'individu se cachectiser peu à peu : l'amaigrissement continue, le relèvement du poids ne se produit pas, les forces diminuent, des escarres apparaissent, et la mort arrive au moment où la maladie paraissait terminée. Dans cette cachexie post-infectieuse, dont le Pr Roger a observé des exemples à la suite de l'érysipèle, on cherchera à relever l'état général au moyen d'une alimentation rationnelle, et aussi en pratiquant, suivant le conseil de Landouzy, des injections répétées de sérum artificiel à petites doses.

4° Marche à suivre dans le traitement de l'érysipèle suivant les formes de la maladie. — L'*érysipèle de la face*, dans sa forme habituelle, même accompagnée d'une fièvre élevée, ne demande pas le plus souvent une intervention bien active de la part du médecin. On se bornera à recouvrir la surface malade avec des compresses trempées dans de l'eau de sureau chaude, en recommandant de les réchauffer le plus souvent possible ; on nettoiera plusieurs fois par jour le bord des paupières, en cherchant à les écarter, quand elles sont envahies par le processus érysipé-

Thérap. des mal. infect.   33

lateux. On insistera sur les applications chaudes et au besoin on recourra aux douches d'air chaud, si la tendance à la gangrène apparaît. On prescrira une potion de Todd avec 2 grammes d'acétate d'ammoniaque ; on veillera au bon fonctionnement des différents viscères; on donnera des boissons abondantes, et on s'efforcera de faire prendre au malade une alimentation suffisante.

Dans la *forme grave*, adynamique, on prescrira les bains froids.

Si, au déclin de la maladie, de petits foyers suppuratifs apparaissent sur la plaque, on les touchera à la teinture d'iode.

Dans les *formes légères*, sans fièvre, on pourra se contenter du traitement local ; on fera bien de surveiller les urines, afin de dépister le début d'une albuminurie commençante. On maintiendra le malade au repos, à la chambre, et on lui enjoindra de ne pas sortir avant la disparition complète de tout exanthème; l'air froid semble en effet capable de réveiller une inflammation mal éteinte.

Quand l'érysipèle apparaît chez un individu affaibli et cachectique, par exemple chez un cirrhotique, on s'efforcera de maintenir par tous les moyens les forces du malade ; mais le plus souvent tous les efforts seront vains, et la mort arrive rapidement.

Érysipèle à répétition. — L'érysipèle est une maladie qui est sujette à récidiver, et dans les services d'isolement, le tiers ou la moitié des malades, d'après certains auteurs, ont déjà eu antérieurement une atteinte de la maladie; parmi les produits que sécrète le streptocoque, il en est en effet qui diminuent la résistance de l'organisme en atténuant le pouvoir bactéricide du sérum (Roger). Contre cette prédisposition créée par la maladie, nous sommes actuellement désarmés.

Chez certains individus, l'érysipèle revient d'une façon régulière, périodique; chez la femme, ce retour se fait souvent au moment des règles : l'érysipèle est dit alors *cataménial*. La cause de cette périodicité échappe le plus souvent à nos moyens d'action ; parfois pourtant, on constatera l'existence d'une porte d'entrée permanente (Verneuil), telle qu'une plaque d'eczéma, un orifice de fistule, etc., et on verra les poussées érysipélateuses disparaître, quand on aura obtenu la cicatrisation de la plaie cutanée. D'autres fois, le point de départ se trouve au niveau d'une des muqueuses tapissant les cavités de la face ; si l'examen direct permet d'y constater l'existence d'un point chroniquement enflammé, on empêchera le retour de l'érysipèle en traitant la muqueuse.

Enfin on fera bien aussi de traiter l'état général. On sait que l'hypothyroïdie prédispose aux auto-infections à répétitions (Léopold

Lévi et Henri de Rothschild) ; si on constate par ailleurs des symptômes d'insuffisance thyroïdienne, on prescrira le traitement opothérapique.

Érysipèle ambulant, serpigineux, erratique. — Habituellement l'érysipèle de la face s'arrête dans sa marche extensive au niveau du cou et n'a pas de tendance à envahir le reste du corps. Aussi son évolution est-elle ordinairement de courte durée. Parfois pourtant, il se propage de proche en proche et gagne le tronc. L'érysipèle chirurgical, dont le point de départ est en un point quelconque de la surface cutanée, affecte souvent cette allure envahissante.

C'est surtout dans ce cas que l'on sera autorisé à essayer les différentes méthodes préconisées pour enrayer le processus érysipélateux : pulvérisations de sublimé, traumaticine à l'ichtyol, frictions à la pommade au collargol, applications répétées d'une solution faible d'iode dans l'alcool.

Quand la disposition de la région atteinte le permettra, ce sont encore les bains locaux dans de l'eau très chaude, stérilisée ou additionnée d'une faible quantité de substance antiseptique, par exemple de naphtol, qui donneront les meilleurs résultats. De toute façon, on s'abstiendra des scarifications, des pointes de feu, des incisions au bistouri, méthodes brutales qui n'arrêtent pas le processus et exposent à des cicatrices.

CHAPITRE V

TRAITEMENT DE LA PNEUMOCOCCIE

1° Médicaments chimiques. — 2° Bactériothérapie. — 3° Sérothérapie.

Parmi les différentes modalités cliniques que peut déterminer le pneumocoque en se développant dans l'organisme, la plus fréquente est la pneumonie. Mais le diplocoque lancéolé de Talamon-Fraenkel donne lieu aussi parfois à des angines, des pleurésies, des péricardites, des endocardites, des méningites, des arthrites, qui apparaissent soit dans le décours de la pneumonie et en sont considérées alors comme des complications, soit indépendamment de toute localisation pulmonaire. Souvent ces manifestations évoluent favorablement : le pneumocoque est un microbe contre lequel l'organisme humain se défend bien ; la pneumonie est fréquemment prise comme type, quand on veut étudier les différentes réactions utiles que l'infection suscite dans l'économie. Pourtant, bien que cette infection soit relativement bénigne, la mortalité qu'elle détermine est encore assez élevée, non pas tant du fait de la virulence du microbe que du siège de ses localisations : si la pneumonie est souvent mortelle, c'est habituellement en raison de l'état du cœur, et la gravité d'une angine ou d'une arthrite ne peut être comparée à celle d'une méningite.

On comprend, par suite, combien il serait précieux de posséder un médicament ayant une action spécifique contre la pneumococcie. Mais jusqu'ici aucun traitement sûrement actif contre cette infection n'a fait ses preuves, malgré les tentatives muliples qui ont été faites.

Les diverses médications essayées peuvent être rangées en trois groupes : médicaments chimiques, bactériothérapie, sérothérapie.

1° **Médicaments chimiques**. — Parmi les différents médicaments employés dans le traitement de la pneumonie, deux paraissent agir directement sur le pneumocoque, le collargol et le camphre.

L'action du *collargol* n'est pas différente ici de ce qu'elle est dans les autres infections. Dans sa première communication sur l'emploi du collargol en 1902, M. Netter le préconisait dans la pneumonie. Depuis ce moment, on a substitué à l'argent colloïdal obtenu par voie chimique celui que donne la méthode électrique de Bredig ; la variété à grains fins est douée d'un pouvoir bactéricide intense. Aussi son emploi est-il indiqué dans toutes les septicémies et peut-il rendre des services dans les infections à pneumocoques. Il ne semble pas toutefois que l'argent colloïdal soit capable de juguler avec certitude la marche de la maladie.

Le *camphre* est employé couramment dans la pneumonie et en général dans les infections, sous forme d'injections d'huile camphrée au dixième ; il paraît indiqué surtout dans les cas d'adynamie et d'affaiblissement cardiaque. Dans ces derniers temps, certains auteurs l'ont prescrit à hautes doses. Schultze et Esser (de Bonn) en donnent jusqu'à 9 à 12 grammes par jour. Seibert emploie l'huile camphrée à 20 p. 100 et en injecte toutes les douze heures 12 centimètres cubes ; comme, d'après Hensel, le pneumocoque ne se développe pas dans les milieux additionnés de camphre dans la proportion de 1 p. 1000, on peut se demander si les bons effets, obtenus par ces auteurs dans la pneumonie, ne sont pas dus en partie au moins au pouvoir bactéricide du médicament. On est donc autorisé, dans le cas d'infection pneumococcique, à utiliser les injections de doses massives d'huile camphrée.

Enfin, on pourrait être tenté d'essayer l'action de la *bile* et des *sels biliaires*, qui, comme on le sait, ont le pouvoir *in vitro* de tuer et de dissoudre les pneumocoques, phénomène connu en bactériologie sous le nom de « phénomène de Neufeld ». Mais les expériences de Grixoni ont montré que l'injection de bile, faite à un animal avant l'inoculation de pneumocoque ou en même temps qu'elle, ne modifie pas l'évolution de la maladie.

2° **Bactériothérapie**. — L'injection de cultures pneumococciques tuées et modifiées par l'autolyse a été essayée par Rosenow dans le traitement de la pneumonie et de l'empyème pneumococcique : ce traitement, s'il était vraiment efficace, serait applicable à tous les cas de pneumococcie.

Les pneumocoques soumis à l'autolyse dans une solution de chlorure de sodium se désintègrent et se séparent en une partie soluble, qui est toxique, et une autre non toxique et capable de provoquer la formation d'anticorps. C'est cette partie qui est injectée aux malades et aurait donné à Rosenow des résultats favorables.

3° **Sérothérapie**. — Dans les infections dues aux pneumocoques, comme dans les autres maladies microbiennes, la guérison arrive quand l'organisme a fabriqué des anticorps en quantité suffisante ; et d'ailleurs les animaux qui ont résisté à l'inoculation d'un pneumocoque virulent subissent sans dommage une nouvelle infection par le même microbe. On peut donc penser qu'on trouvera dans le sérum de ces animaux ou même d'individus guéris d'une pneumonie des substances capables de donner l'immunité. Pourtant les différents sérums, qui ont été préparés, ne semblent pas avoir une action constamment efficace ; l'un des plus connus, le sérum de Römer, n'a que des effets incertains, et les résultats publiés ne sont pas très favorables.

D'après les recherches récentes de Neufeld et Hændel, la question de la sérothérapie antipneumococcique serait fort complexe ; en effet, tous les sérums essayés par ces auteurs, aussi bien les polyvalents que ceux préparés avec une race unique, n'agissent jamais que contre un seul type de pneumocoque. Avant d'injecter un sérum, il faudrait donc commencer par identifier le pneumocoque isolé des exsudats ou du sang du malade, ce qui rend pour le moment la sérothérapie antipneumococcique inapplicable en clinique.

CHAPITRE VI

TRAITEMENT DU RHUMATISME ARTICULAIRE AIGU ET DES PSEUDO-RHUMATISMES INFECTIEUX

I. — Traitement du rhumatisme articulaire aigu.

Médication spécifique par l'emploi des préparations salicylées. — 1° Salicylate de soude : en cachets, en potion, en lavement, en injections sous-cutanées, en injections intraveineuses. — 2° Salicylate de méthyle. — 3° Marche à suivre dans le traitement du rhumatisme par les préparations salicylées. — 4° Inconvénients et contre-indications de la médication salicylée. — 5° Mode d'action de la médication salicylée.

Autres médications. — 1° Quinine. — 2° Antipyrine. — 3° Triméthylamine. — 4° Bleu de méthylène. — 5° Calomel. — 6° Iodure de potassium. — 7° Opothérapie thyroïdienne.

Traitement des complications. — 1° Complications cardio-vasculaires. — 2° Complications pleuro-pulmonaires. — 3° Complications cérébrales et spinales. — 4° Autres complications : albuminurie, complications cutanées, myalgies.

Traitement de la convalescence. — Hygiène du rhumatisant. Prophylaxie des récidives.

II. — Traitement des pseudo-rhumatismes infectieux.

I. — TRAITEMENT DU RHUMATISME ARTICULAIRE AIGU.

Le rhumatisme articulaire aigu n'a été individualisé avec certitude, en tant qu'entité clinique distincte, que du jour où on a connu l'action vraiment spécifique du salicylate de soude dans certaines variétés de polyarthrite rhumatismale. Tandis, en effet, que des arthropathies fébriles, plus ou moins généralisées, cèdent rapidement à la médication salicylée, d'autres y sont réfractaires. Or les premières sont justement celles qui présentent la mobilité si particulière de l'arthrite rhumatismale, celles qui ont tendance à se compliquer de lésions cardiaques, celles enfin qui évoluent sous l'aspect d'une maladie infectieuse, dont la première atteinte a lieu pendant l'adolescence. Ainsi la thérapeutique est venue apporter à la pathologie un point d'appui certain, si bien que souvent, en clinique, on recourt à l'épreuve du médicament, dans le cas où le diagnostic ne peut être affirmé d'après les seules données de l'examen du malade.

1. — Médication spécifique par l'emploi des préparations salicylées.

Tout malade souffrant d'une attaque de rhumatisme articulaire aigu doit être soumis à la médication salicylée. Celle-ci peut être administrée sous deux formes : *salicylate de soude*, que l'on donne en général par la bouche, rarement en lavement, ou en injections sous-cutanées, exceptionnellement en injections intraveineuses, et *salicylate de méthyle*, que l'on applique sur la peau. L'acide salicylique, qui constitue le principe curateur du rhumatisme, n'est plus en effet employé en nature : très irritant pour l'estomac, et en plus très peu soluble dans l'eau, il doit être remplacé par ses sels.

1° **Salicylate de soude.** — Le salicylate de soude est donné le plus souvent en *cachets*. Pour que son action soit efficace, il faut qu'il soit prescrit d'emblée à dose suffisante ; à un adulte on administrera par jour 6 grammes du médicament répartis en six cachets de 1 gramme ; ceux-ci seront pris à intervalles à peu près égaux, soit toutes les deux heures environ. Si le médicament ne peut être pris en cachets, on pourra le donner en *potion* ; pour masquer sa saveur désagréable, on ajoutera à l'excipient un sirop et un peu de rhum ou de cognac ; on pourra prescrire par exemple :

Salicylate de soude......................	6 grammes.
Rhum...............................	20 —
Sirop de limon, ou sirop d'écorces	
d'oranges amères.................	40 —
Eau distillée............. Q. S. p.	120 cent. cubes.

Chez les adultes vigoureux, quand l'attaque rhumatismale est intense, on peut porter d'emblée la dose de salicylate à 8 et même 10 grammes. Au contraire, dans les formes légères, on se contentera de donner 4 grammes.

En même temps, le malade sera laissé au repos dans une chambre modérément chauffée ; il sera mis au régime lacté ; il importe, en effet, de ménager le filtre rénal par où s'élimine le médicament. Comme médication adjuvante, on pourra prescrire le bicarbonate de soude ou l'eau de Vichy ; d'après la plupart des auteurs, les alcalins sont utiles pour combattre la dyscrasie acide : on leur a même attribué le pouvoir de diminuer la fréquence des complications cardiaques : quoi qu'il en soit, l'emploi du bicarbonate de soude est indiqué pour diminuer l'acidité de l'urine et de la sueur. Enfin, s'il y a de la constipation, on donnera un purgatif salin.

Le traitement général suffit pour juguler l'attaque rhumatismale ; aucune application locale n'est indispensable, et d'ailleurs les articulations sont souvent trop douloureuses pour qu'il soit possible de les entourer d'un pansement. On se contentera de les recouvrir d'une couche d'ouate imbibée ou non de baume tranquille, en ayant soin d'éviter tout mouvement inutile.

En lavement. — Donné à doses faibles et répétées de manière que la quantité totale du médicament, qui doit être absorbée chaque jour, soit répartie sur douze ou quinze heures, le salicylate de soude n'a pour ainsi dire pas d'inconvénients. Les bourdonnement d oreilles, qui constituent le symptôme le plus commun de l'intoxication salicylée, sont ainsi évités, même avec les doses de 6 à 8 grammes par jour. Pourtant, certains cas de rhumatisme articulaire cèdent difficilement à ce mode d'administration du médicament. On peut alors recourir au *lavement médicamenteux* ; 8 grammes de salicylate de soude dissous dans une quantité d'eau suffisante et additionnés d'un ou de deux jaunes d'œufs sont donnés par le rectum. La dose entière du médicament est ainsi prise en une fois ; peut-être est-ce la raison pour laquelle certaines formes, rebelles au traitement par ingestion, cèdent à la même médication prise en lavement. De plus, l'administration rectale du salicylate de soude ménage l'intégrité de l'estomac ; elle est donc indiquée pour les malades antérieurement dyspeptiques.

En injections sous-cutanées. — Comme l'a fait remarquer le Pr Bouchard, quand un homme de 90 kilogrammes absorbe 6 grammes de salicylate de soude, chaque kilogramme de son corps, aussi bien chaque kilogramme de substance saine que chaque kilogramme de substance malade, reçoit 0^{gr},10 du médicament, et si, dans une articulation, les parties molles qui sont le siège du travail morbide pèsent de 50 à 100 grammes, c'est à des doses de de 5 à 10 milligrammes qu'est due la guérison de chaque lésion locale. En se fondant sur ce raisonnement, M. Bouchard a traité l'arthrite rhumatismale en injectant autour de la jointure malade quelques centimètres cubes d'une solution de salicylate de soude à 5 p. 100 ; 10 à 20 centigrammes du médicament sont alors suffisants pour faire disparaître la rougeur, la douleur et l'épanchement ; mais l'effet favorable est limité à la jointure traitée. C'est là un mode de traitement qui peut trouver ses indications dans certains cas. « Quand le rhumatisme n'est plus en période d'augment, quand il n'existe plus en tant que maladie générale et ne laisse plus que quelques vestiges persistants, quand surtout il est localisé d'emblée, le traitement local pourra être jugé suffisant ;

encore sera-t-il prudent d'administrer une petite quantité de salicylate de soude par la bouche pour combattre les localisations séreuses insoupçonnées (1). »

Dans le rhumatisme articulaire aigu, erratique, le traitement général est obligatoire : la thérapeutique locale ne devra lui venir en aide que s'il se montre insuffisant (Bouchard).

En injections intraveineuses. — La voie veineuse a été utilisée par Mendel, pour l'administration du salicylate de soude. Elle ne semble pas avoir d'avantages particuliers. Aussi cette méthode n'est-elle pas entrée dans la pratique.

2° **Salicylate de méthyle**. — Reste enfin une dernière manière d'administrer la médication salicylée, c'est d'utiliser les *applications épidermiques de salicylate de méthyle*. Ce médicament a été introduit dans la thérapeutique du rhumatisme en 1896 par MM. Linossier et Lannois (2). C'est un liquide qui, bien qu'ayant un point d'ébullition assez élevé, a la propriété d'émettre des vapeurs à basse température. On l'emploie en badigeonnage au niveau des articulations malades. Pour cela on passe sous l'articulation une large feuille de gutta-percha laminée; on verse le médicament à l'aide d'un flacon compte-gouttes : on l'étend avec un pinceau; on relève les deux bords de la gutta-percha; on entoure le tout d'une couche d'ouate et d'une bande ; si la dose est un peu élevée, — et le plus souvent on met 2 grammes, soit environ L gouttes de salicylate de méthyle sur chaque jointure malade. — il est bon de mettre sur la peau un petit carré de gaze. qui retient le liquide par imbibition. Il est indispensable, comme le font remarquer MM. Linossier et Lannois, de faire bien exactement l'enveloppement et d'entourer l'articulation d'un tissu imperméable ; dans le cas contraire. les vapeurs diffusent dans l'atmosphère et n'ont aucune tendance à traverser la peau. Mais. si l'application a été faite avec les précautions nécessaires, l'absorption est rapide; l'élimination par l'urine commence une demi-heure après le badigeonnage et atteint son maximum entre la sixième et la huitième heure; c'est aussi à ce moment que le malade éprouve un soulagement marqué et que la douleur cède. Dans les formes intenses, on peut renouveler l'application matin et soir, en la faisant chaque fois sur une nouvelle jointure ; on laisse ainsi en place le pansement fait le matin, ce qui permet à l'ab-

(1) Bouchard. Médications générales et médications locales. *in* Médications générales (*Bibliothèque de thérapeutique* de Gilbert et Carnot, p. 5).

(2) Linossier et Lannois. De l'absorption des médicaments par la peau saine : application à la médication salicylée (*Acad. de méd.*, 24 mars 1896. et *Lyon méd.*, 29 mars 1898), et Traitement du rhumatisme par les applications locales de salicylate de méthyle (*Congrès de méd. de Nancy*. août 1896).

sorption de continuer encore à son niveau jusqu'au lendemain.

Le salicylate de méthyle, ainsi appliqué sur la peau, n'agit qu'après absorption et passage dans la circulation ; d'ailleurs, il se saponifie dans le sang et s'y transforme en salicylate de soude ; aussi n'est-il pas nécessaire de l'étendre au niveau des articulations malades; on peut aussi bien l'appliquer en tout autre point de la surface cutanée, et il y a parfois avantage à le faire, lorsque les jointures sont trop douloureuses pour être maniées aisément.

Ce mode d'administration de l'acide salicylique a le grand mérite d'épargner l'estomac ; il ne provoque aucun effet fâcheux ; même à la dose énorme de 24 grammes employée par M. Lemoine, il ne donne qu'exceptionnellement des vertiges et des bourdonnements d'oreilles, ce qui tient peut-être à ce que l'absorption cutanée est moins brusque que celle qui se fait par la muqueuse gastro-intestinale. Enfin il constitue, en même temps qu'un traitement général, une médication topique, applicable *loco dolenti*, et le salicylate de méthyle semble exercer, en dehors de l'action générale des salicylates, un effet analgésique local (1). Aussi peut-on combiner le badigeonnage au salicylate de méthyle avec l'administration de salicylate de soude par la bouche ; on diminue alors la quantité du médicament prise par l'estomac, et on profite des avantages des applications locales.

Marche à suivre dans le traitement du rhumatisme par la médication salicylée. — Dans les cas habituels, on donnera le salicylate de soude en potion ou en cachet, suivant les préférences du malade et du médecin ; mais on s'arrangera pour que le médicament soit pris à doses fractionnées, de manière à ce que le malade soit tenu constamment sous son influence. C'est, d'après Huchard, le meilleur moyen d'éviter les complications endocarditiques. Mais, comme on ne peut guère réveiller le patient pour lui faire absorber cachet ou potion, il est bon, comme le conseille M. Linossier, de faire le soir une application de salicylate de méthyle sur une articulation ; le médicament s'absorbe lentement pendant la nuit et continue ainsi l'action que l'on obtenait pendant le jour par l'ingestion du salicylate de soude.

L'action de la médication salicylée est en général prompte ; dès les premières heures qui suivent l'absorption du médicament, les douleurs s'amendent; bientôt le gonflement articulaire diminue et la température cède (fig. 18). Souvent, après quarante-huit heures, le malade se sent mieux et demande à manger.

(1) Linossier et Lannois, Sur les applications locales du salicylate de méthyle (*Bull. de l'Acad. de méd.*, 22 mars 1898).

Pourtant il ne faut pas suspendre trop tôt l'action du médicament, sous peine de voir reparaître les douleurs et la fièvre. On continuera encore pendant un jour au moins la même dose de salicylate ; on laissera le malade au régime lacté ; on lui permettra seulement des potages et des purées. Puis, si aucun phénomène nouveau ne survient, on abaissera la dose du médicament ; au lieu de 6 grammes, on en donnera 4 grammes, et cette dose sera continuée pendant au moins cinq jours ; à ce moment, on diminuera encore et on fera prendre 2 grammes pendant le même temps. Parfois des douleurs légères,

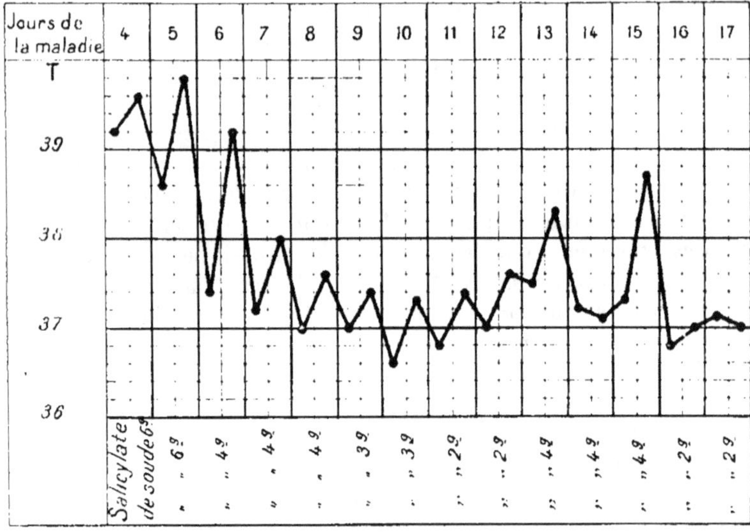

Fig. 18. — Rhumatisme articulaire aigu, chez une femme de trente-cinq ans ; polyarthrite généralisée sans détermination cardiaque. Traitement par le salicylate de soude à partir de l'entrée à l'hôpital au quatrième jour de la maladie. Chute rapide de la température. Légère rechute au douzième jour malgré la continuation du traitement salicylé à dose réduite. Élévation de la dose de salicylate à 4 grammes par jour pendant trois jours ; disparition définitive des accidents.

sans fièvre ni gonflement, apparaissent au niveau d'une ou de plusieurs articulations ; quelques applications de salicylate de méthyle en auront facilement raison. Si, au contraire, la fièvre se rallume, si les jointures rougissent et se gonflent, on élèvera de nouveau la dose. En tout cas, le malade ne sera considéré comme définitivement guéri que quand il sera resté plusieurs jours sans présenter aucune manifestation douloureuse.

Pendant cette période d'amélioration, on reviendra progressivement à l'alimentation habituelle, en ayant soin pourtant de donner au malade du lait tant que durera l'administration du salicylate de soude.

On permettra au malade de se lever, mais on le gardera à la chambre. On n'autorisera une sortie que quand tout traitement aura pu être suspendu, sans qu'aucune nouvelle poussée n'ait apparu. La fatigue et le froid sont souvent des causes de rechute, et il n'est pas rare de voir revenir à l'hôpital un malade, sorti quelques jours auparavant, alors qu'il paraissait complètement guéri.

Inconvénients de la médication salicylée. — Contre-indications. — Quand la médication salicylée est administrée d'une façon continue, la dose totale, qui doit être absorbée en vingt-quatre heures, est fractionnée en nombreuses prises ; elle est en général très bien supportée ; tout au plus observe-t-on parfois quelques bourdonnements d'oreilles ; mais les vertiges, les vomissements, notés par certains auteurs, sont rares ; quant au délire, il est exceptionnel. Aussi les contre-indications sont-elles peu nombreuses.

L'acide salicylique s'éliminant par les reins, une néphrite antérieure avec imperméabilité rénale devra en interdire l'emploi ; aussi ne le prescrira-t-on qu'avec prudence aux individus âgés, chez lesquels on soupçonne l'existence d'une néphrite atrophique ; d'ailleurs, comme le rhumatisme articulaire aigu ne se rencontre guère que dans la première moitié de la vie, à un âge où la sclérose rénale est exceptionnelle, cette contre-indication est bien rarement observée. L'albuminurie légère, liée à l'attaque rhumatismale, ne doit pas empêcher de recourir à l'usage des salicylates ; ceux-ci, agissant comme des médicaments spécifiques, auront au contraire un effet heureux sur l'albuminurie, comme sur les autres manifestations du rhumatisme.

Il n'en est plus de même quand existent des affections organiques du cœur, déjà constituées consécutivement à une attaque rhumatismale antérieure. Si la lésion cardiaque est bien compensée, le médicament sera facilement supporté, même à fortes doses ; mais, si le myocarde est insuffisant, s'il y a un début d'asystolie, on devra commencer par raffermir le muscle cardiaque avant de recourir à la médication salicylée, et, quand on la prescrira, on devra le faire avec prudence. De même, s'il y a une péricardite avec épanchement, si on craint l'adynamie et la syncope, on s'abstiendra de donner toute préparation salicylée. En effet, l'acide salicylique agit comme dépresseur de la circulation : il diminue la tension artérielle, atténue l'excitabilité des rameaux pulmonaires du pneumogastrique et détermine la dyspnée, comme l'ont démontré les expériences de Kœhler chez le chien et chez le lapin ; et, si ces effets n'ont pas été notés par Germain Sée chez l'homme bien portant, on peut toujours craindre de les voir apparaître, quand la circulation est déjà profondément troublée.

Aussi, chez les anciens rhumatisants porteurs d'une lésion cardiaque, et revenant à l'hôpital avec une nouvelle attaque articulaire, parfois accompagnée d'une poussée d'endopéricardite et même de pleurésie, on devra d'abord traiter le cœur par les moyens appropriés, améliorer la circulation générale et pulmonaire et utiliser contre les arthropathies les médications conseillées comme succédanés du traitement salicylé.

C'est aussi ce qu'on devra faire chez les femmes enceintes: les salicylates déterminant souvent l'avortement, on devra s'abstenir de leur emploi au cours de la grossesse.

Mode d'action de la médication salicylée. — L'acide salicylique était connu depuis longtemps, quand Riess et surtout Stricker eurent l'idée de l'employer dans le rhumatisme articulaire aigu. C'est qu'en effet son efficacité dans cette maladie ne découle pas de son action physiologique; ce n'est pas en analysant les modifications qu'il détermine dans le fonctionnement des divers appareils qu'on pouvait conclure à son usage thérapeutique. C'est bien là une raison de croire qu'il agit directement sur l'agent pathogène du rhumatisme, et que c'est en l'atteignant qu'il soulage le patient et guérit la maladie.

Comme pour la plupart des médicaments spécifiques, la découverte de son emploi est due à l'empirisme.

En 1874, Maclagan, regardant le rhumatisme articulaire aigu comme la maladie des lieux humides, eut l'idée d'en chercher le principe curateur dans le saule, arbre qui croît sur le bord des cours d'eau. Il s'adressa ainsi à la salicine, glycoside découverte en 1830 par Leroux dans l'écorce du *Salix helix*, et employée depuis en thérapeutique comme fébrifuge; l'écorce du saule était regardée depuis longtemps comme un succédané indigène du quinquina. Bientôt après, Stricker (1876) montra les bons effets de l'acide salicylique; Senator établit que l'action de la salicine était due à l'acide salicylique, qui se forme à ses dépens dans l'organisme, et proposa l'emploi du salicylate de soude; enfin Germain Sée vulgarisa en France son emploi (1877).

2. — Autres médications.

Bien des médicaments ont été préconisés dans le traitement du rhumatisme articulaire aigu. Les uns peuvent être employés seuls, et le médecin à intérêt à les connaître, afin de les utiliser dans les cas où la médication salicylique est contre-indiquée; les autres sont des adjuvants des salicylates et trouvent leurs indications dans certaines formes.

1° **Quinine**. — Avant la découverte de l'action des salicylates, le sulfate de quinine était le médicament le plus fréquemment employé dans le traitement du rhumatisme articulaire aigu ; comme le faisait déjà remarquer Besnier en 1877, il n'agit pas en vertu d'une action antirhumatismale proprement dite, mais bien par sa propriété de régulateur du système nerveux. Pour être efficace, la dose journalière doit être, chez un adulte, de 1^{gr},50 ; on donnera d'abord en une fois 0^{gr},50 à 0^{gr},60, puis le reste de la dose sera fractionné en plusieurs prises, que l'on espacera de quatre en quatre heures (Gubler). C'est surtout dans la période initiale, et au moment des paroxysmes ou des rechutes, que la médication quinique aura ses indications. On pourra la continuer pendant toute la phase aiguë, en diminuant la dose quotidienne au moment des rémissions.

2° **Antipyrine**. — L'antipyrine constitue le meilleur médicament à opposer au rhumatisme articulaire aigu, quand les salicylates ne peuvent être employés ; certains auteurs la considèrent comme aussi efficace que le salicylate de soude. Elle semble pourtant n'agir que par ses propriétés analgésiques et antithermiques générales, et elle ne paraît pas posséder d'action antirhumatismale spécifique. Elle doit être prescrite à la dose de 3 à 4 grammes par jour, parfois même il faut aller jusqu'à 6 et 8 grammes. Mais, à ce taux, l'antipyrine n'est pas sans inconvénients ; elle entrave la diurèse et peut donner lieu à des accidents d'intoxication. Néanmoins, on y aura recours dans les cas où les préparations salicylées sont mal supportées ou sont contre-indiquées, par exemple au cours de la grossesse, en ayant soin de surveiller la quantité des urines ; on ne donnera pas d'emblée la dose maxima, car certains malades ont une idiosyncrasie fâcheuse vis-à-vis de ce médicament ; d'autres y deviennent sensibles à la suite de prises antérieures, par un phénomène qui relève de l'anaphylaxie, comme cela résulte d'expériences récentes. En dehors de la grossesse, on pourra associer l'antipyrine à la quinine.

3° **Triméthylamine**. — Le chlorhydrate de triméthylamine ou propylamine, préconisé par Dujardin-Baumetz, Féréol, Besnier, avant qu'on ait reconnu l'action spécifique du salicylate de soude, s'emploie à la dose de 0^{gr},50 à 1 gramme par jour, dissous dans 200 grammes d'eau de menthe. Ce médicament a donné de beaux succès. Il rendra des services dans quelques cas.

4° **Bleu de méthylène**. — Le bleu de méthylène a été utilisé par Lemoine (de Lille) dans le traitement du rhumatisme articulaire aigu ; dans 6 cas sur 7 traités, il se serait montré l'égal du salicylate de soude. Dans les formes tenaces et prolongées, il procurerait une amélioration rapide.

5° **Calomel**. — Dans ces dernières années, sous l'influence de la théorie qui attribue au rhumatisme une origine intestinale, certains médecins ont penser qu'on hâterait la résolution des arthropathies en cherchant à réaliser l'antisepsie intestinale au moyen du calomel. Mais les doses répétées de calomel, comme celles que conseille M. Manceaux, ne sont peut-être pas sans inconvénients ; une quantité suffisante de salicylate de soude a une action plus rapide qu'une dose plus faible associée au calomel, et l'antisepsie intestinale peut être réalisée par une purgation saline. Ce n'est que dans le cas où le salicylate serait mal supporté et où les phénomènes intestinaux prédomineraient qu'on pourrait interrompre une ou deux fois pendant le cours du traitement la médication salicylée, pour donner 0^{gr},30 à 0^{gr},40 de calomel.

6° **Iodure de potassium**. — L'iodure de potassium ne trouve jamais ses indications dans le rhumatisme articulaire aigu, pendant la période fébrile ; c'est seulement dans les formes traînantes, alors que persistent un peu de sensibilité et de raideur au niveau de certaines jointures, qu'on y aura recours ; on se contentera de petites doses et on prescrira seulement 0^{gr},30 à 0^{gr},50 par jour, auxquelles on pourra ajouter 1 ou 2 centigrammes d'iode à l'état métalloïdique.

7° **Opothérapie thyroïdienne**. — L'opothérapie thyroïdienne constitue, comme l'iodure de potassium, un traitement d'exception au cours du rhumatisme articulaire aigu ; elle est indiquée dans certaines formes rebelles(1). Parfois, en effet, la réaction thyroïdienne si fréquente, d'après Vincent, dans le rhumatisme, manque ou est atténuée et fugace ; le corps thyroïde, au lieu d'être augmenté de volume, paraît atrophié ; alors le salicylate de soude, même employé à haute dose, n'agit pas ; la fièvre et les arthropathies persistent. Elles cèdent, au contraire, si on administre les préparations thyroïdiennes ; dans 4 cas, où la douleur s'était montrée réfractaire aux autres modes de traitement, Vincent a eu recours à cette médication, et deux fois il obtint une amélioration rapide. On peut se demander si les bons effets de l'iode, observés dans certains cas, ne sont pas dus à l'action remarquable que cette substance exerce sur la glande thyroïde ; elle excite, en effet, la sécrétion de la matière colloïde, comme le prouvent les résultats expérimentaux et certains

---

(1) Vincent, Absence du « signe thyroïdien » dans les formes rebelles du rhumatisme articulaire aigu. Ses conséquences pathogéniques et thérapeutiques (*Bull. de la Soc. méd. des hôp.*, 26 avril 1907, p. 373), — Vincent. Rhumatisme et opothérapie thyroïdienne : interprétation des résultats de cette dernière (*Bull. de la Soc. méd. des hôp.*, 15 mai 1908, p. 677).

faits cliniques, et est par suite capable de réveiller la réaction thyroïdienne que l'infection rhumatismale avait laissée indifférente.

3. — Traitement des complications.

Les différentes complications qui peuvent apparaître au cours du rhumatisme articulaire aigu réclament un traitement particulier.

1° Complications cardio-vasculaires. — Le cœur doit être surveillé tous les jours chez les rhumatisants, car il est fréquemment atteint par le virus rhumatismal, et un traitement énergique doit être mis en jeu, dès qu'apparaît une modification dans son fonctionnement.

Qu'il s'agisse de *péricardite* ou d'*endocardite*, le premier soin du médecin doit être de pratiquer de la révulsion au niveau de la région précordiale. On prescrira l'application de ventouses sèches ou même scarifiées ; on pourra recourir au vésicatoire, dans le cas où les urines ne renferment pas d'albumine. La vessie de glace rendra aussi des services ; elle pourra être appliquée d'emblée, avant toute manifestation cardiaque chez les rhumatisants gravement atteints, quand la fièvre persiste malgré l'administration d'une forte dose de salicylate de soude. Mais, quand les bruits du cœur sont modifiés, il ne faut pas se contenter de la réfrigération locale, trop souvent illusoire ; on prescrira alors les ventouses scarifiées. En même temps le malade sera maintenu au lit ; on insistera pour qu'il garde le repos le plus complet possible, et on prescrira le régime lacté intégral. Enfin, on pourra, à l'exemple de Senator, prescrire le bicarbonate de soude à l'intérieur, dans le but de diminuer la coagulabilité du plasma sanguin et, par suite, d'éviter la formation de concrétions fibrineuses au niveau des valvules malades.

Dans le cas où on constate de l'éréthisme cardiaque, mais dans ce cas seulement, on pourra donner la digitale, soit sous forme de teinture à la dose de X à XXX gouttes, soit sous forme de macération.

Le salicylate de soude continuera à être administré à forte dose ; s'il est vraiment le médicament spécifique de l'infection rhumatismale, il doit agir aussi bien sur les déterminations cardiaques que sur les localisations articulaires. C'était là l'opinion de Potain. Pourtant, il faut bien avouer que la médication salicylée n'empêche pas, le plus souvent, le développement et l'évolution des lésions cardiaques.

Il est rare que la *péricardite* s'accompagne d'épanchement ; dans

Thérap. des mal. infect.   34

quelques cas, du liquide se collecte dans la cavité de la séreuse, mais ce n'est qu'exceptionnellement que la quantité épanchée devient telle qu'elle nécessite la paracentèse du péricarde. Il ne faudra pas pourtant hésiter à la faire, quand la compression exercée par le liquide gêne le fonctionnement du cœur et détermine l'asystolie.

L'*endocardite* prend parfois la forme maligne et devient ulcéreuse ou ulcéro-végétante. L'état général est alors très grave; la fièvre est élevée; des hémorragies se font par différentes voies. On luttera alors contre l'infection, non seulement par la médication salicylée, le plus souvent insuffisante, mais aussi au moyen de l'argent colloïdal, injecté soit sous la peau, soit de préférence dans les veines. On s'attachera alors à soutenir le cœur au moyen de différents toniques; on donnera de l'alcool, de l'extrait de quinquina; on prescrira la strychnine, associée au sulfate de spartéine.

Quand l'endopéricardite, au contraire, prend une allure subaiguë et traînante, on aura recours à la révulsion, et, si les moyens habituels échouent, on pourra tenter l'application d'un cautère à la pâte de Vienne, au niveau de la région précordiale. Enfin l'iodure de potassium, à la dose de 0gr,50 ou 0gr,60 par jour, pourra rendre des services.

La *phlébite rhumatismale* est rare; elle nécessite l'immobilisation du membre atteint dans une gouttière; mais, le plus souvent, l'oblitération veineuse n'est pas complète; la durée est courte; l'embolie n'a pas été signalée.

2° **Complications pleuro-pulmonaires.** — Les différentes variétés de *congestion pulmonaire rhumatismale* réclament un traitement local, sous forme de ventouses sèches ou scarifiées appliquées sur le thorax au niveau de la région atteinte. Ces applications sont continuées plusieurs jours de suite dans la forme aiguë habituelle, appelée parfois *pneumonie rhumatismale*. Dans certains cas exceptionnels, les accidents revêtent le type de l'œdème aigu du poumon; on n'hésitera pas alors à pratiquer une saignée générale à la veine du pli du coude.

La congestion pulmonaire peut être passive et liée à l'endopéricardite; elle révélera alors un certain degré d'insuffisance cardiaque; elle disparaîtra par l'emploi de la digitale, combinée avec la révulsion.

La *pleurésie rhumatismale* apparaît le plus souvent quand le cœur a déjà été touché par l'infection. Elle débute par un point de côté, et la violence de la douleur est parfois telle qu'une injection de morphine est nécessaire. Elle s'accompagne ordinairement d'un épanchement peu considérable. En général, quelques applications de ventouses suffisent pour soulager le malade, même quand l'épanchement est bilatéral, ce qui est fréquent. Pourtant, si le liquide devient très abondant, s'il gêne le fonctionnement du poumon et retentit fâcheusement sur le cœur déjà touché par le rhumatisme, on l'évacuera au moyen de la thoracentèse.

3º Complications cérébrales et spinales. — Le *rhumatisme cérébral*, bien qu'assez rarement observé aujourd'hui, n'est pourtant pas exceptionnel; il est justiciable d'un traitement particulier, la *balnéothérapie froide*, dont l'efficacité est remarquable et dont la pratique doit être familière à tout médecin.

Quand un rhumatisant présente du délire nocturne et de l'insomnie persistante, on devra redouter l'apparition des accidents cérébraux. Le salicylate de soude sera donné avec prudence ; en cas d'agitation, on lui associera le bromure de potassium. Si la température s'élève considérablement, sans qu'aucune nouvelle manifestation articulaire ou viscérale apparaisse, si elle atteint ou dépasse 41º, ce qui n'est pas rare dans ces cas, on suspendra complètement la médication salicylée. C'est là, en effet, la première indication qui découle du développement des accidents cérébraux. Immédiatement et sans hésiter, on administrera les bains froids.

Ceux-ci doivent être donnés suivant une technique particulière, différente de celle qui est devenue classique dans le traitement de la fièvre typhoïde. Dans le rhumatisme cérébral, le but à atteindre est de faire baisser sans tarder la température, en soustrayant d'emblée une grande quantité de calorique au malade. Pour cela, le patient peut être plongé dans un bain froid à 16º (Maurice Raynaud) ou à 22º (Féréol). Mais il est préférable, comme le recommande Besnier, d'avoir recours aux bains tempérés ou même peu éloignés de la température normale de la peau, et de refroidir ensuite progressivement l'eau, suivant les réactions du malade.

Une baignoire est apportée auprès du lit du malade ; celui-ci, complètement nu, est saisi par un infirmier et placé dans l'eau du bain, dont la température initiale sera de 30 à 32º. En même temps une vessie de glace est appliquée sur la tête. Dès que l'agitation produite par ces manœuvres est passée, on abaisse la température du bain en ajoutant de l'eau froide, ou en y mettant un morceau de glace ; l'abaissement ne doit pas dépasser un demi-degré par minute. Le médecin, qui ne doit pas quitter le malade pendant toute la durée du bain, suit les modifications du pouls et celles de la température. Le malade est laissé dans l'eau jusqu'à ce que le thermomètre placé dans son aisselle soit descendu au-dessous de 39º (Besnier), ou même au-dessous de 38º, comme le veut M. Barth. Pour obtenir ce résultat, le bain est prolongé pendant une demi-heure, une heure, parfois une heure et demie, et sa température est abaissée jusqu'à 23° (Béhier, Besnier), ou même 16° (Barth). On se basera sur les réactions du malade, sa fatigue plus ou moins grande, pour décider de la durée du bain. Parfois, le malade est pris très rapidement d'un grand frisson avec angoisse précordiale et petitesse du pouls; il doit être alors retiré de l'eau immédiatement, et on lui fera des injections d'éther, d'huile camphrée et de caféine. Quand il sera remis de cette alerte, on lui fera prendre un nouveau bain, en ayant soin de le donner, cette fois, à une température plus élevée. Mais, si le bain est bien toléré, on le prolonge jusqu'à ce qu'un abaissement thermique suffisamment marqué ait été obtenu. Le malade est alors placé dans son lit, enveloppé d'un drap chaud et sec et d'une couverture; on lui met une boule au contact des pieds et on lui fait boire quelques gorgées de grog chaud.

Le bain donné de cette façon a non seulement pour effet de faire baisser la température; il calme aussi l'agitation et le délire, fait disparaître la dyspnée et souvent procure bientôt un sommeil paisible.

Mais la fièvre ne tarde pas à remonter, et les mêmes accidents vont reparaître. Aussi le malade ne doit pas être abandonné après ce premier bain; sa température est prise d'heure en heure, et dès qu'elle dépasse 38°,5 dans l'aisselle ou 39° dans le rectum, un nouveau bain sera donné comme le premier.

En général, les effets de ce traitement méthodiquement appliqué sont merveilleux; la détente qui suit le bain se prolonge chaque fois davantage; le délire, quand il reparaît, est moins violent; bientôt il cède complètement; souvent, en l'espace de vingt-quatre heures, tout danger est conjuré.

La méthode réfrigérante n'a, pour ainsi dire, pas de contre-indications dans le cas de rhumatisme cérébral. L'existence d'une congestion pulmonaire ou d'une pleurésie ne doit pas faire hésiter à y avoir recours. Une complication cardiaque concomitante ne fera pas non plus renoncer à une médication, qui est à peu près la seule chance de salut. On redoublera alors de précautions, et on exercera une surveillance attentive; la température initiale du bain sera de peu de degrés inférieure à celle du malade, de façon à éviter le saisissement du début; le refroidissement sera opéré lentement; on ne craindra pas pourtant de le pousser jusqu'au degré nécessaire. Enfin on se tiendra prêt à faire une injection d'éther ou de caféine en cas de tendance à la syncope.

A côté de la balnéation froide, qui est le traitement classique du rhumatisme cérébral, il convient de faire une place à la *ponction lombaire*, employée avec succès dans quelques cas récents. Tarrade, dans sa thèse, rapporte une observation où l'évacuation de 12 centimètres cubes de liquide céphalo-rachidien fut suivie d'un abaissement thermique de 41°,2 à 38°,2; le lendemain, la température était remontée à 40°,1 ; une nouvelle ponction fut pratiquée, qui ramena le thermomètre à 37°,9, et la guérison survint sans autre traitement, en particulier sans balnéothérapie. De même, Rosenthal retira du canal rachidien 35 centimètres cubes de liquide; le malade guérit sans avoir été soumis aux bains froids; d'ailleurs, malgré l'agitation et le délire qu'il présentait, il n'avait pas une température excessive. Ainsi, la ponction lombaire est utile dans le rhumatisme cérébral; elle est indiquée par l'état d'hypertension où se trouve le plus souvent le liquide céphalo-rachidien, comme l'a remarqué Raymond Bernard. Elle constitue une méthode thérapeutique simple, facile à mettre en pratique. Mais elle ne doit pas faire renoncer à la balnéation froide, qui a fait ses preuves, et elle peut être employée concurremment avec elle.

Dans certains cas, les accidents sont tels que le diagnostic reste hésitant entre le rhumatisme cérébral et le *délirium tremens*. S'il y a de l'hyperthermie, on ne perdra pas de temps à chercher des symptômes différentiels, et on administrera les bains froids; ce traitement sera d'autant plus justifié que, d'une part, l'alcoolisme prédispose au rhumatisme cérébral, et que d'autre part les troubles cérébraux dus à l'alcool peuvent coexister chez le même malade avec ceux liés au rhumatisme.

Parfois le rhumatisme cérébral revêt une forme subaiguë ou chronique; au lieu de l'agitation vive et de l'hyperthermie que l'on constate dans les formes habituelles, les accidents se traduisent uniquement par un état mélancolique avec stupeur, amaigrissement et quelquefois hallucinations et délire lypémaniaque; c'est la *folie rhumatismale*. Le traitement de cette forme sera celui de toutes les psychoses de même nature; on aura recours alors au sulfate de strychnine à la dose de 1 à 4 milligrammes par jour, aux douches, aux enveloppements dans le drap mouillé. S'il y a des périodes d'excitation avec délire, on administrera le bromure associé ou non à l'iodure de potassium ; dans les cas d'anxiété et d'insomnie, on donnera la valériane et les différents hypnotiques, trional, sulfonal, véronal. On se méfiera de l'opium et de la morphine, en raison de l'accoutumance qu'ils ne tardent pas à produire.

Le *rhumatisme spinal* ne constitue pas une entité clinique nettement individualisée; l'impotence des membres inférieurs peut bien n'être parfois que la conséquence de l'arthrite vertébrale. Même si on admet que l'inflammation se propage aux méninges spinales, il ne semble pas que cette localisation nouvelle impose une modification quelconque à la thérapeutique de la maladie en cours.

La *chorée de Sydenham* peut être considérée comme une complication nerveuse du rhumatisme. Elle évolue pourtant le plus souvent comme une affection distincte, sans rapport avec une polyarthrite ; son traitement sera décrit ailleurs.

4° **Autres complications.** — L'*albuminurie* est fréquente dans le rhumatisme articulaire aigu et ne contre-indique pas le traitement salicylé. Elle doit pourtant être surveillée, car elle peut être le point de départ d'une néphrite durable ; alors, au lieu de diminuer sous l'influence du traitement, elle augmente ; les urines sont peu abondantes, hautes en couleur ; souvent l'anasarque apparaît. Le régime lacté doit être appliqué dans toute sa rigueur, et des ventouses sèches ou scarifiées sont posées sur la région lombaire. L'hématurie et l'hémogobinurie peuvent aussi se montrer ; il sera bon, dans ces cas, d'administrer le chlorure de calcium à la dose de 2 à 4 grammes par jour.

Les *complications cutanées*, nodosités, œdèmes, ne nécessitent pas le plus souvent de traitement particulier ; contre les éruptions sudorales, on prescrira les poudres absorbantes à base de talc, d'oxyde de zinc et de bismuth, ou plus simplement la poudre d'amidon.

Enfin les *myalgies*, si elles sont bien dues à une localisation de la polyarthrite rhumastimale, céderont à la médication salicylée.

4. — Traitement de la convalescence. — Hygiène du rhumatisant. — Prophylaxie des récidives.

Une fois la fièvre tombée et les articulations dégonflées, différentes indications thérapeutiques peuvent encore se poser. Le rhumatisme articulaire aigu est une maladie particulièrement anémiante ; aussi sera-t-il utile, dans certains cas, de prescrire, pendant la *convalescence*, des toniques et du fer. Si les articulations gardent une certaine raideur, on conseillera les bains sulfureux et le massage. Une cure hydrominérale viendra alors à point parfaire la guérison. On se guidera, dans le choix de la station, sur le tempérament du malade : aux arthritiques, on conseillera les eaux sulfureuses, comme Aix-les-Bains ; aux lymphatiques, les eaux salines comme Bourbonne-les-Bains ; aux névropathes, les eaux thermales simples comme Néris ou Plombières. L'existence d'une affection cardiaque contre-indique le plus souvent l'hydrothérapie ; aussi attendra-t-on toujours que la guérison apparente du rhumatisme ait eu lieu depuis plusieurs mois avant d'envoyer le malade aux eaux, et on l'auscultera attentivement avant son départ.

L'attaque rhumatismale guérie laisse après elle une prédisposition à de nouvelles poussées, et rares sont les rhumatisants qui n'ont eu dans leur vie qu'une seule polyarthrite. Le médecin doit donc prévenir le malade de la possibilité des *récidives* et en organiser la prophylaxie. Malheureusement, nos connaissances sur l'étiologie du rhumatisme articulaire sont encore bien peu précises et ne permettent pas de fonder une thérapeutique préventive vraiment rationnelle. Le mieux sera de recommander au malade de vivre dans les conditions hygiéniques les meilleures : hygiène de l'alimentation, qui ne sera ni trop abondante, ni trop azotée et qui ne comportera pas d'alcool ; hygiène des vêtements, qui seront suffisamment chauds, mais permettront l'évaporation facile de la sueur ; hygiène de l'habitation, qui sera vaste, aérée et ensoleillée ; hygiène du travail et des plaisirs, qui ne doivent pas déterminer le surmenage.

Le rhumatisant, s'il veut éviter les récidives, doit se préoccuper constamment de maintenir sa santé en parfait état ; il activera les fonctions de la peau par des frictions sèches ; il consacrera chaque jour un temps suffisant aux exercices musculaires, pratiqués autant que possible en plein air ; il s'appliquera à ne pas pousser jusqu'à la fatigue ni son activité physique ni son effort intellectuel.

Ces prescriptions restent nécessairement d'ordre très général : c'est que les causes occasionnelles invoquées pour expliquer le retour des attaques sont elles-mêmes bien banales ; et il est à croire que, si les conditions habituelles de sa vie sont réglées avec soin, le rhumatisant résistera à une impression de froid humide, même s'il ne porte pas de flanelle.

II. — TRAITEMENT DES PSEUDO-RHUMATISMES INFECTIEUX.

Toutes les arthropathies aiguës ne cèdent pas à la médication salicylée ; celles qui sont dues au rhumatisme articulaire aigu obéissent seules à son action ; toutes les autres lui sont réfractaires, si bien que l'efficacité du traitement sert bien souvent à confirmer un diagnostic resté incertain. Mais, tandis que le rhumatisme articulaire aigu, dont la cause n'est pas encore connue avec certitude, est dès maintenant doté d'un traitement spécifique, d'autres variétés d'arthropathies aiguës, dont l'agent pathogène a été isolé, n'ont pas encore bénéficié d'une médication aussi efficace.

Parmi les pseudo-rhumatismes infectieux, le plus fréquent est celui qui est dû à la **blennorragie**. Or les traitements du rhumatisme blennorragique sont nombreux, mais aucun n'a une action spécifique certaine. Depuis que l'on connaît la cause de la blennorragie, depuis que l'on sait que le gonocoque détermine l'arthrite en envahissant les synoviales articulaires, on a cherché un traitement capable d'agir directement sur la cause pathogène. La méthode le plus souvent utilisée a été la bactériothérapie à l'aide du vaccin de Wright. On injecte sous la peau une émulsion de gonocoques tués, dont le nombre varie, suivant les auteurs, entre 500 000, 5 000 000 et même 500 000 000. Ces injections ne sont pas inoffensives; elles déterminent souvent, dans les vingt-quatre ou trente-six premières heures qui les suivent, une augmentation de la douleur et du gonflement au niveau des articles malades. Cette poussée locale correspond à la phase négative de Wright, phase pendant laquelle l'index opsonique fléchit. Puis, la douleur disparaît, l'index se relève, et une nouvelle injection peut être faite. Malheureusement les résultats obtenus par cette méthode sont inconstants; à côté de quelques cas de guérison, il y en a beaucoup d'autres où l'injection n'a été suivie d'aucune modification de l'article; souvent la guérison n'est obtenue qu'en plusieurs semaines, si bien qu'on peut se demander si elle est bien due à la bactériothérapie et si elle ne représente pas plutôt l'évolution naturelle de la maladie.

Pissavy et Chauvet (1) ont eu l'idée, en se basant sur les affinités morphologiques et biologiques du gonocoque et du méningocoque, d'utiliser le sérum antiméningococcique contre le rhumatisme blennorragique. Dans deux cas ils ont obtenu de bons résultats par deux et trois injections sous-cutanées de sérum. Ramond et Chiray (2) ont rapporté aussi 5 cas favorables. Pourtant tous les auteurs n'ont pas observé d'améliorations manifestes; nous-même, nous avons essayé ce traitement sans bénéfice appréciable. D'ailleurs on ne comprend guère comment le sérum antiméningococcique, qui n'agit contre le méningocoque qu'à condition d'être porté directement au contact du microbe au moyen d'une injection intra-rachidienne, pourrait influencer à distance le gonocoque ; or, sauf dans un cas où Ramond et Chiray ont pratiqué une injection intra-articulaire, dans toutes les autres observations, le sérum était injecté sous la peau, plus ou moins loin de l'articulation malade.

(1) Pissavy et Chauvet. Le sérum antiméningococcique de Flexner dans le traitement des arthrites blennorragiques (Bull. de la Soc. méd. des hôp., 15 oct. 1909, p. 435).

(2) Ramond et Chiray, Guérison du rhumatisme blennorragique par les injections de sérum antiméningococcique (Bull. de la Soc. méd. des hôp., 25 nov. 1910, p. 529).

Les arthropathies dues à d'autres agents, **streptocoque**, **pneumocoque**, **staphylocoque**, ne peuvent pas non plus bénéficier d'un traitement spécifique. Les sérums antipneumococcique et antistréptococcique n'ont pas d'action certaine (1); on sera autorisé à les essayer dans les cas graves, sans négliger pour cela les autres méthodes thérapeutiques.

La *médication symptomatique* sera donc celle à laquelle on aura recours le plus souvent. Celle-ci variera suivant la forme revêtue par le rhumatisme lui-même. Contre les arthralgies, on emploiera souvent avec avantage le traitement local au moyen des applications de salicylate de méthyle ; mais, comme le reconnaissent Linossier et Lannois, leur action est moins constante ici que dans le rhumatisme articulaire aigu et subaigu ; et il est utile, comme le conseille Siredey, de recourir à des doses élevées.

Si le pseudo-rhumatisme infectieux se traduit par une hydarthrose, on aura recours à l'immobilisation, à la compression ouatée et, au besoin, aux applications de pointes de feu. Dans le cas d'arthrite aiguë, c'est encore l'immobilisation dans une gouttière et la révulsion qui donnent les meilleurs résultats. Si les douleurs sont vives, on administrera les analgésiques généraux, au premier rang desquels figure l'antipyrine. Dès le début, on se préoccupera de l'état des muscles environnants ; leur atrophie est fréquente et rapide ; aussi devra-t-on pratiquer de bonne heure des séances de massage, et, si l'amyotrophie se prononce, on aura recours à l'électricité.

On devra se souvenir que certaines de ces arthrites aiguës ou subaiguës évoluent vers la forme plastique ankylosante. Aussi immobilisera-t-on le membre en bonne position, afin que l'ankylose, si elle ne peut être évitée, soit le moins dommageable possible pour le malade. Puis, dès que les phénomènes inflammatoires seront dissipés et que la douleur aura disparu, on mobilisera l'article ; les mouvements seront d'abord faits prudemment ; puis peu à peu on augmentera leur amplitude.

Cette mobilisation sera nécessairement douloureuse ; elle devra néanmoins être pratiquée méthodiquement, afin d'éviter la formation des adhérences, et d'amener leur rupture si elles se sont déjà produites.

Enfin, si l'arthrite devient purulente, on n'aura plus que la ressource de l'intervention chirurgicale, ponction simple ou arthrotomie.

(1) Voy. Traitement de la streptococcie et Traitement de la pneumococcie.

CHAPITRE VII

TRAITEMENT DE LA GRIPPE

On peut définir la grippe une maladie contagieuse et épidémique, caractérisée par de la fièvre, de la céphalalgie, des douleurs musculaires et le plus souvent par des phénomènes inflammatoires du côté des voies respiratoires supérieures. Ce qui caractérise la grippe, c'est précisément l'indépendance relative des phénomènes généraux et des symptômes locaux, les premiers étant souvent très marqués, alors même que le catarrhe respiratoire est peu intense ; dans la fièvre catarrhale saisonnière, au contraire, il y a parallélisme absolu entre les deux ordres de symptômes, locaux et généraux, avec même, le plus souvent, prédominance des signes d'inflammation catarrhale.

Depuis la grande épidémie de grippe qui sévit en 1889-1890, il n'est guère d'année où on ne constate un retour offensif de la maladie. Aussi est-ce une des affections que le médecin a le plus souvent l'occasion de traiter.

Le traitement de la grippe doit s'adresser à la fois aux deux ordres de symptômes qui caractérisent cette maladie : phénomènes généraux et symptômes locaux.

1. — Traitement des phénomènes généraux.

En l'absence de toute médication spécifique, le traitement des phénomènes généraux de la grippe est purement empirique. Il ne doit pourtant pas être négligé ; si la grippe est le plus souvent peu redoutable par elle-même, elle le devient par les complications qu'elle entraîne souvent à sa suite. Aussi le grippé doit-il être considéré comme en état d'opportunité morbide ; même s'il paraît peu atteint, on le mettra au repos ; on le gardera à la chambre, sinon au lit, au moins jusqu'au moment où la fièvre sera complètement tombée.

Tous les antithermiques ont été employés contre la fièvre grippale, et comme ces médicaments sont en même temps, pour la plupart, antinévralgiques, leur indication résulte à la fois de l'élévation de la température et de la céphalalgie. Celui qui semble donner les meilleurs résultats est la quinine, dont on emploie différents sels ; son action antithermique est peut-être moins marquée que celle d'autres substances découvertes plus récemment ; mais elle est douée de propriétés toniques et antiseptiques, qui la rendent particulièrement efficace. L'antipyrine, quand elle est employée à dose suffisante, diminue la sécrétion urinaire ; le pyramidon produit un abaissement marqué de la température, mais celui-ci est de courte durée. Dans la grippe comme dans toutes les maladies infectieuses, il importe plus de mettre l'organisme en état de lutter efficacement contre l'agent morbigène que d'entraver ses réactions défensives. Ce n'est que quand celles-ci sont exagérées qu'on devra songer à les diminuer.

On donnera donc la quinine sous forme de sulfate, de bromhydrate ou de chlorhydrate neutre. Le bromhydrate, qui renferme une forte proportion de quinine et qui est assez facilement soluble dans l'eau, sera employé avec avantage. On le donne à la dose de 50 à 60 centigrammes par jour, en un ou deux cachets. On peut l'associer à d'autres médicaments, par exemple à l'antipyrine, comme dans la formule suivante :

> Bromhydrate de quinine............ 25 centigrammes.
> Antipyrine........................ 50   —
>
> Pour un cachet ; deux cachets par jour.

Si la céphalée est très vive, on prescrira la formule suivante :

> Exalgine......................... 5 à 10 centigrammes.
> Phénacétine...................... 50 à 60   —
> Bromhydrate ou sulfate de qui-
>   nine......................... 20   —
>
> Pour un cachet, deux à trois par jour.

Si la fièvre est élevée, on donnera le pyramidon en cachets de 30 centigrammes renouvelés deux à trois fois dans la journée. S'il y a tendance à la dépression, on ajoutera dans la formule 10 à 20 centigrammes de caféine ; on pourrait aussi, dans ces cas, donner des stimulants diffusibles comme l'acétate d'ammoniaque, l'éther ou l'alcool.

Dans le cas où les douleurs musculaires sont intenses, on donnera la préférence aux préparations salicylées : aspirine, que l'on donne par cachets de 0gr.30 répétés trois à six fois en vingt-quatre heures ; salophène, que l'on prescrit aux mêmes doses et qui a l'avantage d'exercer une action antiseptique sur le contenu de l'intestin.

Le benzoate de soude trouvera ses indications dans certains cas ; il solubilise en effet des déchets organiques, et par là il est utile dans tous les états fébriles ; il est de plus diurétique, antiseptique, et, en s'éliminant par les muqueuses des voies respiratoires supérieures. il favorise la liquéfaction des exsudats ; aussi l'emploiera-t-on avec avantage dès que les phénomènes catarrhaux seront apparus ; mais on n'oubliera pas qu'il n'a pas de propriétés analgésiques. On le donne à la dose de 2 à 3 grammes par jour, dans de l'eau distillée ou de l'eau de tilleul aromatisée avec un peu de sirop de fleurs d'oranger. Si les phénomènes catarrhaux prédominent, on peut l'associer au sirop de tolu et au sirop de codéine.

En général, ces moyens médicamenteux suffisent pour soulager le malade et amener une amélioration rapide de l'état général. Dans quelques cas, la fièvre atteint un chiffre élevé et s'y maintient; on aura alors recours à l'hydrothérapie, lotions froides, bains tièdes progressivement refroidis ou même bains froids renouvelés toutes les trois ou quatre heures, tant que dure l'élévation de la température, comme dans la fièvre typhoïde.

L'alimentation pendant toute la période fébrile sera légère ; on donnera surtout des liquides, lait, bouillon, potages, jaunes d'œufs ; si l'état du tube digestif le permet, on pourra donner des purées de légumes, des compotes de fruits, des confitures et même un peu de viande légère, jambon ou poulet. Naturellement on surveillera les urines et, si l'albumine y apparaissait en quantité notable, on reviendrait au régime lacté.

2. — Traitement des symptômes locaux.

Le plus souvent la grippe s'accompagne, à un moment donné, de signes d'inflammation des voies respiratoires supérieures : coryza, pharyngite et quelquefois angine, laryngite et trachéite. Ces différentes inflammations ne demandent pas un traitement spécial du fait qu'elles sont sous la dépendance de la grippe. Le meilleur moyen d'agir sur le catarrhe respiratoire est de faire pratiquer des inhalations de vapeurs médicamenteuses ; on verse de l'eau bouillante sur des feuilles d'eucalyptus et, au bout de quelques minutes, on ajoute une cuillerée à dessert du mélange suivant :

Menthol...... .... 1 à 2 grammes.
Teinture de benjoin................. 40 —
Alcool à 90°........................ 80 —

On peut ajouter dans cette formule 10 grammes de teinture d'eucalyptus, ce qui évite au malade de faire l'infusion. Mais, employé à petites doses, le menthol se montre irritant chez certains sujets ; on se contentera alors d'un mélange de teintures d'eucalyptus et de benjoin. Si l'inflammation persiste longtemps, comme elle le fait dans certains cas. on pourra avoir recours au goménol, dont on mettra 2 à 4 grammes dans un mélange de teinture de benjoin et d'alcool à 90°.

L'inhalation est le seul moyen de faire pénétrer un médicament dans les différents replis des muqueuses pituitaire et laryngée. On pourra toutefois, après l'inhalation, mettre dans chaque narine I ou II gouttes d'huile mentholée au centième ou au cinquantième ; le menthol sera écarté, s'il est manifestement irritant pour le malade, et remplacé par la résorcine aux mêmes doses. On pourra terminer le pansement nasal en introduisant à l'entrée de chaque narine une petite quantité d'une pommade formée de menthol ou de résorcine au cinquantième dans de la vaseline.

Contre la pharyngite et l'angine, on usera des gargarismes, dont le plus maniable est celui obtenu en additionnant un verre d'eau bouillie d'une cuillerée à soupe d'eau oxygénée officinale. Il sera bon d'ajouter 1 à 2 grammes de bicarbonate de soude dans l'eau, de façon à neutraliser l'eau oxygénée toujours faiblement acide. Si l'angine devient plus intense, si les amygdales se recouvrent de dépôts pultacés, on pourra faire des attouchements avec de la glycérine renfermant pour 20 grammes 1 à 2 grammes de borate de soude ou 0^{gr},50 de résorcine.

La laryngite et la trachéite seront traitées par les inhalations ; souvent le malade accuse une sensation de chatouillement au fond de la gorge et une envie de tousser incessante. Alors on administrera les calmants, dont le meilleur, dans ce cas, est l'aconit. On le donnera sous forme d'alcoolature de racines d'aconit à la dose de X à XX gouttes par jour, ou sous celle de teinture d'aconit, qui, d'après la formule du nouveau *Codex*, peut être prescrite à la dose de 1 gramme à 1^{gr},50 par jour ; on l'incorporera à une potion en l'associant ou non à du sirop de codéine; ou bien on prescrira un mélange à parties égales de teinture d'aconit et de teinture de drosera, dont on fera prendre X à XX gouttes cinq à six fois par jour.

Dans le cas de bronchite, on aura recours au début au benzoate de soude associé dans une potion au sirop de codéine. Plus tard, si l'expectoration est abondante, on donnera la terpine à la dose de 1 gramme à 1ᵍʳ,50 par cachets de 0ᵍʳ,50.

3. — Traitement des complications.

Les complications pulmonaires sont fréquentes au cours de la grippe ; ce sont elles surtout qui aggravent le pronostic de cette maladie, le plus souvent bénigne. La *pneumonie grippale* est habituellement grave ; elle s'accompagne fréquemment de localisations extrapulmonaires du pneumocoque. Elle demande à être soignée énergiquement. Dès le début, on fera bien de mettre en œuvre tous les moyens qu'offre la thérapeutique pour lutter contre l'infection ; les injections sous-cutanées ou intraveineuses d'argent colloïdal seront ici particulièrement indiquées. On les répétera quotidiennement tant que la fièvre restera élevée. On soutiendra l'état général au moyen de l'alcool, de l'acétate d'ammoniaque et des injections sous-cutanées de sérum artificiel. On veillera sur l'état du cœur, et, si les battements paraissent trop fréquents, on administrera la digitale et on prescrira les piqûres d'huile camphrée, de sulfate de spartéine, de sulfate de strychnine. La digitale, dont l'effet est lent à se produire, sera donnée de bonne heure, dès les premiers jours de la maladie ; dans la plupart des cas, surtout chez les individus ayant dépassé la cinquantaine, on fera bien de la donner préventivement. Au contraire les diverses injections sous-cutanées ont un effet rapide et seront prescrites au moment du besoin.

L'hydrothérapie froide ou tiède sera employée dans le cas où la fièvre sera élevée et où le myocarde sera bon. Si la dyspnée est vive, on pourra prescrire les enveloppements humides du thorax. Dans tous les cas, les ventouses sèches ou scarifiées donneront de bons résultats.

La saignée sera utile dans bien des cas ; elle soulage le myocarde et soustrait à l'organisme une certaine quantité de toxine circulante. On n'hésitera pas à la faire chez des individus pléthoriques et dans tous les cas d'infection profonde.

Bien souvent, l'inflammation du poumon revêt l'aspect de la *bronchopneumonie* pseudo-lobaire. D'allure plus insidieuse que la pneumonie vraie, elle n'en est pas moins redoutable et nécessite le même traitement.

Certaines formes traînantes peuvent simuler la tuberculose (formes pseudo-phymiques de J. Teissier,. On évitera alors les médications intempestives, comme la créosote, qui peut irriter le rein ; on se contentera de faire localement de la révulsion et de soutenir l'état général par une médication tonique et reconstituante.

Des **accidents cardiaques**, lipothymie, syncope, arythmie, collapsus, peuvent se montrer au cours de la grippe, même en dehors de toute complication pulmonaire. Ils nécessitent une médication énergique. S'ils sont immédiatement menaçants, on fera des piqûres d'éther et de caféine; si leur évolution est moins rapide, on aura recours aux injections d'huile camphrée, de spartéine et de strychnine. Enfin on n'oubliera pas de lutter contre l'état infectieux qui est à l'origine.

Les **complications intestinales** sont fréquentes dans la grippe, et certains auteurs décrivent une forme gastro-intestinale de cette maladie. On donnera alors les antiseptiques intestinaux, naphtol, benzonaphtol, bétol, salol; si le foie semble participer au processus, on prescrira le salol ou le salicylate de soude, ou encore l'urotropine, qui passe actuellement pour le meilleur désinfectant de la bile et a l'avantage d'aseptiser aussi l'urine. On aura soin de conseiller un régime en rapport avec l'état de l'intestin; le lait, s'il est bien supporté, sera l'aliment préférable; le kéfir sera plus souvent encore indiqué; des potages légers au bouillon de légumes permettront de varier l'alimentation; si la diarrhée est abondante, l'eau albumineuse sucrée ou non sucrée rendra des services. En tout cas, on ne laissera pas le malade s'affaiblir par suite du manque de nourriture; on n'oubliera pas que cette forme dure parfois longtemps, et on s'ingéniera à fournir au malade le nombre de calories nécessaires.

Si la fièvre est élevée, atteint ou dépasse 39°, on prescrira la balnéation tiède, comme dans la dothiénentérie, dont cette forme se rapproche parfois beaucoup.

Les **complications nerveuses** se bornent souvent à des phénomènes d'hyperexcitabilité du système nerveux; il y a de l'insomnie, de l'agitation, du vertige, parfois des névralgies. On calmera alors l'excitation avec la valériane et le bromure de potassium: on cherchera à obtenir le sommeil au moyen d'un des nombreux hypnotiques dont dispose actuellement la thérapeutique : véronal, trional, sulfonal, etc. Si, au contraire, il y a de la dépression, on aura recours aux stimulants diffusibles et aux toniques comme le quinquina et la kola. Enfin, quand les phénomènes cérébraux sont assez graves pour faire craindre une méningite, on aura recours aux applications de glace sur la tête et aux bains chauds; la ponction lombaire aura parfois une valeur thérapeutique; elle servira toujours à asseoir le diagnostic.

Les **complications rénales** ne réclament pas ici un traitement différent que celui mis en usage dans les autres maladies. On surveillera la sécrétion urinaire de façon à surprendre le début de *l'anurie* grippale, accident rare, mais demandant à être traité rapidement et énergiquement : grands bains tièdes, révulsion au niveau de la région lombaire, lavements froids. Si elle se prolonge, on pratiquera la saignée au pli du coude.

4. — Traitement de la convalescence.

La guérison une fois obtenue, le malade ne devra pas être laissé sans surveillance. En effet souvent la grippe laisse après elle un état de dépression nerveuse, d'asthénie générale, qui prédispose l'organisme à contracter de nouvelles infections. Aussi fera-t-on bien de recommander aux convalescents de la grippe d'éviter tout contact avec des malades, en particulier avec des tuberculeux ; on leur prescrira une médication reconstituante, et particulièrement l'arsenic et le quinquina. On pourra, si la saison le permet, associer la cure d'air et la médication arsenicale en conseillant une saison à La Bourboule. Si la grippe a laissé après elle un état d'irritation des organes respiratoires, le Mont-Dore sera indiqué ; les eaux sulfureuses de Saint-Honoré, Luchon, Cauterets, seront aussi conseillées avec avantage pour achever la guérison dans les formes traînantes et pour prévenir les récidives.

CHAPITRE VIII

TRAITEMENT DE LA COQUELUCHE

Prophylaxie. — Traitement médicamenteux.

Bien qu'elle soit rare après la dixième année, la coqueluche a été rencontrée à tout âge, et même chez le vieillard. Elle prend chez l'adulte un aspect clinique, qui en rend parfois le diagnostic difficile : le caractère spasmodique de la toux est moins marqué que chez l'enfant ; le sifflement caractéristique de la reprise manque souvent ou est peu intense. Aussi un certain nombre de cas restent-ils méconnus ; ils peuvent alors servir à la propagation de la maladie ; ainsi, dans un cas que nous avons eu l'occasion d'observer, c'est le père atteint de coqueluche méconnue qui a contaminé son enfant.

L'*isolement* de l'adulte atteint de coqueluche est difficile à appliquer rigoureusement ; le plus souvent, la maladie reste bénigne et n'empêche pas le sujet de vaquer à ses occupations ; aussi est-il impossible d'imposer et de faire accepter le séjour à la chambre. En général, on se contentera de prévenir le malade de la possibilité de la contagion ; ou lui interdira de voir des enfants n'ayant pas eu déjà antérieurement la coqueluche ; on lui conseillera, au moment des quintes, de maintenir au-devant de sa bouche un mouchoir, de manière à empêcher la projection de particules salivaires chargées de microbes ; ce mouchoir sera changé fréquemment et plongé dans une solution antiseptique ou dans l'eau bouillante, avant d'être envoyé au blanchissage. Enfin on prescrira des lavage fréquents de la bouche et de la gorge avec une solution faiblement antiseptique.

Le *traitement médicamenteux* ne sera pas différent chez l'adulte de ce qu'il est chez l'enfant ; naturellement, les remèdes seront donnés à doses plus fortes. La teinture de belladone (*Codex 1908*) sera prescrite à la dose de 1 à 4 grammes, fractionnée en plusieurs prises, l'extrait à celle de 0^{gr},03 à 0^{gr},10. On administrera 0^{gr},50 à 1^{gr},50 de teinture d'aconit par jour, et comme 1 gramme de cette teinture correspond à LVII gouttes, on pourra donner XXV gouttes

Thérap. des mal. infect.   35

par prise, que l'on répète trois fois dans la journée. Pour le bromoforme, la dose maxima par jour est de 1^{gr}.50 fractionnée en trois fois; on se rappellera qu'un gramme, ou LX gouttes, du soluté officinal de bromoforme contient 0^{gr},10 de substance active. Chacun de ces médicaments peut être employé seul ; ils peuvent aussi être associés dans une même formule. De toutes façons, on fera bien de surveiller leur emploi, d'autant plus que souvent on doit employer de fortes doses, voisines des doses maxima, pour obtenir un résultat ; on y arrivera progressivement, et on se méfiera toujours des susceptibilités individuelles.

La morphine, préconisée dans la coqueluche de l'enfant, pourra aussi être prescrite chez l'adulte ; toutefois, c'est un médicament qu'il faut réserver pour les cas graves, où les quintes, par leur répétition fréquente, fatiguent le malade et l'empêchent de se nourrir. On redoutera l'accoutumance que provoque si souvent ce médicament.

Habituellement, d'ailleurs, les quintes sont peu intenses ; elles ne sont guère plus violentes que dans une laryngite banale ; aussi se contentera-t-on de calmer l'excitabilité réflexe par les différents antispasmodiques indiqués.

CHAPITRE IX

TRAITEMENT DES OREILLONS

I. *Mesures prophylactiques.*
II. *Traitement des oreillons simples*, c'est-à-dire localisés uniquement
sur les glandes salivaires.
III. *Traitement des oreillons avec localisation testiculaire.*
IV. — *Traitement des autres localisations et des complications.*

Au contraire de la coqueluche, qui n'est grave que chez les
enfants, les oreillons sont bénins dans les premières années de la
vie et peuvent devenir une maladie redoutable chez l'adulte, en
particulier dans le sexe masculin. En l'absence d'un médicament
spécifique, le traitement comprendra uniquement les mesures prophylactiques, les prescriptions hygiéniques et les médications
symptomatiques.

I. — Mesures prophylactiques.

Tout malade atteint ou seulement soupçonné d'oreillons devra
être immédiatement isolé. Dans les collectivités d'hommes, on fera
bien de surveiller de près tous ceux qui auront été en contact avec
un malade, afin de les isoler dès l'apparition des premiers symptômes. Mieux vaudrait même les séparer des autres préventivement.

En effet les oreillons sont contagieux dès le moment du malaise
prodromique, avant même la fluxion parotidienne, alors qu'en
dehors de la notion d'épidémie le diagnostic est impossible ; à ce
point de vue, la fièvre ourlienne se comporte comme la rougeole.
Comme la période d'incubation est particulièrement longue, qu'elle
dure en moyenne de dix-huit à vingt jours, on voit qu'il faut attendre
longtemps avant de pouvoir affirmer qu'un contact avec un malade
est resté sans effet.

L'isolement sera maintenu pendant toute la durée de la maladie ;
il sera prolongé après la cessation des symptômes et ne sera pas
inférieur à seize jours ; le conseil d'hygiène a demandé qu'il soit porté
à vingt et un jours, et le nouveau règlement pour les lycées et écoles

impose ce temps avant de permettre le retour du malade auprès de ses camarades.

La contagion paraît se faire uniquement par contact direct; le germe ne semble pas pouvoir être transporté par l'air; ainsi, dans l'épidémie d'Oléron, les oreillons sévirent dans l'aile droite du château et ne passèrent pas dans l'aile gauche. Le transport par un objet, ayant été en contact avec un malade, n'est pas admis par tous les auteurs. Néanmoins, il sera prudent de le considérer comme possible. Aussi sera-t-il bon de faire désinfecter non seulement la chambre du malade et sa literie, mais aussi ses vêtements et tous les objets dont il se sera servi pendant la durée de sa maladie.

La seule condition qui empêche l'adulte de contracter les oreillons, c'est une atteinte antérieure de la même maladie. Aussi a-t-on pu conseiller de laisser les enfants, surtout les garçons, s'exposer à la contagion, afin d'être à l'abri d'une atteinte ultérieure, à un âge où les complications sont plus fréquentes et plus graves. M. Laveran a soutenu cette opinion, à cette condition pourtant que l'enfant soit à ce moment dans un excellent état de santé; chez les individus affaiblis, ou maladifs, toute infection peut devenir sérieuse et doit être évitée.

2. — Traitement des oreillons simples.

Le traitement des oreillons simples comporte uniquement des prescriptions hygiéniques. Le malade sera placé dans une chambre vaste, bien aérée, peu encombrée, de façon à pouvoir être désinfectée facilement. Parfois la maladie est si légère que le malade ne garde même pas le lit; pourtant, chez les hommes, on fera bien, dans tous les cas, d'exiger le séjour au lit, comme moyen de prévenir la localisation testiculaire.

On prescrira une nourriture légère et facile à digérer: s'il y a de la fièvre, on donnera seulement du lait, du bouillon, des potages; souvent d'ailleurs la douleur parotidienne empêche tout effort de mastication. Dès que la température sera tombée, on autorisera un peu de viande, des œufs, des légumes, des fruits cuits. Naturellement on exigera le régime lacté complet, si l'examen des urines y révèle la présence d'albumine.

On conseillera des lavages fréquents de la bouche et de la gorge avec une solution légèrement antiseptique; l'eau oxygénée, coupée de 9 parties d'eau bouillie et alcalinisée avec le bicarbonate de soude, sera utilisée avec avantage. On veillera aussi à la propreté de la peau et des orifices.

Le tube digestif sera maintenu en bon état, grâce à l'alimentation légère qui aura été prescrite ; on n'oubliera pas que le pancréas est atteint dans un certain nombre de cas ; c'est une raison de plus de veiller à ce que le malade ne prenne que des aliments faciles à digérer, et à ce que l'intestin soit évacué régulièrement.

La fluxion parotidienne, quand elle est légère, ne demande aucun traitement : on se contentera d'entourer d'ouate les régions atteintes. Si les douleurs sont vives, on fera des applications de baume tranquille, ou de pommade au gaïacol à 5 p. 100 ; on pourra aussi prescrire l'ichtyol en pommade à 10 p. 100 ou en liniment, associé par exemple au chloroforme et au baume tranquille.

Le plus souvent on ne fera prendre aucun médicament à l'intérieur ; ce n'est que dans le cas de douleurs violentes que l'on prescrira soit de l'antipyrine, soit de l'aspirine, soit du salicylate de soude. Si le sommeil est impossible, on donnera des hypnotiques, comme le chloral, ou l'hypnal. Enfin, dans les formes graves à fièvre élevée, on luttera contre l'abattement au moyen des stimulants diffusibles comme l'acétate d'ammoniaque ; au besoin on donnera des bains tièdes.

Une fois la tuméfaction parotidienne disparue, on continuera pendant plusieurs jours à surveiller le malade ; l'orchite en effet se montre habituellement du sixième au huitième jour ; mais parfois son apparition est retardée jusqu'au douzième, seizième et même vingt et unième jour. On fera donc bien, pendant plusieurs jours après la cessation des phénomènes salivaires, d'interdire les exercices violents et de maintenir le malade au repos. Ce n'est qu'au bout de trois semaines qu'on le considérera comme guéri, c'est-à-dire justement au moment où la contagion ne paraît plus possible.

3. — Traitement des oreillons avec localisation testiculaire.

Les formes malignes de la fièvre ourlienne sont exceptionnelles, et toute la gravité des oreillons réside dans la fréquence de la localisation testiculaire. Pour la prévenir, on ne négligera pas de traiter toute attaque d'oreillons, si légère soit-elle, et on invitera le malade à garder un repos au moins relatif, jusqu'à ce que la possibilité de l'orchite soit définitivement écartée.

Dès l'apparition de la douleur testiculaire, le malade, s'il se levait déjà, sera de nouveau maintenu au lit ; on soulèvera les testicules sur une planchette garnie d'ouate, échancrée à la partie médiane, reposant par ses deux extrémités sur les cuisses ; un morceau de carton épais et résistant, taillé de la même façon, pourra aussi être utilisé; pour calmer la douleur et l'inflammation, on aura recours aux cataplasmes de farine de lin arrosés de laudanum. Mieux vaudra peut-être essayer la vessie de glace, ou encore le stypage au chlorure de méthyle, qui donne parfois de bons résultats dans l'orchi-épididymite blennorragique. Si la douleur est violente, on pourra aussi employer les applications de salicylate de méthyle, ou de pommade gaïacolée. A l'intérieur, on prescrira l'antipyrine, la phénacétine, le salicylate de soude, l'aspirine ; et on utilisera des suppositoires renfermant 2 à 3 centigrammes d'extrait thébaïque et 1 à 2 centigrammes d'extrait de belladone pour 3 grammes de beurre de cacao.

Les phénomènes généraux qui accompagnent l'orchite sont souvent intenses. L'élévation de la température, l'état typhoïde nécessiteront le traitement habituel des infections graves; on n'hésitera pas alors à transporter le malade dans des bains tièdes ou froids, renouvelés aussi souvent qu'il sera nécessaire, toutes les trois ou quatre heures par exemple ; le patient sera alors porté de son lit dans la baignoire par un infirmier; on lui évitera tout mouvement, et on fera en sorte que les testicules soient constamment soutenus.

Quant au traitement par le jaborandi, préconisé en 1875 par Czernicky et par Emery-Desbrousses, il ne paraît avoir aucune action spécifique. Laveran, en 1882, en avait déjà montré l'inanité, et son efficacité est encore à démontrer. Pour modérer l'inflammation et préserver l'autre testicule, on ne devra compter que sur le traitement général et les soins locaux.

La conséquence la plus grave de l'orchite ourlienne est l'*atrophie testiculaire*; celle-ci s'installe lentement ; elle est souvent précédée par une mollesse anormale de la glande intéressée. On cherchera à l'empêcher en stimulant l'organe par des frictions au baume de Fioravanti (Grisolle), par les douches périnéales, les bains sulfureux, l'électricité sous forme de courants continus. L'opothérapie pourra rendre des services ; elle n'agit pas seulement en effet en introduisant dans l'organisme des principes susceptibles de remplacer ceux qui manquent, mais elle stimule aussi l'organe correspondant. On donnera donc l'extrait testiculaire, soit sous forme de poudre prise en cachets, soit mieux en injections hypodermiques. On n'attendra pas pour commencer la médication que l'atrophie ait débuté; on se gardera bien pourtant de la donner trop tôt; il faut que les phénomènes inflammatoires soient complètement tombés, que la température soit redevenue normale et que la convalescence soit déjà franchement engagée, pour qu'on soit autorisé à employer l'opothérapie.

En même temps, on ne négligera pas de traiter l'état général; l'orchite ourlienne laisse souvent à sa suite un état d'affaiblissement marqué; on prescrira les toniques, le quinquina, la kola; on conseillera la noix vomique; on aura recours aux frictions de la peau soit avec le gant de crin, soit avec l'eau de Cologne, l'alcoolat de lavande ou l'eau-de-vie pure ou salée.

Malgré tous les efforts, l'atrophie finira parfois par être complète; si les deux testicules sont pris, elle entraîne la suppression de l'appétit vénérien, la diminution du nombre des spermatozoïdes et parfois la disparition des caractères sexuels secondaires. La thérapeutique semble alors impuissante à corriger les funestes effets de la maladie.

4. — Traitement des autres localisations et des complications.

L'*ovarite* ne présente jamais la gravité de l'orchite. En cas de douleurs ovariennes vives, on aura recours aux calmants, tels que les cataplasmes laudanisés ou les suppositoires à l'extrait thébaïque; si l'inflammation est vive, on appliquera au niveau du bas-ventre une vessie de glace.

La *mammite*, ordinairement légère, ne nécessite que quelques applications calmantes.

La *pancréatite*, qui est peut-être plus fréquente qu'on ne l'a cru jusqu'à présent, s'accompagne parfois de douleurs vives; on les calmera au moyen de l'opium pris à l'intérieur et de cataplasmes chauds appliqués sur le ventre. On prescrira en même temps un régime peu riche en graisses; le lait écrémé pourra être conseillé avec avantage. On aura soin de surveiller la convalescence, le diabète pouvant se développer à la suite des oreillons.

La *néphrite* ourlienne est rare; elle exige le traitement habituel des inflammations rénales. On cherchera à la prévenir en instituant le régime lacté dès l'apparition de l'albumine et en surveillant avec soin l'alimentation du malade pendant sa convalescence.

La *paralysie faciale*, assez fréquente d'après Couraud et Petges, guérit le plus souvent sans laisser de traces.

Les autres complications, *arthropathies, paralysies, endocardite*, ne demandent pas un traitement spécial du fait de leur cause.

CHAPITRE X

TRAITEMENT DE LA DIPHTÉRIE

I. *Prophylaxie :* isolement du malade, déclaration, désinfection. — Injections préventives de sérum.
II. *Traitement général et local de la diphtérie régulière.* — Hygiène du malade. — Sérothérapie. — Traitement de l'état général.
III. *Traitement des complications.* — Insuffisance surrénale. — Paralysies. — Accidents sériques.
IV. *Traitement de la convalescence.*

Qu'il s'agisse de l'adulte ou de l'enfant, la base du traitement de la diphtérie est la sérothérapie. Dès que le diagnostic est fait, le sérum antidiphtérique doit être injecté le plus tôt possible; il est le médicament spécifique de toutes les affections causées par le bacille de Löffler, et son emploi a complètement modifié le pronostic de la maladie.

I. — Prophylaxie.

Tout malade atteint de diphtérie doit être immédiatement isolé; s'il ne peut être soigné chez lui, il sera expédié immédiatement à un hôpital d'isolement; si sa situation matérielle lui permet de recevoir chez lui les soins qu'exige son état, il sera placé dans une chambre à part, dans laquelle n'entreront que les personnes dont la présence est indispensable pour le traitement. De plus, la déclaration sera faite immédiatement à l'autorité publique, à Paris, à la préfecture de police, comme la loi du 15 février 1902 en fait l'obligation à tout médecin.

La diphtérie, en effet, est éminemment contagieuse. La contagion peut se faire directement, le bacille passant sans intermédiaire d'un malade à une personne saine ; c'est dire, par conséquent, que le nombre de ceux qui approchent le malade sera aussi restreint que possible. Mais la contagion peut se faire indirectement par transport du bacille au moyen d'un objet contaminé. Ce transport ne se fait pas par l'air, et les maisons qui avoisinent les pavillons où sont isolés les diphtériques ne présentent pas plus de cas que d'autres. Le germe, pour se propager, a besoin d'un véhicule. Aussi tous les objets ayant touché le malade, vêtements, linges, objets de toilette ou de table, instruments, etc., doivent être soigneusement désinfectés. C'est surtout la salive et le mucus pharyngé qui renferment le bacille, puisque la localisation la plus fréquente est la gorge, et, comme le bacille ne se généralise pas, les urines et les matières fécales ne le contiennent pas.

La désinfection sera faite par la chaleur, qui tue facilement le bacille de Löffler, à la température de l'ébullition. Tout ce qui ne peut supporter la chaleur sera désinfecté au moyen d'antiseptiques, en particulier par les vapeurs d'aldéhyde formique. On se rappellera que la désinfection des livres, brochures, est à peu près impossible; aussi devra-t-on brûler tous ceux qui auront été maniés par le malade et auraient pu recevoir ses expectorations.

Après la maladie, la chambre sera soigneusement désinfectée; puis on la laissera plusieurs jours inoccupée, de manière à faire pénétrer largement l'air et la lumière, qui sont les meilleurs agents de destruction du bacille de Löffler.

L'isolement sera prolongé après la guérison apparente de la maladie : en effet les bacilles persistent pendant un mois chez 14 p. 100 des convalescents (Sacquépée), plus longtemps même parfois, et, pour empêcher sûrement toute chance de contagion, on ne devrait permettre le retour à la vie normale que quand l'examen de la gorge a montré l'absence du bacille de Löffler. L'arrêté du 3 février 1912 fixe la durée d'éviction des élèves atteints de diphtérie à trente jours après la guérison clinique, dans les établissements d'enseignement public; ce délai peut pourtant être abaissé si, après deux ensemencements opérés à huit jours d'intervalle, l'examen bactériologique est négatif.

Pendant toute la durée de l'isolement, les personnes qui ont besoin d'approcher le malade devront prendre des précautions minutieuses pour éviter de s'infecter elles-mêmes et de porter le germe aux individus sains. Elles revêtiront une blouse qu'elles laisseront dans la chambre en s'en allant. Elles se nettoieront soigneusement les mains, après avoir touché le malade ou les objets qu'il manie; elles se laveront la figure si, en donnant des soins, une particule de salive a pu les atteindre.

Le seul moyen de mettre l'entourage du malade à l'abri de la contagion est l'*injection préventive du sérum* ; celle-ci ne donne qu'une immunité passagère durant environ trois semaines et devra être répétée s'il y a lieu. On fera bien d'injecter ainsi préventivement les enfants qui auront été en contact avec le malade, avant qu'il ait pu être isolé ; pour les adultes, pareille précaution est aussi bonne à prendre ; on injectera alors 10 centimètres cubes de sérum, comme on le fait chez les enfants. Mais, comme les accidents sériques sont plus sérieux chez les adultes que chez les enfants, on se dispensera de l'injection préventive chaque fois que les sujets suspects d'avoir été contagionnés pourront être surveillés de près, et on n'emploiera le sérum qu'au moment de l'apparition des premiers symptômes morbides. On s'inspirera donc des circonstances pour poser les indications de l'injection préventive ; on se rappellera qu'une première atteinte de la maladie ne confère pas l'immunité, et que toute cause d'affaiblissement de l'organisme crée une prédisposition à l'infection.

2. — Traitement général et local de la diphtérie régulière.

Hygiène du malade. — Le malade sera placé dans une chambre vaste et bien aérée ; on ne craindra pas d'y laisser pénétrer le soleil, qui est un excellent agent de désinfection vis-à-vis du bacille de Löffler. Si la saison est froide, on s'efforcera de maintenir une température de 17 à 18°.

On prescrira une nourriture légère, mais suffisamment substantielle ; on donnera des potages, des œufs, du jus de viande, des crèmes, des purées de farineux, des fruits cuits et sucrés. On surveillera l'état des urines, et ce n'est que dans les cas où l'albuminurie sera abondante et persistante qu'on conseillera le régime lacté. Enfin on veillera au bon fonctionnement de l'intestin.

Sérothérapie (1). — Le premier soin du médecin, après avoir fait le diagnostic de diphtérie, doit être d'injecter le sérum. Le plus souvent, il est inutile d'attendre le résultat de l'examen bactériologique ; le diagnostic de diphtérie peut être fait avec les seules données de la clinique. En cas de doute, surtout s'il s'agit d'une angine légère, on fera l'ensemencement et on n'injectera l'antitoxine que si la culture révèle la présence du bacille de Löffler. En effet, la diphtérie est toujours moins grave et surtout a une marche moins rapide chez l'adulte que chez l'enfant ; dans le jeune âge, il importe au plus haut point de ne pas perdre quelques heures pour faire bénéficier le malade du traitement sérothérapique ; chez l'adulte, la diphtérie dans ses formes légères guérit souvent, quel que

(1) Voy. Louis Martin, Sérothérapie antidiphtérique. in Médicaments microbiens (*Bibliothèque de thérapeutique* de Gilbert et Carnot), p. 163.

soit le traitement employé. Toutefois on fera bien de ne pas trop se
fier à l'apparente bénignité d'une angine ; les formes toxiques
sont fréquentes, et, pour peu que l'état général paraisse atteint et
que la dépression soit marquée, on injectera l'antitoxine. Le danger
chez l'adulte n'est pas tant dans l'extension des fausses membranes
que dans la fixation de la toxine sur les parenchymes et en particulier sur le système nerveux. La mort, quand elle survient, est

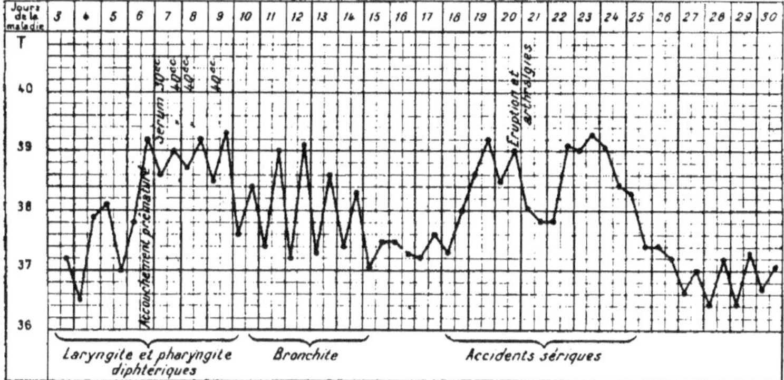

Fig. 19. — Diphtérie traitée par le sérum ; accidents sériques au 13e jour après l'injection.
Femme de vingt-trois ans enceinte de huit mois et demi ; entrée pour de l'aphonie avec
gêne de la respiration et albuminurie. Au 6e jour de la maladie, accouchement prématuré
d'un enfant qui vécut deux jours. Le 7e jour, apparition de fausses membranes dans le
pharynx, derrière les amygdales ; injection de 30 centimètres cubes de sérum antidiphtérique immédiatement, et nouvelle injection de 40 centimètres cubes le soir. Le 8e jour,
injection de 40 centimètres cubes de sérum ; la culture faite la veille a donné lieu au développement de bacille diphtérique long. Le 9e jour, injection de 40 centimètres cubes de
sérum ; le malade en a reçu en tout 150 centimètres cubes. Le 11e jour, nouvelle ascension
thermique, et apparition de signes de bronchite avec toux et expectoration muqueuse. Le
19e jour, nouvelle poussée fébrile et, le 20e, quatorze jours après la première injection de
sérum, apparition d'une éruption urticarienne aux mains et aux avant-bras, rubéoliforme
sur le corps, avec en même temps douleurs généralisées à toutes les articulations, même
la temporo-maxillaire. Disparition des accidents sériques et chute définitive de la température
le 26e jour. Guérison (Maternité, juin 1912).

plutôt le fait des complications, paralysies, myocardite ou albuminurie, que de la maladie elle-même.

La dose de sérum à employer est de 40 centimètres cubes pour
la première injection ; dans les cas graves, elle sera même portée
d'emblée à 60 centimètres cubes. Parfois une seule dose suffit ; mais
souvent on sera obligé de faire le lendemain une nouvelle injection
de 20 à 40 centimètres cubes, et même parfois une autre le
surlendemain (fig. 19).

Généralement le sérum est injecté sous la peau ; la voie intraveineuse, utile quand il y a intérêt à agir très vite, ne sera pas souvent

indiquée chez l'adulte. D'après des recherches récentes de Morgenroth et Levy, la préférence devrait être accordée à l'injection intramusculaire ; la teneur du sang en antitoxine serait alors 10 à 20 fois plus forte qu'après l'injection sous-cutanée, et elle diminuerait beaucoup moins vite que quand le sérum a été injecté dans les veines.

Le sérum provoque la chute des fausses membranes, qui, quelques heures après l'injection, prennent un aspect blanchâtre, friable, crémeux et ne tardent pas à se détacher. En même temps, l'état général s'améliore, les ganglions diminuent de volume, la fièvre tombe, les forces reprennent. Parfois, comme le conseille le Pr Roger, on pourra favoriser l'action du sérum par les injections de nitrate de pilocarpine ; en ayant soin de ne pas dépasser la dose de 0^{gr},01 et de ne l'injecter que dans les cas où le cœur est bon et où les urines ne renferment pas d'albumine, aucun accident n'est à redouter ; on se sert d'une solution au centième, dont on injecte 0^{cc},5 matin et soir. La pilocarpine hâte le détachement des fausses membranes et agit heureusement sur l'état général ; c'est un bon adjuvant de la sérothérapie.

Traitement de l'état local. — Depuis la découverte de la sérothérapie, le traitement local de la diphtérie a perdu l'importance qu'il avait autrefois. L'emploi de topiques irritants doit être proscrit. Il convient, en effet, de ne pas enlever à la muqueuse ses moyens de défense naturels et de ne pas favoriser la pénétration de la toxine dans l'organisme. Aussi se contentera-t-on le plus souvent de faire de grandes irrigations de la bouche et du pharynx avec le bock, dans lequel on mettra de l'eau bouillie additionnée par litre de 30 grammes d'acide borique, ou de 50 grammes de liqueur de Labarraque, ou de 10 grammes d'acide phénique mélangés à 1 gramme de thymol. Ces irrigations seront faites au moyen d'une canule en caoutchouc introduite entre les dents du malade ; le bock sera maintenu à une faible hauteur au-dessus de la gorge du patient, afin d'éviter de traumatiser la muqueuse par la violence du jet. On pourra aussi prescrire les mêmes substances en gargarismes, mais les injections paraissent préférables. Quant aux attouchements avec les différents topiques, ils sont le plus souvent inutiles ; si on est amené à s'en servir, on ne le fera qu'avec précaution ; on emploiera alors la glycérine contenant pour 20 grammes 1 gramme d'acide salicylique, ou 0^{gr},50 de tanin, ou encore le jus de citron.

Souvent la diphtérie, chez l'adulte, envahit le larynx sans donner lieu à aucun phénomène spasmodique, de sorte que l'intervention médicale n'est pas nécessaire ; la voix peut être rauque et enrouée sans que la respiration soit le moins du monde gênée ;

le croup latent ou avorté est plus fréquent chez l'adulte que chez l'enfant. Mais, quand la dyspnée apparaît et que l'asphyxie se prononce, on ne devra pas hésiter à recourir à la trachéotomie, seule intervention possible chez l'adulte. La canule sera laissée en place le moins longtemps possible. Grâce à l'action du sérum, les fausses membranes ne tardent pas à se détacher, et la respiration redevient libre.

Traitement de l'état général. — De même que l'action du sérum sur l'état local doit être aidée par les irrigations pharyngées, qui favorisent le départ des fausses membranes, de même son influence sur l'état général doit être soutenue par les préparations toniques. Chez les malades déprimés, on prescrira les préparations au quinquina, à la dose de 1 à 2 grammes d'extrait par jour, la teinture de kola à celle de 2 à 6 grammes, l'acétate d'ammoniaque, enfin l'alcool, sous forme de grogs ou de vin. Si le cœur a tendance à faiblir, on ordonnera les injections d'huile camphrée, de spartéine et de strychnine. Ces deux derniers médicaments peuvent être associés dans une même formule de manière que chaque centimètre cube de la solution renferme à la fois $0^{gr},05$ de sulfate de spartéine et $0^{gr},001$ de sulfate de strychnine. Toutes ces préparations seront surtout utiles quand la diphtérie apparaît chez des individus déjà un peu âgés et dont les différents organes ont eu à souffrir d'atteintes morbides antérieures. Enfin on évitera tous les médicaments capables de déprimer les forces du malade, en particulier l'opium et les bromures ; si les douleurs sont vives, on cherchera à les calmer en faisant sucer de petits morceaux de glace.

Dans les formes graves, on pourra, comme le recommande Netter chez l'enfant, utiliser le collargol ou encore l'argent colloïdal électrique ; on choisira comme voie d'introduction le système veineux, afin de donner au médicament son maximum d'action. Mais l'emploi du collargol ne devra pas faire négliger la sérothérapie, seule médication vraiment spécifique ; si la première injection de sérum n'a pas suffi pour amener une amélioration notable, on en fera de nouvelles, en utilisant les différentes voies, sous-cutanée, intraveineuse, intramusculaire.

3. — Traitement des complications.

Différentes complications peuvent survenir au cours ou à la suite de la diphtérie et demandent une intervention thérapeutique.

Insuffisance surrénale. — L'une des premières en date, dans l'évolution de la maladie, est l'état d'asthénie avec diminution de la tension artérielle, que l'on attribue communément aujourd'hui à l'insuffisance des capsules surrénales. Elle peut être combattue par deux moyens : l'adrénaline et l'extrait surrénal.

L'adrénaline peut être administrée à la dose de XXX à XL gouttes par jour de la solution au millième. Louis Martin et Darré préfèrent employer l'extrait sec de capsules surrénales et donner par jour trois cachets de 0gr.30. Comme l'insuffisance surrénale est à craindre dans toutes les diphtéries graves, on peut donner systématiquement dans ces cas l'adrénaline, ou l'extrait surrénal, sans attendre que les accidents d'insuffisance capsulaire soient confirmés.

Paralysies. — La paralysie constitue une des complications les plus fréquentes de la diphtérie ; elle est observée plus souvent chez l'adulte que chez l'enfant. Pendant longtemps, on a considéré que le sérum n'avait pas d'action sur la paralysie une fois déclarée ; on est revenu actuellement sur cette opinion, et de nombreux travaux ont montré qu'au moins chez l'enfant le sérum antidiphtérique abrégeait la durée des phénomènes paralytiques et empêchait leur extension. On devra donc, chez l'adulte, injecter à nouveau le sérum dès le moment de l'apparition des accidents, en ayant soin pourtant d'éviter les accidents d'anaphylaxie. Les injections seront renouvelées ensuite tous les jours ou tous les deux jours, jusqu'au moment où la paralysie sera en voie de décroissance.

Une fois la paralysie déclarée, si le voile du palais est pris, comme cela est la règle, on donnera de préférence des aliments demi-solides, qui sont en général plus facilement avalés que les liquides ; on cherchera ainsi à éviter le passage des aliments dans les voies aériennes, accident qui entraîne une bronchopneumonie ou une gangrène pulmonaire, le plus souvent mortelles. On pourra se servir de la sonde œsophagienne ; pourtant, d'après le Pr Roger, l'emploi de cette sonde, loin d'empêcher la pénétration des aliments dans l'arbre respiratoire, semble la favoriser; les liquides introduits dans l'estomac sont bientôt rejetés par régurgitation et pénètrent dans la trachée ; M. Roger a vu deux malades succomber de cette façon. Si l'alimentation buccale devient impossible, on recourt pendant quelques jours aux lavements nutritifs.

L'électricité, en particulier sous forme de courants faradiques, permettra de lutter contre les phénomènes paralytiques. La strychnine sera aussi employée avec avantage ; on donnera ainsi par jour 2 à 3 milligrammes de sulfate de strychnine.

Contre les accidents bulbaires, on emploiera les injections d'huile camphrée, de sulfate de spartéine et surtout de caféine.

On pourra aussi essayer la faradisation du pneumogastrique.

Quant au traitement des TROUBLES CARDIAQUES, de l'ALBUMINURIE, des ARTHROPATHIES, il ne diffère pas ici de ce qu'il est dans les autres maladies infectieuses.

Accidents sériques (1). — Le sérum de cheval n'est pas complètement inoffensif pour l'homme et, dans un certain nombre de cas, heureusement assez restreints, il donne lieu à des accidents, dont les uns sont précoces et apparaissent immédiatement après l'injection, et les autres tardifs et se montrent cinq à vingt jours plus tard. Les accidents précoces apparaissent presque uniquement chez les sujets qui ont reçu antérieurement une injection de sérum ; ils sont dus à l'*anaphylaxie*. Les troubles tardifs sont en rapport avec la toxicité même du sérum de cheval ; ils sont devenus plus rares depuis que l'on emploie le sérum vieilli et chauffé à 57° ; ils peuvent être évités en partie en faisant prendre au malade, comme le conseille M. Netter, 1 gramme de chlorure de calcium le jour de l'injection et les deux jours suivants.

La possibilité de ces accidents ne doit pas empêcher de pratiquer les injections de sérum chaque fois qu'elles sont nécessaires, ni de les répéter dans le cours de la maladie. Seuls les troubles dus à l'anaphylaxie présentent parfois une certaine gravité ; celle-ci n'apparaît qu'un certain temps, quinze jours à trois semaines, après une première injection de sérum ; elle peut, par contre, durer des années. Pour empêcher les accidents d'anaphylaxie de se produire, on aura recours au procédé de Besredka : on injectera d'abord sous la peau une très petite dose de sérum, 1 à 2 centimètres cubes, puis, quelques heures après, on introduira la dose nécessaire. Chaque fois qu'on devra pratiquer un traitement sérothérapique, on s'enquerrera si le malade a reçu antérieurement une injection de sérum, qu'il s'agisse d'ailleurs de sérum antidiphtérique ou de tout autre sérum thérapeutique, et dans ce cas on appliquera la vaccination antianaphylactique de Besredka.

4. — Traitement de la convalescence.

La diphtérie laisse souvent après elle un état d'affaiblissement général de l'organisme qui nécessite un traitement reconstituant. On donnera alors l'extrait de quinquina, la teinture de kola, la strychnine, l'arsenic. On conseillera le séjour à la campagne et en particulier au bord de la mer. On ne permettra la reprise de la vie normale que le jour où la guérison sera complète.

(1) Voy. p. 120, et LOUIS MARTIN, Sérothérapie de la diphtérie, *in* Médicaments microbiens (*Bibliothèque de thérapeutique* de GILBERT et CARNOT), p. 19.

TRAITEMENT DU TÉTANOS

La sérothérapie n'a pas complètement résolu le problème de la guérison du tétanos ; si en effet elle donne de bons résultats comme traitement prophylactique, elle a une action beaucoup moins certaine sur la maladie déclarée. Aussi, malgré tous les efforts qui ont été tentés pour varier la voie d'introduction du sérum, les anciennes méthodes thérapeutiques trouvent encore leurs indications ; de nouvelles, même, se sont fait jour depuis la découverte de la sérothérapie ; et bien que des progrès incontestables aient été faits dans la thérapeutique antitétanique, on attend toujours la découverte du médicament qui permettra, facilement et sûrement, de détruire la combinaison fâcheuse de la toxine avec le tissu nerveux et de guérir la maladie, quand ses symptômes ont éclaté.

I. — Prophylaxie.

Le tétanos est toujours consécutif à la germination dans l'organisme du bacille de Nicolaïer. Détruire le microbe au point où il a pénétré dans l'économie constituera donc le meilleur moyen d'empêcher le développement de la maladie. Mais, comme rien ne révèle la présence du microbe jusqu'au jour où apparaissent les contractures caractéristiques, on ne peut savoir avec certitude si l'antisepsie a réalisé la prophylaxie ; aussi est-il indiqué, dans bien des cas, de rendre le système nerveux réfractaire à l'action de la toxine en injectant préventivement l'antitoxine tétanique. Antisepsie des plaies et sérothérapie préventive, telles sont donc les deux méthodes capables d'assurer la prophylaxie du tétanos.

1° **Antisepsie de la plaie.** — Toute plaie est actuellement traitée par l'antisepsie; on devra redoubler de soins quand la plaie aura été souillée par de la terre, en particulier avec de la terre arable ou encore avec les fèces de solipèdes; c'est là en effet l'habitat coutumier du bacille du tétanos. On ne se contentera pas alors du nettoyage mécanique de la plaie ; on aura recours aux antiseptiques chimiques, comme le sublimé ou l'eau oxygénée.

Sans nul doute, ces pratiques ont permis d'éviter bien des cas de tétanos ; souvent pourtant elles sont insuffisantes pour empêcher le développement de la maladie. En effet, le bacille de Nicolaïer donne des spores qui sont très résistantes à l'action des antiseptiques. Aussi, chaque fois qu'une plaie aura été contaminée par de la terre, surtout s'il s'agit d'une plaie profonde, anfractueuse, difficile de par sa conformation à nettoyer complètement, de l'écrasement d'un membre, d'une fracture compliquée, on devra soumettre le malade à la sérothérapie préventive.

2° **Sérothérapie préventive** (1). — L'injection de sérum antitétanique immunise l'individu contre le tétanos ; il suffit d'injecter 10 centimètres cubes dans les cas ordinaires, 20 ou 30 dans les traumatismes graves, où la contamination a pu être faite sur une grande étendue. Mais cette immunisation passive n'a qu'une courte durée ; au bout d'une semaine, la quantité d'antitoxine introduite dans l'organisme commence à décroître, pour tomber rapidement dans les jours qui suivent ; il faut donc à ce moment injecter une nouvelle quantité de sérum, 10 à 15 centimètres cubes en général. La plupart du temps, ces deux injections suffisent ; quand l'immunité ainsi conférée a disparu, la plaie ordinairement est en voie de guérison, et les microbes qui ont pu être disposés à sa surface ont été emportés par les phagocytes. Mais il n'en est pas toujours ainsi ; dans les blessures profondes et étendues, où le foyer reste pendant longtemps septique, il est nécessaire de renouveler les injections ; on a vu en effet le tétanos apparaître trente-neuf et même quatre-vingt-sept jours après la blessure ; on ne considérera le malade comme à l'abri de tout danger que quand la plaie paraîtra complètement désinfectée.

C'est parce que cette pratique n'a pas été toujours suivie qu'on a imputé des échecs à la sérothérapie préventive. Ainsi, dans un

______

(1) Voy. VAILLARD, Sérothérapie antitétanique, *in* Médicaments microbiens (*Bibliothèque de thérapeutique* de GILBERT et CARNOT), p. 219.

cas récent de van Havre, le tétanos est apparu malgré une injection préventive de 20 centimètres cubes de sérum faite trois heures après le traumatisme ; or les symptômes tétaniques ne se montrèrent que dix jours après la blessure, c'est-à-dire après l'injection de sérum ; on peut d'autant mieux penser que le sérum a retardé l'apparition de la maladie que le tétanos eut une allure suraiguë et emporta le malade en trois jours, et l'on sait que, dans les cas si rapidement mortels, l'incubation est en général très courte ; la maladie aurait peut-être été évitée si une deuxième injection avait été faite huit jours après la première.

Analysant les 41 cas publiés dans lesquels le tétanos est apparu malgré l'injection de sérum, Vaillard montre que 11 seulement peuvent être retenus pour infirmer la valeur de la méthode ; et encore, parmi ces 11 cas, 6 fois l'injection n'avait été que de 10 centimètres cubes, et il conclut qu' « il n'est pas de méthodes prophylactiques, même parmi les plus sûres et les mieux établies, qui ne puissent admettre de pareils aléas ». D'ailleurs la sérothérapie préventive donne des résultats certains en médecine vétérinaire ; chez les grands animaux domestiques, elle empêche d'une façon constante le développement du tétanos, aussi bien après les interventions chirurgicales qu'après les traumatismes accidentels, pourvu, bien entendu, que les injections soient répétées jusqu'à ce que le foyer, où le microbe peut germer, soit complètement fermé.

Pour éviter les inconvénients de l'injection sous-cutanée de sérum, on avait pensé, à une certaine époque, que l'on pourrait employer le sérum desséché pour panser les plaies ; mais cette pratique a été rapidement abandonnée ; elle ne donne qu'une sécurité illusoire ; la poudre sérique, en effet, est perdue dans les pièces du pansement et n'est pas absorbée en quantité suffisante pour immuniser le malade.

3° **Prévention du tétanos consécutif aux injections médicamenteuses.** — Certains cas de tétanos sont apparus après l'injection de sérum gélatiné, ou encore de sels de quinine. Le sérum gélatiné ne donne le tétanos que s'il est insuffisamment stérilisé ; préparé comme l'indique le *Codex* de 1908, qui recommande de le porter deux fois à l'autoclave à 110°, il semble devoir être constamment inoffensif.

La quinine, d'après Vincent (1), a une action remarquable sur le développement du tétanos. Expérimentalement elle favorise l'apparition de a maladie, non seulement quand les spores des bacilles

____

(1) Vincent, Tétanos et quinine (*Ann. de l'Inst. Pasteur*, 1904, p. 748).

sont mélangés à la solution quinique, mais même quand elles sont déposées en un point éloigné de celui où est faite l'injection médicamenteuse. On conçoit ainsi comment, dans certains cas, le tétanos a pu apparaître consécutivement aux injections hypodermiques de quinine ; pourtant, d'après Rigollet (1), ces cas ne sont pas fréquents eu égard au grand nombre d'injections pratiquées journellement dans le traitement du paludisme. La possibilité de leur apparition devra faire redoubler les précautions d'asepsie, quand on aura recours à ce mode de traitement. On pourra, comme le conseille Rigollet, employer de préférence le chlorhydrate de quinine, qui, d'après Vincent, a une action destructive assez marquée sur les spores du bacille de Nicolaïer, ou encore, comme le conseille Debayle (2), recourir aux solutions diluées ; en ne dépassant pas le taux de 0,10 de sel par centimètre cube et en faisant l'injection dans les masses musculaires, on n'aurait pas à craindre, d'après cet auteur, les accidents du tétanos. Enfin, si l'on a des raisons de penser que le malade est porteur de spores tétanifères dans un point de son organisme, s'il présente des plaies d'excoriations infectées, on fera bien, comme le conseille Vincent, d'injecter du sérum antitétanique en même temps que le sel de quinine.

2. — Traitement du tétanos déclaré.

Le diagnostic de tétanos ne peut être porté qu'au moment de l'apparition des contractures. Récemment, un auteur allemand, Evler, a décrit des symptômes précoces qui permettraient de reconnaître la maladie avant le début du trismus. Ces symptômes seraient les uns mentaux, tels qu'un état d'inquiétude, des hallucinations, du délire, les autres somatiques : difficulté de la miction, spasmes réflexes de l'œsophage, toux spamodique et coqueluchoïde, troubles de l'accommodation. La constatation de ces symptômes imposerait le diagnostic de tétanos ; elle permettrait d'instituer la sérothérapie avant l'installation des contractures, à une période où la neutralisation de la toxine est encore facilement obtenue. Mais, le plus souvent, ces signes passeront inaperçus ; leur valeur, d'ailleurs, n'est pas encore établie. La maladie ne sera reconnue que quand les spasmes apparaîtront. A ce moment, le médecin pourra avoir recours soit à la sérothérapie, soit aux divers agents chimiques qui ont été préconisés ; mais dans aucun cas il ne devra négliger les moyens

(1) Rigollet, A propos du tétanos quinique (*Presse méd.*, 1909, p. 791).
(2) Debayle, Tétanos et quinine (*Soc. de pathol. exotique*, 14 avril 1910, d'après *Presse méd.*, 1910, p. 319).

hygiéniques dont l'importance a été reconnue par tous les auteurs.

1° **Moyens hygiéniques.** — Le malade atteint de tétanos doit être placé dans un calme absolu, loin de tout bruit et à l'abri de toute lumière vive ; on le mettra dans la chambre la plus tranquille et la plus isolée de l'appartement ; on garnira le parquet d'un tapis, ou tout au moins d'un drap, ou mieux d'un linoléum, afin d'assourdir les pas du médecin et des infirmiers ; la porte de la chambre sera ouverte le moins souvent possible et toujours doucement. On recommandera à l'entourage de ne faire aucun bruit et au malade lui-même de rester aussi tranquille que possible ; Renzi conseillait même d'obstruer le conduit auditif externe avec de la cire ; Verneuil immobilisait ses malades dans la gouttière de Bonnet ; on peut aussi se servir de lits mécaniques, qui permettent de donner les soins au malade en lui évitant toute secousse. Enfin on laissera la pièce dans une demi-obscurité.

Une autre recommandation importante consiste à maintenir le malade dans une température constante et suffisamment élevée. Hippocrate conseillait de rouler le patient dans une couverture de laine. Verneuil enveloppait le tétanique dans du coton. La ouate a l'avantage d'empêcher tout refroidissement et aussi d'amortir les impressions du dehors et de supprimer les excitations périphériques.

L'*alimentation* du malade ne devra pas être négligée, bien que souvent elle présente de grandes difficultés en raison de la contracture des masséters. Au début, on pourra s'opposer au rapprochement des mâchoires, en interposant entre les dents un coin de bois, qui les maintient écartées. Si ce moyen n'a pu être employé en temps voulu, on devra profiter des moments où la contracture cède légèrement pour introduire dans la bouche le bec d'un biberon, avec lequel on fera prendre des aliments liquides. Si la contracture est permanente, on pourra recourir à l'extraction d'une ou de deux incisives : mais c'est là un moyen barbare qui n'est guère à recommander. On peut plus simplement verser les boissons entre les joues et les gencives jusqu'au fond de la bouche, d'où elles gagnent la gorge en passant par l'intervalle qui sépare la dernière grosse molaire de la branche montante du maxillaire inférieur. On peut encore faire pénétrer les liquides dans la gorge par les narines, ou introduire par la voie nasale une sonde dans l'œsophage, ou enfin donner des lavements alimentaires. En pratique, on se servira de l'un ou de l'autre de ces moyens, en s'inspirant des circonstances ; on choisira celui qui imposera le moins de mouvements au malade et qui permettra la meilleure alimentation avec le minimum de mouvement.

Enfin on luttera au moyen de lavements contre la constipation, habituelle chez les tétaniques ; on pratiquera le cathétérisme de la vessie, dans les cas de rétention d'urine ; on fera la trachéotomie, si la gène de la respiration est due à un spasme de la glotte.

Quant à la *balnéation* chaude ou tiède, préconisée par certains auteurs, elle pourra être employée à condition de donner des bains prolongés et répétés seulement une à deux fois par jour, de manière à épargner au malade le plus de mouvements possible. On ne pourra guère les employer que dans les formes chroniques; encore devra-t-on le faire avec de grandes précautions, car des cas ont été rapportés où le malade est mort dans la baignoire, ou pendant qu'on l'essuyait après l'avoir sorti du bain.

2° **Sérothérapie.** — Le sérum antitétanique employé en injections sous-cutanées ne guérit pas le tétanos déclaré, et la clinique a confirmé les résultats de l'expérimentation. Il n'en faut pourtant pas conclure que la sérothérapie est inutile dans le traitement du tétanos ; expérimentalement, Jean Camus (1) a reconnu que, chez le chien, le sérum antitétanique injecté sous la peau ou dans les veines donne une survie très appréciable sur les témoins et même quelques cas de guérison.

La statistique de Vallas, complétée par Vaillard, donne 265 morts sur 592 malades traités par le sérum, ce qui fait une mortalité de 44,7 p. 100, tandis qu'avant l'emploi du sérum la mortalité pouvait être évaluée à 70 p. 100. C'est qu'en effet, si le sérum ne semble pas avoir d'action sur la toxine fixée sur le système nerveux, il neutralise par contre celle qui est formée au niveau de la plaie ; et, si les lésions, existant au moment où intervient l'injection, ne sont pas capables à elles seules d'entraîner la mort, il empêche de nouvelles quantités de toxine d'arriver au système nerveux, arrête le processus et permet la guérison. C'est dire que, dans les cas suraigus et aigus, on ne devra pas compter sur la sérothérapie; mais, dans les cas à évolution lente et progressive, le sérum se montrera efficace, en empêchant les lésions de devenir mortelles.

En pratique, dès qu'on se trouve en présence d'un cas de tétanos, on doit toujours injecter le sérum, de même que dans une septicémie on cherche toujours à ouvrir et à supprimer le foyer local d'où part l'infection générale.

Le sérum peut être administré par diverses voies ; le peu d'efficacité qu'il possède, quand il est injecté sous la peau, a incité différents auteurs à chercher une méthode qui le rende plus actif.

(1) JEAN CAMUS, Contribution à l'étude du tétanos expérimental (*Soc. de biol.*, 29 avril 1911, p. 633).

A. *Voie sous-cutanée.* — La voie sous-cutanée est la plus simple et la plus facile à employer ; aussi est-ce celle que l'on utilise le plus souvent ; et si on se décide à porter le sérum dans l'organisme par un autre moyen, on en injecte toujours une certaine partie sous la peau. Du tissu sous-cutané, l'antitoxine se répand rapidement dans tout l'organisme, l'imprègne et neutralise tout au moins la toxine qui se forme au niveau du foyer tétanigène.

Quant le tétanos est déclaré, on ne devra pas se contenter de petites doses. Vaillard recommande d'injecter d'emblée 80 à 100 centimètres cubes, cette quantité de sérum étant répartie en deux points différents. Puis on injectera 30 à 40 centimètres cubes tous les deux ou trois jours, jusqu'à ce que les phénomènes menaçants soient enrayés. L. Martin (1) conseille de continuer la dose de 80 à 100 centimètres cubes tous les jours, pendant huit jours au moins. La quantité totale injectée pendant le cours d'une maladie est parfois énorme ; certains malades ont reçu 400, 600 et même 1 800 centimètres cubes sans inconvénient, et ont guéri.

B. *Voie intraveineuse.* — L'injection intraveineuse permet de répandre le sérum dans l'économie plus rapidement que ne le fait l'introduction sous la peau. Pourtant, chez le chien, elle n'a pas donné à Jean Camus de résultats supérieurs à l'injection sous-cutanée. Quand on y aura recours, on injectera 20 à 30 et même, d'après Martin, 40 centimètres cubes à la fois dans les veines ; c'est cette dose que M. Achard introduisit plusieurs jours de suite dans les veines d'un malade, dont il a rapporté récemment l'observation, et qui guérit par ce seul moyen. En même temps, on injectera sous la peau des doses élevées ; le sérum, introduit directement dans le système circulatoire, est en effet éliminé rapidement ; il est bon de prolonger son action en en déposant une réserve dans le tissu sous-cutané.

C. *Voie intracérébrale.* — Les résultats remarquables obtenus expérimentalement par MM. Roux et Borrel dans le traitement du tétanos déclaré au moyen de l'injection intracérébrale d'antitoxine ont fait espérer, un moment, qu'on était enfin en possession d'une méthode sûrement efficace pour guérir cette maladie. La première application fut faite chez l'homme, par Chauffard et Quénu, et fut suivie de succès ; le second cas, dû à Bacaloglu, ne fut pas heureux, et la mort survint malgré l'intervention ; mais le troisième, que nous avons observé et publié (2), fut nettement en faveur de la méthode.

(1) L. Martin, *Bull. de la Soc. méd. des hôp.*, 1909, p. 435.
(2) M. Garnier, Un cas de tétanos traité par l'injection intracérébrale d'antitoxine. Guérison (*Presse méd.*, 24 août 1898).

Malheureusement, les résultats ultérieurs furent moins bons ; sur 101 cas traités, on compte 65 morts, soit 63,3 p. 100. De plus, il ne semble pas que l'injection soit toujours inoffensive ; notre malade avait eu, dans sa convalescence, des troubles psychiques d'ailleurs passagers, qui pouvaient être considérés comme liés aux phénomènes de réparation de la légère lésion produite dans le cerveau par l'injection ; dans d'autres cas, l'injection a été suivie de lésions locales ou d'accidents généraux. Aussi la méthode intracérébrale est-elle tombée dans un discrédit qu'elle ne méritait certainement pas ; elle ne présente pas de difficultés techniques ; il suffit de faire une trépanation capillaire au moyen du foret à curseur de Borrel, ou d'une fraise de 6 à 7 millimètres de diamètre ; d'après Maunoury, le lieu d'élection est un point situé à 3 ou 4 centimètres en avant de la suture fronto-pariétale et à 2 centimètres en dehors de la ligne médiane. Par l'orifice ainsi pratiqué, on introduit en plein tissu cérébral une aiguille longue de 4 centimètres, et on pousse doucement l'injection en se servant d'une seringue à vis, qui permet de laisser tomber goutte à goutte le liquide dans la substance nerveuse. Il y a avantage à se servir de sérum desséché, que l'on solubilise à nouveau, au moment de l'injection, dans une petite quantité d'eau salée physiologique stérilisée. Dans notre cas, 3 centimètres cubes de liquide furent introduits dans chaque hémisphère, et ces 6 centimètres cubes correspondaient à 15 centimètres cubes de sérum ordinaire.

Bien entendu, l'injection intracérébrale ne dispense pas d'introduire de grandes quantités de sérum sous la peau.

D. *Voie intrarachidienne*. — L'injection de sérum antitétanique dans la cavité sous-arachnoïdienne, après ponction lombaire et issue d'une certaine quantité de liquide céphalo-rachidien, fut pratiquée pour la première fois, par Sicard, en 1898. Cette méthode n'a pas donné les résultats qu'on pouvait en attendre, et, d'après les relevés de Vallas, la mortalité après son application serait de 64 p. 100. Pourtant, toutes les statistiques ne sont pas aussi défavorables ; parmi les 20 cas rapportés par Rollin, 15 furent suivis de guérison ; si l'on y joint les 9 observations avec 6 guérisons relatées par Wallace et Sargant, on arrive à un total de 29 cas, dont 8 seulement furent suivis de mort, ce qui donne une mortalité de 27,5 p. 100. Ainsi la voie intrarachidienne ne mérite pas l'abandon où elle est tenue par certains auteurs. Elle a l'avantage d'être plus facilement utilisable que la voie intracérébrale.

Pour l'employer, on pratique une ponction lombaire, et on injecte dans l'espace sous-arachnoïdien 15 à 20 centimètres cubes de sérum : l'injection sera faite lentement et progressivement ; on fera bien, comme le conseille Sicard (1), de chauffer au préalable le sérum au bain-marie, de manière à l'amener à une température de 37°-38°. L'injection n'a aucun inconvénient ; Sicard a pu, sans aucune réaction de la part du malade, pousser dans le canal rachidien 50 centimètres cubes de sérum en dix à quinze minutes.

Pour augmenter l'efficacité de la méthode, on peut, comme le conseille d'Hotel (2), immédiatement après l'injection, mettre le patient en position déclive, le bassin surélevé, de façon à faire baigner le bulbe dans le sérum. On réalise ainsi chez l'homme le procédé des injections parabulbaires, qui a donné expérimentalement chez le chien des succès à Jean Camus (3).

E. *Voie épidurale.* — La voie épidurale a été employée avec succès dans un cas par Apert et Lhermitte (4). Ces auteurs ont injecté 10 centimètres cubes de sérum dans le canal sacré à quatre reprises différentes ; après chaque injection, ils ont observé une diminution des contractures, et le malade guérit. Il s'agissait dans ce cas d'un tétanos consécutif à un ulcère de jambe ; le sérum se trouvait donc porté au niveau des racines des nerfs des membres inférieurs, c'est-à-dire près des conducteurs nerveux par où la toxine, venant de la plaie, gagnait les centre nerveux.

F. *Voie paranerveuse périphérique.* — Sicard a eu l'idée d'injecter l'antitoxine aux alentours des gros troncs nerveux, en particulier de ceux dont dépend la région lésée. Il combine cette méthode avec l'injection intrarachidienne et introduit de plus quelques centimètres cubes de sérum tout autour du foyer traumatisé.

La voie paranerveuse périphérique est logique, puisque l'on sait, depuis les recherches d'A. Marie et Morax, qu'une partie de la toxine tétanique arrive aux centres nerveux en suivant les nerfs : on peut penser que le sérum suivra la même voie. Pourtant, elle n'a donné aucun résultat dans un cas rapporté par Guillain (5), bien que 30 centimètres cubes aient été injectés directement dans les nerfs du

(1) Sicard, Trois cas de tétanos traités par l'injection intrarachidienne d'antitoxine tétanique. Guérison. Les injections paranerveuses périphériques (*Bull. de la Soc. méd. des hôp.*, 1903, p. 1021).

(2) D'Hotel, *Union méd. du Nord-Est*, analysé in *Journ. de méd. et de chir. prat.*, 14 avril 1912, p. 267.

(3) Jean Camus, Traitement du tétanos expérimental par les injections bulbaires et parabulbaires de sérum antitétanique (*Bull. de la Soc. de biol.*, 6 mai 1911).

(4) Apert et Lhermitte, Tétanos par infection d'un ulcère de jambe. Injections épidurales (pararadiculaires) de sérum antitétanique. Guérison (*Bull. de la Soc. méd. des hôp.*, 6 mai 1904, p. 482).

(5) Guillain, Sur un cas de tétanos mortel traité par l'injection de sérum antitétanique dans les troncs nerveux (*Bull. de la Soc. méd. des hôp.*, 12 mars 1909, p. 465).

plexus brachial après que la région eût été mise à nu par le chirurgien ; 20 centimètres cubes avaient été de plus injectés dans la veine axillaire ; le malade, qui était porteur d'une plaie de l'index, ne fut nullement amélioré par l'opération et mourut le lendemain.

3° Traitement du tétanos par les médicaments chimiques. — Parmi les médicaments qui ont été préconisés contre le tétanos, trois surtout méritent de retenir l'attention : ce sont l'hydrate de chloral, l'acide phénique et le sulfate de magnésie. Les autres narcotiques, opium et ses dérivés, belladone et atropine, jusquiame, peuvent aussi être employés pour soulager le malade ; pourtant leur usage n'a pas été systématisé. Quant à la cholestérine, qui a été préconisée en injection autour de la plaie d'inoculation, son emploi est trop récent pour qu'on puisse apprécier ses effets.

Chloral. — Depuis les recherches de Langenbeck en Allemagne et de Verneuil en France, le chloral est le médicament classique du tétanos ; il a pour effet de diminuer et même de faire cesser les contractures et procure au malade un sommeil réparateur. Il ne guérit pas la maladie, et les symptômes réapparaissent dès que l'action du médicament est épuisée ; mais il ménage les forces du malade en diminuant l'excitabilité du système nerveux, et permet à l'organisme de fonctionner d'une façon presque normale, jusqu'au jour où il aura triomphé de l'agent pathogène. Dans les cas aigus et suraigus, il ne fera que soulager le malade, sans empêcher l'issue fatale ; mais, dans les cas plus lents, il aura une action nettement favorable, surtout si on combine son emploi avec celui du sérum antitétanique.

Le chloral est donné le plus souvent par la bouche, par prises de 1 gramme, renouvelées toutes les heures, jusqu'à production du sommeil et de la résolution musculaire. A ce moment, on suspend son emploi, et on y revient dès que les contractures commencent à reparaître. On donne ainsi de 6 à 12 grammes de chloral en vingt-quatre heures ; on peut aller jusqu'à 16 et même 20 grammes, mais cette dernière dose ne doit pas être dépassée.

Dans les formes dysphagiques, on prescrira le chloral par le rectum ; on administrera ainsi chaque jour deux lavements contenant chacun 4 grammes de chloral.

Enfin on peut introduire le chloral par la voie intraveineuse, comme l'a fait le premier Oré (de Bordeaux) ; mais les solutions concentrées, employées au début de la méthode, exposaient à des accidents et déterminaient des coagulations sanguines. Récemment d'Espine s'est servi avec succès, chez un enfant de treize ans, d'une solution à 5 p. 100; Mayor conseille même de ne pas dépasser le taux de 2,5 à 3 p. 100.

Acide phénique. — Ayant constaté les bons effets produits par les injections sous-cutanées d'acide phénique dans le traitement des névralgies et des névrites, Baccelli eut l'idée d'employer ce médicament contre le tétanos. D'après le rapport de Vallas au Congrès de chirurgie de 1902, sur 80 cas traités par cette méthode, il n'y aurait eu que 8 morts, ce qui fait une mortalité de 10 p. 100; aucune autre médication ne donne de résultats aussi favorables ; il est vrai que, si on élimine de cette statistique les cas bénins, qui auraient guéri avec tout autre traitement, la mortalité s'élève à 37 p. 100. Il semble en effet que les succès sont surtout fréquents dans les cas à marche lente. L'observation favorable, publiée par Claude et d'Heucqueville (1), concerne un cas de tétanos à développement progressif et à marche subaiguë. Au contraire, le cas de mort rapporté par Chauffard (2) a trait à un tétanos aigu ; dans ces deux observations, d'ailleurs, l'acide phénique fut injecté à des doses inférieures à celles conseillées par les auteurs italiens.

Expérimentalement, l'acide phénique ne semble avoir aucune action sur l'évolution du tétanos ; les recherches de Courmont et Doyon, celles de Josias ne laissent aucun doute à cet égard. Si l'acide phénique agit dans le tétanos humain, c'est en modérant le pouvoir réflexe des centres nerveux ; il n'est pas un remède spécifique contre cette maladie ; il constitue simplement un adjuvant du traitement symptomatique.

On emploie en général une solution à 2 p. 100, dont on injecte par jour 15 à 20 centimètres cubes ; les doses habituelles sont en effet 0gr,30 à 0gr,40 du médicament. Mais on peut aller plus loin ; M. Galliard (3), dans un cas, a injecté 0gr,05 toutes les deux heures, soit 0gr,60 par vingt-quatre heures, pendant six jours consécutifs ; Favero conseille de donner 0gr,01 par kilo d'individu ; Montebelli a injecté 0gr,65 pendant quarante et un jours consécutifs, et Ascoli 0gr,72 pendant sept jours. Jamais, malgré ces doses énormes, on n'a constaté d'accidents dus à l'intoxication phéniquée. Tout au plus a-t-on observé parfois des éruptions cutanées.

L'injection détermine une légère cuisson, mais la douleur est passagère ; on peut la diminuer en ajoutant à la solution un peu de

(1) Claude et d'Heucqueville, Un cas de tétanos traité par la méthode de Baccelli (*Bull. de la Soc. méd. des hôp.*, 1902, p. 871).

(2) Chauffard, Tétanos traumatique traité par la méthode de Baccelli (*Bull. de la Soc. méd. des hôp.*, 1902, p. 891).

(3) Galliard, Tétanos guéri par le sérum antitétanique et l'acide phénique (*Bull. de la Soc. méd. des hôp.*, 1907, p. 555).

glycérine ou de camphre. Enriquez et Bauer (1) conseillent de diluer l'acide phénique dans une grande quantité de sérum physiologique ; on joint ainsi à l'action du médicament les avantages des grandes injections d'eau salée, si utiles dans les infections et les intoxications.

Sulfate de magnésie. — Le sulfate de magnésie est le dernier en date parmi les médicaments préconisés contre le tétanos. Son emploi est fondé sur les propriétés inhibitrices et anesthésiantes des sels de magnésie, administrés par la voie sous-cutanée ou en injection intrarachidienne. Ces propriétés, mises en évidence en 1905 par les recherches de Meltzer et Auer, ont été utilisées par Blake en 1906 dans le traitement du tétanos ; à la suite du succès obtenu par cet auteur, divers médecins américains eurent recours à cette médication, que MM. Griffon et Lian (2) appliquèrent les premiers en France.

On se sert ordinairement d'une solution de sulfate de magnésie à 25 p. 100, dont on injecte 2 à 4 centimètres cubes dans la cavité sous-arachnoïdienne. Tanton (3) a employé une solution isotonique, obtenue en dissolvant 7 grammes de sel dans 100 grammes d'eau, et il a injecté 12 centimètres cubes, soit $0^{gr},84$, de sulfate de magnésie ; mais il semble que la sédation obtenue par ce moyen est de moins longue durée que celle donnée par la solution hypertonique. L'injection a pour effet de calmer les contractures douloureuses et de supprimer les accès convulsifs. Quand ceux-ci reparaissent, on fait une nouvelle injection ; dans le cas de MM. Griffon et Lian, il a suffi de deux injections pour arrêter la maladie ; MM. Ramond et Doury en firent trois en neuf jours ; Popesco et Protopopesco, quatre en dix-neuf jours. Même quand l'issue doit être fatale, comme dans le cas de Debré et dans celui de Sicard et Drevet, on observe après l'injection la disparition des contractures et le relâchement musculaire ; alors la mort arrive par le fait des troubles respiratoires et circulatoires et parfois sans que les contractures reparaissent.

Le sulfate de magnésie constitue donc une médication uniquement symptomatique ; il n'a pas d'action sur la cause de la maladie, ni sur la progression des phénomènes ; expérimentalement il n'a chez le cobaye aucun effet, comme l'a montré L. Cruveilhier ;

---

(1) ENRIQUEZ et BAUER, *Nouveau cas de tétanos traité par les injections d'acide phénique ; disparition des contractures. Pneumonie secondaire. Hépatisation. Mort.* (*Soc. méd. des hôp.*, 20 déc. 1901).

(2) GRIFFON et LIAN, *Traitement du tétanos par l'injection intrarachidienne de sulfate de magnésie* (*Bull. de la Soc. méd. des hôp.*, 24 juillet 1908, p. 190).

(3) TANTON, *Tétanos et sulfate de magnésie* (*Progrès médical.* 16 janvier 1909, p. 35).

il produit seulement chez l'homme un apaisement d'un des symptômes les plus pénibles et, par là même, est utile dans le traitement du tétanos.

3. — Marche à suivre dans le traitement du tétanos.

En présence d'un cas de tétanos, on devra d'emblée faire une injection de sérum antitétanique ; le sérum est le seul médicament capable d'enrayer l'extension de la maladie ; il protège le système nerveux contre les nouvelles doses de toxine qui lui arrivent constamment du foyer où végète le bacille de Nicolaïer, et il permet la guérison, si les lésions ne sont pas trop étendues.

Le sérum est injecté sous la peau ; on en introduira d'emblée une grande quantité, 80 à 100 centimètres cubes; si le cas est aigu, une partie de ce sérum sera portée directement dans le système veineux. Enfin, quand la ponction lombaire pourra être pratiquée, on fera bien d'injecter une certaine dose de sérum dans le canal rachidien.

Mais le sérum n'agit pas sur les symptômes déjà existants ; aussi devra-t-on recourir à un des médicaments préconisés contre les contractures ; le chloral, le plus souvent administré par la bouche ou en lavement, est un médicament éprouvé, qui donne de bons résultats; on pourra recourir aussi à l'acide phénique ou, si l'on a une grande pratique de la ponction lombaire, au sulfate de magnésie.

Ces traitements symptomatiques seront continués tant que persisteront les phénomènes morbides. En même temps, on répétera les injections de sérum jusqu'à la cicatrisation complète de la plaie originelle. C'est par l'association de la sérothérapie avec la médication chloralique que guérit le malade, dont MM. Oulmont et Dumont ont récemment rapporté l'histoire. Enfin on ne négligera aucun des moyens hygiéniques capables de diminuer les paroxysmes douloureux et de prolonger l'existence du malade.

CHAPITRE XII

TRAITEMENT DU CHARBON

I. *Prophylaxie.* — Désinfection et antisepsie. — Vaccination anticharbonneuse.
II. *Traitement local de la pustule maligne.* — Iode, acide phénique, sublimé,
feuilles de noyer. Exérèse. Caustiques.
III. *Traitement général de l'infection charbonneuse.* — 1° Sérothérapie.
— 2° Pyocyanéine — 3° Antisepsie interne. — 4° Médication tonique.
IV. *Marche à suivre dans le traitement du charbon.*

Le charbon commence le plus souvent chez l'homme par une
lésion locale, la pustule maligne, puis apparaissent les phénomènes
généraux, qui indiquent l'envahissement de l'organisme par la
bactéridie. Contre la pustule maligne, un traitement local bien
dirigé est souvent efficace ; les accidents généraux sont plus difficiles
à juguler, étant donnés les résultats inconstants que fournit la sérothérapie anticharbonneuse. Néanmoins, la guérison peut toujours
s'observer, même dans les formes les plus graves, quand le microbe
a pénétré dans l'économie par le tube gastro-intestinal ou par
les voies respiratoires. Aussi, bien qu'il soit moins bien armé dans
ce cas que dans celui d'une lésion locale facilement accessible, le
médecin ne devra pas désespérer et trouvera dans l'arsenal thérapeutique des ressources pour lutter contre la maladie.

I. **Prophylaxie.** — Le charbon chez l'homme provient presque
constamment du charbon des animaux. Aussi toutes les mesures
prises pour diminuer la fréquence de la maladie chez les bovidés
et les ovidés, qui sont les animaux les plus souvent atteints, ont
retenti heureusement sur la morbidité charbonneuse de l'espèce
humaine. Depuis que la vaccination anticharbonneuse est entrée
dans la pratique, elle a eu pour résultat non seulement de diminuer d'une façon considérable la maladie dans les troupeaux, mais
encore de rendre la pustule maligne exceptionnelle chez l'homme ;
cette diminution s'est fait sentir en particulier dans la Beauce,
qui était autrefois la terre classique du charbon.

Si, néanmoins, un animal meurt du charbon, des précautions minutieuses doivent être prises pour empêcher la propagation de la maladie. La bactéridie charbonneuse, en raison des spores au moyen lesquelles elle se reproduit, est en effet extrêmement résistante aux procédés habituels de désinfection ; ces spores peuvent persister pendant des mois et des années sur les objets souillés par le sang ou les déjections de l'animal charbonneux et aller, longtemps après la mort de l'animal, porter au loin la contagion. Aussi les bêtes charbonneuses doivent-elles être détruites complètement, afin qu'aucune de leurs parties, chair musculaire, peau, corne, os, ne puisse être livrée dans le commerce. On ne se contentera pas de l'enfouissement ; Pasteur a montré, en effet, que les spores se développaient dans le sang répandu sur les poils de la bête, qu'elles restaient vivantes pendant des années, jusqu'à dix-sept ans, et qu'elles pouvaient être ramenées à la surface par les vers de terre ; il a pu ainsi donner l'explication des « champs maudits ». Il faudra donc, avant d'enterrer l'animal, détruire les germes qu'il contient ; on peut y arriver par une immersion prolongée dans l'acide sulfurique. Le mieux est d'ailleurs de remplacer l'enfouissement par la crémation.

La peau et la laine, certainement contaminées ou seulement d'origine suspecte, doivent être soigneusement désinfectées avant d'être livrées à l'industrie. Si on a recours à la chaleur, on se rappellera que celle-ci doit être suffisamment élevée et qu'elle est beaucoup plus efficace en milieu humide qu'à sec. Ainsi les spores résistent pendant deux heures à la température de l'ébullition. La maladie des trieurs de laine, qui n'est qu'une forme de charbon pulmonaire, a disparu à peu près complètement depuis que l'on désinfecte par la vapeur d'eau sous pression les laines suspectes et que l'on fait travailler les ouvriers devant des bouches d'aspiration, qui entraînent les poussières dès qu'elles se produisent. Les peaux ne peuvent être désinfectées par la chaleur qui les détériore ; on doit donc recourir aux antiseptiques chimiques, dont l'action est moins sûre. Le tannage ne suffit pas à lui seul à supprimer leur virulence, et bien des cas de charbon ont été observés chez des selliers, des bourreliers, qui ne manient que des peaux préparées.

La contamination de l'homme peut encore se faire par la piqûre d'une mouche s'étant posée auparavant sur le cadavre d'un animal charbonneux ; ce mode d'infection paraît pourtant moins fréquent qu'on ne l'a dit.

La contagion d'homme à homme est exceptionnelle ; elle peut pourtant se produire ; aussi devra-t-on faire grande attention, quand on soigne un individu atteint de charbon, de désinfecter soigneusement les instruments, et en général tous les objets qui auraient pu être contaminés par la sérosité de la pustule ou le sang du malade. Le médecin et les infirmiers devront de même se désinfecter, après avoir donné au malade les soins que son état réclame. Quand la maladie sera terminée, on exigera une désinfection minutieuse du lit du malade et de la chambre où il aura été soigné ; et, comme le charbon ne figure pas sur la liste des maladies dont la déclaration est obligatoire, on insistera tout particulièrement sur l'urgence de cette désinfection et la nécessité de la faire complète.

Enfin, en faisant l'autopsie d'un individu ou d'un animal mort du charbon, on devra faire grande attention à ne pas se piquer ; on fera ensuite stériliser les instruments qui auront servi à ouvrir le cadavre et la pièce où l'autopsie aura été effectuée. Si, malgré les précautions prises, quelqu'un vient à être piqué par un instrument contaminé, on commencera par faire saigner abondamment la plaie, puis on débridera et on cautérisera avec le thermocautère, soit mieux, d'après Colin, avec le nitrate d'argent. Si tous les germes ont été ainsi chassés ou détruits, la maladie ne se développera pas (1).

II. Traitement local de la pustule maligne. — *Iode.* — Depuis Davaine (2), on emploie l'iode pour arrêter le développement de la pustule maligne ; un vétérinaire, Staniz Cézard, appliqua le premier ce traitement chez l'homme. On peut se servir d'une solution d'iode au centième ou au cinquantième dans l'eau iodurée. Le Pr Roger s'est bien trouvé d'un mélange à parties égales de teinture d'iode et d'eau iodurée.

Pour détruire les bactéridies, l'iode doit être porté directement à leur contact et, par suite, introduit sous la peau. M. Roger fait trois ou quatre piqûres en dehors de la zone vésiculaire dans les tissus œdé-

---

(1) Voici le texte d'un avis, qui, d'après un arrêté ministériel récent, doit être affiché dans les établissements dont le personnel est exposé à l'infection charbonneuse :

Le charbon est une maladie très grave.

Elle guérit cependant quand elle est soignée immédiatement. Elle débute par un petit bouton qu'il faut brûler dans les vingt-quatre heures.

Sans soins, le charbon peut entraîner la mort en quelques jours.

Donc soignez-vous à temps.

Si vous avez un bouton, une coupure, écorchure ou gerçure, prévenez de suite la direction de l'établissement.

Voyez de suite le médecin si vous avez un bouton.

Faites-vous panser de suite si vous avez la moindre écorchure.

Elle laisserait entrer la poussière, et une poussière presque invisible contient peut-être le microbe qui peut vous tuer.

Défiez-vous des marchandises poussiéreuses que vous avez à manipuler.

Nettoyez-vous soigneusement.

Nettoyez-vous les mains avant de manger ou de boire : vous pouvez prendre le charbon par la bouche.

Nettoyez-vous avant de quitter l'atelier : vous pouvez rapporter le charbon chez vous.

(2) Davaine, Recherches relatives à l'action des substances dites antiseptiques sur le virus charbonneux (*C. R. de l'Acad. des sciences*, 13 oct. 1873).

matiés : il injecte en tout XV à XX gouttes du mélange qu'il préconise et recommande de pousser le liquide avec une grande lenteur. Un pansement antiseptique est ensuite appliqué sur la lésion. Des injections semblables sont faites autour des ganglions engorgés. Menetrier et Clunet ont injecté dans un cas 4 centimètres cubes de teinture d'iode du *Codex* en douze piqûres et ont recommencé le lendemain ; il ne semble pas que leur malade ait été incommodé malgré la haute dose de médicament employée.

Les injections sont répétées matin et soir, jusqu'à ce que les symptômes aient franchement rétrocédé, que l'œdème ait diminué et que les tissus aient repris leur souplesse. Quand l'escarre se détache, on saupoudre la plaie d'iodoforme, de manière à éviter le développement des agents pyogènes.

Ce traitement donne en général de bons résultats ; il a l'inconvénient d'être un peu douloureux et de déterminer parfois quelques phénomènes d'iodisme. Mais ces accidents, somme toute assez légers, n'empêchent pas de le continuer jusqu'à l'amélioration définitive.

Acide phénique. — Différentes substances ont été proposées pour remplacer l'iode. L'une de celles le plus souvent employées est l'acide phénique en solution au centième ; on l'injecte comme la solution iodo-iodurée, sur laquelle elle aurait l'avantage d'être plus facilement supportée.

Le sublimé a été aussi utilisé, surtout en Russie.

Feuilles de noyer. — L'application de feuilles de noyer sur la pustule maligne a donné des succès à Pomayrol (de Perpignan) et à Raphaël (de Provins) ; expérimentalement, Davaine a reconnu que le suc des feuilles de noyer enlevait toute virulence au sang charbonneux. Ce traitement, sur lequel Nélaton avait appelé l'attention, n'a guère été employé, malgré les résultats expérimentaux de Davaine.

Exérèse. — Par les injections interstitielles, on cherche et on arrive le plus souvent à limiter la lésion et à empêcher la bactéridie de pénétrer dans le sang ; on peut penser obtenir le même résultat en enlevant la pustule, comme l'on extirpe une tumeur maligne. Ce traitement était employé autrefois au xvii* et au xviii* siècle ; mais il est douloureux et infidèle ; de plus, il détermine parfois des délabrements considérables et peut donner lieu à des cicatrices vicieuses, car il est nécessaire de faire l'incision en dehors de la zone envahie, comme on la fait en cas de cancer. Aussi est-il généralement abandonné aujourd'hui. Les auteurs qui y ont recours encore combinent l'exérèse avec la cautérisation des surfaces mises à nu ou même avec les injections interstitielles. Ainsi Courtellemont et Weill-Halle (1), après avoir enlevé au bistouri la pustule et les tissus avoisinants, ont cautérisé le fond et les bords de la plaie avec le thermocautère et ont ensuite pratiqué tout autour de la perte de substance ainsi provoquée des injections d'une solution d'iode à 2 p. 100 ; les piqûres, distantes de 2 à 3 centimètres l'une de l'autre, furent pratiquées suivant deux lignes concentriques ; le lendemain 5 centimètres cubes de liquide furent de nouveau injectés au pourtour de la plaie et des ganglions correspondants. On peut se demander, dans ces conditions, si le traitement iodé énergique, qui a été fait, n'aurait pas suffi à lui seul pour amener la guérison, et si l'ablation de la pustule n'a pas été au moins inutile.

Caustiques. — D'autres auteurs ont préconisé l'extirpation de la pustule à l'aide du thermocautère ou sa destruction par les caustiques chimiques ; pendant longtemps, les médecins exerçant en Beauce ont eu coutume d'exciser l'escarre et de remplir la perte de substance avec du sublimé en poudre. Cette méthode provoque des douleurs vives, donne lieu parfois à des cicatrices vicieuses et expose à des accidents d'intoxication. Somme toute, l'antisepsie interstitielle par l'iode ou l'acide phénique paraît préférable à tout autre traitement ; elle ne devra faire négliger, dans aucun cas, la médication générale.

III. Traitement général de l'infection charbonneuse. — En présence d'un cas de pustule maligne, il ne faut pas se contenter d'instituer une thérapeutique locale ; il est indispensable de mettre d'emblée l'organisme en état de résister à une infection qui a tendance très rapidement à se généraliser. Dans les cas rares de charbon pulmonaire, la thérapeutique générale sera la seule sur laquelle on pourra compter. Celle-ci comprend divers moyens : la sérothérapie, la pyocyanéine, l'antisepsie interne et enfin les toniques et reconstituants généraux.

1° *Sérothérapie.* — Les animaux vaccinés contre le charbon par la méthode pastorienne arrivent à supporter progressivement des doses énormes de culture charbonneuse virulente ; leur sérum, bien qu'il ne devienne ni bactéricide, ni antitoxique, acquiert pourtant des propriétés préventives et même curatives vis-à-vis de l'infection par la bactéridie, comme l'ont montré Marchoux (2) en France et Sclavo en Italie. Chez l'homme comme chez l'animal, il donne de bons résultats, à condition d'être injecté de bonne heure, avant qu'il y ait septicémie généralisée.

---

(1) Courtellemont et Weill-Halle, Deux cas de pustule maligne guéris par exérèse (*Bull. de la Soc. méd. des hôp.*, 1905, p. 11).

(2) Marchoux, Sérum anticharbonneux (*Bull. de la Soc. de biol.*, 1895, p. 710).

Thérap. des mal. infect.   37

Dès que le diagnostic de charbon est posé, après avoir traité localement l'accident initial, on devra injecter le sérum anticharbonneux : les doses employées par les différents auteurs sont variables ; Menetrier et Clunet n'ont pas dépassé 20 centimètres cubes par jour, et le malade a guéri ; Chauffard et Boidin ont injecté le premier jour 75 centimètres cubes et les jours suivants 40 centimètres cubes, sans pouvoir sauver leur malade. Garzia conseille d'introduire en une fois 40 à 50 centimètres cubes sous la peau et, dans les cas graves, 10 à 20 centimètres cubes dans les veines. On fera bien, en tout cas, de ne pas ménager le sérum, les expériences sur les animaux ayant montré que plus la date de l'inoculation était ancienne, plus la dose de sérum devait être élevée pour donner un résultat favorable.

Les injections seront continuées les jours suivants ; on ne les interrompera que quand la fièvre sera tombée, que l'œdème local aura diminué et que la maladie sera franchement en voie de régression. De nombreux cas de guérison obtenus par cette méthode ont été rapportés, surtout en Italie.

2º *Pyocyanéine.* — Se fondant sur l'antagonisme qui existe entre la bactéridie charbonneuse et le bacille pyocyanique (Bouchard et Charrin, Woodhead et Wood), Fortineau a eu l'idée d'employer dans le traitement du charbon les cultures stérilisées du bacille pyocyanique en milieu minéral. Ce produit, auquel il donne le nom de *pyocyanéine*, est différent de la *pyocyanose* qu'Emmerich et Loir ont extraite de cultures du même bacille au moyen de l'alcool et de la dialyse.

Injecté au cobaye trente heures après l'inoculation du charbon, il amène la guérison de l'animal. Chez l'homme, sur 18 malades traités jusqu'à présent, tous ont guéri.

La dose à injecter est de 10 ou 20 centimètres cubes ; elle peut être répétée le lendemain. L'injection est suivie d'une réaction fébrile violente accompagnée d'une douleur vive au niveau de la piqûre. Bientôt, les symptômes de la maladie s'amendent, l'œdème diminue, la température s'abaisse et la guérison survient.

3º *Antisepsie interne.* — On ne connaît pas actuellement de substance chimique qui, introduite dans l'économie, soit capable de détruire la bactéridie charbonneuse sans nuire aux éléments de l'organisme.

Davaine (1), ayant reconnu que l'action antiseptique de l'iode vis-à-vis de la bactéridie s'exerçait encore dans une solution contenant 0gr,01 d'iode pour 1 700 grammes d'eau, conseilla d'employer ce corps

---

(1) Davaine, Recherches sur le traitement des maladies charbonneuses chez l'homme (*Bull. de l'Acad. de méd.*, 27 juillet 1880).

non seulement en injections sous-cutanées, mais aussi en ingestion ;
il recommandait la solution suivante :

    Iode .... 25 centigrammes.
    Iodure de potassium 50   —
    Eau distillée .... 1 litre.

Cette solution était injectée sous la peau et était prise en boisson
par demi-verres fréquemment répétés. Depuis, on a donné la teinture
d'iode à la dose de V, X et même XVI gouttes par jour. Tout en conseillant l'iode en ingestion, Davaine ne croyait pas beaucoup à son
efficacité, car il pensait bien que le médicament était transformé dans
l'estomac en iodure et que, sous cette forme, son action devait être
à peu près nulle. Néanmoins, le traitement iodé est resté classique,
et il est encore employé dans beaucoup de cas.

Récemment, on a appliqué la dioxydiamidoarsénobenzol ou produit 606 d'Ehrlich au traitement du charbon. Des deux cas rapportés
par Becker, l'un fut suivi de guérison ; dans l'autre, le malade mourut malgré une injection intraveineuse de 0.60.

4° *Médication tonique.* — Quelle que soit la médication employée,
on ne négligera pas le traitement général ; on soutiendra les forces
du malade par les toniques et les stimulants ; l'alcool sous forme de
potion de Todd ou de limonade vineuse sera donné à hautes doses,
en particulier aux malades ayant l'habitude d'en faire un usage
journalier ; on y adjoindra l'acétate d'ammoniaque à la dose de
4 à 10 grammes par jour, l'extrait de quinquina à celle de 1 à 2 grammes ; on fera prendre du café et du thé ; enfin, en présence de
menaces de collapsus, on aura recours aux injections d'huile camphrée au dixième, d'éther, de sulfate de spartéine ou de caféine.

IV. **Marche à suivre dans le traitement du charbon.** —
Si, comme c'est le cas le plus fréquent, le charbon débute par une
lésion cutanée, pustule maligne ou œdème malin, on fera le plus tôt
possible une série d'injections iodées dans les tissus avoisinants et
autour des ganglions engorgés. En même temps, on injectera sous la
peau 40 à 50 centimètres cubes de sérum anticharbonneux. Le malade sera mis au repos, même s'il n'a pas de fièvre ; on le nourrira
abondamment, et on lui donnera de l'extrait de quinquina.

Les injections iodées seront renouvelées matin et soir ; celles de
sérum seront répétées tous les jours.

Dans le cas de charbon interne, on aura recours à la sérothérapie ; on
fera bien alors d'injecter une partie du sérum dans les veines, pendant
qu'une autre sera introduite sous la peau. On ne négligera pas non
plus le traitement général par les toniques et les reconstituants.

CHAPITRE XIII

TRAITEMENT DE LA MORVE

I. *Prophylaxie.* — Chez l'animal et chez l'homme.
II. *Traitement des accidents locaux.* — Dermite, ulcérations, abcès, adénopathies, lésions des muqueuses.
III. *Traitement général.* — Médicaments chimiques. — Médicaments organiques et sérothérapie. — Médication tonique.

La morve est une maladie infectieuse, contagieuse et inoculable, qui sévit particulièrement chez les équidés, et qui peut se transmettre accidentellement à l'homme. Rarement observée en clinique humaine, elle n'a pas été objet de tentatives thérapeutiques bien nombreuses. Les recherches modernes ont doté l'art vétérinaire d'un moyen précieux pour en établir le diagnostic précoce et, partant, pour en assurer la prophylaxie; mais elles n'ont pas encore abouti à la découverte d'un traitement spécifique de cette maladie.

La morve se caractérise par des accidents locaux qui peuvent intéresser uniquement la peau, — et alors la maladie prend le nom de *farcin,* — ou se manifester au niveau de la muqueuse nasale : c'est alors la *morve* à proprement parler. Dans tous les cas, elle peut affecter une forme aiguë ou une forme chronique et s'accompagner de phénomènes généraux graves dus, comme les symptômes locaux, à la pullulation du bacille et à l'action des produits qu'il sécrète. Le traitement comprendra donc, outre les moyens propres à éviter la diffusion de la maladie, les procédés à mettre en œuvre contre les troubles de l'état général et contre les accidents locaux.

I. **Prophylaxie.** — Les moyens employés pour diminuer la fréquence de la morve chez les solipèdes assurent en même temps la prophylaxie de la maladie chez l'homme; quand, au début du XIXe siècle, la contagiosité de la morve fut niée, que la maladie fut attribuée à une origine purement inflammatoire, que par suite la surveillance se relâcha, et que l'isolement et l'abatage des animaux furent négligés, les cas se multiplièrent non seulement chez les chevaux, mais aussi chez l'homme. Aujourd'hui, grâce à la *malléine,* on peut faire d'une façon précoce le diagnostic de la morve. Injectée sous la peau à la dose d'un quart de centimètre cube, la malléine, qui est un extrait filtré et stérilisé de culture du bacille morveux, provoque une réaction fébrile intense et prolongée chez les animaux porteurs d'un foyer morveux, manifeste ou latent ; tous les chevaux qui réagissent sont abattus, l'épizootie est ainsi rapidement arrêtée ; par suite, les chances de contagion diminuent pour l'homme, et en réalité la morve n'est plus que exceptionnellement observée.

L'animal une fois abattu devra être détruit complètement. La viande de chevaux morveux a pu donner la maladie à des chats, des chiens, des lions, des ours, qui en avaient reçu pour leur nourriture ; elle doit donc être considérée comme contagieuse, malgré les faits contradictoires primitivement rapportés ; elle expose de plus à la contamination ceux qui la manient et la préparent.

Bien que la morve ne se soit jamais propagée épidémiquement dans l'espèce humaine, la contagion d'homme à homme a pourtant été observée ; les personnes de l'entourage du malade, celles qui sont appelées à lui donner des soins, devront donc prendre des précautions minutieuses pour ne pas attraper la maladie : lavage soigneux des mains avec des solutions antiseptiques, revêtement de blouses facilement lavables pour approcher le malade, qui sera confiné dans une pièce de l'appartement où ne pénétreront que médecin et gardes-malades. Tout ce qui aura été souillé par un produit morveux, pus d'abcès farcineux, jetage de la muqueuse nasale, expectoration, sera désinfecté ; les linges, en particulier, ne seront donnés à blanchir qu'après avoir été stérilisés par l'immersion dans l'eau bouillante ou dans la solution de sublimé au millième : c'est à ce dernier antisep-tique qu'il faudra avoir recours, si on ne peut employer la chaleur ; le sulfate de cuivre en solution à 2 p. 100, qui est d'un usage courant pour la désinfection, n'a en effet qu'une action très lente et ne tue le bacille qu'en dix jours.

Après la terminaison de la maladie, les locaux devront être désin-fectés au moyen de l'acide sulfureux ou du formol.

On se rappellera que le microbe reste vivant et virulent sur le cadavre ; c'est pour s'être piqué en faisant l'autopsie d'un élève d'Alfort, mort de la morve, que Girard fils succomba à la même maladie en 1825. Enfin on devra faire grande attention dans les laboratoires en manipulant des cultures du bacille de la morve ; plusieurs tra-vailleurs ont contracté la maladie au cours de recherches bactério-logiques, et Kalning, lui-même, l'inventeur de la malléine, mourut de la morve, avant d'avoir achevé ses recherches sur les produits solubles du bacille.

Si, malgré les précautions prises, un peu de matière morveuse est introduite par une piqûre sous la peau ou vient souiller une écorchure, on aura soin de faire saigner abondamment la plaie, sans employer toutefois la succion, puisque le bacille peut pénétrer par la voie digestive ; puis on pratiquera une cautérisation profonde au thermocautère. Cette cautérisation devra être faite le plus vite possible ; une heure après l'inoculation, elle n'est déjà plus efficace, d'après les expériences de Renault d'Alfort .

II. Traitement des accidents locaux. — Les accidents locaux seront traités au moyen des antiseptiques. Les abcès seront ouverts largement au bistouri, vidés de leur contenu, grattés à la curette, afin de déterger leurs parois, puis cautérisés avec un tampon imbibé d'une solution de chlorure de zinc au dixième, enfin pansés à l'iodoforme. Les masses ganglionnaires envahies peuvent être enlevées chirurgicalement.

Les pustules superficielles seront brûlées à la teinture d'iode.

Les inflammations dermiques simulant plus ou moins un érysipèle seront traitées au moyen de bains antiseptiques et de larges applications de compresses, trempées dans la solution de sublimé.

Les ulcérations seront cautérisées au fer rouge, à l'iode ou au chlorure de zinc, et pansées à l'iodoforme ou au naphtol camphré.

L'iode pourra être aussi employé en solution iodurée, comme l'a fait Rémy ; le membre atteint est alors plongé dans une solution contenant 1 gramme d'iode, 20 grammes d'iodure de potassium pour 5 litres d'eau ; la durée d'un bain peut être portée jusqu'à vingt-quatre heures.

Quand les lésions ont envahi la muqueuse nasale, on fait des lavages du nez avec une solution de permanganate de potasse, ou avec de l'eau chlorée, iodée ou créosotée. Elliotson s'est servi d'une solution de 11 gouttes de créosote dans 30 grammes d'eau. On peut aussi insuffler dans les fosses nasales de la poudre d'iodoforme ou d'aristol. De même la gorge sera fréquemment nettoyée au moyen de lavages avec de l'eau bouillie, additionnée d'une petite quantité d'eau oxygénée.

Dans les cas de bronchite et de bronchopneumonie, on fera appliquer des ventouses sèches sur le thorax ; on cherchera à faciliter l'expectoration, et on fera prendre au malade des substances qui, en s'éliminant par les voies respiratoires, aseptisent la muqueuse, comme la terpine ou le goménol. On pourra en même temps faire évaporer près du lit du malade des substances dégageant des vapeurs antiseptiques, comme la créosote, la térébenthine, l'essence de pin, etc.

III. Traitement général. — *Médicaments chimiques*. — On ne connaît encore aucun médicament qui, administré à l'intérieur, soit capable de se fixer sur le bacille morveux et de le tuer, en respectant les tissus. Différentes substances, telles que l'iode, le soufre, le mercure, ont été essayées.

L'*iode* a été recommandé par Tardieu; on le donne en teinture, à la dose de II gouttes par jour, portée progressivement à XX gouttes. On a aussi donné l'iodure d'amidon à la dose de $0^{gr},05$ à $0^{gr},20$ trois fois par jour (de la Harpe), l'iodure de potassium (Andral), l'iodure de soufre (Bourdon).

Le *soufre* est aussi préconisé par Tardieu en nature et, dans les cas chroniques, sous forme d'eaux sulfureuses. L'hyposulfite de soude a été recommandé par Polli (de Milan), qui en a administré 6 à 8 grammes par jour à des chiens et les a guéris.

Le *mercure* a été conseillé en particulier en frictions par Carpenter.

Enfin on a aussi essayé les préparations de *fer*, d'*arsenic*, de *noix vomique*. Le biarséniate de strychnine, préconisé par Grimelli en 1855, aurait donné 18 succès sur 30 chevaux traités; on pourrait l'employer en médecine humaine.

Médicaments organiques. — L'action spécifique exercée par la malléine sur les animaux morveux a fait penser que cette substance pourrait être utilisée dans le traitement de la maladie, comme l'est la tuberculine, avec laquelle elle a beaucoup d'analogie, dans celui de la tuberculose. Bonome l'a employée à la dose d'un quinzième à un vingtième de centimètre cube et a constaté une amélioration des lésions. Une telle médication ne doit sans doute être appliquée qu'aux cas chroniques; maniée avec prudence, on peut logiquement en espérer des succès.

Les essais pratiqués pour vacciner différents animaux et faire apparaître dans leur sérum des anticorps spécifiques n'ont donné jusqu'ici que des résultats incertains et contradictoires; Straus a pu, en inoculant de faibles quantités de culture à un chien, le rendre réfractaire à l'injection de doses sûrement mortelles; mais, chez le cheval et l'âne, les inoculations déterminent toujours des lésions, et l'immunité ne peut être obtenue. Les tentatives faites avec la malléine n'ont pas été non plus couronnées de succès. Aussi la *sérothérapie* antimorveuse se borne actuellement à l'emploi du sérum des bovidés, animaux jouissant de l'immunité naturelle contre la morve. Encore cette méthode semble-t-elle bien incertaine; Malzeff a pu ainsi immuniser un poulain; Chenot et Picq ont guéri par le sérum de bovidés sept ânes sur dix inoculés de morve; mais Nocard n'a obtenu que des résultats négatifs. Chez l'homme, Ch. Nicolle et Dubos (1) ont traité un malade atteint de farcin par le sérum

---

(1) Ch. Nicolle et Dubos, Un cas de morve humaine terminée par la guérison (guérison réelle ou guérison apparente) *(Presse méd.*, 11 oct. 1902, p. 977).

de génisse : les injections étaient faites tous les six jours dans les muscles fessiers à la dose de 5 centimètres cubes d'abord, puis de 10 centimètres cubes ; elles furent bien supportées et ne donnèrent lieu à aucun phénomène morbide. Le malade guérit ; peut-être n'y a-t-il là qu'une coïncidence, comme le font remarquer Nicolle et Dubos : pourtant on peut penser avec ces auteurs que le sérum stimule, d'une façon non spécifique, mais efficace, les moyens de défense de l'organisme.

Médication tonique. — A aucun moment on ne négligera, dans le traitement de la morve, les soins que réclame l'état général. On veillera à ce que l'alimentation soit toujours largement suffisante ; on prescrira les toniques, comme l'extrait de quinquina : on excitera l'appétit par les amers. On emploiera l'arsenic, et en particulier le cacodylate de soude à hautes doses : si ce médicament n'est pas doué d'une action spécifique, il peut néanmoins exercer une influence favorable, en activant la nutrition.

Dans les cas aigus, on luttera contre l'adynamie, au moyen des excitants diffusibles : éther, alcool, acétate d'ammoniaque ; on soutiendra l'énergie cardiaque, s'il est besoin, au moyen de la spartéine, de la caféine et de la strychnine.

CHAPITRE XIV

TRAITEMENT DE LA RAGE

I. *Prophylaxie*.
II. *Traitement préventif*. — 1° Traitement de la plaie : expression, succion, lavages, cautérisation. — 2° Vaccination antirabique.
III. *Traitement de la rage déclarée*. — 1° Mesures hygiéniques. — 2° Traitement médicamenteux. — 3° Traitement moral.

Depuis la découverte de Pasteur, la rage n'inspire plus l'effroi invincible que son nom seul soulevait autrefois. Grâce à la méthode pastorienne, la mortalité de la rage est tombée d'année en année ; en 1906, sur 772 personnes traitées à l'Institut Pasteur de Paris, une seule a succombé. Mais la vaccination antirabique n'a qu'un effet préventif. Le traitement de la rage déclarée est encore à trouver.

I. Prophylaxie. — La rage est toujours consécutive à l'introduction dans l'économie d'un virus particulier, renfermant un microbe qui n'a pu être encore isolé, mais que l'on sait appartenir à la classe des organismes ultramicroscopiques, capables de traverser les pores de certains filtres de porcelaine. Chez l'homme, elle apparaît le plus souvent à la suite d'une morsure, beaucoup plus rarement d'un coup de griffe, faits par un animal enragé : elle peut aussi être consécutive à des léchements pratiqués sur une surface présentant des excoriations. Dans tous ces cas, c'est par la salive que se fait la contamination ; c'est elle qui renferme l'agent infectieux. Le sang, au contraire, n'est pas virulent ; d'après A. Marie, pourtant, il contiendrait le germe une fois sur dix. Le lait n'est dangereux que d'une façon exceptionnelle. Quant à la viande, elle ne l'est jamais.

Parmi les différents animaux susceptibles de contracter la rage, le chien est celui qui, en raison de sa cohabitation habituelle avec l'homme, est l'agent ordinaire de transmission de la maladie ; aussi l'une des mesures les plus efficaces pour diminuer le nombre des cas de rage est la destruction des chiens errants. A Paris, tous les chiens trouvés sans maître sont conduits à la fourrière et sacrifiés s'ils ne sont pas réclamés. Une autre mesure excellente est l'obligation du port de la muselière. Enfin tout animal enragé doit être immédiatement abattu, ainsi d'ailleurs que tous ceux qui auraient été mordus ou roulés par un chien enragé ou suspect de rage.

L'application de ces mesures de police sanitaire a entraîné une diminution considérable des cas de rage dans différents pays civilisés, surtout en Allemagne, où elle est particulièrement stricte.

Beaucoup plus rarement que le chien, le chat peut contracter la rage et la transmettre à l'homme. Les herbivores, bœufs, vaches, veaux, chevaux, ânes, mulets, peuvent aussi devenir enragés et mordre sous l'influence de la maladie. D'après la loi, les propriétaires d'herbivores, mordus par un animal enragé ou suspect, ont huit jours à dater de la morsure pour le livrer à la boucherie. Passé ce terme, il leur est interdit de s'en défaire pendant trois mois, et, durant ce laps de temps, les animaux doivent être séquestrés ou ne sortir que muselés.

L'homme atteint de la rage peut aussi transmettre la maladie ; chez lui comme chez l'animal, c'est surtout la salive qui est virulente. Tout individu enragé devra donc être soigné dans une chambre spéciale ; les linges qui l'auront touché seront soigneusement désinfectés. Le médecin et les gardes-malades revêtiront une blouse pour l'approcher et se laveront les mains dans une solution antiseptique, après lui avoir donné leurs soins. Pourtant la transmission de la maladie de l'homme à l'homme est exceptionnelle ; il est bien rare qu'un malade atteint de rage cherche à mordre les personnes qui l'entourent. Rien ne justifie les coutumes atroces en usage autrefois dans certaines contrées, où le malheureux enragé était étouffé entre deux matelas. Bien d'autres maladies sont infiniment plus dangereuses pour l'entourage, et pourtant des procédés aussi barbares n'ont jamais été proposés pour enrayer la propagation du mal.

II. Traitement préventif. — Le traitement préventif de la rage comprend d'abord les soins immédiats à donner à la morsure, puis la vaccination par la méthode pastorienne.

1° *Traitement de la plaie.* — Pour que la rage soit transmise, il faut qu'il y ait une solution de continuité des téguments ; l'inoculation en effet ne peut être faite à travers la peau intacte. Le médecin devra donc s'assurer d'abord qu'il n'y a pas eu simplement contusion, mais bien plaie véritable. Celle-ci sera immédiatement exprimée de manière à chasser au dehors les liquides qu'elle pourrait contenir : on s'efforcera de la faire saigner, afin de pratiquer ainsi un lavage de dedans en dehors : on pourra conseiller au malade de sucer sa plaie, à condition qu'il n'ait pas d'écorchures à la bouche ni aux lèvres, la rage ne se prenant pas par la voie digestive.

On lavera ensuite longuement la plaie avec de l'eau bouillie ou

non, que l'on pourra additionner d'un antiseptique, en particulier
d'une faible dose de sublimé. Enfin on pratiquera une cautérisation
profonde avec le thermocautère, si on en a un sous la main, ou avec
n'importe quel instrument de fer rougi au feu. Si la plaie est anfractueuse, on ne devra pas craindre de la débrider, afin de promener le
fer rouge dans tous les points qui auraient pu être contaminés. On
peut aussi se servir de caustiques chimiques, nitrate d'argent, acide
sulfurique, acide azotique, etc.

Toutes ces manœuvres doivent être faites très rapidement ; elles ne
sont efficaces que dans la première heure qui suit la morsure ;
elles diminuent la mortalité dans des proportions considérables, de
82 à 25 p. 100, d'après la statistique de Proust. Faite plus tardivement, la cautérisation est inutile, et la mortalité est la même, que
la morsure ait été ou non traitée.

Une fois lavée et cautérisée, la plaie est recouverte d'un pansement
occlusif pour prévenir les inoculations secondaires.

2° *Vaccination antirabique.* — Si bien faite qu'ait été la cautérisation, elle ne met pas complètement à l'abri du développement ultérieur de la maladie. Aussi, même dans ce cas, l'individu mordu devra être dirigé sur un institut antirabique ; à plus
forte raison, devra-t-on l'engager à s'y rendre quand, comme
c'est le cas le plus fréquent, la désinfection et la cautérisation
de la plaie n'auront pu être effectuées assez rapidement pour être
efficaces.

La vaccination doit être commencée aussi près que possible du
moment où la morsure a été faite ; elle comprend une série d'injections sous-cutanées faites avec des émulsions de moelles d'animaux
rabiques ; on commence par des moelles dont la virulence, atténuée
par la dessiccation est nulle ; puis on introduit des moelles de
moins en moins desséchées et par conséquent de plus en plus virulentes. Ce traitement dure en moyenne quinze jours ; il peut être
prolongé dix-huit jours, vingt et un jours et même trente jours
dans certains cas particulièrement graves. L'immunité n'apparaît
qu'un certain temps après la dernière injection. Si les inoculations
ont été commencées dès les huit premiers jours qui suivent la
morsure, les chances de mort sont des plus minimes. Plus tard, les
conditions sont moins bonnes ; il y a toutefois intérêt à tenter le
traitement, même tardivement, car la période d'incubation est très
variable, et la rage éclate encore assez souvent cinquante et soixante
jours après la morsure.

Les morsures de la face, celles produites par les loups sont particulièrement graves ; aussi, dans ces cas, le traitement commencé après

huit jours a bien peu de chances d'être couronné de succès (1).

Le médecin, en adressant le malade à un institut antirabique devra, autant que possible, donner les résultats de l'examen de l'animal mordeur et, si l'autopsie a pu en être faite, envoyer le bulbe conservé dans de la glycérine, afin qu'il puisse être soumis à l'examen microscopique et aux recherches expérimentales.

III. Traitement de la rage déclarée. — Autant le traitement préventif de la rage au moyen de la cautérisation et de la vaccination antirabique est efficace, autant les remèdes préconisés contre la maladie une fois déclarée sont impuissants. Le traitement curatif de la rage est encore à trouver. Tout l'effort du médecin devra se porter à mettre le malade hors d'état de se nuire à lui-même et aux autres, et à soulager ses souffrances en attendant l'issue, qui est pour ainsi dire toujours fatale. Remlinger dit n'avoir observé aucun cas de guérison ; pourtant Courmont et Lesieur considèrent que la rage humaine peut guérir; si faibles que soient les chances de salut, on devra néanmoins s'efforcer de soutenir jusqu'au bout les forces du malade.

1° *Mesures hygiéniques.* — Tout individu atteint de rage doit être isolé afin que sa maladie ne puisse être transmise à d'autres. Il devra être placé dans une chambre à température égale, où on ne laissera pénétrer qu'une lumière douce ; on cherchera à le mettre à l'abri du bruit, des odeurs, des courants d'air; toute excitation extérieure peut en effet réveiller les accès de spasme hydrophobique ; les sens sont surexcités et ressentent péniblement les impressions du dehors ; des accès convulsifs ou même des poussées de délire furieux peuvent survenir à la suite d'une excitation sensitive qui aura été à peine perçue par les individus bien portants. Certains malades cherchent dans leur délire à attenter à leur vie ; aussi ne devra-t-on laisser à leur portée aucun objet, pouvant devenir entre leurs mains une arme dangereuse. La fenêtre sera fermée de telle sorte que le malade ne puisse l'ouvrir dans son délire pour se jeter dehors.

L'hydrophobie, qui est un des symptômes ordinaires de la maladie, empêche de recourir à la balnéation chaude, qui rend habituellement de si grands services pour calmer l'excitation des centres nerveux. Pourtant l'hydrothérapie, même froide, a été conseillée autrefois par beaucoup d'auteurs (Van Helmont, Boerhaave, Van Swieten), et on lui a attribué des guérisons ; mais cette méthode paraît abandonnée

(1) Pour la pratique de la vaccination antirabique et en général pour le traitement de la rage, consulter l'article de REMLINGER, *in* Médicaments microbiens, 2e *édition (Bibliothèque de thérapeutique* de GILBERT et CARNOT).

depuis longtemps. On a conseillé le bain de vapeur très chaud (Buisson) ; mais Remlinger n'a obtenu expérimentalement chez les lapins aucun bon effet du séjour quotidien pendant trois quarts d'heure dans une étuve réglée à 50-52°.

L'alimentation sera rendue difficile, sinon impossible, par le spasme pharyngien ; le plus souvent, le malade ne peut déglutir aucun aliment liquide ni solide. On aura recours à la voie rectale, et on donnera des lavements alimentaires pour empêcher autant que possible la dénutrition.

2° *Traitement médicamenteux.* — Aucun des médicaments préconisés contre la rage ne mérite d'être retenu : aussi le médecin devra-t-il se contenter de calmer l'excitation du malade au moyen des sédatifs et des hypnotiques habituels. Pour les administrer, on emploiera la voie rectale ou la voie sous-cutanée, puisque le plus souvent la déglutition est impossible. On donnera le chloral en lavement, à la dose de 10 à 12 grammes par jour, comme dans le tétanos; on pourra lui associer le bromure de potassium. La morphine devra être employée à haute dose pour donner des résultats appréciables; on sera ainsi conduit à injecter par jour 6, 8 et même 10 centigrammes du médicament. Le nitrite d'amyle en inhalation rendra parfois des services. Le chloroforme a été aussi employé ; mais l'exaltation de la sensibilité olfactive rend souvent impossible l'emploi de ces agents.

Les injections d'eau dans les veines auraient donné un succès à Magendie ; on sera donc autorisé à essayer le lavage du sang au moyen de la solution salée physiologique, injectée aseptiquement, bien que des essais récents n'aient pas donné de résultats favorables.

L'électricité sous forme de courants galvaniques, appliqués le long du rachis, amène parfois la diminution des crises. Tizzoni et Bongiovanni ont obtenu expérimentalement des succès en dirigeant des rayons de radium dans l'œil d'animaux inoculés ; mais les auteurs qui ont essayé ensuite cette méthode n'ont eu que des échecs, et, comme elle est loin d'être inoffensive, elle ne saurait entrer dans la pratique.

Les injections sous-cutanées de substance nerveuse normale, essayées par Babès, n'ont pas donné de résultats favorables. La ponction lombaire ne paraît pas jusqu'ici avoir été d'une grande utilité.

Si la rage apparaît au cours de la vaccination, on pourra essayer de continuer les injections de moelles ; Novi et Poppi, qui ont suivi cette pratique en substituant la voie intraveineuse à la voie sous-cutanée, ont obtenu un succès.

A la période terminale, s'il y a tendance au collapsus, on aura recours aux injections sous-cutanées de strychnine, de caféine et d'huile camphrée.

3° ***Traitement moral.*** — Au cours d'une maladie aussi terrible que la rage, le médecin ne doit pas se borner à prescrire des mesures hygiéniques et des moyens médicamenteux ; il devra encore s'efforcer d'agir sur le moral du malade, pour calmer ses appréhensions et lui adoucir l'horreur de sa situation. Avant l'éclosion de la maladie, il cherchera à persuader l'individu mordu qu'il est à l'abri du développement de la rage ; cette tâche lui sera facile, si le malade a pu suivre à temps un traitement régulier dans un institut antirabique : dans le cas contraire, il essayera de trouver, dans les circonstances de l'accident ou dans la thérapeutique suivie, le moyen d'apaiser les craintes du patient. Il lui évitera ainsi tout au moins les accès d'hydrophobie imaginaire, qui se développent parfois chez les sujets névropathes, même à la suite d'une morsure banale, et sont souvent difficiles à distinguer de la rage véritable.

Quand les symptômes de la rage éclatent, le médecin cachera aussi longtemps que possible au malade le diagnostic véritable ; il attirera son attention sur ceux des symptômes qui peuvent se rapporter à une autre entité morbide. Si le malade, trop clairvoyant, ne peut être trompé, il lui affirmera le retour prochain à la santé par l'effet de l'une ou de l'autre des pratiques thérapeutiques habituellement employées. Il calmera ses angoisses ; il l'entourera d'une atmosphère de tranquillité morale et de paix physique. Il soutiendra son courage dans l'espoir d'une guérison malheureusement bien improbable.

CHAPITRE XV

TRAITEMENT DE LA MÉNINGITE CÉRÉBRO-SPINALE ÉPIDÉMIQUE

I. *Prophylaxie*. — Importance des *porteurs de germes* pour la diffusion de la maladie. Nécessité de la désinfection du naso-pharynx et moyens d'y arriver.

II. *Traitement curatif*. — 1° Sérothérapie : doses de sérum à injecter ; répétition des injections ; résultats obtenus. — Accidents de la sérothérapie : accidents sériques locaux : réaction méningée vis-à-vis du sérum de cheval ; anaphylaxie. Vaccination anti-anaphylactique. — 2° Bains chauds. — 3° Collargol.

III. *Marche à suivre dans le traitement de la méningite cérébro-spinale.*

Les recherches de ces dernières années ont permis d'établir avec précision le traitement de la méningite cérébro-spinale. L'étude détaillée du germe pathogène a fourni le moyen de différencier le méningocoque de Weichselbaum, agent de la maladie, des nombreux microbes qui lui ressemblent et qu'on réunit sous le nom de pseudo-méningocoques. La prophylaxie a largement profité de ces travaux, et ainsi la morbidité a diminué. L'emploi du sérum antiméningococcique, dont l'efficacité a été vite reconnue, est maintenant bien réglé, et la mortalité, autrefois considérable, de cette maladie s'est abaissée dans d'énormes proportions, en même temps que les séquelles devenaient plus rares et moins redoutables.

I. — Prophylaxie.

Comme pour toutes les maladies contagieuses et épidémiques, la prophylaxie de la méningite cérébro-spinale comprend d'abord l'isolement du malade et la désinfection de tous les objets qui auront été à son contact. Dès le diagnostic posé d'une façon certaine, chaque cas doit être déclaré à l'autorité administrative ; cette maladie fait partie, en effet, de celles dont la déclaration est obligatoire d'après le décret du 10 février 1903. Le sujet sera installé dans une pièce séparée, où ne pénétreront que les personnes dont la présence est nécessaire pour lui donner des soins. Des blouses placées à l'entrée de la chambre seront revêtues par ceux qui y entreront, et une cuvette remplie d'un liquide antiseptique sera disposée pour permettre à chacun de se laver les mains en sortant. Une fois la maladie terminée, on fera une désinfection complète de la literie et de la chambre entière.

Si le méningocoque restait constamment enfermé dans les cavités cranienne et rachidienne, la contagion de la maladie ne serait guère à craindre, et pareilles mesures paraîtraient exagérées. Mais il n'en est pas ainsi : le méningocoque existe constamment dans le rhino-pharynx des malades, et la contagion de l'entourage a lieu par le moyen des sécrétions bucco-pharyngées, qu'ils projettent autour d'eux. C'est même dans le rhino-pharynx que siège électivement le microbe; il y détermine une inflammation qui est la localisation primitive de la maladie, si bien que la méningite n'est qu'une complication de la pharyngite. Celle-ci peut exister seule, et l'on a pu dire qu'il n'existait pas d'épidémies de méningite, mais des épidémies de rhino-pharyngite à méningocoques, compliquée parfois de méningite (Dopter (1).

Le méningocoque est un agent peu résistant ; en dehors de l'organisme, il est vite détruit, ce qui explique que les épidémies de méningite cérébro-spinale ont peu de tendance à la diffusion. Par contre, il peut persister longtemps dans la cavité naso-pharyngée des malades et même des sujets sains, qui ont été en contact avec les individus frappés. D'après von Lingelsheim, la plupart des malades sont infectés sept jours avant l'apparition des phénomènes cérébraux, et dans 75 p. 100 des cas les germes pathogènes ont disparu quatorze jours après. Mais, chez 10 p. 100 d'entre eux, ils persistent encore trois semaines après le début de la maladie ; Netter l'a rencontré au bout de cinquante jours, Goodwin et von Sholly après soixante-sept jours. Les convalescents peuvent donc rester dangereux pour leur entourage, longtemps après la guérison apparente, et il importe de les isoler jusqu'à ce que le méningocoque ait disparu de leurs sécrétions naso-pharyngées.

A côté de ce premier groupe de « porteurs de germes », comprenant les malades eux-mêmes, il y en a un autre constitué par les « porteurs sains ». Ce sont des sujets appartenant à l'entourage du malade, ou même ayant seulement approché un méningitique sans avoir eu avec lui un contact permanent ; ce sont aussi ceux qui, sans avoir été auprès d'un malade, tiennent leurs méningocoques

___

(1) Dopter. Les données nouvelles sur la méningite cérébro-spinale épidémique, et son agent spécifique (*Bull. de l'Inst. Pasteur*, 1909, p. 955 et 1001).

d'autres porteurs sains. On conçoit que le nombre de ces porteurs sains soit essentiellement variable ; von Lingelsheim l'estime de 2 à 4 par malade, Bruns et Hohn à 10 ou 20. En général, le méningocoque ne persiste pas plus de quinze jours chez ces sujets ; mais il peut parfois végéter quatre semaines, huit semaines, onze semaines, et, dans un cas de Vincent, onze mois. Ces porteurs sains peuvent être pris à leur tour de méningite ; ils peuvent aussi rester eux-mêmes indemnes et transmettre à d'autres non seulement une rhino-pharyngite à méningocoques, mais aussi une méningite cérébro-spinale. Aussi « les porteurs de méningocoques doivent être considérés comme les anneaux d'une chaîne ininterrompue qui relie, dans une même agglomération et même d'une localité à une autre, les cas de méningite cérébro-spinale qui paraissaient les plus indépendants les uns des autres » (Dopter).

La prophylaxie de la méningite cérébro-spinale doit donc comprendre l'isolement et la désinfection non seulement des malades, mais aussi des porteurs de germes. Mais l'isolement d'individus qui ont toutes les apparences de la santé est difficilement obtenu, surtout s'il doit être prolongé plusieurs semaines ; s'il est imposé, comme on l'a fait parfois dans l'armée, il suscite des protestations et engendre parfois un état de neurasthénie aiguë, qui peut devenir inquiétant ; ainsi un jeune soldat, dont parlent Vincent et Bellot, en était arrivé à refuser la nourriture et déclarait qu'il allait se pendre, si on continuait à l'isoler. Aussi a-t-on cherché un moyen efficace de désinfecter le naso-pharynx de ces sujets.

Désinfection du naso-pharynx. — Une cavité aussi anfractueuse que l'est le naso-pharynx est difficilement atteinte par les différents agents antiseptiques ; les insufflations nasales de sérum antiméningococcique desséché, proposées par Wassermann, les pulvérisations quotidiennes de pyocyanase préconisées par Escherich ne donnent que des résultats inconstants. La méthode de Vincent et Bellot (1) est plus rationnelle et, bien appliquée, elle assure un succès rapide dans la plupart des cas. Elle met en œuvre trois procédés.

1° Des inhalations sont faites lentement et alternativement par chaque narine avec la solution suivante :

(1) Vincent et Bellot, Les porteurs de méningocoques et la prophylaxie de la méningite cérébro-spinale par la désinfection de leur naso-pharynx (*Bull. de la Soc. méd. des hôp.*, 16 juillet 1909, p. 184). — Vincent, Importance de la désinfection du rhino-pharynx dans la prophylaxie de la méningite cérébro-spinale et d'autres maladies contagieuses (*Bull. de la Soc. méd. des hôp.*, 18 mars 1910, p. 285).

```
Iode.............................................  12 grammes.
Gaïacol..........................................   2    —
Acide thymique...................................   0,25 centigr.
Alcool à 60°.....................................   200 cent. cubes.
```

On peut y ajouter 6 grammes d'iodure de potassium pour la rendre claire. Une certaine quantité de ce mélange est versée dans un bol, qui est lui-même plongé dans une cuvette remplie d'eau très chaude, afin de favoriser le dégagement des vapeurs. Ces inhalations, d'une durée de deux ou trois minutes chacune, sont répétées quatre à cinq fois par jour.

2° On pratique matin et soir des attouchements du pharynx et des amygdales sur toute leur surface avec un tampon d'ouate imbibé de glycérine iodée au trentième.

3° On prescrit au sujet de se gargariser fréquemment avec de l'eau oxygénée à 12 volumes, diluée au dixième avec de l'eau bouillie.

Quant cette triple désinfection, nasale, buccale et pharyngée, est faite soigneusement, le méningocoque disparaît complètement le quatrième jour, quelquefois même le troisième. Elle devra donc être exigée de toutes les personnes de l'entourage du malade et de toutes celles qui auraient été reconnues porteuses de germes.

2. — Traitement curatif.

La découverte de l'action spécifique du sérum antiméningococcique a transformé complètement la thérapeutique de la méningite cérébro-spinale. Les traitements anciens purement empiriques ont été abandonnés ou ne sont employés que comme moyens adjuvants ; le diagnostic de méningite cérébro-spinale épidémique impose l'emploi du sérum antiméningococcique, de même que celui de diphtérie entraîne nécessairement celui du sérum antidiphtérique.

Sérothérapie. — Le sérum antiméningococcique est un sérum antimicrobien ; on le prépare en injectant à des chevaux soit des cultures tuées, soit des cultures vivantes de méningocoques (1). Il fut obtenu d'abord par Wassermann et Kolle, Jochmann, Ruppel en Allemagne, et par Flexner en Amérique ; en France, Dopter, à l'aide de cultures vivantes injectées d'abord sous la peau, puis dans les veines, prépare un sérum à la fois antimicrobien et anti-endotoxique.

Employé en injections sous-cutanées ou intraveineuses, le sérum s'est montré peu efficace ; en effet, il agit surtout par ses propriétés bactériolytiques et doit être porté directement en contact du foyer

---

(1) WASSERMANN et LEBER, Sérothérapie de la méningite épidémique, *in* Médicaments microbiens, p. 284 (*Bibliothèque de thérapeutique* de GILBERT et CARNOT).

microbien. L'imperméabilité des méninges empêche les substances actives, introduites sous la peau, de pénétrer dans la cavité arachnoïdienne, où pullulent les microbes. Aussi, comme l'ont recommandé Jochmann et surtout Flexner, est-il nécessaire d'injecter directement le sérum dans la cavité rachidienne.

Pour appliquer la sérothérapie antiméningococcique, il faut d'abord pratiquer une ponction lombaire et soustraire une quantité de liquide céphalo-rachidien, au moins égale à celle du sérum qui doit être injecté. On peut en retirer facilement 40 à 50 centimètres cubes; on peut même aller plus loin et en enlever 110 à 140 centimètres cubes; si l'aiguille se bouche pendant la ponction, on injecte avec la seringue un peu de la sérosité, qui vient d'être retirée, ou bien de l'eau salée stérilisée (Netter). On injecte ensuite le sérum, dont on introduit d'emblée de 20 à 40 centimètres cubes.

Une seule injection de sérum ne peut suffire; le traitement doit être appliqué de la même façon pendant trois ou quatre jours consécutifs, comme le recommandent Netter et Debré. Dans les cas très graves, les injections seront même répétées deux fois par jour. Le sérum antiméningococcique a seulement une action locale; il détruit les méningocoques, qui se sont trouvés à son contact; ceux qui sont restés en dehors de son atteinte pullulent à nouveau, si bien que les phénomènes ne tardent pas à se reproduire, si on ne renouvelle pas l'injection.

L'examen du liquide de ponction lombaire permet de suivre la marche de l'infection. Sous l'influence du traitement, il devient de plus en plus clair; les méningocoques, d'abord nombreux, diminuent, puis disparaissent; les leucocytes, dont la plupart au début étaient altérés, reprennent leur aspect normal, en même temps que leur nombre s'abaisse. Cliniquement, les modifications ne sont pas moins remarquables; en quelques jours, quelquefois même en quelques heures, la céphalée disparaît; le malade retrouve le sommeil; son facies perd l'expression d'indifférence et de tristesse qu'il avait auparavant. On se guidera, pour décider la répétition ou l'arrêt des injections, non seulement sur les modifications de l'état général et sur celles de la température, mais surtout sur le caractère du liquide céphalo-rachidien et la persistance ou la disparition des méningocoques.

La quantité totale de sérum injectée à un même malade atteint parfois 200, 300, 400 et même 450 centimètres cubes dans un cas de Laignel-Lavastine et Baufle; en enfant de huit mois, soigné par Fulton, en reçut 650 centimètres cubes et guérit. On ne devra donc pas craindre d'employer de hautes doses, même chez les enfants.

Les résultats obtenus par la sérothérapie antiméningococcique sont très remarquables ; la mortalité de la méningite cérébro-spinale, qui, avant le sérum, atteignait 70, 80 et même, dans certaines épidémies, 90 p. 100, est tombée à 25 ou 30 p. 100 ; dans la statistique de Dopter, elle est même abaissée à 15 p. 100. Naturellement les succès sont plus nombreux, quand le traitement a été commencé de bonne heure ; aussi y a-t-il intérêt à faire un diagnostic précoce. Certaines formes semblent peu bénéficier de la sérothérapie : ce sont d'abord les formes foudroyantes, où la mort survient en quelques heures et qui resteront probablement toujours au-dessus des ressources de l'art ; puis les formes septicémiques et hypertoxiques, se compliquant de localisations méningococciques extraméningées, dans lesquelles on serait autorisé à faire des injections de sérum, non seulement dans la cavité rachidienne, mais aussi sous la peau et dans les veines ; enfin les cas où les phénomènes cérébraux sont prédominants, où les lésions intéressent surtout la convexité des hémisphères et sont, par suite, peu accessibles à l'action du sérum injecté par la voie lombaire. Dans ce dernier cas, on pourrait tenter d'introduire le sérum directement dans l'espace cérébral arachnoïdien, après trépanation ; une ponction lombaire, faite simultanément ou consécutivement, assurerait alors un drainage ou un lavage sérothérapique (Dopter) (1). Des interventions analogues ont déjà été tentées ; ainsi Triboulet a pratiqué avec succès, après trépanation, la ponction du ventricule gauche, suivie d'injection de sérum de Flexner (2).

Accidents de la sérothérapie. — Les injections de sérum antiméningococcique peuvent, comme celles des autres sérums thérapeutiques, être suivies d'accidents, et ceux-ci revêtent parfois une gravité particulière, du fait de la voie par laquelle le sérum est introduit dans l'organisme. Les troubles post-sérothérapiques dans la méningite cérébro-spninale peuvent être rangés en trois groupes : les uns sont des accidents banaux propres à toute sérothérapie ; les autres sont dus à l'irritation méningée, que détermine le sérum introduit par la voie rachidienne ; les derniers, enfin, sont liés à l'anaphylaxie.

1º Les accidents sériques ne sont pas rares à la suite de l'emploi du sérum antiméningococcique ; Netter les a observés dans plus du tiers des cas traités ; ils apparaissent vers le dixième jour et consistent en une éruption urticarienne, accompagnée ou non de fièvre

---

(1) Dopter, La sérothérapie antiméningococcique dans 196 cas de méningite cérébro-spinale épidémique (*Bull. de la Soc. méd. des hôp.*, 2 juillet 1909, p. 39).

(2) Triboulet, Méningite cérébro-spinale à localisation intraventriculaire initiale. Trépanation. Sérothérapie intraventriculaire. Guérison (*Acad. de méd.*, 29 nov. 1910, analysé in *Presse méd.*, 30 nov. 1910, p. 903).

et de manifestations douloureuses. Ce sont là les troubles habituels, produits par les sérums thérapeutiques.

2° Dans un certain nombre de cas, les injections intrarachidiennes de sérum, répétées plusieurs jours de suite, déterminent des phénomènes de réaction méningée, que l'on peut difficilement distinguer des symptômes mêmes de la maladie. Dans le cas de Menetrier et Mallet (1), à partir de la huitième ponction, chaque nouvelle injection était suivie d'une élévation de température et d'un état d'excitation qui débutait peu de temps après l'intervention ; dans l'observation de Salebert (2), chaque injection à partir de la onzième semblait aggraver l'état du malade. Chez le malade de Sicard et Salin (3), dès la troisième ponction on remarqua que l'injection de sérum déterminait une hyperthermie notable et une reprise des phénomènes méningés ; les troubles débutaient quatre heures après l'injection, atteignaient leur maximum d'intensité de la douzième à la dix-huitième heure et se terminaient vers la quarante-huitième heure. Parfois les troubles peuvent être plus graves encore et, comme dans le cas d'Hutinel, dans celui de Courtois-Suffit et Dubosc (4), être suivis de coma et de mort.

On ne devra donc pas perdre de vue la possibilité de ces accidents au cours du traitement sérothérapique ; aussi, pour décider l'utilité de nouvelles injections de sérum, on ne se basera pas sur les symptômes cliniques ; en effet la fièvre, les contractures, le signe de Kernig, la céphalée sont des phénomènes banaux, qui peuvent aussi bien déceler la continuation de la méningite à méningocoques qu'une réaction méningée, due à l'irritation produite par le sérum. On se fondera uniquement sur l'état du liquide céphalo-rachidien ; la réapparition de la glycose à son taux normal, l'entrée en scène de polynucléaires intacts et des leucocytes éosinophiles sont, d'après Sicard et Salin, des guides assez fidèles, permettant d'escompter l'évolution vers la guérison ; la disparition des méningocoques est le meilleur signe indiquant la terminaison définitive de la maladie.

Ces accidents, dus à la répétition quotidienne des injections sériques, paraissent en rapport avec une véritable méningite toxique ; chaque

(1) Menetrier et Mallet, Méningite cérébro-spinale à méningocoques. Traitement sérothérapique prolongé. Accidents d'intoxication sérique par intolérance ou anaphylaxie. Guérison (*Bull. de la Soc. méd. des hôp.*, 28 mai 1909, p. 1008).

(2) Salebert, Sur un cas de méningite cérébro-spinale épidémique. Accidents sériques. Anaphylaxie. Guérison (*Bull. de la Soc. méd. des hôp.*, 9 juillet 1909, p. 46).

(3) Sicard et Salin, Réactions méningées après sérothérapie rachidienne dans un cas de méningite cérébro-spinale (*Bull. de la Soc. méd. des hôp.*, 8 juillet 1910).

(4) Courtois-Suffit et Dubosc, Un cas de mort par accidents sériques chez un malade atteint de méningite cérébro-spinale à méningocoques et traité par le sérum de Flexner (*Bull. de la Soc. méd. des hôp.*, 31 déc. 1909, p. 936).

injection détermine, comme l'ont montré Sicard et Salin, une réaction méningée aseptique plus ou moins intense. Il ne s'agit pas alors, à proprement parler, d'anaphylaxie, puisque celle-ci n'apparaît que quand un certain intervalle de temps sépare deux injections de sérum, et qu'elle ne se montre pas si de nouvelles injections sont faites pendant cet intervalle.

3° Des troubles de nature bien certainement anaphylactique peuvent aussi se montrer à la suite de l'injection de sérum anti-méningococcique. M. Netter a rapporté le cas de son fils, qui, ayant reçu plusieurs années auparavant et à deux reprises différentes, des injections de sérum antidiphtérique, fut pris, trois quarts d'heure après l'introduction intrarachidienne de 30 centimètres cubes de sérum antiméningococcique, de malaises, de nausées, de dyspnée et de bouffissure de la face ; la première injection sérique faite en 1901 avait été suivie d'urticaire tardif ; la seconde, pratiquée en 1906, avait donné lieu à des accidents immédiats, de nature anaphylactique, entre autres à de la dyspnée, de la cyanose et de l'urticaire.

Dans l'observation de Grysez et Dupuich, une rechute de la maladie avec réapparition de méningocoques dans le liquide céphalo-rachidien nécessita, à vingt-trois jours d'intervalle depuis la dernière, une nouvelle injection de sérum antiméningococcique : malgré un essai de vaccination anti-anaphylactique, le malade fut pris, au cours même de l'injection, de mouvements convulsifs, avec état semi-comateux ; en même temps, la respiration devenait bruyante, stertoreuse, la face violacée et le pouls petit, filant, inappréciable.

Pour éviter ces accidents, on peut tenter la vaccination anti-anaphylactique, suivant la méthode de Besredka ; mais, au lieu d'injecter 2 centimètres cubes, comme l'ont fait Grysez et Dupuich, il faut employer des quantités beaucoup plus faibles, 1 dixième, ou même 1 centième de centimètre cube; pour cela, on dilue le sérum en proportions voulues dans l'eau salée physiologique, et on injecte la dilution avec une grande lenteur (Netter).

Bains chauds. — Avant l'emploi de la sérothérapie, le traitement de la méningite cérébro-spinale consistait dans la pratique de la balnéation chaude, combinée avec les ponctions lombaires répétées.

Les bains chauds ont été employés pour la première fois d'une façon systématique par Aufrecht; ils sont donnés à la température de 38 à 40°; si ce degré de chaleur est mal supporté par le malade, on l'abaisse au début, puis on élève progressivement la température. Chaque bain a une durée de dix à vingt minutes; on les renouvelle toutes les quatre ou six heures suivant les cas. Ainsi pratiquée, **la** balnéation chaude diminue les contractures, calme l'excitation nerveuse et aide le malade à lutter contre l'infection, en favorisant la diurèse et la transpiration.

Ponctions lombaires répétées. — Préconisées par Netter, elles agissent en soustrayant une quantité importante de microbes avec leurs produits de sécrétion et d'autolyse et en diminuant la tension intrarachidienne.

Collargol. — L'agent colloïdal a été utilisé dans le traitement de la méningite cérébro-spinale, avant que le sérum antiméningococcique ait été mis à la disposition des médecins. Netter l'avait conseillé en 1902 et l'employait en frictions et en injections intraveineuses. D'autres auteurs préconisaient la voie rachidienne; mais, pour Netter, le collargol, n'étant pas principalement un agent bactéricide, doit être introduit de préférence par une voie qui lui permettra de se répandre dans toute l'économie, afin de renforcer les processus de défense.

Sérum antidiphtérique. — Il fut appliqué au traitement de la méningite cérébro-spinale par un certain nombre d'auteurs, principalement en Amérique; il est totalement inefficace, aussi bien en injections intrarachidiennes qu'en injections sous-cutanées.

3. — Marche à suivre dans le traitement
de la méningite cérébro-spinale.

En présence d'un cas de méningite cérébro-spinale, le médecin devra tout d'abord pratiquer une ponction lombaire. L'examen du liquide céphalo-rachidien confirmera le diagnostic et permettra de préciser la nature de l'agent pathogène. Si le microbe rencontré sur les préparations présente le caractère du méningocoque de Weichselbaum, on injectera immédiatement 30 à 40 centimètres cubes de sérum antiméningococcique. On prescrira en même temps les bains chauds à 38°, qui seront répétés toutes les quatre ou six heures.

Les jours suivants, on répétera la ponction et l'injection de sérum; on aura soin chaque fois de faire un nouvel examen du liquide, de façon à saisir le moment où les méningocoques ont disparu. En général, plusieurs injections de sérum sont utiles pour arriver à ce résultat, et ces premières injections sont presque toujours bien supportées.

On ne négligera pas, en même temps, de traiter l'état général; on alimentera le malade avec du lait, des potages légers, des crèmes; si les phénomènes infectieux prédominent, s'il y a tendance à l'adynamie, on prescrira à l'intérieur l'acétate d'ammoniaque, et on ordonnera des piqûres d'huile camphrée, de spartéine et de strychnine.

Quand le liquide céphalo-rachidien ne contiendra plus de méningocoques, même si la fièvre et les signes de méningite persistent, on arrêtera les injections de sérum. On continuera à faire des ponctions lombaires, de façon à s'assurer de l'état du liquide, et on donnera les bains chauds. Ce traitement ne sera suspendu qu'après la disparition des symptômes méningés.

Si les méningocoques reparaissent, on fera de nouveau une injection intrarachidienne de sérum antiméningococcique. Les accidents d'anaphylaxie ne sont à craindre que si un intervalle d'une dizaine de jours s'est écoulé depuis la dernière injection sérique; dans ce cas, on fera précéder l'injection curative d'une première injection anti-anaphylactique; on introduira alors dans le canal rachidien un dixième de centimètre cube de sérum dilué dans de l'eau salée physiologique, et, quelques heures après, on injectera les 30 à 40 centimètres cubes nécessaires pour amener la disparition des méningocoques. On agira de même dès la première injection, si le malade a reçu, quelque temps auparavant, un sérum thérapeutique sous la peau ou dans les veines.

Dans aucun cas, on ne se fondera, pour faire une nouvelle injection, sur une reprise de la fièvre et des symptômes méningés ; pareils phénomènes peuvent être dus simplement à l'action du sérum. Ils n'imposent une nouvelle injection que s'ils s'accompagnent d'un retour des méningocoques dans le liquide rachidien.

On n'oubliera pas que, si le sérum peut produire des accidents, ceux-ci sont, la plupart du temps, bénins et passagers ; les troubles graves sont exceptionnels ; ils seront aisément évités maintenant qu'on en connaît le mécanisme. Au contraire, la méningite cérébro-spinale est une maladie toujours redoutable; avant la sérothérapie, la plupart des malades qui en étaient atteints succombaient et, parmi ceux qui guérissaient, beaucoup gardaient des infirmités permanentes. Aussi n'hésitera-t-on pas à répéter les injections de sérum aussi souvent qu'elles seront nécessaires, même si on doit exposer le malade à quelques-uns des accidents de la sérothérapie.

Enfin le médecin devra se préoccuper des mesures prophylactiques nécessaires pour limiter la diffusion du mal, rechercher les porteurs de germes et les traiter par les moyens appropriés.

CHAPITRE XVI

TRAITEMENT DES MYCOSES

Généralités.
I. *Traitement de l'actinomycose.* — 1º Mesures prophylactiques. —
   2º Traitement général : médication iodurée, autres médications. —
   3º Traitement local.
II. *Traitement des oosporoses.*
III. *Traitement de l'aspergillose.*
IV. *Traitement de la sporotrichose.*

Qu'ils appartiennent aux bactéries ou aux champignons, les parasites, qui causent les maladies infectieuses, se comportent de façon identique ; ils agissent par les poisons qu'ils sécrètent et qui diffusent dans l'économie ou restent adhérents à leur substance, et l'organisme atteint se défend par la production d'anticorps. Aussi la thérapeutique des infections mycosiques doit-elle être basée sur les mêmes principes que celle des infections bactériennes.

L'antisepsie directe, quand elle peut être réalisée, est le meilleur moyen de débarrasser l'organisme des champignons qui l'ont envahi. Elle est facile à réaliser quand le parasite reste cantonné à l'épiderme, et les maladies épiphytiques, comme l'érythrasma, le pityriasis versicolor, l'herpès circiné, sont rapidement guéris par quelques applications de teinture d'iode.

Si le champignon est difficilement accessible aux agents chimiques, comme cela a lieu quand il prolifère à l'intérieur des cheveux, on a recours à l'enlèvement mécanique de tous les poils atteints, et on supprime ainsi à la fois et le parasite et l'organe où il trouve son habitat d'élection. L'épilation, surtout pratiquée à l'aide de la radiothérapie, est le meilleur traitement des teignes tondantes et même du favus.

Si le parasite se développe sur une muqueuse, l'antisepsie pourra encore facilement en avoir raison. Parfois, on préfère se servir de moyens détournés, comme par exemple quand on traite le muguet au moyen des alcalins. Ceux-ci, loin d'être nocifs pour l'*Endomyces albicans*, champignon du muguet, lui constituent un excellent milieu de culture ; mais ils favorisent la vitalité de l'épithélium, que l'acidité avait diminuée, et ainsi mettent la muqueuse en état de résister à l'attaque du parasite ; de plus, ils empêchent le dédoublement de la lactose en glycose et galactose, qui sont des aliments profitables pour le champignon, tandis que la lactose ne peut lui être d'aucune utilité, et on sait que le muguet se développe surtout chez les nourrissons et chez les individus cachectiques, soumis au régime lacté ; on voit donc que, dans les conditions où végète habituellement le champignon sur la muqueuse, la médication alcaline est capable d'entraver son développement, en le privant d'un aliment qui lui est utile et en exerçant une action bienfaisante, qui est d'un plus grand profit pour le malade que pour le parasite.

Même quand le champignon reste cantonné à la surface de la peau ou d'une muqueuse, il faut, pour qu'il se développe, le consentement de l'organisme : les teignes tondantes ne se montrent que chez les enfants et guérissent spontanément à la puberté ; le pityriasis versicolor ne se développe pas chez tous les individus et a une prédilection pour les tuberculeux. Réciproquement, ces champignons impressionnent l'organisme tout entier ; au cours des teignes, le sérum présente la réaction de fixation vis-à-vis du parasite en cause, et en injectant une *trichophytine* préparée par un procédé analogue à celui qui sert à l'obtention de la tuberculine, on réveille chez l'individu atteint des réactions locales et générales. Expérimentalement on a pu vacciner des animaux contre certaines mycoses, en particulier contre l'infection oïdienne (Roger). Pourtant jusqu'ici on n'a pu réussir à utiliser dans un but thérapeutique le sérum des animaux immunisés. La sérothérapie des mycoses n'a pas encore été réalisée ; il en est d'ailleurs de même pour bien des infections bactériennes, et ce n'est pas le rang qu'occupe le parasite dans la classification botanique qui influe sur sa résistance à nos moyens d'action.

Quand donc les champignons ont pénétré dans l'intimité des tissus et ne sont plus par suite accessibles aux antiseptiques, le médecin se trouverait désarmé s'il ne rencontrait dans la chimiothérapie les ressources que lui refusent jusqu'ici les médications physiologiques. L'iode constitue en effet la base du traitement des mycoses ; et si, pendant longtemps, bien des affections mycosiques ont été confondues avec des lésions syphilitiques, c'est que les iodures ont sur les unes et les autres une action pareillement heureuse. Pourtant, toutes les maladies dues aux champignons n'obéissent pas avec la même certitude à la chimiothérapie iodée ; l'actinomycose elle-même n'est pas toujours guérie par le traitement médical ; les oosporoses semblent le plus souvent rebelles au médicament. Souvent une intervention chirurgicale permet de débarrasser le malade de la lésion parasitaire, mais dans beaucoup de cas toute opération est impossible ; aussi bien des mycoses doivent-elles être abandonnées à leur évolution naturelle, et il est à souhaiter que des recherches nouvelles nous dotent bientôt de ressources thérapeutiques que l'on puisse opposer efficacement aux maladies mycosiques.

I. — ACTINOMYCOSE.

L'actinomycose est la plus anciennement connue des maladies à champignons ; elle fut aussi la première à bénéficier du traitement par l'iodure de potassium, et c'est en raison de l'efficacité reconnue de cette médication contre l'actinomycète qu'on l'essaya ensuite dans la thérapeutique des autres mycoses.

Le traitement de l'actinomycose comprend, comme celui de toutes les infections, les mesures prophylactiques destinées à empêcher la propagation de la maladie et les moyens généraux et locaux propres à amener la guérison.

I. — Mesures prophylactiques.

Le plus souvent, l'actinomycose, aussi bien chez l'homme que chez les animaux, est d'origine végétale ; c'est en mâchant des brins de paille, des épis de blé, et en général des tiges de graminées, que la parasite pénètre dans les tissus ; ainsi s'explique la fréquence considérable de la localisation cervico-faciale. Les barbes des épis, en déterminant des petites plaies de la muqueuse, favorisent l'introduction du parasite ; et les dents cariées constituent des portes d'entrée toutes prêtes à laisser passer le champignon. L'inoculation peut se faire aussi au niveau de la peau à la suite d'une piqûre faite en maniant de l'avoine, en battant du blé ou en couchant dans de la paille. Elle peut encore avoir lieu le long du tube digestif, et on a retrouvé des fragments d'épis aussi bien dans le pus d'abcès actinomycosiques abdominaux que dans ceux siégeant au voisinage de la cavité bucco-pharyngée. Bien qu'on n'ait pu encore donner une démonstration directe de la présence du parasite sur les plantes, on peut l'admettre comme certaine. On doit donc s'abstenir de mâchonner des épis de blé et en général des graines d'aucune sorte, et dans le cas où une plaie cutanée ou muqueuse aura été faite par une tige de graminée, on fera bien de la nettoyer soigneusement, de la débarrasser de tous les débris qui auraient pu s'y fixer et de la laver avec une solution antiseptique.

Quand le champignon s'est développé dans les tissus de l'homme ou des animaux, il peut passer par contagion à un autre individu sans avoir besoin de retourner sur une plante. Les cas de contagion directe sont exceptionnels : un certain nombre, pourtant, ont été rapportés ; Arloing admettait qu'un bœuf atteint peut transmettre la maladie à ses voisins. On a vu parfois des animaux actinomycosiques contaminer les personnes qui leur donnaient des soins ; et il est certain que la maladie est plus fréquente chez les gens qui, par profession, sont en contact journalier avec les animaux que chez les autres. Dans un cas même, un laboureur aurait transmis la maladie à sa fiancée dans un baiser (Baracz). On doit donc prendre auprès d'un malade atteint d'actinomycose les mêmes précautions qu'auprès de tout sujet présentant une affection transmissible ; on se rappellera pourtant que la lésion n'est contagieuse qu'autant qu'elle est ouverte et que seul le pus contient le germe morbigène. Les objets de pansement, les linges contaminés seront donc désinfectés avant d'être nettoyés ; l'actinomycète est assez résistant aux différents agents de stérilisation ; les spores résistent quatorze minutes à la température de l'ébullition ; l'acide phénique à 5 p. 100 est sans action sur elles ; mais le sublimé au millième les tue en cinq minutes. Ce sera donc à ce dernier désinfectant qu'on devra s'adresser.

Les animaux atteints ne sont pas seulement dangereux de leur vivant : ils peuvent l'être encore après leur mort ; leur viande doit être écartée de la consommation. dans le cas où l'actinomycose est généralisée ; elle peut être consommée, quand la lésion est localisée, à condition d'extirper largement les parties malades ; à Berlin, à Zurich, l'usage de la viande de porc actinomycosique est interdit.

Le lait de vache a été incriminé comme cause de contagion par Bollinger : les œufs de poules, d'après Artault, pourraient aussi renfermer l'actinomycète, qui y aurait pénétrer par l'intermédiaire de la paille, dans laquelle ils sont conservés. Dans nos pays, où l'actinomycose est rare, ces causes de contamination paraissent avoir peu d'importance, et c'est dans le règne végétal que le plus souvent l'homme comme l'animal puise la contagion. Enfin, comme l'a fait remarquer Poncet, l'actinomycose est, comme la tuberculose, une maladie de misère ; elle est surtout fréquente dans les pays pauvres ; elle ne se développe pas volontiers chez les individus robustes et bien portants.

2. — Traitement général.

Les diverses manifestations de l'actinomycose guérissent dans bien des cas par l'usage interne de l'iodure de potassium, qui

semble agir comme un véritable médicament spécifique. Toutefois
la médication iodurée ne se montre pas constamment efficace ;
aussi a-t-on cherché si d'autres méthodes ne pourraient pas la remplacer avantageusement, et diverses substances ont été proposées.
Enfin il est souvent nécessaire d'appliquer un traitement local conjointement avec la médication générale et de recourir à l'intervention chirurgicale.

Médication iodurée. — L'iodure de potassium a été introduit
dans la thérapeutique de l'actinomycose en 1885 par Thomassen
d'Utrecht, et son usage fut bientôt vulgarisé par Nocard. Chez les
bovidés, l'emploi de ce remède est suivi d'un succès certain, quand
la maladie est localisée à la langue, comme on le reconnut d'emblée ;
dans l'ostéosarcome des mâchoires, la guérison est la règle, à condition que les lésions ne soient pas trop avancées ; l'iodure de potassium agit même contre les déterminations viscérales.

Chez l'homme, aussi, les succès n'ont pas manqué, non seulement
dans l'actinomycose cervico-faciale, mais aussi dans les lésions thoraciques, comme dans les trois cas rapportés par Netter ; et si certains
auteurs ne croient pas à l'infaillibilité de la méthode, tous sont d'accord pour reconnaître qu'elle est toujours d'un emploi avantageux.

L'iodure de potassium doit être administré à dose suffisante et
suffisamment prolongée ; il ne faut pas craindre l'apparition des
signes d'iodisme, l'amélioration ne se montrant souvent qu'à ce
moment. Netter conseille de donner le médicament à la dose de
2 à 6 grammes par jour et de le continuer pendant trois
semaines consécutives ; on peut aussi, comme le font les vétérinaires
américains, l'administrer pendant cinq jours, interrompre deux
jours, et reprendre ensuite.

Les effets de l'iodure se font rapidement sentir sur les lésions ; les
tissus malades se congestionnent ; les parties indurées se ramollissent,
et du pus chargé de grains jaunes s'élimine par les fistules. Dès le début
du traitement, les douleurs diminuent ; peu à peu les exsudats,
qui ne se sont pas éliminés, se résorbent et la cicatrisation se fait.

Ce résultat n'est souvent obtenu qu'après un temps assez long ;
un malade de Poncet ne guérit qu'après cinq mois de traitement à la
dose quotidienne de 4 grammes. On ne doit donc pas se décourager,
et, surtout si l'on a constaté au début une amélioration, on continuera le traitement avec persévérance.

Le mode d'action de la médication iodurée n'est pas encore
exactement déterminé. Nocard a montré que l'iodure de potassium
ne s'oppose pas au développement de l'actinomycète dans les
milieux artificiels ; la gélose additionnée de 1 p. 100 d'iodure

permet encore la culture du champignon. Ce résultat négatif ne doit pourtant pas empêcher de considérer l'iodure comme capable de détruire le champignon *in vivo*. Les travaux récents sur la chimiothérapie, en effet, ont montré que certaines substances, tout en étant inactives *in vitro* contre un parasite, le détruisaient dans le corps de l'animal ; tel est le cas pour l'atoxyl dans les trypanosomiases. On peut penser, par analogie avec l'atoxyl qui se transforme par réduction dans l'organisme en paraminophénylarsénoxyde ou, suivant Levaditi, en une toxalbumine arséniée, le trypanatoxyl, que l'iodure de potassium subit aussi dans l'économie une modification à la suite de laquelle il devient particulièrement nocif pour l'actinomycète.

Des recherches entreprises à la lumière de ces notions nouvelles permettraient peut-être d'établir le mécanisme suivant lequel l'iodure influence l'actinomycose et, comprenant mieux comment agit le médicament, on arrivera sans doute à expliquer pourquoi dans certains cas il reste inefficace.

Les insuccès du traitement ioduré sont en effet assez nombreux ; sur 25 cas graves d'actinomycose humaine, Poncet et Bérard ont constaté 18 fois que l'iodure, bien que administré pendant longtemps à la dose de 4 à 6 grammes par jour, est resté à peu près complètement inactif, et beaucoup de chirurgiens de la région lyonnaise considèrent l'iodure de potassium comme un adjuvant utile, mais non obligé du traitement chirurgical.

Certains de ces échecs peuvent s'expliquer par l'ancienneté trop grande des lésions et la présence d'infections secondaires. Quand une épaisse zone de sclérose entoure le parasite, on conçoit que le médicament paraisse avoir moins d'effet ; le tissu fibreux en tout cas résiste à son action. Quand le foyer primitivement actinomycosique est devenu l'habitat des microbes de suppuration, il subsistera tant qu'on n'aura pas détruit par un traitement approprié les bactéries qui y pullulent.

L'action de l'iodure est si nette dans un grand nombre de cas qu'on ne peut la considérer comme un effet du hasard ; il faut y voir l'effet d'un remède spécifique. Si on n'en constate pas toujours d'heureux résultats, c'est sans doute que nous ne sommes pas suffisamment instruits sur la manière dont l'iodure attaque le parasite ; on doit en conclure que nous ne savons pas encore manier cette médication avec certitude.

En même temps qu'on soumettra le malade au traitement ioduré, on fera bien de veiller à son état général ; on insistera sur la nécessité du repos, d'une bonne nourriture, d'une hygiène sévère. Parfois il sera bon de donner quelques toniques, en particulier l'extrait de quinquina et les préparations arsenicales.

Autres médications. — Différents médicaments ont été proposés pour le traitement de l'actinomycose. L'*arsenic* ne semble pas avoir une action spécifique. La *tuberculine* détermine chez les actinomycosiques une réaction fébrile comme chez les tuberculeux ; Billroth a cherché à l'utiliser dans un but thérapeutique ; il ne semble pas que cette pratique ait été suivie par d'autres auteurs.

Le *sulfate de cuivre* a été préconisé par A.-D. Bevan (de Chicago) ; on sait qu'il suffit d'une petite quantité de sel de cuivre pour détruire les algues et les autres végétaux qui pullulent normalement dans les réservoirs d'eau ; aussi a-t-on pu penser que ces sels exerceraient dans l'organisme une action parasiticide ; Bevan aurait obtenu des résultats encourageants chez 6 malades, et plus récemment Perecropoff (de Kazan) a observé les effets favorables de cette médication trois fois sur cinq cas traités. Le sulfate de cuivre est employé par Bevan à la dose de $0^{gr},05$ par jour en trois prises ; au cours du traitement, cette dose est portée à $0^{gr},10$ et même $0^{gr},20$ *pro die*.

Enfin, d'après Poncet, l'essence d'eucalyptus aurait donné un succès à Butler.

3. — Traitement local.

Quant l'actinomycose siège au niveau des organes internes, dans le poumon, le foie ou les centres nerveux, elle n'est justiciable que du traitement général ; bien souvent alors le diagnostic reste hésitant en l'absence d'une réaction spécifique encore à trouver.

Mais, le plus souvent, le foyer où végète le parasite est localisé dans un tissu en rapport immédiat avec les téguments, en particulier au niveau de la région cervico-faciale ; il est alors facilement accessible à une thérapeutique locale.

Deux cas peuvent se rencontrer. Parfois la lésion se présente sous l'aspect d'une nodosité plus ou moins volumineuse, de consistance dure et à évolution torpide. On pourra alors essayer de faire pénétrer directement l'iodure de potassium jusqu'au parasite, en faisant des applications ou mieux des frictions de pommade iodurée au niveau de la tuméfaction. On peut aussi, comme l'a fait avec succès Rydigier, pratiquer des injections d'une solution d'iodure de potassium ou de sodium à 1 p. 100 dans la nodosité ; cette médication locale au moyen d'un médicament réputé spécifique est tout à fait légitime ; l'on sait que le Pr Bouchard l'a érigée en méthode et a montré tout le bénéfice qu'on pouvait en tirer dans bien des cas.

Pour faciliter la pénétration du médicament, on peut recourir au procédé électrochimique de Gautier : au moyen de deux aiguilles implantées dans la tumeur, on fait passer un conduit d'une intensité de 50 milliampères, et en même temps on injecte toutes les minutes, au moyen d'une seringue, quelques gouttes de la solution iodurée. Le courant décompose l'iodure en iode et en potasse, qui agissent ainsi à l'état naissant. Cette méthode, qui nécessite l'anesthésie chloroformique, ne semble pas être entrée dans la pratique.

Quand l'actinomycète a déterminé la fonte purulente des tissus, qu'il y a un abcès collecté, ou que déjà cet abcès s'est ouvert à l'extérieur en laissant des fistules intarissables, on devra recourir à l'intervention chirurgicale. On ouvrira les abcès ; on grattera les fistules ; on réséquera les portions d'os altérées ; on fera des lavages des cavités avec une solution d'iode dans l'iodure de potassium, suivant la formule de Lugol ; on pourra même, dans les trajets peu profonds, injecter de la teinture d'iode pure, ou plus ou moins étendue d'alcool ou d'eau iodurée.

Dans certains cas de localisation abdominale, en particulier dans les formes appendiculo-cæcales, on devra de même ouvrir le foyer, aller à la recherche de l'appendice et l'enlever si possible. Chaque fois que l'opération sera possible, on ne devra pas hésiter à la pratiquer ; elle est utile dans tous les cas, et elle est indispensable dans les lésions anciennes, envahies par les microbes d'infections secondaires.

On ne négligera pas, d'ailleurs, le traitement général ; on donnera l'iodure de potassium à haute dose, et on instituera une médication tonique.

De toutes façons, le médecin ne devra pas perdre de vue le malade pendant longtemps ; des récidives sont toujours possibles, même quand la cicatrisation paraît en bonne voie. « La guérison définitive, dit Poncet, ne peut être affirmée que plusieurs années après la fermeture de la dernière fistule et la disparition de la dernière tuméfaction. »

II. — TRAITEMENT DES OOSPOROSES.

L'actinomycose rentre dans le grand groupe des oosporoses ; mais, en raison de son importance, son traitement méritait d'être décrit à part.

D'autres maladies à *Oospora* sont maintenant bien connues, grâce aux travaux de ces dernières années et en particulier aux recherches du Pr Roger. Ces *Oospora* peuvent donner lieu à des lésions cutanée, buccale, amygdalienne, lacrymale, digestive et surtout pulmonaire (1).

On ne connaît jusqu'ici aucun médicament ayant une action spécifique contre ces *Oospora*. L'iodure de potassium est indiqué ; puisqu'il agit contre l'*Oospora bovis*, cause de l'actinomycose, on peut penser *a priori* qu'il aura de même une action favorable sur les autres maladies à *Oospora*. Toutefois, aucune observation n'est venue démontrer préremptoirement le bien fondé de cette supposition, soit que le diagnostic n'ait pu être fait que dans des cas trop anciens, soit que les malades n'aient pas voulu se soumettre pendant un temps suffisant à une médication énergique.

Quand l'oosporose affecte superficiellement la peau ou les muqueuses, un traitement antiseptique local suffira le plus souvent à la faire disparaître. Dans l'observation d'oosporose buccale rapportée par MM. Roger et Bory en 1909, la guérison fut obtenue rapidement au moyen de grands lavages à l'eau oxygénée diluée et neutralisée avec du bicarbonate de soude.

L'oosporose pulmonaire ne semble pas non plus justiciable d'un traitement spécifique. Le plus souvent elle donne lieu à une affection rappelant la dilatation des bronches ou en tout cas de phtisie fibreuse ; on essaiera alors le traitement ioduré ; la malade dont j'ai rapporté l'observation avec Bory (2) ne voulut pas se soumettre à la médication d'une façon suivie et quitta l'hôpital avant qu'aucun résultat ait pu être obtenu. On peut donner aussi, comme l'a fait Bory dans un cas, la teinture d'iode à l'intérieur à la dose de quelques gouttes par jour ou encore les combinaisons iodées organiques que l'on trouve dans le commerce.

Les cures sulfureuses hydrominérales pourront rendre des services dans bien des cas, soit qu'on les prescrive au domicile du malade soit que l'on envoie le patient à la source même pour y bénéficier de tous les avantages du traitement.

Enfin on ne négligera pas l'état général ; on mettra le patient au repos, on lui conseillera une alimentation reconstituante, on prescrira les toniques, et, s'il y a tendance à l'amaigrissement, on donnera l'arsenic.

On fera bien aussi de veiller à faire prendre des mesures prophylactiques, et bien qu'aucun cas de contagion n'ait encore été signalé, on doit admettre comme possible la transmission de la maladie d'un sujet à un autre.

(1) H. ROGER, Les Oosporoses, *in* Nouveau traité de médecine et de thérapeutique de GILBERT et THOINOT, fasc. IV, 1910, 2e tirage.

(2) GARNIER et BORY, Un nouveau cas d'oosporose pulmonaire à forme de bronchectasie (*Bull. de la Soc. méd. des hôp.*, 28 avril 1911).

III. — TRAITEMENT DE L'ASPERGILLOSE.

L'*Aspergillus fumigatus* se localise le plus souvent sur l'appareil respiratoire, en donnant lieu à une pneumopathie qui revêt un aspect clinique rappelant plus ou moins celui de la tuberculose pulmonaire. Il n'infecte l'homme que dans des conditions spéciales, si bien que la prophylaxie en est facile à établir. Les spores du champignon se rencontrent en effet sur les graines et dans certaines farines, et l'aspergillose n'a guère été observée jusqu'ici que chez les gaveurs de pigeons, qui se contaminent directement au chancre aspergillaire que présentent ces oiseaux au niveau de la bouche, et chez les peigneurs de cheveux, qui aspirent les spores en maniant la farine dont ils se servent pour dégraisser les cheveux. On peut aussi les rencontrer chez les individus qui manient les graines, surtout chez ceux qui ont l'habitude de les mettre dans leur bouche (L. Rénon).

La prophylaxie consistera donc à prévenir toutes les personnes qui par profession manipulent les graines du danger qu'elles courent en respirant les poussières qui s'en échappent ou en les mâchant habituellement ; on surveillera les oiseaux qui vivent au contact de l'homme, et on n'hésitera pas à sacrifier ceux qui présentent des lésions.

Le **traitement curatif** ne comporte jusqu'à présent l'emploi d'aucun remède spécifique. On prescrira les préparations arsenicales, en particulier le cacodylate de soude ; on donnera l'iodure de potassium, l'iode à l'état métalloïdique soit sous forme de teinture, soit en solution iodurée. On fera faire des inhalations antiseptiques, en particulier de vapeurs iodées.

On veillera enfin à ce que les malades atteints d'aspergillose ne soient pas en contact avec des tuberculeux, pour éviter la contamination secondaire fréquente des lésions aspergillaires par le bacille de Koch.

IV. — TRAITEMENT DE LA SPOROTRICHOSE.

La sporotrichose doit sans doute à sa sensibilité à l'action de l'iodure de potassium d'avoir été si longtemps méconnue ; elle n'est pourtant pas rare, et depuis que les travaux de De Beurmann et de ses élèves Ramond et Gougerot l'ont fait connaître, de nombreux cas en ont été signalés.

La **prophylaxie** de cette maladie ne comporte aucune prescription particulière ; le parasite se développe bien sur les végétaux

et peut être inoculé à l'homme par l'intermédiaire de débris de
légumes ou d'éclats de bois. Si une excoriation de la peau ou
d'une muqueuse venait à être souillée de la sorte, il faudrait, pour
éviter le développement ultérieur de la maladie, laver largement
la plaie et au besoin la cautériser avec la teinture d'iode.

La contagion peut aussi se faire de l'animal à l'homme ; le
rat (Lutz), le mulet (Carougeau) ont été les agents de transmission de
la maladie.

La contamination d'homme à homme ne paraît pas avoir été
observée, mais elle doit être considérée comme possible. Aussi
doit-on prendre, en soignant un sporotrichosique, les mêmes
précautions qu'en présence de tout sujet atteint de maladie transmissible : lavage soigneux des mains, stérilisation des instruments et
des linges souillés par le pus, destruction des objets de pansement.

Le **traitement** de la sporotrichose est avant tout un traitement
général au moyen de l'iodure de potassium. Dès que le diagnostic
est fait, on donne l'iodure quotidiennement à la dose de 2 à
4 grammes ; parfois on est obligé d'atteindre 6 grammes par jour. Si
l'iodure est mal supporté, on peut le remplacer par une des combinaisons iodées que l'on trouve dans le commerce.

Localement, les ulcérations sporotrichosiques seront pansées avec
une solution iodo-iodurée plus ou moins étendue, suivant la formule
suivante :

Iode...................................	1 gramme.
Iodure de potassium.............	10 grammes.
Eau distillée...................... 300 à 1 000	—

Les abcès sous-cutanés ne doivent pas être incisés, sous peine
de les voir se transformer en ulcères. S'ils ne se résorbent pas
par l'effet du traitement général, on les videra par une ponction
aspiratrice, et on injectera dans la cavité quelques gouttes de la
solution iodurée.

Grâce à ce traitement, les lésions régressent rapidement ; il faut
quatre à six semaines pour obtenir la disparition des nodules sporo-
thricosiques ; quand il y a une ulcération, les heureux effets de la
médication se montrent aussi bientôt, mais la cicatrisation complète
n'arrive que lentement.

De toutes façons, le traitement ioduré doit être prolongé pendant
un mois après la guérison apparente des accidents, sous peine de
voir se produire des récidives.

Le mode d'action du traitement ioduré dans la sporothricose
n'est pas encore complètement élucidé. De Beurmann et Gougerot
ont montré que l'iodure de potassium n'empêche pas le dévelop-

pement des cultures du *Sporotrichum*, même quand il est ajouté aux milieux à la dose de 10 p. 100. Il n'a donc pas plus de pouvoir antiseptique *in vitro* vis-à-vis du *Sporotrichum* que de l'actinomycète. Peut-être subit-il dans l'organisme des modifications grâce auxquelles il acquiert *in vivo* une bactériotropie, qui le rend particulièrement nocif pour le parasite.

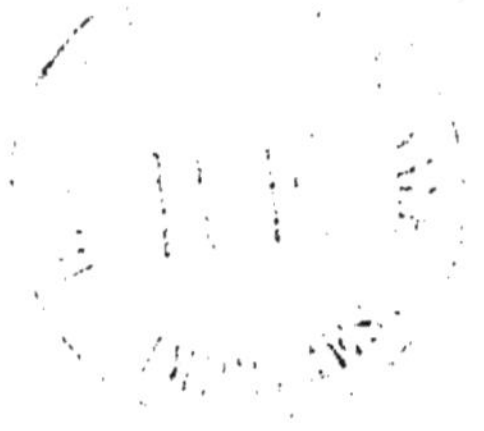

TABLE ALPHABÉTIQUE

TABLE DES MATIÈRES

10689-10. — Corbeil. Imprimerie Crété.